儿童孤独症谱系障碍
康复训练指导

主 编 杨玉凤 杜亚松

Rehabilitation Training Guide
For Children With
Autism Spectrum Disorders

人民卫生出版社

图书在版编目（CIP）数据

儿童孤独症谱系障碍康复训练指导 / 杨玉凤，杜亚松主编 . —北京：人民卫生出版社，2020

ISBN 978-7-117-29426-3

Ⅰ.①儿⋯　Ⅱ.①杨⋯②杜⋯　Ⅲ.①小儿疾病 —孤独症 —康复训练　Ⅳ.①R749.940.9

中国版本图书馆 CIP 数据核字（2020）第 075624 号

| 人卫智网 | www.ipmph.com | 医学教育、学术、考试、健康，购书智慧智能综合服务平台 |
| 人卫官网 | www.pmph.com | 人卫官方资讯发布平台 |

儿童孤独症谱系障碍康复训练指导

主　　编：杨玉凤　　杜亚松
出版发行：人民卫生出版社（中继线 010-59780011）
地　　址：北京市朝阳区潘家园南里 19 号
邮　　编：100021
E - mail：pmph @ pmph.com
购书热线：010-59787592　010-59787584　010-65264830
印　　刷：北京盛通印刷股份有限公司
经　　销：新华书店
开　　本：889 × 1194　1/16　　印张：33
字　　数：1022 千字
版　　次：2020 年 8 月第 1 版　2024 年 2 月第 1 版第 4 次印刷
标准书号：ISBN 978-7-117-29426-3
定　　价：199.00 元
打击盗版举报电话：010-59787491　E-mail：WQ @ pmph.com
质量问题联系电话：010-59787234　E-mail：zhiliang @ pmph.com

编者名单 （按姓氏笔画排序）

万国斌　深圳市妇幼保健院

冯俊燕　吉林大学第一医院

吕　桃　四川省德阳市人民医院

刘　洋　佳木斯大学附属第三医院

刘　靖　北京大学第六医院

刘　漪　上海市精神卫生中心

刘振寰　广州中医药大学附属南海妇产儿童医院

刘晓佩　佳木斯大学附属第三医院

江文庆　上海市精神卫生中心

池　霞　南京市妇幼保健院

孙金磊　南京市儿童医院

杜亚松　上海市精神卫生中心

李　甦　中国科学院心理研究所

李廷玉　重庆大学附属儿童医院

李改智　山西医科大学第一附属医院

杨玉凤　西安交通大学第二附属医院

杨世昌　新乡医学院第二临床学院

杨志伟　深圳市康宁医院

杨润娜　深圳市南山区妇幼保健院

张　晶　上海市妇幼保健中心

张　婷　重庆市第九人民医院

张雅如　重庆市第九人民医院

邵　智　重庆市第九人民医院

罗一凯　中国台湾星辰人际关系中心

周　翔　珠海市妇幼保健院

周奇敏　瑞典隆德大学医学院

赵　刚　深圳市南山区妇幼保健院

赵　斌　西南大学教育学部特殊教育学院

钟洁琼　珠海市妇幼保健院

姜志梅　佳木斯大学附属第三医院

姜振风　珠海市妇幼保健院

洪　琦　南方医科大学深圳医院

祖燕飞　上海健康医学院

姚梅玲　郑州大学第三附属医院

贾飞勇　吉林大学白求恩第一医院

贾美香　北京大学第六医院

钱红涛　深圳市南山区妇幼保健院

徐　秀　复旦大学附属儿科医院

徐明玉　上海交通大学医学院附属新华医院

徐海青　湖北省妇幼保健院

高武红　深圳市南山区妇幼保健院

黄俊洁　六盘水幼儿师范高等专科学校

黄彦科　深圳市南山区妇幼保健院

曹娜娜　新乡医学院第二临床学院

龚郁杏　佛山市第一人民医院

静　进　中山大学公共卫生学院

裴晶晶　吉林大学第一医院

廖丽君　重庆市第九人民医院

魏　华　重庆大学附属儿童医院

主编简介

杨玉凤　西安交通大学第二附属医院儿童保健专业教授,研究生导师,原发育行为儿科研究室主任,儿科教研室副主任,《中国儿童保健杂志》创办人、编辑部主任,主编。

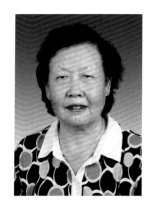

兼任:

中国疾病预防控制中心妇幼保健中心	特邀专家
中国关心下一代工作委员会专家委员会	委员
中国妇幼保健协会妇幼健康教育专业委员会	副主任委员
中国优生优育协会儿童发育专业委员会	副主任委员
中华预防医学会儿童保健分会(第三、四届)	副主任委员
中华预防医学会儿童保健分会儿童心理学行为学组(第二、三届)	组长
妇幼健康研究会儿童早期发展专业委员会	委员
中国妇幼保健协会托幼机构儿童保健专业委员会	顾问
中国妇幼保健协会高危儿健康管理专业委员会	顾问
中国妇幼保健协会儿童养育照护专业委员会	顾问
中国妇幼保健协会儿童自闭症防治专业委员会	顾问
中华医学会儿科学分会发育行为儿科专业学组	顾问
中国西部儿童孤独症康复联盟	顾问
陕西省预防医学会儿童保健专业委员会	名誉主任委员
陕西省预防医学会高危儿健康管理专业委员会	顾问
陕西省优生优育协会	常务理事
西安市营养学会	名誉会长
西安市营养学会妇幼营养分会	主任委员

此外,还担任《中华临床医学杂志》等杂志编委,以及国内多个学术团体的专家和顾问。

50年来,一直从事儿科、儿童保健的医疗、教学和科研工作。主要研究方向为儿童营养、儿童早期发展、儿童常见心理行为疾病的防治。多年来主持并参与国家卫生健康委员会、教育部、陕西省等10多项课题的研究;获陕西省、西安市课题成果奖5项,发表科研论著130余篇;主编的《发育行为儿科手册》《儿童发育行为心理评定量表》均为我国首次出版的书籍;担任《妇幼心理学》副主编,参编全国高等学校规划教材及专业书籍13部。参加了国家卫生健康委员会儿童处多个儿童保健规范和技术指南、"儿童心理行为发育问题预警征象筛查表"的制订与编写工作。

1991年,开始申请创办《中国儿童保健杂志》,自创刊以来,经过多年的努力,使该杂志对我国儿童保健工作的发展起到了引领和促进作用,得到了国家卫生健康委员会、广大作者和读者的好评。曾20多次获教育部、中华预防医学会、陕西省出版局优秀期刊。个人也多次被评为全国及陕西省优秀编辑、编辑贡献奖和十佳主编。2007年,获中华预防医学会"中国优秀科技工作者";2015年,获中国优生优育协会"第三届先进个人奉献奖"。

主编简介

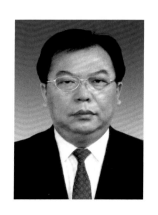

杜亚松　上海市精神卫生中心儿童青少年精神科主任，儿童行为研究室主任，主任医师，教授，博士研究生导师。上海交通大学高等教育研究院学位委员会委员。

《中华精神科杂志》《中华实用儿科临床杂志》《中国儿童保健杂志》《临床精神医学杂志》《中华儿科杂志》《国际精神病学杂志》、*General Psychiatry* 等国内多本期刊的编委。*Archives of Diseases in Childhood*、*North American Journal of Medicine & Science*、*Advances in Psychiatry*、*Psychiatria Danubina*、*Psychiatry Research* 等国外期刊的同行评议人。

中国医学救助协会心理救助分会副会长，中国妇幼保健协会儿童神经发育障碍防治专业委员会副主任委员，中国妇幼保健协会儿童心理保健专业委员会副主任委员，中国妇幼健康研究会婴幼儿心理健康专业委员会副主任委员，亚洲家庭治疗学院（AAFT）理事，中国心理卫生协会全国理事，中国心理卫生协会儿童心理卫生专业委员会副主任委员，中国心理卫生协会心理治疗与心理咨询专业委员会常委、心理治疗与心理咨询专业委员会家庭治疗组顾问、心理治疗与心理咨询组组长，中华医学会精神医学分会儿童精神病学组顾问。主持上海市教育委员会"名师工作室"和上海市浦东新区教育委员会"名师工作室"。

长期从事儿童和青少年精神疾病、心理卫生问题的医疗、教学和科研工作。主持和参与国际合作、国家自然科学基金、卫生部青年科学研究基金、上海市科学技术委员会、上海市卫生健康委员会和上海交通大学医工交叉等多项研究项目，发表论文260余篇，SCI收录论文50余篇。主编书籍20部，参与编写书籍50余部。

Preface One

Attention to Autism Spectrum Disorder(ASD) is growing around the world.Attention includes not just awareness of ASD,its prevalence and diagnostic processes,but growing focus on interventions that effectively improve outcome and quality of life for those affected by ASD.

My own ASD journey began in graduate school in psychology back in the late 1970s where the description of autism was narrow and intervention options were limited.Little did I know that a few years later,my first child would be born and subsequently diagnosed with ASD.It is a mixed blessing to be a clinician and researcher involved with ASD while also being an autism "consumer".At times along the ASD journey,one may feel lonely.At other times,one may feel a part of a large,welcoming and strong group of advocates,families and providers.One can go from feeling overwhelmed,to having laser focus on securing services.There are times of worry for the future,to times of being excited about new developments,levels of acceptance and inclusion. There are benefits to having one foot in the "typically developing" world and the other foot in the "special needs" world.My experience as the parent of a child with special needs has helped me as a professional by bringing a richness of experience which informs and improves my practice.I can better recognize which interventions are feasible for a family and which may be unrealistically burdensome.It has helped my communication with other professionals by stressing the importance of focusing on quality of life,practical help and how to partner with people with ASD and their families to choose and prioritize goals.Having a child with ASD also helps me appreciate every small victory that families of typically developing children may take for granted.My experience in the typically developing world gives me a realistic perspective on the limitations of interventions and research.

Occasionally,there are also possible negative aspects to being an autism professional and parent.For example,while I may know how to handle a behavioral issue as a professional,as a parent,my anxiety may interfere with my actual implementation of the intervention.As a parent,I may feel grateful that a service exists,but as a professional,I may be more aware of the rough road ahead and the uncertain future.

In my professional role,I currently coordinate ASD services for a large pediatric hospital system in the United States.We serve several thousands of children and adolescents with ASD with services ranging from early developmental screening,home-based intervention for children from birth-age 3 years,diagnostic assessment, primary and specialty medical care,and varied therapies geared toward improving functional communication, social skills,play,activities of daily living,recreation/leisure skills,mental health and motor functioning.We also provide community outreach such as working with recreation providers and police,fire and rescue workers regarding how to recognize ASD,better communicate and partner with people with ASD and their families,and provide a welcoming and safe community.I also coordinate research programs where one of our areas of focus is improving access to care,recognizing that the earlier young children at developmental risk are identified,the quicker they can receive effective intervention and the better their functional outcome will be.

I recently had the honor of traveling to China to provide ASD training to various professionals and families.The beauty of the country and the warmth and enthusiasm of the people were inspiring.I felt a surge of energy geared toward removing stigma and a commitment to improving services for people affected by ASD.Not only must this commitment include education and implementation of systematic,accessible and sensitive diagnostic services,but also identification and implementation of effective interventions for people with ASD across the lifespan.This book plays an important and exciting role in the commitment to improving the lives of children with ASD and their families.

ASD is a spectrum disorder.It is often noted that "if you know one person with autism,you know one person with autism".This means that each person with ASD is different and may respond to different interventions.The editors of this book recognize that and have included a wide variety of interventions, strategies and approaches which provides the reader with a depth and breadth of understanding.

When reviewing ASD interventions,there are several important points to keep in mind.What goals are being targeted by the intervention? ASD affects multiple areas of functioning and some interventions may be broad-based while others may target a more narrow focus.How do we know that the intervention actually works,and does it represent evidence-based practice? There are various definitions of evidence-based practice,typically referring to the quality of research involving the specific intervention.An evidence-based intervention or practice should be described in sufficient detail that it can be reproduced.Ideally,there should be well-designed published studies in peer-reviewed journals demonstrating significant positive outcomes of the intervention or practice.What are the expected outcomes and how are those outcomes measured? Has the intervention been demonstrated to be effective in the "real world" or only in carefully controlled research settings? Additional important criteria when considering an intervention is whether the approach is culturally sensitive and has been successfully implemented within the culture of the children/families of interest.It is possible that some interventions in wide use in Western cultures may be less acceptable or less feasible in China.Or that interventions widely used in China may not be well-understood or well-studied in other parts of the world.

Health care and educational providers,researchers and other readers of this book are encouraged to partner with people with ASD and their families to jointly determine goals and possible interventions.The hope is that future research will inform a "precision medicine" approach to ASD in which each person with ASD will be able to be matched to the intervention most likely to be effective for him or her.We owe it to children with ASD to recognize their strengths and partner with families to provide interventions that will enhance functioning and quality of life to all affected by ASD across the spectrum and across the lifespan.This book represents an important step in that direction.

Jill Harris,Clinical Psychologist,
Director of Research Development,
Autism Service Research Development Centre,
Children's Specialized Hospital,New Jersey,US
2020 年 6 月

序 一

世界范围内对孤独症谱系障碍(ASD)的关注都在日益增长。这种关注不仅在于对 ASD 的认识、患病率及诊断过程,而且是对 ASD 的干预的有效性,以及对患者生活质量的提高。我自己与 ASD 的缘分从 20 世纪 70 年代后期开始,那时候我是一位学习心理学的研究生,而当时大家对 ASD 的描述很狭隘,干预方法也有限。当时,我也不可能想到,几年后,我会生下我的第一个孩子,并且他也随后被诊断患有 ASD。于是我便成为一位参与 ASD 的治疗和研究的医疗人员,同时也是在接受 ASD 医疗相关服务的人,这是一种上天对我喜忧参半的赐予。在与 ASD 相伴中,你可能会感觉到孤独。而有时候,你也会觉得自己在一个非常强大、非常接纳的由医疗人员、家庭及支持人员组成的团队中。每一位寻找 ASD 干预的人,都可能会想方设法去寻找干预,直到眼花缭乱不知道选择哪种干预好。随着时间的推移,也有着从对未来的担忧,到为新研究发展而兴奋,为社会的支持和接受而感到欣慰。

能够同时与"正常发展"的孩子和"特殊需要"的孩子一起生活是一种幸运。作为一位有特需儿童的母亲,我有更多亲身体会,从而可以更好地运用在我的临床实践中。我可以看到哪些干预对于家庭是现实的,而哪些干预又会带来不可承受的负担。我也能够更好地与其他专业人员沟通,从而让他们也知道关注生活质量的重要性,以及提供给他们实用的建议,并且让他们知道如何与 ASD 的患者和家人建立共赢,然后帮助他们选择和优化他们的目标。有一个 ASD 的孩子帮助我更好地珍惜孩子的每一个小小的进步,虽然这些进步对于一个正常发育的孩子的家庭可能认为是理所当然的。而我与"正常发展"的孩子的相处则又让我看到现有干预和科学研究的限制性。

偶尔,作为一位 ASD 专业人士和家长也会有消极的一面。例如,虽然我作为专业人士知道如何处理行为问题,但作为父母,我的焦虑可能会干扰到我在现实生活中去实施干预。作为家长,我可能会感谢有服务的存在,但作为一名专业人士,我可能会更加意识到前方道路的艰难,以及未来的不确定性。

在我的专业角色中,我目前正在领导一个大型美国儿科医院系统的 ASD 服务。我们为成千上万的患有 ASD 的儿童和青少年提供服务,包括早期发育筛查、3 岁以下儿童的家庭干预、诊断和评估、全科和专科的医疗等,旨在改善功能性沟通、社交技能、游戏、日常生活功能、娱乐 / 休闲技能、心理健康和运动功能等各方面技能。我们还提供社区支持服务,例如,在游戏场所和公安、消防及救援人员合作,了解如何识别 ASD,更好地与患有 ASD 的人及其家人进行沟通,并提供一个热情和安全的社区。我还协调研究项目,其中一个重点方向是提高医疗服务的可及性,从而更早地识别早期发育风险,更快提供有效干预,也就能更好地提高功能性结果。

我最近有幸前往中国为各方专业人士和家庭提供 ASD 培训。中国的美丽,人们的热情和激情鼓舞人心。而我则感觉到激情被触发,要为减少 ASD 带来的心理负担而努力,也决心给 ASD 患者的服务贡献自己的力量。这份决心不仅包括对系统性、可及的、敏感的诊断服务的教育和实施,还包括识别和实施对全年龄段 ASD 患者有效的干预措施。杜亚松教授邀请我写序言的这本书,则对改善 ASD 患儿及其家庭的生活提供了重要和令人振奋的意义。

ASD 是一种谱系障碍。人们经常会说"如果你认识一个患有自闭症的人,你只了解一个患有自闭症的人"。这意味着每个 ASD 患者都不同,可能会对不同的干预措施会有不同的反应。也正是因为本书的编者们认识到这一点,从而收纳了各种各样的干预措施、策略和方法,为读者提供了有深度、广度的见解。

在评价 ASD 干预措施时,需要记住几个要点:干预的目标是什么? ASD 影响多个功能区域,一些干预可能是广泛的,而其他干预可能有更具体的焦点。我们如何知道干预确实有效? 这种做法是不是循证的实践? "循证的实践"有各种定义,一般指的是一个干预的研究证据质量。一个循证的实践应当有足够具体的描述,从而可以被复制。理想地说,一个循证的实践应该有足够多的设计严谨的研究在同行评审的杂志中发表,并且展现了显著的阳性结果。我们期待的结局指标是什么? 这些结局指标如何被衡量? 这个干预方式是否在"现实世界"中被证明有效? 还是只在严格控制的研究环境中? 还有重要的考虑因素包括这个干预是否在不同文化中都恰当,并且能在相应文化的儿童或家庭中现实的被应用。也有可能一些干预在西方文化中得到非常广泛地应用,而在中国就不太容易被接受或者不太现实。或者在中国广泛应用的干预也有可能很难被其他国家广泛研究和理解。

我建议医疗人员、教育人员、研究人员和本书读者与 ASD 患儿和他们的家庭建立合作关系,一起去讨论干预目标和相应的干预方法。我们希望未来的研究可以应用"精准医疗"的理念,从而我们可以知道最适合每一位 ASD 患儿的干预方法。我们有责任更好地帮助有 ASD 的孩子们识别他们的优势,并且与他们的家庭一起提供干预,从而改善功能和生活质量。这本书则带着我们往前走了重要的一步。

Jill F.Harris,博士
美国新泽西特需儿童医院
自闭症服务研究发展中心主任
2020 年 7 月
(翻译:陆浩)

序 二

孤独症（autism）自 20 世纪 40 年代被美国心理医生 Leo Kanner 首次描述以来，到 70 年代以前本病都是一种罕见病，很少被临床医生所认识和诊断。80 年代以后，在全世界范围内，临床医生对该病的认识逐渐重视起来，此后在临床实践中被诊断的病人数也逐年增多，到了 21 世纪后渐渐成了常见病。

孤独症谱系障碍（ASD）的病因至今不明，仍在多方研究中。

20 世纪中叶，受精神分析思潮的影响，认为本病是由于患儿父母，尤其是母亲的文化水平较高，或者有较好的职业和较高的经济收入，父母亲只关注自己的发展，而忽略了对孩子的照顾，即所谓的"冰箱妈妈"理论。当然，该理论在 70 年代以后就被摒弃了。在那以后，更加科学的对于孤独症的认识转向了神经发育理论，具体体现在对患儿脑电图的描记、疫苗的影响、饮食习惯和食物结构、心理交流过程、遗传、代谢过程等方面。

对于孤独症认识的飞跃还是从 21 世纪初开始，尤其是 2007 年联合国大会规定，自 2008 年开始，将每年的 4 月 2 日设定为"世界孤独症关注日"（简称"世界孤独症日"）以来，首当其冲的是基础研究，这方面的研究主要集中在遗传学方面、ASD 动物模型、全基因组测序、候选基因的功能研究等。

ASD 是一种与生俱来的神经发育性障碍，特征表现是社交和沟通障碍，刻板行为和狭窄的兴趣，甚至还伴有语言和认知功能等障碍，是儿童期致残率极高的一种疾病。尽早诊断、早期干预、方法得当、终生呵护是不管作为专业人员还是作为家长都必须具备的理念。

目前，针对 ASD 治疗和干预的理论、方法和药物十分繁多。已被肯定的治疗方法是长期进行有效的培训和技能教育，而其他多种治疗药物和干预方法尚在研究中。20 世纪 90 年代以前，对孤独症患儿培训和教育的机构在国内尚属凤毛麟角。21 世纪以后，各种特教培训班（学校）、康复机构如雨后春笋般地遍布全国。训练和教育看似景象繁荣，但结果是良莠不齐，优秀的特教老师严重不足，规范的操作实为罕见，可用的教材、评估和培训工具严重匮乏，参考书籍少。这样形成了我国对于 ASD 培训和康复的瓶颈现象。自 20 世纪 90 年代开始，国内逐渐出版了有关孤独症的专著和科普读物，但终究是杯水车薪，且无法满足目前学校老师、康复人员和 ASD 患儿家长的广泛需求。

本书由杨玉凤教授和杜亚松教授主编，以 ASD 临床常见问题的解决为取向，以孤独症的培训和教育为主线，系统地介绍了关于 ASD 患儿特殊教育、专业培训和人际交往的理论和方法，是一本十分有用的指导特教培训的好书。对孤独症特殊学校和老师，以及孤独症的家长，它就像久旱的甘霖，可谓是"一场及时雨"。

希望以后中国还会出版更多这样的好书，让我们的培训教育做得更好，让我们的特教能赶上世界水平，并有中国特色。让更多的孩子可以回归普通学校，回归社会，成长为有用的人才！

李雪荣

中南大学湘雅二医院

2020 年 7 月

序 三

孤独症谱系障碍(autism spectrum disorder,ASD),是根据典型孤独症的核心症状进行扩展的广泛意义上的孤独症。它既包括典型孤独症,也包括不典型孤独症,又包括阿斯伯格综合征、孤独症边缘、孤独症疑似等症状。典型孤独症其核心症状就是所谓的"三联症",主要体现为机体的社会性和交流能力、语言能力、仪式化的刻板行为等三个方面同时都具有本质的缺损。不典型孤独症则在前述三个方面不全具有缺陷,只具有其中之一或之二。

孤独症谱系障碍除了在核心症状上的表现,还会出现一些外围症状,比如消化系统、免疫系统、感觉系统等方面的异常,这些异常对人的感官干扰很大,造成孤独症患儿各种各样的怪异行为。他们往往存在感觉异常,常见的行为异常包括多动、注意力分散、发脾气、攻击、自伤等。

孤独症患儿表现出的广泛性发育障碍,主要是由神经生物学的因素导致的;造成神经生物学改变的原因,可以从医学生物学、神经心理学和生态学等几方面加以分析和了解。中医则从辨证的角度对此进行了探讨,并以此建立了中医按摩、针灸、中药治疗儿童孤独症的基础。

孤独症的医学生物学原因,可能涉及遗传学因素、免疫因素、生化因素、孕产期因素等方面。孤独症的成因极为复杂,有遗传易感性的个体是否发病,取决于各种遗传因素和环境因素的相互作用,很难在孤独症患者个体身上确认出一种共有的医学成因。

孤独症病因和生化异常改变极其复杂,至今尚未完全阐明,治疗就更加困难。目前治疗及干预多采用特殊教育训练为主;西医近年来试用传统的或新型的抗精神病药物等进行生物医学干预;中医界将孤独症列为疑难杂症之一,进行了经络穴位按摩、中药、针灸等多种努力。从医学生物学、神经心理学、中医辨证的角度来解释孤独症成因,都认为孤独症患儿有其内因,即脑和神经系统的发育出现了问题;从生态学角度,则认为孤独症患儿与外界的互动是一个持续不断的过程,人类大脑的发展和成熟不仅仅是生理驱动(如基因)的过程,大脑皮质结构也受到学习经验的质和量的影响,也就是说,孤独症患儿是可教育的。从内因和外因两方面同时实施干预,应该是比较合理的思路,可以给孤独症康复事业带来更加广阔的前景。

孤独症应于2岁确诊并实行早期干预,尤其是对于程度严重的孤独症患儿而言,在2岁时实行及时地干预会有很好的收效。一旦晚于这个年龄,严重的孤独症患儿在3岁以后再确诊、干预,收效就不太乐观,孤独症或许会伴随终生。程度为中度的孤独症患儿,6岁以前的干预都会有不同程度的收效,这种机会或许一直延续到12岁左右(6岁左右,神经系统发育完成了80%~90%,其余10%~20%会在12岁左右基本完成)。

本书作者有丰富的临床经验,信息来源和资料可靠、翔实,作者将其无私地奉献给医教工作人员及广大读者,对于孤独症谱系障碍患儿和其家属无疑是一件大好的事情。

姚凯南

西安交通大学第二附属医院

2020 年 7 月

序 四

从 1943 年美国约翰斯·霍普金斯大学的心理医生 Leo Kanner 首次描述婴儿孤独症以来,直到现在,人们对于孤独症的成因仍然没有定论。但基本上达成了共识:即孤独症患儿表现出的广泛性发育障碍,主要是由脑生物学的因素导致的;造成脑生物学改变的原因,可以从医学生物学、神经心理学和生态学等方面加以分析。

从医学生物学方面来看,学者们认为孤独症可能是受遗传学因素、免疫因素、生化因素、孕产期因素等影响而产生;从神经心理学的角度来看,学者们探讨孤独症的核心缺陷时提出三个主要的假说:心理理论缺陷说、中枢性统合不足说、执行功能缺陷说;还有学者提出了生态学模式的孤独症观,认为孤独症并不单纯是存在于个体内部的一种静态症状,而是一个发展的过程,发生在个体与环境之间的相互作用中。认为孤独症首先是一种先天的神经系统发育损伤,如果孤独症儿童在其与环境的相互作用过程中不能克服这种损伤所造成的障碍,那么就会导致二次身心发展障碍,出现认知、行为、情绪等问题。每一种角度所演化出来的成因假说都言之成理,但都不足以成为解释孤独症成因的最终观点,这也说明了孤独症谱系障碍研究的复杂性和巨大社会需求。无论是哪种观点解释孤独症的成因,更大的意义在于及早对孤独症儿童提供干预训练,以及干预训练的方向提供了一些理论依据。

对于孤独症谱系障碍的干预和治疗方法,国外专家学者开展了大量的研究,经过七十多年的发展,2015 年 4 月 2 日,美国国家标准项目根据 2007 年至 2012 年在该领域进行的研究,发布了关于孤独症干预手段的新评论和分析。22 岁以下的儿童和青少年的干预方法中,有三类方法:第一类有 14 种方法认为是已经经过深入研究,并具备足够的证据证明其有效的成熟方法,包括关键反应训练、行为干预、认知行为干预、儿童综合行为疗法、语言训练(表达)、示范法、自然情境教学法、家长培训、同伴训练法、程序表、脚本法、自我管理法、社会技能训练、以故事为基础的干预。第二类是有一个或多个研究显示介入程序对于泛自闭症的个体有成效,但需要进行更多高质量的研究来确认介入程序效果的方法,包括扩大和替代性沟通、基于关系发展的疗法、运动法、暴露法、功能性沟通训练、基于模仿的干预、启动训练、语言训练(表达和理解)、按摩疗法、多元组合法、音乐疗法、图片交换沟通系统、还原法、手语教学、社交沟通干预、结构化教学、基于科技的干预、心智解读训练。除此以外,还有一类是很少或没有研究显示介入程序对于泛自闭症的个体有成效,需要更多研究来确认介入程序是有效、无效或有害的干预方法。但是无论哪一类方法,都需要在我国进行临床实践再进一步证实是否有效。本书介绍的一系列干预训练方法各类均有。最佳的干预方法应该是根据借鉴国外的干预训练经验,编制出适合我国 ASD 患儿的干预训练方法。

本书出版的目的在于将现存的干预训练方法进行总结分享,得到同行的指点,期望对孤独症谱系障碍这个世界难题,对于孤独症谱系障碍康复训练教师及家长能够有所裨益。

贾美香

北京大学第六医院

2020 年 7 月

前 言

孤独症谱系障碍（autism spectrum disorder，ASD）既往称为"孤独症"或"自闭症"。是一类起病于婴幼儿期的神经发育障碍性疾病，其核心症状表现为社会交往能力缺陷、兴趣爱好狭窄和僵硬、刻板、重复的行为特征。ASD 具有一定的生理和遗传基础。该障碍严重危害儿童身心健康，患儿如果不能在早年获得康复，可造成终身残疾，影响其终生的身心健康、社会交往、学习、生活和就业，给家庭和社会也造成了严重的负担。

1943 年 Leo Kanner 心理医生首次描述婴儿孤独症，该病在 30 年前属于一种罕见疾病，患病率在万分之十以下。最近 20 年来各国报道的患病率急剧上升，已经引起了全世界的关注。联合国大会在 2007 年规定，自 2008 年开始，将每年的 4 月 2 日设定为"世界孤独症关注日"，旨在提高全社会对于 ASD 的认知、消除歧视、促进 ASD 患儿和他们的家庭更好地融入社会。2006 年，第二次全国残疾人抽样调查残疾标准中，将孤独症纳入精神残疾范畴。我国政府已把 ASD 患儿纳为抢救性康复工作的对象给予高度重视，凡是确诊的 ASD 患儿均可享受政府给予的康复治疗费用补贴，政策与资金的支持毫不亚于其他国家。

2019 年 4 月 2 日有关部门报告，我国 12 岁以下的 ASD 患儿已达 200 万例，并且以每年 10%~14% 的速度递增。2019 年世界孤独症关注日的主题是"辅助技术，积极参与（assistive technologies，active participation）"。遗憾的是，迄今为止，ASD 由于病因不完全清楚，尚无治疗核心症状的药物。ASD 是一种异质性非常强的疾病，源于不同的遗传和环境背景，临床上表现出许多亚型，尽管各领域的专家已尝试采用多种方式，包括遗传学、分子生物学、生物化学、免疫学，以及神经影像学等技术，试图阐明 ASD 的本质，但以现有的科学水平，寻找到 ASD 准确的病因及发病机制还尚需时日。

尽管儿童 ASD 的病因不十分清楚，缺少针对性的药物治疗，但目前国际上能够达成共识的对于 ASD 患儿的有效治疗手段主要是综合治疗和干预，综合治疗和干预的方法包括：对患儿父母亲的咨询和指导，对患儿行为矫正、特殊教育和针对性的药物治疗。依据脑发育的可塑性，通过早期各种辅助干预训练技术，争取医疗、教育、康复、家庭和患儿共同积极参与，对每一位患儿的症状进行科学的康复训练与行为干预，可以帮助患儿改善情绪、改变认知模式、纠正错误认知。若家庭成员能积极参与训练，将收到更好的效果。最终，让 ASD 患儿融入现实社会中，尽可能做到自食其力。

近年来，我国普遍开展了儿童 ASD 的康复训练工作，但由于基础知识缺乏，对干预方法了解甚少，缺少正规培训，各种康复训练质量良莠不齐，优良的特教老师严重不足，教材与培训工具匮乏。尤其是一些民间机构知之甚少，缺少科学、规范的诊断和治疗流程。据调查，我国现有孤独症诊疗或康复机构上千家，但诊疗差别很大。有些机构甚至没有专职医生做诊断，仅用量表来代替医生诊断。所用量表也是由国外引进，缺乏在中国使用的信、效度资料。为了进一步普及儿童孤独症康复训练知识，规范 ASD 患儿的康复训练工作，提高康复训练水平，急需有综合介绍康复训练方法的书籍，该书就是本着此目的而写。本书重点介绍了国内外 30 余种干预训练方法，文字简练，通俗易懂，能为康复训练师和家长提供帮助，以期提高和改善儿童 ASD 的康复效果。近年来，也有多本有关儿童孤独症诊断与康复方法介绍的书籍面世,但多数是介绍单一康复训练方法,像本书将多种方法融入一册,这在我国还是首次。

当前,在国际上已经使用的方法多达几十种,各种干预方法侧重不同,互有优势,而且不断地有新的训练方法出现。对于 ASD 的干预和治疗方法,2015 年 4 月 2 日,美国国家标准项目根据 2007 年至 2012 年在该领域进行的研究,发布了关于孤独症干预手段的新评论和分析。22 岁以下的儿童和青少年的干预方法分为三类:

第一类为已经建立了实证基础的"成熟方法(established treatments)",包括 14 种方法:行为干预(behavioral interventions)、认知行为干预(cognitive behavioral intervention package)、儿童综合行为疗法(comprehensive behavioral treatment for young children)、语言训练(表达)(language training-production)、示范法(modeling)、自然情境教学法(natural teaching strategies)、家长培训(parent training)、同伴训练法(peer training package)、关键反应训练(pivotal response training)、程序表(schedules)、脚本法(scripting)、自我管理法(self-management)、社会技能训练(social skills package),以及以故事为基础的干预(story-based intervention)。

第二类为有一个或多个研究显示,介入程序对于泛孤独症的个体有成效,但需要进行更多高质量的研究来确认介入程序的效果,共包括 18 种方法:扩大和替代性沟通(augmentative and alternative communication devices)、基于关系发展的疗法(developmental relationship-based treatment)、运动法(exercise)、暴露法(exposure package)、功能性沟通训练(functional communication training)、基于模仿的干预(imitation-based intervention)、启动训练(initiation training)、语言训练(表达和理解)(language training-production&understanding)、按摩疗法(massage therapy)、多元组合法(multi-component package)、音乐疗法(music therapy)、图片交换沟通系统(picture exchange communication system)、还原法(reductive package)、手语教学(sign instruction)、社交沟通干预(social communication intervention)、结构化教学(structured teaching)、基于科技的干预(technological-based intervention)、心智解读训练(theory of mind training)。

第三类则是很少或没有研究显示,介入程序对于泛孤独症的个体有成效,需要更多研究来确认介入程序是有效、无效或有害的干预方法,共 13 种(不在此赘述)。

实际上,大部分有效的干预和治疗方法都是从应用行为分析中发展而来的。该三类标准是统计到 2012 年,随着时间的推移,已经逐步地研究出更多科学、经得起考验的、具有循证依据的方法运用到 ASD 患儿的康复训练之中。另外,这三类训练方法是否适合我国 ASD 患儿,还需要我国的专业人员用实践去进一步证明。比如,最近在国内公认训练效果比较好的"孤独症谱系障碍的早期介入丹佛干预模式"却不在第一、二类之中。再如第二类音乐疗法,最近的 *Meta* 分析表明对绝大多数孤独症儿童是有效的。如"动物辅助疗法"属第三类,我国深圳市一项科研项目,观察了"马辅助干预技术在孤独症谱系障碍儿童康复的应用",收到了满意的效果,当然,我们还需要多中心、大数据来进一步证明其有效性。

本书主要介绍了近 30 种干预方法,其中大部分属第一类和第二类,也有个别第三类的干预方法,仅供康复训练参考。此外,在干预方法中,还介绍了我国专家自行编制出的干预训练方法,如"孤独症谱系障碍儿童的视觉运动整合训练"和"孤独症儿童心灵解读技能干预"。我国的传统中医疗法有 3 000 多年的历史,能够存在至今一定有其道理,书中对中医疗法干预儿童 ASD 也做了介绍,仅供参考。希望在不久的将来,大家不仅仅是引进、模仿国外的先进干预方法,还能够看到更多科学、更适合我国 ASD 患儿的中国干预训练方法出现。特别是随着大数据和互联网等研究和应用的兴起,利用对图像、视频、行业大数据的分析和学习,以高效建模成为热点,智能化将可能成为新时期儿童 ASD 研究与康复应用的重要特征。

另外,由于 ASD 临床表现为复杂多样,而且多数有一种或多种共患病,包括行为障碍、情绪障碍、躯体的共患病,尽管干预训练方法很多,但没有一种方法或药物能够既解决其所有核心症状,又能治疗共患病,因此,需要整合医学、康复、教育等资源,采用多学科、多部门协作,在做出准确诊断后,强调根据患儿的问题,制订适合个体、多学科参与、具有针对性的干预训练方案(包括给予相应的药物治疗)。既要找到适合患儿的主要训练方法,又不失灵活综合运用,以便更好地消除患儿的症状。干预训练部门应及时对训练方法的有效性进行总结,当干预治疗无效时,应及时转诊上级或专科医院,并建立转诊机制。以期尽可能早地改善患儿核心症状与共患病的症状,提高 ASD 患儿的生命质量和社会功能。

ASD 患儿的教育与康复是一个密不可分的整体,在教育过程中有康复的手段,在康复过程中又时时存在教育的内容。针对 ASD 患儿的不同症状和问题,采取不同的干预措施,通过各种物理训练方法和心理教育,发展患儿的感知觉、情感、语言、思维和行为,增强其社会适应能力,最大限度地改善其症状,针对性地培养 ASD 患儿相应的社会技能。

鉴于儿童 ASD 呈逐年上升趋势,2010 年 8 月 16 日,我国卫生部办公厅就颁布了关于印发《儿童孤独症诊疗康复指南》的通知(卫办医政发〔2010〕123 号)。这种国家正式颁布的指南,正说明我国政府对儿童 ASD 患儿康复工作的重视。随后中华医学会儿科学分会发育行为儿科学组相继出台了《孤独症谱系障碍儿童早期识别筛查和早期干预专家共识》《孤独症谱系障碍患儿常见共患问题的识别与处理原则》,为我国 ASD 患儿的早期识别、早期筛查、常见共患疾病的识别及干预处理提供了帮助。ASD 患儿的最终进步要靠教育和训练。

殷切地希望今后加大对公众的健康教育宣传,普及儿童 ASD 的知识,以便做到早期发现、早期筛查、早期诊断,以及早期干预治疗;在我国应由政府部门牵头,建立 ASD 病因研究攻关机构;建立统一、规范的 ASD 患病率调查研究方法,来进行 ASD 的流行病学基础资料和大数据的调查;建立几个科学实力强的儿童 ASD 康复训练示范基地,对各级康复人员进行理论与干预实践的培训,提高基层康复人员的业务能力;鼓励各级专业人员在 ASD 康复训练实践过程中,加大研究观察,不断总结创新出适合我国 ASD 患儿康复训练的新方法并加以推广;在对 ASD 患儿训练过程中,注意观察发掘患儿的潜能进行培养,尽可能使其成为患儿将来立足于社会的一种技能;抓住学龄前最佳干预期进行有效、针对性的教育训练干预,对患儿的预后产生积极影响。实践证明,经过早期正确、坚持不懈地干预,许多 ASD 患儿是能够融入社会并且可以自立生活的。

本书在编写过程中,得到了国内多位专家的支持与指导,在此一并表示感谢!由于编写时间短,难免有不周之处,本书出版之际,恳切希望广大读者在阅读过程中不吝赐教,欢迎发送邮件至邮箱 renweifuer@pmph.com,或扫描封底二维码,关注"人卫儿科学",对我们的工作予以批评指正,以期再版修订时进一步完善,更好地为大家服务。

杨玉凤　杜亚松

2020 年 7 月

目　录

03　第三篇
儿童孤独症谱系障碍的传统中医治疗与干预 ·················· 417

04　第四篇
孤独症谱系障碍常用的筛查诊断量表 …………………………………… 443

附　录 …………………………………………………………………………… 479

01

第一篇
儿童孤独症谱系障碍诊断治疗研究进展

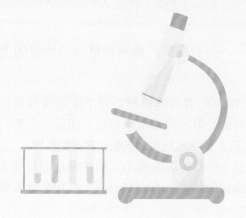

第一章

儿童孤独症谱系障碍概述

第一节 儿童孤独症谱系障碍的研究史

1943 年美国约翰斯·霍普金斯大学的心理医生 Leo Kanner 首先报告了 11 例早期婴儿孤独症（early infantile autism）患儿，揭开了有关孤独症研究的序幕。随着对孤独症的进一步认识，研究者对孤独症的归类发生了一系列演变。自 20 世纪 50 年代以来，美国心理学会相继颁布的 DSM-Ⅰ和 DSM-Ⅱ，均将孤独症收录为儿童精神分裂的一种。1980 年颁布的 DSM-Ⅲ将孤独症区分出一般的精神病。儿童孤独症（autism）在 30 年前属于一种罕见疾病，患病率在万分之十以下，很少被临床医生所认识和进行诊断。甚至在 20 世纪中期也曾走过一段弯路，即所谓的"冰箱妈妈"理论。采取精神分析法进行治疗，但是没有疗效。随后，人们逐渐认识并按照后天的父母教养，以及家庭因素来解释孤独症谱系障碍（autism spectrum disorder，ASD）的成因，也被认为是过于绝对。到 20 世纪 80 年代后，在全世界范围内，在临床实践中被诊断的患儿数也就逐年增多，临床医生逐渐重视了该疾病。曾将儿童孤独症作为一般发育障碍（pervasive developmental disorders，PDD）的一种。科学家们通过对孤独症的全面了解，包括遗传代谢、认知发育、社会交往、行为习惯等，将研究的重点逐渐转向了大脑及神经发育方面和基础研究。最近 20 年来各国报道的患病率急剧上升，美国疾控中心报道的 ASD 发病率 1975 年为 1/5 000，2000 年为 1/150，2012 年为 1/88，近期的研究数据显示，每 59 个男童中就有一个是孤独症患儿。英国占 1.57%，

日本占 1.8%，韩国占 2.6%，WHO 报告发病率为 1/150。全球约有 6 700 万孤独症患儿。美国 ASD 最新的整体患病率为 16.8‰，不同社区的患病率为 13.1‰~29.3‰。发育行为疾病被医学界称为是继儿童心脏病之后，危害儿童身心健康的第二大类疾病。美国卫生署将孤独症列为十大难症之首。儿童孤独症是发育行为疾病中危害极为严重的一种疾病，成为神经发育行为学、儿童精神病学、特殊教育学等多个领域关注的公共卫生问题。已经引起了我国及全世界的广泛关注。

近年来，ASD 逐年升高的发病率引起了医学界及全社会的普遍关注。其原因：一是随着心理生理环境的日趋复杂，确实患 ASD 疾病的人数增加了许多；二是人们对 ASD 疾病的识别能力不断提升，对诊断标准掌握得更加熟悉，使发病患儿不断增多；另外，诊断加积（diagnosis accretion）（包含同一个体在不同生长阶段的重复统计，导致统计患病人数高于实际人数）也有可能导致 ASD 患病率上升。

一、当前我国儿童孤独症谱系障碍的流行特点

1981 年，著名的精神心理学家陶国泰教授在我国报道了第一例儿童孤独症。随后南京脑科医院、北京大学第六医院、中南大学湘雅二医院、上海精神卫生中心等医院的小儿精神科相继开展了儿童孤独症的诊治工作。1988 年，西安交通大学第

二附属医院在全国率先成立了发育行为儿科研究室，陆续在发育行为儿科门诊诊断了多名儿童孤独症，但因当时条件较差，仅仅是停留在诊断和教会家长一些简单的训练方法而已。中南大学湘雅二医院李雪荣教授在2004年出版了《孤独症诊疗学》一书。近年来，也有多本有关儿童精神医学、发育行为儿科学、儿童保健学的书籍介绍了儿童孤独症诊断及康复方法。

我国至今没有儿童孤独症患病率的流行病学调查资料，根据各地局域性的调查，比较认同的发病率高达1%左右，并有逐年上升趋势。2019年4月2日，"世界孤独症关注日"官方媒体报道我国12岁以下的孤独症患儿约有200万例，孤独症总患病人数约400万人。而且每年还在快速递增。男性明显多于女性，通常为(4~5)∶1。通过定量分析结果表明，ASD的遗传度为90%，提示遗传因素起着明显作用。其中儿童孤独症导致的精神残疾患儿占到残疾人总数的36.9%。另外，儿童孤独症在不同地区、不同性别、不同民族间的患病率也存在着差异。这些患儿在生命早期若得不到有效的干预治疗，便将成为终身残疾人，给家庭和社会带来巨大的负担与损失。

近30年来，我国政府及残疾人联合会非常重视快速发展的孤独症研究和诊疗，20世纪90年代成立了"北京孤独症协会"，国家医学大辞典和专业教科书都规范地介绍了"孤独症"。2006年，第二次全国残疾人抽样调查残疾标准中将孤独症纳入精神残疾范畴。并把孤独症患儿纳为抢救性康复工作对象给予高度重视，凡是确诊孤独症的患儿均可享受政府给予的康复治疗费用补贴。2010年8月16日，卫生部办公厅就颁布了关于印发《儿童孤独症诊疗康复指南》的通知（卫办医政发〔2010〕123号）。国家正式颁布的指南，正说明我国政府对儿童孤独症康复工作的重视。

近几年来，习近平总书记在重要讲话中作了关于要重视少年儿童健康，保障生长发育；要重视重点人群健康，保障妇幼健康，努力实现残疾人"人人享有康复服务"的目标，关注流动人口健康问题，没有全民健康，就没有全面小康等一系列重要指示。各级残疾人联合会、妇幼保健机构普遍开展了儿童早期发展工作，将婴幼儿孤独症的诊断干预训练作为高危儿的重要内容之一，儿童孤独症得到了空前的重视。2017年，中华医学会儿科学分会发育行为儿科学组李廷玉组长领导的儿童孤独症诊断与防治技术和标准研究项目专家组发表了"孤独症谱系障碍儿童早期识别筛查和早期干预专家共识"，接着又在2019年发表了"孤独症谱系障碍患儿常见共患问题的识别与处理原则"。此外，2016年，西安交通大学第二附属医院的杨玉凤教授在出版的《儿童发育行为心理评定量表》一书中，仅介绍儿童孤独症筛查与诊断量表就刊出有12个之多，这些均为我国孤独症患儿的早期识别、早期筛查、常见共患病的诊断及干预处理提供了帮助。

二、儿童孤独症康复教育训练方法成为亟待解决的问题

（一）目前国内 ASD 康复机构的现状

尽管国际上和我国对于儿童ASD的研究和诊疗一直快速地发展，但直到现在，人们仍然没有揭开谜底。由于ASD病因的复杂性，目前尚没有直接、有效的办法来治愈ASD。当前对儿童ASD的认识基本共识是，只有尽早接受个体化、科学的训练，ASD患儿的症状才会得到较好地改善。

国际上，如美国、英国、日本等发达国家诊断、康复训练治疗ASD患儿已经有40多年的历史，患儿多采用行为康复教育训练配合必要的药物来进行长期治疗，积累了许多成功的经验和失败的教训。实践证明，经过早期正确地、长期坚持不懈地康复教育训练干预，许多ASD患儿是能够融入社会且自立生活的。

目前，我国对儿童ASD的治疗尚属初步阶段，首先，有关儿童ASD的基础研究较少，至今对于病因仍不清楚，因而缺少有效的药物治疗；缺少有循证依据并适合我国儿童ASD科学有效的康复教育训练方法与临床康复训练专业人员。当前使用的儿童ASD康复训练方法绝大多数是从国外移植过来，缺少我国自己的实践经验；尽管国家和各级残联、中华医学会儿科学分会和《中国儿童保健杂志》等近年来做了很大努力，但有关儿童ASD康复训练宣传仍相对欠缺，基层医生对婴幼儿ASD的早期表现知之甚少，使这项抢救性康复工作开展的不尽如人意，造成我国康复教育训练的瓶颈现象。其次，缺乏我国自主编制的且信、效度更高的评估工具；缺少更多规范的训练机构，尤其是针对学龄前、青少年ASD患儿的培训机构严重不足，患儿只能在家中养护而得不到有效的康复教育训练，

许多家长十分担心患儿成人后该怎么办？患儿家庭面临很大的精神压力和经济压力；目前还缺少权威管理部门对培训机构的监督与管理。

据调查，21 世纪以来我国各种孤独症诊疗或康复机构已有上千家，但良莠不齐，诊疗能力和服务水平差距甚大。国内 ASD 康复机构中，公办机构如各级妇幼保健院、综合医院及精神卫生中心的康复机构不足 10%。这些单位从人力资源和场地上都无力满足前来就诊和接受培训的 ASD 患儿。在我国一些发达大城市较好的培训机构中，ASD 患儿的康复治疗能够逐渐向多元化、多学科化发展，诊治团队由国内发育行为儿科专家、小儿神经专家、儿童精神专家、物理治疗师、作业治疗师、语言治疗师组成的团队，能够整合个体化的干预教育治疗方案，ASD 患儿收到了比较好的训练教育效果。

另外的 90% 为民办机构。其中高规格、高质量的培训机构在民办机构中仅占少数，多数机构的工作人员缺乏相关的基础知识和专业的系统培训，部分是由孤独症患儿母亲所创办，因此难以做好 ASD 患儿的个体化训练方案而影响其康复效果。加之场地有限，机构间相互竞争，师资流动性大，教师从业资格缺乏认证，有些机构甚至没有专职医生，用一些国外引进的缺乏在中国使用信、效度的量表来代替医生诊断，使得干预效果很难得到保障。

（二）当前国内 ASD 康复亟待解决的问题

鉴于当前国内 ASD 康复机构的现状，ASD 患儿康复亟待解决的问题如下：

1. 当前，在我国急需要培养一支具有科研能力强、诊断技术精炼、康复训练教育规范化程度高的队伍。利用这支科研队伍，进一步研究儿童 ASD 发病的真正原因与发病机制；寻找到有效的治疗药物；编制更适合我国孤独症患儿的评估工具；总结出更有效的康复训练教育方法。

2. 从政府和医疗机构层面加大关于 ASD 疾病的宣传力度，尽可能让更多的人了解儿童 ASD 的症状，发现异常症状及早就医。从现代的观点看，人类大脑的发展和成熟不仅仅是生理驱动（如基因）的过程，大脑皮质结构也受到学习体验的质和量的影响。ASD 患儿与外界的相互作用，是一个持续不断的过程。也就是说，ASD 患儿是可教育干预的，并且是干预越早效果越好，因为 0~3 岁是婴幼儿大脑可塑性最强的时期。无论患儿是属于

哪个严重程度范围，从内因和外因两方面同时实施干预，都会收到不同的效果，症状会得到不同程度的改善。

3. 充分发挥政府相关部门的职能作用，应在国内通过妇幼保健三级网，组织该领域里的专家对基层医务工作和保健人员进行专业培训，提升他们的早期识别能力和业务水平，使他们能够早期识别和早期筛查出可疑患儿，若不能做出准确诊断可转上级医院进行确诊。避免这些患儿失去宝贵的最佳干预期，因为 6 岁前是 ASD 患儿康复干预的黄金期。

4. 建立几个规范的康复训练教育机构作为示范基地，以期培养出更多优良的特教康复人员，服务于 ASD 患儿。

5. 政府相关部门应重视学龄期 ASD 患儿的康复教育问题，目前设立该类患儿的学校非常少，运行过程中困难重重、举步艰难，严重影响了学龄期 ASD 患儿的康复教育。一些学校无力坚持办下去只好停办。而许多正规学校将该类患儿拒之校门之外，使多数 ASD 患儿滞留家中无学可上，也得不到有效的康复。

另外，我国成年 ASD 的托养与康复几乎属于空白。青春期的 ASD 患儿除了存在明显的刻板行为和社交问题外，还会出现拒绝上学或升学问题，情绪冲动与家庭暴力，物质滥用与健康危害行为，以及宅居、好吃少动、身心疾病、性问题等，仍需要得到相关训练与支持。而国内现有的训练方法多是针对儿童 ASD，缺乏针对青春期 ASD 康复训练的方案与技能培训机构。青春期 ASD 患儿的职业化培训，以及他们的就业和社会回归问题，也是亟待需要国家联合康复、就业等其他部门尽快解决的问题。

以上问题严重影响着我国 ASD 患儿的康复教育干预。期盼政府、残疾人联合会及相关机构能够加大支持力度，通过全社会各方的协同努力，使 ASD 患儿能够除家庭外，有人管、能管好，从而造福于 ASD 患儿，造福于他 / 她们的家庭，造福于我国社会。

（三）社会支持与 ASD 患儿的康复训练

儿童 ASD 是一种神经发育及精神残疾，严重困扰着患儿与他们的家庭，影响着患儿及家庭的生活质量。这些患儿由于社会适应能力差，成年后大多数患者不能进入社会，难以做到自食其力，给家

庭造成极大的家庭压力和经济负担。因此,呼吁全社会一起关心爱护和帮助这些弱势群体。条件好的地区尽可能地成立社区服务和养护机构,使这些患者能像正常人一样快乐的生活。并鼓励有条件的社区开展 ASD 的康复训练,与所属医院实行上下联动,医院专科医生定期进行业务指导,这是实现全面康复的重要途径。ASD 的康复训练是一项长期持续性的工作,只有依靠全社会支持,医务人员及家长的不断努力,才能使 ASD 患儿融入社会,自食其力,快乐的生活。

三、儿童 ASD 教育康复干预的目标

人类大脑的研究提醒我们,在训练教育过程中应尽可能地保证脑功能的内在统一。脑高级功能的研究发现,应根据 ASD 患儿的自身条件和教育环境,为患儿训练教育确立一个清晰的目标。按照社会适应能力可分为两个基本层次:

(一) 社会生活自理

社会生活自理是指 ASD 患儿在成年以后应该做到:在他人的简单辅助下实现社会生活的自我服务,能够自己居家,能参加适当的娱乐活动,外出能够乘车、购物、看病,能够寻求最基本的社会援助,具有维持日常生活的简单交往能力。

(二) 社会生活自立

社会生活自立是指患儿成年以后能够和他人配合做事,有照顾别人的能力,有参加力所能及的社会工作的能力,有尽到角色责任的能力,能自觉通过自己的劳动获得报酬,能够独立交友,有被社会认可的基本的价值观念,有追求情感生活的需要,能够基本适应独立的家庭生活,这就是教育康复的意义所在。

当前的康复训练,都应该是根据每一位 ASD 患儿的自身条件和教育环境,制订个体化的训练目标,以提高个体的社会适应能力和社会交往能力,减少异常行为为目的。

四、康复训练中专业人员应具备的素质及与家长共同的技巧

(一) 康复训练中专业人员应具备的素质

ASD 患儿的康复训练专业人员,不仅要具有高超的训练技能,而且要具有良好的个人素养。由于 ASD 患儿临床症状表现的多样性,加上患儿本身就有沟通障碍,对于陌生人的指令视而不见,听而不闻,不能很好地配合专业训练人员,使康复训练效果受到影响。因此,康复训练专业人员应具备以下素质:

1. 专业人员必需应具备强烈的责任心与极大的耐心,因为 ASD 患儿难以管理与配合,并且要有爱心与同理心。

2. 专业人员必须具有发育行为儿科和 ASD 疾病的相关知识,熟悉所采用的干预训练方法的目的、方法、适用人群及年龄范围。

3. 对于极不配合的 ASD 患儿,首先要学会与患儿沟通,只有和患儿融洽相处,患儿才有可能配合训练,专业人员应结合患儿的兴趣和爱好,开动脑筋想方设法调动 ASD 患儿主动参与训练的意愿,而不是被动的、机械的被训练。在此过程中,专业人员也要学会及时调节自己的心态和情绪。

4. 当训练遇到困难时,应发挥团队的作用,发挥大家的智慧协商解决。发挥团队的精神,互帮互助,相互学习,相互补台。

5. 在 ASD 患儿长期训练的过程中,要不断总结经验,勇于开拓和创新,不断研发新的更适合我国 ASD 患儿训练的方法。同时,也提升自身的业务水平。

6. 在训练过程中细心发现患儿的潜能,并在该方面给予加强,争取使这种潜能经过训练成为患儿的一种技能,将来有一技之长立足于这个社会。

(二) 康复训练中专业人员与家长共同的技巧

ASD 患儿由于沟通障碍,很难配合专业人员及家长对其进行的训练,因此,在康复训练中专业人员和家长应掌握一些技巧,使患儿能够顺应和配合对他/她的训练。具体如下:

1. 全面了解 ASD 患儿当前和出生时的情况、家庭背景及家族史,以便准确分析患儿存在的问题。

2. 了解家长的文化背景及能力,把握家长的心态,以及其对培训机构的期望。

3. 建立机构和家长之间的相互信任和积极的互助平台,在训练中及时反馈患儿的情况和训练进度,做到不隐瞒实情。

4. 通过培训家长教会他们训练方法,提高家长的能力,让家长参与到患儿的训练中来。专业人员与家长以及家长们之间可以经常分享康复训练

的体会和交流经验,但不应随意为家长许愿。

5. 训练人员与家长的谈话代表的不是个人,而是一个团队。专业人员要倾听家长的意见和建议。但也要学会保护自己。

(三) 家长在 ASD 患儿干预训练中的作用

家长和患儿接触的时间最长,最了解患儿的问题所在,因此应是康复训练队伍中的重要组成部分,家庭对患儿干预训练的作用不应忽略。家长在康复训练中具体作用有如下几方面:

1. 家长对自己的患儿具有不可推卸的责任。

2. 以家庭训练为基础,家长最了解患儿的病情,在专业人员的帮助下,可以寻找最适合患儿的训练方法。

3. 结合 ASD 患儿的兴趣和爱好,征询和引导职业化培训的方向,尽早建立患儿的职业化培训和就业选择的理念。

4. 学龄期即可参与和培训一些手工、绘画、乐器、操作、制造、计算、图书管理、设计等方面的技能。

5. 家长要有正确的理念,要保持积极的心态和持之以恒的精神,家长的健康情绪是保证患儿进步的主要因素。

6. 和睦的家庭氛围和牢固的婚姻是保证患儿康复进步的重要条件。

五、ASD 患儿的预后

随着我国儿童 ASD 早期筛查与诊断能力的提升,康复训练的开展及质量不断地提高。对 ASD 患儿进行长期、系统地干预,可以最大限度地改善 ASD 患儿的预后,这一观点各国学者已达成共识。

一些轻度和中度的 ASD 患儿多数可以融入社会,自食其力。

部分高功能患儿由于早期介入干预,认知、语言表达能力、社会适应能力和社交技巧可以较快得到提高,或者接近正常水平,可以尽早进入主流教育。

低功能患儿主要是训练提高生活自理能力,尽可能培养良好的规范意识,消除有害行为,适当建立起简单的社会性沟通模式。只要坚持长期、科学的训练教育干预,都会有不同程度的改善。

第二节　儿童孤独症谱系障碍的临床表现

孤独症谱系障碍(ASD)是由典型的孤独症到非典型(症状性)的未特定的广泛性发育障碍组成的一系列疾病的总称。ASD 患儿的症状具有很大的异质性,不同的患儿差异很大。

一、孤独症谱系障碍患儿表现的异质性

(一) 沟通能力障碍

沟通能力障碍是 ASD 患儿核心症状。真正的重点核心在于交流障碍,不看、不指、不应、不说、不参照、不炫耀、不点头或摇头、不寻求安慰、该怕的不怕、不该怕却怕、该笑不笑、该哭不哭等。多数 ASD 患儿语言发育落后于同龄儿童,约有近 1/3 的 ASD 患儿出现语言发育停滞或倒退的现象,其沟通能力落后的表现程度差异比较大。部分 ASD 患儿虽有完整的语言结构,但在实际交流上却有缺陷,表现为无意义或重复刻板语言,语言理解能力落后、语言表达困难、构音困难以及语调异常,部分

患儿只具有简单重复语言,个别患儿说话像鹦鹉学舌,有的自言自语,说一些别人听不懂的语句。严重的患儿则无语言。患儿常常是因为语言发育落后前往医院就诊而被诊断为 ASD。也有一些患儿有比较正常的语言,不乏也可见到个别患儿语言过多,滔滔不绝。但缺乏与人互动式的交流,讲话不分场合,语言流畅度异常、语法错误、答非所问等,使人难以理解与沟通。

研究者对 ASD 患儿的家族进行调查,发现其直系亲属表现出社交缺陷、语言障碍和亲密关系缺失等类自闭症状,进一步对社交缺陷和语言障碍进行定量分析发现,20%~25% 的兄弟姐妹存在语言缺陷。

(二) 社会交往能力

社会交往能力异常是 ASD 患儿的另一核心症状。绝大多数 ASD 患儿缺乏社会交往能力,或者出现被动交往,甚至是冷漠或者出现怪异的

交往形式。患儿常常将自己封闭起来,自己按照定式独自玩耍,而很少与同伴一起做游戏或玩耍。比如一例 4 岁 ASD 男童去幼儿园见到同班小同学,会将他 / 她们死死地抱紧以示友好,吓得对方小朋友哇哇大哭,该患儿先后被转了几所幼儿园,均因此行为被老师拒收。仅有少数患儿的社会交往能力是积极的。个别学龄期患儿在学校难以与同学友好交往。

(三)刻板行为、单一兴趣

多数患儿具有刻板行为、单一兴趣,对非生命物体的特殊依恋。患儿对人或动物通常缺乏兴趣,但对一些非生命物品可能产生强烈依恋,如瓶子、盒子、硬币、绳等都有可能让患儿爱不释手,随时携带。如果被拿走,则会烦躁哭闹、焦虑不安。比如个别患儿喜欢反复按开关,喜欢看圆的、旋转的东西,喜欢的玩具可以天天按同一图案摆放,每天只吃喜欢吃的食物等。可以是轻度的,也可以是显著的。一例 10 多岁女童,为了要看洗衣机旋转的样子,几乎每天心甘情愿地站在洗衣机旁为家人洗衣服。

(四)感官加工能力

每位 ASD 患儿的敏感性差异较大,可以从低度敏感到高度敏感。不同的患儿敏感的内容也不尽相同,个别患儿会对大家不常注意的东西或声音感兴趣,比如,看到一些小虫子特别兴奋;有的则对不同声音敏感,对喜欢的音乐反复要求听,不喜欢的声音听到一点就会吓得惊叫。有研究显示,4.6%的患儿存在感觉系统的损害。有的患儿对某些食物特别敏感,只要吃到一点敏感食物都会引起呕吐,有的则咀嚼食物后吐出,还有患儿把食物包在口中不咽,或者拒绝一些特定的食物等,个别患儿对使用的餐具特别在意,以上这些饮食习惯均会影响摄入食物的多样性和营养素水平,严重时会导致营养不良。

(五)学习方式

不同的 ASD 患儿的学习方式表现不同,包括视觉学习、听觉学习、格式学习等。在注重细节等方面,均与正常同龄的儿童有差异,而且存在执行功能的缺陷。多数患儿往往不能适应和接受学校教学,难以遵守学校的各项规定,出现学习困难。但也有个别患儿尽管与同学交往有困难,但学习成绩却异常优秀。

(六)智力水平

ASD 患儿的智力可以是正常平均水平,也可以具有轻度、中度或重度智力水平,其中智力障碍患儿占到 ASD 患儿的 40%~50%。美国在有智力数据统计的 9 个州的检测网站中,31% 的 ASD 患儿为智力残障(IQ<70),25% 的患儿智商处于边缘范围(71<IQ<85),44% 的智商在平均水平以上(IQ>85)。

(七)其他表现

除上述症状外,孤独症患儿还常存在自笑、情绪不稳定,认知发育落后,36%~48% 的患儿存在过度活动、冲动攻击、自伤,以及便秘等异常行为。多数患儿在 8 岁前存在睡眠障碍,以上症状和伴随疾病使患儿病情复杂,增加了确诊的难度,并需要更多的治疗和干预。部分患儿具有音乐、机械记忆(尤其文字记忆)、数学运算能力相对较好甚至超常。

二、ASD 患儿共患病的表现

ASD 患儿同时会患有一些共患病,如 64% 的患儿存在注意障碍或注意缺陷多动障碍(attention deficit hyperactivity disorder,ADHD),约 75% 的患儿伴有智能障碍(intellectual disability),6.5%~8.1% 的患儿伴有抽动秽语综合征及情绪障碍(emotional disorder),4%~42% 的患儿伴有癫痫,2.9% 的患儿伴有脑瘫,17.3% 的患儿存在巨头症、语言障碍(language barrier)等,还有过敏、进食行为问题,躯体疾病等。这些共患病直接影响着临床诊疗实践,使得其临床诊断的分类及病因更为复杂化。有关 ASD 患儿共患病的表现及干预见其他章叙述。

(杨玉凤)

参考文献

［1］Developmental Disabilities Monitoring Network Surveillance Year2010 Principal Investigators,Centersfor Disease Controland Prevention（CDC）.Prevalence of autism spectrum disorder among children aged 8 years-autism and developmental disabilities monitoring network,11 sites, United States,2010.MMWR Surveill Summ,2014,63（2）: 1-21.

［2］Baron-Cohen S.Empathizing,systemizing,and the extreme male brain theory of autism.Prog Brain Res, 2010,186：167-175.

［3］戴琼,徐海青,汪鸿,等.2000—2016 年中国儿童孤独症谱系障碍患病率 Meta 分析.中国儿童保健杂志, 2017,25（12）:1243-1246.

［4］中华医学会儿科学分会发育行为学组.孤独症谱系障碍儿童早期识别筛查和早期干预专家共识.中华儿科杂志,2017,55（12）:890-897.

［5］中华医学会儿科学分会发育行为学组.孤独症谱系障碍患儿常见共患问题的识别与处理原则.中华儿科杂志,2018,56（3）:174-178.

［6］杨玉凤.儿童发育行为心理评定量表.北京:人民卫生出版社,2016：195-220.

［7］Dawson G,Jones EJ,Merkle K,et al.Early behavioral intervention is associated with normalized brain activity in young children with autism.J Am Acad Child Adolesc Psychiatry,2012,51（11）:1150-1159.

［8］Lai MC,Lombardo MV,Baron-Cohen S.Autism. Lancet,2014,382（9920）:896-910.

第二章

儿童孤独症谱系障碍的病因及危险因素研究进展

迄今为止,儿童孤独症谱系障碍(ASD)的病因依然不完全清楚。多国学者普遍认为,ASD是具有基因易感性个体,在高危因素作用下导致的神经心理发育障碍性疾病。即就是说,ASD的病因是遗传主导、环境改变表型。事实上,大量的遗传学研究、流行病学研究、动物研究均表明,儿童ASD是遗传因素和环境因素相互作用、相互影响的结果。ASD患儿表现出的广泛性发育障碍,主要原因是由神经生物学的因素导致神经生物学改变造成的。因此,儿童ASD的病因及危险因素可以从医学生物学、神经心理学和生态学等几方面加以分析和了解。中医则从辨证的角度对此进行探讨,并以此建立了中医按摩、针灸、中药治疗儿童孤独症的基础。

ASD的医学生物学原因,涉及遗传学因素、免疫因素、生化因素、孕产期因素等方面。其成因极为复杂,有遗传易感性的个体是否发病,取决于各种遗传因素和环境因素相互作用的结果,很难在ASD患儿个体身上确认出一种共有的医学成因。目前国内外对ASD的研究进展比较快,已经从分子水平对其机制进行了深入探讨,以下从医学生物学因素、神经心理学因素、生态学因素几个方面对国内外的研究进展进行介绍。

第一节　儿童孤独症谱系障碍的医学生物学因素

一、儿童孤独症谱系障碍的遗传因素

ASD是一种多基因遗传病,ASD患儿家族中有2%~8%的同胞患本病,ASD患儿二、三级亲属的患病风险分别为0.18%和0.12%。是一般人群发病率的50~200倍。过去20年的有关研究强烈提示,ASD是一种遗传性障碍疾病。其依据是:

(一) 双生子研究

Bailey等关于英国双生子的研究表明,本病单卵双生子(Mz)的共患率明显高于双卵双生子(Dz)。单卵双生的同病一致率为60%,而异卵双生仅为5%,差异有显著意义,提示遗传因素起着明显作用。定量分析结果表明,遗传度为90%。但具体的遗传方式还不十分明了。异卵双生子符合率明显下降,提示多个致病基因间可能存在协同作用。双生子及家系研究揭示,遗传因素在ASD发病中的作用及可能的致病基因数目,染色体异常的作用、遗传异质性临床指征、广泛表型的特点及拟表型的存在和特征仍是亟待解决的问题。

另有双生子研究显示,ASD的遗传因素主要分为染色体异常、拷贝数变异(copy number variation,CNV)、短序列的插入和缺失,以及单核苷酸变异等。目前的研究对于候选基因的数目和界

定仍不清楚,对存在 1 位以上 ASD 患儿的家族进行的全基因扫描估计,该病至少是 10 个以上致病基因相互作用的结果。这些证据也证明遗传因素是儿童 ASD 发病的重要原因。

(二)细胞遗传学研究

染色体研究对有遗传倾向的神经疾病异常基因的筛选非常重要。确定与这些疾病相关的染色体缺失或移位综合征的染色体断裂点,有助于准确定位候选基因座。细胞遗传学研究发现,ASD 患儿存在某些染色体异常,如 X 染色体断臂重复、13 号染色体环状畸形等。

1. **常染色体异常与儿童孤独症谱系障碍** 关于与儿童 ASD 的遗传现象有联系的异常染色体或候选基因的研究显示,与儿童 ASD 有关的致病候选基因大概位于性染色体、7 号、15 号、16 号和 17 号染色体等上面,可能与 5- 羟色胺系统基因、儿茶酚胺系统基因、脆性 X 综合征基因、免疫系统基因及脑源性神经营养因子基因有关系。这些异常的染色体以及候选基因,导致与神经系统发育有关的蛋白质(如神经营养因子)、糖蛋白、酶、受体、神经递质等的异常表达,从而引起大脑、小脑、神经发育异常,提供了易患儿童 ASD 的生物学基础,加上其他因素的共同作用,最终导致了特定的神经发育障碍,从而出现了 ASD 症状。儿童 ASD 家族中认知功能缺陷率和言语发育迟缓发生率较一般非 ASD 家族高。目前多项遗传学研究结果显示,人们最感兴趣的,与儿童 ASD 相关的染色体区域是 7q31-35、15q11-13 和 16p13。

2. **性染色体异常与 ASD** 对性染色体及其相互作用的分子生物学研究表明,性染色体除通过胎儿期男性分化介导的间接促脑发育作用外,位于性染色体上的许多基因对脑的结构、功能及发育起着重要作用。早期研究认为,脆性 X 综合征是导致儿童 ASD 的常见原因,但随着 DNA 检测技术的发展,*FHR1* 基因(致脆性 X 综合征的突变基因)的检出,目前较为一致的观点是 ASD 患儿中伴脆性 Xq27.3 改变者不足 5%。Klinefelter 综合征(47,XXY)、Turner 综合征(Xo)伴 ASD 患儿,ASD 及 Asperger 综合征患儿中检出 XYY 嵌合体及 46XY、46X 嵌合体也有报道。

(三)分子遗传学研究

目前分子遗传学研究结果,无论是基因组扫描,还是候选基因筛查,有越来越多的阳性发现报道,但结果不一致,稳定重复性很有限,仍有 70%~80% 的儿童 ASD 的遗传学变化有待进一步深入研究。

二、病毒与免疫学因素

儿童 ASD 的免疫系统功能失调已经被证实。其患儿中自身免疫性疾病发生率较高,T 淋巴细胞亚群也与正常人群有差别,提示 ASD 与免疫系统异常有关。近年来,多数学者认为 ASD 存在免疫学功能的异常,如 T 淋巴细胞、辅助 T 细胞和 B 细胞数量减少,自然杀伤细胞活性降低等。

(一)围产期的病毒感染

越来越多的研究证明,围产期的病毒感染可引起个体免疫缺陷,干扰、损害中枢神经系统正常发育,使胎儿大脑中基因组或特定基因 DNA 的甲基化水平受到干扰,慢性炎症也是氧自由基的一个来源,氧自由基所致的氧化应激与 ASD 的发生具有相关性。会引起免疫应答的环境暴露包括感染、毒素和过敏原。

(二)患儿自身免疫缺陷

ASD 患儿还有可能存在自身免疫缺陷,使其在胎儿或新生儿期容易招致各种病毒感染,损害中枢神经系统。病毒感染和免疫缺陷可导致神经细胞凋亡过程出现异常,表现为神经组织发育障碍,从而导致了 ASD 的发生。另外,ASD 患儿的 T 淋巴细胞数量减少,辅助 T 细胞和 B 细胞数量减少、抑制 - 诱导 T 细胞缺乏、自然杀伤细胞活性减低等。

有研究发现,ASD 患儿家族中发生自体免疫缺陷性疾病的成员多于正常对照组,提示免疫功能失调在该病的发生中起到一定作用。还有研究提示,出生前母体血液中睾丸酮浓度升高可能与 ASD 的发生有一定关系。

三、脑神经内分泌和神经递质异常

研究还发现,ASD 患儿与多种神经内分泌和神经递质功能失调有关。

(一)脑内生化物质的改变

磁共振波谱分析(magnetic resonance spectroscopy,MRS)是目前唯一能无创性观察活体组织代谢及生化变化的技术,通过检测脑内物质代谢产物,可以间接反映脑功能异常。采用 MRS 可以发现 ASD 患儿脑内可能存在一些生化物质改变,如 ASD 的发病可能与线粒体的功能、神经胶质细胞的密度有关。MRS 还可以测定 ASD 患儿乳酸、肌醇、谷氨酸与谷氨酰胺、γ- 氨基丁酸、葡萄糖、乙醇和酮体等代谢物的浓度与正常儿童有差异。

ASD 患儿不同脑区的 MRS 发现:涉及的脑区有额叶、杏仁核、海马复合体、颞叶、顶叶、小脑和丘脑,与正常对照相比含量均明显下降,且随年龄增长会下降。

(二) ASD 神经递质异常

研究发现,ASD 患儿与多种神经递质功能失调有关。如单胺系统的 5- 羟色胺(5-hydroxytryptamine,5-HT)和儿茶酚胺发育不成熟,松果体 - 丘脑下部 - 垂体 - 肾上腺轴异常,导致 5-HT、内啡肽增加,促肾上腺皮质激素(adrenocorticotropic hormone,ACTH)分泌减少。

1. 5- 羟色胺 有学者发现,ASD 患儿血小板中 5-HT 浓度显著升高,而谷氨酸、γ- 氨基丁酸和其他氨基酸显著下降。认为 ASD 患儿存在中枢神经系统 5-HT 浓度升高,氨基酸的下降可能是与 ASD 发生有关的一种生物化学指标。利用检测甲基 -p-D51 氨基丙酸和正电子发射体层扫描技术(positron emitter layer scanning technology,PET)可以得知。正常儿童 5 岁前 5-HT 合成能力较强,5 岁后 5-HT 合成能力下降至成人水平,女童的下降早于男童,而 ASD 患儿 5-HT 合成能力却逐渐增强,2~15 岁可达到正常成人的 1.5 倍。这说明 ASD 患儿的 5-HT 合成能力出现了异常。

2. 多巴胺 有学者认为,ASD 患儿的多动、刻板行为可能是中枢神经系统多巴胺功能亢进的结果。但有关这一假说的研究大多并未发现脑脊液中高香草酸(多巴胺的代谢产物)浓度升高。尽管如此,临床上应用多巴胺受体阻滞剂治疗 ASD 患儿仍然收到一定的效果。

3. 内源性阿片类物质 ASD 患儿的行为异常与阿片类物质成瘾者中毒时社交退缩、对疼痛反应迟钝的表现,以及戒断时对刺激过敏、焦虑、心境不稳的表现类似,甚至与出生前暴露过阿片类物质的患儿也有相似之处。据此有学者提出了 ASD 患儿的阿片类物质理论,认为患儿体内间歇性产生大量脑啡肽和内啡肽是疾病发生的原因。并在临床上试用阿片类物质拮抗剂纳曲酮治疗 ASD 患儿,在临床上也收到了一定的效果。

四、脑神经生物因素

脑器质性因素 ASD 患儿常常伴有脑电图异常、神经系统软体征及癫痫发作病史。有研究发现,患儿出生时大脑体积与同龄正常婴儿相同,在 6 月龄时大脑体积比同龄正常婴儿大,结构也存在一定的异常,如脑白质相对较大,而大脑皮质、海马回和丘脑体积相对较小,浦肯野细胞部分性受损且有体积萎缩现象。6 月龄时大脑体积和结构异常目前被许多学者认为可以作为 ASD 患儿早期诊断的生物学标记。患儿大脑的改变具体如下:

(1) 细胞结构变化:少数尸检发现,ASD 患儿的小脑、杏仁核、海马区域发现有细胞结构变化,细胞的髓鞘和形态有微小的改变。

(2) 影像学改变:结构性影像学发现,部分 ASD 患儿的 CT、MRI 检查显示:脑室扩大,并且随月龄增加而增大。基底节异常,小脑发育不良,脑干变小等。

功能性影像学发现与 PET 结果颇不一致,有部分患儿额叶、顶叶的纹状体及丘脑功能受损;

单光子发射电子计算机体层扫描(SPECT)可见大脑皮层、基底节、丘脑散在性缺损,部分区域的葡萄糖化代谢率明显改变。

(3) 脑电图改变:ASD 患儿脑电图异常率为 10%~83%。多数为广泛性异常,慢波增多。有癫痫发作者可见慢波棘波。

(4) 脑干诱发电位:ASD 患儿脑干诱发电位各波幅均低于正常儿童,潜伏期延长。有人认为潜伏期延长的主要原因为神经纤维髓鞘形成障碍,突触传递功能受损。大脑左侧半球的信息程序紊乱,功能出现缺陷,结果表现为 ASD 患儿语言和非语言沟通障碍。

五、围产期因素

许多研究提示,ASD 患儿在出生前、围产期以及新生儿期各种并发症的发生率高于一般儿童。有人认为,出生前或围产期脑损伤是出生时就发病的 ASD 孤独症的生物学原因,而出生后大脑感染或损伤是出生后有一段正常发育过程的 ASD 的生物学原因。约 1/3 的 ASD 患儿围产期有并发症。

ASD 患儿与以下孕产期的高危因素有关:如母亲育龄偏大,母孕期有精神抑郁、吸烟、感冒、风疹感染、高热、泌尿道感染和服药史,如孕早期孕妇服用沙利度胺、癫痫孕妇服用"丙戊酸钠"类药物、孕期酗酒等,可导致子代患 ASD 的概率增加。Christianson 等(1994 年)首次报道孕期宫内接触丙戊酸钠与后代 ASD 有关。

孕期理化因子刺激,如腹部行 X 线照射,分娩时实施剖宫产;产时损伤、窒息、缺氧等;出生后患儿早产、出生体重低,有产伤、呼吸窘迫综合征、先天畸形,患婴幼儿痉挛症、癫痫等并发症等,这些因素均会以不同形式直接或间接地影响到大脑的发育过程。

孕产期的高危因素导致婴幼儿 ASD 的机制,有"直接原因"与"辅助原因"的假说。Steffenburg 等提出了"直接原因"假说,认为孕产期高危因素有时可使胎儿直接发展成孤独症患儿;而 Folstein 等则认为孕产期高危因素是通过加强了先已存在的遗传易感性,使具有 ASD 素质的个体易于发病,称为"辅助原因"假说。

近年来,ASD 始于妊娠期又有了新证据:"妊娠过程涉及胎儿大脑皮质的构建,这一结构共有 6 层,在大部分 ASD 大脑中,发现了皮质层状结构发育紊乱所形成的局灶性斑块,受累最重的是额叶和颞叶皮质;另外,多个皮层脑细胞发育的关键遗传标记物缺失。"

小脑也是 ASD 相关症状发生的区域。尸解发现患儿杏仁核、小脑、海马等部位细胞层消失。推测 ASD 是由胚胎脑发育过程中细胞迁移受阻所致。MRI 检查发现,颞叶结节会增加伴有 *TSC2* 基因突变,患儿成长为 ASD 的机会大大增加。

六、催产素水平低下

近年来,催产素(oxytocin,OXT)与 ASD 的关系逐渐成为热点研究。有研究理论认为,ASD 患儿体内催产素水平低下正是其社交功能损害的潜在原因。使用催产素治疗儿童 ASD 可以改善社交功能,但也有报道在停止使用催产素后,ASD 患儿的症状又重现。然而,Karen J.Parker 一项发表于《美国科学院院报》(2014)的研究,对这一观点提出了质疑。Karen J.Parker 发现,血催产素水平及催产素受体(OXTR)的多样性可同时预测 ASD 及非 ASD 患儿的社交功能损害。并指出,"作为人类功能的标记物时,血催产素水平具有普遍性意义。在所有儿童中,催产素水平较低者均与较差的社会功能相关,水平较高则代表着较好的社会功能。"同时还发现,血催产素水平具有高度遗传性,遗传度达 85% 左右,提示社交功能或许还存在家族遗传性。

第二节　儿童孤独症谱系障碍的神经心理学因素

以神经心理学的角度探讨 ASD 的核心缺陷,有三个主要的假说,即:心理理论缺陷假说、中枢性统合不足假说、执行功能缺陷假说。

一、心理理论缺陷

心理理论(theory of mind,TOM)是指个体明白自己以及他人的心理状态(包括信念、愿望、情感、知觉和意图等),得以预测行为,同时给予适当配合的能力。

Baron-Cohen 等在 1995 年提出,ASD 患儿缺乏这种理解自己和他人心理状态的能力,导致出现明显社会沟通障碍,患儿不能做假象游戏或角色扮演的游戏,不能预测他人的愿望,难以察言观色,难以明白别人的情绪及诱发的原因,因此,ASD 患儿极少运用表达情绪及感受的词汇,难以理解弦外之音。

心理理论缺陷假说主要用来解释 ASD 社交往障碍。科学研究发现,杏仁核、海马、左内侧前额皮层、右侧眶额皮层等脑结构可能与 ASD 有关:杏仁核损伤会使 ASD 患儿难以对社会性刺激做出适当反应;海马损伤会使延迟动作模仿出现困难;内侧颞叶功能障碍对认知、记忆和情感有影响,因而与社会互动、移情等社会交往技能的发展密切相关;颞叶平面的结构异常与交往障碍有关。上述各个区域的功能障碍很可能导致 ASD 患儿的自我封闭。

二、中枢性统合不足

中枢性统合不足假说,认为脑结构受损可导致 ASD 患儿的自我封闭。也有研究认为,ASD 患儿社会脑(social brain)功能损害是其核心病质,导致情感认知通道传导异常。

ASD 患儿的信息加工不完善,其注意力经常被正常人所忽视的客体表面或个别特征所吸引,对整体情景缺乏注意,结果使得信息加工发生在局部的、而非整体的水平上。这也可解释一些高功能ASD患儿在记忆、数学或音乐某一领域可能具有特殊才能的现象。

三、执行功能缺陷

执行功能缺陷假说,主要用来解释ASD患儿的刻板和重复性的行为。执行功能是个体进行问题解决时所必备的神经心理技能,涉及很多目的性、指向性行为的适应过程,如计划、抑制控制、工作记忆、弹性思考与行动等。执行功能缺陷对ASD患儿的模仿语言、反复性的思考和动作、缺少计划、难以抑制不适当的反应等做出了解释。

第三节　儿童孤独症谱系障碍的生态学因素

从生态的角度看,儿童ASD是一种先天性的神经系统发育损伤,不是单纯存在于个体内部的一种静态症状,而是一种发展着的过程。ASD发生在个体与环境之间的相互作用中。如果患儿在其与环境的相互作用过程中不能克服这种损伤所造成的障碍,那么就会导致累积的身心发展障碍,出现认知问题、行为问题、情绪问题等。生态学的ASD观点为及早对患儿进行教育训练提供了理论依据。在环境因素中,脑源性神经营养因子、肠道微生物差异,以及自然环境引起了人们的关注。

一、脑源性神经营养因子缺乏

研究发现,ASD发病风险与脑源性神经营养因子有关。通过正离子模式和负离子模式代谢共鉴定出14种潜在生物标志物,ASD组儿童的鞘脂类和溶血磷脂类物质明显增多,长链多不饱和脂肪酸(long-chain polyunsaturated fatty acid,LCPUFA)和脂酰肉毒碱明显减少。其中二十二碳六烯酸(docosahexoenoic acid,DHA)、亚油酸、α-亚麻酸、花生四烯酸和油酸与对照组比较分别降低了49.60%、38.65%、77.41%、79.11%和81.45%。

ASD与代谢障碍之间呈正相关。其中最敏感的有十种:酮性双羧酸尿或轻度酮性双羧酸尿、轻度酮尿症、乳糖及半乳糖高、轻度非酮性双羧酸尿、赖氨酸高、半胱氨酸高、甲基丙二酸高及甲基丙二酸血症、四羟基苯乳酸高、三羟基丙酸高、四羟基苯丙酮酸增高。

早期研究(Vancassel S,2001)比较了ASD与智力发育迟缓(mental retardation,MR)患儿血浆中的磷脂脂肪酸水平,结果发现ASD组的DHA较MR患儿降低,且总n-3系LCPUFA水平明显降低。有学者认为,可将这种差异性结果作为ASD生物学检测指标,提示ASD组血清代谢谱发生了明显改变,并有必要进行适当的营养干预。

生命早期的叶酸营养状况对ASD的发生有重要的影响,表现为孕期叶酸摄入量不足,后代ASD发病风险增加。ASD患儿血清和脑部叶酸水平较正常儿童低,影响到表观遗传改变,如DNA甲基化、组蛋白修饰会调节基因的表达,使表观遗传的功能失调。异常的表观遗传机制通过导致异常的基因表达或者增加基因组的损伤从而导致ASD。围产期叶酸补充可以降低那些叶酸代谢效率低下的孕妇生育ASD患儿的风险。ASD患儿与正常对照相比都存在不同程度的叶酸代谢异常。许多研究发现,叶酸相关代谢通路的遗传突变与ASD的易感性有关。

在出生时检测与叶酸代谢相关基因多态性以及与叶酸甲基化有关的蛋氨酸循环酶可以作为新生儿筛查的一部分,可以确定哪些新生儿需要监测和维持饮食或添加剂补充叶酸,以确保在生后的神经发育。关键时期的叶酸正常水平,可以降低ASD的发病风险。

其他还有维生素A、维生素D等营养素的缺乏与ASD的发病风险有关。如维生素A的浓度与儿童ASD评定量表(CARS)呈负相关,与ASD患儿ABC量表、SRS量表评分呈负相关。

Magnusson等通过对509 639人的斯德哥尔摩青年队列资料库的回顾性分析,发现母亲维生素D缺乏增加了子代罹患ASD和智力障碍的风险(ORs 2.51,95%CI 1.22-5.16)。

Vinkhuyzen等对荷兰鹿特丹4 229对母子(女)的长期前瞻性随访研究,观察孕中期和孕晚期维生素D营养状况与子代在6岁时ASD样行为(用社会反应性量表SRS检测)风险是否有关。结果表明,与母孕期25-(OH)D水平大于20ng/ml相比,孕中期维生素D缺乏和孕晚期维生素D缺乏子代SRS

分值显著增高。

二、肠道微生物差异

肠道不仅是人体消化和吸收营养物质的重要器官,而且还能通过分泌各种酶类,合成维生素和生物活性物质来影响人体新陈代谢,调节体重,抵御有害病原微生物的侵入,保护人体的免疫系统。

免疫系统功能失调在 ASD 发病机制中有重要作用,过度活跃的免疫应答反应是导致 ASD 风险升高的原因之一。肠道微生物是存在于肠道中数量众多的微生物,不仅影响消化吸收能力,而且通过肠 - 脑轴影响大脑的发育和功能,肠道菌群会影响多种生物系统。研究发现,肠 - 脑轴由中枢神经系统和肠神经系统之间的双向通讯组成,通讯机制包括神经内分泌、免疫和代谢产物途径,肠 - 脑轴连接肠道和大脑的活动,可以将大脑的情绪和认知中心与外周肠道功能联系起来。婴幼儿发育关键期肠道微生物失调会增加自闭症的风险,并通过神经内分泌、免疫、代谢产物途径影响儿童自闭症的发展,例如:肠道通透性、免疫系统以及代谢。人体肠道菌群构成的差异可能会使得他们对于 ASD 环境风险因素易感,例如对能扰乱免疫系统功能的环境因素敏感性增加。研究发现,与正常组相比,ASD 组拟杆菌门相对丰度降低,拟杆菌 / 厚壁菌比率降低,乳酸菌和脱硫弧菌数量升高,且脱硫弧菌数量与 ASD 的严重程度呈正相关。

胃肠道症状是 ASD 常见的并发症,胃食管反流、便秘、胀气、腹泻、腹痛、呕吐和营养不良等是 ASD 患儿常见的消化道症状,这些胃肠道表现与微生物菌群失调有关。并且发现,ASD 儿童发生这些症状时,在易怒、孤僻、刻板印象和多动方面表现更突出。儿童 ASD 的严重程度与胃肠道症状的严重程度呈正相关。ASD 患儿常见的症状如强迫行为、破坏性行为、饮食及睡眠异常都与胃肠道疾病有关。

肠道菌群可以调节肠道内分泌细胞分泌多种激素和相关信号分子,5-HT 是参与肠脑交流的重要神经递质,在 5-HT 的合成中肠道微生物群起着关键作用,5-HT 在调节肠 - 脑轴的正常功能中起着关键神经递质的作用。肠道菌群对色氨酸代谢的影响可能是这种调节中的关键节点,ASD 患儿体内 5-HT 水平的改变和色氨酸代谢减少可能会影响大脑发育早期阶段的活动,导致攻击性行为、刻板行为和语言重复症状。另外,肠道微生物产生的具有神经活性的分子可以影响整个肠 - 脑轴的功能,γ- 氨基丁酸、5-HT、儿茶酚胺和乙酰胆碱在肠腔内释放时,可以调节肠神经系统内的神经信号传导,影响大脑的正常功能和行为表现。

同时,人体内肠道有大量的免疫细胞聚集形成淋巴组织,可以维持肠道内环境的稳态平衡,对有害物质起着免疫防御作用。短链脂肪酸作为肠道菌群的发酵产物,可以通过血 - 脑屏障调节中枢神经系统活动,ASD 儿童粪便中总短链脂肪酸浓度升高,可能是肠道菌群通过代谢途径诱发 ASD 的发生。肠道内细菌代谢可以产生一种丙酸的短链脂肪酸,丙酸也可以引起自闭症样的行为异常和神经炎症反应。女性怀孕期间的免疫激活与 ASD 有一定的联系,特别是患有自身免疫性疾病和相关感染孕妇的孩子患 ASD 的风险要更高。

美国芝加哥市 Rush-Presbyterian-St.Luke 医学中心最近报道用不易被肠道吸收的万古霉素(vancomycin)治疗退行性发作型 ASD 能够在短期内改善症状,提示这类患儿的发病原因可能和肠道的异常有关。

微生物制剂能够维持肠道微生态的平衡并改善 ASD 患儿的胃肠道症状及行为症状,对 ASD 的治疗有一定的应用前景。但目前仍不清楚益生菌的额外添加对肠道内环境系统的长远影响,肠道微生物与大脑发育和功能之间的相互影响机制及其有效性和安全性仍需进一步研究。今后可多开展 ASD 脑 - 肠轴的干预机制实验研究以及大样本量 ASD 患儿特定益生菌的使用效果评价等临床研究。益生菌治疗有望成为治疗儿童 ASD 的新型辅助治疗方法。

三、环境因素

美国最近的一项研究提出,环境因素对 ASD 发病的影响十分关注,而且有必要探明和发现潜在的风险及制订针对性的干预措施。这项研究检查了 100 多种有害空气污染物对 ASD 诊断和疾病严重程度的潜在影响。参与研究的专家提出,空气污染可能是在过去十多年间发现的与 ASD 相关的潜在环境风险因素中最为广泛的风险因素。

环境因素,例如电离辐射、遗传毒性化合物都已经被证明会引发基因组重排,从而导致基因拷贝数变异。与 ASD 风险相关的基因在环境因素的作用下出现序列重排的概率增高,这种基因组的不稳定性会导致疾病的发生。

2018 年加州大学的流行病专家提出,空气污染物暴露水平较高地区生活的人们其 ASD 的发病风险更高,这些有害空气污染物包括金属、挥发性有机化合物和颗粒物等。

有研究结果显示,暴露于其中 6 种有害污染物与 ASD 发病风险显著相关,并且两种污染物与 ASD 的严重程度关联密切,如丙醛和甲基叔丁基醚两种污染物与 ASD 诊断有最强的关联性,这两种物质的暴露,分别增加 ASD 发病风险 1.92 倍和 2.33 倍。另有研究发现,母亲孕期接触 PM2.5 或二氧化氮空气污染物,增加儿童出生后患 ASD 的风险分别为 1.04% 和 1.06%,接触氧化氮孩子患病风险为 1.07%。

许多研究提示,孕妇过多暴露于污染的大气中会导致胎儿大脑发育异常,从而产下 ASD 患儿。可以推测,ASD 是遗传和环境因素共同作用下使得脑神经细胞发育异常和神经功能失调所导致的结果,神经元和大脑功能异常,既是遗传造成的基因突变的结果,也可能是环境污染物导致关联的基因发生突变的连锁反应。

环境暴露的传代影响已经被证实和多种人类疾病相关,包括 ASD 和其他一些行为障碍。不过,通过何种途径将这种影响传递给下一代还存在很大的争论,目前来说,被认为可能性比较高的是 miRNA、DNA 甲基化以及组蛋白的乙酰化。

环境风险因素是如何导致 ASD 的发生呢? 有研究显示,ASD 的环境风险因素是通过扰乱个体的基因组及表观遗传组从而导致疾病的发生。比如在母孕期间,如果出现下列几种情况,则婴儿出生后患 ASD 的概率可能增大。包括:

(1)感染,毒素,辐射,压力。

(2)过敏,肠道菌群失调。

(3)药物:妊娠期孕妇使用一些精神类药物如 SSRI,或者使用抗癫痫药物如丙戊酸钠。

(4)营养素缺乏:如维生素 A、维生素 D、叶酸等。

(5)特异母体抗体。

胎儿及婴幼儿期是大脑发育最快时期,若孕期出现以上情况是婴幼儿 ASD 的高危因素。以上这些高危因素均可以造成婴幼儿体内出现炎症反应、免疫异常、氧化应激和代谢异常,可以通过共同通路到达靶器官——大脑、肠道和其他器官。

总之,ASD 的病因和生化异常非常复杂,至今尚未完全阐明。但随着多学科、多领域技术的整合应用,分子遗传学的迅速发展,人类基因计划提供的大量信息,单核苷酸多态性和 DNA 片段微排列技术的发展,相信在世界各国学者的共同努力下,解开 ASD 的病因之谜,开辟治疗儿童 ASD 的新途径指日可待。

（杨玉凤）

参考文献

［1］万国斌.孤独谱系障碍的临床诊断及其影响因素.中国儿童保健杂志,2015,22(9):929-932.

［2］郑毅.孤独谱系障碍病因研究的现况.科学通报,2015,60(1):1-4.

［3］Yano JM,Yu K,Donaldson GP,et al.Indigenous bacteria from the gut microbiota regulate host serotonin biosynthesis.Cell,2015,161(2):264-276.

［4］Houghton R,Ong RC,Bolognani F.Psychiatric comorbidities and use of psychotropic medications in people with autism spectrum disorder in the United States.Autism Res,2017,10(12):2037-2047.

［5］唐林,张雅如,邵智.鼻喷催产素治疗儿童孤独谱系障碍的临床实证研究.中国儿童保健杂志,2019,27(1):73-76.

［6］Herbert M,Weintraub K.自闭症革命:全身策略释放生命潜能.孔学君,尤欣,译.北京:人民卫生出版社,2015.

［7］杜亚松.孤独谱系障碍治疗、康复的研究进展.中国儿童保健杂志,2015,23(12):1233-1235.

［8］Zheng Y,Zheng XX.Current state and recent developments of child psychiatry in China.Child and Adolescent Psychiatry and Mental Health,2015,9(10):2-10.

［9］Marlin BJ,Mitre M,Damour JA.et al.Oxytocin enables maternal behavior by balancing cortical inhibition.Nature,2015,520(7548):499-504.

［10］Zhou B,Xu Q,Li H,et al.Effects of parent-implemented

early start denver model intervention on chinese toddlers with autism spectrum disorder:A non-randomized controlled trial.Autism Res,2018,11(4):654-666.

[11] Carabotti M,Scirocco A,Maselli MA,et al.The gut-brain axis:interactions between enteric microbiota,

central and enteric nervous systems.Ann Gastroenterol,2015,28(2):203-209.

[12] Sampson TR,Mazmanian SK.Control of brain development,function,and behavior by the microbiome.Cell Host Microbe,2015,17(5):565-576.

第三章

儿童孤独症谱系障碍早期筛查与诊断

目前,我国已正式将儿童孤独症谱系障碍(ASD)列入到残疾的范畴。由于对儿童 ASD 的真正病因不十分清楚,因此还没有针对性的药物可以进行病因治疗。但研究发现,若患儿能在大脑发育的关键期被早期发现、早期进行教育康复训练,ASD 患儿的症状可以得到很大的改善。我国 0~12 岁的 ASD 患儿已经达到 200 万。这些患儿的早期筛查与早期诊断就显得尤为重要了。目前儿童 ASD 的筛查与诊断主要依据高危因素、患儿的临床表现,以及量表评估进行。儿童 ASD 的诊断主要依据:

1. 临床表现及早期筛查的方法。

2. 根据 DSM-5 的诊断标准。

3. ASD 筛查和诊断量表的评估,如孤独症行为量表(ABC 量表)、中国婴幼儿孤独症谱系障碍筛查量表、改良婴幼儿孤独症量表(中文修订版及中文简化版)(M-CHAT 中文简化版)、孤独症谱系及相关发育障碍儿童评估用量表——心理教育量表等(详见本书第四篇"孤独症谱系障碍常用的筛查诊断量表"),以及相关共患病的评估。

4. ASD 的基因诊断。

下面我们对 ASD 患儿的早期筛查方法、DSM-5 诊断标准作一些简单介绍。

第一节　婴幼儿孤独症谱系障碍早期筛查的意义及方法

一、婴幼儿孤独症谱系障碍早期筛查的意义

婴幼儿 ASD 是一种起始于生命早期严重的神经发育障碍性疾病,病变的主要部位在于大脑。而此时正值婴幼儿大脑发育的关键时期,因此,若能开展早期筛查、早期诊断、早期进行康复训练,可以大大地改善 ASD 患儿的预后和提高生存生活能力。

有研究观察到,ASD 患儿应尽可能于 2 岁确诊并实行早期干预,尤其是对于程度严重的 ASD 患儿,会有很好的收效。在 3 岁以后确诊的严重患儿,再进行干预收效就不太乐观,ASD 或许会伴随终生。程度为中度的 ASD 患儿,6 岁以前的干预都会有不同程度的收效。近 20 年来,儿童 ASD 在全世界的患病率逐年增高,真正上升的很大程度是

轻度 ASD,程度较轻的 ASD 患儿,6 岁以后仍有机会,这种机会或许一直延续到 12 岁左右,因为 6 岁左右的患儿,神经系统发育仅完成了 80%~90%,其余 10%~20% 会在 12 岁左右基本完成。无论什么年龄被诊断的 ASD 患儿,我们都不应该放弃对其进行干预治疗。

如何提高医务人员和家长对儿童 ASD 的早期认识,这是改善儿童 ASD 的第一步,通常可采取以下措施。

(一) 提高儿科、儿童保健医师对婴幼儿 ASD 的识别能力和管理能力

目前,学术界已经公认早期识别、早期行为干预和教育可以显著改善婴幼儿 ASD 的预后,儿童保健医生和儿科医生是最早接触和了解行

为发育异常的医生,因此,加强对基层儿童保健医生 ASD 知识的普及,提高基层儿科、儿童保健医生对婴幼儿 ASD 的早期甄别能力非常重要,如通过各学术团体、各大院校举办各种学术会议和培训班,传授科学的婴幼儿 ASD 早期表现,筛查、诊断与干预知识,提高社区保健人员的识别能力、干预技术与服务能力,早期将 ASD 患儿识别出来并列入高危儿群体,进行规范化管理是非常有必要的。

（二）扩大公众对婴幼儿孤独症的认识

政府层面可以采用目前迅速发展起来的传媒行业,如报纸、电视、网络等向广大群众进行广泛地宣传和儿童 ASD 疾病的知识普及,扩大群众和家长对儿童 ASD 疾病的认识。此外,可采用以下形式扩大公众对儿童 ASD 的认识。

1. 各妇幼保健机构通过举办家长课堂、网络、壁报等形式,向前来查体或就诊儿童家长进行儿童 ASD 的宣传,普及儿童 ASD 的早期表现的知识,提高家长对婴幼儿 ASD 的认识,从而增加早期发现该病的概率,达到及早发现、及早转诊诊断的目的。

2. 利用婴幼儿定期健康查体,采用"儿童心理行为发育问题预警征象筛查表"进行筛查,

发现可疑患儿列入高危儿管理对象并告知家长,按高危儿管理程序进行转诊,及时诊断与干预治疗,达到及早诊断、尽早干预康复治疗的目的。

（三）形成规范、完善的 ASD 患儿康复指导公共服务体系

在政府的领导下,整合医学、教育、残联等部门,形成规范、完善的 ASD 患儿康复指导公共服务体系,是我国的当务之急。在 ASD 患儿康复指导公共服务体系中,患儿可以享受国家对此疾病给予的福利,进行有序的康复教育训练,以便更好地减轻国家及家庭的负担。构建一个和谐的社会,提高我国人口素质。

二、婴幼儿孤独症谱系障碍早期筛查的方法

（一）通过对照婴幼儿 ASD 常出现症状的图片早期识别

儿童 ASD 常出现的一些症状如图 1-3-1 所示,简明易懂。可以将这样的图画张贴于门诊走廊或健康教育视频中,家长带儿童在候诊时即可对照自己孩子查看,若有类似情况可及早告知医生,以达到早期发现的目的。

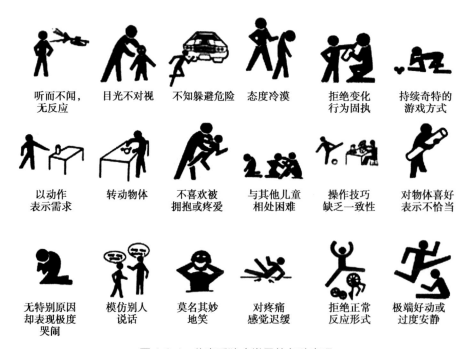

听而不闻,无反应　目光不对视　不知躲避危险　态度冷漠　拒绝变化行为固执　持续奇特的游戏方式

以动作表示需求　转动物体　不喜欢被拥抱或疼爱　与其他儿童相处困难　操作技巧缺乏一致性　对物体喜好表示不恰当

无特别原因却表现极度哭闹　模仿别人说话　莫名其妙地笑　对疼痛感觉迟缓　拒绝正常反应形式　极端好动或过度安静

图 1-3-1　儿童孤独症常见的各种表现

（二）通过"五不"做到孤独症谱系障碍患儿的早期发现

中华医学会儿科学分会发育行为儿科学组提出，通过"五不"做到 ASD 患儿的早期发现。如果儿童出现以下表现，则需要尽早就医，做进一步筛查与诊断。包括：

1. 不（少）看　指目光接触异常。ASD 患儿早期即开始表现出对有意义的社交刺激的视觉注视缺乏或减少，对人尤其是人眼部注视减少。

2. 不（少）应　包括叫名反应和共同注意。幼儿对父母的呼唤声听而不闻，叫名反应不敏感，通常是家长较早发现 ASD 表现之一。

3. 不（少）指　即缺乏恰当的肢体动作。无法对感兴趣的东西用手指出提出请求。

4. 不（少）语　多数 ASD 患儿存在语言出现延迟。

5. 不当行为　指不恰当的物品使用及相关的感知觉异常。

（三）通过基层妇幼保健健康监测早期发现孤独症谱系障碍患儿

"儿童心理行为发育问题预警征象筛查量表"是由国家卫生和计划生育委员会、中国疾病预防控制中心儿童保健中心于 2013 年组织国内儿童心理、发育行为领域资深专家编制的，后经过临床验证具有很好的信度与效度，目前已经纳入我国基本公共卫生管理之中，作为我国基层监测儿童心理行为发育问题的早期筛查工具。通过每位儿童的定期健康体检，在 0~3 岁年龄范围内，每一个里程碑年龄的 4 个条目中，在初筛过程中应对儿童进行观察并且检查有无相应月龄的预警症状，若有 1 条阳性就提示有发育偏异的可能，需要做进一步检查，按照高危儿健康管理的规定和流程，转诊至上一级妇幼保健系统或专科医院进一步确诊，从而达到及早发现，及早干预康复治疗的目的。

"儿童心理行为发育问题预警征象筛查量表"可由专业人员向父母、其他代养人进行询问进行判断。该筛查量表在每一个里程碑年龄阶段的条目中，都有婴幼儿 ASD 的相关条目，这样可以及时发现具有 ASD 症状和体征的异常儿童。"儿童心理行为发育问题预警征象筛查量表"0~3 岁部分见表 1-3-1。

表 1-3-1　儿童心理行为发育问题预警征象筛查表(0~3 岁)

年龄	预警征象		年龄	预警征象	
3 个月	1. 对很大声音没有反应	☐	6 月	1. 发音少，不会笑出声	☐
	2. 逗引时不发音或不会微笑	☐		2. 不会伸手抓握	☐
	3. 不注视人脸，不追视移动人或物品	☐		3. 紧握拳松不开	☐
	4. 俯卧时不会抬头	☐		4. 不会扶坐	☐
8 个月	1. 听到声音无应答	☐	12 月	1. 呼唤名字无反应	☐
	2. 不会区分生人和熟人	☐		2. 不会模仿"再见"或"欢迎"动作	☐
	3. 双手间不会传递玩具	☐		3. 不会用拇、示指对捏小物品	☐
	4. 不会独坐	☐		4. 不会扶物站立	☐
18 个月	1. 不会有意识叫"爸爸"或"妈妈"	☐	2 岁	1. 不会说 3 个物品的名称	☐
	2. 不会按要求指人或物	☐		2. 不会按吩咐做简单事情	☐
	3. 与人无目光交流	☐		3. 不会用勺吃饭	☐
	4. 不会独走	☐		4. 不会扶栏上楼梯 / 台阶	☐
2 岁半	1. 不会说 2~3 个字的短语	☐	3 岁	1. 不会说自己的名字	☐
	2. 兴趣单一、刻板	☐		2. 不会玩"拿棍当马骑"等假想游戏	☐
	3. 不会示意大小便	☐		3. 不会模仿画圆	☐
	4. 不会跑	☐		4. 不会双脚跳	☐

注：表中黑字体与 ASD 相关

(四) 儿童孤独症谱系障碍的 11 项征兆

美国儿科学会(American Academy of Pediatrics, AAP)提出的婴幼儿 ASD 的 11 项征兆。提醒各位家长,平时需要更多关注儿童的表现,如果患有以下表现或征兆可尽可能早的就医,以便能够尽早发现 ASD。

注意发现儿童 ASD 的 11 项征兆:

1. 当婴儿盯着父母或照顾者时,却没有表现出高兴的反应;

2. 5 月龄时,不能发出交流的咿呀声;

3. 不能辨认父母的声音;

4. 不和别人进行眼神交流;

5. 9 月龄后,才发出交流的咿呀声;

6. 说话前很少配合手势;

7. 反复重复一个动作;

8. 16 月龄时还不能说出一个字;

9. 1 周岁仍不会发出交流的咿呀声,而且也不做如何交流行手势;

10. 2 周岁不能说 2 个字的词语;

11. 即使会说话了,也缺乏语言技巧。

(五) 通过筛查量表进行早期发现

目前,有关 ASD 患儿的筛查量表已经有多个可供医生参考使用,包括一级筛查工具和二级筛查工具。

1. 一级筛查工具主要用于在普通儿童人群中发现 ASD 可疑患者,如:

克氏孤独症行为量表(Clancy Autism Behavior Scale,CABS);

中国婴幼儿期孤独症谱系障碍筛查量表(The Checklist for China's In fants With Autism, CHCIA);

儿童孤独症评定量表(Childhood Autism Rating Scale,CARS);

孤独症筛查量表修订版(Modified Checklist for Autism in Toddlers,M-CHAT);

婴幼儿孤独症筛查量表(Infant Toddler Checklist, ITC)等。

2. 二级筛查工具主要用于在 ASDs 可疑人群中排除其他发育障碍协助诊断,如:

孤独症行为量表(Autism Behavior Checklist, ABC);

2 岁自闭症的筛查工具 STAT(The Screening Tool for Autsim in Two-Year-Olds);

社交沟通量表(Social Communicatication Questionnaire,SCQ);

儿童发育筛查量表(Accident Sequence Quantification,ASQ);

社会反应量表(Social Responsiveness Scale,SRS)

阿斯伯格诊断量表(Asperger Syndrome Diagnostic Scale,ASDS)等。

具体量表见第四篇"孤独症谱系障碍常用的筛查诊断量表"。

第二节　DSM-5 关于孤独症谱系障碍的诊断标准

由美国精神病学会于 2013 年 5 月出版了《美国精神病学会发布的精神障碍诊断与统计手册第 5 版》(diagnosticand statistical manual of mental disorders,5th ed,DSM-5),将 DSM-5 中孤独症(自闭症)一组疾病正式提出孤独症谱系障碍(ASD)。

在 DSM-5 中指出,ASD 是一类起病于婴幼儿时期的脑发育障碍,其核心症状表现为社会交往能力缺陷、兴趣爱好狭窄和僵硬、刻板、重复行为为特征的神经发育性障碍。

(一) DSM-5 中关于 ASD 的新规定

在美国精神病学会精神疾病诊断统计手册第 4 版的基础上,DSM-5 的诊断标准规定中关于 ASD 的新变化:

1. 诊断类别名称从广泛性发育障碍变为孤独症谱系障碍(ASD)。

2. 将广泛性发育障碍之下的亚型 Rett 氏综合征从 ASD 中剔除并归类到儿童神经疾病,将广泛性发育障碍未分化型之中没有刻板重复行为和兴趣特点的从 ASD 中划出,单独设立社会交流障碍。

3. 在 ASD 之下不再区分亚型,而把 ASD 看成是从轻到重不同严重程度的连续谱系,并区分轻度、中度与重度三个不同程度的等级。

4. 在满足诊断标准的核心症状上,由原来的社会交流障碍、语言沟通障碍和重复刻板行为及狭窄兴趣三大类合并为社会沟通和社会互动,以及局限、重复行为、兴趣或活动两大类症状,其中语言发育水平异常不再作为症状列入诊断标准,语言质的异常列入第二大类症状之中,并在第二大症状中增加了感觉功能异常的症状。

5. 症状条目数从 12 条减少为 7 条,并且第一大类症状的 3 条都必须存在、第二大类症状需要存在 2 条才符合 ASD 的症状学标准。

(二)DSM-5 关于孤独症谱系障碍的诊断标准

DSM-5 关于孤独症谱系障碍的诊断标准分为 A、B、C、D、E 五部分。具体如下:

A. 在多种场所下,社交交流和社会交往方面存在持续性缺陷,表现为目前或历史上的下列情况(以下为示范性举例,而非全部情况):

(1)社交情感互动中的缺陷,例如,从异常的社交接触和不能正常地来回对话到分享兴趣、情绪或情感的减少,到不能启动或对社交互动作出回应。

(2)在社交互动中使用非语言交流行为缺陷,例如,从语言和非语言交流整合困难到异常的眼神接触和身体语言,或在理解和使用手势方面缺陷到面部表情和非语言交流的完全缺乏。

(3)发展、维持和理解人际关系的缺陷,例如:从难以调整自己的行为以适应各种社交情景的困难到难以分享想象的游戏或交友的困难,到对同伴缺乏兴趣。

标注目前的严重程度:

严重程度是基于社交交流的损害和受限,重复的行为模式(可参考表 1-3-2)。

B. 受限制、重复的行为模式、兴趣或活动,表现为目前的或历史上的下列 2 项情况表现出以下至少两项(以下为示范性举例,而非全部情况):

(1)刻板或重复的躯体运动、使用物体或语言(例如,简单的躯体刻板运动、摆放玩具或翻转物体、模仿语言、特殊短语)。

(2)坚持相同性,缺乏弹性地坚持常规或仪式化语言或非语言行为模式(例如,对微小改变极端痛苦、难以转变、僵化的思维模式、仪式化的问候、需要走相同的路线或每天吃同样的食物)。

(3)高度受限的、固定的兴趣,其强度和专注度方面是异常的(例如,对不寻常物体强烈依恋或先占观念、过度的局限或持续的兴趣)。

(4)对感觉输入的过度反应或反应不足,或在对环境的感觉方面不同寻常的兴趣(例如,对疼痛／温度感觉麻木,对特定声音或质地的不良反应,对物体过度地嗅或触摸,对光线或运动的凝视)。

标注目前的严重程度:

严重程度是基于社交交流的损害和受限重复的行为模式(可参考表 1-3-2)。

C. 症状必须存在于发育早期(但是,直到社交需求超过有限能力时,缺陷可能才会完全表现出来,或可能被后天学会的策略所掩盖)。

D. 这些症状导致社交、职业或目前其他重要功能方面有临床意义的损害。

E. 这些症状不能用智力障碍(智力发育障碍)或全面发育迟缓来更好地解释。智力障碍和孤独症(自闭症)谱系障碍经常共同出现,做出孤独症(自闭症)谱系障碍和智力障碍合并诊断时,其社交交流应低于预期的总体发育水平。

注:若个体患有已确定的 DSM-4 中的孤独症(自闭症)、阿斯伯格综合征或未在他处注明全面发育障碍的诊断,应给予孤独症(自闭症)谱系障碍的诊断。个体在社交交流方面存在明显缺陷,但其症状不符合孤独症(自闭症)谱系障碍的诊断标准时,应进行社交(语用)交流障碍的评估。

标注如果是:

● 有或没有伴随智力损害。

● 有或没有伴随语言损害。

与已知的躯体或遗传性疾病或环境因素有关(编码备注:使用额外编码来确定有关躯体或遗传性疾病)。

与其他神经发育、精神或行为障碍有关(编码备注:使用额外编码来确定有关的神经发育、精神或行为障碍)。

伴紧张症(其定义参见与其他精神障碍有关紧张症的诊断标准)。

[编码备注:使用额外编码 F06.1 与孤独症(自闭症)谱系障碍相关的紧张症表明存在合并紧张症]

第三节 孤独症谱系障碍的严重程度分类

在DSM-5中将儿童ASD的严重程度进行了分类,对社交交流和受限的重复行为的表现分为轻、中、重三级水平。具体内容见表1-3-2。

表1-3-2 孤独症谱系障碍的严重程度分类

严重程度	社交交流	受限的重复行为
水平1 "需要支持"	在没有支持的情况下,社交交流方面的缺陷造成可观察的损害。启动社交互动存在困难,是对他人的社交示意的非典型的或不成功反应的明显例子。可表现为对社交互动方面兴趣减少。例如,个体能够讲出完整的句子和参与社交交流,但其与他人的往来对话是失败的,他们试图交友的努力是奇怪的,且通常是不成功的	缺乏灵活性的行为显著地影响了一个或多个情景下的功能。难以转换不同的活动。组织和计划的困难妨碍了其独立性
水平2 "需要多支持"	在语言和非语言社交交流技能方面的显著缺陷;即使有支持仍有明显社交损害;启用社交互动有限;对来自他人的社交示意的反应较少或异常。例如,个体只讲几个简单的句子,其互动局限在非常狭窄的特定兴趣方面,且有显著、奇怪的非语言交流	行为缺乏灵活性,应对改变困难,或其他局限的/重复对普遍观察者来说看起来足够明显,且影响了不同情况下功能。改变注意力或行动很困难/痛苦
水平3 "需要非常多支持"	在语言和非语言社交交流技能方面的严重缺陷导致功能上的严重损害,极少启动社交互动,对来自他人的社交示意的反应极少。例如,个体只能讲几个能够被听懂的字,很少启动社交互动,当他或她与人互动时,会做出不寻常的举动去满足社交需要,且仅对非常直接的社交举动做出反应	行为缺乏灵活性,应对改变极其困难,或其他局限的/重复行为显著影响了各方面的功能。改变注意力或行动很困难/痛苦

第四节 孤独症谱系障碍的基因诊断

自从学者们将遗传视为ASD患病的原因后,对于ASD的遗传学研究越来越热,如火如荼。2015年,《自然》杂志医学版刊文称,针对ASD的全基因组测序(whole genome sequencing)研究显示,与ASD发病有关的候选基因组多达10 000余个。研究者在努力工作,力争找到并提供给临床医生最先进的"工具箱"来帮助医生进行诊断ASD。

有一项对来自85个家庭340个全基因组进行了测序研究,参与研究的每个家庭都有两个ASD患儿。研究发现,大多数兄弟姐妹(69%)在已知的ASD相关基因变异上几乎没有重叠,共享相同的ASD相关基因变异的比例不到1/3。这一发现对长期以来的推论提出了挑战。由于ASD常常发生于同一家庭,专家们过去倾向于认为患有ASD的兄弟姐妹会从其父母继承相同的ASD易感基因。目前的研究认为这未必是真的。

我们不应该像普通的诊断基因检测那样只是寻找具有ASD风险的候选基因,而是需要对每个个体的基因组进行完整评估,以确定如何最好地利用遗传知识开展个性化治疗。到目前为止,全基因组测序在分析个体完整DNA序列方面已远超传统基因检测方法。

一、ASD的基因诊断

研究表明,5%~17%的儿童发育障碍类疾病是由基因组上亚微观(submicroscopic)缺失和扩增,或者拷贝数变异(CNVs)引起。早期的G-banded核型分析只能对染色体数目或简单的结构异常进行检测,虽然一直是作为基因组异常事件的检测首选方法用于临床多年,但由于它的分辨率在5Mb以上,这使得这项技术只能检出大约5%的患儿。

1988年发明了FISH技术后,可以通过荧光技术对复杂的结构异常作进一步分析,如亚端粒FISH,大约8%不明原因智力低下是由亚端粒缺失所造成。然而 FISH 技术的分辨率在 1Mb 以上，仍然无法克服检出率低的瓶颈，而且通量很小，一次只能检测一个或少数几个位点。

利用微阵列芯片技术检测基因组的亚微观缺失和扩增可以提高比核型分析高 100 倍分辨率，更重要的是，利用芯片技术可以在全基因组范围内同时检测许多位点的缺失和扩增，这种新的分子核型分析方法（molecular karyotyping）已经在临床上被越来越多的应用。

目前，最常用的微阵列基因芯片技术平台包括比较基因组杂交（comparative genomic hybridization，CGH）技术和利用由 SNP 基因型检测平台演变而来的 SNP-CNV 混合芯片（以 AFFYMETRIX6.0 为代表），两个平台都用寡核苷酸作为探针，能够检测出几十 Kb 以上的基因组失衡。

尽管基于寡核苷酸探针的微阵列芯片技术已经揭示了更多的与儿童发育障碍、ASD 相关基因组失衡事件，然而受医保和价格因素影响，还没有广泛作为检测基因组失衡事件的临床诊断方法。

2010 年 4 月，美国儿科学会官方杂志《儿科学》发表了 "ASD 患者临床遗传检测" 的文章，作者通过比较大量临床及实验检测数据，证明基于寡核苷酸探针微阵列芯片技术能发现基因组失衡事件是传统核型方法检出率的 3 倍以上，同时也发现由基因组失衡引起的 ASD 远远多于有脆性 X 染色体基因 CGG 扩增引起的 ASD，基于这一发现，作者代表波士顿地区 ASD 研究协作组建议将微阵列芯片检测技术作为对 ASD 患儿做遗传诊断的首选技术，这一建议被美国儿科协会推荐写进新的临床指导意见中。

2010 年 5 月，Miller 等人代表国际标准细胞基因组芯片联盟（International Standard Cytogenomic Array Consortium）在《美国人类遗传学》杂志追加了相同的看法，指出微阵列芯片技术对于发育障碍或者认知异常个体也是首选的临床诊断检测方法。他们通过浏览最近 33 个科学研究报告后，总结了微阵列芯片技术能发现约 20% 的发育障碍或 ASD 患儿的遗传学变异，比核型分析的检测结果显著高出 5%。在评价这一微阵列芯片技术用于临床诊断时，加拿大多伦多大学儿科和医学遗传的 Chitayat 教授指出，从长远看，微阵列芯片技术的检测节省了开支。这些遗传变异筛查结果可以给 ASD 患儿家庭提供有用的信息，帮助选择药物和行为治疗。

二、MeCP2 基因与 ASD 的关系

目前，在 ASD 及相关疾病的研究中，关注最多而且最有成效的研究是 MeCP2 基因。自从 1999 年发现 MeCP2 基因是 Rett 综合征（Rett syndrome）的致病基因以来，人们对 MeCP2 基因本身的结构、功能及其在神经发育中的作用进行了大量的研究并取得了显著进展。

Rett 综合征是一种起病于婴幼儿期的神经发育性疾病，ASD 有些表型与 Rett 综合征非常相似，因此 MeCP2 是否在 ASD 发病机制中发挥作用引起了人们的广泛关注。Rett 综合征主要累及女孩，女童的患病率为 1/15 000~1/10 000。典型的 Rett 综合征表现为：从出生后 6~18 个月生长发育基本正常，之后出现发育停滞，头围增长缓慢，有 ASD 样行为，继而出现智力和运动能力倒退，步态不稳，呼吸不规则和手的刻板行为如绞手、拍手、搓手等，随着患儿长大，会出现严重的智力低下，惊厥发作，失去行走能力等，到疾病后期还可能出现骨骼改变，脊柱侧凸等。

MeCP2 蛋白的结构与功能：MeCP2 是一个自身带有无序结构的蛋白，包含至少 6 个不同的结构域。MeCP2 蛋白表达具有组织和细胞特异性。在脑、肺、脾的表达水平最高，且优先出现于成熟神经元中，在神经系统，主要表达于神经元内，神经胶质细胞基本不表达。MeCP2 也广泛存在于哺乳动物体细胞内，尤其在脑组织中最为丰富，但在早期胚胎细胞中却很少有表达。

研究证实，80%~90% 的典型 RTT 患儿中存在 MeCP2 基因突变，而在非典型 RTT 患儿的突变率为 20%~40%。其突变多发生在外显子 3 和 4，包括点突变、缺失、插入和染色体重排。

为了研究 MeCP2 在 Rett 综合征中的作用，人们建立了大鼠模型，产生带有无效或者截短突变的基因改造鼠，这些突变型鼠的神经表型模仿 Rett 综合征患者的表型。MeCP2 无效的雌鼠和雄鼠出生后 6~8 周没出现任何表型，在 12 周之前突变的雄鼠出现了快速衰退、笨拙的步态、不规则的呼吸、发抖等，然后相继死亡。详细的组织学检查显示突变型鼠的脑和神经元大小比野生型鼠更小。带有 MeCP2 的 C- 端截短突变的突变型鼠存活时间较长，但是在出生后 6 周会出现 Rett 综合征的表型。条件性敲除鼠 MeCP2 基因后，出现的行为特征与

Rett 综合征患儿惊人的相似,表现为严重的运动学习缺陷、焦虑不安行为的增加、社交的缺乏、学习和记忆相关的行为改变等。在对鼠基因进行改造使 *MeCP2* 过表达时,鼠模型中可以看见许多与 Rett 综合征患者相同的表型,如严重的功能失调、活动能力减退、发抖等症状,而且大约 30% 过度表达 *MeCP2* 的动物在 1 岁左右死亡。

为了探讨治疗 Rett 综合征的可能性,研究者在 *MeCP2* 基因失效鼠中再次引入 *MeCP2* 能显著逆转其严重的表型。他们将一个 loxP-stop-loxP cassette 放在基因组 *MeCP2* 位点之前阻碍内源性 *MeCP2* 表达,再通过激活 Cre 重组酶可以在内源性调节机制的作用下重新表达 *MeCP2*。通过控制 Cre 量到一个适中水平来逐渐激活 Cre,发现 *MeCP2* 敲除鼠几乎所有的严重表型都被成功逆转。这个突破性的研究是在 Rett 综合征鼠模型中首次成功的遗传拯救。目前研究者们正努力试图用重组病毒技术找到一个安全有效的方法将 *MeCP2* 植入人脑中来治疗相关的精神疾病,不过这可能需要很长一段时间。

尽管关于 *MeCP2* 研究已经取得了极大的突破和进展,但是有关 Rett 综合征表型和基因型相关性仍然是一个非常复杂的问题,两者之间的关系目前尚不能确定,精准的基因治疗还无法实施。

ASD 与 Rett 综合征可能具有某些共同的发病机制。Beyer 等(2002 年)在 152 例 ASD 患儿中发现了 3 例 *MeCP2* 基因编码区突变;Carney 等在 69 例女性 ASD 患儿中发现了 2 例突变;文竹等(2017 年)在 120 例 ASD 患儿中发现 3 例 *MeCP2* 基因突变且存在功能异常。但是,Lobo-Menendez 等分别对 158 例 ASD 患儿进行的 *MeCP2* 基因突变分析中未发现 *MeCP2* 基因编码区突变。由此有人推断 *MeCP2* 基因编码区突变可能并不是 ASD 的主要致病基因。以上研究均局限在 *MeCP2* 基因的编码区,对 *MeCP2* 基因调控区的突变分析可能对研究 ASD 有重要的意义。

总之,各种神经发育性疾病,虽然有不同的遗传基础,但在表型、病理、发病机制等方面有很多重叠之处,也多累及突触可塑性的改变。*MeCP2* 作为人类神经发育性疾病的一个重要候选基因,深入的研究其结构功能与作用靶基因,及其在疾病发生发展中的作用,有利于对临床诊断和治疗提供积极的参考。

第五节　影响儿童孤独症谱系障碍诊断的其他因素

影响儿童 ASD 诊断的其他因素很多,但主要有医生、父母和患儿三方面的因素对 ASD 诊断将产生影响。

一、医生对儿童 ASD 诊断的影响

1. 医生对儿童 ASD 的认识越来越明了,使得诊断的病例逐渐增多,正确率也明显提高。但对于非典型 ASD 的认识经验欠缺,往往会出现误判和漏诊。

2. 医生接诊患儿时间长短明显影响诊断的准确性。在较短时间内往往难以较全面的获得信息,而导致漏诊与误诊。

3. 医生所选择的评估方法与工具不同,也明显影响诊断结果。用 ADI-R 收集的病史涉及 ASD 的症状与发展过程,很少遗漏信息。使用 ADOS 观察评估量表,通过定式方法与患儿进行游戏观察评估,获得信息就比通过病史询问所得的更加客观可靠。

二、父母对儿童 ASD 诊断的影响

父母对儿童 ASD 诊断的影响主要与其是否对 ASD 的知识有一定程度的认识有关,许多家长和抚养人,尤其是祖辈,按传统经验代养婴幼儿,对于发育已经落后同龄儿童、"五不"症状已经很明显的患儿却用"发育晚""贵人语迟"解释,常常耽误了病情,错过了干预的最佳时期。

通常的评估量表由于是家长填写,因文化水平或理解不同,有时可能会出现偏差而影响到对患儿的诊断。

另外,父母对儿童 ASD 的态度、家长自己的情绪状态、关爱程度、是否愿意接受诊断、家庭是否和谐,也会直接影响到患儿的诊断和干预结果。

三、患儿因素对儿童 ASD 诊断的影响

患儿的年龄不同、症状的程度与表现形式也

会不一致。3岁前的婴幼儿,往往症状不典型,诊断相对困难,漏诊与误诊的概率相对较高。功能水平高、非典型的ASD患儿很容易被漏诊。

四、提高ASD患儿临床诊断水平的一些建议

(一) ASD的诊疗专科化与分级诊疗

社区医生负责筛查发现,区县级医院进行初步诊断与治疗干预,省市级医院成立ASD诊疗中心,负责最后诊断、制订干预方案,具有专业训练教育能力的区县级医院或单位负责干预训练治疗。

(二) 加强专科医生的培养与培训

当前,ASD的专科医生和具有专业训练教育能力的训练师人才极其缺乏。这也成为许多ASD患儿得不到及时、科学康复训练的原因之一。

建议医疗部门有组织、有计划地通过组织医生进修学习,接触各种不同程度、不同共患病的ASD患儿,增加对ASD的感性认识和临床经验。并通过专业培训班集中培训,增加对患儿症状的了解和诊断标准的掌握,以及对各种教育训练方法的掌握。更有效地开展ASD患儿的康复训练服务,使更多的ASD患儿早日通过康复治疗最大限度地减轻症状,早日融入社会。

(杨玉凤　杜亚松)

参考文献

[1] Herbert M,Weintraub K.自闭症革命:全身策略释放生命潜能.孔学君,尤欣,译.北京:人民卫生出版社,2015.

[2] Marlin BJ,Mitre M,Damour JA.et al.Oxytocin enables maternal behavior by balancing cortical inhibition. Nature,2015,520(48):499-504.

[3] 杨友,金星明.美国精神障碍诊断和统计手册第五版对儿童孤独症谱系障碍诊治的影响.中国儿童保健杂志,2015,23(12):1278-1280.

[4] 郭辉.儿童孤独症的全基因组关联研究.中南大学,2013.

[5] 柯晓燕,贾飞勇,李廷玉,等.孤独症谱系障碍患儿常见共患问题的识别与处理原则.中华儿科杂志,2018,56(3):174-178.

[6] 洪晓敏.自闭症谱系障碍儿童言语重复行为的功能行为评估及干预的个案研究.华东师范大学,2016.

[7] Blackmon K.Structural MRI biomarkers of shared pathogenesis in autism spectrum disorder and epilepsy. Epilepsy Behav,2015,47:172-182.

[8] 陈维华,邹林霞,杨立星,等.听统刺激联合游戏疗法对孤独症儿童行为心理的干预.中国儿童保健杂志,2016,24(3):332-334.

[9] 马居飞.孤独症谱系障碍患儿临床特点及发病影响因素分析.青岛大学,2015.

[10] Wang Kai,Xu Mingyu,Ji Yiting,et al.Altered social cognition and connectivity of default mode networks in the co-occurrence of autistic spectrum disorder and attention deficit hyperactivity disorder.The Australian and New Zealand journal of psychiatry,2019,53(8):760-771.

[11] 安宇,沈亦平,徐秀,等.微阵列基因芯片技术在儿童发育谱系障碍早期诊断中的应用.中华检验医学杂志,2010,33(11):1-5.

第四章

儿童孤独症谱系障碍常见的共患病及干预原则

第一节　儿童孤独症谱系障碍常见的共患病

儿童孤独症谱系障碍(ASD)是一类以社会交往障碍为核心缺陷的神经发育障碍性疾病。目前,随着医务人员诊断水平的不断提高,越来越多的ASD患儿被诊断。应该看到,ASD患儿同时又是一种异质性非常大的疾病,源于不同的遗传和环境背景,临床表现具有多样性、复杂性。多数患儿共患有一种以上的共患病,据报道,有共患病的ASD高达59%,33%合并一种,15%合并两种,11%甚至合并三种共患病。最常见的是注意缺陷多动障碍、焦虑障碍、强迫、攻击行为、躯体疾病、营养及进食行为问题、睡眠障碍,甚至精神障碍等。在干预治疗儿童ASD过程中,这些共患病若不进行积极的干预、治疗,会对患儿的预后产生重大影响。

一、儿童孤独症谱系障碍患儿常见的行为异常共患病

(一) 智力障碍

智力障碍是由于各种原因导致的18岁以前出现的认知能力显著落后,同时伴有社会适应行为的显著缺陷。智力障碍是ASD患儿最常见的共患病之一,智力障碍和ASD是两个高度共患的发育障碍。ASD患儿共患病不同程度的智力障碍约达50%以上。美国ASD在有智力数据统计的9个州的检测网站中,31%的ASD患儿为智

力残障(IQ<70),25%的患儿智商处于边缘范围(71<IQ<85),44%的智商在平均水平以上(IQ>85)。另外,也有极少数天才患儿。诊断时应注意除外一些已知病因的遗传代谢性疾病,如脆性X综合征、结节性硬化、21三体综合征、Angelman综合征等。

(二) 注意缺陷多动障碍

研究发现,注意力缺陷多动障碍(attention deficit hyperactivity disorder,ADHD)不仅是ASD患儿的核心症状之一,也是常见的共患病。有40.60%的ASD患儿共患不同程度的ADHD症状。ADHD在ASD患儿中的发生率文献报道为41%~78%。美国国家ASD数据库显示,约有20%的患儿在确诊为ASD之前,曾被诊断过ADHD。共患这两种疾病的患儿在认知、行为方面具有相似的特点,提示二者有相似的神经心理学机制,执行功能受损、反应抑制功能损害。二者都是神经发育障碍、遗传率均高,致病基因有所重叠是二者共病的遗传学基础,二者疾病均存在额叶与顶叶的活动水平低下。与单纯ASD患儿相比,共患病患儿ASD症状更明显,认知功能也受损更严重,其生活也会受到影响。ASD和ADHD两者的关系错综复杂,特别是在一些高功能ASD学生中,注意缺陷、多动、冲动症状更明显。68%的ASD患儿具有攻击行为(包括打、踢、咬、摔东西等),还有一些

伴有自伤行为。在干预治疗时,若忽视了 ASD 患儿的注意缺陷、多动、冲动症状处理,会增加 ASD 患儿在养育、教学上的困难,影响他们的学习和社会适应功能。

(三) 言语和语言发育障碍

言语和语言发育障碍是多数 ASD 患儿早期就诊的主要原因。ASD 患儿的言语和语言发育差异较大,多数 ASD 患儿语言发育落后,常常是因为 2~3 岁时仍不说话,就诊检查过程中发现为 ASD 患儿。严重者可以完全没有口语,约有近 1/3 的 ASD 患儿出现语言发育停滞或倒退现象。部分 ASD 患儿虽有完整的语言结构,但在实际交流上有缺陷,表现为无意义或重复刻板语言,语言理解能力落后、语言表达困难、构音困难以及语调异常,或有鹦鹉学舌等模仿性语言。也有少数 ASD 患儿语言过多,但缺乏与人互动式交流,讲话不分场合,语言流畅度异常、语法错误、答非所问等,使人难以理解与沟通。

(四) 饮食行为问题

正常学龄前儿童中饮食行为问题的发生率高达 40% 左右,但在 ASD 患儿的发生率则更高,有喂养和 / 或饮食行为问题的发生率约为 70%。问题较为严重者为 36%。其原因与患儿的感觉过敏、口腔功能发育落后、辨别力及认知能力差,以及刻板、固执的行为等有关。

ASD 患儿的饮食行为问题主要表现有挑食、偏食,挑食程度从轻度到重度(仅吃 2 种或 3 种食物),抗拒新品种食物或一些特定食物,不会使用餐具。部分患儿对食物的选择性不仅依赖于食物的外观、颜色、味道、气味及质地,还包括品牌、包装及温度等。又如一些患儿偏好挑餐具的形状和颜色,每餐只吃某种食物,吃饭时走来走去,吃食物不咀嚼,长时间把食物包在嘴里不咽,吃得慢,乱扔食物,尖叫等。另有一些患儿却是狼吞虎咽的把食物塞进嘴里。饮食行为问题也是导致 ASD 患儿营养障碍与肠道菌群异常的主要原因。

二、ASD 患儿常见的情绪异常共患病

(一) 睡眠障碍

睡眠障碍是 ASD 患儿常见的共患病。ASD 患儿有一种或多种慢性睡眠问题的占 50%~80%。具体表现为日夜节律紊乱、入睡困难、早起、经常或长时间夜醒、夜间大喊大叫等。由于失去良好的睡眠,故常常导致情绪问题,如疲乏、烦躁、易激惹。进而引起行为问题,如注意力不集中、交流困难、刻板行为、多动、攻击等行为,这些不良情绪和行为均影响学习和整体生活质量。

(二) 焦虑障碍

智能正常的高功能 ASD 患儿常共病焦虑障碍,同时往往伴有明显的功能损害。特别是学龄期或青春期 ASD 学生。ASD 患儿共患焦虑障碍时往往有独特的行为表现,常由于自身的认知水平和语言能力损害,影响和妨碍了其意愿的表达并引起交流困难而引起焦虑情绪,一些患儿还可出现抑郁障碍或心境障碍。共病情绪障碍会严重影响自身的社会功能,如刻板行为增加等。同时也给康复训练带教者和照管者带来很大的困难。

ASD 患儿还有许多其他共患病,如执行功能障碍、心境障碍、视觉加工缺陷与阅读困难等。在此不一一叙述。

三、ASD 患儿常见的躯体共患病

(一) ASD 患儿共病癫痫

ASD 患儿中共病癫痫的发生率为 11%~39%,明显高于一般人群。ASD 共病癫痫患儿增加了在社交、非言语沟通,大运动及精细运动技能,以及日常生活当中发生困难的频数。ASD 共患智力障碍(即智商低于 70,伴适应性行为缺陷)通常与癫痫共患率增加有关。在 ASD 伴发严重智力障碍和运动障碍时发生癫痫的比例高达 42%。同时,有 7%~30% 因癫痫发作成为 ASD 患儿致死的原因。

ASD 共患癫痫风险增加的危险因素,包括智力障碍、女性、病因(特发性 / 综合征)、年龄、症候严重程度、发育倒退、ASD 和 / 或癫痫家族史、运动损害、胎龄较低、Apgar 评分、出生体重,以及精神疾病家族史等。尤其是智力障碍与 ASD 患儿癫痫发病率高度相关。ASD 患儿共病癫痫有两个发作年龄高峰:儿童早期(5 岁前)与青少年期(10 岁后)。

癫痫发作类型及癫痫综合征具有多样性。相比综合征的 ASD 患儿,特发性 ASD 患儿发生癫痫风险较低。而女性 ASD 患儿与癫痫的关系更为密切(女性∶男性为 35%∶19%)。ASD 患儿可有各种类型的癫痫发作。发病从频繁(1 天多次发作)

到罕见(每年1次或少于1次)不等。估计有4%~86%的孤独症患儿表现为脑电图(electroencephalograph,EEG)异常。脑电异常呈多样,包括局灶性、多灶性或全面性癫痫样脑电异常,常见额叶或中颞叶癫痫样放电,全面性或局部慢波,超快波活动,以及缺乏正常清醒或睡眠模式等。脑电图异常在伴有精神行为倒退史的ASD患儿中更常见。

(二)胃肠道问题

由于ASD患儿进食行为问题明显多于正常儿童,常导致出现更多的胃肠道问题,如嗳气、食管反流、腹痛、便秘、腹泻及大便恶臭等。长期便秘可以引起肛裂、痔疮和直肠或小肠脱垂。其原因与饮食内容、进食量、药物不良反应、肠道动力学异常,以及固定、刻板的生活方式有关。腹痛时可出现用手按住腹部、自慰性刻板动作、烦躁不安、攻击性行为和自残行为等。慢性腹泻会严重影响患儿的营养状况、身体健康和生活质量。肠道感染、免疫异常、食物过敏、乳糖不耐受等是引起慢性腹泻的原因。

长期的挑食、偏食造成营养素摄入不足,如铁、锌、维生素A、维生素B族(含叶酸)、维生素D、维生素E、胆碱等。有研究显示,因ASD患儿运动与交流减少,超重和肥胖的患病率明显增高,分别为23.3%与14.8%,且随着年龄增长超重和肥胖的风险明显增加。

第二节　儿童孤独症谱系障碍共患病的干预原则

一、儿童孤独症谱系障碍共患病的评估

对已经明确诊断的ASD患儿,应常规进行智力与语言发育水平、社会适应能力、行为问题及障碍、情绪障碍、睡眠与胃肠道问题、神经系统及其他疾病的评估,根据临床症状、医生观察、必要的量表评定进行筛查与进一步诊断,并对可疑病例进行必要的生化检查和遗传代谢病筛查,以及影像学、电生理及其他相关检查,完成多维度的评估与诊断。同时,要对患儿所患的共患病及其严重程度,联合相关学科一并进行检查与评估。

二、制订个体化的综合干预训练方案

针对ASD患儿异质性,临床医师联合发育行为儿科、小儿神经、儿童保健、消化、遗传病、营养、口腔、康复、教育等科室医师、教师和训练师,根据患儿的临床表现、常规评估结果、生化检查结果、影像学与电生理报告共同进行诊断,在此基础上制订个体化的综合干预训练与教育方案。

三、孤独症谱系障碍干预训练应与共患病的干预治疗同时进行

儿童ASD训练的总体目标不仅要改善ASD核心症状(社会沟通和社会互动障碍,局限、重复行为、兴趣或活动障碍),促进语言、认知等智力水平的全面发展,同时还应包括各种共患病的干预与治疗。

针对ASD共患智力障碍的治疗,应以教育和行为干预为主。

对于ASD共患ADHD的学龄期儿童,两者共病增加了治疗难度。个别患儿可能较难耐受ADHD治疗,包括哌甲酯类和托莫西汀治疗,这些药物对疾病的整体管理非常有帮助,中枢兴奋剂的使用可以从小剂量开始,逐步增加剂量以达到治疗效果。如无法耐受则可选择其他ADHD药物。同时需要联合教育训练收效可以增加。利培酮对改善ASD患儿中的多动行为、降低ASD患儿兴奋性也有一定的效果。

针对ASD共患言语和语言发育障碍的患儿,应该将所需的言语治疗纳入整体的康复训练计划中。

针对ASD共患破坏行为、自伤行为,可采用更能接受的行为替代不当行为,必要时可使用精神类药物如利培酮和阿立哌唑治疗,或转精神专科进行治疗。

ASD共患焦虑障碍患儿可以接受认知行为治疗,包括:识别焦虑症状、情绪识别训练、应对焦虑的情绪管理,如放松技术和逐级暴露。必要时可加用精神类药物或专科进行治疗。

另外,应对患儿的不良行为、睡眠问题、饮食行为问题、食物过敏、肥胖与营养素缺乏问题一并列入干预训练计划之中,针对每位患儿的具体问题,选择整合的干预训练方案,尽可能减少不适当的行为或问题行为。具体的处理原则可参照

《孤独症谱系障碍患儿常见共患问题识别与处理原则》。

四、整合干预训练方法

ASD 患儿多数有一种或多种共患病,如上述的发育智力障碍、行为及情绪障碍、躯体疾病及营养问题,需要早期进行识别诊断、干预训练、教育与治疗。目前,尽管干预训练方法很多,但没有一种方法或药物既能解决其所有核心症状,又能治疗

共患病,因此,需要整合医学、康复、教育等资源,采用多学科、多部门协作,在做出准确诊断后,制订适合个体、多学科参与的干预训练方案,针对目标症状可以给予相应的药物治疗。当干预治无效时,应及时转诊上级医院或专科医院,并建立双向转诊机制。以期尽可能地改善患儿核心症状与共患病症状,提高 ASD 患儿的生命质量和社会功能。

(杨玉凤)

参考文献

[1] 中华医学会儿科学分会发育行为学组.孤独症谱系障碍患儿常见共患问题的识别与处理原则.中华儿科杂志,2018,56(3):174-178.

[2] American Psychiatric Association.Diagnostic and Statistical Manual of Mental Disorders.5.Arlington:American Psychiatric Publishing,2013.

[3] Zablotsky B,Black LI,Maenner MJ,Schieve LA,Blumberg SJ.Estimated prevalence of autism and other developmental disabilities following questionnaire changes in the 2014 National Health Interview Survey.Natl Health Stat Rep,2015,13(87):1-20.

[4] 刘贤,林穗方,陈文雄,等.中国孤独症谱系障碍患病率 Meta 分析.中国儿童保健杂志,2018,26(4):280-285.

[5] 李晓萌,张劲松.注意缺陷多动障碍与孤独症谱系障碍共病诊断新进展.中国儿童保健杂志,2015,23(3):275-277.

[6] 余明,刘靖,李雪,等.高功能与低功能学龄期孤独症儿童共患病研究.中国实用儿科杂志,2014,29(11):865-870.

[7] 陈文雄.儿童孤独症谱系障碍共患癫痫的诊治及管理.中国儿童保健杂志,2019,27(4):349-353.

[8] Blackmon K.Structural MRI biomarkers of shared pathogenesis in autism spectrum disorder and epilepsy.Epilepsy Behav,2015,47:172-182.

[9] 李堃,郗春艳.孤独症谱系障碍共患注意力缺陷多动障碍的研究进展.国际儿科学杂志,2016,43(4):299-302.

[10] Zheng Y.Commentary:The new diagnosis and classification of child mental disorders-reflections on Rutter.J Child Psychol Psychiatry,2011,52(6):677-668.

第五章

儿童孤独症谱系障碍生物治疗进展

第一节 概　　述

自 1943 年 Leo Kanner 初次认识并报道婴儿孤独症以来,生物学、遗传学和行为医学的致力研究使 ASD 的生物学原因更加受到研究者的重视。虽然如此,到目前为止仍然没有哪一个特殊的生物学标志被视为儿童孤独症谱系障碍(ASD)的原因,因此也就没有专门的、有效的、特异的药物治疗方法。

医生、专业人员和患儿家长尝试了多种治疗方法,积累了很多经验。常见的治疗方法有行为干预法、特殊教育法、药物治疗法、生物医学干预法,以及心理干预法等。常用的是使用高度结构化的和密集的技巧性训练来帮助儿童发展社会和语言技能的行为干预法,如应用行为分析。还有一些有争议的治疗或干预方法,如补充和替代疗法(complementary and alternative medicines),其中生物相关疗法包括:抗生素、抗真菌药物、抗病毒药物,胃肠道药物,营养补充剂疗法,限制或特殊饮食疗法,分泌素疗法,螯合疗法,高压氧疗法,静脉注射免疫球蛋白疗法等。非生物相关疗法包括:听觉整合培训、针灸疗法、器械辅助沟通疗法、按摩疗法、互动节拍器疗法、自然疗法、经颅刺激疗法和瑜伽等。

医生或者家长都希望通过更为具体的治疗方法来治疗或解决 ASD 患儿的问题,这些问题可能只是核心症状或主要障碍。而实际上,患儿日常生活带来的更多麻烦才是专业人员要关注的主要问题,例如睡眠问题、攻击行为、进食问题、自伤行为,成长起来以后的人际交往问题。

对于 ASD 患儿的有效治疗手段主要是综合治疗和干预。综合治疗和干预的方法包括:对患儿父母亲的咨询和指导、行为矫正、特殊教育、感觉统合训练和药物治疗。

在治疗 ASD 患儿的过程中,要具有系统生物学(systematic biology)的观点看待治疗。实际上,ASD 患儿是不可能完全治愈的一种疾病,但是,早期及干预方法正确对患儿一定是有帮助的。所以,体现在系统生物学上的观点包括在预测性(predictive)、预防性(preventive)、个体化(personalized)和参与性(participatory)四个方面。一个个体的健康,不仅仅是没有疾病,而且是一种积极的活力状态,能够使个体的生命发挥出他 / 她的全部潜能。通过兼顾基因、环境、代谢、免疫,兼顾局部与全身,兼顾生物学与社会文化来体现在个体中的平衡去发挥作用。

50%~70% 的 ASD 患儿会采用生物相关疗法,虽然大多缺乏完整有效的安全性和有效性评估,即使其中某些效果比较好,也仍需更多的系统性的研究和评估。随着对人体微生物和 ASD 的关系研究发展,与之相对应的干预或治疗方法,如食物干预、益生菌,以及粪菌移植等逐步显示出其独特的安全性和有效性,是具有广泛应用前景的生物干预方法。

第二节　儿童孤独症谱系障碍的药物治疗

针对 ASD 患儿的冲动和多动行为、情绪障碍、行为紊乱等，使用精神兴奋剂、情绪稳定剂、抗焦虑药、抗精神病药也能取得一定的效果，虽然用于治疗的药物越来越新、越来越多，疗效不是特异性，甚至是不肯定的，但是这种探讨性用药无疑对 ASD 的综合干预是有利的。

必须十分明确的是，ASD 患儿的最终进步要靠教育和训练。尽管用于治疗的药物种类繁多，能对 ASD 患儿实质性的病变即社会交往和人际沟通障碍进行治疗的药物几乎没有，或者说没有疗效。

一、药物治疗的目标

由于 ASD 病因至今不明，因此没有完全针对本症治疗的药物，但对某些患儿药物治疗还是有重要作用的。如对患儿可能出现的行为障碍、情绪障碍、睡眠问题，以及并存的癫痫发作、和／或躯体问题，药物治疗常常十分有效。对这些问题进行合理有效的治疗可改善 ASD 症状，提高患儿生活质量。因此，有选择性的药物治疗是对 ASD 进行综合干预的重要组成部分，在考虑药物治疗时同样要有多原则观点，要能整合各科医师(发育神经学医师、发育和行为儿科医师、精神科医师)、心理学家、特殊教育老师、言语和语言病理学家、职业治疗师、物理治疗师和患儿父母的有关教育培训方法。在选择药物的时候也要考虑到行为、症状等具体情况，并不是每名患儿都需要服药。

医师在使用药物进行治疗时，一定要对患儿的发育、行为和精神状况和躯体健康了解清楚，与患儿的家长、老师密切配合，是保证患儿取得最好疗效、减少药物副作用的有效措施。

对 ASD 患儿进行药物治疗的特殊目标是改善 ASD 患儿精神症状和行为问题，改善这些症状和行为会有利于患儿接受教育，培训语言、社交、工作、家庭生活等方面的能力，提升患儿对其他干预方法的正性反应能力。

药物治疗前的评价：医师在对 ASD 患儿进行治疗之前，要对 ASD 患儿的情况进行全面的体格检查和神经系统检查，主要包括：躯体发育、心肺功能、肝功能、神经系统发育、言语和语言发育、动作和运动发育、认知功能的评估，有条件也可包括神经生化和神经系统影像学检查。

二、治疗前评估的作用

(一) 可能发现的医学问题

有可能发现某些医学上的问题，例如癫痫发作、脑膜炎、病毒感染、免疫缺陷、铅中毒、脑肿瘤、神经内分泌紊乱和染色体异常等，这些医学问题都有可能成为引起 ASD 患儿在行为、情绪、沟通、认知等方面问题的原因。

(二) 了解治疗情况及反应

可以了解对治疗来说非常重要的 ASD 患儿的躯体、心理、行为和认知的状态。通过以下三方面进行了解：医师对患儿的直接观察；向家长或其他养育者询问；也可以通过评定量表进行评估。在评估的过程中，也可能因为患儿的不配合而困难重重，这时就需要患儿家长的密切配合，以及医师熟练地接触患儿的技巧。

(三) 从儿童发展的角度看待患儿的运动和语言发育情况

如早期与母亲的依恋关系，运动和语言发展的开始时间，抓握物体、学走路时间、粗大和精细运动的发展、动作的协调性；咿呀学语和听懂简单语言的时间、与同龄儿童相比语言的差距、有什么样的语言特点、没有任何语言表达能力。

(四) 既往用药情况

在此之前是否使用过药物，尤其是抗精神病药物。如果用过，是基于什么原因、什么症状使用的；用药后解决了什么问题，出现了哪些不良反应。

(五) 必要的辅助检查

必要时可选择进行脑电图、心电图、神经成像(如 CT、MRI、PET、SPECT 等)、染色体核型分析、血液和尿液中的氨基酸水平、甲状腺功能、肝功能、血液中病毒抗体水平、血铅水平、血常规等检查。

三、药物治疗的基本原则

(一) 精神药物治疗的基本观点

首先,确定患儿需要改善的异常行为或者说是精神症状是什么? 是话多、情绪不稳定、行为紊乱,还是尖叫、冲动或攻击行为、思维错乱?

其次,所用药物的药理机制是什么? 譬如,传统的抗精神病药物氯丙嗪、氟哌啶醇就是阻断神经细胞突触间隙的多巴胺与其受体的结合从而改善患儿思维紊乱、行为冲动症状的;精神兴奋剂就是使突触间隙去甲肾上腺素的浓度增加和功能增强来改善患儿的注意力不集中和不安定行为;选择性5-羟色胺再摄取抑制剂(SSRIs)则是通过阻止突触间隙对5-羟色胺的再回收而起治疗作用,SSRIs的作用主要是改善焦虑、紧张、抑郁等症状。

再次,从理论上讲,药物治疗就是根据患儿的症状来恰当地选择疗效好、副作用小、便于服用的药物。但是由于ASD是一类原因不明且症状复杂多变的异质性疾病,在治疗选择药物时,往往要根据患儿的年龄、症状、社会功能、行为障碍、睡眠问题、配合程度、家长对治疗的依从性等多方面综合考虑。例如,有些ASD患儿存在严重的重复动作或者刻板行为,这种症状往往与强迫症状相似,从发病机制上讲,与5-羟色胺的功能失调有千丝万缕的联系,因此,应用氯丙咪嗪可以说是恰当的选择。

最后,在治疗时要严格掌握药物的适应证和禁忌证。适应证选择恰当,就会有好的治疗效果。否则,疗效差或者会出现严重不良后果。

(二) 精神药物治疗的基本原则

基于以上谈到的精神药物治疗的基本观点,在对ASD患儿进行药物治疗时要遵循的基本原则是:

1. **全面了解患儿的病情** 在选择适当的药物治疗时,关键因素之一就是要全面了解患儿目前的功能状态、家族史和既往治疗史。可以通过家长或其他养育人提供的病历卡、医疗证明、诊断证明、用药记录等来了解所需要的信息,针对什么症状用了什么药? 疗效如何? 家族中如有类似症状的患儿用什么药物效果比较好? 什么原因使之转诊到你处治疗的?

2. **学会识别和处理特殊症状** 有些ASD患儿可能会伴随有特殊的症状,例如,部分患儿存在挤眉弄眼、扮怪相、摇头、耸肩等运动抽动症状,或者清嗓子、咳嗽、怪叫等发音抽动症状,对此,要能够认识并且做出正确诊断,正确选择药物进行治疗。

3. **药物治疗是综合干预的一部分** 对ASD患儿来讲,药物治疗不是全部,也不是唯一的疗法,它是综合干预或综合治疗的一个组成部分。ASD的综合干预应该包括行为矫正、心理社会治疗、感觉统合治疗、特殊教育、生活技能训练、沟通技能训练等。所以,药物治疗是某些ASD综合治疗的基础,没有药物治疗其他治疗方法往往难以进行,难以取得理想的效果;但离开了综合治疗,药物治疗往往显得苍白无力,或者根本无效。

4. **要使ASD患儿尽可能地参与到治疗中** ASD患儿的年龄、症状和功能状态不尽相同,对治疗的理解和配合程度也不一样,如有可能在治疗时要尽可能地使患儿对治疗的方法、目的和药物副作用能够理解,尤其是对高功能ASD更为重要。这样做,不仅可以使患儿增加治疗的依从性,建立良好的治疗联盟,而且减少对治疗的恐惧、负面影响和错误认识。

5. **家庭成员的有效参与** 家庭成员和学校老师、医师一样,对患儿的治疗非常有帮助,有时显得更为重要。家庭成员要有爱心、热心和耐心,他们需要了解药物治疗的方法、使用药物的作用和副作用、会观察药物的效果、出现药物副作用时能及时与医师取得联系、监护患儿服药。在日间治疗机构和训练机构,家庭成员的参与和所起的作用是任何非家庭成员都不能达到的。

6. **专科医师的用药指导** 所有的用于ASD的治疗药物,都必须在专科医师的指导下进行,不可自行买药、擅自用药。

7. **定期随诊** 在药物治疗的最初阶段,医师要至少每个星期见到患儿一次,若干星期病情稳定后,药物治疗基本上进入维持治疗阶段,这时的随诊时间可以适当延长,一个月或者两个月见一次医师,以便及时观察疗效、副作用和调整药物剂量。

8. **安慰剂效应** 有些药物在患儿身上产生的作用可能来自药物治疗这一行为而不是药物的真正治疗作用,这种效应称为安慰剂效应。安慰剂效应可能来自患儿本人、家庭成员、养育者、医生和其他工作人员,将药物的安慰剂效应判断为药物的治疗作用往往会给治疗带向歧途,影响最终治疗效果。

总的来说,如果 ASD 患儿使用某种药物达到治疗剂量,并且持续达 4 周时间仍然没有效果,就要视为该药无效,应该换药。如果药物治疗有效,应该维持治疗剂量至少 4~6 个月。关于维持治疗剂量,目前尚没有一个标准的说法,要根据患儿的年龄、性别、体表面积、代谢情况、饮食和习惯等因素综合判断后来决定,有些患儿用量较大要减少剂量,有些患儿剂量偏小要增加剂量。

药物治疗一定要遵循个体化原则,一般从小剂量开始,每 2~3 天增加一次剂量,1 周左右达到治疗剂量。调整药物剂量时的参考指标有:出现疗效、靶症状改善、出现副作用、测定血药浓度、参照其他研究者或临床医师的用药剂量。

(三) 对药物反应的观察

多数 ASD 患儿不能准确告知自己的症状改善情况,也不会叙述对药物的反应。所观察到的正性药物疗效就少,看起来不良行为的持续时间就长。这种现象在门诊很常见。因此,对于这类患儿疗效的观察,就要依赖父母亲或者养育者对患儿症状和疗效的认真、细致观察的基础上收集到的资料。

做到以下几个方面对了解患儿情况非常有用:对其行为的直接观察、用行为量表进行评定、计算机或录像监测、大体印象评估等。对大年龄又合作的患儿可进行行为自评、标准化的智力测验、学习能力和操作能力测验等。当然,在对患儿进行评估时,所用方法一定要敏感、可行、经济、安全和符合伦理学要求。

四、治疗 ASD 患儿常用药物使用的注意事项

近几十年来,由于精神药理学的发展,用于 ASD 患儿的精神药物越来越多。在对 ASD 患儿进行药物治疗时,要认识到患儿不是成人的缩影,患儿的药物治疗与成人的药物治疗有很大的不同。

(一) 做到治疗的个体化

一般而言,儿童较成人能耐受更大剂量的精神药物,且个体差异较大,这种差异与患儿的年龄、性别、体重、疾病种类、病情的严重程度无明显量的关系,患儿使用的药物剂量不是成人剂量的简单折算,也不能仅仅依照年龄、体重来计算,要做到治疗的个体化。

(二) 各种药物从最小剂量开始

治疗时,各种药物都是从最小剂量开始,根据患儿的症状改善情况及其出现的不良反应,逐日增加剂量直到有效治疗剂量。一般来说,有效剂量的判断标准是以症状改善、行为减少,或出现明显副作用,调整药物的过程(从开始到最佳剂量)要 2 周左右时间。

(三) 尽可能不要联合用药

治疗过程中,最好单一用药,尽可能不要联合用药,治疗方案决定以后,不要轻易换药。只有在治疗一个疗程以后仍无疗效,或治疗过程中出现严重的副作用才考虑换药。

(四) 知情同意增加依从性

用药时,要将药物的药理机制、主要作用和可能出现的副作用、治疗效果、疗程、维持治疗时间等情况向家长讲明,让他们了解医师的治疗方案,增加依从性,争取他们的配合。尤其是在药物副作用方面,家长往往考虑较多,担心药物会影响智力发育、精神状况更糟糕等,因此,细心地向家长解释显得非常重要。

五、治疗 ASD 患儿的常用药物

(一) 抗精神病药

抗精神病药是精神病药物发展最早、研究最多的一类药物,早期常用于治疗儿童精神障碍的有氯丙嗪、奋乃静、氟哌啶醇。近 15 年来,利培酮、阿立哌唑、奥氮平等已经成为临床药物的主要选择。抗精神病药治疗对 ASD 患儿来说尽管都达不到治愈的目的,但可以减轻临床症状,主要对严重破坏行为、攻击行为、自虐和自伤行为、不稳定的情绪、社会退缩和刻板行为有效。

1. 利培酮　是一种非典型抗精神病药物,主要是阻断 D_2 受体和 $5\text{-}HT_2$ 受体而起作用。Findling(1997 年)对 6 例 5~9 岁的 ASD 患儿进行利培酮的开放性治疗,使用剂量为 1.1mg/d,经过 8 周治疗后儿童精神疾病评定量表和临床大体印象量表得分明显改善,副作用主要是镇静和体重增加。Nicolson(1998 年)对 10 例 4.5~10.8 岁的 ASD 患儿进行利培酮治疗,剂量为 0.5~6.0mg/d,平均剂量为 1.3mg/d,经过 12 周

的治疗,量表评估显示临床症状得到改善,副作用仍然是镇静和体重增加,少数人有锥体外系副作用。McCracken(2002年)一项RCT研究中,治疗组49例(5~17岁),剂量为0.5~3.5mg/d,安慰剂组52例,治疗8周后,治疗组较安慰剂组CGI-I(clinical global impressions-improvement)评分、ABC-I评分降低,均有统计学意义($P<0.001$),药物治疗组体重增加明显(2.7 ± 2.9)kg,较安慰剂组有统计学意义($P<0.001$)。Shea(2004年)多中心研究中,被试为5~12岁,82例入组,进行8周治疗[0.01~0.06mg/(kg·d)],最终41例完成药物治疗,39例完成安慰剂治疗,治疗结束时药物组症状较安慰剂组改善明显,最常见的不良反应为嗜睡,但是似乎可以通过调整药物剂量来改善,体重增加明显(治疗组2.7kg vs. 安慰剂组1.0kg),脉搏、舒张压都有升高,锥体外系不良反应两组的比较未见统计学意义。这几项研究治疗目的均是针对ASD患儿严重发脾气、激越、自伤行为。2006年FDA批准利培酮用于治疗ASD。2007年Jesner等研究者进行了关于利培酮用于治疗ASD患儿的一项Meta分析,纳入三个随机对照研究,结果显示利培酮对于ASD患儿的某些症状是有效的,比如激越、刻板行为、社交退缩。但是这些入组的研究都是基于小样本的结果,且不同研究之间没有共同的评定结果标准,研究进行的时间也不够长,仍然需要进一步的研究来证实其在临床实践中的作用。

2. 阿立哌唑 为二氢喹啉酮类抗精神病药,阿立哌唑与多巴胺D2、D3、5-HT1A和5-HT2A受体有很高的亲和力,与D4、5-HT2c、5-HT7、a1、H1受体及5-HT重吸收位点具有中度亲和力。此药自问世以来,主要用于治疗精神分裂症,目前临床上也有治疗ASD。2007年,FDA批准用于治疗ASD。

Marcus(2009年)在218名6~17岁ASD患儿中进行一项随机双盲安慰剂对照研究,以1:1:1:1分为阿立哌唑5mg/d、10mg/d、15mg/d和安慰剂组,共四组。治疗8周后178例患儿完成研究,三组不同剂量的阿立哌唑治疗组患儿的症状改善较安慰剂组明显,差异具有统计学意义($P<0.05$),体重增加也较安慰剂组明显($P<0.05$)。最常见的不良反应是镇静,另两个严重的不良反应是晕厥、激越,分别是剂量在5mg和10mg时出现;同年Owen的研究中,98例6~17岁ASD患儿,使用剂量为5~15mg/d,治疗8周后,研究组与对照组相比症状改善明显。Ching等(2012年)研究者的一篇

Meta分析显示阿立哌唑用于治疗孤独谱系障碍患儿时,可以改善患儿的激越、多动、刻板行为,但是同时也出现了体重增加、镇静、流口水、震颤等副作用。阿立哌唑用于治疗ASD患儿时,这两个研究样本量较大,但是维持时间短,故仍需要进一步的研究以证实其使用的有效性及安全性。

3. 奥氮平 用于治疗ASD患儿的资料不多,仅有散在的病例报道、小样本开放性试验或者是在成人中的使用。Malone(2001年)将12例(7.8 ± 2.1)岁的ASD患儿随机分到奥氮平组和氟哌啶醇组,进行为期6周的治疗,奥氮平的剂量为(7.9 ± 2.5)mg/d,氟哌啶醇的剂量为(1.4 ± 0.7)mg/d,结果奥氮平组有5例,氟哌啶醇组有3例患儿的CGI评分有明显改善,副作用是嗜睡和体重增加。Hollander等(2006年)进行了关于奥氮平应用于ASD患儿的第一项RCT研究,共有11例广泛性发育障碍患儿入组,随机分为两组,分别接受奥氮平,平均剂量(10 ± 2.04)mg/d和安慰剂治疗,8周后进行评估,有8例患儿完成研究,每组4例,两组在CGI-I评分上显示效果。奥氮平较安慰剂体重增加明显。

4. 奋乃静 主要阻断多巴胺受体,作用同氯丙嗪,但抗精神病作用及止呕作用较强,镇静作用较弱,对幻觉、妄想、焦虑、激动、淡漠木僵症状效果较好,控制急性兴奋躁动作用较氯丙嗪差。主要用于治疗重症精神病,也可用于治疗ASD患儿的攻击性行为或严重的多动行为障碍,还可治疗神经性呕吐。

首次剂量2mg/d,分2~3次,根据病情和患儿的药物反应,每日或每隔2~3天增加2~4mg。直至出现疗效或不良反应。儿童最大量为20~30mg/d,个别患儿可稍高。可连用数月后减至小剂量维持治疗数月至数年。对于行为问题,用药量较小。不合作病例,可先用肌内注射,1~2次/d,每次5mg,年幼者酌减。

主要副作用为锥体外系反应。而对心、肝、肾及血液的毒性较少。因为其较好的抗精神病作用及较少的不良反应,故常用于ASD患儿的明显兴奋躁动、行为紊乱。应用后可以较好地控制行为,减少兴奋症状,有利于培训和教育的开展。

5. 氟哌啶醇 属于丁酰苯类抗精神病药,主要作用于多巴胺受体、α-肾上腺受体、胆碱能受体、5-羟色胺受体。抗精神病作用很强,约为氯丙嗪10倍以上,降血压、镇静作用弱,对于兴奋躁动、

行为紊乱、幻觉、妄想等均有很好的疗效。对于木僵、退缩也有一定的振奋作用。主要用于治疗急、慢性精神分裂症,也可用于治疗抽动秽语综合征及严重的多动、攻击、冲动、敌视、破坏等行为问题。也可用于治疗 ASD 的冲动、攻击行为。Malone(2001 年)报道至少有 5 份双盲安慰剂对照的研究显示,氟哌啶醇对 ASD 患儿安全、有效,且有长期治疗效果。

初始量为每日 2~4mg,分 2 次口服,逐渐加量。最大日服剂量 20mg,个别病例可适当增大,治疗抽动秽语综合征及其他行为问题用量较小。学龄前儿童用药量为 0.5~1mg/d。主要副作用为较严重的锥体外系反应,但心、肝、肾和血液毒性较少。

(二) 中枢精神兴奋药

研究结果显示,ASD 患儿伴随注意力不集中或维持注意困难者达 84%,而伴有多动症状者达 36%~48%。治疗药物主要是中枢精神兴奋药。

中枢精神兴奋药是能提高中枢精神活动能力的一类药物,是一类比较传统的药物。由于其特定的药理作用,其应用范围相对较狭窄,主要用于儿童多动症、睡眠障碍和行为障碍。在 ASD 患儿,主要用于有明显多动症状和 / 或注意力不集中者。这类药物主要包括苯丙胺和哌甲酯。

1. 苯丙胺(amphetamine) 以右旋苯丙胺效果较好,主要作用是拟交感作用和精神振奋作用。主要用于治疗患儿多动症和睡眠障碍。口服后很快起作用,维持时间仅 2~6 小时。由于该药物容易成瘾,目前基本上不用于治疗 ASD。

2. 哌甲酯(methylphenidate) 是目前国内最常用于治疗儿童多动症的药物。近几年,该药的速释剂已经停止生产。目前,临床使用的主要是哌甲酯控释剂(盐酸哌甲酯控释片)。

哌甲酯本药作用性质类似苯丙胺,拟交感作用弱,主要机制既是促进突触间隙去甲肾上腺素、多巴胺、5- 羟色胺等递质的再回收,又是较弱的单胺氧化酶抑制剂,两者的共同作用使突出间隙的神经递质水平或浓度增加,从而达到治疗的作用。临床上用于有明显注意力不集中、多动不宁且又无其他精神病症状者。用药 1~2 周后无效者,应该撤药或换药。

哌甲酯的主要作用是改善注意力、减少小动作、增加自控能力。有学者推荐哌甲酯的治疗剂量为 0.3~1.0mg/kg,同时分为小、中、大剂量。0.3mg/kg 以下为小剂量,小剂量主要改善注意力,使注意力能集中,不分心;0.3~0.6mg/kg 为中等剂量,中等剂量主要改善小动作,使之能够安静;0.6~1.0mg/kg 为大剂量,大剂量时可以改善多动症患儿的认知功能。在治疗 ASD 时多使用小剂量。

哌甲酯的血清半衰期为 1~2 小时,口服后吸收快,1~2 小时即达峰值,一次服药可维持 4~6 个小时。治疗时由小剂量开始,渐增至出现疗效或副作用则维持此剂量治疗,下午 4 时后禁服。小剂量时可以单一剂量早晨顿服;中、大剂量时分早晨、中午分服。节假日不用药。哌甲酯控释剂由于改变了释放时间,有效时间可以持续达 12 小时左右。

主要副作用是胃肠道症状,几乎每个患儿都会出现,表现为食欲不振、厌食、口干、上腹部不适、恶心等。大剂量可诱发癫痫或抽动。本药禁用于有明显焦虑、烦躁不安、癫痫、高血压、严重心脏病及年龄小于 6 岁患儿。不能与单胺氧化酶类合用。用过单胺氧化酶类药物者,至少停药半个月后才能使用本药。

(三) 抗焦虑药

抗焦虑药主要用于治疗各种原因引起的焦虑症状,同时还有镇静、安眠、肌肉松弛等作用。这类药物主要用于有明显睡眠障碍或者情绪焦虑不安的 ASD 患儿,尽可能短期使用,症状改善后即可停药。

1. 苯二氮䓬类(benzodiazepines) 主要作用是抗焦虑、镇静和安眠。自 1977 年以来,对动物的研究发现,在中枢神经系统内存在苯二氮䓬的特殊受体,此类药物与受体的亲和力与它们的药理作用相平行,并且据此提出了焦虑症状生物学基础的假说。苯二氮䓬类药的中枢作用主要与增强 γ- 氨基丁酸(GABA)能神经的功能有关,药物与受体结合后解除了 GABA 调控因子对 GABA-I 受体高亲和部位的抑制,从而激活了 GABA-I 受体,促进了与 GABA 结合,使氯离子通道开放,增强 GABA 突触后抑制功能。

抗焦虑作用主要用于治疗焦虑症状,广泛性焦虑症、儿童分离焦虑症、学习恐惧症,伴有激越或抑郁症状者也可以使用。对于睡眠障碍如夜惊、梦中焦虑发作效果良好。

2. 地西泮(diazepam) 为中效的苯二氮䓬类药物,临床上常用于治疗焦虑、癫痫发作、松弛肌肉及治疗儿童睡眠障碍。口服迅速完全,血浆半衰期为 8~13 小时,口服 1 小时后血浆药物浓度达峰值,6~12 小时后血浆浓度再次出现高峰,这是由于部分地西泮进入肝肠循环所致。地西泮的血浆蛋白结合率很高,在体内被肝药酶代谢为多种活性产物,主要是地西泮。口服 1.25~2.5mg,每晚 1 次或每日 2 次,由小量开始,逐渐增加。对有严重焦虑的 ASD 患儿可服至 7.5mg/d。年幼及反应重者,用量不宜过大。婴幼儿少用或不用,呼吸功能不好者禁用。

3. 氯硝西泮(clonazepam) 有明显的抗焦虑作用,能安定情绪,抗抽搐发作,催眠镇静作用更强,对癫痫小发作及肌阵挛性癫痫的疗效良好。催眠作用与其他安眠药不同,可以恢复正常的睡眠生理,无明显继发性反应。主要用于治疗 ASD 伴发癫痫患儿。口服吸收良好,2~4 小时血药浓度达峰值。口服用药 5 岁以下儿童 1~3mg/d,5~12 岁儿童 3~6mg/d。小剂量开始,逐渐加量。年龄幼小、反应重者,剂量应偏低,可连用数月以上。治疗 ASD 的睡眠障碍时,每日 1 次,0.5~2.5mg,每晚服用。

4. 丁螺环酮(buspirone) 20 世纪 80 年代开始在欧美国家使用,作用类似于苯二氮䓬类药物,但副作用较少。丁螺环酮口服吸收良好,大部分在肝脏内代谢,半衰期为 1~14 小时,在血液中 95% 以上与蛋白结合,血液透析并不能清除,所以肾脏病患儿慎用。丁螺环酮对多巴胺受体有亲和力特别是对突触前受体有阻断作用;同时可以降低 5- 羟色胺的作用,抗焦虑作用与此有关。

丁螺环酮主要用于 ASD 伴发的广泛性焦虑症,对伴发的惊恐发作效果不肯定。剂量从 2.5mg 每日 2 次开始,隔日加 2.5mg,最大剂量不超过 15mg/d。

(四)抗抑郁药

抗抑郁药主要分为三大类:单胺氧化酶抑制剂、三环类抗抑郁剂和选择性 5- 羟色胺再摄取抑制剂。单胺氧化酶抑制剂由于毒性大,现在很少用于儿童。三环类抗抑郁剂主要有丙米嗪、阿米替林、盐酸多赛平、氯丙米嗪。选择性 5- 羟色胺再摄取抑制剂主要有氟西汀、舍曲林、氟伏沙明等药物。

1. 三环类抗抑郁剂(TCAs) TCAs 口服吸收较快,血药浓度 2~8 小时达到高峰,主要分布在大脑、心脏和肝脏。大脑以新皮质、旧皮质、海马、丘脑含量增高。TCAs 在精神生化水平具有两种作用:

(1)阻滞突触间隙递质再摄取;

(2)阻滞神经递质与其受体的结合。

TCAs 的临床应用:TCAs 具有提高情绪、缓解焦虑、增进食欲和改善睡眠作用,是治疗抑郁症的主要药物。TCAs 曾经被有些学者用于治疗儿童 ASD,但因疗效欠佳而且副作用明显,现在已经很少使用。

受镇静、抗胆碱能和心血管毒性副作用的限制,TCAs 的日用剂量范围较小,一般为 50~150mg/d,个别患者用量可能稍大。TCAs 的使用方法:一般从小剂量开始,如 12.5mg,以后根据患者的反应酌情每隔 2~3 天增加 12.5~25mg,2 周内达治疗剂量。

由于药物代谢的个体差异较大,最多可达 20~30 倍,因此在临床用药时要严格遵守个体化原则,不可一味强求"常规剂量",对儿童和患心、肝、肾疾病者可参考血药浓度来调节剂量。血药浓度与临床疗效的关系在很多 TCAs 中尚不能达到"治疗窗"关系,只有靠医师密切观察患者出现的疗效和不良反应来判断。

虽然 TCAs 治疗抑郁症效果是肯定的,但它们仍然存在着缺点,主要表现在:

(1)有效率只有 60%~80%,不是对所有抑郁症都有效;

(2)奏效较慢,要 1~2 周时间;

(3)不良反应尤其是抗胆碱作用和心脏毒性较大。

在 TCAs 中,丙米嗪和去甲丙米嗪是最早被用于治疗 ASD 患儿的抑郁、攻击、易激惹症状,由于其潜在的心血管系统的副作用而使它们的使用越来越少,使用氯丙米嗪逐渐增多。Gordon(1993 年)进行的双盲对照研究显示,氯丙米嗪在治疗 ASD 患儿的刻板行为、愤怒、强迫行为时比安慰剂和去甲丙米嗪有效。Brodkin(1997 年)进行的第二次双盲对照研究显示,33 例 ASD 患儿中的 18 例在接受氯丙米嗪治疗后,重复思维和行为、攻击行为有明显减轻,仅个别儿童的社会退缩能力改善。Sanchez(1996 年)对氯丙米嗪的开放性研究显示刻板行为和攻击行为,在 6 例 ASD 患儿中只有 1 例得到改善,而且 1 例儿童在治疗过程中出现急性尿潴留。

TCAs 的副作用:副作用较多,涉及神经系统、心血管系统、内分泌系统,既有拟交感胺作用又有抗胆碱作用。TCAs 的禁忌证:严重心、肝、肾病、癫痫、急性闭角青光眼、对 TCAs 过敏者、12 岁以下儿童慎用。

2. 选择性 5-HT 再摄取抑制剂(SSRIs)

TCAs 的不良反应较多,与它们的对单胺作用谱太广有关。自 20 世纪 60 年代以来开始合成的药物都考虑到了这些特点。选择性 5-HT 再摄取抑制剂(SSRIs)便是突出的一类。目前,临床上正在使用的 SSRIs 主要包括 4 种,它们是氟西汀、舍去林、帕罗西汀和氟伏沙明。

(1)氟西汀:可以出现轻度镇静、低血压、抗胆碱能作用,可致体重下降、食欲减退,对心血管疾病患者影响较小,不会引起传导阻滞。20 世纪 90 年代以后,有文献报道用氟西汀治疗 ASD 者,认为可改善情绪及行为,初始剂量 2.5~5mg/d,根据用药反应可渐增至 10~20mg/d。DeLong 等(1998 年)报道用氟西汀治疗 ASD(年龄 13~33 个月)37 例,其中 22 例症状有改善。但因为影响食欲比较明显,限制了其使用。

(2)舍曲林:初始剂量 25mg/d,每周 1 次,每次 25mg 加量至 50~100mg/d。它的特点是:晚饭后服用吸收较快且不会影响睡眠;生物利用度高;7 天内达到稳定状态,以后不会出现累积作用;常见不良反应有恶心、口干、失眠、震颤、腹泻等;几乎没有抗胆碱、抗胺和心血管副作用,过量服用毒性较小。

文献有舍曲林治疗 ASD 的小样本研究的报道,结果显示舍曲林对改变环境和仪式生活习惯后伴随的焦虑、恐惧、不安和激越有效。

(3)氟伏沙明:主要表现为 5-HT 再摄取抑制作用,另外还存在轻度的 NE 再摄取抑制作用,半衰期 15 小时,无抗胆碱能副作用。一项研究显示,在使用氟伏沙明的 15 例患儿中,8 例(53%)较安慰剂有效,主要作用是改善重复思维和行为、不适当行为、攻击行为,并且可以改善交往能力尤其是语言应用能力。治疗效果与年龄、ASD 的行为水平、总智商水平无关。除轻度镇静和恶心外,没有其他的副作用。

3. 抗抑郁剂的临床使用原则

(1)在对抑郁症进行药物治疗的过程中,要选用合适的药物,除明确抑郁症诊断、确定严重程度、了解抗抑郁剂的副作用外,在药物品种、所用剂量、疗程、急性程度和维持治疗、药物更换等方面都有一定的原则可循。

(2)由于抑郁症同时伴有不同的其他情绪症状,在选药时要考虑到这些伴随问题。激越性抑郁发作时应选镇静作用较强的药物,如盐酸多赛平。而对迟滞性抑郁症患者选用镇静作用较弱者效果会更好,如 SSRIs 等。患儿或者家族中曾有人对某一药物疗效较好时,也可以作选择参考。

(3)用药剂量个体化,不可千篇一律;小剂量开始,逐渐加量。最初剂量可掌握在治疗量的 1/4 左右,以后每 2~3 天逐渐递增;开始时尽量分次用药,以增加耐受性;尽量单一用药;避免剂量不足;进行血液浓度测定。

(五) 抗癫痫药物

ASD 患儿中癫痫发作的病例并不少见,可以是大发作、部分发作和失神发作。部分患儿与大脑的发育异常有关。

在临床上,ASD 患儿的癫痫发作形式不尽相同,所以,所用药物也不完全一样,但是要根据具体的临床表现形式、发作频度、年龄、体质,以及对药物的疗效反应、副作用等来选择用药及选择合适的剂量。常用抗癫痫药物有:苯妥英类、卡马西平、丙戊酸类、苯巴比妥、苯二氮䓬类等。

(六) 维生素治疗

20 世纪 70 年代后期,"大剂量维生素治疗"(megavitamin)方法在精神疾病的治疗中曾风靡一时,认为大剂量维生素对多种精神疾病如精神分裂症、精神发育迟滞和 ASD 等有治疗作用。研究主要集中在维生素 B_6 和 B_{12}。

两项关于维生素 B_6 对 ASD 治疗作用的研究分别于 1978 年和 1981 年进行,这两项研究都认为维生素 B_6 对 ASD 有效。他们应用维生素 B_6 的剂量是 2.4~94.3mg/kg,或 300~900mg/d。一般情况下,维持神经系统功能得以正常进行的每日维生素 B_6 的最低剂量是 2~4mg。该两项研究因为没有对照组,其结果的可靠性受到质疑。有学者分别于 1981 年、1984 年和 1985 年对维生素 B_6 的治疗作用进行了双盲交叉设计的研究,与前两项研究不同的是,他们使用了维生素 B_6 和镁盐的联合治疗,所用维生素 B_6 的剂量是 15~30mg/(kg·d)或者 700~1 000mg/d,镁盐的剂量是 10~15mg/(kg·d)或者 380~500mg/d。结果显示 ASD 患儿的行为症状有了明显改善。但遗憾的是该研究的治疗持续时间仅仅为 14~30 天,而且所使用的评估疗效的量表对 ASD 患儿没有特异性。这样疗效好的结果没有其他研究者再次重复到。

Tolbert 等学者(1993 年)进行了研究,结果显示 ASD 患儿的症状并未得到明显改善。直到 1995 年,Pfeiffer 等学者通过复习文献后,对维生素 B_6 和镁盐治疗的方法学和结果的解释提出了不容乐观的看法,最终的结论要靠大样本长时间的治疗后才能得出,并且强调服用镁盐进行治疗时一定要慎重,因为它的毒性较强,一定要在医师的指导下使用。

Finding 等研究者进行的为期 10 周,双盲、安慰剂对照研究中,被试 12 例 ASD 患儿,平均年龄 6 岁 3 个月,10 例完成了研究,研究结果未发现维生素 B_6-镁合剂治疗 ASD 的有效性。Kuriyama 等人在 8 个合并表达性言语障碍、发育性运动协调障碍、对声音高度敏感症状的 ASD 患儿(PPD)(6~17 岁)中进行了随机双盲安慰剂对照研究,分为两组,服用维生素 B_6 维持 4 周,采用韦氏智力测验第 Ⅲ 版,结果发现研究组言语智商提高较对照组有统计学意义,总智商未见差异。2005 年,Cochrane 的一篇 *Meta* 分析,基于目前研究数量少、小样本量、方法的异质性,故未得出关于维生素 B_6 的使用建议。而维生素 B_6 的副作用主要为神经感觉异常、皮肤过敏、胃肠道反应、头痛等。有部分 ASD 患儿存在严重挑食,这有可能导致某一种维生素缺乏,而某一种维生素过量摄入,又可能导致中毒。故建议在对孤独症谱系障碍患儿进行营养评估时,需要注意患儿的维生素摄入量。

1981 年,Lowe 等学者对一组未加选择的 ASD 患儿施以叶酸和维生素 B_{12} 治疗,结果未显示出 ASD 患儿行为的任何改善。有研究报告,大约有 7.7% 的 ASD 患儿伴发脆性 X 综合征,Hagerman 等于 1986 年对青春期的脆性 X 综合征的患者给予 10mg/d 的叶酸治疗,行为症状得到明显改善。随后,Tornblom 等就伴有脆性 X 综合征的 4 例 ASD 患儿用叶酸进行治疗,但是没有取得所希望的结果。因此,叶酸和维生素 B_{12} 对 ASD 的治疗作用还有待于进一步的研究和探讨。

关于维生素 C,目前未见相关随机对照研究,Dolske 等在 18 例孤独症谱系障碍患儿中采用双盲安慰剂对照使用维生素 C 治疗,治疗 30 周结束时,治疗组刻板行为减少。目前该项研究结果尚未被重复,有个案报道。故如果患儿的饮食结构提示缺乏维生素 C 时,可以给予复合维生素服用。

(七) 抗生素治疗

在发现 ASD 患儿出现一些的胃肠道症状后,人们开始尝试使用抗生素治疗肠道症状,期许对 ASD 患儿的症状也有所帮助、有所改善。

早些时候,Sandler 对于小样本的 ASD 患儿口服两种广泛用于厌氧菌的感染的万古霉素(vancomycin)和甲硝唑(metronidazole)后都有一定的治疗效果。其中,万古霉素可能主要通过影响革兰氏阳性厌氧菌发挥作用,高浓度的万古霉素还会清除艰难梭菌和大部分革兰氏阴性厌氧菌。万古霉素用于治疗 ASD 的疗效是短暂的,一旦停用后就会出现反复,并且在治疗的每个疗程,每次中断都会复发。可能的解释是肠道中的某些微生物导致了 ASD 的症状,如在万古霉素治疗后,肠道中的厌氧菌(anaerobic cocci)消失了。口服万古霉素不能进入血液系统,几乎不被人体吸收,而主要通过影响肠道微生物发挥作用,停药之后出现反复可能是肠道微生物产生了孢子,当停止使用万古霉素时,孢子活化为细菌继续影响肠道和神经系统,可产生孢子的梭菌属最值得怀疑。

需要注意的是,虽然某些抗生素不能被人体吸收,但当肠道出现炎症、溃疡等异常症状时,它们也会进入血液。此外,万古霉素和庆大霉素(gentamycin)通常用于其他抗生素无效时的严重疾病,被认为是对抗耐药菌的最后一道防线,一旦错误使用很容易引起细菌耐药性。所以,应慎重选择此类抗生素应用于 ASD 的治疗。

总的来说,抗生素治疗还是处于研究和探索的初级阶段,至于疗效和规范使用,还有待于进一步的研究。

(八) 催产素治疗

催产素(oxytocin)又称缩宫素,是一种由下丘脑合成并由垂体后叶释放的神经肽类激素,由 9 个氨基酸组成,在下丘脑室旁核和视上核合成。它在人和动物内普遍存在,男女体内都存在。

催产素的主要作用有:

1. **催产** 孕妇的子宫对催产素敏感性增加,它能够刺激子宫收缩,促进胎儿分娩;催产素可以促进产后的子宫收缩,加快产妇的身体恢复;

2. **催乳** 女性乳头上的末梢神经非常敏感,胎儿吸吮乳头时下丘脑会向神经元发出信号,使得分泌更多的催产素,作用于乳房肌上皮细胞不断收缩,引起乳汁的分泌。

3. **增进亲密关系** 催产素在母婴关系和男女爱情关系中扮演重要角色,它不仅能够使夫妻关系更加和谐亲密,而且可以舒缓孕妇在分娩过程中的焦虑,还可以促进亲子关系的建立。

内源性催产素在脑垂体内分泌,主要作用靶腺是子宫和乳房,促进子宫收缩和乳汁分泌。外源性催产素是通过鼻喷的方式作用于大脑,可以用于治疗 ASD 患儿。外源注射入静脉的催产素,由于血-脑屏障的作用而无法进入中枢神经系统,无法在大脑发挥作用。口服或舌下含化催产素并不能产生与鼻内给药相同的结果。

催产素对大脑的影响:在社会人际交往、恋人关系中起着关键作用,并可增强面孔情绪识别能力,减少社会侵犯和焦虑行为等。

2012 年,研究者发现特殊喷雾器通过鼻子把催产素注入恒河猴体内,可以让猴子彼此更加关注对方。2015 年,研究者还发现催产素可明显地改善 ASD 大鼠模型的交往行为。

ASD 患儿是一种以社交能力和言语交际能力的困难,以及限制性和重复性行为为特征的发育性障碍。2010 年,Andari 等人用鼻喷催产素的方法对 ASD 进行了研究,他们使用催产素的剂量是 48U/d,连续使用 4 周。他们的研究方法是利用"以恐怖表情+正性语言"和"带微笑的表情+负性语言"作为判断 ASD 患儿交往能力的标准。研究结果显示,鼻喷催产素可以改善 ASD 患儿的社交技能、交往能力和互动行为。该研究还显示,催产素治疗 ASD 患儿是安全的,没有不良事件的报道。Marlin 等研究认为,鼻喷催产素在改善社交行为的同时,还可以使内源性催产素的分泌增加。

Parkera 等发现,催产素的水平在 ASD 患儿和正常儿童之间有很大差别,不管他们是否有自闭症,那些低催产素的儿童具有更多的社会障碍。这一发现使研究人员怀疑,催产素作为 ASD 治疗的益处是否可能仅限于低水平的儿童,而其他 ASD 患儿中应用催产素治疗的试验产生了不同的结果,是因为未考虑受试者的基线水平。

对 ASD 患儿采用催产素治疗的大宗临床研究正在美国的一些医疗机构和医院进行,在没有得出明确临床研究结果之前,不提倡医生现在就给患者使用催产素。

唐林等使用鼻喷催产素疗法对 ASD 患儿社会交往能力的促进作用进行了研究,采用前瞻性病例对照研究方法,选取 25 例 ASD 患儿,随机分为治疗组 12 例和对照组 13 例,治疗组儿童采取鼻喷催产素的方法进行治疗,对照组儿童不接受鼻喷催

产素治疗。研究结果显示,治疗前使用催产素的水平,在治疗组与对照组儿童血清催产素水平差异无统计学意义($t=0.09$,$P>0.05$);催产素治疗第 4 周后,两组儿童血清催产素水平差异有统计学意义($t=7.41$,$P<0.05$);治疗结束后 1 个月,两组血清催产素水平差异有统计学意义($t=6.23$,$P<0.05$)。从 ASD 患儿的行为数据来看,治疗前,治疗组与对照组在社交回应量表(SRS)上的得分差异无统计学意义($t=0.19$,$P>0.05$);治疗第 4 周,两组儿童 SRS 量表得分差异有统计学意义($t=3.87$,$P<0.05$);入组时、治疗 4 周及治疗结束后 1 个月,两组儿童在心理教育概况中文版(第 3 版)(CPEP3)和儿童 ASD 评定量表(CARS)得分上的差异均无统计学意义($P>0.05$)。该研究认为,对 ASD 患儿进行鼻喷催产素治疗,能提高其血液中催产素水平,而且能降低其在社交回应量表上的分数,鼻喷催产素疗法在 ASD 患儿的康复治疗中有较大的应用潜质。

(九)萝卜硫素治疗

萝卜硫素(sulforaphane)是一种从植物中提取的活性单体化合物,富含于西兰花、芥蓝和胡萝卜等食用性十字花科植物中。是目前已知的抗氧化作用最强的植物提取物。已经作为膳食补充剂在欧美国家及我国销售。

美国学者 Singh(2014 年)在美国科学院学报(PNAS)上发表了 44 例 ASD 患儿使用萝卜硫素随机、双盲、安慰剂对照治疗的小样本研究,在 18 周治疗结束时的研究结果显示,萝卜硫素治疗组患儿 ASD 异常行为(ABC)量表减分率为 34%,社交反应量表(SRS)减分率为 17%,效果明显优于安慰剂组。停药后第 22 周随访时,ABC 和 SRS 得分明显回升,但两组之间差异无统计学意义。结果提示,萝卜硫素能够有效地改善 ASD 患儿的社交功能和行为问题。安全性和耐受性良好。该研究团队 3 年后再次进行了随访研究,显示大部分患儿仍然坚持服用该药物,行为症状得到持续改善。

2018 年以来,在美国多家研究机构对于萝卜硫素治疗 ASD 的临床研究工作在继续进行中。

(十)其他治疗药物

1. **酚氟拉明(fenfluramine)** 最初被用于治疗 ASD,是因为它可以降低血清 5-HT 的水平,能使患儿兴奋和活跃,但后来应用的结果事与愿违。其仅仅能使 ASD 患儿的多动症状轻度改善,而对

其他症状则没有效果。10 多年以前，酚氟拉明因为其明显的副作用被禁用。

2. 纳曲酮（naltrexone） 20 世纪 90 年代中后期的几个研究显示，纳曲酮对 ASD 患儿的多动、不安有轻度 - 中度的改善，但对 ASD 患儿降低其自伤行为或者增加其"学习"能力则没有效果。

3. 可乐定（clonidine） β 受体阻滞剂最初是用于治疗 ASD 的自伤行为的。在 ASD 的应用结果显示可乐定可以缓解 ASD 患儿的多动和易激惹症状，但对缓解社交行为效果不大，主要副作用是嗜睡。

4. 胃泌素（gastrin，GAS） 胃泌素是由胃肠道分泌的一种内分泌多肽，Sandler 于 1999 年应用于 ASD 患儿的社交和沟通障碍，严格设置对照组的研究显示，单一剂量的胃泌素对以上症状无效。

5. 糖皮质激素（glucocorticoid） Stefanos（1995 年）首次对有语言障碍的广泛性发育障碍的个别患儿应用糖皮质激素以后，获得部分疗效。Volkmar（1996 年）应用后则未显示出明显的治疗效果。糖皮质激素对脑发育的远期效果则不清楚。

6. 饮食治疗 同样在 20 世纪 70 年代，有学者对注意缺陷多动障碍儿童有限制食品中的某些成分，例如调味剂或者其他食品添加剂的方法进行治疗，取得了对注意缺陷多动障碍部分有效的结果。饮食治疗非常安全，不少家长和专业人员建议对 ASD 患儿用同样的饮食方法进行治疗，但是，对 ASD 的饮食治疗到目前还没有人系统研究过。本书将会有专门章节进行介绍。

第三节　儿童孤独症谱系障碍的替代治疗与重金属螯合治疗

在过去的 20 多年，替代治疗在 ASD 患儿中使用越来越多。2007 年，美国疾控中心报道 11.8% 的美国 ASD 患儿在过去的 1 年之内进行过某一种替代治疗。ASD 患儿替代治疗使用率为 50%~92%，明显高于其他任何人群，我国尚未见相关统计学报道，但是在临床工作中，确实有不少 ASD 患儿在进行这些治疗。关于 ASD 患儿的饮食和营养干预方面的研究越来越多，尤其是针对食品添加剂、精制糖、食物过敏、脂肪酸等的研究；这些研究在被试、样本量、研究设计、治疗目的、评估工具上差别很大，比如有些研究报道样本量较小，且评估方法主要是依据父母报道；故研究结果不尽一致。

一、褪黑素

褪黑素（melatonin）是产生于脑内松果体的一种胺类激素，主要用来缩短入睡时间，目前已经有四项随机对照试验证实其在睡眠障碍的孤独症谱系障碍患儿中使用的有效性。Garstang 在 11 例孤独谱系障碍患儿（年龄范围 4~16 岁，其中 7 个男性）中进行维持 8 周的随机交叉双盲安慰剂对照研究，在研究结束时，有 7 例患儿完成研究，治疗剂量为 5mg/d，患儿的睡眠情况改善明显。Wasdell 的研究采用褪黑素控释剂型进行随机、双盲、安慰剂对照的交叉研究，共 51 例入组，研究结束时，有 3 个月的开放性治疗，50 例完成交叉研究，共 47 例

完成开放性治疗，研究结果显示患儿的睡眠改善，家庭压力下降。2009 年的一项研究与之前相比，被试为 ASD 患儿、脆性 X 染色体患儿以及 ASD 合并脆性 X 染色体综合征患儿，共 18 例，其中 12 例（11 例为男性）完成研究（年龄范围 2~15.25 岁），研究持续时间为 4 周，剂量为 3mg/d，在研究结束时，治疗组与安慰剂组相比，在入睡潜伏期、入睡时间、睡眠持续时间差异均有统计学意义（$P=0.02$、$P=0.0001$、$P=0.02$）。2011 年报道中，22 例入组，分别接受 3 个月的褪黑素和安慰剂治疗，治疗结束时共 17 例完成研究，患儿的睡眠潜伏期和总睡眠时间改善，夜醒次数未见改善，两组副作用差异未见统计学意义。

二、重金属螯合治疗

重金属螯合治疗（chelation therapy），比如使用二巯基琥珀酸 / 二巯基丙磺酸钠脱毒汞或者其他重金属脱毒（detoxification of mercury and other heavy metals by DMSA/DMPS chelation）治疗，这也是近年来研究的热点之一，原本 FDA 批准脱毒治疗用于治疗重金属中毒（如铅中毒）。后来渐有人将这种治疗方法用于治疗 ASD，基于这样一个理论：ASD 患儿排出体内汞和其他重金属存在障碍，这些重金属会干扰 ASD 患儿的免疫系统和其他系统，但是这一理论目前为止尚未被证实。重金属螯合治疗的研究主要是采用头发中的重金属含

量测试和尿液中的重金属含量测试,头发测试受环境影响很大,而尿液测试的结果又没有一个固定的参考范围。在重金属螯合治疗方面也未见相关随机对照研究报道,目前有不同螯合剂和给药途径,且目前没有任何一种脱毒治疗的方法是获得批准的,不良反应主要为 Stevens-Johnson 综合征,肝功能改变、肾功能障碍、神经痛、头痛和感觉异常等。此外,脱毒治疗时亦会将体内钙、铁排出,从而导致致命的低钙血症和严重铁缺乏。2005 年 8 月宾夕法尼亚州有一例 5 岁 ASD 患儿在使用重金属螯合治疗时死亡的案例。为了证明脱毒治疗的安全性及有效性,美国国家卫生研究院曾经支持过两项关于脱毒治疗的随机对照研究,其中一项是关于降低冠状动脉疾病危险性的研究,另一项是使用汞脱毒来治疗 ASD 的研究。2006 年一项关于鼠使用琥珀酸脱毒治疗的研究中,对于汞暴露的鼠,使用琥珀酸脱毒治疗后认知、注意、学习等能力会改善,而对于没有汞暴露的鼠,琥珀酸会导致持续性认知功能的损害。2008 年 9 月 17 日美国国立卫生研究院取消了关于脱毒治疗的研究。所以在采用该方法进行研究或者治疗之前,首先要考虑其安全性。

ASD 这种疾病发病机制的不确定,各个专业的人都在尝试着不同的治疗方案,而疾病不同个体之间的异质性,某些治疗方案在用于某几个个体确实能在一定程度上改善患儿的某些症状,家长治疗心切,从而对患儿进行各种尝试。然而实际上这些治疗的有效性目前难以定论。

(杜亚松)

参考文献

[1] 李雪荣,万国斌,陈劲梅,等.孤独症诊疗学.2版.长沙:中南大学出版社,2018.

[2] Herbert M,Weintraub K.自闭症革命:全身策略释放生命潜能.孔学君,尤欣,译.北京:人民卫生出版社,2015.

[3] 安宇,沈亦平,徐秀,等.微阵列基因芯片技术在儿童发育谱系障碍早期诊断中的应用.中华检验医学杂志,2010,33(11):1-5.

[4] 唐林,张雅如,邵智.鼻喷催产素治疗儿童孤独谱系障碍的临床实证研究.中国儿童保健杂志,2019,27(1):73-76.

[5] Andari E,Duhamel JR,Zalla T,et al.Promoting social behavior with oxytocin in high-functioning autism spectrum disorders.PNAS,2010,107(2):4389-4394.

[6] Marlin BJ,Mitre M,Damour JA.et al.Oxytocin enables maternal behavior by balancing cortical inhibition.Nature,2015,520(7548):499-504.

[7] Parkera KJ,Oztana O,Libovea RA,et al.Intranasal oxytocin treatment for social deficits and biomarkers of response in children with autism.PNAS,2017,114(30):8119-9124.

[8] Singh K,Connors SL,Macklin EA,et al.sulforaphane treatment of autism disorder(ASD).Proc Natl Acad Sci USA,2014,111(43):15550-15555.

[9] Singh K,Zimmerman AW.sulforaphane treatment of young men with autism spectrum disorder.CNS Neurol Disorder Drug Targets,2016,15(5):597-601.

[10] Wen Z,Cheng TL,Li GZ,et al.Identification of autism-related MECP2 mutations by whole-exome sequencing and functional validation.2017,8:43.

[11] Liu WW,Wen Z,Zhang LN,et al.Mutation Screening and Copy Number Detection of NRXN1 in Chinese Han Patients with Autism,Austin Journal of Autism & Related Disabilities.2016,2(3):id1023.

[12] Bent S,Lawton J,Warren T,et al.Identification of urinary metabolites that correlate with clinical improvement in children with autism treated with sukforaphane from broccoli.Mol Autism,2018,9:35.

[13] Whiteley P,Haracopos D,Knivsberg AM,et al.The ScanBrit randomised,controlled,single-blind study of a gluten-and casein-free dietary intervention for children with autism spectrum disorders.Nutritional neuroscience,2010,13(2):87-100.

[14] Bent S,Bertoglio K,Ashwood P,et al.A pilot randomized controlled trial of omega-3 fatty acids for autism spectrum disorder.J Autism Dev Disord,2011,41(5):545-554.

第六章

儿童孤独症谱系障碍的营养干预疗法进展

第一节 儿童孤独症谱系障碍总体营养现状概述

儿童时期是体格生长和神经发育的关键时期,良好的营养状态可促进儿童健康成长,预防急、慢性疾病,有益于儿童神经心理发育。中国营养学会对营养素分类的经典方法是将营养素分为能量、宏量营养素(蛋白质、脂类、碳水化合物)、微量营养素(矿物质、维生素)、其他膳食成分(膳食纤维、水)。营养素是组成细胞结构和发挥生理功能必需的成分,营养素缺乏会影响儿童生长发育,导致营养相关疾病发生。不同营养素缺乏与其不同的生理功能有关,一种微量营养素可引起全身多种损害,同种损害可由多种微量营养素引起。在神经系统,营养素可促进神经细胞增殖、发育和迁移,对中枢神经系统的重要结构的发育和功能的发挥具有不可忽视的作用,营养素不足对大脑的结构和功能都有不利的影响。随着社会经济发展,物质生活水平提高,能量及宏量营养素不足的情况逐渐减少,但微量营养素缺乏目前仍不容忽视。国家卫生和计划生育委员会发布的《中国居民营养与慢性病状况报告(2015)》显示,我国民众膳食结构多存在不合理性,钙、铁、维生素 A、维生素 D 等矿物质和维生素没达到推荐摄入量。

一、孤独症谱系障碍患儿的异常饮食行为

由于儿童孤独症谱系障碍(ASD)疾病的特殊性,较正常儿童有更严重的饮食行为问题(表1-6-1),如挑食、拒绝新食物、咀嚼及吞咽困难等,因而是营养素缺乏和营养性疾病的高风险人群。挑食

表 1-6-1 ASD 患儿常见进食行为问题

9~12 个月,从泥状食物到软块状食物转换的时候出现问题	
拒绝接受软块状食物 喜欢咬手指状的食物	对食物颜色挑剔 许多孩子挑剔食物的摆盘
从 6 个月开始有拒绝食物的行为	
转过头去 用勺子敲桌子 乱扔食物(可以是正常发育阶段的暂时性表现) 吐出食物 把食物包在口中	尖叫 离开桌子,拒绝坐下来 恶心、呕吐 说话或者不理端来的食物 礼貌地拒绝 拒绝尝试新食物
可以在任何年龄出现进食异常	
刻板机械的进食方式 狼吞虎咽地把食物塞进嘴里 把食物吐出来 呕吐 进食少	乱扔食物 长时间把食物含在嘴里 拒绝一些特定的食物 不用餐具 只吃几种特定的食物

是最困扰家长的问题。据观察,ASD 患儿对食物的选择性不仅依赖于食物的外观、颜色、味道、气味及质地,还包括品牌、包装及温度等。挑食程度从轻度(比如正处于发育中的儿童会拒绝吃一些食物)到重度(仅吃 2 种或 3 种食物)。一些 ASD 患儿仅吃一种类型的食物(例如炸薯条或某一品牌食

物)或只接受一种质地,例如泥状食品。此外,ASD患儿还有一些进食行为问题,如很难一直待在餐桌旁直至用餐结束,咀嚼食物后吐出,每类食物都吃得较少,以上这些饮食习惯均会影响摄入食物的多样性和营养素水平,严重时会导致营养不良。

ASD患儿异常饮食行为可能原因包括:刻板行为的泛化,味觉、嗅觉、触觉过度敏感,胃肠功能异常及过敏等。因此,除了进食行为习惯的纠正改善外,营养状况监测评估以及营养素补充干预也不容忽视。

二、ASD患儿膳食营养素摄入相关研究

很多研究报道,ASD患儿微量营养素如维生素 A、维生素 D、维生素 B_{12}、叶酸、钙等的摄入不足(表1-6-2)。血清学检查也得到很多一致的结果,且发现一些营养素水平与临床症状呈负相关。还有研究发现,孕期缺乏营养素如叶酸和维生素 D 会增加后代患 ASD 的风险。其他营养相关成分如色氨酸、牛磺酸、生物素、维生素 B_6、谷氨酸、β-氨基异丁酸、多不饱和脂肪酸与 ASD 的关系也有研究。

表 1-6-2　ASD 患儿膳食营养素摄入相关研究

研究者	国家 / 地区	研究对象	样本量(例)	年龄(岁)	方法	结果(ASD 患儿 vs. 对照)
Bicer 等 (2013 年)	土耳其	ASD 患儿	164	4~18	3 天膳食记录和喂养评估调查	纤维、钙、锌、铁、维生素 A、维生素 B_6、叶酸摄入量:大多数摄入不足 钠摄入量:高于上限
Zimmer 等 (2012 年)	美国	ASD 患儿 TD 儿童	22 22	8.2 ± 3.2 8.1 ± 3.3	食物频数问卷 (FFQ)	蛋白质、钙、维生素 B_{12} 和维生素 D 摄入量:低于对照 镁摄入量;高于对照
Emond 等 (2010 年)	英国	ASD 患儿 TD 儿童	79 12 901	0.5~4.5	喂养评估和 FFQ	能量、总脂肪、碳水化合物、蛋白质、铁和钙摄入量:与对照无差异(38 个月) 维生素 C 和维生素 D 摄入量:低于对照(38 个月)
夏薇等 (2010 年)	中国	ASD 患儿	111	2~9	3 天膳食回顾	卡路里、蛋白质、维生素 E 和烟酸:满足 DRI 脂肪、叶酸、维生素 A、维生素 B_1、维生素 B_2、维生素 B_6 和维生素 C、钙、铁、锌、镁:不满足 DRI
Herndon 等 (2009 年)	美国	ASD 患儿 TD 儿童	46 31	4.7 ± 1.2 4.9 ± 1.4	3 天膳食日记	纤维、钙、铁和维生素 E 和维生素 D 摄入量:两组多数摄入量低于 RDA 维生素 B_6 摄入:高于对照
Lockner 等 (2008 年)	墨西哥	ASD 患儿 TD 儿童	20 20	3~5	3 天膳食记录	碳水化合物、蛋白质、叶酸、铁、维生素 B_6 和维生素 C 摄入量:两组多数摄入量均超过 RDA 纤维、钙、维生素 E 和维生素 A:两组多数摄入量均低于 RDA

三、营养评价方法

儿童营养状况评价主要包括体格测量和评价、生化检查、临床表现和膳食调查,还要注意不同地区以及特定疾病人群营养素缺乏的流行病学情况,有针对性地关注其营养状况。

(一)体格测量和评价

最基本和常用的指标是身高和体重,此外,根据临床工作及研究内容可选择其他体格发育指标,如头围、胸围、腹围、坐高、上部量、下部量、皮褶厚度等。对孤独症儿童还需要关注头围,研究发现部分孤独症儿童生命早期有头围过度增长的现象。

进行正确的儿童体格生长评价,必须采用准确的测量用具、标准化的测量方法及适宜的参照标准,并进行定期纵向监测。评价包括生长水平、生长速度,以及匀称度三个方面。

生长曲线(growth chart)将不同年龄的体格测量数值按离差法或百分位数法的等级绘成曲线图(图1-6-1),简便直观,不仅能准确了解儿童的发育水平,还能对儿童测量指标纵向观察以了解生长速度,生长曲线是发现儿童健康问题的敏感工具。

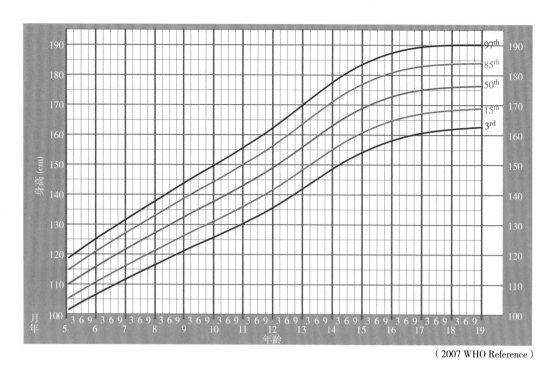

（2007 WHO Reference）

图 1-6-1　5~19 岁男童身高生长曲线图（WHO，2007）

（二）生化检查

通过实验方法测定儿童血液或其他体液、排泄物中各种营养素及其代谢产物或相关化学成分，了解各种营养素贮存、缺乏水平及食物中营养素的吸收利用情况。包括血常规、常见微量营养素、白蛋白、转铁蛋白、甲状腺素等。需根据儿童的情况，有针对性地进行选择检测指标。

（三）临床表现

包括病史和体格检查。

1. 详细询问病史　如"体重不增？生长减慢？反复感染？认知损害？行为异常？"等发生发展过程。详细询问喂养史、生长发育史、疾病史，以了解儿童营养问题的可能诱因。

2. 体格检查　除常规体格检查外，还应注意有关营养素缺乏的体征，如皮下脂肪厚度、是否有贫血貌、凹陷性水肿、毕脱氏斑（Bitot'sspots）、方颅、鸡胸等。

（四）膳食调查

1. 膳食调查方法　常用膳食调查（dietary assessment）方法有称重法、询问法、记账法。

（1）称重法：实际称量各餐进食量，以生 / 熟比例计算实际摄入量。其优点是准确，但操作复杂，多应用于集体儿童膳食调查。

（2）询问法：简单易于临床应用，但结果受多种因素影响而不准确，多用于个人膳食调查。常用 24 小时 ×3 天膳食询问。

（3）记账法：以食物出入库的量计算，多用于集体儿童膳食调查，操作简单，但结果不准确，要求记录时间较长。

2. 膳食评价　将膳食调查结果与营养素参考摄入量（dietary reference intakes，DRIs）比较，可了解营养素摄入、宏量营养素供能比例、餐食能量分布，以及儿童进食行为（包括进餐次数、零食习惯、饮水量及进食环境等）。表 1-6-3 为三大营养素的摄入量；表 1-6-4 为宏量营养素供能比例推荐；表 1-6-5 为餐食能量分布推荐。

表 1-6-3　三大营养素摄入量

营养素	摄入充足	摄入不足
能量	>85% RNI/AI	<70% RNI/AI
蛋白质	>80% RNI/AI	<70% RNI，AI
矿物质、维生素	>80% RNI/AI	<80% RNI，AI

表 1-6-4　宏量营养素供能比例推荐

宏量营养素供能	占总能量百分比
蛋白质	10%~15%
脂类	25%~30%
碳水化合物	50%~60%

表 1-6-5　餐食能量分布推荐

餐次	占总能量百分比
早餐	25%~30%
中餐	35%~45%
晚餐	25%~30%
点心	10%

（五）流行病学

流行病学研究显示，维生素 A 缺乏和亚临床维生素 A 缺乏、缺铁性贫血、维生素 D 缺乏、蛋白质 - 能量不足是大多数发展中国家普遍存在的公共卫生问题，严重威胁人类健康，尤其是妇幼人群。重要微营养素（维生素 A、碘、铁、锌、叶酸、维生素 D）是儿童生存、发展和健康的核心，对其缺乏的干预已列入 70 多个国家的健康目标。

第二节　儿童孤独症谱系障碍营养干预现状与研究方向

一、ASD 营养干预现状

迄今治疗 ASD 仍以行为干预为主，尚无治疗核心症状的药物，而且急需探索其他干预措施。虽然 ASD 的确切病因仍然不明，但遗传、神经系统、代谢和免疫、营养因素都涉及其复杂的发病机制。目前很多研究探索了 ASD 的营养素补充和替代治疗（complementary and alternative treatments，CATs）。由于 ASD 患儿广泛存在营养素缺乏，营养素补充剂作为一种补充和替代治疗，为 ASD 治疗和预防提供了新的策略。

ASD 是一种异质性非常大的疾病，源于不同的遗传和环境背景，表现为很多临床亚型，任何一种治疗方法（包括行为干预）不可能适用于所有的 ASD 患儿，营养干预和其他 CATs 不是主流的治疗方法，但是在一些特定情况下可以帮助很多 ASD 患儿和成人。相比其他治疗，营养素补充剂相对安全、便宜、有效和省时。

近年来，营养素补充剂越来越广泛用于补充 ASD 患儿的营养素缺乏，对各种补充剂治疗 ASD 的效果进行探索和评估的研究也越来越多。已有证据表明口服补充维生素、矿物质、维生素 B_6 及镁联合制剂、叶酸、ω-3 脂肪酸、益生菌、铁螯合剂、无麸质饮食等有利于改善 ASD 患儿的营养和代谢水平，但对于核心症状的改善得到了不一致的结果。表 1-6-2 总结评价了目前研究和使用较多的营养素补充对 ASD 患儿症状的改善作用。

二、ASD 患儿的理想膳食补充

ASD 患儿的理想膳食补充应该是安全方便，经济实惠和有效的。

1. 安全性　这些补充剂量均安全且耐受性好，没有严重不良事件报告。

2. 方便性　大部分补充剂很容易得到，可口服，只有甲基维生素 B_{12} 在目前的研究中需注射，口服效果需进一步验证。

3. 价格　除无麸质和无酪蛋白（gross fixed capital formation，GFCF）饮食外，其余补充剂的价格合理，可供家庭接受；GFCF 饮食长期使用会增加家庭负担。治疗效果：GFCF 饮食在 ASD 的核心症状上无效；维生素 D 是最有前景的，可建议 ASD 患儿使用。

4. 其他补充剂　其余补充剂效果基于目前的证据是不确定的，需要进一步研究，但维生素 A、叶酸和萝卜硫素可能是最有望的。

应注意的是，某些补充剂可能更适用于某些特殊条件的儿童。例如，萝卜硫素在有"发热效应"的患儿中可能更有效，在叶酸受体 α 自身抗体（folate receptor alpha，FRAA）阳性患儿中，叶酸补充后症状的改善更明显。

此外，虽然有些膳食补充剂可能没有改善 ASD 的核心症状，但仍可以考虑作为补充和替代疗法改善其他症状，如益生菌可以改善 ASD 患儿的胃肠道症状，ω-3 脂肪酸可以改善 ASD 患儿的低脂肪酸水平，褪黑素可用于帮助有睡眠问题的 ASD 患儿。

第三节　儿童孤独症谱系障碍营养干预临床建议与研究方向

一、营养素补充剂干预 ASD 的临床建议

虽然目前对 ASD 的补充和替代治疗研究仍有限，但个人的治疗需求不能总是等待科学研究确切的结论。因此，临床医生可以向患者提供有关补充和替代治疗的建议，尤其是对主流干预方法没有效果的人。在这方面，我们向从业人员提供以下 6 项临床建议。

1. 由于许多补充和替代治疗是基于特定的原因，如各种营养素补充是基于 ASD 患儿广泛存在营养素缺乏。因此，详细的病史询问、体格检查和相关实验室检查（血常规、营养素、血铅等检测）是必要的，这些最好在疾病早期和初次诊断时就考虑到。

2. 临床医生和患儿家长需要寻求科学证据和数据。对于一些商业广告声称有科学证据，却只能提供传闻或个案的，家长不能随意听信。而研究结果也不完全令人信服，优先选择高质量的研究，如样本较大、随机对照、有特定的结局效应指标。

3. 应鼓励患儿和 / 或家长与医生讨论所有补充和替代治疗方法，以寻找任何可能对患儿有效的治疗。许多家庭也可能会自己尝试各种营养素及其他补充和替代治疗，但最好在专业医生指导下进行。

4. 营养素补充剂总体较安全，但选择种类、剂量和疗程需要医生的指导和建议。而有些替代疗法可能存在安全风险，如螯合剂、中草药等，更需要谨慎使用。

5. 医生需考虑患儿家庭情况（经济水平、时间和精力）。

6. 一次改变一件事，并用特定的 ASD 分级评定或简单图表来监测结果和副作用。如果在预期的时间内没有观察到可观的益处，可尝试另一项补充替代疗法。

ASD 是一种异质性非常大的疾病，源于不同的遗传和环境背景，表现为很多临床亚型，任何一种治疗方法（包括行为干预）不可能适用于所有的 ASD 患儿。患儿和他们的家庭成员应提供生物心理社会信息或心理教育和保健。心理教育可以帮助人们改善认知和情绪，改变认知模式，纠正过去的错误认知。

二、营养素补充剂干预 ASD 研究的未来方向

1. 对营养素参与 ASD 的细胞和分子机制进行研究，有助于了解其健康益处，以及 ASD 病因的关键。

2. 鼓励对所有可能的膳食补充剂进行尝试和验证。对于已经报道的有治疗效果但证据不足的各种补充剂进行高质量的临床试验；对于理论假设但没有前期研究的，也鼓励简单、经济的开放试验。营养素补充剂安全性较高，副作用较小（安全范围内），所有可能有效的营养素都鼓励尝试，如维生素 A、维生素 D、维生素 E 及叶酸等。

3. 进一步研究各种补充剂的剂量效应，以最大限度地提高效益和减小风险。

4. 研究持续时间应延长，样本量应扩大，因为膳食补充剂通常是长期使用的。ASD 营养素补充剂干预研究评价见表 1-6-6。

表 1-6-6　ASD 营养素补充剂干预研究评价

营养素补充剂	证据数量	原理 / 机制	评价	建议
复合维生素 / 矿物质	2 DB-RCT	与 ASD 相关的营养状况	安全，方便，经济，有效	推荐 RDA/RNI 剂量，尤其是有不良饮食习惯者
甲基维生素 B_{12}	2 DB-RCT 1 OL	纠正缺乏	安全，经济，注射有效但不方便，口服有效性尚待研究	有效性无定论，但可接受
维生素 D	2 DB-RCT 3 OL	纠正缺乏	安全，方便，经济，有效	有前景

续表

营养素补充剂	证据数量	原理/机制	评价	建议
ω-3脂肪酸	6 DB-RCT 5 OL	纠正缺乏	安全,方便,经济,部分研究发现有效	效果欠佳,但可接受
益生菌和消化酶	3 DB-RCT	缓解胃肠道症状	安全,方便,经济,有效	有前景,尤其是有胃肠道问题时
叶酸	1 DB-RCT	纠正缺乏	安全,方便,经济,有效	有前景
维生素B₆	2 DB-RCT	纠正缺乏	安全,方便,经济,目前大部分研究发现无效	有效性无定论,但可接受
萝卜硫素(SFN)	1 DB-RCT	发热效果	安全,方便,经济,有效	有前景
骆驼奶	2 DB-RCT	提高免疫功能,缓解胃肠道症状	安全,方便,经济,有效	有前景
无麸质和无酪蛋白饮食(GFCF)	5 DB-RCT	减少外源神经肽	安全,方便,长期使用花费大,大部分研究发现无效	不推荐
维生素A	2 OL	纠正缺乏	安全,方便,经济,有效	有前景,需进一步研究
褪黑素	5 DB-RCT	改善睡眠	安全,方便,经济,有效	有睡眠问题时推荐

注:DB-RCT:双盲随机对照试验;OL:开放标签试验

第四节　维生素补充剂

一、维生素A

(一) 维生素定义

维生素A(vitamin A)包括视黄醇、视黄醛、视黄酸及其酯类,视黄醇是维生素A最初的形态,只存在于动物性食物中。维生素A是第一个被认识和命名的脂溶性维生素。1913年,美国化学家从鳕鱼肝中提取后,维生素A的研究曾两次获诺贝尔奖(1936年发现其分子结构,1967年发现维生素A对视觉作用过程)。

(二) 维生素A来源和代谢

动物性食物维生素A主要存在于动物肝脏中,乳类和蛋类中含量也较高。植物来源的胡萝卜素是维生素A的前体,可在人体内合成维生素A,其中β-胡萝卜素的转化效率最高。黄绿红色、深色蔬菜和水果中含有大量胡萝卜素。维生素A进入机体后主要以棕榈酸酯的形式储存在肝脏中。血清维生素A可代表体内维生素A营养状况,但不能反映体内贮存状况。常用液相色谱法/串联质谱检测。

(三) 维生素A的功能

维生素A是机体重要的微量营养素,参与视

网膜的视觉发生过程,以及维持所有组织的生长和细胞的完整性,影响视觉功能、生长发育、铁代谢、免疫功能和生殖功能等。维生素A的作用主要是通过其体内活性代谢产物全反式视黄酸(all-trans retinoic acid, atRA)与其核受体(RARs, RXRs)结合调节靶基因的表达。至少500个目标基因与维甲酸反应元件在启动子区域结合,从而被调节表达。维生素A水平分级见表1-6-7。

表1-6-7　维生素A水平分级

分级	水平
正常	1.05~2.56μmol/L
边缘型维生素A缺乏(维生素A不足)	0.7~1.04μmol/L
维生素A缺乏	<0.7μmol/L

维生素A与脑发育密切相关。早期研究已发现母孕期及儿童早期维生素A缺乏可导致胚胎后脑缺失、脊索背腹轴(D-V轴)轴向异常,菱脑、小脑、中脑的发育异常,胎儿脑积水、无脑等畸形,可损伤学习、记忆及认知等功能。近年来研究表明,视黄酸(RA)与脑形态、功能发育密切相关,在控制神经分化、神经管调控模式,维持突触可塑性等方面有着重要作用。这种作用是通过复杂的信号

通路,调控靶基因表达而实现的。基础研究表明,当维生素 A 缺乏时,海马锥体细胞间突触联系数量减少,突触内突触小泡数量减少,海马星形胶质细胞增生和变性,进而导致学习和记忆功能减退,维生素 A 补充干预可以改善维生素 A 缺乏所致脑损害,改善学习记忆功能。本课题组前期研究发现脐带血清维生素 A 水平与 2 岁儿童的语言和社会区域发展尚有显著正相关。此外,维生素 A 还有助于许多神经精神疾病的发病机制,如阿尔茨海默病、多发性硬化、帕金森病和脆性 X 综合征(表 1-6-8)。

表 1-6-8　维生素 A 通过 RAR 和 / 或 RXR 受体调节的部分有代表性的基因

基因名称	基因功能 / 作用
催产素	生殖
生长激素	生长
磷酸稀醇丙酮酸羧基化激酶	葡萄糖异生作用
第一级乙醇脱氢酶	乙醇氧化
反型谷氨酰胺酶	细胞生长和细胞死亡
昆布氨酸 B_1	细胞间的交互作用
基质明胶蛋白	骨骼生长和强壮皮肤
角蛋白	皮肤
细胞视黄醛结合蛋白 I	维生素 A 的代谢
β- 视黄醛受体	维生素 A 的作用
Hox1.6	胚胎形成
多巴胺 D_2 受体	中枢神经系统

(四) 流行病学

维生素 A 缺乏是最常见的儿童营养缺乏症之一。维生素 A 缺乏是导致儿童失明的主要原因,也是发展中国家儿童严重感染和死亡的主要营养因素。2005 年,世界卫生组织报道全世界维生素 A 缺乏学龄前儿童高达 1.9 亿,30 万儿童(占失明 10%)由于眼干燥症失明;每年近 1.9 千万孕妇患亚临床型维生素 A 缺乏。2002 年,中国营养学会全国调查发现 3~12 岁儿童维生素 A 缺乏占 9.3%,边缘型维生素 A 缺乏占 45.1%。亚临床维生素 A 缺乏比临床缺乏更常见、更普遍,主要发生在年幼的儿童、孕妇和乳母。有研究表明,亚临床维生素 A 缺乏可影响机体免疫功能、增加死亡危险性和感染性疾病的易感性,导致感染性疾病的发生率和死亡率增高。WHO、国际维生素 A 咨询组推荐在维生素 A 缺乏流行地区大剂量补充预防维生素 A 缺乏:6~12 个月给予 10 万 IU,大于 12 个月给予 20 万 IU,每 4~6 个月重复 1 次。2014 年,近 70 个国家建立了"国家干预计划",每半年预防接种日同时服用一次维生素 A,50 个国家已达到 80% 以上的覆盖率,每年挽救 35 万儿童的视力和生命。

(五) 维生素 A 与 ASD

Steinemann 等在 1998 年报道了一例严重挑食的 ASD 患儿出现维生素 A 缺乏和眼干燥症症状。Megson 在 2000 年阐述了维生素 A 治疗 ASD 的潜在用途和临床试验的必要性。近年来 ASD 患儿的营养问题引起广泛关注,很多研究报道了 ASD 患儿维生素 A 摄入不足。但对于维生素 A 与 ASD 发病的关联性和维生素 A 对 ASD 症状的影响研究相对较少,还需要进一步实践和研究。

研究发现 15 号染色体泛素化酶 Ube3A 基因拷贝数变异与 ASD 相关,可能解释 1%~3%ASD 的病因。国内胡荣贵教授在小鼠中发现 Ube3A 过度激活可抑制视黄醛脱氢酶(ALDH1A),从而负调控视黄酸(RA)合成,进而干扰视黄酸的神经生物学功能,包括 RA 介导的神经突触可塑性稳态,从而引起孤独症样行为,而补充视黄酸可以纠正孤独症样行为。

本课题组发现重庆地区学龄前 ASD 患儿存在体重、身高明显降低,但有超重和肥胖趋势。首次检测其血清维生素 A、维生素 D、维生素 B_{12}、叶酸、铁蛋白、钙,发现前三位缺乏的依次是维生素 A 缺乏(高达 77.9%)、维生素 D、铁蛋白,以后在西安、海南 ASD 患儿中得出同样结果。维生素 A 的浓度与儿童孤独症评定量表(CARS)呈负相关,与 ASD 患儿 ABC、SRS 评分呈负相关。

由于没有 ASD 的干预方案,我们按照 WHO、国际维生素 A 咨询组推荐的,在维生素 A 缺乏流行地区采用大剂量补充方法预防维生素 A 缺乏(大于 12 个月),给予维生素 A 20 万 IU。纳入 33 名维生素 A 缺乏的 ASD 患儿,采用一次大剂量 20 万 IU 的维生素 A 方案,维生素 A 补充 6 个月后,ASD 患儿血清视黄醇浓度明显升高 (0.54 ± 0.17)~(0.79 ± 0.16) μmol/L $(P<0.001)$。CARS 量表的 15 个条目中,对人应答$(P=0.025\ 5)$、情绪反应$(P=0.027\ 0)$、躯体运用能力$(P=0.037\ 4)$、

对环境变化的适应($P=0.034\ 5$)、感官知觉($P=0.042\ 6$)、焦虑($P=0.044\ 6$)、语言和非语言交流($P=0.045\ 0$, $0.030\ 8$)、总体印象($P=0.016\ 9$)和 CARS 总分($P=0.014\ 1$)均有明显改善。此外,家长描述的症状中,除了限制的兴趣,其他症状(言语和非言语交流、狭隘兴趣、异常感官等)也有明显改善。结果提示维生素 A 补充对 ASD 患儿症状有改善作用。血清检测发现 ASD 患儿血清 5-HT 水平明显高于正常儿童,轻中度 ASD 患儿血清 5-HT 水平明显低于严重 ASD 患儿;维生素 A 干预后,5-HT 水平明显降低。

在此研究中发现维生素 A 干预可改善 ASD 患儿的肠道症状。菌群分析结果显示,维生素 A 干预后拟杆菌属明显增加,厚壁菌属、变形菌属、放线菌属下降。维生素 A 干预后,普氏菌属拟杆菌属增加,双歧杆菌属下降。因此,维生素 A 可能通过上调 ASD 患儿肠道拟杆菌属 / 厚壁菌门的比例而对 ASD 有益。

前期研究发现一次性大剂量 20 万 IU 维生素 A 补充方案增高水平较小且不稳定,由(0.54 ± 0.17)μmol/L 升至(0.82 ± 0.28)μmol/L。因此本课题组优化了补充方案,为每周 2 粒,连续 11 周,停 2 周,总疗程 3 个月,总摄入量为 55 万 IU。对 30 例 ASD 患儿采取维生素 A 的优化方案,然后对这两种补充方案的疗效进行比较。补充后检测其血清视黄醇水平显著升高,由(0.79 ± 0.19)μmol/L 升至(1.21 ± 0.24)μmol/L,但均在正常范围内且无不良反应。OXT、OXTR 表达量,并再次评估 SRS 量表得分。结果提示,优化维生素 A 补充方案后,血清视黄醇水平、RARβ 表达、血清 OXT、OXTR 表达量明显增高,且增高的水平优于原补充方案。补充后,SRS 量表评分均有改善,但优化方案 SRS 改善水平明显高于原补充方案。提示优化后的维生素 A 补充方案疗效优于原补充方案。维生素 A 与 ASD 关系的研究见表 1-6-9。

表 1-6-9　维生素 A 与 ASD 关系的研究

研究者	研究方法	ASD 患儿	对照儿童	主要发现
Liu X (2016 年)	现况调查	154 名 (5.21 ± 1.83)岁	73 名 (4.83 ± 0.84)岁	ASD 患儿身高、体重、BMIZ 评分均低于正常儿童;ASD 患儿存在营养素缺乏,前三位缺乏的依次是维生素 A、维生素 D、铁蛋白,维生素 A 缺乏率最高,缺乏率为 77.9%;维生素 A 水平(0.61 ± 0.21)μmol/L;ASD 患儿维生素 A 水平与 CARS 量表评分呈负相关($rs = -0.222, P = 0.021$)
Liu J (2017 年)	开放标签试验,一次性给予 20 万 IU 口服,6 个月后复查	64 名 1~8 岁		维生素 A 干预前后 ASD 肠道菌群有差异,干预后拟杆菌属明显增加,厚壁菌门、变形菌门、放线菌门下降。在属水平,维生素 A 干预后,普氏菌属拟杆菌属增加,双歧杆菌属下降
Guo M (2017 年)	开放标签试验,一次性给予 20 万 IU 口服,6 个月后复查	33 名 (5.14 ± 1.33)岁	32 名 (5.18 ± 0.87)岁	ASD 患儿血清 5-HT 水平明显高于正常儿童,轻中度 ASD 患儿血清 5-HT 水平明显低于严重 ASD 患儿;维生素 A 干预后,5-HT 水平明显降低;ASD 患儿维生素 A 干预后 CARS 量表的 15 个条目中,对人应答($P =0.025\ 5$)、情绪反应($P =0.027\ 0$)、躯体运用能力($P =0.037\ 4$)、对环境变化的适应($P =0.034\ 5$)、感官知觉($P =0.042\ 6$)、焦虑($P =0.044\ 6$)、语言和非语言交流($P =0.045\ 0, 0.030\ 8$)、总体印象($P =0.016\ 9$)和 CARS 总分($P = 0.014\ 1$)均有明显改善。此外,家长描述的症状中,除了限制的兴趣,其他症状(言语和非言语交流、狭隘兴趣、异常感官等)也有明显改善

维生素 A 缺乏可能通过调控突触可塑性的自稳态、催产素(OXT)水平、免疫功能、氧化应激等方面影响 ASD 患儿的病理生理过程。大量证据表明 ASD 患儿脑组织中 5-羟色胺和催产素水平降低和其核心症状相关。有研究表明 ASD 患儿脑组织中 5-羟色胺水平降低而外周血 5-羟色胺水平增高,呈现 5-羟色胺反常现象。已有研究表明,催产素能改善 ASD 患儿的社交能力。ASD 患儿

与正常发育儿童相比，外周血中催产素水平降低。维生素 A 水平低下可能影响 5- 羟色胺和催产素代谢。维生素 A 可以调节催产素相关基因使其表达增加，本课题组研究也发现维生素 A 补充后，ASD 患儿血清 OXT、OXTR 表达增高。脆性 X 综合征与 ASD 密切相关，是常见 ASD 的病因之一，近期研究报道脆性 X 综合征的脆性智力障碍基因（FMR1）通过视黄酸通路影响神经元突触可塑性发挥作用。

综上，鉴于维生素 A 缺乏是发展中国家的公共卫生问题，维生素 A 对机体尤其是脑发育的关键作用，对 ASD 患儿是否存在维生素 A 问题应予以关注，纠正缺乏有益于改善由维生素 A 缺乏引起的基础问题，至于是否真的对 ASD 症状改善有益尚需要进一步研究。

二、维生素 D

（一）维生素 D 定义和来源

维生素 D 为开环甾体固醇类脂溶性维生素，是人体健康必需微量营养元素之一。胎儿可通过母体 - 胎盘途径获取维生素 D，儿童经内源性和外源性两种途径获得维生素 D。内源性途径是指皮肤中 7- 脱氢胆固醇在中波紫外线（波长 290~315nm，紫外线指数 ≥ 3）照射下经光化学作用转变为胆骨化醇，即维生素 D_3，是儿童获得维生素 D 的主要来源。外源性途径是指从食物中摄取维生素 D，分别为来源于植物性食物维生素 D_2 和来源于动物性食物维生素 D_3。内源性和外源性维生素 D 在体内均需两次羟化作用才具有生物活性。首先是在肝脏生成 25-（OH）D，其后经肾脏生成 1,25-$(OH)_2D_3$，发挥维生素 D 生物学活性。

由于 25-（OH）D 在人体内性质稳定，半衰期长达 2~3 周，能够真实地反映儿童维生素 D 的营养状况，因此，血清 25-（OH）D 常常被用来作为评价维生素 D 营养状况指标。目前国际上尚无评定维生素 D 营养状况的统一标准，常采用加拿大儿科协会推荐标准：将血清 25-（OH）D 水平在 >30ng/ml 定义为正常，10~30ng/ml 定义为不足，<10ng/ml 定义为缺乏。

（二）维生素 D 缺乏流行病学

与维生素 A 缺乏一样，维生素 D 缺乏也是一个世界性的公共健康问题，维生素 D 缺乏与很多急慢性疾病的发病率和死亡率增加相关，世界各地区维生素 D 缺乏症的发病率都很高，孕妇、儿童这些高危人群中缺乏率也非常高。

据估计，在美国 50% 的 1~5 岁儿童和 70% 的年龄 6~11 周岁儿童缺乏维生素 D 或不足。我国儿童维生素 D 缺乏和不足的患病率也非常高，尤其是儿童。2002 年，中国疾病预防控制中心和卫生部统计信息中心、卫生部疾病控制司《中国居民营养与健康状况调查》显示：我国 3~12 岁儿童维生素 D 缺乏率为 58.7%，不足率为 36.9%，充足率仅为 4.4%。在我国，由于科普宣传工作不足，2 岁以前补维生素 D 比较广泛，低龄儿童维生素 D 缺乏相对较少；2 岁以后很多都忽略了补维生素 D，造成 2~16 岁儿童维生素 D 普遍摄入不足。此外，牛奶摄入较少、空气污染等都是维生素 D 缺乏的重要因素。

（三）维生素 D 生理功能

人们已熟知维生素 D 通过钙磷代谢调节发挥抗佝偻病和抗骨质疏松作用。近年来，维生素 D 的骨外作用，特别是对中枢神经系统的影响和在脑发育过程中的作用越来越引起人们的重视。1,25-$(OH)_2D_3$ 已被确认是一种类固醇激素，参与多种细胞的增殖分化和功能发挥。1,25-$(OH)_2D_3$ 通过核高亲和性 VDR 结合，再与下游基因的特定位点结合，从而调控基因转录来执行其许多生物功能。估计有 2 000 多个基因，有维生素 D 反应元件或受维生素 D 间接影响。研究表明，维生素 D 缺乏可显著影响涉及 80 多种通路相关基因的表达，这些通路与某些癌症、自身免疫紊乱和心血管疾病等密切相关。目前，研究表明维生素 D 缺乏与 1 型糖尿病、心血管疾病、肾脏疾病、癌症、哮喘、认知减退、抑郁症、孤独症、妊娠并发症、自身免疫性疾病等的风险相关。

（四）维生素 D 与 ASD 研究现状

2008 年，美国学者 Cannell 提出了 ASD 的维生素 D 病因学假说，即母孕期和出生后早期维生素 D 缺乏可能是引起 ASD 的原因。2010 年，Meguid 等首先报道了 ASD 患儿血清中 25-（OH）D 和 1,25-（OH）D 水平较正常对照儿童水平低下。2015 年，Jia 等报道应用维生素 D_3 可以改善 ASD 患儿的社会交往、交流障碍和刻板行为。

此后，维生素 D 在 ASD 病因学和治疗的作用引起越来越多研究者的关注,相关研究主要包括三个方面:母亲维生素 D 状况和子代 ASD 患病风险的关联及孕产妇维生素 D 干预预防子代 ASD;ASD 患儿维生素 D 状况和维生素 D 干预治疗 ASD;不同地区、纬度、出生和受孕季节、肤色中波紫外线暴露不同等影响维生素 D 营养状况与 ASD 患病风险的关联。这些研究发现了越来越多的维生素 D 与 ASD 之间关系的证据。一些维生素 D

预防和治疗 ASD 的干预研究也提供了令人鼓舞的结果,提示临床需关注维生素 D 相关因素作为潜在的预防或治疗 ASD 的方法。

1. ASD 患儿维生素 D 血清水平 尽管尚无统一组织的全中国和世界范围内的有关 ASD 患儿维生素 D 营养状况分析,目前越来越多的研究旨在比较 ASD 患儿与正常发育儿童血清中 25-(OH)D 水平差异,其结果如表 1-6-10 所示。

表 1-6-10　ASD 患儿和正常发育儿童血清中 25-(OH)D 水平检测结果

研究(年)	国家	纬度	数量(例)(ASD/对照)	25-(OH)D(均数 ± 标准差)ng/ml		P
				ASD	对照	
Meguid.(2010 年)	埃及(开罗)	30.3°N	112(70/42)	28.5 ± 16.4	40.1 ± 11.8	<0.001
Mostafa(2012 年)	沙特阿拉伯(利雅得)	24°N	80(50/30)	18.5 ± 14	33 ± 11	<0.001
Tostes(2012 年)	巴西(伊斯迪福拉市)	21.75°S	48(24/24)	26.48 ± 3.48	40.52 ± 3.13	<0.001
Neumeyer(2013 年)	美国(马萨诸塞州)	41.16°N	37(18/19)	26.7 ± 1.9	31.7 ± 1.6	<0.05
Gong(2014 年)	中国(重庆)	29.5°N	96(48/48)	19.9 ± 3.8	22.6 ± 4.5	0.002
Bener(2014 年)	卡塔尔	25.25°N	508(254/254)	18.39 ± 8.2	21.59 ± 8.4	<0.05
杜(2015 年)	中国(长春)	43.88°N	226(117/109)	19 ± 9	36 ± 13	<0.01
Saad(2015 年)	埃及(艾斯尤特市)	27.18°N	222(122/100)	18.02 ± 8,75	42.51 ± 9.48	<0.000 1
Fernell(2015 年)	瑞典	59.18°N	116(58/58)	24.0 ± 19.6	31.9 ± 27.7	0.013
Molloy	美国	23°N~54°N	80(40/40)	19.9(10.8~31)	17(7.8~28.3)	0.4
Adams(2011 年)	美国(亚利桑那州)	31°N~37°N	99(55/44)	29.9 ± 8.4	28.6 ± 8.4	n.s.
Ugur(2014 年)	土耳其(安卡拉市)	40.02°N	108(54/54)	25.12 ± 11.28	21.11 ± 9.65	0.069

大部分研究均支持 ASD 患儿存在维生素 D 营养状态不佳现象,血清 25-(OH)D 水平低下,少数研究结果并不支持 ASD 患儿较正常发育儿童维生素 D 水平低下。由于有关 ASD 患儿维生素 D 营养状况的结果并不一致,为了进一步明确维生素 D 缺乏是否为 ASD 的危险因素,Wang 等收集了包含 ASD 患儿和健康对照儿童的维生素 D 营养状况的研究,对 ASD 患儿血清 25-(OH)D 水平进行了荟萃分析。共纳入 872 例 ASD 患儿和 780 例正常对照组,结果显示,ASD 患儿外周血中 25-(OH)D 水平较健康对照组患儿水平降低(WMD=−8.63;95%CI 13.17-4.09,P=0.000 2)。该荟萃分析为 ASD 患儿广泛存在维生素 D 不足或缺乏提供了较有力证据,ASD 维生素 D 水平低下与种族无关,并且从儿童期一直持续至青春期。

2. 母孕期维生素 D 水平和子代 ASD 关系 有关母孕期维生素 D 水平和子代 ASD 关系的

文献较少。Magnusson 等通过对注册了 509 639 人的斯德哥尔摩青年队列资料库的回顾性分析,发现母亲维生素 D 缺乏增加了子代罹患 ASD 和智力障碍的风险(ORs 2.51,95%CI 1.22-5.16)。Chen 等采用病例对照研究探讨母孕初期(孕 11~13 周)血清 25-(OH)D 水平与子代 ASD 风险的关系。结果显示,ASD 患儿组母亲孕初期血清 25-(OH)D 水平[19.2(IQR:15.8-22.9)ng/ml]显著低于对照组[24.3(IQR 19.3-27.3)ng/ml,P<0.001。Vinkhuyzen 等对荷兰鹿特丹 4 229 对母子(女)的长期前瞻性随访研究,观察孕中期和孕晚期维生素 D 营养状况与子代在 6 岁时孤独症样行为(用社会反应性量表 SRS 检测)风险是否有关。结果表明,与母孕期 25-(OH)D 水平大于 20ng/ml 相比,孕中期维生素 D 缺乏和孕晚期维生素 D 缺乏子代 SRS 分值显著增高。该研究从另一方面支持母孕期维生素 D 水平低下可能是 ASD 的危险因素。

3. 紫外线暴露量与 ASD 关系 人体中波紫外线暴露量与维生素 D 水平间接相关。Grant 等研究了美国 6~17 岁儿童 ASD 患病率与中波紫外线之间的相关性。结果发现,ASD 的患病率与太阳中波紫外线呈负相关。深色皮肤的人群较白种人需要更高的太阳暴露以产生相同量的维生素 D。因此,当深色皮肤的人移居北部地区增加了维生素 D 缺乏的风险。这可以解释深色皮肤人群移居欧洲,特别是东非移居到北欧,深色皮肤母亲子代 ASD 患病率增高的现象。Hayashi 进一步显示 ASD 症状可随季节而波动,特别是夏季症状可以改善。这些结果间接支持维生素 D 水平低下可能与 ASD 有关联。

4. 维生素 D 在 ASD 中的作用 维生素 D 具有调节神经元的增殖、分化、神经营养、神经保护、髓鞘化和神经可塑性等作用;在维持大脑内稳态、促进胚胎和神经发育、免疫调节(包括大脑自身的免疫系统)、抗氧化、抗凋亡、影响神经分化及基因调控方面都有独特的作用。维生素 D 营养状况下降,可能通过以下途径引起 ASD:

(1)维生素 D 缺乏影响脑的早期正常发育:动物实验表明维生素 D 在脑稳态和脑发育过程中具有重要的作用,参与神经元迁移与生长、神经元分化、兴奋性和抑制性神经递质的传递、细胞连接和突触功能。因此,多种神经和精神障碍如精神分裂症、多发性硬化和 ASD 均与发育期维生素 D 缺乏相关。

(2)维生素 D 缺乏引起 ASD 患儿免疫异常:维生素 D 在自身免疫的建立和维持中发挥重要的作用,维生素 D 水平低下与多种自身免疫疾病有关。骨化三醇可激活 Th 细胞、Treg 细胞、活化的 B 细胞和树突状细胞,因此,维生素 D 具有抗炎作用和免疫保护作用。维生素 D 可以降低类风湿关节炎患儿外周血中的 IL-1β 和 IL-6 水平。Masi 等对 ASD 患儿中 19 种细胞因子的变化进行了荟萃分析,结果表明,与健康对照相比,ASD 患儿 IL-1β、IL-6、IL-8、INFγ、嗜酸性细胞活化趋化因子和单核细胞趋化蛋白 1 水平明显增高;而转化生长因子 β1 水平显著降低。也有研究提示在 ASD 患儿中 T 细胞异常激活,改变了适应性免疫功能。在 ASD 患儿中发现了多种自身免疫标志物,如抗核抗体、抗神经节苷脂 M1 自身抗体、抗髓磷脂碱性蛋白自身抗体等,并且,这些抗体水平往往与 ASD 严重程度呈正相关。因此,ASD 也被认为是一种自身免疫性疾病。

(3)维生素 D 与氧化应激:越来越多的证据提示 ASD 患儿普遍存在着氧化应激异常。氧化应激与 ASD 易感基因相互作用损害脑细胞的生理功能。抗氧化剂特别是谷胱甘肽,对发育早期神经元的生存至关重要。维生素 D 可以提高 GSH 水平,并在脑组织的解毒过程中起重要作用。Helicka 等的研究显示骨化三醇可以通过其抗氧化作用提高 DNA 修复功能。

(4)维生素 D 与 5- 羟色胺和催产素:大量证据表明 ASD 患儿脑组织中 5- 羟色胺和催产素水平降低和其核心症状相关。维生素 D 水平低下可能影响 5- 羟色胺和催产素代谢。维生素 D 具有激活脑组织中色氨酸羟化酶 2 和抑制外周组织中色氨酸羟化酶 1 的作用。因此,维生素 D 水平低下可能通过对 5- 羟色胺合成酶的影响而表现出 ASD 5- 羟色胺反常现象。维生素 D 可以调节催产素相关基因使其表达增加,因此维生素 D 水平降低可能引起催产素合成减少。

(5)维生素 D 与基因突变:维生素 D 具有基因稳定和 DNA 修复作用,维生素 D 水平降低可能使发育早期的新生基因突变不能得到有效修复。约 9%ASD 患儿存在着基因突变。

(五)维生素 D 干预 ASD 的现状

2015 年,Jia 等报道了一例 32 个月 ASD 患儿采用维生素 D3 肌内注射的病例,15 万 U/ 次,每月 1 次,同时口服维生素 D3 400U/d;连续应用 2 个月。在治疗前和治疗后进行 ABC、CARS 和 CGI 评估,并对患儿血清 25-(OH)D 进行了检测。结果表明,ABC 评分由治疗前 80 降低至 39 ;CARS 分值由 35 降至 28 ;CGI 由 6 降至 4 ;25-(OH)D 水平由治疗前 12.5ng/ml 升高至 81.2ng/ml。这一结果表明,应用维生素 D3 后,患儿维生素 D 水平得到了提高,同时,患儿的临床行为表现明显改善。父母叫名时可回应,要求父母抱,不再原地转圈,可较正确地玩小车玩具。这些行为学改变,表明补充维生素 D3 后该 ASD 患儿的核心症状得到了改善;从 ABC、CARS 和 CGI 的评估结果来看,该患儿的临床症状严重程度减轻。提示补充维生素 D3 可能对 ASD 具有治疗作用。治疗过程中未发现不良反应。补充维生素 D 对 ASD 临床症状的效果见表 1-6-11。

表 1-6-11　补充维生素 D 对 ASD 临床症状的效果

作者（发表时间）	国别	研究类型	例数	年龄	维生素 D 用法	随访时间	疗效判定指标	疗效（是/否）	不良反应	维生素 D 检测方法	维生素 D 水平（ng/ml）	
											治疗前	治疗后
Jia（2015 年）	中国	病例报道	1	32 个月	15 万 U,肌内注射 1 次/月,400U/d 口服	2 个月	ABC,CARS,CGI	是	无	LC-MS/MS	12.5	81.2
Azzam（2015 年）	埃及	前瞻性、开放性病例对照研究	21	2~12 岁	2 000U/d 口服	6 个月	CARS,VABS	否	无	ELISA	18.8	28.4
Saad（2016 年）	埃及	队列研究	83	3~9 岁	300U/(kg·d),不超过 5 000U/d	3 个月	ABC,CARS	是	轻微、短暂的皮肤痒、皮疹、腹泻	ELISA	18.2	不详
Feng（2017 年）	中国	队列研究	37	2~7 岁	15 万 U 肌内注射 1 次/月,400U/d 口服	3 个月	ABC,CARS	是,尤其 3 岁以下	无	LC-MS/MS	19.3	43.4
Kerly（2017 年）	爱尔兰	随机双盲安慰剂对照试验	38	小于 18 岁	2 000U/d 口服	20 周	ABC,SRS,DD-CGAS	ABC（否）;DD-CGAS 自我照料（是）	无	LC-MS/MS	21.7	33.5
Saad（2018 年）	埃及	随机双盲安慰剂对照试验	109	3~10 岁	300U/(kg·d),不超过 5 000U/d	4 个月	ABC,CAS,SRS,ATEC	是	无	ELISA	26.3	45.9
Jia（2018 年）	中国	病例报道	3	19 个月,38 个月,48 个月	15 万 U 肌内注射 1 次,800U/d 口服	1 个月,停用,继续应用	ABC,CARS	是	无	LC-MS/MS	9.6 11.9 22.0	38.4 46.7 55.0

　　从目前已经发表的 7 项研究来看,2 项研究表明应用维生素 D_3 对 ASD 的核心症状无影响,另外 5 项研究显示补充维生素 D_3 对 ASD 的核心症状具有改善作用。根据循证医学证据等级来看,有两篇Ⅰ级证据文章,一篇采用维生素 D_3 2 000U/d 口服 5 个月无明显效果,另一篇采用维生素 D_3 300U/(kg·d),连续应用 4 个月,ASD 症状得到了明显改善。根据补充维生素 D_3 后血清 25-(OH)D 水平来看,临床显示有效的 25-(OH)D 水平均在 40ng/ml,无效者 25-(OH)D 水平均未达到 40ng/ml。

　　国内的研究,吉林大学附属医院自 2011 年采用补充维生素 D_3 干预 ASD,应用患儿近 1 000 例,但由于担心应用维生素 D 容易中毒等原因,依从性不好,能坚持服用 3 个月及以上的 ASD 仅有 200 余例,从持续应用 3 个月以上的患儿结果来看,有 80% 的患儿症状有改善,并且开始应用时患儿年龄小于 3 岁者优于 3 岁以上者。应用过程中未见明显不良反应;在禁止口服钙剂的前提下,未见高钙血症的发生。在部分应用维生素 D 患儿症状得到改善后,停用维生素 D 可出现症状反复,部分患儿再次服用维生素 D 仍然有效,症状随着维生素 D 水平波动;亦有少数病例再次服用维生素 D 无明显效果。

(六)展望

孕期、儿童生命早期低维生素水平是神经发育紊乱的危险因素,特别是 ASD。生命早期维生素 D 不足可能与其他因素相互作用,参与孤独症的发生。大量动物和人类的生物生理研究为维生素 D 在机体各种生理过程中的许多作用提供了有力的证据。流行病学调查显示,低维生素 D 水平在 ASD 人群中高度流行,维生素 D 干预可能是有利于预防 ASD 的发生和减少 ASD 患儿的孤独症状。但目前研究维生素 D 与 ASD 之间关系的干预试验仍较少,由于地区和人群不同,采用了不同的方案,效应指标也不一致,因此尚无法得出结论,因此,迫切需要进行高质量的随机对照试验,以确认这些发现,并生成预防和治疗 ASD 的循证临床建议。目前,在获得更好的数据之前,仍建议临床医生和研究人员考虑与维生素 D 相关因素,作为对 ASD 的潜在预防和治疗措施。

三、叶酸

(一)叶酸定义和功能

叶酸(folic acid),也称维生素 B_9,由于最初是从菠菜叶子中分离提取出来,因故得名。哺乳动物体内缺乏合成叶酸的能力,主要依赖食物供给。富含叶酸的食物包括绿叶蔬菜、柑橘类水果以及动物肝脏和肾脏。天然存在的叶酸大多是还原形式的叶酸,即二氢叶酸(dihydrofolate,DHF)和四氢叶酸(tetrahydrofolate,THF),只有四氢叶酸才具有生理功能,其在结构上不稳定,在食品制作和烹调过程中易丢失,因此天然食物中的叶酸生物利用度是不完全的。营养补充剂或强化食品中的叶酸为合成叶酸,是完全氧化形式的叶酸,通常较天然叶酸稳定。合成叶酸想要进入天然叶酸池,需要在二氢叶酸还原酶(dihydrofolate reductase,DHFR)的催化作用下还原为二氢叶酸,进一步还原为四氢叶酸,

才能发挥作用。合成叶酸在通过整个肠道黏膜和 / 或首次通过肝时,多数被代谢成 5- 甲基四氢叶酸(5-methylenetetrahydrofolate,5-MTHF),并发挥与天然还原型叶酸相同的功能。叶酸的重要生理功能作为一碳单位的载体参与代谢,主要携带“一碳基团”(甲酰基、亚甲基及甲基等)参与嘌呤和嘧啶核苷酸的合成,在细胞分裂和增殖中发挥作用,此外,在某些甲基化反应中起重要作用。因此,叶酸为许多生物和微生物生长所必需。

(二)叶酸对神经发育的影响

叶酸在大脑生长、分化、发育、修复、情绪、认知和老化的过程中的作用极其重要,叶酸代谢异常会通过影响一系列反应,如 DNA 合成,细胞增殖分化和免疫功能,影响大脑发育。叶酸最早进入大众视野,就是发现叶酸是神经管缺陷发生的独立危险因素。随后发现叶酸与唇腭裂畸形、颌面裂畸形、短肢畸形、21 三体综合征等出生缺陷有关,还有许多因先天性叶酸代谢缺陷而导致中枢神经系统发生较为深远损害的病例,如智力低下、精神疾病、癫痫等。随着叶酸强化项目在全球推广,增加了人群叶酸的总摄入量,提高了血液中叶酸平均浓度,有效地降低了神经管缺陷的发生率。根据《中国出生缺陷防治报告(2012)》数据显示,2000~2011 年我国神经管的发病率大幅度下降,这与我国健康推广备孕及孕早期叶酸补充密不可分。此外,美国食品药品监督管理局宣布于 1998 年 1 月 1 日起推行一项强制性的叶酸强化谷类食物计划。2006 年,世界卫生组织颁布了《食品中微量营养素强化指南》《叶酸和维生素 B_{12} 强化的规划指南》。可见,强化补充叶酸计划已经被证明是预防神经系统疾病、促进脑发育的有效干预措施。

(三)叶酸与孤独症的关联研究进展

1. 叶酸代谢与孤独症的关联 叶酸缺乏的原因包括摄入不足、吸收利用不良、代谢障碍、需要量或排泄量增加等。ASD 患儿有偏食、挑食、异食癖等不良饮食行为,且存在胃肠道消化问题,更易于发生营养摄入不足和营养素缺乏。赵栋等对 MTHFR 基因两个位点的多态性进行病例对照研究发现,孤独症儿童 MTHFR 基因 C677T 的突变率是对照组的 1.946 倍,MTHFR 基因 A1298C 的突变率是对照组的 1.647 倍,MTHFR 突变会相应引起酶活性降低,影响叶酸的代谢;因此,与正常发育儿童

相比,ASD 患儿更容易发生叶酸摄入不足和叶酸缺乏。并且大量病例对照研究均报告了有关叶酸代谢水平与 ASD 关联的研究结果。由表1-6-12 可知,ASD 患儿与正常对照相比都存在不同程度的叶酸代谢异常。但是研究结果并不完全一致,造成差异的原因可能来源于人群异质性,不同研究入组的患者种族、年龄不同,营养状态不同;对照组是否按照年龄、性别 1:1 匹配也会影响试验结果,还有采集的生物样本的不同,包括血浆、血清、尿液和脑组织都可能存在差异,也可能受检测方法的影响等。

此外,还有许多研究发现叶酸相关代谢通路的遗传突变与 ASD 的易感性有关,除了上述的 MTHFR 第 677 位点 C → T 和 1 298 位点 A → C 突变,还有原型叶酸载体(SLC19A1)基因第 80 位点 G → A 突变,转钴胺素蛋白Ⅱ(TCN2)基因第 776 位点 C → G 突变,MTHFD1 基因第 1 958 位点 G → A 突变,谷氨酸羧肽酶Ⅱ(GCP Ⅱ)基因第 1 561 位点 C → T 突变,MS 基因第 2 756 位点

A → G 突变,BHMT 基因第 742 位点 G → A 突变,MAT 基因第 66 位点 A → G 突变,以及 DHFR 基因内含子 19 个碱基缺失,CBS 基因 31bp 碱基可变串联重复,TS 基因 3'- 非编码区 6bp 碱基缺失和 5'- 非编码区 28bp 碱基串联重复等。这些基因可能通过调控叶酸在体内的吸收、转运和代谢,影响叶酸相关代谢通路涉及的各种反应,进而改变 ASD 的易感性。Shaik 等学者认为叶酸代谢通路中的常见突变还可以作为诊断 ASD 的中度预测指标,利用人工神经网络模型(artificial neural network),在 138 例 ASD 患儿和 138 例正常儿童中,检测 GCP Ⅱ 基因 C1 561T 位点、SHMT1 基因 C1 420T 位点、MTHFR 基因 C677T 位点、MTR 基因 A2 756G 位点、MTRR 基因 A66G 位点共五个在叶酸代谢中有重要调节作用的基因,基于这五个突变建立的神经网络模型可以将 63.8% 样本人群准确分类,受试者工作特征曲线(ROC)分析发现曲线下面积可达到 0.72(表 1-6-12)。

表 1-6-12　叶酸相关代谢水平与 ASD 关系的病例对照研究

第一作者 / 发表时间	种族	病例 (n,例)	对照 (n,例)	年龄范围	生物 样本	检测 方法	检测指标
James SJ, et al.(2004 年)	白种人	20	33	平均年龄: (6.4 ± 1.5) 岁 (7.4 ± 1.3) 岁	血浆	HPLC	Met ↓、SAM ↓、SAH ↑、SAM/SAH ↓、 腺苷 ↑、Hcy ↓、胱硫醚 ↓、半胱氨酸 ↓、 tGSH ↓、GSSG ↑、tGSH/GSSG ↓
James SJ, et al.(2009 年)	白种人、 非裔、亚 裔美国 人	40	42	2~7 岁	血浆	HPLC	Met ↓、SAM ↓、SAM/SAH ↓、半胱氨酸 ↓、 半胱氨酰甘氨酸 ↓、tGSH ↓、fGSH ↓、 GSSG ↑、tGSH/GSSG ↓、fGSH/ GSSG ↓、SAH,Hcy
Ali A,et al. (2011 年)	阿曼人	40	40	3~5 岁	血清	ELISA	叶酸 ↓、维生素 B$_{12}$ ↓、Hcy ↑
Chauhan A,et al. (2012 年)	美国裔	10	10	平均年龄: (12.6 ± 3.2) 岁 (12.4 ± 3.3) 岁	脑组织 (小脑和 大脑皮 质)	MS	GSH ↓、GSSG ↑、GSH/GSSG ↓
Melnyk S, et al.(2012 年)	高加索 人、西班 牙裔、亚 裔美国 人	68	94	3~10 岁	血浆 DNA	HPLC HPLC- UV	GSH ↓、3- 氯酪氨酸 ↑、Hcy、胱氨酸 / 半胱 氨酸、GSSG、GSH/GSSG、3- 硝基酪氨酸、脱 氧鸟嘌呤
Al-Farsi YM,et al. (2013 年)	阿曼人	40	40	3~5 岁	血清	HPLC	叶酸 ↓、维生素 B$_{12}$ ↓、Hcy ↑、Met、血红蛋 白

续表

第一作者/发表时间	种族	病例(n,例)	对照(n,例)	年龄范围	生物样本	检测方法	检测指标
孙彩虹,等.(2013年)	中国汉族	53	53	4~6岁	血清	化学发光法	**叶酸↓**、维生素B_{12}、血红蛋白
Fyre RE,et al.(2013年)	美国裔	18	18	3~10岁	血浆	HPLC	**GSH↓、GSSG↑、GSH/GSSG↓、3-氯酪氨酸↑**、3-硝基酪氨酸
Puig-Alcaraz C,et al.(2015年)	西班牙	35	34	4~13岁	尿液	GC/MS;测定试剂盒(比色法)	**Hcy↑**、Met、GSH、3-硝基酪氨酸
Sun C,et al.(2016年)	中国汉族	29	29	3~6岁	血浆	HPLC	**叶酸↓、Hcy↑、GSH↓、GSSG↑、GSH/GSSG↓**、维生素B_{12}
孙艺,等.(2018年)	中国汉族	110	110	3~17岁	血浆	CMIA ELISA	**叶酸↓、维生素B_{12}↓、Hcy↑、5-MTHF↓、FRAA↑**、THF、FRα

注:粗体表示在ASD病例组和正常对照组之间有统计学差异的叶酸相关代谢指标;↑/↓:表示与正常对照组相比,ASD组的叶酸代谢指标浓度显著升高/降低;tGSH:总谷胱甘肽;fGSH:游离谷胱甘肽;FRα:叶酸受体α

2. 孕期叶酸补充与孤独症　随着叶酸强化在各个国家的推广,有学者也报道了一个令人震惊的发现:母孕期叶酸增补与子代患ASD的风险有关。Rogers等认为妇女孕早期增补叶酸可以增加子代患ASD的风险,已知 *MTHFR* C677T突变是胎盘早剥和流产的危险因素,Rogers的结论是基于携带 *MTHFR* C677T突变表型的孕妇若孕期补充叶酸,会使本应经过自然选择而流产的子代顺利出生,出生后缺乏大剂量的叶酸不能保证CNS正常发育所需,使ASD的发病风险增高。Raghavan等经过对1 257对母子前瞻性追踪调查认为,叶酸以及维生素B_{12}的增补与ASD发病风险是"U型"关系,即过多或过少都会增加ASD发病风险,尤其是儿童在宫内早期暴露在过量的叶酸和维生素B_{12}环境中,会影响大脑的早期发育。但也有更多的研究结果支持孕期叶酸补充对子代的保护作用,如挪威(2002~2008年)针对85 176名儿童的出生队列研究发现,母孕期补充叶酸的儿童ASD的检出率为0.1%(64/61 042),而未补充叶酸的检出率为0.21%(50/24 134),调整后的 OR 为0.61(95%*CI*0.41-0.90)。美国一项病例对照研究,对429名ASD患儿、130名发育迟缓儿童,以及278名正常儿童的母亲孕期叶酸补充情况进行了分析,结果仍发现叶酸对ASD发病的保护作用,与孕期未补充叶酸相比,孕期补充叶酸母亲其子代ASD患病的风险降低,*OR* 为0.62(95%*CI* 0.42-0.92)。以上研究提示生命早期的叶酸补充可以降低ASD的

发病风险。尤其是2018年Bjork M等对95 267例孕期妇女进行追踪调查发现,对于患有癫痫并不得不服药控制的孕产妇,孕前及孕早期服用大剂量叶酸补充剂可以明显降低因抗癫痫药物升高的子代患ASD风险。

3. 叶酸补充与孤独症　近年来,已有文献支持叶酸干预疗法在ASD患儿的康复治疗中能够发挥积极作用。论证强度较低的个案报道:对脑脊液中5-MTHF浓度较低的ASD样行为表现的患儿,每天补充亚叶酸(folinic acid,主要指5-甲酰基四氢叶酸,是一种稳定的还原型叶酸盐),一年后发现在提高脑脊液中5-MTHF浓度的同时,还改善了患儿的认知和行为能力。James等进行叶酸联合维生素B_{12}补充的开放性试验,对40例ASD患儿叶酸相关代谢指标干预3个月前后进行比较,发现ASD患儿体内半胱氨酸、半胱氨酰甘氨酸、GSH、GSH/GSSG比值干预后显著升高,而GSSG在干预后显著降低。另一项开放性试验,Frye等招募甲基化能力异常(SAM/SAH小于3)和氧化还原水平异常(GSH/GSSG小于6)的ASD患儿共65例,进行维生素B_{12}和叶酸联合治疗,干预3个月可以有效地改善ASD患儿的适应行为,且适应行为的改变与GSH/GSSG的改变存在相关性。还有学者(Frye等)发现维生素B_{12}和叶酸联合治疗的干预手段可以改变ASD患儿体内谷胱甘肽氧化应激状态。此外,有国内学者也进行了叶酸干预的开放性试验研究,招募了83例日常参与结构化训练

的 ASD 患儿,分为叶酸干预组和非叶酸干预组,每天补充 800μg 叶酸。3 个月的叶酸干预后,补充叶酸的 ASD 患儿在认知、语言理解、情感表达和沟通方面较未补充叶酸的 ASD 患儿有明显改善,说明在科学训练(结构化训练)的前提下,同时进行叶酸的靶向干预对于 ASD 的康复具有积极的辅助治

疗作用。同时,代谢组学检测结果表明,3 个月叶酸干预,可有效地提升孤独症患儿体内叶酸、GSH、GSH/GSSG 水平,并降低 Hcy 和 GSSG 水平,说明叶酸干预可有效地调节细胞内甲基化水平和氧化应激状态。有关叶酸干预对 ASD 疗效的研究结果见表 1-6-13。

表 1-6-13 叶酸干预在 ASD 中的应用

研究方法	干预方式	干预人群 / 干预时间	主要发现
个案研究 (2005 年)	亚叶酸:每天 0.5/(mg·kg)	1 例 ASD 患儿;干预 1 年	脑脊液中 5-MTHF 升高;认知和行为能力改善
病例对照研究 (2013 年)	回顾性收集儿童叶酸和维生素 B_{12} 补充信息	18 例 ASD 合并线粒体疾病;18 例仅患 ASD 患儿	叶酸、维生素 B_{12} 等营养物质的补充与谷胱甘肽代谢有关联
开放性研究 (2009 年)	维生素 B_{12}:75μg/kg,每周 2 次;亚叶酸:400μg,每天 2 次	40 例 ASD 患儿;干预 3 个月	纠正转甲基相关代谢异常与谷胱甘肽代谢异常
开放性研究 (2013 年)	维生素 B_{12}:75μg/kg,每 3 天 1 次;亚叶酸:400μg,每天 2 次	65 例 ASD 患儿;干预 3 个月	适应行为显著改善
开放性研究 (2016 年)	叶酸:400μg,每天 2 次	83 例 ASD 患儿;干预 3 个月	有效调节甲基化水平和氧化应激状态;认知、语言理解、情感表达和沟通能力改善
随机对照双盲试验 (2011 年)	联合补充 20 种维生素和 14 种矿物质;安慰剂	141 例 ASD 患儿;干预 3 个月	GSH 浓度和 GSH/GSSG 比值升高;且接受性语言、多动和易怒情绪明显改善
随机对照双盲试验 (2016 年)	亚叶酸:每天补充 2mg/kg,最高剂量为 50mg;安慰剂	48 例 ASD 患儿;干预 3 个月	语言交流能力改善

针对叶酸对 ASD 的干预,也有一些论证强度较高的随机对照研究,Adams JB 的双盲试验结果发现,将 141 名 3~60 岁的 ASD 患者随机分为干预组(联合补充 20 种维生素和 14 种矿物质)或对照组(口服安慰剂)连续干预 3 个月,干预组患者的 GSH 浓度和 GSH/GSSG 比值都升高了,且干预组患者的接受性语言、多动和易怒情绪较对照组明显改善。此外,2016 年,Frye 等的随机对照双盲试验,收集 48 例 ASD 患者,其中高剂量亚叶酸干预组 23 例(每天补充 2mg/kg,最高剂量为 50mg),安慰剂组 25 例,12 周后发现干预组 ASD 患者的语言交流能力较安慰剂组明显改善。

总之,由表 1-6-13 可以看出,目前针对叶酸干预的试验有随机对照双盲试验或开放性试验,干预手段为叶酸或亚叶酸单独补充,或联合维生素 B_{12} 或其他维生素和矿物质补充,疗效指标为不同叶酸代谢通路的中间产物水平以及不同行为量表的评估。无论是哪种干预方式,多数研究均

表明,叶酸干预可改善 ASD 患儿的认知及异常行为。

(四) 展望

综上,在充分了解叶酸的生物化学通路、叶酸对神经发育影响的基础上,结合国内外研究现状,初步发现叶酸相关代谢与 ASD 的发病存在关联。尽管现阶段对叶酸代谢的研究和关注较多,但也存在一些局限性:

(1)大多研究为简单的病例对照研究,叶酸干预的开放性研究和一部分随机对照双盲试验;缺乏从因到果的纵向追踪证据,以及高论证强度的随机对照系统综述的证据;

(2)现有研究样本量均较小,导致统计效能较低,说服力不强。但基于现有的关联研究证据可知,叶酸临床营养干预的应用前景非常值得深入探讨与分析,期望能够对 ASD 靶向营养干预及精准康复提供更广阔的视野和思路。

第五节　其他营养素补充剂

一、去谷蛋白和酪蛋白饮食

比较常见的饮食干预有去谷蛋白和酪蛋白饮食，谷蛋白主要来源于小麦和谷物，酪蛋白主要来源于牛奶。早在 1979 年，Panskepp 曾提出 ASD 患儿对谷蛋白和酪蛋白吸收不良可能通过改变大脑中神经递质代谢从而导致 ASD 的症状，这一理论目前尚未被证实。Lucarelli 等研究者在 36 例 ASD 患儿连续 8 周使用去牛奶饮食，结果显示 ASD 患儿的行为症状改善明显，但是食物中添加谷蛋白和酪蛋白 2 周后，患儿的症状恶化。目前公开发表的关于 GFCF 的随机对照研究很少，其中有两项是 Knivsberg 等研究者完成的，分别发表于 2002 年和 2003 年。2002 年发表的为随机单盲对照研究，所有被试者均为 ASD 合并尿肽异常者，研究组（年龄 5 岁 2 个月 ~10 岁）和对照组各 10 例，研究者饮食中去除谷蛋白和酪蛋白，对照组不干预，维持 1 年，试验开始前和结束时采用 DIPAB（丹麦开发，用于评估孤独行为、个体语言功能、运动技能、交流和社交能力）、Leiter 国际操作量表（Leiter international performance scale）等量表进行评估，结果显示使用 GFCF 饮食患儿 ASD 症状较对照组症状改善明显。而 2003 年发表的研究中，报道结果同前。2008 年，Millward 等人做 *Meta* 分析，但是符合纳入标准的只有前面叙述的两个研究，故只进行了描述性总结。Whiteley 等研究者于 2010 年报道了另外一项研究，该研究中入组 72 个丹麦 ASD 患儿（年龄 4~10 岁 11 个月），研究进行了两年，分两个阶段：第一年，72 个患儿分两组，研究组（A 组）38 例，对照组（B 组）34 例，在第 8 个月和 10 个月时，分别进行评估，食用 GFCF 组患儿症状改善较对照组明显；接下来，给对照组同时食用 GFCF 饮食，在 20 个月和 24 个月时进行再次评估，在研究结束时，A 组 18 例患儿，B 组 17 例患儿，结果显示 GFCF 干预是有效的。

二、多不饱和脂肪酸

近年来一些研究报道 ASD 患儿血清中二十二碳六烯酸（docosahexoenoic acid，DHA）含量较正常发育儿童偏低，有部分关于多不饱和脂肪酸治疗（polyunsaturated fatty acid，PUFA）的研究，其中以 ω-3 脂肪酸（omega-3 fatty acids）是使用最多的，包括 DHA 和二十碳五烯酸（eicosapentaenoic acid，EPA），人体无法合成，必须从食物摄取，深海鱼中含量较多。Amminger 等人（2007 年）在 13 例 ASD 患儿（年龄范围 5~7 岁，均为男性）进行的随机双盲安慰剂对照研究中，ω-3 脂肪酸添加剂 1.5g/d（其中 0.84g DHA，0.7g EPA），治疗 6 周时，ASD 患儿的多动、刻板行为改善明显，提示 ω-3 脂肪酸治疗可能是有效的治疗方法。而 2009 年的一项系统综述中提及符合纳入标准的 6 个研究中，只有一项研究是随机对照研究（即 2007 年 Amminger 等人的研究），故暂无法得出科学的结论：ω-3 脂肪酸是否是有效的。2011 年，Bent 等人在 27 例 ASD 患儿（年龄 3~8 岁）中进行 ω-3 脂肪酸（1.3g/d）的随机对照研究，12 周后，用 ABC 量表（aberrant behavior checklist）来评估 ASD 患儿的多动症状，两组差别未见统计学意义。

前面这些治疗方法的研究虽然目前尚无足够确切的证据表明其有效性，但是这些治疗方法的安全性已经得到证实，而脱毒治疗的安全性尚未得到证实。

（李廷玉）

参考文献

[1] Sharp WG，Berry RC，McCracken C，et al.Feeding problems and nutrient intake in children with autism spectrum disorders：a meta-analysis and comprehensive review of the literature.J Autism Dev Disord，2013，43（9）：2159-2173.

[2] Brondino N，Fusar-Poli L，Rocchetti M，et al.Complementary and alternative therapies for autism spectrum disorder. Evid Based Complement Alternat Med，2015：258589.

[3] Hazlett HC，Gu H，Munsell BC，et al.Early brain development in infants at high risk for autism spectrum

disorder.Nature,2017,542(7641):348-351.

［4］ Li YJ,Ou JJ,Li YM,et al.Dietary supplement for core symptoms of autism spectrum disorder:where are we now and where should we go?.Front Psychiatry,2017,8:155.

［5］ Tanumihardjo SA,Russell RM,Stephensen CB,et al.Biomarkers of nutrition for development(BOND)—vitamin A review.J Nutr,2016,146(S9):1816-1848.

［6］ Zeng J,Chen L,Wang Z,et al.Marginal vitamin A deficiency facilitates Alzheimer's pathogenesis.Acta Neuropathol,2017,133(6):967-982.

［7］ Xu XX,Li CY,Gao XB,et al.Excessive UBE3A dosage impairs retinoic acid signaling and synaptic plasticity in autism spectrum disorders.Cell Res,2018,28(1):48-68.

［8］ Liu X,Liu J,Xiong X,et al.Correlation between nutrition and symptoms:nutritional survey of children with autism spectrum disorder in Chongqing,China Nutrients,2016,8(5).pii:E294.

［9］ Guo M,Zhu J,Yang T,et al.Vitamin A improves the symptoms of autism spectrum disorders and decreases 5-hydroxytryptamine(5-ht):a pilot study.Brain Res Bull,2018,137:35-40.

［10］ Liu J,Liu X,Xiong XQ,et al.Effect of vitamin A supplementation on gut microbiota in children with autism spectrum disorders—a pilot study.BMC Microbiol,2017,17(1):204.

［11］ Walsh JJ,Christoffel DJ,Heifets BD,et al.5-HT release in nucleus accumbens rescues social deficits in mouse autism model.Nature,2018,560(7720):589-594.

［12］ Lopatina OL,Komleva YK,Gorina YV,et al.Neurobiological aspects of face recognition:the role of oxytocin.Front Behav Neurosci,2018,12:195.

［13］ Guastella AJ,Gray KM,Rinehart NJ,et al.The effects of a course of intranasal oxytocin on social behaviors in youth diagnosed with autism spectrum disorders:a randomized controlled trial.J Child Psychol Psychiatry,2015,56(4):444-452.

［14］ Parker KJ,Garner JP,Libove RA,et al.Plasma oxytocin concentrations and OXTR polymorphisms predict social impairments in children with and without autism spectrum disorder.Proc Natl Acad Sci U S A,2014,111(33):12258-12263.

［15］ Zhang Z,Samuele GM,Zhang Y,et al.The fragile X mutation impairs homeostatic plasticity in human neurons by blocking synaptic retinoic acid signaling.Sci Transl Med,2018,10(452).pii:eaar4338.

［16］ Agnello L,Scazzone C,Lo Sasso B,et al.CYP27A1,CYP24A1,and RXR-α polymorphisms,vitamin D,and multiple sclerosis:a pilot study.J Mol Neurosci,2018,66(1):77-84.

［17］ Cannell JJ.Autism and vitamin D.Med Hypotheses,2008,70(4):750-759.

［18］ Gong ZL,Luo CM,Wang L,et al.Serum 25-hydroxyvitamin D levels in Chinese children with autism spectrum disorders.Neuroreport,2014,25(1):23-27.

［19］ Bener A,Khattab AO,Al-Dabbagh MM.Is high prevalence of vitamin D deficiency evidence for autism disorder?In a highly endogamous population.J Pediatr Neurosci,2014,9(3):227-233.

［20］ 王田甜,杜琳,单玲,等.孤独症谱系障碍中免疫异常的研究进展.中国当代儿科杂志,2014,16(12):1289-1293.

［21］ Saad K,Abdel-Rahman AA,Elserogy YM,et al.Vitamin D status in autism spectrum disorders and the efficacy of vitamin D supplementation in autistic children.Nutr Neurosci,2016,19(8):346-351.

［22］ Jia F,Wang B,Shan L,et al.Core symptoms of autism improved after vitamin D supplementation.Pediatrics,2015,135(1):e196-e198.

［23］ Wang T,Shan L,Du L,et al.Serum concentration of 25-hydroxyvitamin D in autism spectrum disorder:a systematic review and meta-analysis.Eur Child Adolesc Psychiatry,2016,25(4):341-350.

［24］ Magnusson C,Lundberg M,Lee BK,et al.Maternal vitamin D deficiency and the risk of autism spectrum disorders:population-based study.BJPsych Open,2016,2(2):170-172.

［25］ Chen J,Xin K,Wei J,et al.Lower maternal serum 25(OH)D in first trimester associated with higher autism risk in Chinese offspring.J Psychosom Res,2016,89:98-101.

［26］ Vinkhuyzen AAE,Eyles DW,Burne THJ,et al.Gestational vitamin D deficiency and autism-related traits:the generation R study.Mol Psychiatry,2018,23(2):240-246.

［27］ Fond G,Godin O,Schürhoff F,et al.Hypovitaminosis D is associated with depression and anxiety in schizophrenia:Results from the national FACE-SZ cohort.Psychiatry Res,2018,270:104-110.

［28］ Masi A,Quintana DS,Glozier N,et al.Cytokine aberrations in autism spectrum disorder:a systematic review and meta-analysis.Mol Psychiatry,2015,20(4):440-446.

［29］ Azzam HME,Sayyah H,Youssef S,et al.Autism and vitamin D:an intervention study.Middle East Current Psychiatry,2015,22(1):9-14.

［30］ Saad K,Abdel-Rahman AA,Elserogy YM,et al.Vitamin D status in autism spectrum disorders and the efficacy of vitamin D supplementation in autistic children.Nutr Neurosci,2016,19(8):346-351.

［31］ Feng J,Shan L,Du L,et al.Clinical improvement following vitamin D3 supplementation in autism spectrum disorder.Nutr Neurosci,2017,20(5):284-290.

[32] Kerley CP,Power C,Gallagher L,et al.Lack of effect of vitamin D3 supplementation in autism:a 20-week,placebo-controlled RCT.Arch Dis Child,2017,102(11):1030-1036.

[33] Saad K,Abdel-Rahman AA,Elserogy YM,et al.Randomized controlled trial of vitamin D supplementation in children with autism spectrum disorder.J Child Psychol Psychiatry,2018,59(1):20-29.

[34] Jia F,Shan L,Wang B,et al.Fluctuations in clinical symptoms with changes in serum 25(OH) vitamin D levels in autistic children:three cases report.Nutr Neurosci,2018,8:1-4.

[35] Au KS,Findley TO,Northrup H.Finding the genetic mechanisms of folate deficiency and neural tube defects-Leaving no stone unturned.Am J Med Genet A,2017,173(11):3042-3057.

[36] Puig-Alcaraz C,Fuentes-Albero M,Calderón J,et al.Increased homocysteine levels correlate with the communication deficit in children with autism spectrum disorder.Psychiatry Res,2015,229(3):1031-1037.

[37] Sun C,Zou M,Zhao D,et al Efficacy of folic acid supplementation in autistic children participating in structured teaching:an open-label trial.Nutrients,2016,8(6).pii:E337.

[38] 孙艺,梁爽,孙彩虹,等.孤独症谱系障碍患儿血清叶酸及其代谢产物与维生素 B12 水平状况.中国学校卫生,2018,39(3):331-334.

[39] Krsicka D,Geryk J,Vlckova M,et al.Identification of likely associations between cerebral folate deficiency and complex genetic-and metabolic pathogenesis of autism spectrum disorders by utilization of a pilot interaction modeling approach.Autism Res,2017,10(8):1424-1435.

[40] Shaik MN,Sai SP,Bharathi V,et al.Clinical utility of folate pathway genetic polymorphisms in the diagnosis of autism spectrum disorders.Psychiatr Genet,2016,26(6):281-286.

[41] Raghavan R,Riley AW,Volk H,et al.Maternal multivitamin intake,plasma folate and vitamin B12 levels and autism spectrum disorder risk in offspring.Paediatr Perinat Epidemiol,2017,32:100-111.

[42] Bjork M,Riedel B,Spigset O,et al.Association of folic acid supplementation during pregnancy with the risk of autistic traits in children exposed to antiepileptic drugs in utero.JAMA Neurol,2018,75(2):160-168.

[43] Frye RE,Slattery J,Delhey L,et al.Folinic acid improves verbal communication in children with autism and language impairment:a randomized double-blind placebo-controlled trial.Mol Psychiatry,2016,23(2):247-256.

02

第二篇
儿童孤独症谱系障碍的干预训练方法介绍

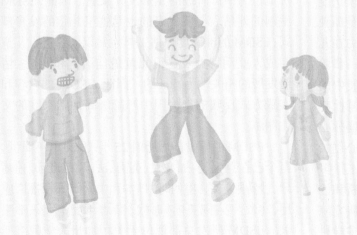

第一章

儿童孤独症的早期介入丹佛干预模式

第一节 概 述

一、早期介入丹佛干预模式编制人及编制介绍

早期介入丹佛干预模式(early start denver model,ESDM)是由美国加州大学戴维斯分校MIND研究院Sally J.Rogers教授和美国杜克大学脑发育和孤独症研究中心主任Geraldine Dawson教授及其团队共同研发创建的。Sally J.Rogers现任美国加州大学戴维斯分校MIND研究所精神病学教授、著名的儿童发展心理学家,长期致力于年幼发育障碍患儿的认知、社交沟通能力发展及其干预研究,她参与的孤独症临床和研究项目为美国国家健康研究院、美国国家儿童健康和人类发展研究所支持的"优秀工作网项目"的10个孤独症研究项目之一。出版了"孤独症临床和发展"方面的众多研究成果和著作,尤其在儿童学习能力中模仿能力的研究有独到的见识,提出模仿能力障碍是孤独症患儿的严重缺陷,由此引起业界对模仿能力在儿童早期发展中所起作用的思考和研究,并进一步验证了患儿期模仿能力在社交 - 沟通能力发展中的核心作用。Geraldine Dawson教授现任美国杜克大学脑发育和孤独症研究中心主任,曾任华盛顿心理学和精神病学教授、华盛顿大学孤独症中心创始主任和美国Autism Speaks首席科学家,她主持多项孤独症研究项目,致力于孤独症基因、诊断和诊疗方面的研究,连续获得来自美国国家健康研究院资金资助,曾领导的华盛顿大学孤独症中心多学科

临床服务项目是美国西北部最大规模的孤独症临床诊治项目。Dawson教授及其同事提出孤独症的社交动机假设,认为孤独症在生物学上存在社交动机领域的基本缺陷,并提出广为业界认同的孤独症发生发展模式。

ESDM是一套针对12~48个月孤独症患儿编制的综合性强化干预方案,它是在用于24~60个月学龄前孤独症患儿丹佛干预模式方案的基础上进行提炼和改编发展而来,其基本理论和依据是基于发育科学、患儿学习方式及孤独症对早期发育影响的最新科学研究成果基础上,并进一步将发育研究的成果与教育课程和技术相结合。在ESDM编制过程中,参照的科学研究成果主要来自美国患儿早期社交、认知、语言和游戏发展等方面研究的影响,这些研究的对象主要是来自高加索儿童和社会经济地位为中产阶级的儿童及其家庭。因此,ESDM编制的评估表主要代表的也是这组儿童的发育模式;ESDM的准确度评估工具也是以研究这组儿童与成人互动特点及这组儿童最佳语言和社交 - 情绪发展的相关性为特征的。因此,ESDM的内容和实践方式反映的是美国中产阶级高加索家庭的文化渊源。

ESDM的研发前后历时25年,于2010年面世,至今已在意大利、加拿大、英国、法国、西班牙、葡萄牙、沙特阿拉伯、墨西哥、日本和中国等国家推广应用,2012年入围美国《时代》杂志年度十大医学突破。ESDM研发总部现位于美国加州大学戴维斯

分校神经发育障碍医学研究所,是一个国际合作研究中心,致力于神经发育障碍的认识、理解、预防、护理和治疗研究。

二、早期介入丹佛干预模式的定义

ESDM 是一套适用于 12~48 个月孤独症患儿编制的综合性强化干预方案,作为一门独特的发展性课程,明确阐述在任何时间段、任何场景下可教授的技能,旨在促进孤独症患儿所有发育领域发展的独特教育课程体系,属于发育行为自然干预模式(naturalistic developmental behavioral interventions, NDBI)的一种。NDBI 是指基于行为学习和发育科学的研究发现,建立在应用行为分析(applied behavior analysis, ABA)的基础上,更多的利用"自然"场景和发育导向的行为干预方法。NDBI 在自然场景中实施,患儿和治疗师共同控制活动的进展,利用自然事件,并使用各种行为策略以教授与发育水平相适应且必备的技能。所有的活动以患儿为主导,包括学习和参加活动的内在奖励,促发患儿自发性、主动性、规则性,以及包括和家庭成员的合作性。NDBI 的干预目标通常包括整个发育领域,包括认知、社会、语言、游戏和运动系统等。

三、早期介入丹佛干预模式的课程核心内容

1. 是一套完整的以儿童发育科学的先进理念和研究成果为依据的课程评估表,作为各领域技能发展顺序的标准参考工具,用于评估孤独症患儿的基本发育水平,并以此制订相应的全面、详细的教学目标和活动计划。

2. 目标重点在于促进孤独症患儿与照料者之间的关系,促进人际关系的发展。在教学课程互动过程中,以儿童为中心,以游戏活动来实施教学目标,关注患儿的积极感受和正面情感、平衡社交互动、模仿能力、应用感觉社交常规培养社交主动性,并提升成人敏感性和反应度的质量。

3. 用于培养语言发展的策略和课程基于语言发展的最新科研研究成果,将沟通教学融入所进行的社会互动、遵循语言发育的基本规律,将非语言沟通作为语言沟通的前提条件,包括运用非语言沟通技术 - 自然肢体动作来促进语言发育,"加 1 原则"等。

4. 针对教学内容和教学过程,提供教学准确度评估和资料收集系统,用于评估教学成效,调整教学流程,实现最佳效果。

5. 教学课程具有综合性,强调患儿早期的所有发展技能,既包括语言、游戏、社会交往、注意力,也包括模仿、运动技能、自理和行为能力,尤其是互动中患儿主动模仿能力。

6. 在训练疗效不理想的情况下,及时提供替代原有干预方案的一整套评估系统——决策树法,保证在整个教学过程中实施具有实证支持的教学实践活动。

四、早期介入丹佛干预模式的理论基础和基本方法

ESDM 的理论基础和基本方法是将丹佛模式、人际发展模式、社交动机障碍模式和核心反应训练技术这四种不同但互补的方法组合在一起,通过两种方式来提供患儿社交学习能力:

1. 带领孤独症患儿参与日常生活中的合作和互动社会活动,以便建立良好的人际关系和象征性沟通,形成社交知识和社交经验的传递。

2. 高强度教学,用于弥补孤独症患儿因过去缺乏进入社交世界而导致的社交学习能力缺陷,并逐渐追赶上正常发育轨道。

ESDM 干预实践应用时无需局限于专门的教育场景中,治疗团队、父母可以在小组方案和家庭方案中都能加以应用,也可经由不同方式在门诊机构或家庭进行个体治疗,其干预方法在教育内容、目标和教材上都高度专业化,且在实践中可灵活应用。ESDM 干预团队包括医生、治疗师、其他专业人士和家庭成员,特别强调家长作为团队中的成员之一,直接参与整个干预过程的评价和实施,并发挥重要作用。

五、早期介入丹佛干预模式干预的目标

ESDM 目标是通过自然场景下,高强度的互动学习,改善孤独症症状、加快患儿在所有领域的发育速度,尤其在认知、社交 - 情感和语言领域,能尽早回归正常的社交圈,和父母家人一起生活,有着丰富自然的社交互动;通过 ESDM 技术,进行社交学习,强化社交互动的奖赏价值、提供社交沟通技能的实践,来促进孤独症患儿的模仿能力、共同注意、口语和非口语沟通能力和社交参与能力的发展;通过高强度的教学,提高学习频率,提升学习速度,弥补孤独症患儿因以往缺乏进入社交世界而导致的社交学习能力缺陷,逐渐追赶上正常发育轨道,并进一步预防患儿可能因孤独症高危风险所致的独特成长体验而引起的神经和心理行为发育

异常。

六、早期介入丹佛干预模式干预的意义

孤独症的早期干预为患儿的治疗提供了一个有深远意义的变革,虽然孤独症的发生是受基因影响的,但是已有大量的临床循证研究显示,行为干预,尤其是早期的行为干预可以为孤独症患儿的认知和适应性能力发展创造机会,始于生命早期的环境干预可为孤独症患儿带来显著的积极结局。事实上,研究表明,孤独症的症状不仅可以显著减轻,甚至在一些患儿中是有可能被逆转的。如果能提高患儿的干预质量,许多患儿将能在 5 岁之前赶上发育轨道。

ESDM 干预实践带来的启示:ESDM 不同于传统的干预疗法,它较少去关注如何减少孤独症的不典型症状,而更多侧重在日常生活常规活动中去发展患儿的技能和知识;与许多干预策略都试图绕过孤独症患儿所缺乏的技巧不同,ESDM 重点在于创造学习机会并且帮助患儿通过正常学习顺序向前发展。众所周知,患儿大脑具有巨大可塑性,如果早期提供丰富的刺激,患儿时期快速的学习能力

使其受损的大脑恢复能力也极强。正如 Rogers 教授所言:"我们正试图最大限度地将这些患儿的学习潜力最大化,并重新建立那些可能已受到孤独症遗传因素影响的神经通道,那些已受影响的神经通道可能对婴儿依然是有用的,在我们干预实践中可能不必绕过他们"。在患儿日常活动中,如果关注每个患儿学习体验的发展并提供高频率的学习机会,所有患儿都能在语言、游戏和学习能力方面取得快速进步,有望使患儿大脑的重塑,并使其潜力得到最大限度地发挥。

ESDM 为从事孤独症治疗的专业人员、父母和其他养育者、早期教育者和儿童保健专业人员提供了一种新颖的与孤独症患儿社交互动方式,这种互动方式将大量学习机会很好地融入儿童和父母及其他照料者共同参与的每一个游戏、日常照料和养育活动中,寓教于乐,使孤独症患儿和父母以积极主动、生动活泼、温馨体验的方式共同参与其中。这样,时复一时,日复一日,月复一月,年复一年的高质量亲子互动,丰富的游戏活动和日常生活实践带给孤独症患儿高频率的学习机会,为孤独症患儿的发育回归带来了一条充满希望的路。

第二节　早期介入丹佛干预模式的机制

ESDM 的理论框架是应用行为科学和发育科学的有机融合,主要由丹佛干预模式、人际发展模式、社交动机障碍模式和关键性技能训练法(pivotal response treatment,PRT)这 4 种不同但互补的方法组合在一起构成。

一、Rogers 教授团队的丹佛干预模式

20 世纪 80~90 年代,婴儿和儿童发育领域的新研究有了突破性的发展,对患儿沟通、语言和社会学习等方面的早期发育学习模式也有了更详细全面地了解。这些研究很快在儿童孤独症领域开展,并对儿童孤独症早期核心社交和沟通缺陷有了新的理解,这些见解开始影响孤独症治疗策略和模式的发展,包括像孤独症干预策略中对语言发育的关键技能——共同注意在语言发展中核心作用;为学习各种其他技能提供基础的关键技能——模仿和社会融入等。发育科学研究证明婴儿是主动的"假设检测者",他们通过形成假设和检测环境来学习,这个发现强调要让患儿成为一个主动而不是被

动参与干预治疗的重要性。发育科学开始关注的非正常、正常学习和成长轨迹,在跨学科领域激发了专家们对孤独症干预的兴趣。在许多发育领域的研究证明,患儿的发育路径与正常儿童相似多于不同,使得强调将发育特点和发育规律引入早期孤独症治疗。

丹佛干预模式就是一套始于 20 世纪 80 年代的针对 24~60 个月孤独症患儿开展的学前干预方案,以发育为导向,通过发育课程系统评估患儿发育所有领域,制订短期发育目标,实施以患儿为导向的具体训练内容。其重点在于建立和患儿的亲密关系,以此作为社交和沟通发育的基础;发展的"感觉社交常规"技术强调通过非语言交流至语言交流,使患儿主动积极参与动态互动,成为 ESDM 的核心特征之一;同时提出模仿能力障碍是孤独症患儿的严重缺陷之一,而患儿期模式能力在社交-沟通能力发展中起着核心作用,从而强调训练过程中发展流程、相互和自发性的模仿行为,提升孤独症患儿的模仿能力至关重要。

二、Rogers 教授和 Penington 教授团队的孤独症人际发展模式

对正常患儿的研究强调了社会关系作为模仿的发展和沟通的基础所起的必不可少的作用,大量研究证明,通过患儿和治疗者之间的情感交流,使学习变得更加容易。同时,其他研究也建议,孤独症患儿情感分享和社会互动方面存在缺陷。因此,治疗师们开始融入促进情感参与的干预策略。

该模式假设孤独症患儿模仿能力早期受损,从而使其早期身体同步性和合作性建立受损,这样严重影响患儿和照料者之间感觉和状态的协调性和同步性建立,进一步影响二者之间的情感协调,导致患儿和互动伙伴间理解彼此感觉和心理状态的发展出现障碍。出现一系列患儿主动性发展的行为里程碑的障碍包括模仿、共同注意、情感分享、有意图沟通的延迟和减少。ESDM 干预重点强调孤独症患儿在与他人充满情感的关系中发展社交 - 情感 - 沟通能力,尤其是由照料者富有情感和回应性的关系对患儿能力的发展至关重要。

三、Dawson 团队的孤独症社交动机障碍假设

该假设指出孤独症在生物学上存在社交动机方面的基本缺陷,导致患儿对社交奖赏的敏感性相对缺乏,这种缺乏导致孤独症患儿对周围环境的社交信息包括他人的面部表情、声音、肢体动作和语言无法表现出正常的喜爱和主动注意,从而使得模仿、情感分享和共同关注能力受损,最终出现患儿社交 - 情感 - 沟通能力发展障碍。Daswson 教授及其同事更进一步指出这种早期社交参与的缺乏不仅改变了孤独症患儿的行为发展进程,而且也影响了感知、社交和语言信息的中枢神经系统的发育。

为了更好地了解生命早期大脑的可塑性及其对孤独症预防和诊治的作用,Dawson 教授及其同事提出了孤独症发生发展模式。在这个模式中指出,早期的遗传基因和环境高危因素会影响大脑和行为发育的异常,改变婴儿出生后和环境的互动模式;这个出生后改变婴儿 - 环境互动模式非常重要的一个方面,就是患儿不再积极参与生命早期的社交互动;这些改变的互动模式被认为是孤独症发展的高危过程,改变的婴儿 - 环境互动模式被假设认为极大地减少了婴儿正常社交和前语言发育所需要的对大脑的社交刺激,从而在大脑发育敏感期阻

碍了社交和语言脑区神经环路的形成。这个高危过程就像是早期易感因素对后期结局影响的传递中介。通过这个高危传递过程,早期易感因素影响到了最终结局。此外,因遗传高危因素所致的婴儿和社交环境互动模式改变可能会进一步影响基因的表达。这样基因 - 环境互为影响已在动物实验中得到证实,且被推测可能在孤独症发病机制中起了一定的作用。虽然孤独症患儿的早期亲子互动是否会影响,以及如何去影响基因表达尚未知晓;然而,值得可信的是,在生后生命早期发生的基因 - 环境互动会放大孤独症易感基因的作用。

而早期有效干预的目标就是针对这个高危过程,通过现阶段研究发现的遗传、环境和表型的高危因素最终可以在生命早期识别那些可能发展成为孤独症的易感婴儿,及时进行有效的早期干预,从而达到有效阻断孤独症的发展进程。

已有大脑研究阐述,社交和语言神经环路是如何发育形成的,它的形成、组织构建和功能化均来自婴儿和社交环境的互动。Dawson 教授进一步阐述了婴儿正常社交脑区神经环路形成的发育模式中,早期亲子互动在社交大脑发育中起到的核心作用;在互惠性的社交活动过程中,作为社交同伴参与社交互动,促进大脑皮层特定区域 - 社交和语言能区形成,并进一步促进更复杂的行为发展,包括注意、共同注意、有意沟通和社交模仿等。而这些技能和行为在典型的孤独症患儿中均受损。

因此,在 ESDM 中核心技术——来自丹佛干预模式的感觉社交常规和关键性技能训练法均被设计用于提高社交奖赏,增强社交互动中的患儿社交动机和社交注意能力;并更强调父母和家庭参与是孤独症早期干预中的最佳实践方式,成为 ESDM 干预中必不可少的一部分。

四、关键性技能训练法

Schreibman 教授和 Koegal 教授提出的关键性技能训练法(pivotal response treatment,PRT),这是一种基于应用行为分析(applied behavior analysis,ABA)原理研发的自然语言教学方法,以 Schreibman 教授和 Koegal 教授团队为主导,针对孤独症患儿缺乏沟通的核心是动机和动力问题展开思考并研究相应对策,同时又从儿童发展理论看到儿童的发展历程中养育者和儿童之间的积极互动能极大地促进儿童社交技能、语言、认知和情感表达等多方面的发展。

（一）孤独症患儿的五大关键性技能领域

研究发现并明确孤独症患儿的五大关键性技能领域为：

1. 学习动力；
2. 共同注意力；
3. 主动性社会交往；
4. 自我管理；
5. 社会智力或心智能力。

（二）应用行为分析的核心策略

应用行为分析（applied behavior analysis，ABA）提出在自然环境里教导患儿关键性技能，并主张家长最大范围和力度积极参与干预训练。ABA 的核心策略包括：

1. 应用自然强化物；
2. 患儿主导和选择，与患儿轮流分享活动的掌控权；
3. 需要教学的目标穿插在已掌握的任务中；
4. 强化患儿的努力和尝试等。

这样，通过充分利用患儿和成人的互动动机，创造大量学习机会，强化孤独症患儿的动机、自发性和社交主动性，促进语言能力发展，提高技能的习得、维持和泛化，减少不良行为。

第三节　早期介入丹佛干预模式的内容与质量控制

一、早期介入丹佛干预模式的内容

ESDM 课程主要包括以下五大部分内容：ESDM 课程评估；制订短期教学目标；制订教学计划；跟踪记录教学进度及决策树应用；掌握核心领域发展的教学技巧。

（一）早期介入丹佛干预模式的课程评估

Rogers 教授及其团队针对孤独症最终导致患儿所有领域的发育损害，从发育的角度理解孤独症的损害，编制了 ESDM 课程评估表，按照年龄顺序列举了每个领域内具体的技能，是患儿各领域技能发展顺序的标准参考量表，内容包括理解性和表达性沟通、共同注意、模仿能力、社交技能、游戏技能、认知能力、精细运动、粗大运动、生活自理和适应能力。

ESDM 课程评估表包含 4 个技能水平，适用于 4 个年龄阶段分别为 12~18 个月、18~24 个月、24~36 个月和 36~48 个月。该表不同于其他常用发育量表，是根据孤独症患儿发育特征专门为孤独症患儿设计的，在同一年龄段里包含了较高的视觉运动技能和相对较低的社交和沟通技能。也就是说，在该表每一个技能水平阶段，相对于精细和粗大运动技能项目，社交技能项目相对显得不成熟。评估实施者需要具备跨专业、多领域儿童生长发育知识，熟悉课程评估表中每一条目的具体描述，并掌握通过每个项目所需要的行为反应程度和判断标准，才能正确规范使用该课程评估表。

ESDM 课程评估表每一条目的评分结果有三种方式：

1. 通过（用 P 或 + 表示）　表示能够持续表现该技能，属于已经掌握技能；
2. 通过 / 失败（用 P/F 或 +/– 表示）　表示不能持续表现该技能，属于不成熟技能；
3. 失败（用 F/– 表示）　表示未观察到或该行为技能难以引出。

（二）评估实施

ESDM 课程评估表是用于评价患儿现阶段的能力水平，具体的评估过程是基于游戏的互动模式、应用共同活动框架来展开的。患儿在和成人的游戏活动中，包含了运动、认知、沟通和社交等多方面的能力，所以在一项游戏活动中，可以同时评估多领域的能力。评估开始前，评估师需要先选择适当的游戏素材放置在患儿活动区域，以期引出目标技能。评估开始，进入游戏时，评估师应积极鼓励患儿，激发其兴趣，同时与其一起完成游戏活动至自然结束点，或者无法引出新的行为为止，然后暂停、记录观察所得的各项出现的行为以及未引出的行为；接着继续进入下一个游戏活动；每次游戏结束，评估师都要暂停并及时记录行为表现及引导进入下一个项目活动。家长对某些无法直接观察的项目，比如生活自理能力，可通过和家长交谈完成；若有其他治疗评估报告，可作为参考。家长应当参与整个评估过程，由评估师决定其参与程度。

1. 早期介入丹佛模式的课程评估　一般在1~1.5 小时的游戏课程中完成。

2. 评估环境布置　一间整洁的治疗室，里面放置一张小桌子和一些椅子、沙包、地板活动区域，以及激发评估该儿童技能所需的游戏材料。

3. 制订学习目标　课程评估后，评估人员需要针对被评估的患儿明确其每个领域的技能水平，包括哪些是已经掌握的成熟技能、哪些是正在形成的技能、哪些是还没有出现的技能，确定每个患儿现有能力的基线和上限，特别是识别每一个领域从熟练掌握到不会的临界范围，也就是明确教学目标，然后制订孤独症患儿未来 12 周的学习计划。

（三）制订短期教学目标

根据 ESDM 课程评估的结果，治疗团队和父母共同制订孤独症患儿未来 12 周的学习计划。教学目标和计划根据 ESDM 课程评估表信息、父母期望以及其他已获得的患儿相关信息制订。ESDM 教学目标制订过程中，需要平衡所有发育领域，兼顾弱势和强势，使得患儿能够获得均衡发展，不会着重强调某一领域而牺牲其他领域的发展，其原因有二：

1. 能中和患儿自然发展中的弱势，使发展进程适宜，避免若只针对患儿最弱势领域制订计划，导致发展进程缓慢且成效甚微而打击治疗师、家长和患儿的积极性。

2. 不把重点放在孤独症患儿最擅长的领域，虽然患儿在其擅长的领域获得进步很快，但把重点放在强势领域容易忽略并影响到孤独症核心缺陷领域，如社交互动、游戏能力等。这样的教学目标指导下的 ESDM 教学实践不仅能使患儿在有潜力和较弱领域都获得均衡发展，而且也能确保在目标实施过程中为患儿和治疗室安排具体高度激励性的活动。

（四）早期介入丹佛干预模式的教学目标选择

一般为每个领域设定的两三种目标技能，ESDM 评估表涵盖八大领域一共设定 16~24 个目标。目标技能的选择主要来自课程评估表的信息，通常挑选评估表中孤独症患儿最初的几个"通过 / 失败"（也就是不稳定的技能）作为首选目标，期待通过 12 周的日常教学，患儿能熟练稳定掌握这些"通过 / 失败"技能；同时进一步关注最初几个"失败"项目。此外，目标的选择还需要根据对患儿的

全面了解及收集的资料去评估他对模式领域的探索程度。一份合适的 ESDM 学习目标和计划是通过未来 12 周的日常教学活动，使患儿能掌握大部分目标技能，这样会极大地激励患儿、治疗师和家长，使其更有信心。

ESDM 教学目标的编写：ESDM 目标编写方式有其独特巧妙的设计思路，非常有助于成人教学和患儿学习过程。一旦目标技能确认后，每个确认的目标技能用可测量的行为术语进行描述，ESDM 的每一项目标编写都需要包括以下 4 个主要特征：前提性刺激的描述；明确可观察和测量的目标行为；判断掌握程度的标准；目标行为泛化的标准。具体指导原则如下：

1. 前提性刺激的描述　前提性刺激是指能引起患儿行为和技能发生的事件或场景，如妈妈叫患儿的名字，患儿能转头看向妈妈或回应。妈妈叫患儿的名字就是前提性刺激。对目标技能的前提性刺激状况的描述或界定意义有二：首先，有助于培养孤独症患儿对相同刺激做出应答的能力；其次，能指导施教者选择合适的前提性刺激，提高教学的稳定性和患儿学习的速度。

在界定或描述前提性刺激时，需要考虑以下几点：

（1）需要将前提性刺激设置在自然环境中，如在家、在社区日托中心等，有助于激发患儿的行为；

（2）前提性刺激一定是指能激发目标行为的场景或行为，而非只是一个环境状态的描述，如"在家中"，这句描述只是环境状态，不是前提。需要进一步描述，"在家中，看到桌上的蛋糕但够不到时"这才是前提性刺激的描述；

（3）要激发某种行为需要多种刺激，此时目标的前提性刺激设定需要几种合适的情景，如目标行为是"妞妞会与他人进行眼神交流并说'帮帮'"，那么可以描述以下 3 种场景作为前提性刺激：当她剥不开糖纸；当她玩不成拼图时；当她拉不上拉链时。

2. 明确可观察和测量的目标行为　患儿表现的能力水平就是可被观察到的患儿外在行为表现，因此对目标行为的描述要形象化。每个目标的描述都应说明患儿特定的行为表现，如会目光交流、会主动开口叫妈妈、会转过头来看向叫其名字的人、会用示指指物等。同时还需注意到，在某个单一目标编写中，可能同时包含几种行为，其原因有二：首先，通常这些行为是一系列的动作，如将玩具

收起来,这个目标包含了物品分类、物品放入盒中、再将盒子放入柜子,同时还可能包含跟随指向或展示等多种行为动作。因此通常一个目标项目定义成多个动作的集合。其次,一个目标包含了多种行为,并涉及了同类的行为,比如动词的应用,就可以写一条目标技能:"患儿能主动说出 10 个不同的动词"。

3. 判断掌握程度的标准　目标编写中需明确界定患儿掌握技能程度的判断标准,通常可从以下这五个方面来制订:

(1) 数量:所掌握的技能数量,如"说出 3 个动词";

(2) 准确度:完成目标技能的准确性,如"在 5 次机会中有 4 次能准确完成";

(3) 流畅程度:行为表现的熟练程度,尤其在系列行为集合的目标技能,如收拾玩具;

(4) 行为反应潜伏期:明确的动作反应所需时间,如在 2 秒内对动作的模仿;

(5) 独立程度:患儿表现技能的独立程度。很多技能对患儿来说可能较难完全独立完成,因此需要明确独立程度的标准。如在未提示下,患儿独立完成 80% 的穿衣步骤。

明确定义目标掌握程度的标准,不仅能让治疗师在教学过程中专注于明确的目标水平,而且也可清晰判断患儿是否成功掌握了教学目标,并对其是否学会了正在教授的内容进行反馈。

(6) 目标行为泛化的标准:泛化是指行为不仅仅在一种自然场景下发生,而是能在多种场景下或多个不同对象互动的情况下能持续稳定地出现。这是反映患儿行为技能掌握的稳定性和一致性。因此,在目标行为设定标准中,都应包含至少 2 种情境、采用至少 2 种素材、交往至少 2 名不同的人物。如"回应他人打招呼"的泛化标准:在 2 个不同的场景下,连续 3 天,有 80% 的时机对 2 个不同的人做出应答。

ESDM 短期教学目标制订是 ESDM 干预过程最重要的组成部分之一,它的作用如同导航地图,引导整个干预过程,使每天的训练课程内容紧扣这些专项技能和行为,为孤独症患儿掌握目标技能提供充分的学习机会。

(五) 制订教学计划和框架

是指将制订的教学目标细分为可适合教学的具体学习步骤,开始 ESDM 教学过程的具体实施和策略。首先,需要进一步将教学目标细分成适合教学的具体教学步骤。这个过程需要对每个步骤进行任务分析,按照发展性任务分析法(developmental task analysis,DTA)针对某一目标根据儿童能力发育规律和学习理论进行发展性任务分析,设计出患儿学习系列步骤,这些系列步骤可涉及日益逼真的模仿行为、患儿的独立性逐步提高、许多技能逐步掌握,以及人、环境和其他事件的泛化等。一般教学步骤制订始于患儿当前的基线水平,逐步深入——即中间步骤,最后止于患儿需要完全掌握且泛化的目标水平。其中中间教学步骤的制订需要根据教学目标技能的性质将其有机组合起来,包括发育序列、行为链和行为束、增加行为发生的频率和内容,以及将已发生行为与新的前提联结起来,最终构建一个全新的教学技能体系。其次,制订教学计划和框架。以患儿的兴趣引发游戏开始,将教学进程分解成两个阶段:

1. 成为游戏参与者　从患儿感兴趣的游戏活动开始入手,成人应成为儿童游戏的帮助者和强化者,来逐渐吸引患儿的注意力从物品转移到成人的脸部、眼睛、身体动作和说话声,这样患儿才能向成人学习,才真正开始教学实践。

2. 成人和患儿共同搭建发展游戏内容　与患儿共同搭建发展游戏,使其发展成为丰富多彩的共同活动常规。在教学实施过程中,将 ESDM 教学融合了丹佛干预模式、应用行为分析和关键性技能训练法的干预有机地融入游戏活动中,以让患儿参与到与他人的正向情绪体验中,让他们关注社交刺激,并以社交刺激作为奖赏,强化患儿继续参与的动机,并实现各个发展领域的多个目标。

(六) 跟踪记录教学进度及决策树应用

ESDM 教学开始后,采用每日数据表记录患儿干预期间的表现,跟踪记录教学进度,为干预实施者提供教学结果数据。该数据表中以图标方式表示学习目标和步骤,将 12 周目标、教学步骤,以及患儿训练时表现放在一起,便于跟踪了解干预教学内容、患儿的表现和进展。一般教学实施过程中,治疗室每隔 15 分钟记录 1 次,1 小时内记录 4 次。因此,治疗师需要在 15 分钟间隔期即将结束时,确保患儿找到感兴趣的玩具可独立玩耍几分钟;或在共同游戏活动中找到一个自然停顿点,停下来,治疗师开始记录患儿的表现和教学结果数据。通过这个每日数据表,可以回顾教学活动是否能涵盖每日数据表中的所有项目,包括现有的维持任务和应掌握的学习任务;同时汇总数据表的信息可快速了解患儿在各个教学过程中某目标技能的学习速度,并有助于治疗师及时发现进展不佳的目标项目,及时调整教学策略。

最后,若在特定时间内应用 ESDM 教学,发现在整个教学过程中患儿没有取得理想进步时,需要及时应用"决策树"方法来进行决策,及时调整或改变教学方案,以提高学习效率。ESDM 的决策树是指导 ESDM 治疗师在教学实践过程中,若发现一个方案实施超过 2 周后,患儿却没有进步,来逐步系统分析其中原因并修改教学计划。决策树的主要方针:首先,明确技能教学过程中是否包含内在或自然强化物;其次,通过三种方式调整教学策略:

1. 改变强化程度,尤其需要针对教学目标的高度激励性内在强化物;也可采用普利马克原理,将物品强化物和社交强化物组合应用和强化等级;

2. 增加结果框架和密集试验,通过减少多样性,增加稳定性来提高患儿的学习效率;

3. 提高视觉支持和增加趣味性。

(七) 核心领域发展的教学技巧

ESDM 课程中有五个核心发育领域,包括模仿能力、非口语沟通(包括共同注意)、口语沟通、社交发育(包括情绪分享)和游戏技能,这五个领域在儿童技能发展和学习过程中有着举足轻重的作用。下面简要介绍各自教学技巧。

1. 模仿教学　模仿是人一生中重要的学习形式。人类能下意识地自发仿照他人的技能,这个过程称为模仿。模仿是文化和语言学习的基础,具备模仿能力也使得人与人之间更容易传达情感和技能。模仿行为涉及多种不同类型的行为,包括面部模仿、声音模仿、手势模仿、物品操作行为模仿等,通常这些模仿行为促进儿童情绪的协调、语言和沟通能力发展、思考能力的拓展。

对孤独症患儿模仿能力教学的最基本方式是通过激励活动抓住患儿注意力,在其活动奖励之前示范这一行为,促使患儿模仿这一行为。根据发育科学中儿童典型发育模式,进行 ESDM 模仿技能的教学实践。在 ESDM 的各个游戏活动中,模仿能力是非常重要的教学目标,在物品游戏活动中,通常采用双套玩具对于教授模仿能力非常有帮助,不过对于那些游戏中过度关注自己物品的患儿,则

可以采用单套玩具轮流方式来教学模仿行为。

就孤独症患儿而言,物品操作模仿和肢体动作模仿相对容易。在物品操作模仿的教学首先需要通过个体发展任务分析(individual development task analysis,IDTA)决定该患儿的物品模仿教学步骤,然后进行实践教学步骤:

(1)成人参与患儿游戏活动,先模仿患儿的一个动作,然后让患儿反过来能够继续模仿这个动作;

(2)让患儿模仿成人示范的熟悉动作;

(3)模仿简单的新动作;

(4)模仿一系列不同但相关的动作,成人提高 3~4 个不同的单一步骤动作,每个动作之间稍做停顿,然后让患儿能依次模仿每个动作,并能将这些动作组合在一起。这个教学采用两套玩具更有效;

(5)模仿一些非常规的动作,也就是在常规活动动作中,成人加入一个意外动作,如搭建积木时,成人拿起一块积木假装一辆汽车撞击搭建的大楼。

在一些有意义的活动中,加入肢体动作模仿或身体运动的模仿教学,包括典型的沟通性肢体动作和描述性交流肢体动作的模仿,如点头、摇头、指向、坐下、起来、打开、关上、放下、取出、高、矮等。口腔 - 面部动作模仿的学习对大部分孤独症患儿而言比较困难,一般在患儿有了肢体动作模仿以后开始教学,会使口腔 - 面部动作模仿教学更加高效。声音的模仿是我们教学不会说话患儿掌握的最重要的单项技能,通常也是最难教的技术之一。发声模仿是学会说话的必需条件。可以通过提高发声能力、模仿患儿的发声、增强其发声模仿的轮次、示范发出准确的声音、在有意义的场景中使用声音,且遵循口语教学中的"加一"原则来拓展其句子的长度。在模仿技能教学过程中,需特别注意,虽然模仿是患儿需要掌握非常重要的技能,但教学过程中应在患儿积极参与的情景中实施教学,不要将其变成枯燥、刻板行为或难度很大的活动。

2. 非口语沟通　非口语沟通(共同注意)包括非语言沟通和口语交流,患儿在学会开口说话之前就已经是个高超的沟通者,他们不仅利用眼神接触、面部表情、手势、身体姿势、发声和周围人积极交流,去获得需要的信息和资源,同时也能观察肢体语言了解交往同伴要表达的内心想法和意图。交流沟通教学不仅仅是教授交流形式,如眼神、姿势和声音或三者结合,更要教学交流的语言功能。

来自交流沟通能力早期发展的大量研究表

明,患儿和照料者之间的协调注意(coordinating attention)是交流发展的基础,正常发育的婴儿早在3~6个月就已发展完善;协调注意是共同注意的前提,共同注意是一种有意的交流行为,当个人有某些想法想和他人分享时,就会有意图地用一些行为吸引他人的注意,并传递想要分享的信息。共同注意涉及与他人共享的精神状态,是向他人学习语言的主要载体。共同注意能力是孤独症患儿的弱项,不仅使其无法和他人正常交流,且易导致社交孤立。

ESDM进行共同注意和建立非语言交流技能分两大步:

第一步,重点培养自然的肢体动作,使患儿能学会使用3种交流功能:

(1)行为调节,如表示"要"或"不要";

(2)社会互动,开始参与和维持日常的社会活动;

(3)共同注意,开始与同伴分享物品或事件。

发展使用和理解自然肢体动作的教学,有5点基本教学要点:

(1)成人少做,让患儿多做;

(2)将微妙的肢体动作融入明确的肢体动作中;

(3)根据患儿发育水平,选择目标肢体动作;

(4)练习目光关注和肢体动作的协调;

(5)帮助患儿理解他人的肢体动作。

第二步,患儿学习那些已获得社会文化认同的传统肢体语言,用于交流沟通。正常发育儿童的传统肢体语言获得是在自然肢体动作之后发展的,因此孤独症患儿的教学也要遵循这一规律。一旦患儿掌握各种自然手势(如观看、推开、伸手等)后,开始教患儿传统的肢体语言。当教授患儿学习传统肢体语言时,一定需要确保患儿使用的该肢体语言具有交流的规律,也就是说先要教会患儿理解该肢体语言的含义。很有效的教授方法,就是在合适的日常活动场景下,突出强调施教者的肢体语言,并伴随语言解释,多次示范后让患儿逐渐掌握。

3. 口语沟通 包括语言的理解和表达。口语沟通的主要目标是教会患儿通过说话来传递一系列语用功能,包括评论、共同注意、确认、抗议和否认、问候、获得别人的注意,以及行为调节;同时理解他人所说的话。进行口语教学时,需注意到患儿应具备的几种基础技能:理解口语沟通的语用功能或社会效果;有意控制言语生成系统基本发育成

熟;有能力模仿他人言语;能用手势进行沟通和在物品和人之间来回转移注意力;了解词语所表达的意思。

ESDM的表达性语言能力的教学,通常采用以下5个步骤:

(1)建立患儿的声音库;

(2)用患儿的声音形成发声游戏;

(3)增加患儿倾听和回应他人发出声音的机会;

(4)用促进语言发展的方式跟患儿说话;

(5)在示意动作中加入声音。

通过这5个基本步骤,从先教学患儿会有更多发声,逐渐将自发性发声、模仿性发声赋予特定的意义,从而将声音转化成词语;接着从模仿性词语阶段过渡到自发性生成词语阶段,通过应用提供词语选择机会,促使患儿主动做出言语选择,从而最终达到自发词语的目标;特别应用ESDM语言教学技巧"加1原则",即在患儿自发说出的词语基础上增加一个词语。如患儿一个字都不会说,成人和他讲话通常需要突出和示范一个词语;当患儿使用单词说话时,成人使用2个单词组成的词组。通过这样的"加1原则",使得语言教学过程中,成人语言和患儿的语言能力相匹配,起到患儿语言学习的最佳示范榜样作用,从而有效地促进其语言的发展。

ESDM的理解性语言能力的教学过程中,特别强调要期待和要求患儿对于成人的指令做出回应。在教学过程中有以下4点基本技巧:

(1)确保成人指令简明扼要,成人的语言水平和患儿语言水平相匹配,也就是遵循"加1原则";

(2)确保口语指令在肢体语言、提升或目标物品之前出现,让患儿理解词语的含义;

(3)一旦指令发出,确保患儿完成这个指令,也就是需要彻底执行这个指令;

(4)强化患儿完成指令这个过程,也就是成人需要随时准备在患儿完成指令后的第一时间提供具有足够奖励作用的强化物,可以是物质奖励,也可以是精神奖励。

4. 社交发育 社交发育(情绪分享)是ESDM教学课程中对教学患儿学习如何与他人合作、分享兴趣等社交发育给予极大地关注。在教学过程中,应用各种技巧创造出丰富的与患儿互相分享注意的机会,通过不断地示范教学,引导患儿做出相应的回应,逐渐让患儿识别和感受他人的社交意图和

情绪,并学会如何来分享自己对周围事物的喜恶、愿望、兴趣、想法、要求和感受。

5. 游戏技能 游戏技能的教学实际上是物品模仿的延伸,根据游戏性质和能力水平可分为感觉运动游戏、功能性游戏、象征性游戏、角色扮演游戏。在游戏教学过程中也应遵循发育的基本原则,从低到高逐步教学使患儿掌握。最基本的游戏技能是自发性感觉运动技能,如转圈、扔球等;接着是功能性游戏活动,以传统方式来使用这个游戏物品,这是游戏发展中非常重要的一步,意味着患儿能通过观察他人和 / 或他人行为的自我体验而掌握某些行为,如开玩具小汽车、用梳子梳头、踢球、搭积木等;象征性游戏可分三类:

(1)使用娃娃或动物玩具作为人物,如给娃娃喝水;

(2)用象征性符号代替物品,把它当作其他物品使用,如将一块柱状积木想象成一个杯子给娃娃喝水;

(3)象征性组合,即把包含几种不同象征意义的动作按秩序组合在一起,如将积木假装成一瓶果汁,拧开盖子,喝果汁,并说:"果汁太好喝了!"。更加复杂和高级的游戏就是角色扮演游戏。

一旦患儿理解并掌握了象征性游戏,那么有助于孤独症患儿更好地理解现实生活的情况。

二、早期介入丹佛干预模式的质量控制

ESDM 对干预质量的控制,制订了一套科学的 ESDM 教学准确度评定系统,用于针对 ESDM 课程实施者的教学质量评估,包括 13 个条目,每一条目评分均采用 5 分法,从 1 分为缺乏有效的教学活动,到 5 分代表优秀的教学技术。对每一项条目和如何界定分值均有详细可观察评估的具体描述。简要介绍如下:

1. 对患儿注意力的管理 评估治疗师获得患儿对教学活动注意力的能力。

2. ABC 模式 - 行为教学的质量 评定教学互动的清晰度和频率,以及在教学活动中 ESDM 的 ABC 教学技术的合理应用。

3. 教学技术的应用 评价治疗师是否合理采用了塑造、消退、提示和 / 或链锁等技术,并合理及时纠正患儿的错误行为、引发和教授新的合适行为。

4. 调节患儿情绪和活动度的能力 是评价治疗师能否通过活动的选择、声调的运用、成人参与活动的把握等干预技术,将患儿的情绪、状态或活动度调整到参与学习过程的最佳水平能力。

5. 对不良行为的管理 是评价教学过程一旦出现问题行为时,治疗师是否能及时分析或理解这一不良行为的功能,并及时采用适当技巧来巧妙处理不良行为,重获患儿注意力促使其做出更多适当行为的能力。

6. 双向参与的质量 评价教学过程中,治疗师和患儿以双向交流、协作方式共同参与活动的程度和质量。

7. 提高患儿参与活动的积极性是执行特定教学任务的动力 最大限度地提高患儿参与活动的积极性,是评价在教学过程中治疗师能调动患儿积极参与活动的能力,使其按照治疗师要求的次数,重复多次执行某一特定教学任务的动力。

8. 成人积极情绪的应用 评价治疗师在整个教学过程中,是否表现出自然真诚的积极情绪,并与患儿的需求和能力相匹配。

9. 成人对患儿沟通行为的敏感度和反应性 评价治疗师能否及时准确抓住患儿通过语言或肢体动作呈现出的沟通线索和意愿,并根据情境给予适当的反应。

10. 活动中出现多种多样的沟通机会 是评价由治疗师引发的、患儿在沟通中表现出来的不同语用功能的数量。

11. 成人的语言适合儿童的语言水平 评价治疗师的语言在词汇、语法和语用方面是否适合于拓展患儿的语言水平。

12. 共同活动的框架和计划 是用来评价治疗师是否进行了一项有四部分组成的共同活动,包括由患儿选择活动开始、双方平等参与创建主题活动、拓展主题活动,以及在适当时间结束活动。

13. 活动间的转换 评价治疗师能否巧妙地转换活动,最大限度地维持患儿的注意力和积极性,以及独立完成兴趣的转移(从一个活动转换到另一活动)的能力。

ESDM 对实施准确度的评分过程也同样给予了明确的评定者操作指南,在 ESDM 专业治疗师培养计划中,如果治疗师没有得分低于 3 分的项目,并且在分别对 2~3 名患儿的 3 项连续的共同活动中平均得分都达到总分的 80% 及以上(也即每一条目的平均评分在 4 分及以上),则该治疗师达到 ESDM 规定的教学准确度标准。

三、早期介入丹佛模式的演变

在孤独症早期干预研究中,越来越多的研究发现父母/抚养者的参与是孤独症有效早期干预中的重要环节,父母参与早期干预不仅可改善孤独症患儿功能,减少问题行为,且与治疗师相比,父母进行早期干预更有助于孤独症患儿获得技能的泛化和维持。ESDM 的创始者 Rogers 教授和 Dawson 教授在编制了用于专业人员的课程和教材不久,随后推出了以培训父母技能,然后由父母在家庭日常生活中对孤独症患儿开展 ESDM 干预,即 P-ESDM。初步研究结果也显示,在专业人员对父母实施每周 1 次,每次 1 小时的课程培训,8 周

(也就是 8 小时专业课程培训)后,绝大部分父母能达到 ESDM 的准确度要求的水平。P-ESDM 的课程教材已于 2012 年正式出版,此外,Rogers 教授团队还开展了学龄前患儿 ESDM 小组训练,也期待其相应的培训课程教材面世并引入国内。

总之,ESDM 从课程评估表开始,参考父母提供的信息,综合评估发展优势和需求、个人爱好、家庭偏好及价值观,制订 ESDM 教学目标和计划;通过利用患儿喜欢的物品和活动进行目标技能的教学,系统规划教学进程,丰富教学方法,提高教学速度和效率,从而最大限度实现个性化教学模式;最后应用教学准确度评定系统来确保干预的高质量。

第四节　早期介入丹佛干预模式的效果分析和应用体验

一、早期介入丹佛干预模式的效果分析

ESDM 问世至今已有多篇高质量的循证研究报道,其中影响最广泛的是来自美国国家心理健康研究所(NIMH)资助的由华盛顿大学 Dawson 教授领衔的一项 ESDM 临床随机对照研究的系列报道。

Dawson 教授和 Rogers 教授团队于 2010 年在 *Pediatrics* 杂志上发表了第一篇"ESDM 临床随机对照研究结果"。在该项研究中,Dawson 教授及其团队招募了 48 名年龄在 18~30 个月的孤独症患儿,将其随机分配到两组:① ESDM 干预组,接受有经验治疗师和父母共同进行的家庭干预,其中治疗师进入家庭进行干预训练课程,一天 2 次,每次课程时间 2 小时;父母每 2 周接受治疗团队负责人主讲的 ESDM 的基本原理和核心技术培训,并指导父母亲在家庭日常活动中运用这些 ESDM 技巧和患儿开展日常活动;这样,每周进行平均 25 小时的一对一干预,其中治疗师的平均每周干预时间为 15 小时;为期 2 年;② 社区干预组(对照组),接受已有的以社区为基础的标准化干预治疗,研究人员对这组患儿只提供评估和追踪随访。基线评估中,这两组患儿的孤独症症状严重度、性别、平均发育商、家庭经济水平均没有差异。在为期 2 年的干预随后,共获得 23 名 ESDM 干预组患儿和 21 名社区干预组患儿的资料。

在基线评估之后 2 年,根据 Muller 早期学习

能力标准测试结果显示,ESDM 组孤独症患儿的发育商和语言能力显著超过社区干预组。ESDM 组平均发育商提高 19 分,而社区干预组平均提高仅 7 分,其中主要表现在语言能力的显著提升,在 ESDM 组的理解性语言能力和表达性语言能力分别提升了 19.7 分和 12.7 分,而社区干预组分别提升了 10.6 分和 9.2 分。在 Vineland 社会适应能力评估量表测评结果显示,与社区干预组相比,ESDM 干预组的沟通能力有显著提高,总体适应能力维持了正常的发育速度,而社区干预组表现出平均适应性行为更落后于正常儿童。通过对所有病例采用 DSM-4 进行双盲诊断评估,结果显示:基线评估时,24 名 ESDM 干预组患儿有 21 名诊断为孤独症、3 名诊断为 PDD-NOS,而 24 名社区干预组患儿有 18 名诊断为孤独症、6 名诊断为 PDD-NOS,两组之间统计学上没有差异;干预 2 年后,再次评估显示,在 ESDM 干预组中有 15 名(62.5%)被诊断为孤独症(其中 14 名为孤独症,1 名为 PDD-NOS),而社区干预组有 15 名(71.4%)被诊断为孤独症(且全部为孤独症诊断);干预 2 年后,在 ESDM 组有 7 名孤独症诊断儿童症状减轻改为 PDD-NOS 诊断(29.2%),而社区干预组患儿中只有 1 名(4.8%)有此改变;同时症状加重的也即由 PDD-NOS 诊断改为孤独症诊断的,在 ESDM 有 2 名(8.3%),而社区干预组中有 5 名(23.8%)。应用 Fisher 进行两组干预前后孤独症分型关联表的精确检验显示,ESDM 干预组对

孤独症症状严重度有显著改善。由此得出结论，ESDM 干预 2 年后，IQ 能提升 17 分（超过一个标准差值），在语言和适应性行为领域有显著提高，有效提高患儿的社交互动和主动性，使得孤独症的核心症状有所减轻，有助于培养孤独症患儿的适应能力和良好行为。

随后，Dawson 教授团队进一步分析干预后 2 年 ESDM 组的 EEG 特征，于 2012 年在 *Journal of the American Academy of Child&Adolescence Psychiatry* 杂志上成功发表了该项研究。患儿在观看人脸和物品时进行 EEG 检测实验，结果显示 ESDM 干预组患儿表现的 EEG 特征和正常发育儿童类似，表现为观察人脸时，Nc 潜伏期缩短，大脑皮层活动度增加（α 波功率下降和 θ 波功率增强，出现正向 θ 波和负向 α 波），而社区干预组的 EEG 表现正好相反。大脑看人脸时活动度（处理信息 / 注意力集中）增强，这与改善社会行为有关。这是国际上第一篇研究证实早期行为干预有助于大脑活动正常化，有助于促进孤独症患儿的社交行为。这篇文章为孤独症患儿大脑早期发育具备可塑性，以及早期干预能有效改善孤独症患儿的大脑和行为发育进程提供了科学实践依据。

干预结束 2 年后，Dawson 教授及其团队再次评估这批孤独症患儿，以研究早年 ESDM 干预对患儿的远期疗效。结果显示：在早年，经过为期 2 年的高强度以家庭为基地的 ESDM 干预所获得的各领域提高优势（包括总认知能力、适应性行为、减轻症状严重度和较少问题行为），在干预结束 2 年后依然保持；且 ESDM 干预组的核心症状和适应性行为相比于社区干预组有显著改善。这是国际上第一篇研究验证始于月龄小于 30 个月的早期 ESDM 行为干预对孤独症发育进程的远期影响作用。该研究结果于 2015 年发表在 *Journal of the American Academy of Child&Adolescence Psychiatry* 杂志上。

此后，Dawson 教授和 Rogers 教授及其团队又进一步对孤独症患儿早期开展 ESDM 干预的成本疗效分析研究，调查了 21 名 ESDM 干预组家庭和 18 名社区干预组家庭在干预开始至干预结束后 2 年期间（至 6 岁），每例干预的孤独症患儿参加的干预训练机构和治疗费用，然后进行比较这两组间在干预期间和干预后 2 年的年需要的干预服务和费用。结果显示：虽然在干预期间，ESDM 干预组患儿的平均费用支出要比社区干预组患儿高出 96 000 人民币（14 000 美金）。这较高的 ESDM

干预费用在干预期间可以被抵消一部分，因为在 ESDM 干预组患儿可以比社区干预组较少利用 ABA/ 早期高强度行为干预（EIBI）和言语治疗服务；在干预后的 2 年随访期间，与社区干预组相比，ESDM 干预组患儿同样使用较少的 ABA/EIBI、作业治疗 / 物理治疗以及语言治疗服务，从而导致每个患儿每年能显著减少 130 000 人民币（19 000 美金）/ 月的费用支出。该研究结果于 2017 年发表在 *Journal of the American Academy of Child&Adolescence Psychiatry* 杂志上，为政府及其相关机构制订基本健康保健政策提供一个科学的成本效益评价资料。

二、本单位实施的应用体验

2013 年 11 月，复旦大学附属儿科医院徐秀教授及其团队在国家卫生和计划生育委员会行业科研专项"儿童孤独症诊断与防治技术和标准研究"，以及美国 Autism Speaks 基金会的资助下，首次接触了早期介入丹佛干预模式（ESDM）的创始人 Rogers 教授及其团队，成为国内第一批接受 ESDM 课程系统培训学员，并组织翻译了由 Rogers 教授和 Dawson 教授编写的 "*Early Start DenverModel for Young Children with Autism*" 一书，引入 ESDM 全套理论技术。随后，在 Roger 教授及其团队的支持，以及在中国文化背景下，开展了 ESDM 对中国孤独症患儿的干预疗效研究和实践。

鉴于国内孤独症患儿干预的现况，以及近年来孤独症患儿干预实践的最新研究报道显示，由家长为主要实施者，孤独症早期干预对减轻孤独症患儿核心症状的严重程度及提高孤独症患儿的双向互动能力有长期持续的效果，且与专业人员相比，家长实施早期干预更有助于孤独症患儿技能的泛化和维持。因此，对家长孤独症干预核心技术的培训，进行以家庭为中心的 NDBI 干预已逐渐成为目前国际孤独症早期干预的研究热点。为此，我们采用以 P-ESDM 的基本框架，并在原有方法上进行一定的改进，包括合理延长 P-ESDM 干预的持续时间，并将专业人员示范和家长操作相结合，进行中国孤独症患儿 ESDM 早期干预实践研究，具体介绍如下：

本研究为国家卫生和计划生育委员会行业科研专项基金资助的 P-ESDM 临床为非随机对照研究，共招募了 64 名年龄在 18~30 个月孤独症患儿，根据患儿所处地区不同分成两组：P-ESDM 干预组,来自复旦大学附属儿科医院孤独症早期社区筛查基地(上海市徐汇区和闵行区)经 DSM-5 确诊的孤独症患儿,家长接受治疗师指导的一对一的 ESDM 个训课程,每周 1 次,每次 1.5 小时,为期 26 周(即 6 个月);对照组(社区干预组),患儿来自外区或外省市自由就诊、经 DSM-5 确诊且年龄匹配的孤独症患儿,研究提供评估和追踪随访,然后转介至社区接收除 ESDM 以外的社区实施的其他孤独症干预方法。

(一) 早期介入丹佛干预模式干预组具体操作流程

1. 一天(8 小时)的孤独症家长初级培训课程,介绍孤独症患儿概况,ESDM 干预的主要原则、活动安排,以及一些重要能区的教学技术,包括游戏能力、模仿、非语言和语言沟通能力等。

2. 要求家长能事先阅读家长版《孤独症儿童早期干预丹佛模式》一书。

3. 26 次个训课程,第 1 次和第 14 次个训课为 ESDM 课程评估和干预计划制订,主要对患儿进行 ESDM 课程评估,治疗师应用 ESDM 课程评估表对患儿 8 个发育领域进行 ESDM 课程评估并制订相应的 12 周教学计划。

(二) 第 2~11 次个训课为核心技术教学示范课程

第 2~11 次个训课为核心技术教学示范课程,治疗师将根据 P-ESDM 指导教材,ESDM 核心技术进行干预训练示范和教学指导,包括:

1. 提高患儿的注意力和动机;
2. 应用感觉社交常规;
3. 促进双向参与和共同活动常规;
4. 加强非语言沟通;
5. 建立模仿技能;
6. 促进共同注意;
7. 促进语言发展;
8. 运用前因 - 行为 - 结果关系(ABC 技术);
9. 应用辅助、塑造和消退等行为管理技术;
10. 行为功能的评估及发展新干预技巧。

第 2~11 次个训课,要求家长每次训练课前先阅读 P-ESDM 指导书中课程相关的一个章节,进入个训课时先由治疗师介绍本节课的主要技术应用要领,然后通过和患儿几组不同的游戏活动示范技术的实践应用,最后治疗师和家长一起观看家长在

家中开展的至少 3 个活动的家庭干预视频,并分析讨论技术掌握和应用情况。

(三) 第 15~26 次个训课

第 15~26 次个训课,课程前半段,治疗师和患儿进行干预训练,课程后半段,家长直接进入和患儿的互动干预训练实践,治疗师在旁边进行现场督导其相关技术的应用,最后和家长进行一个简短的家庭录像观察和讨论分析指导。

(四) 患儿的基线评估

两组患儿的基线评估包括:

(1)临床资料和家庭一般情况收集;

(2)采用"孤独症诊断观察量表 - 第 2 版(ADOS-2)""Griffiths 儿童发育量表 - 延伸修订版(GMDS-ER)"进行孤独症临床症状严重程度和发育评估;

(3)由主要抚养者填写患儿沟通与象征性行为发展量表(CSBS-DP-ITC)及简式育儿压力量表(PSI-SF),评估家长对患儿社交沟通能力和象征性游戏能力的评价以及家长的养育压力。基线评估中,这两组孤独症患儿的年龄、性别、孤独症症状严重度、父母育儿压力均没有显著差异。26 周干预 / 随访期结束后,两组受试者均需复评 ADOS-2、GMDS-ER、CSBS-DP-ITC、PSI-SF,并记录参与研究期间进行社区其他干预方法的时间和强度。在为期 26 周的随访后,我们最终获得了 23 名 P-ESDM 干预患儿和 20 名社区干预患儿的资料。

在基线评估 26 周后,P-ESDM 干预组患儿的 Griffiths 儿童发育量表测评总发育商(GQ)较基线水平提高 8 分,其中听力 - 语言能区(CQ)提高最为显著,较基线水平提高 23 分,个人 - 社会能区(BQ)提高 8 分,手眼协调能区(DQ)提高 8 分;而社区对照组患儿 GQ 及各能区发育商基本均无改变。P-ESDM 干预组在发育评估测评中的听力 - 语言、手眼协调能力得分及 ADOS-2 社交情感得分方面均显著优于社区对照组。在父母对患儿的社交、语言和象征性游戏能力的评价(CSBS-DP-ITC)中,P-ESDM 组患儿在社交、语言、象征性游戏和总得分提高的分数均显著高于社区对照组。在家长育儿压力方面,与基线评估时相比,干预 26 周后 P-ESDM 组患儿家长在育儿愁苦、亲子互动失调和 PSI 总分方面均有显著下降,困难儿童分量表的得分也呈下降趋势,提示干预 26 周后,P-ESDM 干预

组家长的育儿压力显著减轻;而社区对照组患儿家长的 PSI 各分量表得分及总分非但没降还呈现上升趋势,提升社区对照组家长的育儿压力随着时间推移有上升趋势。

针对目前国内孤独症早期干预专业人员匮乏,很多亚专业(如物理治疗、职业治疗、言语 - 语言病理学等)都未得到充分发展。本研究显示,ESDM 干预技术适合中国文化背景下的孤独症患儿干预治疗,治疗师熟练掌握 ESDM 技术,通过低强度长时间的教学示范和督导,能有效提升父母的干预技术掌握,并改善孤独症患儿的发育水平和社交技能,同时有助于降低父母育儿压力,这样的 P-ESDM 模式值得在中国推广应用。

三、早期介入丹佛模式的总体评价

早期介入丹佛模式干预训练的突出特点

ESDM 重点关注所有发育领域,教学模式是以患儿为中心,关注患儿的正向情感、将沟通教学融入所进行的社会互动、遵循语言发育的基本规律,将非语言沟通作为语言沟通的前提条件。在 ESDM 教学互动过程中,成人能敏锐捕捉到患儿对面部和身体(社交导向)的注意力,及时提供明显的社交和沟通信号与患儿互动方式,来逐渐培养孤独症患儿的语言能力、社会性和象征性游戏能力,以及来自孤独症患儿的亲近他人、与他人交往的社交主动性和参与性,并提供他们的人际交往能力。其突出的特点如下。

1. 有一套完整的以儿童发育科学的先进理念和研究成果为依据的课程评估表,作为各领域技能发展顺序的标准参考工具,用于评估孤独症患儿的基本发育水平,并以此制订相应的全面详细的教学目标和活动计划。

2. 重点在于促进孤独症患儿与照料者之间的关系,促进人际关系的发展,在教学课程互动过程中,关注患儿的积极感受和正面情感、平衡社交互动、模仿能力、应用感觉社交常规培养社交主动性、成人敏感性和反应度的质量。

3. 用于培养语言发展的策略和课程基于语言发展的最新科研研究成果,包括运用非语言沟通技术(自然肢体动作)来促进语言发育,"加 1 原则"等。

4. 针对教学内容和教学过程,提供教学准确度评估和资料收集系统,用于评估教学成效,调整教学流程,实现最佳效果。

5. 教学课程具有综合性,强调患儿早期的所有发展技能,既包括语言、游戏、社会交往、注意力,也包括模仿、运动技能、自理和行为能力,尤其是互动中患儿主动模仿能力。

6. 在训练疗效不理想的情况下,及时提供替代原有干预方案的一整套评估系统(决策树法),保证在整个教学过程中实施具有实证支持的教学实践活动。

已有的包括 RCT 在内的各种研究显示,ESDM 能有效提高患儿的认知和语言能力及社交互动性和主动性,有助于减轻孤独症患儿的症状,培养所有行为和适应能力。且来自不同场景下开展这项治疗的一致证据(教室实践、父母实施和家庭强化实施、不同年龄、不同国家)表明,ESDM 对孤独症患儿早期症状的疗效显著且适用广泛。ESDM 教学策略和技巧不仅符合患儿自身的特性,采用以人际关系和数据为基础的发展方式,同时也与治疗师、与他人最成功的互动方式相适应,尤其是家庭最喜欢采用的与患儿互动方式相适应,所以 ESDM 能满足年幼孤独症患儿的发育及家庭需求。ESDM 发展有着悠久的历史,并随着早期孤独症研究的不断深入,该模式依然在不断地提升和完善,已获得充足的临床研究验证,值得广泛推广应用。

第五节 早期介入丹佛干预模式的常用设备与器材

一、评估需要的材料和设备

为了使 ESDM 评估和教学干预结果能够得到很好的评价,评估和干预环境最好是一间整洁的治疗室,室内最好能安装摄像设备,用于录制评估和教学过程。

二、早期介入丹佛干预模式评估时所需要的基本材料

ESDM 课程评估时,需要激发评估该儿童技能所需的基本材料如下:

1. 一张小桌子,两把适合患儿做的直背椅子;

一把可以坐的沙发;

2. 带有抽屉的小推车和其他用于收纳玩具的容器;

3. 一些干净、有盖的小容器,用于收纳小件游戏材料;

4. 可以吹的泡泡水和气球、弹簧圈玩具;

5. 一套动物图画书,一本关于农场动物的儿童图书,一本关于汽车的儿童图书;

6. 一套大小不同的彩色积木;

7. 一套彩色记号笔和一些白纸;

8. 一套农场动物玩具和两套相同的动物图片;

9. 2~3 辆玩具小汽车或卡车;

10. 一个桶,内装 4~5 个半径 8~30cm 的球,以及大小不同的沙包;

11. 一套套杯;

12. 一套套圈;

13. 几张拼图;

14. 一套带盖的形状分类玩具盒;

15. 大的木钉和钉板;

16. 一套玩具餐具(每种至少 2 个):杯子、盘子、勺子、叉子,可以玩的橡皮泥、滚筒、塑料切刀、儿童剪刀;

17. 一个大的洋娃娃(至少 30cm 及以上高度),娃娃的衣物(包括帽子、袜子等),大的动物玩偶(和洋娃娃一样大);

18. 一套婴儿玩具小床和婴儿毯,或者可以当作小床的盒子;

19. 一套个人美容用品玩具:梳子、刷子、镜子、帽子、项链;

20. 一套小珠子和一根用于穿珠子的绳子;

21. 一套大的乐高积木玩具;

22. 一套包括有锤子、木钉、球等物品的玩具;

23. 几种有不同按钮来开启的弹出式玩具;

24. 评估儿童进食技能需要用到的小物品或食物,包括:广口杯、碗、勺子、果汁、苹果酱、酸奶、小饼干等;

25. 一套用于串珠的大珠子和一根较粗的绳子;

26. 家庭成员及患儿的照片。

三、干预需要的材料和设备

ESDM 课程训练不需要固定的某一特定场所,能应用到患儿的每个自然生活场景中,可以在诊室中,也可以在患儿的家里,可以由治疗团队训练,也可以由父母及家人进行。对材料和设备也没有特定的规定和要求,无需独立的小型教室、特别准备的教室或者专门的教学材料和视觉系统,ESDM 教学干预将自然环境作为教学背景,在患儿自然成长所处的各类环境中,所有可以用于发展患儿领域技能的游戏玩具和材料、日常家庭物品、社区亲子乐园游乐设施等均可以实施 ESDM 的教学干预。

四、早期介入丹佛干预模式方法的注意事项

(一) 早期介入丹佛干预模式方法适用的年龄范围

首先,ESDM 干预方法应用过程中需要注意的是,ESDM 课程设置对象的发育年龄范围为 7~9 个月至 48 个月,适用于 1~3 岁的孤独症患儿,并可继续治疗至 4~5 岁,但不适合实际年龄 >60 个月的患儿。即使他们的发展年龄在 12~60 个月,也不适合发育年龄 <7 个月的患儿,同时,还需要被干预者需要具备最基本的物品使用能力,以保证他们对 ESDM 中很多教学技术和物品有良好的反应。因此,那些对物品感兴趣的孤独症患儿更适合应用 ESDM 干预模式。

(二) 实施者熟练掌握早期介入丹佛干预模式的核心教学技术

实施者熟练掌握 ESDM 核心教学技术是 ESDM 干预有效性的保证。因此,所有从事 ESDM 干预实践者,均须经过 ESDM 干预方法的规范化系统培训,包括接受初级培训班、高级培训班,以及实践督导过程,真正领会并掌握 ESDM 的核心技术并不断实践和提高,以期最终获得 ESDM 研发总部的 ESDM 治疗师资格认证。同时,在教学实践过程中,建议以团队小组方式开展 ESDM,应用 ESDM 教学准确度评估体系进行团队小组各成员的干预技巧和质量评价,互相交流学习,共同提高,确保 ESDM 干预的质量控制。

(三) 及时应用"决策树法"

在 ESDM 训练疗效不理想的情况下,需要及时应用"决策树法",评价是否需要提供替代原有干预方案,以保证在整个教学过程中实施具有实证支持的教学实践活动。

（四）根据患儿情况选择合适的综合性干预方法

如同 ESDM 创始人 Rogers 教授所言，在孤独症患儿干预实践中要强调的是，任何一种干预方法都不是特效的，也没有任何一种干预模式是占主导地位的，每种模式都有自己的特点，而孤独症患儿的个性色彩也很强，应该根据患儿自身情况客观地选择合适的综合性干预方法。不同患儿、不同康复阶段进行最适宜的康复训练才是最佳选择。

（五）可以根据当地的文化背景对内容和教学方式做适当修改

ESDM 在长期发展过程中，其课程内容和教学程序均来源于西方文化中的中产阶级亲子互动的相关研究，受到来自美国患儿早期社交、认知、语言和游戏发展等方面研究的影响，那些研究的主要对象是高加索患儿和社会经济地位为中层阶级的患儿及其家庭。ESDM 的评估表主要代表的是这组患儿的发育模式。ESDM 的准确度评估工具是以研究这组患儿与成人互动特点及这组患儿最佳语言和社交 - 情绪发展的相关性为特征的。ESDM 的内容和实践方式反映的也是美国中产阶级的文化渊源。虽然研究人员已对比不同种族和社会经济状况的美国家庭中实施 ESDM 干预的结果，尚未观察到之间存在差异，但在非西方文化传统的家庭中应用，还是有可能会发现 ESDM 在内容和教学过程中有些方面并不非常适合，因此 ESDM 实施者可能需要根据当地的文化背景对内容和教学方式做适当的修改，使其更加适合每个家庭的习惯和价值观。就中国国情，需要用一种创新的方式来开展 ESDM 的跨文化合作研究，研究适合中国价值观、中国成人与儿童互动原则和儿童早期教育方式的 ESDM 干预方法。

（徐 秀）

参考文献

［1］ Sally J，Rogers，Geraldine Dawson. 孤独症患儿早期介入丹佛模式 . 徐秀，王艺，译 . 上海：上海科学技术出版社，2014：1-61.

［2］ Sally J Rogers，Geraldine Dawson，Laurie A Vismara.An early start for young child with autism：Using everyday activities to help kids connect，communicate，and learn. The Guilford Press，New York，London，2012.

［3］ Dawson G，Rogers S，Munson J，et al.Randomized，controlled trial of an intervention for toddlers with autism：the Early Start Denver Model. Pediatrics，2010，125（1）：17-23.

［4］ Dawson G，Jones EJ，Merkle K，et al.Early behavioral intervention is associated with normalized brain activity in young children with autism.J Am Acad Child Adolesc Psychiatry，2012，51（11）：1150-1159.

［5］ Estes A，Munson J，Rogers SJ，et al.Long-term outcomes of early intervention in 6-year-old children with autism spectrum disorder.J Am Acad Child Adolesc Psychiatry，2015，54（7）：580-587.

［6］ Cidav Z，Munson J，Estes A，et al.Cost offset associated with early start denver model for children with autism.Am Acad Child Adolesc Psychiatry，2017，56（9）：777-783.

［7］ Zhou B，Xu Q，Li H，et al.Effects of parent-implemented early start denver model intervention on chinese toddlers with autism spectrum disorder：A Non-randomized controlled trial.Autism Res，2018，11（4）：654-666.

第二章

儿童孤独症应用行为分析干预法

第一节 概 述

一、应用行为分析的定义

应用行为分析(applied behavior analysis,ABA)属于心理学范畴中的应用科学,是将行为原则系统地运用在有效提高有社会意义的行为中。借助于行为科学发展、总结并得到验证的基本原理,在社会生活的各个领域对群体或个体有意义的焦点行为进行因果分析,并以特定的干预技术或模式去改变目标行为。由此可见,应用行为分析的核心是了解和改进行为。

二、应用行为分析编制的历史

自从动物演化成人便具有了思考能力、了解自己心理、知道自己行为背后内在根源的能力。然而最初心理学家们研究心理的方法是靠"内省",也就是通过让人反思、报告自己内心的体验,来推测心理的结构和思考的过程,并期望从中总结出一些规律。这种完全依靠个人体验的研究方法自然会有局限性,缺乏客观性、可信性,也导致难以揭示心理活动的规律性,也无法在实践中应用。

直到20世纪初,行为主义的代表人物华生(John Watson)出现,才将深陷臆想泥潭的心理学引向了科学大道。华生认为,人类的全部行为都受到生活环境的影响,通过改变环境就可以改变人的几乎所有的行为。斯金纳作为新行为主义的代表人物,系统地发展了行为主义的心理学,并总结出许多关于人类行为的基本规律,而在此基础上发展

出的一些用于改变行为的技术(即行为矫正技术)。应用行为分析涉及一些行为原则,例如:强化、惩罚、消退、强化计划、塑造等。这些行为原则都是首先通过实验行为分析证明,之后应用于实践中的。早期的人类行为实验大多在实验室或临床环境中进行,当一名有严重发展障碍并有活动性受限的青年,经历了操作性条件反射后的变化,证明了行为原则的规律性,这为今后应用行为分析的形成和发展奠定了基础。

从20世纪50年代开始,更多的行为分析学家开始了以提高个人生活质量为目的的研究与实践,他们将行为原则应用到多种社会性行为问题、普通教育以及有发展性障碍的人群中。在应用行为分析学历史发展中,另一个重要事件为,1968年《应用行为分析》期刊的创刊,标志着现代应用行为分析的开始。在首刊中,行为科学家贝尔、洛夫、里斯利(他们被称为"现代应用行为分析之父")发表了一篇名为"应用行为分析的当前方面"的重要文章,文中作者们阐述了什么是应用行为分析及有关应用行为分析的一些不同于实验行为分析的特点与实证研究标准。

(一)应用行为分析的特点

1. **应用性** 应用行为分析中最注重培养的是可以改变个体(和他人)生活质量的有社会意义的行为技能,例如社交技能、语言言语技能、自理技能、工作技能、消遣技能等有社会意义的行为。

2. 行为性 无论是教授技能还是改变不恰当行为，被选择的目标行为首先是"需要有改善"的行为。目标行为是可以被观察和测量的。例如，如果需要被改善的目标行为是"提高学生的社交引发"，那么此目标行为首先会被定义（"什么是社交引发"），之后被记录发生的情况（如次数、多样性、出现场景）。同时，我们还要看行为发生改变的主体是谁（学生本人、家庭成员等）。

3. 分析性 应用行为分析要求利用严格的实验手段（包括手机数据）来判断行为的"功能关系"，从而来分析行为。通过假设、认证、核实三个阶段来证明行为的功能以及行为介入计划的有效性。

4. 技术性 应用行为分析提倡把所有提高或改变行为的步骤都详细用文字阐述，有了详细描述，任何人在经过培训之后都可以来操作。

5. 概念系统化 应用行为分析提倡无论用什么介入手法来改变行为，出发点都是有实证支持的行为原则。比如前事、行为、与结果之间的关系、正负性强化原则等。

6. 有效性 以应用行为分析原则为依据的康复手法一定是有效的。这里的有效不是理论层面上的有效，而是指"有社会意义"的行为在向我们希望的方向发展与改变。这种有效是通过科学的方法来进行检测和检验的。

7. 一般性 运用行为分析原则所产生的行为变化是持久的（包括直接受到介入影响的行为和未受到直接介入影响的行为）。产生的行为变化也会出现在多种不同的环境中。

（二）应用行为分析的使用

20世纪70年代，行为分析被应用到普通教育课堂管理与教学中，改善了学生们在学习中的表现。就其起源来讲，应用行为分析是一种治疗手段，而不是一种教育方法。但是它与教育却有着天然的联系，学生学习也可以看作是学生行为的改变，由不会做某件事到会做某件事，体现在外部其实就是行为的变化。所以，应用行为分析自诞生以来就具有成为一种教育方法的潜质。真正把这种潜质变为现实的是特殊教育工作者。应用行为分析是一门拥有几十年实证支持，研究行为与自然环境之间关系的自然科学，应用行为分析不是一种方法，更不是因为孤独症才形成的方法。

众所周知，肯纳医生在1943年发表的报告中首次详细描述了儿童孤独症的特点并在其后的相关文章中对孤独症患儿的治疗包括生物化学治疗、心理动力治疗等方法进行了阐述。应用行为分析在孤独症群体中的应用在20世纪60年代开始出现。费雷斯特与迪麦尔教授，在1961年与1962年相继发表了两篇有关应用行为分析（操作性强化）和孤独症患儿学习技能，以及改变行为方面的文章。同一时期其他行为科学家也开始针对孤独症患儿设计以行为分析原则为基础的教学方法。

洛瓦斯在20世纪60年代开始利用行为原则来帮助孤独症患儿，并在20世纪70年代建立了一种之后被称为"早期密集行为干预课程"的康复形式，称为"洛瓦斯模式"。洛瓦斯在1981年出版的《发展残疾儿童教学》一书中阐明了他的方法。孤独症患儿的训练一般是在3岁半前开始的，每周至少有40小时的训练，平均每周5~7天的训练，每天4~6个小时（都是一对一的）。这种时间安排不是绝对的，主要是要按照各个孤独症患儿的需要调整。一次训练平均2~3个小时（包括休息）。每个项目（5分钟左右）结束之后要休息1~2分钟，每小时也让儿童休息15分钟，休息时患儿可以自己玩，吃零食等活动。

洛瓦斯强调，为什么要尽早（3岁半前）开始进行训练？是因为要尽早改正或减少不良行为（在孤独症患儿已经习惯了某个行为前），也要尽早教孤独症患儿基本的语言和社会交往（包括玩）的技能。这种方法强调先用一对一的方式来教，后扩大治疗环境，集体治疗，以便熟悉类似上学的环境和活动。希望增加通过应用行为分析早期进行强化的孤独症患儿上普通学校的可能性。

三、应用行为分析法干预儿童孤独症的目的

儿童孤独症作为一种严重的发育障碍，主要表现为社会交往、语言交流障碍和刻板的行为举止。由于沟通困难，无法表达自己的需求，情况严重的甚至会有自伤或暴力倾向等。迄今为止，科学家还没有找到确切的孤独症发病原因。但是普遍来说，男童比女童发病率高，城市发生率比农村高，工作繁忙压力大的白领群体发病相对集中。

自1943年世界上出现第一个孤独症病例至今已77年，人类对于孤独症的认知、对于自身责任的认识迈出了新的历史性一步，即实现孤独症患儿与普通人间的相互尊重、相互理解与相互关心。研究数据显示，孤独症是一种先天脑部功能受损伤而引

起的发育障碍,通常在 3 岁以前就可以被发现。孤独症患儿一般在 30 个月以内发病,但也有个别在 3 岁以后发病。迄今为止,孤独症的病因尚未明了,但已有研究发现:孤独症是与基因遗传高度相关的有生物学基础的疾病。无论是在现实生活中,还是在与孤独症相关的文学影视作品中,人们所了解的孤独症都是惊人相似的统一,不善言辞、交流和语言障碍、只进行重复刻板的行为,以及只对有限的活动感兴趣。这些都是经典孤独症的明显病征。

但是,随着临床医师对孤独症的认识、社会公众对孤独症的敏感度提高,孤独症的外延愈加广阔和诊断标准的不断细化,对于孤独症的描述也渐成谱系。主要包括孤独症、阿斯伯格综合征及未分类的广泛发育性障碍。正是由于对孤独症定义扩大,无形当中使得发病率有了明显上升。这当中有一些相当轻微的孤独症,也许不一定要来医院进行康复治疗,只是患儿本身稍微有一些与众不同而已。其次是阿斯伯格,最后则是不典型孤独症。阿斯伯格综合征约占所有病例的 10% 左右。目前人们对于孤独症患儿存在认识的误区,都认为孤独症患儿会终身不语,其实并非如此。在孤独症患儿当中,有 85% 以上的患儿是会说话的,而早期无语言的患儿可能通过学习获得语言,这样的神经可塑性可持续到青春期。只有 15% 的患儿会出现语言丧失的情况,而这部分患儿基本上都属于阿斯伯格综合征,也就是说,呈现语言倒退的患儿必定与阿斯伯格综合征有关。

语言障碍、重复刻板的行为并非孤独症的核心问题,真正的重点核心在于交流障碍,不看、不指、不应、不说、不参照、不炫耀、不点头或摇头、不寻求安慰、该怕的不怕、不该怕却怕、该笑(哭)不笑(哭)等。

美国疾病控制与研究中心 2012 年公布的数字显示,美国儿童孤独症患病率已经达到 1.14%,其中男童居多,每 59 个男童中就有一个是孤独症患儿。美国卫生署将孤独症列为十大难症之首。

2006 年,我国《第二次全国残疾人抽样调查残疾标准》中将儿童孤独症纳入精神残疾范畴。调查结果显示,我国 0~6 岁精神残疾(含多重)儿童占总数的 1.10‰,约为 11.1 万人,其中孤独症导致的精神残疾儿童占到 36.9%,约为 4.1 万人。目前还没有全国范围内孤独症患儿发病率的抽样调查数据。

孤独症是个"疑症",就目前的国内、国际医疗水平还没有找到它的病因,对孤独症患儿的所有生理检查结果都是正常的。但是可以断定:孤独症是先天性的脑发育障碍疾病,是神经系统的疾病,并且将终身伴随,不能治愈。国外如美国、英国、日本等发达国家诊断、治疗孤独症已经有 40 多年的历史,积累了许多成功的经验,实践证明,经过早期正确、坚持不懈地干预,许多孤独症患儿是能够融入社会、自立生活的。

1987 年洛瓦斯采用应用行为分析密集疗育成功"治愈" 9 例孤独症患儿以后,世界各国(主要是美国)相继建立和发展了许多孤独症教育训练疗法或课程。虽然孤独症没有特效药物治疗,但早期诊断、早期干预是可以改善孤独症的预后,因此孤独症治疗一般认为是年龄越小、效果越好,但是到目前为止并没有一个年龄的截止点。事实上也存在着部分患儿在较大年龄获得改善。世界各国尤其是发达国家建立了许多儿童孤独症特殊教育和训练课程体系,尚无证据表明哪一种疗法显著优于另外一种。目前各种方法有互相融合的趋势。根据孤独症患儿病情因人而异地进行治疗,治疗方案应个体化、结构化和系统化,并依据治疗反应随时调整治疗方案;促进家庭参与,让父母也成为治疗的合作者或参与者。孤独症患儿本人、儿童保健医生、父母及老师、心理医生和社会应共同参与治疗过程,形成综合治疗团队;治疗、训练的同时要注意孤独症患儿的躯体健康,预防其他疾病;坚持治疗,持之以恒。

尽管目前我们尚无立竿见影的特效治疗方法,但对孤独症却并非无招可施,积极治疗仍可显著改善孤独症患儿的社会功能与生活质量。

四、应用行为分析法干预的意义

孤独症患儿的教育与康复是一个密不可分的整体,在教育过程中有康复的手段,在康复过程中又同时存在教育的内容,对于孤独症患儿的教育康复,是通过各种物理手段和心理教育,发展他们的感知觉、情感、语言、思维和行为,增强其社会适应能力。

我国政府已把孤独症患儿纳为抢救性康复工作对象给予高度重视,政策与资金的支持毫不亚于其他国家。教育是一个过程,是在教育者与被教育者的相互作用下实现的。随着科学技术的不断进步,社会的飞速发展,以及知识的不断更新,孤独症患儿教育与康复是终身的。孤独症患儿也是有思想、有情感、有语言、有需求、有自己独特的交流沟通方式的、充满生机与活力、与其他儿童一样需要得到呵护与爱的。他们在生理上的发育水平与同龄的正常儿童无明显差异,只是由于疾病的原因,从发病时起,其神经系统的功能出现了明显的问题。虽然目前还没找到真正的发病原因,但是在实践过程中,我们欣喜地看到,孤独症患儿只要通过系统的教育康复,其神经系统的功能会得到一定程度地改善,甚至可以达到同龄正常儿童的水平。那么对于孤独症患儿的教育康复,其目的在于改善他们社会性差的状况。而良好的社会性体现在他们能正确通过语言与别人交流;能运用正确的表达方式与别人沟通;能适应环境的变化;能有效地控制自己的情绪和行为,并能独立或与他人合作完成一项或者几项工作;能遵守社会的法律法规,能适应社会发展等。既然如此,我们就必须根据以上内容来设计教育康复的方案。

对大脑的研究提醒我们,在教育过程中应尽可能地保证脑功能的内在统一,脑高级功能研究希望根据孤独症患儿的自身条件和教育环境,为孤独症患儿教育确立一个清晰的目标。按照社会适应能力可以分为两个基本的层次:

一是社会生活自理。社会生活自理是指孤独症患儿在成年以后应该做到:在他人的简单辅助下实现社会生活的自我服务,能够自己居家,能参加适当的娱乐活动,外出能够乘车、购物、看病,能够寻求最基本的社会援助,具有维持日常生活的简单交往能力。

二是社会生活自立。社会生活自立是指孤独症患儿成年以后能够和他人配合做事,有照顾别人的能力,有参加力所能及的社会工作的能力,有尽到角色责任的能力,能自觉地通过自己的劳动获得报酬,能够独立交友,有被社会认可的基本的价值观念,有追求情感生活的需要,能够基本适应独立的家庭生活。

第二节　儿童孤独症应用行为分析法的干预机制

应用行为分析(ABA)是一门拥有几十年实证支持,研究行为与自然环境之间关系的自然科学,应用行为分析不是一种方法,更不是因为孤独症才形成的方法。

一、应用行为分析的基本原理

应用行为分析的基本原理是美国行为主义心理学大师斯金纳所发展的操作性条件作用(反射)原理。斯金纳认为,个体先出现某些行为,如果这一行为受到强化,那么,以后在类似情境中,这一行为出现的概率就会提高。所谓强化就是奖励,包括给予某种能满足儿童生理需要或社会性需要的刺激物,前者如食物,后者如微笑、亲吻等。

应用行为分析适用于教授孤独症患儿一些实际生活所需要的技能,如穿衣、吃饭、洗脸等。其基本的策略是将某一行为分解成多个小步骤,然后一个一个步骤地教患儿去掌握。步骤的多少要根据患儿的功能状况灵活地确定。一般是从最后一个步骤开始教起,当患儿熟练地完成这最后一个步骤之后,再教倒数第二个步骤,以此类推,直至患儿掌握所有的步骤。之所以倒过来进行,主要是为了让患儿体验到成功感。要注意,每完成一个步骤就要同前一个步骤连起来。当患儿完成某一个步骤的

动作时,就要进行及时的强化。此外,孤独症患儿动作模仿的能力和动机都不如正常的儿童,所以在开始练习某一个动作时,家长可能要用肢体辅助患儿完成动作,当其完成这一动作时,及时给予奖励。

行为学和刺激反应理论到目前为止是以 ABA 有效地解决孤独症患儿及其他发育障碍儿童的行为问题的原理,从而达到减轻症状的效果。尽管在 ABA 发展的几十年当中,它一直是受到争议最多的一种方法,但毫无疑问的是,行为学认为人的行为是对外界反应的结果,即来自外部的刺激是个人行为的重要诱因,所以行为是一种后天习得的现象。

(一) 行为改变原理

通过改变外部诱因(刺激)可以改变人的行为,即人的行为是可以改变、同时也是可塑的。

(二) 孤独症患儿的行为问题

所有发育障碍患儿都表现出显著的行为问题。以社会交往障碍为主要特征的孤独症患儿,在社会生活活动中(如学习活动中),首先遇到的困难就是无法做出正确(所期望)的行为反应,更多的是出现与所期望的反应相反的举动。如发脾气(自

伤、攻击性、破坏性)、过于刻板、没有好奇心与好胜心，以及缺乏应有的注意力等。无法进行正常的学习和社会交往活动。因此，要促进孤独症患儿的发展，就必须减少和消除他们的问题行为。

(三) 行为改变的根本原则

应采用适应性行为与减少/消除问题行为并举，而且以行为塑造为主。即教育者、训练者不是只将注意力放在纠正孤独症患儿的问题行为上(即不要做什么)，更重要的是要帮助他们建立起正确行为的能力和愿望(即应该做什么)。

二、应用行为分析法与回合教学法

ABA 的操作依据一个高度结构化的教学方法体系——行为改变技术。其核心是回合教学法(discrete trial teaching，DTT)。DTT 是 ABA 重要的也是最具特色的教学技巧。

学习 ABA 干预法不能只通过书本掌握有关理论原则。理论学习是不可缺少的，但学习者必须有足够的实践经验和个案操作经历。只要能在实际操作中准确把握 ABA 的原则和技巧，它对提高孤独症患儿的交往能力，减轻症状就会有很好的效果。这一点已经被 40 年的临床实践所证明。

加之 ABA 在临床的实践操作中已形成一整套结构化的方法体系：无论是个案行为状态的观察与记录、个人能力结构的划分与测试、个别训练计划的制定操作、训练者的操作规范与原则、训练课程的内容结构与设计，以及训练计划执行效果的评估与反馈，还是在专业人员的培训与考核上都形成了基本的规范与标准，ABA 干预法至今仍被大多数的孤独症专业人员所认可，也包括许多得益于 ABA 而成长的孤独症患儿家长。

第三节　应用行为分析法干预的内容及测评指导

应用行为分析是一门拥有几十年实证支持，研究行为与自然环境之间关系的自然科学，应用行为分析不是一种方法，更不是因为孤独症才形成的方法。

一、语言行为里程碑评估和安置计划

应用行为分析提供了许多成功的应用，以解决孤独症及其他智力障碍患儿的语言和学习问题。《语言行为里程碑评估和安置计划》(verbal behavior-milestone assessment and placement program，VB-MAPP)整合这些 ABA 的程序和教导方法以及斯金纳的语言行为分析，以便为所有语言发展迟缓的患儿提供一个以行为为基础的语言评估程序。《语言行为里程碑评估和安置计划》一共有五个部分。

(一) VB-MAPP 里程碑评估

VB-MAPP 里程碑评估提供了一个儿童现有的语言和相关技能的代表性样本。这个评估包含了 170 个可以测量的学习和语言里程碑，依序和均衡地跨越三个语言发展阶段(0~18 个月，18~30 个月和 30~48 个月)。所评估的能力包括：提要求、命名、访说、听着反应、模仿、独立游戏、社交和社会性游戏、视觉配对、语言结构，集体技能，以及早期学业技能。

(二) 通过 VB-MAPP 障碍评估识别障碍

VB-MAPP 障碍评估提供了一个包含 24 个常见于孤独症及其他智力障碍患儿之中的关于学习和掌握语言障碍的评估，这些障碍包括行为问题、教学控制、有缺陷的提要求、有缺陷的命名、有缺陷的仿说、有缺陷的模仿、有缺陷的视觉配对技能、有缺陷的听者能力、有缺陷的对话、有缺陷的社交能力、依赖辅助、猜想式回答、有缺陷的扫视能力、有缺陷的条件性辨别、不能泛化、动机微弱、对行为有要求就会减弱动机、依赖强化物、自我刺激、发音清晰度不足、强迫性行为、多动行为、无法与人对视，以及感觉防御。通过识别这些障碍，临床治疗人员能发展出特定的干预策略来帮助克服这些问题，从而完成更有效的学习。

(三) VB-MAPP 转衔评估

VB-MAPP 转衔评估包含 18 个评估领域来帮助判断患儿是否正在取得有意义的进展，是否已经具备在一个较少限制的教育环境中学习的能力。这个评估工具能为其个别化教育计划团队做出决策和设置优先顺序提供一种可测性方法，以满足患儿对教育的需要。这个评估由 VB-MAPP 的其他

几个部分的总结性测量以及可以影响转衔的其他的各种能力所组成。包括在 VB-MAPP 里程碑评估中的测量总分、在 VB-MAPP 障碍评估中的测量总分、负面行为、教室常规和集体能力、社交能力、独立学习、泛化、强化物的多样性、获得新能力的速度、保持、在自然环境中学习、转换能力、对改变的适应性、自发性、独立游戏、一般的自理能力，如厕技能和进餐技能。

（四）VB-MAPP 任务分析和支持性能力

VB-MAPP 任务分析和支持性能力提供了关于能力的进一步分解，可用以作为更完整和持续的学习和语言能力的课程指南。其中大约有 750 项能力分布在 VB-MAPP 的 14 个领域中，在里程碑已得到评估并且一般性能力已经确认后，任务分析和支持性能力可以提供关于特定患儿的进一步信息。确认任务分析里的技能，包括目标领域的各种各样的支持部分。在 VB-MAPP 的这一部分中包括了两种能力。

1. **任务分析**　任务分析是指那些与特定里程碑直接相关并且代表着通往那个里程碑的早期步骤。

2. **支持性能力**　是指除了特定的里程碑以外，一个患儿必须掌握的大量语言、学习和社会方面的能力。

这些技能的重要性可能还没达到里程碑或个别化教育计划目标的程度，但其中每一个都在转变一个患儿并使其技能接近普通发展儿童的过程中扮演了重要角色。他们同样也给父母和老师提供各种各样的活动，从而在各种教育和社会环境中，促进能力的泛化、维持、自发、保持、扩展其功能性的应用。

（五）VB-MAPP 安置和个别化教育计划目标

VB-MAPP 安置和个别化教育计划目标与上面的四个评估相对应。安置指南对里程碑评估里的 170 个里程碑中的每个里程碑提供了具体的方向并为个别化教育计划的目标提供了各种建议。有关安置的建议能帮助方案设计者平衡干预方案，并确定必要干预的所有相关部分。

评估的主要目的是确定一个患儿技能的基础水平，并且与他同龄的普通发育的儿童进行比较。如果一个干预方案确有必要，那么评估的数据应该为确定一项个别化教育计划和语言课程中的基本

要素提供关键的信息。

二、关于发声、游戏和社会能力的测量

对 16 个领域的技能是根据发展的序列在三个发展阶段里分别展开的。

1. **0~18 月龄**　0~18 月龄儿童为第一阶段。包含 9 个测量，其设计与普通发展的 0~18 月龄的儿童所表现出的学习和语言能力近似一致。

2. **18~30 月龄**　18~30 月龄儿童为第二阶段。包含 12 个测量，其设计与普通发展的 18~30 月龄的儿童所表现出的学习和语言能力近似一致。

3. **30~48 月龄**　30~48 月龄儿童为第三阶段。包含 13 个测量，其设计与普通发展的 30~48 月龄的儿童所表现出的学习和语言能力大致相似。

有些测试在三个阶段都有呈现，如提要求、命名和听者技能，而另一些测试只在相关的阶段中才出现，如第一阶段中的语音，第二和第三阶段中的对话和根据功能、特性、类别的听者反应，以及第三阶段中的阅读、书写和算术等。

三、评估应该提供的指导

1. 什么能力必须是干预的重点。

2. 干预方案应从能力的哪一个水平开始。

3. 在学习和掌握语言方面有什么障碍需要得到解决（如不服从的行为、鹦鹉学舌或不能泛化的行为）。

4. 如果有必要的话，什么样的辅助性沟通是最好的。

5. 一个对患儿来说什么具体的教学策略可能是最有效的（如分段回合教学、自然环境教学）。

6. 什么类型的教育环境最能满足患儿的需要（如在家里、一对一的课堂、小团体或融合性教育）。

这个评估工具包含了 16 个各自独立的对语言和语言相关之能力的评估。大多数领域与斯金纳关于语言操作元素的分类（如仿说、提要求、命名、对话）相一致。标准的语言测试，如说话的平均长度、词汇量和对各种句法和语法规则地运用（附加词）以及各种听觉技能和视觉感知技能也得到评估。

一旦患儿达到一个特定的里程碑，重要的是不能因此假定关于这个能力的训练就结束了，而应看到这个能力应向更高级的水平发展。

里程碑标志着通往更高目标路上的重要支点。对于语言落后的患儿来说，共同的目标是要达到与他同龄的普通发展同伴相应的语言能力水平。

通过确认里程碑,干预方案的重点可能更明确,方向更清楚。个别化教育计划的目标,要能够与这些里程碑相对应,从而有助于避免过于强调小技能或从发展上说并不适合的步骤。尽管对每一个语言

操作元素和相关技能的完整任务分析是重要的和有价值的,但对于评估进步和设定目标来说,里程碑更有意义和更易于操作,并且提供了更好的整体性课程指导。

第四节　应用行为分析法干预效果分析及应用体验

孤独症谱系障碍(孤独症)的概念于2013年5月美国精神病学会发布的精神障碍诊断与统计手册-第5版(DSM-5)正式提出,它是一类起病于婴幼儿期的全面性精神发育障碍,属于广泛性发育障碍的范畴,是以社会交往能力缺陷、兴趣爱好狭窄和僵硬、刻板、重复的行为为特征的神经发育性障碍。2013年儿童孤独症的美国患病率已达1/68,成为儿童精神病学、特殊教育学、神经发育学等多个领域关注的焦点。病因的复杂性与不确定性导致了该病的诊断和治疗困难。目前孤独症患儿的治疗逐渐向多元化、多学科化发展,包括早期介入丹佛干预模式、应用行为分析(ABA)、结构化教学、图片交换沟通系统、音乐治疗、感觉统合治疗、听觉统合治疗、游戏治疗、药物治疗等,其中应用行为分析被广泛应用于孤独症患儿的综合干预治疗中。但对孤独症患儿综合干预开始年龄及持续时间对治疗效果的影响却少见科学研究的报道。

湖北省妇幼保健院儿童保健科对221名15~52月龄孤独症患儿综合干预治疗的效果进行分析,为孤独症患儿尽早开始综合干预治疗及治疗持续性提供了依据。

以应用行为分析这一语言行为教学为主,配合感觉统合治疗、言语与语言治疗、听觉统合治疗、游戏治疗和家长培训。每天7小时,每周5天。所有孤独症患儿均采取医院专业综合干预治疗与家庭干预密切结合的方式。

由专业医生在综合干预前和开始综合干预后每半年进行一次评估。评估工具为孤独症儿童行为检查量表(Autism Behavior Checklist, ABC):共57项,分为感觉、交往、运动、语言和生活自理5个因子。原作者提出筛查界限分为53分,而诊断分为62分以上。采用 SAS 8.2 统计软件包录入数据并进行相关数据的统计学分析。计量资料以均数 ± 标准差($\bar{x} \pm s$)表示,采用 t 检验、重复测量方差分析进行统计分析,检验水准 α=0.05。结果显

示孤独症患儿进行综合干预治疗后,ABC 量表总分及感觉、交往、运动、语言和生活自理5个因子分均较综合干预前下降,且差异具有统计学意义($P<0.000\ 1$);综合干预开始年龄不同,感觉、交往、运动、语言、生活自理因子分及总分的变化不同,差异具有统计学意义($P<0.000\ 1$);综合干预持续时间不同,感觉、交往、运动、语言、生活自理因子分及总分的变化不同,差异具有统计学意义($P<0.000\ 1$);综合干预开始年龄不同、持续时间不同,感觉、交往、运动、语言、生活自理因子分及总分的变化不同,差异具有统计学意义($P<0.000\ 1$)。据此认为,孤独症患儿早期综合干预是十分必要的。随着孤独症患病率的升高,青少年和成年孤独症人口也在逐年增加,成为越来越严重的公共卫生问题。到目前为止,尚未有一种精神类药物或干预能有效治疗孤独症所有症状。Reichow 等通过 *Meta* 分析发现密集的早期行为干预对于孤独症患儿是一种有效的治疗方法。同时也有研究发现早期干预效果与孤独症患儿开始接受治疗的年龄呈正相关。国内最近的一项研究表明,在孤独症患儿的干预中,开始治疗的时间非常关键,年龄越小的患儿康复效果越好,否则反之。因此早发现、早干预治疗是改善孤独症患儿预后的关键。

ABA 是通过研究个体行为与环境变量功能性关系,从而了解及改善人类行为,同时强调客观定义社会所重视的各项行为(技能),并系统地学习它们。20 世纪 60 年代,美国心理学家洛瓦斯根据 ABA 行为理论创造了 ABA 回合式治疗方法。其目的是通过治疗提高孤独症患儿相关技能和降低问题行为。经过 30 年的发展,2009 年,美国国家自闭症中心发表的《国家标准报告》再次证明 ABA 是孤独症患儿治疗的最有效手段。

依据世界公认的 ABA 治疗方法及多年综合治疗经验形成以应用行为分析-语言行为教学为主的优质 ABA 治疗模式。由专业治疗小组运用 ABLLS-R 测试对孤独症患儿基本语言和学习技能

的 25 个能区进行细致和全面的观察、检验和评价，据此制订个体化的治疗计划。整个治疗过程中将目标任务（即学习的知识、技能、行为、习惯等）分解成一系列的较小的或者相互相对独立的步骤，然后采用适当的强化方法，按照任务分解确定的顺序逐步治疗，直到患儿掌握所有步骤，最终可以独立完成任务，并且在其他场合下能够应用其所学会的知识、技能。根据斯金纳关于语言的分析，即语言也是一种学习的行为，学习语言与学习其他行为的过程相似。运用儿童发展的里程碑的理论，由专业治疗师运用语言行为里程碑及安置程序（VB-MAPP）对孤独症患儿学习、语言和社会技能进行评估，通过优质 ABA 疗法，帮助孤独症患儿成为有效的说者和听者，提升其社会交往能力，减少不当行为的发生，为孤独症患儿更早且更好地融入社会提供可能。

孤独症患儿综合干预治疗的目的是提高其各方面技能，从而促进其生活适应能力的改善，最大限度地减轻家庭以及社会的负担。

国外研究提示，早期综合干预治疗可改善孤独症患儿的结局，研究结果发现 15~52 月龄孤独症患儿在经过半年以上综合干预治疗后，其感觉、交往能力与语言能力明显进步、躯体的机械呆板式运动减少、生活自理能力也得到改善。这可能与 0~3 岁是大脑神经系统的结构和功能发育的关键期、神经系统的可塑性强、对外界环境的适应能力较强有关。儿童早期是社交行为和沟通能力开始出现与发展的阶段，是最基本的社交行为模式建立时期，也是后期社交适应的基础。因此这一时期开始治疗可以改变孤独症患儿异常的学习模式，从而减轻疾病的累积效应，有利于生理功能的重新组合与身体各种功能的代偿及提升。

强化行为干预对孤独症患儿语言理解、社交沟通等方面具有肯定和持久的效果。因此孤独症患儿综合干预持续时间长，其效果优于综合干预时间短的治疗效果。这是由于以操作制约的原理和方法为核心经过反复正性强化建立新的适应行为并逐渐转化成孤独症患儿自身的行为方式，同时在治疗过程中减少错误的发生，从而改善或消除不当行为。

优质 ABA 治疗孤独症患儿是有效的，且开始综合干预年龄越早、持续时间越长，治疗效果越好。提示我们应尽早对孤独症可疑儿童进行筛查，一旦确诊即开始综合干预治疗，同时孤独症患儿需要更长期的治疗，甚至长期以应用行为分析 - 语言行为教学为主的综合干预治疗。

第五节　应用行为分析法常用的设备及器材

运用《语言行为里程碑评估和安置计划》（VB-MAPP）对孤独症患儿进行评估，主要目的是确定一个患儿技能的基础水平，并且与他同龄的普通发育的患儿进行比较为确定一项个个别化教育计划（IEP）和语言课程中的基本要素提供关键的信息。

当我们以应用行为分析开始个别化的疗育计划时，无论哪一个阶段都需要以下器材：

1. 所有阶段需要的器材
- 用于计时的秒表、计时器，或有计时秒针的手表；
- 用于记录和技术行为反应的铅笔盒、数据表；
- 适合于患儿的强化物，如泡泡、小点心，饮料、发条玩具、玩具弹簧、弹出式玩具、各种游戏平板电脑。

2. 第一阶段所需要的器材
- 图片：家庭成员、人物、宠物，和患儿较熟悉的日常用品的图片；
- 普通物品：患儿每天在生活中会接触到的物品（如牙刷、杯子、勺子、填充玩具）；
- 两三件适合 1~3 岁患儿的嵌入拼图；
- 积木：4 个标准尺寸的积木，任何颜色；
- 图画书：与发展年龄相符的 3 本书；
- 插杆及相应底板；
- 适合 1~3 岁患儿的嵌塞盒。

3. 第二阶段所需要的器材
- 能鼓励患儿对缺少部分提要求的物品（如一盒果汁而没有吸管、有轨道但没有火车、土豆先生的头但没有身体部分、有泡泡水却没有泡泡棒、没有吹气的气球）；
- 用于命名的图画书，图画卡片或生活小照（如日常生活中看得见的物品、活动、动作）；
- 样本配对（相似的物品，如在一个有一幢房屋、一个铃铛和一匹马的组合中有三张关于花的

图片);

- 关于功能、特性、类别的听者反应(能发出特定声音的动物,如牛、鸭子、狗、猫、猪);
- 有相似功能或同一类别的物品之图片(如衣服、餐具、盘子、家具、食物、车辆、乐器、玩具、学校用品),以及有同样颜色和形状之物品的图片(如红苹果、红色汽车、红色仓库和圆形的球、圆形的气球、橘子);
- 完全相同的物品:用于样本配对的25组物品(如勺子、玩具汽车、鞋子、卡通人物的图片等);
- 相似颜色物品组合:用于对相似颜色分类的三件物品(如红色玩具汽车、红色帽子、红色玩具消防车、黄色香蕉、黄色气球、黄色玩具卡车);
- 用于分类的形状相似,但颜色不同的物品组合(如红色正方形,蓝色正方形、红色圆形、蓝色圆形);
- 相似但不同的物品组合(如篮球和足球);
- 一系列用于在一个组合中进行样本配对的相似物品,25个(如在一个组合中有3~4个勺子、同时有一把黄油刀和一把叉子);
- 儿童剪刀、固体胶、蜡笔和纸张;
- 能发出环境中声音的物品(或录音)(如电话铃声、摇铃、婴儿的哭声、狗叫声、汽车喇叭);
- 嵌入拼图:适合1~3岁患儿的4~5件拼图;
- 套环;
- 用于独立游戏的玩具(如积木、火车、玩具屋和娃娃);
- 用于假扮和社会性游戏的小道具(如茶具组、模拟食物、娃娃、消防员帽子、公主面纱、纸板盒)。

4. 第三阶段所需要的器材

- 各种颜色和形状的卡片:用于命名和样本配对的各5件卡片;
- 类似于第二阶段所需要的图画书、图卡和/或照片;
- 适合2~5岁患儿的嵌入拼图;
- 积木造型卡片:25个造型选项;
- 用于排序的彩色积木;
- 字母卡片;
- 1~5的数字卡片;
- 关于顺序和短故事的系列卡片;
- 大小排列卡;
- 代表相对性形容词和度量的物品(如轻和重、干净和脏的、热和冷、湿和干、大和小、长和短);
- 用于评估计数和较多较少的10件小物品(如豆子、巧克力豆);
- 初学者的图片识字卡(三四个字母,如"狗"和"猫");
- 横格纸和铅笔;
- 美工用品(如蜡笔、图画用纸、涂色书、横线纸、剪刀、胶水、串珠、用于分类的物品);
- 社区职业人员的图片或书籍(如警察、护士、医生、消防员、教师、邮递员、建筑工人、汽车司机、救护车是司机);
- 独立游戏的玩具(如拼图、积木、拆装玩具、火车和轨道、娃娃的家、娃娃和家具、美工用品);
- 儿童的服装或一个供打扮的娃娃,附带有拉链、钦钮、纽扣、皮带扣、领带、魔术贴、3本与发展水平相当的活动书籍(如点连线、迷宫、图片搜寻)。

第六节　应用行为分析法应用的注意事项

应用行为分析选择那些对人类生产、生活、医疗、教育等活动领域有意义的群体的或者个体的行为,以此为目标行为,了解围绕该目标行为的前因后果,并回答目标行为为什么出现,怎么出现,出现的结果以及结果反过来对目标行为的影响等问题,并提出促进、消退或者改变行为的策略和建议。应用行为密集疗育是孤独症患儿塑造适应性行为,提升各项技能,增加社会适应能力最主要的康复训练手段。为保证孤独症患儿的训练效果,在康复训练

课程实施过程中需注意以下问题:

一、上课时的注意事项

(一) 上课的节奏

上课的节奏非常重要,作为康复训练的实施者,在对孤独症患儿进行疗育的时候,一定要知道自己每一刻要做什么,也就是说上课前的准备是必要的。当给孤独症患儿上课的时候,他们失去兴趣

的表现可能是看窗户外面、发呆等。

上课的节奏包括:在得到孤独症患儿的注意的时候,要想办法维系,那么就需要训练师快而清晰地提问;当患儿回答正确后,要毫不迟疑地对他们的反应给予肯定;如果回答错误,立刻告诉正确的答案,把每个回合之间让患儿等待的时间缩到最短;这样在固定的时间内,孤独症患儿就有足够多的回合练习。

(二) 准备好奖励/强化物

当孤独症患儿注意力投入的时候,训练师应该抓住时机,尽量多的给他们回答问题的机会,如果回答正确要立刻进行奖励。奖励的方式有很多种,可以是初级强化物(例如:食物、玩具),也可以是次级强化物(例如:夸奖、特权等)。在使用强化物的时候要注意强化物的个别化,不同的患儿喜欢的东西可能都是不一样的,例如:有些孤独症患儿很喜欢巧克力,但是有些患儿对于食物类的强化物根本不感兴趣,所以在开始进行疗育的时候,可以先把患儿带到教室里,进行强化物的评估,观察他的喜好,看看他会主动拿的东西有哪些,然后再把这些东西准备好。在上课的时候尝试用它们作为奖励,如果它们的出现直接导致孤独症患儿好的行为出现频率增加,那么就可以作为患儿上课时的强化物,否则就要继续寻找适合的奖励。

还有一点需要注意,如果这个孤独症患儿喜欢吃巧克力,在开始的一段时间可能他会接受所有的奖励都是巧克力,但是持续一段时间后,这个患儿可能对巧克力的兴趣已经没有开始时那么高了,这个现象的发生,是由于患儿对强化物巧克力的需求已经饱和了,因此,应经常更换不同的强化物,以增长每种强化物的强化寿命。

(三) 消除竞争

一些细微的东西也会让一些孤独症患儿走神,为了确保上课时这些患儿能够尽量集中注意力,训练师一定要尽量找出会使孤独症患儿分散注意力的事情,然后逐一消除。

(四) 合理安排学习环境

学习环境的安排直接影响整个教学的结果,上课的时候课桌上应该出现的东西、桌椅的合理摆放、上课时需要的物品是否容易拿到、每节课的时长和节奏安排都是训练师在上课前设计好的。

课桌上一般出现的东西有三种:教具、记录单、强化物。

训练师可以根据孤独症患儿的情况安排自己的座位,开始的时候有可能是坐在课桌旁边,以避免患儿逃跑;然后根据患儿的情况变化,能够和患儿面对面坐是最好的,因为这样能够逐渐拉远距离;最后训练师站着上课,孤独症患儿坐在课桌后,模拟普通学校的上课情况。

二、课程计划注意事项

(一) 课堂安排

上课的时候,训练师要经常变换使用的物品,如果物品摆放与课桌有一定的距离,也就是伸手拿不到的位置,那么就要考虑在拿东西的时候,孤独症患儿是否会出现不恰当的行为。应尽可能把所有上课需要的教具放在上课的房间内,如果东西不是伸手便能够拿到,可以选择和患儿一起去拿教具,或者训练师去拿教具的时候,给患儿一些玩具,让他安静等待,也可以给他一个简单的任务(如拼图或涂色),让他等待的时候不会无聊,也就减少了因为无聊出现的自我刺激行为。

(二) 课时安排

每节课时长,上课内容进行的顺序等,都需在上课前做好安排。应尽量用图片行事历的方式把上课的安排放在教室内孤独症患儿容易看到的地方,方便他们清楚地了解自己上课需要完成的任务,提高配合度,降低患儿的焦虑感。刚开始上课时,可以先和患儿做一些热身动作,唱儿歌,玩一个简单的游戏,或者是念一本书,从患儿喜欢的任务开始。热身后,进行的项目可以是难度稍微高一点的,然后逐渐增加难度,确保比较困难的项目都安排在上半节课,因为孤独症患儿的配合度在开始的时候,一般都会比快下课前要好,所以在下半节课可以安排一些简单轻松的项目,目的是使患儿能够愉快地离开教室。

(三) 选择和个体的控制最大化

把选择和个体的控制最大化,在进行教学时,要给予孤独症患儿选择的机会,例如患儿从两个项目中选择一个先开始,或者根据患儿能力,把几个项目告诉他,然后让他安排顺序。孤独症患儿能够控制自己的学习是很重要的,如果他认为他能够有决定权,那么在任务进行的时候不配合的情况就会减少;如果任何事情都是训练师或家长来决定的话,有些患儿随着年龄的增长会开始挑战权威,有很多故意的行为,让家长和训练师束手无策。

三、课程进行时的注意事项

(一)确保孤独症患儿具备进行一个项目要求的基本技能

大部分孤独症患儿在上课时出现问题行为都是因为项目比较难,好的教学是循序渐进,由浅入深,而不是拔苗助长式的。开始的时候,训练师要知道患儿的能力情况,同时也要做好随时把难度降低的准备。

还有一种情况是,孤独症患儿已经具备了进行一个项目的基本条件,但还是不愿意进行需要多付出努力的项目,那么就是强化物的吸引程度问题了。

(二)无错误教学

正确无错误的教学是很重要的,"失败是成功之母",这句话在孤独症患儿康复训练时是不适用的。孤独症患儿对各方面能力的学习应该建立在适当的辅助及正确的教学引导下,所以在教学过程中,首先要让患儿学正确的东西,教学过程要一步一步地进行,尽量避免他们出现错误,因为每一次错误对于他们来说都是一个学习记忆,有时他们记住的是错误的答案,而不是正确的。

(三)让孤独症患儿胜任项目

在每天的课程中要包括新的项目及孤独症患儿能独立完成的项目。如果患儿有成就感,就能培养他们的独立性和责任感。通过数据记录,可以比较客观地分析孤独症患儿的教学项目设计是否合理。如果正确率在70%~80%,表示项目对于患儿来说不是特别难,但是也有足够的挑战。如果正确率在90%或以上,表示项目对于孤独症患儿来说就比较容易,没有挑战性,同时也可以理解为孤独

症患儿一直在复习自己已经掌握的内容,没有学习新的技能。如果正确率在50%或更低,那么项目的内容对于患儿来说就太难了,孤独症患儿不会有成功的感觉,很可能引起一些不恰当的行为。

(四)知道你的敌人

在与孤独症患儿接触的过程中,经常要面对的问题就是不同目的的不恰当的行为。作为训练师,要知道不恰当行为在什么时候、什么条件下发生,通常问题行为发生的原因有:孤独症患儿想得到一些东西、活动或者特权;孤独症患儿想要得到你或者他人的注意,因为语言能力的不足,所以最直接的方法就是一些不恰当的行为;孤独症患儿想要逃离或者逃避一个不愉快的活动;作为对他人企图与自己竞争或者控制自身行为的一个反应;有时孤独症患儿会通过一些行为来得到自身内在的快乐感。

(五)早期不恰当行为的干预

很多不恰当的行为,都可以在开始的时候进行干预。

(六)对孤独症患儿学会聆听

斯金纳说过,"患儿永远是对的"。孤独症患儿的行为都是有原因的,而且很大程度上是受外在环境的影响。作为训练师本身就占据了很大的一部分环境因素,所以要不断回顾和调整教学方法,使之符合孤独症患儿的要求和能力。

(七)保持冷静,投入教学

如果孤独症患儿已经感到不适或者开始有焦躁的反应,训练师的负面情绪有可能会令情况更差。训练师的态度、声音、面部表情如果是冷静的、平稳的,那么情况可能就会有好转。训练师友好、自信的态度会让患儿觉得你是一个可以信赖的人,从而使他们愿意听话和合作。

(徐海青)

参考文献

[1] 阿尔祖古丽·牙合甫,阿斯木古丽·克力木,热依拉·阿不拉,等.综合干预训练对不同年龄段孤独症患儿的效果及对策分析.中国妇幼保健,2016,2(31):732-734.

[2] [美]Shaffer DR.发展心理学:儿童与青少年.邹泓,等译.北京:中国轻工业出版社,2005.

［3］郭延庆.应用行为分析与儿童行为管理.北京:华夏出版社,2012.

［4］［美］Ron Leaf & John McEachin.孤独症儿童行为管理策略及行为治疗课程.蔡飞,译.北京:华夏出版社,2008.

［5］李芳,李丹.特殊儿童应用行为分析.北京:北京大学出版社,2011.

［6］［美］Mark L.Sundberg,Ph.D.语言行为里程碑评估及安置计划.黄伟合,李丹,译.北京:北京大学医学出版社,2017.

［7］［美］Mary Lynch Barbera & Tracy Rasmussen.语言行为方法:如何教育孤独症和相关障碍儿童.美国展望教育中心,译.北京:华夏出版社,2013.

［8］贾美香.孤独症康复教育人员上岗培训教材.北京:求真出版社,2014.

［9］杨友.美国精神障碍诊断和统计手册第五版对儿童孤独症谱系障碍诊治的影响.中国儿童保健杂志,2015,23(12):1278-1280.

［10］杜亚松.孤独症谱系障碍的早期筛查和干预进展.中国儿童保健杂志,2013,21(6):561-564.

［11］樊越波,黄丹,伍小云.孤独症谱系障碍儿童的综合干预模式.中国康复,2014,29(4):338-341.

［12］中华人民共和国卫生部.儿童孤独症诊疗康复指南(卫办医政发［2010］123号).中国儿童保健杂志,2013,19(3):289-293.

［13］吕兰秋,钱莹莹,胡燕丽,等.儿童孤独症谱系障碍早期筛查管理模式研究.中国儿童保健杂志,2015,23(12):1313-1315.

［14］Vivanti G,Paynter J,Duncan E,et al.Effectiveness and feasibility of the early start denver model implemented in a group-based community childcare setting.J Autism Dev Disord,2014,44(12):3140-3153.

第三章

孤独症谱系障碍患儿的视觉运动整合训练

第一节 概 述

一、孤独症谱系障碍患儿视觉运动整合训练的编制人及编制介绍

孤独症谱系障碍（ASD）患儿视觉运动整合训练是由南京市妇幼保健院儿童保健科池霞团队组织儿童发育行为、儿童眼保健、儿童康复、护理等专业人员共同编制完成。本次编写的 ASD 患儿视觉运动整合训练，是多专科合作，发挥各自专科特点和优势，总结临床工作经验，共同编制完成。ASD 患儿视觉运动整合训练所包含的专业学科如下。

（一）发育行为儿科学

发育行为儿科学是近年一门新兴的学科，发育行为儿科学主要关注从出生至 18 岁儿童正常行为发育规律与发育行为疾病，着重关注患儿在发育过程中的多样性、发育和行为问题，以及各种障碍的发育行为。ASD 是常见的发育行为问题之一，因此是发育行为儿科医生重要的工作内容。

（二）儿童眼保健医师及视光师

儿童眼保健医师和视光师为儿童评估视觉功能，包括视力、色觉、立体视觉、双眼视觉功能、视野及眼球移动功能等，并制订了一套适用于患儿调节集合能力的针对性训练。其中专业的检查、评估包括屈光检查、视力检查、三级视功能检查、发育性眼动评估、视知觉评估、视觉运动整合评估、快速命名评估等。

（三）儿童康复

由物理治疗师、职业治疗师、言语治疗师等组成的专业团队，为各类发育障碍患儿提供全面的康复治疗。物理治疗师为 ASD 患儿的视觉运动整合训练提供身体系统的准备，使患儿拥有良好的身体稳定性和姿势控制，为视觉的运用和视觉运动整合提供基础。职业治疗师为患儿提供视觉感知、感觉统合、小肌肉及手眼协调的训练，以协助患儿在自我照顾、学习及游戏方面的发展。

（四）护理人员

收集背景资料，联络与安排并参与评估患儿发育的过程，通过一系列健康活动给发育偏离或障碍患儿的家长提供支持，如父母小组讲座、个别辅导及亲子训练，让家长更了解及积极面对患儿问题，使其发挥最大的潜能。

二、定义

ASD 患儿是以社交沟通障碍为核心症状的发育性疾病，其主要临床表现为社会交流和社会交往缺陷，局限、重复行为方式、兴趣和活动。大部分 ASD 患儿都伴有感知觉的异常，他们对感觉的反应可能过高、可能过低，也可能有一些异常的感觉兴趣。在视知觉方面，根据文献报道，ASD 患儿避免眼神接触，关注物体的部分，喜欢看旋转的物体。

研究显示,ASD 患儿对简单的视觉刺激如光线等敏感,对复杂的视觉运动能力则较差。

视觉运动整合(visual motor integration)是指视知觉与手部运动协调整合的能力。完善的视觉运动整合包含三个方面,即良好的视觉分析能力、良好的动作控制及视觉运动整合能力。

人体接收的 80% 的信息来自于视觉。视知觉包含了视觉接收和视觉认知两大部分。视觉接收即视觉器官看到了、察觉到了光和物体的存在。视觉认知即大脑对于看到的物体做出解释,对物体的多个属性(如颜色、亮度等)综合起来去认知。

运动的发育与脑发育及肌肉的控制密切相关。婴儿出生后,随着神经系统发育成熟,原始反射逐渐消失,取而代之的是新的动作和运动技能的获得。手部运动是肩 - 手臂 - 手等部位肌肉群的活动,是在感知觉、注意等多方面心理活动参与下,与髓鞘化进程密切相关,而逐渐形成的精细化、协调化运动。

视觉运动整合是感觉统合发展的第一阶段。如果视觉分析能力和运动协调能力都是正常的,然而却无法将两者整合,则儿童可能会有阅读困难、手眼协调障碍等。视觉运动整合的中枢可能位于皮层下的脑干,此处中枢的损伤或发展不足,将引起一系列整合问题,其中视觉运动整合困难是相对易于发现和评估的。

三、目的与意义

儿童视知觉的质量将对身体、认知、情绪和社交发展等产生重要影响。目前对于视知觉的研究主要集中在视觉接收方面,即由于各种原因致盲或低视力,并帮助这类儿童如何使用残余视力去生活学习。然而对于视觉接收正常,可以看清东西,却有视觉认知问题的儿童的研究和帮助较少。

国外专家指出,至少 1/4 的学龄儿童存在不同程度的视知觉问题,并影响其学习,导致学习障碍。视觉技能的发展是需要不断锻炼的。然而现在儿童的生活方式发生了巨大改变。每天看书、看电视、玩电子游戏、做电脑作业等静坐活动增加,相应的户外活动减少,限制了儿童在自然环境中锻炼视功能(如远距离视物、追视移动物体、眼睛调节功能等)的机会,从而阻碍了儿童视觉技能的发育成熟。

视知觉问题普遍存在于各类发展障碍患儿中,在 ASD 患儿中尤为常见,表现为避免眼神接触,凝视光源或旋转物体,斜眼视物,完成精细活动时避免直接的视觉注意、眼球运动及扫视困难。也有些 ASD 患儿表现为视觉敏感,在他们学会用正常的方式去处理视觉信息之前,很难去关注视觉信息。然而他们一旦关注于视觉刺激,则会忽略周围事物,并专注于与任务无关的细节上。因此,ASD 患儿的视知觉发展无法遵循正常的模式和轨迹,他们难以协调双眼获取视觉信息,难以记住、理解、整合视觉信息,难以将视觉信息与其他感觉信息整合,使学习十分困难。

在临床工作、教师上课、家长带养的过程中,常常会忽略患儿视知觉的问题。这是由于视知觉问题的临床表现是多变而微妙的,在常规的临床检查中很难被发现。当儿童出现视力模糊、重影、头痛、眼干等症状时,常会被认为是正常现象,从而忽略视知觉的问题。而且对于有视知觉问题的儿童来说,他们自己并不知道自己眼中的世界与他人不同。

视知觉是大脑功能的一部分,也是生活、学习、行为的基本要素。在研究或临床面对 ASD 患儿时,视知觉问题值得关注。视知觉的干预治疗将对 ASD 患儿的整体学习和行为产生深远的影响。

第二节　孤独症谱系障碍患儿视觉运动整合的干预机制

良好的视知觉有赖于三方面视觉功能的完善与成熟。一是视觉通路的完整性;二是视觉效率;三是视觉信息处理。

一、视觉通路完整性

视觉通路的完整性包括了视觉系统结构完整、视敏度和屈光状态。

(一) 视觉通路结构

从结构上来说,视觉系统可分为三个部分:

1. 感觉器官　即眼睛,如照相机般,可捕捉到清晰的图像。

2. 视神经　将眼睛接收到的图像完整准确地传递到大脑。

3. 视觉皮层　解释由视神经传递来的视觉信息,并利用其来计划或行动。

视觉系统的三大部分互相依存,任何一个环节出现问题,都会影响儿童的视觉认知。因此在关注儿童视知觉时,需全面细致的考虑视觉系统方方面面的发育情况,并选择适宜的干预方法。

(二) 视敏度和屈光状态

视敏度(又称视力),是以能辨别两条平行光线的最小距离为衡量标准。婴儿出生后为生理性远视,随着发育,远视程度逐渐减轻,慢慢正视化。视力也逐渐发育。1 岁时视力为 0.20~0.25,5~6 岁时视力可达 1.00,并建立了良好的立体视功能。

二、视觉效率

(一) 调节

调节是维持正常视力和视觉功能的基本要素,是保障清晰视觉和舒适用眼的前提。看近时,物距变小,为了看清物体,睫状肌反射性收缩,使晶状体曲率增大,屈光力增强,从而使近距离的物体在视网膜上清晰成像。这种为了看清近物而改变眼屈光力的功能,称之为调节。

(二) 双眼视觉

双眼视觉功能分为同时知觉,融合视觉和立体视觉。双眼视觉有助于人们准确判断物体的大小、距离、方向,及自身与环境的位置关系,使人们拥有更精细的运动协调能力和更灵巧的操作技能。双眼视觉拥有更大的视野,左、右眼重叠部分的视野区域具有最好的精细运动协调和立体视觉。

(三) 眼球运动

眼球运动是靠眼外肌的协调收缩和放松而产生的。正常情况下,眼球可在眼眶内,向上、下、左、右、颞上、颞下、鼻上、鼻下各方向流畅运动。从发育行为的角度,异常的眼动模式主要为平均注视时间短、平均眼跳幅度小、眼跳轨迹紊乱、缺乏计划性和组织性等。

(四) 视觉信息处理

1. 视觉辨别　指辨别物体之间的细微差别,把主导特征,如颜色、大小、形状等识别出来的能力。与儿童认识物体特征和书面符号密切相关。

2. 视觉记忆　指识别或回忆先前出现的刺激的能力,与儿童的学习效率密切相关。

3. 视觉完型　指能整体地看待、认识一个事物,完整地识别视觉信息的能力,与文字的快速识别密切相关,直接关系阅读的速度。

4. 视觉空间　指感知自身在空间中的位置,及自己与其他物体的相对位置的能力。与儿童学习字体结构、感知符号、图形方向的能力密切相关。

5. 图形-背景识别　指当我们观看周围环境中的某个物体时,通常会把这个物体作为知觉上突显的图形,把环境作为背景的能力。直接影响患儿视觉搜索的速度。

6. 快速命名　快速命名反映出对呈现的视觉刺激快速做出相应言语符号提取的能力,例如快速准确地命名数字或颜色,对儿童将来的阅读能力有一定的预示作用。

7. 视觉运动整合　指视知觉与手部运动协调整合的能力,直接影响儿童的精细动作质量和书写能力。

(五) 视觉运动整合技能的早期发展

视知觉对儿童早期发展起着重要作用。早在胎儿期,眼肌便开始收缩运动,为出生后注视世界做准备。婴儿出生后,视觉系统在解剖上已经发育成熟了。然而视觉功能,需在不断适宜的视觉刺激下,逐渐发育成熟。儿童视知觉的发育水平对今后运动技能、概念形成、语言和社交技能发展都有影响。

(六) 0~6 岁视功能发育里程

新生儿出生后到 6 岁期间,各年龄阶段视功能发育的具体情况见表 2-3-1。

表 2-3-1　0~6 岁视功能发育里程

年龄	发育里程
1 个月	头和眼睛转向光源,交替的单眼注视
2 个月	开始双眼注视
3 个月	中线位,自发看手。追视 180°,头眼协调
4 个月	视觉定位并抓握,开始扫视 3 个及以上目标
5 个月	寻找丢失的物件,水平、垂直、环形追视
6 个月	调整身体位置来视觉定位,各方向追视良好
7 个月	坐位追视良好
8 个月	寻找躲藏的人(会玩躲猫猫游戏)
9 个月	可找出遮盖的玩具

年龄	发育里程
10 个月	可注视细小物件
11 个月	可追视从斜坡上滚下的球
12 个月	注视自己扔出的物件
1.5 岁	看书中图片
2 岁	完成 1~3 块拼图
2.5 岁	匹配颜色和简单图形
3 岁	分类不同形状(圆形、三角形、方形)
3.5 岁	指出或命名四种颜色
4 岁	可辨别大小,完成 10 块拼图
4.5 岁	可按颜色、形状、大小分类
5 岁	眼睛流畅追踪球或珠子,看到熟悉物件的 1/4,便可认出物件
5.5 岁	认识自己的名字,认识三种钱币
6 岁	认识简单的字,完成复杂拼图

(七) 0~6 岁视觉运动整合发育里程

从出生后 3 个月开始,婴儿的视觉运动整合发育开始迅速发育,到 6 岁时已经可以画大部分简单图形,会使用简单工具,可拍球等。各年龄阶段视觉运动整合具体发育见表 2-3-2。

表 2-3-2　0~6 岁视觉运动整合发育里程

年龄	发育里程
3 个月	用手触碰玩具
4 个月	准确抓住玩具,双眼注视手中操作的玩具
5 个月	双手抓玩具
6 个月	仰卧抓脚玩,关注并触碰小丸
7 个月	一只手抓小丸
8 个月	玩具对敲,抓食物吃
9 个月	注视容器中的物件,拉绳子以获取玩具,模仿简单动作
10 个月	容器中取物,模仿操作两样物件,如用勺子敲杯中
11 个月	推滚球,将小丸放入杯中
12 个月	配合穿脱衣服,可玩嵌套玩具
1 岁 1 个月	模仿手势,推动玩具汽车
1 岁 2 个月	搭 2 层积木,将球滚给他人
1 岁 3 个月	拿杯子喝水,从杯中倒出小丸

年龄	发育里程
1 岁 4 个月	自发涂鸦
1 岁 5 个月	搭 3 层积木
1 岁 6 个月	尝试踢球,站立位可把球向前扔出去
1 岁 8 个月	模仿将 4 块积木排成一列,拿勺喂食自己
1 岁 9 个月	可从抽屉中取物放物
1 岁 11 个月	将形状准确放入形状板(圆形、正方形、三角形),搭 6 块积木
2 岁	仿画直线,可踢球
2 岁 6 个月	仿画横线,可接住近距离的球
3 岁	仿画圆形,可用剪刀剪纸,仿搭桥(积木),举手过肩扔球
3 岁 6 个月	仿画十字,搭 9 块积木,举手过肩扔球 2 米远
4 岁	画出身体三个部位,在图案内涂色,解开纽扣
4 岁 6 个月	仿画方形,串小珠
5 岁	画带有五官的脸,会系鞋带,自己穿脱衣服
5 岁 6 个月	画开口的方形和圆的组合,会写自己名字
6 岁	画大部分简单图形,可画迷宫不出界(1 厘米之内),可抄写至少 3 个单词,会使用简单工具,如螺丝刀,可拍球

(八) 孤独症谱系障碍患儿的视觉运动整合问题

ASD 患儿的眼睛大小都是正常的。患有眼部结构问题(如先天性白内障等)和严重视力障碍(如中枢性视力障碍等)的患儿,在早期的健康体检中便会筛查识别出来,进行早期的医疗干预和康复训练。然而并非眼部结构正常的患儿都能有效的使用自己的眼睛,他们在进行视觉参与下的日常生活、学习、认知、运动中可能会遇到不同程度的困难。视觉感知的异常普遍存在于 ASD 患儿中。有这方面存在问题的患儿,常无法清晰准确地描述自己的视知觉问题,常规的眼保健检查也难以发现,因此识别此类患儿,并进行训练重要且必要。当患儿出现以下行为表现时,提示可能存在视知觉问题,需转介给专业人员,进行进一步专业的评估与训练。

1. 眼球运动功能障碍　阅读时跳字、漏字、跳行、漏行,阅读时摇头,需用手指帮助以保持阅读方向,阅读停顿次数多。

2. 调节性和聚散障碍　阅读时恶心、头痛、眩晕或流泪,看远看近变化时视觉模糊、复视,阅读时重叠字、字母,读取或写入时视疲劳等。

3. 视觉空间定位技术缺陷 粗大运动发育落后、平衡协调能力不足、左侧右侧混淆、读取或书写时字母颠倒、穿越中线任务有困难等。

4. 非运动视觉分析技能不足 混淆外观相近的字母汉字、视觉搜索困难、拼写不规则单词困难、写字时看一眼写一笔、记忆视觉刺激顺序困难等。

5. 视觉运动整合困难 球类、沙包抛接等手眼协调活动困难、抄写困难、写字出格、书写时过度旋转纸张、书面作业比口头作业质量差、执笔笨拙、坐姿欠佳等。

6. 快速命名障碍 命名颜色、形状等困难、朗读困难等。当怀疑患儿有视知觉问题时,应及时寻找专业人员进行评估,找出问题所在,给予及时地训练,可提高学习能力,为入学做好准备。

相关的评估应包含三方面内容:

1. 视觉通路的完整性 检查眼部结构、测试视敏度和屈光状态。

2. 视觉效率的评估

(1)调节功能评估,包括调节幅度、调节反应和调节灵敏度。

(2)双眼视觉功能检查,分为三级:Ⅰ级为同时视觉,Ⅱ级为融合视觉,Ⅲ级为立体视觉。

(3)眼球运动功能评估:包括单眼运动、双眼运动和集合运动。同时还需结合发育性眼动评估。

3. 视觉信息处理能力的评估 主要包括视觉辨别、视觉空间意识、视觉记忆、视觉完型、图形 - 背景识别、视觉运动整合、快速命名等方面。针对视知觉的问题所在,以及对患儿生活学习产生的影响,可从不同角度、不同层次对患儿进行干预和训练。在视觉通路完整性和视觉效率方面的问题,可寻求临床眼科、眼保健、患儿保健医生的帮助,进行屈光矫正、视力训练、视功能训练等。针对视觉信息处理失调的患儿,可发展其身体意识、双侧协调、动作计划能力。锻炼对一个对象特征的理解,如形状、颜色、大小等。发展从活动中选择和注意一个刺激的能力。发展视觉处理技巧和动作整合以重现复杂视觉刺激的能力。训练师应根据临床视功能评估结果,以视知觉问题的干预和训练策略为指导,设计训练内容。干预训练应强调专业性、针对性和趣味性,为每个患儿制订个性化的训练方案。

第三节　孤独症谱系障碍患儿视觉运动整合训练的干预内容与质量控制

一、孤独症谱系障碍视觉运动整合训练的干预内容

(一)训练原则

1. 完善评估,找出问题所在,给予针对性地训练。 完善的评估包括发育评估,以了解患儿的发育水平和认知水平。视觉通路的完整性的检查,视觉效率评估,视觉信息处理能力评估。

2. 认知为基础,兴趣为导向,激发患儿内驱动力。 在积极有趣的环境中进行训练,帮助患儿保持最佳训练状态。根据患儿能力设置训练难度,适宜的难度是患儿通过努力尝试便可完成的。完成活动时,可给予奖励(社会性的微笑、表扬,物质性的贴纸等)。

3. 训练活动融入生活。 如从洗衣机里找出袜子并匹配,可提高背景 - 图形识别能力和视觉辨别能力。擦窗户时找脏的小点可提高视觉追踪和扫视能力。马路上记忆车牌号可提高视觉记忆能力等。

4. 必要时戴镜训练。 对于有屈光问题的患儿,建议训练时佩戴眼镜,以确保视网膜上接收到相对清晰的图像。

5. 循序渐进,坚持训练。 相比于训练时间,训练的质量更重要。至少保证每周 2~3 次,每次 15 分钟的高质量训练,并根据需要变化活动以维持患儿专注力。如果条件允许,可增加训练强度和频次。

(二)感觉运动活动

患儿认知发展的第一个阶段即为感觉运动期。婴儿出生后便通过各种感觉器官从内外环境中获取适宜的感觉运动经验,适当的感觉运动经验,有助于神经系统建立畅通的感觉通道,促进感觉动作的发展和知觉动作的形成,为日后的认知学习能力奠定良好的基础。因此,发展患儿的感觉运动能力,采用多感官的训练策略,可使训练达到事半功倍的效果。

前庭觉为大脑提供了关于重力和空间位置的信息。在平衡和手 - 眼 - 身体的协调中发挥重要

作用。前庭觉接收器为内耳的三个半规管和耳石。三个半规管可侦测头部在空间位置和活动。耳石可侦测加速、减速的变化和地心引力的变化。良好的前庭功能可维持身体平衡和正确姿势,发展身体知觉、动作协调、空间概念及动作计划能力,使大脑保持适当的警醒程度,并影响全身的肌张力。本体觉对运动技能发展非常重要。本体觉的接收器位于肌肉、肌腱和关节内,可感知肢体的位置、肢体动作的速度和方向、肢体用力的大小。良好的本体觉有助于维持姿势、肌肉张力,促进动作计划能力发展,使粗大运动和精细动作精准而协调。例如:如果你突然闭上眼睛,仍然能"感觉"到双臂是交叉在胸前、是放于身体两侧还是放在膝盖上的。想象你正准备洗澡,然后右脚进入浴缸,视觉告诉大脑右脚是否放在了正确的位置,是否放进浴缸了。但是为了保持平衡,你的身体也需要将重量转移到左腿并将躯干稍向左侧倾斜。不需要任何意识控制,腿和躯干的本体觉输入结合视觉图像告诉大脑怎样调整是正好的,不多也不少。

触觉神经接收器位于皮肤内,是感受周围环境信息最基本,分布最广,影响最大的感受器,可接收触摸、压力、质地、冷热、疼痛等感觉。触觉有两个最基本的功能,即保护性和识别性。触觉与视觉相整合,可帮助婴儿建立身体形象,发展认知概念。触觉还可帮助儿童促进情绪稳定和建立安全感。

这些感觉运动的训练可促进视觉认知的发展,因此 ASD 患儿的视觉运动整合训练中首先应包含大量的感觉运动活动。提高患儿的触觉、前庭觉、本体觉的感觉信息处理能力及感觉统合能力。

二、孤独症谱系障碍视觉运动整合训练的内容

(一)身体稳定性活动

◇ 目的
(1)强化本体觉输入,提高身体意识。
(2)提高身体稳定和姿势控制能力。
◇ 材料:无需特殊材料。
◇ 方法
1. **起始位**　四点支撑位:手肘伸直,手臂垂直于肩膀,双手平贴地面。膝盖垂直于臀部,足跟屈曲,脚背平贴于地面。头部向前或向下方,不要向上方。依次做动作,每个动作保持 10 秒。
一:右上肢抬起,向前伸直,保持 10 秒。

二:左上肢抬起,向前伸直,保持 10 秒。
三:右下肢抬起,向后伸直,保持 10 秒。
四:左下肢抬起,向后伸直,保持 10 秒。
五:右上肢抬起,向前伸直,同时,右下肢抬起,向后伸直,保持 10 秒。
六:左上肢抬起,向前伸直,同时,左下肢抬起,向后伸直,保持 10 秒。
七:右上肢抬起,向前伸直,同时,左下肢抬起,向后伸直,保持 10 秒。
八:左上肢抬起,向前伸直,同时,右下肢抬起,向后伸直,保持 10 秒。

2. **球类活动**
◇ 目的
(1)提高眼球追踪能力。
(2)锻炼手眼协调能力。
◇ 材料:气球、皮球、网球、弹弹球、莱卡弹板。
◇ 方法
(1)患儿立位,手持莱卡弹板,轻击气球,使其保持漂浮不掉落,可以一边拍球一边数,计数可以击球的次数。可以由患儿单独完成。
(2)先从击打一个缓慢移动的气球开始,随着手眼协调能力提高,再拍打快速移动的球,如网球、弹弹球等增加难度。也可左右手各握一个莱卡弹板,双手交替击球,使球不掉落。
(3)同伴配合互相拍击球。两名患儿相距一定距离,每人手持一个莱卡弹板,将球互相拍击给对方,使球不掉落。随着能力提高,可逐渐增加两名患儿的距离,增加击球数量。
(4)患儿手持皮球,双手用力向下拍球,再接住落地反弹球。随着能力提高,可单手连续拍球、双手交替拍球,行走时拍球。
(5)患儿手持皮球,双手将球向上抛起后再接住。记录接球次数。
(6)患儿单手持网球,面对墙站立,距墙约两米。用力将球扔向墙壁,并把弹回的球用手接住。记录接球次数。

3. **沙包游戏**
◇ 目的
(1)感知肢体位置,提高身体意识。
(2)促进身体双侧协调。
(3)锻炼眼球追踪及手眼协调能力。
◇ 材料:沙包。
◇ 方法
(1)患儿仰卧位,四肢伸直,将四个沙包分别放

在双手手心和双脚脚背上,听指令移动肢体。

- "将右手沙包尽量向头部移动。"
- "将左手沙包尽量向头部移动。"
- "两手同时将沙包向头部移动。"
- "双腿并拢,将右脚沙包尽量向右侧移动。"
- "双腿并拢,将左脚沙包尽量向左侧移动。"
- "双腿并拢,双脚同时将沙包向左/右侧移动。"
- "将右手沙包尽量向头部移动,同时,将右脚沙包尽量向右侧移动。"
- "将左手沙包尽量向头部移动,同时,将左脚沙包尽量向左侧移动。"
- "将右手沙包尽量向头部移动,同时,将左脚沙包尽量向左侧移动。"
- "将左手沙包尽量向头部移动,同时,将右脚沙包尽量向右侧移动。"
- "两手同时将沙包向头部移动,同时,双脚同时将沙包向左/右侧移动。"

(2)患儿立位,用手将沙包扔过头顶,再用手把沙包接住。可单手抛接,也可双手抛接。

(3)患儿立位,左手扔沙包,右手接。右手扔沙包,左手接。如此反复。

(4)患儿立位,头顶沙包,在房间走动,保持沙包不掉落在地上。

4. 花样滑板

◇ 目的

(1)强化上肢及下肢本体感。

(2)发展上肢协调性。

(3)锻炼眼球追踪及眼睛调节能力。

(4)发展手眼协调能力。

◇ 材料:滑板、皮球、长绳。

◇ 方法

(1)患儿俯卧滑板,头抬高,与训练师相距2米,面对面互相推球。训练师可根据患儿的能力,调节推球的速度与距离。

(2)患儿俯卧滑板,手臂前伸,将球用力对墙推,并把弹回来的球继续对墙推。

(3)患儿俯卧滑板,双腿屈曲,用力蹬墙向前滑动。

(4)患儿俯卧滑板,可顺时针/逆时针方向原地旋转,也可双手交替向前爬行,能力较强的患儿,可爬行绕过障碍。

(5)患儿仰卧滑板,以手、脚互拉住绳索,逐步前进爬行。

(6)患儿坐于滑板上,双脚用力,顺时针/逆时针方向原地旋转,或向前移动。

5. 动物运动会

◇ 目的

(1)强化身体意识。

(2)发展动作计划能力。

◇ 材料:地垫。

◇ 方法

(1)小鸟飞:患儿俯卧于地垫上,双上肢像翅膀一样伸直展开,胸部也抬起。双下肢伸直抬离地面,如小鸟飞翔的姿势,保持10~30秒。

(2)蛇爬行:患儿俯卧在地垫上,抬头,身体紧贴地面,匍匐向前爬行。

(3)狗熊爬:患儿立位,弯腰,上肢支撑在地面上,手、脚协调向前爬行。

(4)螃蟹爬:患儿坐于地垫上,膝关节屈曲,双脚支撑在地面上,双上肢置于臀部后方支撑在地面上,臀部抬高,向前、向后、侧向爬行。

(5)鸭子走:患儿蹲位,双手放在膝盖上,向前行走。

(6)青蛙跳:患儿蹲位,上肢用力向前摆动,脚用力向前跳起,如此反复。

(二)双眼调节训练

以游戏的形式,使患儿双眼不断看近看远,迅速变焦,提高双眼调节能力。

1. 吹球

◇ 材料:乒乓球、吸管、纸盒子。

◇ 方法

(1)吸管两头剪掉,留中间约20厘米的部分。

(2)将纸盒子放在桌子一头,开口朝向患儿,如同球门状。

(3)将乒乓球放置在桌子另一头,通过吸管把乒乓球吹进"球门"。

(4)球门可变化位置和距离。

2. 手指伙伴

◇ 材料:笑脸贴纸。

◇ 方法

(1)分别在训练师和患儿的示指指尖贴一个笑脸贴纸。

(2)两人相距2米,让患儿双眼注视训练师手指上的笑脸贴纸。

(3)训练师缓慢移动笑脸,不时地说:"亲我一下""击掌""拥抱一下",患儿需要将自己的笑脸贴纸去触碰训练师的笑脸贴纸。

3. 变焦球

◇ 材料:3 米的绳子两根、纸巾筒、小环。

◇ 方法

(1)将两根绳子两端打结,把绳子穿过纸巾筒。

(2)训练师与患儿面对面,保持视线平行,两人分别一手抓一根绳子,保持一定的距离使绳子紧绷。

(3)当一个人手臂合拢时,另一个人张开手臂,如此反复,如果绳子始终保持紧绷状态时,纸巾筒会来回移动"变焦"。

(4)让患儿双眼始终注视着纸巾筒,随着纸巾筒的移动而调节。

(5)也可用小环替代纸巾筒来回移动。

4. 勺子托球

◇ 材料:塑料勺、乒乓球、棉球、平衡板。

◇ 方法

(1)给患儿一把塑料勺,要求患儿用嘴咬住勺子,并在勺子上放一个乒乓球,稳住勺子,让球不掉落。

(2)患儿在平地上向前行走 3 米,再转身,回起点,如此反复。

(3)难度增加,患儿边走平衡木,边用嘴咬住勺子托球前进。

(4)也可用棉球替代乒乓球,或在前进地面上设置障碍,让患儿绕过或跨过。

(5)此活动需要患儿经常将焦点从勺子(近距离)转移到脚下(远距离)来保持平衡。

5. 手指图表

◇ 材料:平衡板、手指图表。

◇ 方法

(1)患儿站在平衡板上,保持身体平衡。

(2)让患儿从左至右摆出一样的手势,并读出手势方向,如"上""下""左""右",见图 2-3-1。

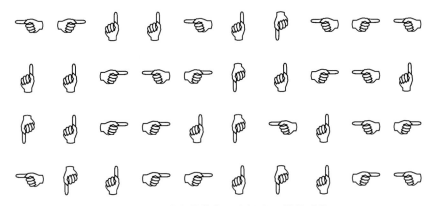

图 2-3-1　让患儿从左至右摆出一样的手势

(三)眼球运动活动

1. 戳泡泡

◇ 材料:肥皂泡、吹泡泡的圈。

◇ 方法

(1)训练师吹一个泡泡,然后用吹泡泡的圈托住,要求患儿用眼睛追踪泡泡的移动,并等待指令用示指戳它。训练师可以根据患儿视觉追踪的能力控制移动速度。

活动中注意观察:患儿视觉追踪是否流畅;眼睛追踪时,头部是否可以保持不动。成熟的视觉追踪是头部保持不动,眼睛灵活、流畅地向各个方向追踪,提示头眼分离功能发育完善。

训练师指令:

● 水平位,正中位→左→右→正中位,用右手戳。

● 水平位,正中位→左→右→正中位,用左手戳。

● 水平位,正中位→左→右→正中位,用双手戳。

● 垂直位,正中位→上→下→正中位,用右手戳。

● 垂直位,正中位→上→下→正中位,用左手戳。

● 垂直位,正中位→上→下→正中位,用双手戳。

● 对角线,正中位→左上→右下→正中位,用右手戳。

● 对角线,正中位→左上→右下→正中位,用左手戳。

● 对角线,正中位→左上→右下→正中位,用双手戳。

- 对角线,正中位→右上→左下→正中位,用右手戳。
- 对角线,正中位→右上→左下→正中位,用左手戳。
- 对角线,正中位→右上→左下→正中位,用双手戳。

(2)训练师吹很多泡泡,让患儿尽可能戳到更多的泡泡,并计数,鼓励患儿突破自己的纪录,戳到更多的泡泡。

2. 圈出数字

◇ 材料:适宜高度的桌椅、铅笔、训练纸(0~9数字随机排列)。

◇ 方法:患儿舒适地坐在桌前,手中持笔,从第一行开始,从左往右,逐行向下圈出所有的"1"。也可圈出"2""3""4""5""6""7""8""9"。

3. 手电筒游戏

◇ 材料:2个手电筒。

◇ 方法:在黑暗的房间内,训练师手持手电筒,将光线照在地板上、墙上、天花板上,将光线沿着不同方向移动。训练师可根据患儿的能力,调整光线移动速度。也可以不同的速度进行移动,锻炼患儿的视觉追踪能力。

(1)训练师用手电筒射出的光线,在墙壁上"画"不同的图形,让患儿观察"画"的是什么图形。图形可由易到难,如"一""Ⅰ""╱""+""□""◇"等。"画"的速度也可由慢到快。

(2)训练师和患儿坐在地板上,面对墙壁,训练师将光线照到墙壁上,按照水平方向、垂直方向、对角线方向移动光线,患儿用手指追随光线移动(增加触觉输入来强化视觉追踪)。

(3)训练师和患儿坐在地板上,面对墙壁,训练师将光线照到墙壁上,按照水平方向、垂直方向、对角线方向移动光线,嘱患儿用手电筒,追随训练师的光线移动(视觉反馈引导患儿修正)。

(4)训练师和患儿仰卧在地面,训练师将光线照到天花板上,按照水平方向、垂直方向、对角线方向移动光线,嘱患儿用手电筒,追随训练师的光线移动。

(5)训练师和患儿立位,训练师随机将光线照在墙壁上,嘱患儿跟随。

(6)训练师和患儿行走中,训练师随机将光线照在墙壁上,嘱患儿跟随。

4. 磁铁迷宫

◇ 材料:磁性白板、圆形磁铁、白板笔、板擦。

◇ 方法:训练师在磁性白板上绘制迷宫,在起始处放置一块磁铁,患儿利手拿着磁铁,沿着迷宫的方向移动。

5. 追踪线条

◇ 材料:笔、练习纸。

◇ 方法

(1)将第一列字母与第二列数字,用线条连起来。

(2)根据患儿能力,分别"用铅笔描画线条""用手指描画线条""用眼睛追踪线条"。随着视觉追踪能力提高,只可用眼睛追踪线条。见图2-3-2。

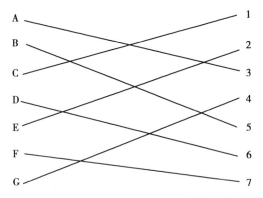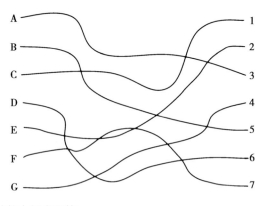

图 2-3-2　视觉追踪能力提高训练

(四)视觉感知活动

1. 视觉辨别

(1)找不同:在四个图形中,有一个与其他三个不同,请把它圈出来。

(2)找相同:在四个图形中,有一个与所给图示一样,请把它圈出来。

2. 视觉记忆

(1)记忆图形:"请看所示图案并记住。"训练师迅速翻到第二张图,请患儿选出与刚刚看到的一样的图形。

(2)记忆顺序:"请看所示图案及顺序并记住。"训练师迅速翻到第二张图,请患儿选出与刚刚看到的一样的图形。

3. 视觉完型

指导语:上排显示了一个不完整的图形是如何变成完成图形的。在下排中找出符合上排图形变化的一个。见图 2-3-3。

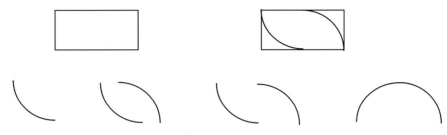

图 2-3-3　视觉完型训练

4. 视觉空间

(1)指导语:下列描述哪项正确? 见图 2-3-4。

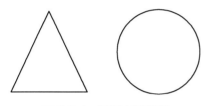

图 2-3-4　视觉空间训练

1)三角形在圆形的左边;

2)三角形在圆形的右边;

3)三角形在圆形的上边;

4)三角形在圆形的下边。

(2)指导语:在 A1 格子里画圆形,在 B2 格子里画三角形,在 C3 格子里画正方形。见图 2-3-5。

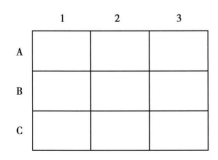

图 2-3-5　按指定的位置里画圆形、
三角形和正方形

(3)指导语:选择符合图形的正确描述。见图 2-3-6。

1)圆形在长方形的左边;

2)圆形在长方形的右边;

3)圆形在长方形的上边;

4)圆形在长方形的前边。

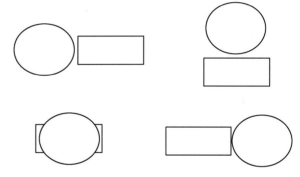

图 2-3-6　选择符合图形正确描述的训练 1

(4)指导语:选择符合图形的正确描述。见图 2-3-7。

1)圆形在第一个;

2)三角形在圆形的右边;

3)长方形在第二个;

4)圆形在三角形和长方形中间。

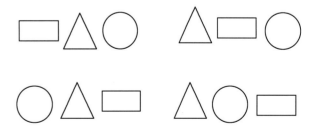

图 2-3-7　选择符合图形正确描述的训练 2

(5)指导语:选择符合图形的正确描述。见图 2-3-8。

1)车子在人和鸟之间;

2)鸟在车子的右边;

3)人在第一个;

4)鸟在人的后面,车子在最右边。

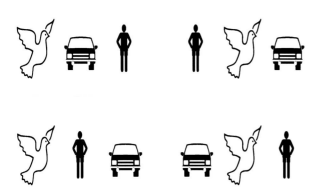

图 2-3-8　选择符合图形正确描述的训练 3

5. 图形 - 背景识别

（1）指导语：把每个 △ 涂成黄色。见图 2-3-9。

（2）指导语：将每个 ☆ 涂成黄色。见图 2-3-10。

（3）指导语：把每处 "69" 用红笔圈出来，每处 "184" 用蓝笔圈出来。见图 2-3-11。

（4）指导语：圈出 "7"，在 "4" 上画 ×。见图 2-3-12。

（5）指导语：圈出 b，在 d 上画 ×。见图 2-3-13。

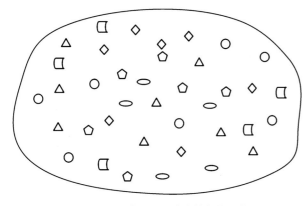

图 2-3-9　把每个 △ 涂成黄色的训练

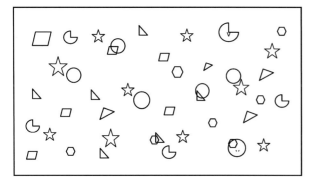

图 2-3-10　把每个 ☆ 涂成黄色的训练

184696350066769357184698643838571637
869635721843008571847895567983969754
537963576918491889506918426943525469
129695537897741847184349838776953878
899184225465569792122336939341845988
676951223690996766332781844332106976
769423290818476644966990907618433669

图 2-3-11　把每处 "69" 用红笔圈出来，
每处 "184" 用蓝笔圈出来

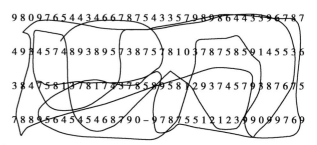

图 2-3-12　圈出 "7"，在 "4" 上画 × 的训练

b d k b d k h b m b s l d f b s d k d j a k d j k n a j d n a d
n a k d j l s m b l s a d n a b b d b d b k d k b d k b n d d k
n b k n m s n b l s e r f f f b k n b k d n k k j i h i j d h u
b d i b a d b d p j b d p b d o b j d k b b d b j o j o k p j p
k b d p f k b k p d k f k l d f k d f s j j p s b j d f b s d b
f k l d s m d s b s b k d n b k d d f b m s d f d f k d l f m b

图 2-3-13　圈出 b，在 d 上画 × 的训练

（五）视觉运动整合活动

1. 手的操作

◇ 目的：锻炼手部灵活性。

◇ 材料：积木、珠子、硬币、骰子、铅笔。

◇ 方法

（1）移动物件 - 指尖至掌心。

1）患儿右手前三指抓住积木，将积木由指尖转移到掌心。

2）右手完成后，左手进行。

3）左手或身体其他部位不能辅助。

4）随着手部灵活性提高，可以转移更细小的物件，如硬币、珠子。

（2）移动物件 - 掌心至指尖。

1）患儿右手前三指抓住积木，将积木由掌心转移到指尖。

2）右手完成后,左手进行。

3）左手或身体其他部位不能辅助。

4）随着手部灵活性提高,可以转移更细小的物件,如硬币、珠子。

（3）移动物件 - 掌心固定。

1）患儿一手拿两个硬币,一个藏在手掌里,一个抓住指尖。

2）将指尖的硬币转移至掌心。

3）也可将掌心的硬币转移至指尖。

4）另一只手和身体其他部位不能辅助。

5）随着手部灵活性提高,可以转移更细小的物件,如珠子。

（4）上下移动物件。

1）患儿掌心持笔,握住笔的下端,向上移动笔,直至握住笔的上端。

2）再向下移动笔,直至握住笔的下端。

3）两手轮流上下移动物件。

（5）转动物件 - 掌心。

1）患儿一手拿起骰子,听训练师口令,找到指定数字的那一面,如"1""2""3""4""5""6"。

2）另一只手和身体其他部位不能辅助。

3）两手轮流掌心转动骰子。

（6）转动物件 - 手指。

1）患儿指尖抓笔,将笔在指尖转动,逐渐增加转动圈数。

2）患儿将硬币固定于掌心,指尖抓笔,再将笔在指尖转动。

3）另一只手和身体其他部位不能辅助。

4）两手轮流用指尖转笔。

2. 小小设计师

◇ 目的

（1）加强上肢稳定性。

（2）锻炼手指力量。

（3）提高视觉空间意识。

（4）发展手眼协调能力。

◇ 材料:台布、镊子、珠子若干。

◇ 方法

（1）在桌子上铺上台布,防滑。

（2）患儿用镊子,每次夹一个珠子,按照图例摆出一样的图案。见图2-3-14。也可自己创造,用珠子摆出不同图案。

（3）可由易至难摆图案,尽量使珠子紧挨在一起,没有空隙。

（4）若患儿能力较弱,可选择大号珠子,从

"一""丨""╱"简单线条开始。

图2-3-14　用镊子夹珠子摆出同样图案的训练

3. 捏油泥

◇ 目的

（1）强化手部触觉、本体觉输入。

（2）锻炼手部灵活性。

（3）提高手指力量。

◇ 材料:不同硬度的油泥、木筷、勺子、小珠子。

◇ 方法

（1）让患儿从盒中拿出油泥,双手掌心互搓,搓成一个圆球,再用双手将圆球压平,越薄越好,不借助其他物品帮助。

（2）将油泥分成数小块,将每块搓成长条状,并拼成不同的图形。

（3）取出油泥并压平,用木筷在油泥上画不同的图形。

（4）将小珠子按入油泥中,患儿手握勺子,将小珠子从油泥中挖出来。

（5）可根据患儿的手部力量,选择不同硬度的油泥。油泥越硬,难度越大。

4. 打孔拼图

◇ 目的

（1）加强手部力量。

（2）提高手眼协调能力。

◇ 材料:打孔机、不同颜色的卡纸、胶棒。

◇ 方法

（1）按照图例,在卡纸上打孔,使孔形成图例中的图案。见图2-3-15。

（2）再用胶棒把圆形纸片贴成图例中的图案。

（3）患儿也可发挥创造力,打孔创造不同的图案。

图2-3-15　打孔拼图训练

5. 模仿画图

◇ 目的

（1）提高视觉空间感。

（2）提高手眼协调能力。

◇ 材料:图册、笔。

◇ 方法:将左边的图案画一模一样的在右边的网格中。见图2-3-16。

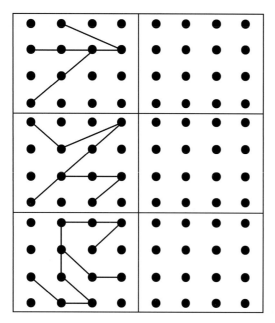

图 2-3-16　模仿画图训练

三、孤独症谱系障碍视觉运动整合训练的质量控制

有效训练的前提是客观全面的评估,专业细致的评估应贯穿于训练前、训练中、训练后,为了解患儿的问题和障碍点,制订训练目标和训练计划,评价训练效果提供客观依据。

(一)视力检查

1. **概述**　正常的视力可使视网膜上成像清晰,是视觉信息的传导和处理的基础。不同年龄段,考虑患儿的认知发育水平,会选择不同的视力检查方法。

2. **适用年龄**　所有年龄。

3. **检查内容**　检查过程中首先观察患儿的眼部、眼位、头位有无异常。

(1)视动性眼震仪:视动眼震仪置于受检患儿双眼前30厘米,缓慢转动滚筒,可以左右缓慢移动以增加刺激,观察受检患儿双眼是否有水平眼震及追视。适用年龄为0~3个月。

(2)选择性观看:将背景板置于受检患儿眼前30~50厘米处,检查卡片由视力低到视力高的顺序依次插入检查孔,通过观察孔观察患儿追视情况,直到不能追视的上一个视标,为受检者视力。可遮

盖一眼进行单眼检查。适用年龄为3个月~2岁。

(3)点状视力检测仪:打开灯箱光源,示范示指按压点视标或拇指示指捏取点视标,受检者理解后,从9号视标开始右眼、左眼依次测试,直到不能辨别,此视标的上一个视标为受检者视力。先记录右眼,再记录左眼,也可双眼同时测试。适用年龄为2~3岁。

(4)患儿图形视力表:打开灯箱光源,嘱受检者坐在指定位置,用遮掩板遮盖一眼,另一眼注视视标,先检查右眼,后检查左眼。检查者自上而下依次指示视标,指示棍应在视标下0.5厘米处,一行中有4个或超过一半正确的可进行下一行指认,直到不能识别4个及以上视标,则上一行为最终行,记录该行视力,同时追加标注最后一行认出视标个数。如果最后一行完全不能认出,则标记上一行不能识别的视标个数。适用年龄为3~4岁。

(5)国际标准视力表:同患儿图形视力表。适用年龄为4岁以上。

(二)三级视功能检查

1. **概述**　双眼视觉分为三级:
第一级为同时视,各眼能同时感知物像;
第二级为平面融像,两眼物像融合为一;
第三级为立体视觉,产生三维空间的深径觉。
三级视功能的评估主要采用同视机来检查。

2. **适合年龄**　6岁及以上。

3. **检查内容**

(1)一级功能,同时视检查,使用同视机测试主观斜视角和客观斜视角。

(2)二级功能,采用融合画片,测试融合点及融合范围。

(3)三级功能,采用立体视画片,检查立体视,获得患儿最小立体视锐度。

(三)发育性眼动评估

1. **概述**　眼动是阅读过程中一项重要的视觉技能,眼动异常与阅读困难等相关性较大。发育性眼动评估(developmental eye movement test,DEM)可很好地评价眼球运动功能,并能提供在阅读和非阅读时的视觉信息处理过程。视觉加工是阅读的先决条件,作为视觉加工的重要组成部分,眼动测试对阅读困难的评估有重要作用。为完成阅读任务,阅读障碍患儿常采用补偿式的眼动模式,表现出特征性的眼动行为:注视时间延长,注视次数增

多,回视频率增加,眼跳幅度较小,回视距离不规则,不能准确地一次性完成回视等。

2. 适用年龄　6 岁及以上。

3. 评估内容　先进行预测试,要求患儿 12 秒内准确念完 10 个数字。预测试通过,可进行正式测试。正式测试分为纵向测试和横向测试。

(1) 纵向测试:分为 A、B 两部分。要求患儿念完两列数字,先念左侧一列,再念右侧一列,只可用眼看,不可用手指去指。先完成 A 测试,再完成 B 测试。记录测试用时。

(2) 横向测试:要求患儿横向念每行数字,每行依次进行。记录测试用时和每种错误类型的错误数。共有四种错误类型(s:替代性错误;o:缺省性错误;a:添加性错误;t:移位性错误)。

测试完成后可得出以下眼动指标,纵向时间(测试 A 与测试 B 用时之和)、横向时间(测试 C 用时 ×[80/(80 − o + a)])、纵横向用时比(横向时间 / 纵向时间)、总错误数(s + o + a + t),计算上述原始分后,通过查表,可获得标准分、百分位和相当年龄。所得百分位 <15% 为可疑,<10% 为发育性眼动异常。测试结果可以分为四类:

(1) 类型 Ⅰ 为正常:眼动纵向时间、横向时间、时间比均正常。

(2) 类型 Ⅱ 为眼动障碍:眼动纵向时间正常、横向时间异常、时间比偏大。

(3) 类型 Ⅲ 为读数障碍:眼动纵向时间异常、横向时间异常、时间比正常。

(4) 类型 Ⅳ 为读数与眼动均障碍:眼动纵向时间、横向时间、时间比均异常(增高)。

(四) 视感知评估

1. 概述　评估一个人不含运动因素的视觉感知能力评估(MVPT-3)。常用于学习、运动或者认知障碍的临床筛查、诊断及科学研究。为综合干预提供客观的治疗依据。

2. 适用年龄　4 岁 ~ 成人。

3. 评估内容　包括以下五个方面:

(1) 空间关系:确定身体在空间里的方向,感知物体对于自己或其他物体的位置。例如:感知图像、符号或模式,它们和其他的方向不一致,如反转或旋转。

(2) 视觉辨别:分辨不同物体的主导特征,如辨别位置、形状、形式、颜色和字母形状等。

(3) 背景识别:把物体从背景(或围绕物体)中分离出来。

(4) 视觉完形:视觉辨别的一种形式,从碎片感知整体。

(5) 视觉记忆:短时间内辨认出刚才看过的刺激物的能力。

测试操作便捷,耗时约 20 分钟。测试完成后,获得原始分,经查分,可获得标准分、百分位和相当年龄。

(五) 快速自动命名和快速交替刺激测试

1. 概述　快速自动命名和快速交替刺激测试(rapid automatized naming and rapid alternating stimulus tests,RAN/RAS tests)是用于测试一个人感知字母或颜色的视觉信息并能将其准确快速命名的能力。

2. 适用年龄　5~12 岁。

3. 评估内容　RAN/RAS 测试包含 4 个 RAN 测试(物体、颜色、数字和字母)和 2 个 RAS 测试(2 列数字和字母,3 列字母、数字和颜色),可以用来鉴别阅读障碍和正常患儿。

4. 测试方法　尽可能快速准确地命名所看到的图案,记录时间、错误数和自我纠正的个数,自我纠正数不能按错误计算。计算所得上述原始分,查表,获得百分位数。< 15% 为疑似异常,<10% 为快速命名能力异常。由于该测试是针对表音文字体系所制订完成的,其中的字母部分并不适用于中文患儿,且因中英文字母的发音不同,导致其评分及常模在中文系统中不能应用,从而影响了该方法在我国的使用。南京市妇幼保健院儿童保健科对 RAN/RAS 测试英文版进行符合汉语的修改和修订后,实施本土化的调查,建立了 5~12 岁本土快速命名测试常模,可作为临床适用参考。

(六) 视觉运动整合能力测试

1. 概述　视觉运动整合能力测试(the test developmental visual-motor integration,VMI)通过临摹集合图形评估患儿视觉运动整合能力的发育性技能测验,分数高低反映视觉运动整合水平。此评估可帮助鉴别诊断视觉运动整合障碍患儿,为视觉运动整合障碍的患儿提供治疗的依据,也可为综合干预提供客观定性的评价指标。

2. 适用年龄　2 岁 ~ 成人。

3. 评估内容　测试包括一个全量表测试和两个补充测试。全量表共 30 个项目条,1~3 为涂鸦,

4~6 为描摹竖线、横线和圆,7~30 为仿画图形,耗时 10~15 分钟。

5 岁以内患儿从第 4 个项目条开始,测试者首先示范画一条直线,然后让患儿模仿画直线;测试者再示范画横线、圆圈,让患儿模仿画横线、圆圈;若患儿在前三项得分 ≥ 1 分,则跳过涂鸦项目,进行第 4 页上仿画测试;若患儿未得分,则进行自发画画和涂鸦测试;若患儿仍不涂鸦,则中止 VMI 测试,进行视知觉测试。

5 岁以上患儿和成人从第 7 个项目条开始,鼓励患儿尽量不用铅笔和手指追踪图形,避免说出图形名称和解释图形。每个测试项目条一次机会,不能用橡皮擦,一笔作画即可,无需根据范例加粗直线或使线成空心状。按顺序进行,不可跳过任何一个图形。完成测试观察记录。连续三个项目未得分,则测试结束。记录得分。补充测试为视知觉测试和运动协调测试。视知觉测试的前 3 项目需较小患儿指认身体部位、图片外形和图片局部,剩余 27 个项目条的内容为找出与所给范例相同的图形,耗时 3 分钟。运动协调测试的前 3 项目需较小患儿爬椅子、用拇指和其余手指握笔、涂鸦,剩余 27 个项目的内容为描点连线,要求不出界,不重复,耗时 5 分钟。

测试顺序为 VMI →视知觉测试→运动协调测试。患儿按要求所画的图形个数,即为原始分,再查表,获得标准分和百分位。

(七) 感觉统合评估

1. 概述　感觉统合是指机体的各种感觉器官接收感觉刺激,形成感觉信息,并在中枢神经系统中经过调整和组织,使身体做出适应性的反应,以成功面对环境中出现的一些挑战。适应性的反应包括肌能控制、社交情绪、交流沟通、行为组织、应付转变、心理调适。

感觉统合失调在不同的人身上表现并不完全相同,即使在同一个人身上,个人的感觉统合能力也与个人的认知水平、生理状况、情绪状态、自我调节能力息息相关,同时也与个人所处的环境及所进行的活动的复杂程度、创新程度等相关。

全面的感觉统合评估可以帮助临床工作者判断患儿是否存在感觉统合失调,判断患儿属于哪一种或哪几种失调,了解患儿失调的严重程度,了解其对日常生活、学习、社交的影响,为制订治疗计划提供依据。

2. 适用年龄　3~8 岁。

3. 评估内容

(1)《感觉信息处理及自我调节能力检核表》(SPSRC):香港协康会根据 Sensory Profile 的内容,结合本地患儿的文化历史、生活环境,加入最新的研究理论,与香港理工大学合作研制的检核表。此量表用于筛查 3~8 岁患儿的感觉信息处理能力及自我调节能力。初步了解患儿感觉处理困难程度及困难所在,为制订治疗及介入方案提供依据。

(2)《感觉信息处理临床观察》适用智龄 3 岁以上患儿。评估表包括三个子表,SP-CO-1 : 主要用于评估患儿感觉接收及调节能力;SP-CO-2 : 主要用于评估患儿在感觉分析、姿势控制 / 眼球肌肉控制及动作计划的能力;SP-CO-3 : 进阶程度评估表,适用于智龄 4 岁以上患儿,是难度进阶的评估,以反映患儿在感觉分析、姿势控制 / 眼球肌肉控制及动作计划的能力。

四、孤独症谱系障碍患儿视觉运动整合训练干预意义

视觉、运动、视觉运动整合的能力直接影响儿童在课堂上阅读、写作和同伴交往能力。即使认知水平正常,视觉、运动、视觉运动整合能力的缺陷仍会影响患儿的学业水平和行为表现。儿童是眼球发育和视觉发育的重要时期,也是视知觉发育、视觉运动整合发育的重要时期。如果存在视知觉发育、视觉运动整合发育的缺陷,将会加重 ASD 患儿的行为问题和学习困难。因此,在对 ASD 患儿的管理和干预中,应注重对其视知觉、视觉运动整合的评估和干预,从而改善 ASD 患儿的学习能力和行为,提升其今后的生活质量,对患儿个体、家庭和社会都有重要意义。

第四节　孤独症谱系障碍患儿视觉运动整合训练常用设备与器材

视觉运动整合的训练是治疗师根据患儿评估结果制订的个性化训练内容。训练强调功能为导向,专业设备与游戏活动相结合。在干预内容部分,为大家列举了趣味性的训练活动。此部分将为

大家介绍临床常用的训练工具。

一、调节尺

使用方法:

1. 将产品内附的视标卡放置于调节尺的游标块上固定,将印有"DIOPTER"或"CM"或"Age Duane"或"inch"字样的一端对准鼻尖处,水平放置。

2. 将视标卡移动到调节尺上印有40厘米处的位置,要求被检者注视视标卡上最好视力的上一行视标。

3. 向鼻前缓慢移动视标卡,并提示训练者要始终保持清晰图像,若出现视标持续模糊时,应停止并记录下此时的数值:

(1)厘米(cm)测量时,此点即为调节近点;若出现视标分为两行时,此时的数值为集合近点。

(2)调节幅度DIOPTER测量,此点即为双眼最大调节力。也可单眼分别进行测量。

(3)年龄与调节幅度Age Duane测量,若出现视标持续模糊时,应停止并记录下此时的数值,此点即为该最大调节力所对应的年龄。

(4)inch普通测量单位。在国外运用普遍,见图2-3-17。

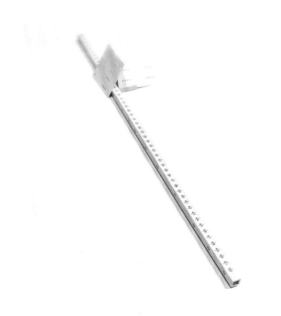

图 2-3-17　调节尺

二、聚散球

使用方法:

1. 将绳子一端固定(与眼在一个水平上 / 与视

线水平),另一端拉紧至于鼻尖部,保持绳子平直。

2. 将红球、黄球、绿球分别放在距离眼睛30厘米、60厘米、90厘米处。

3. 注视近处红球,黄球和绿球分别为两个,绳子刚好在红球处相交,注视5秒。

4. 注视中间黄球,红球和绿球分别为两个,绳子刚好在黄球处相交,注视5秒。

5. 注视远处绿球,红球和黄球分别为两个,绳子刚好在绿球处相交,注视5秒。

6. 交替注视不同颜色的球3~4次后,将红球移近5厘米,黄球和绿球距离不变,上述动作重复10次。

7. 继续移近红球,每次移动5厘米,进行10次聚散运动,直到红球位于鼻尖前2.5厘米。见图2-3-18。

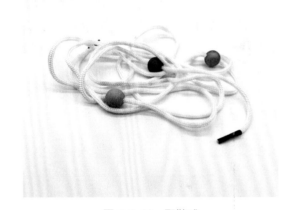

图 2-3-18　聚散球

三、立体图

使用方法:嘱被检者戴上偏振眼镜。

1. 周边立体视　问被检者是否能够看到一只飞起来的苍蝇。

2. 中心立体视　让被检者注视1~9号圆环让被检者指出没号圆环中与其他小圆环不同的圆。

3. 记录被检者的结果,按照说明评估出立体视的级别,见图2-3-19。

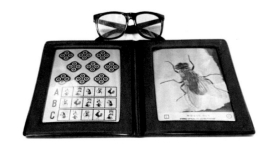

图 2-3-19　立体图

四、双面镜、视力卡

使用方法:

1. 40 厘米距离处放置视力卡,双面镜正镜片一侧贴近眼睛置于鼻梁处。

2. 按照视力卡上 1~40 号的顺序依次看清并大声读出每号方格里面的字母,要求翻转一次双面镜读出一个方格里面的字母,再翻转一次,再读出下一个方格里面的字母,顺次进行。

3. 尽可能快的跟随双面镜的翻转,始终保持视力卡上字母的清晰。

4. 单眼和双眼都要训练,每天训练 1~2 次,每次 10~15 分钟。

5. 训练直到反应时间不能少于 1 周期 /3 秒,也就是每一分钟翻转 20 周期,双眼的差别要小于 2 周期。

6. 训练开始前需要用 ±2.00D 的双面镜 20/30 的 E 字视力卡进行检查,正常值为单眼每分钟 11 个周期,双眼每分钟 8 个周期。

7. 视力卡从单个字母逐渐训练到 5 个字母,训练难度逐渐加大,见图 2-3-20。

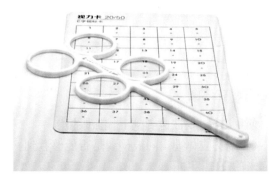

图 2-3-20　双面镜、视力卡

五、字母表

使用方法:

1. 将大表固定放在 3~5 米处,与视线保持平行,手持近用小表放在眼前 40 厘米处与视线保持平行。

2. 注视小表第一行,保持清晰,依次读出每个字符,边读边将小表移近,直到模糊。

3. 再移远大约 2.5 厘米,保持这个距离。

4. 交替注视并大声读出大、小表第二行的每一个字符。

5. 读完第二行后,将小表重新移回 40 厘米处,重复上述动作。

6. 每分钟可以交替注视大小表 10 次,保持清晰,即每分钟可以将大、小字表全部阅读完成,见图 2-3-21。

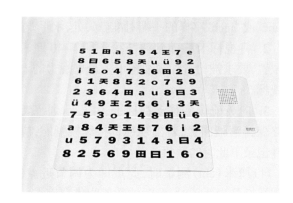

图 2-3-21　字母表

六、卡尔卡片

使用方法:训练者配戴红绿眼镜,观察卡尔卡片看到的现象。

1. 看红色背景的图片 - 右眼(红色镜片)看到图形,左眼(绿色镜片)则看不到。

2. 看白色背景的图片 - 右眼(红色镜片)看不到图形,左眼(绿色镜片)则可以看到图片上的图形,见图 2-3-22。

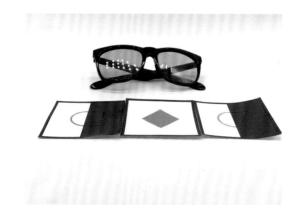

图 2-3-22　卡尔卡片

七、扫视运动练习簿

使用方法:

1. 可以改善训练者眼球运动的练习叫做扫视或跳跃运动练习。

2. 当训练者开始阅读时,眼球从 A 点跳跃到

B 点,这就是一项扫视运动。

3. 训练前准备。两只手各拿一个指示棒,分开 5 厘米,放在适于训练者阅读的距离(阅读距离约等于指关节到肘部的距离)来回看两个指示棒 20 秒左右。重复做这个练习,直到指示棒可以分开 20~25 厘米为止。

4. 然后按照练习簿开始训练,见图 2-3-23。

八、视觉追踪练习簿

使用方法:

1. 当训练者的眼睛跟随或追踪一条线路运动时,这种运动称之为视觉追随。

2. 这些运动是平滑和连续的运动。

3. 训练前准备。练习时,要求训练者保持头部不动。比如:在适于训练者阅读的距离(阅读距离约等于指关节到肘部的距离),用指引棒尖部进行类似书写数字"8"的平滑移动练习。

4. 然后按照练习簿开始训练,见图 2-3-24。

九、亚克力地标

使用方法:按照图示,在地标上用皮筋还原图案,见图 2-3-25。

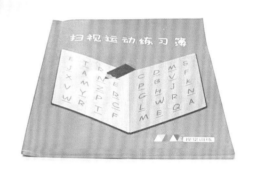

图 2-3-23　扫视运动练习簿

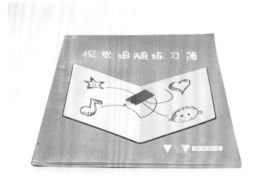

图 2-3-24　视觉追踪练习簿

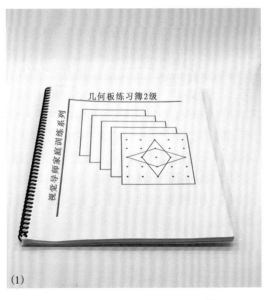

(1)

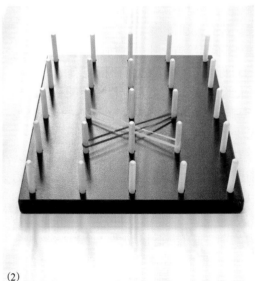

(2)

图 2-3-25　亚克力地标

第五节　孤独症谱系障碍患儿视觉运动整合训练注意事项

一、掌握发育异常预警征，早期发现，早期干预

ASD 患儿视力问题的发生率很高。他们往往难以识别、记忆、组织和解释视觉图像。因此，在使用书面或图形符号进行学习时，他们很容易混淆。视知觉的问题常导致阅读困难，有些患儿在其他符号学习上也有困难，如坐标图、简单图表、表格、制表等的使用。他们可能方向感也很差，容易迷路，或时间上与空间上难以协调肢体动作，导致笨拙。他们可能在识别社交互动的非语言方面有困难，因此社交和沟通上有困难。视力问题和视觉效率问题是密切相关的。眼压或双眼视觉的其他方面的问题可能会给大脑发送令人困惑的信息，造成扭曲的感觉。或者，大脑层次上的扭曲知觉可能会导致患儿眼睛控制能力弱，两者是相互影响的。因此，在考虑为 ASD 患儿提供评估和治疗方案时，必须考虑视觉效率和视觉信息处理能力。

当患儿出现一些视觉相关行为异常时，保健医生和家长应提高警惕，可采用一些简单的活动和筛查方法来判断患儿是否患有视功能相关的问题。

1. 追视检查　距离患儿眼睛大约 30 厘米用一个小的目标物，缓慢地水平、垂直、"8"字移动目标，观察眼睛是否有不协调或在跟踪时很难越过身体的中线。若有，及时转诊。

2. 集合不足检查　让患儿将注意力集中在一个小小的目标上（有贴纸的冰棒棍或有笔套的铅笔），距离大约 30 厘米。当目标慢慢地朝鼻子移动时，两只眼睛应该保持在目标上，慢慢向内移动。当患儿无法做到时，转诊至眼科。

3. 扫视检查　将两个不同的目标放在患儿的肩膀前面，距离约为 30 厘米。让患儿把注意力从一个目标转移到另一个目标而不移动他或她的头。每次患儿专注于一个目标时，在要求患儿转移注意力之前，垂直上下移动另一个目标。观察眼睛的准确性和转移速度，或眼睛的移动是否独立于头部。

4. 遮盖测试　让患儿用双眼注视远处的目标。当患儿集中注意力的时候，遮住一只眼睛。如果没有遮挡的眼睛移动，它不会聚焦目标上，这表明存在斜视。另一只眼睛重复这样做，然后在注视近目标的时候对每只眼睛进行扫描。这个测试应该慢慢进行，在每次遮挡之间间隔几秒钟，让眼睛放松。

5. 行为观察　如近距离视物。靠近看物体时会皱眉或眯眼，经常眯眼或揉眼睛，动作笨拙，经常碰撞或碰落物体，对物体的距离判断不准，难以瞄准目标或接球。书写不好，难以学习正确的字母排序，擦除频繁，字间距不均匀，很难留白。难以抄写黑板上的内容，或通常在写作过程中遇到困难。二年级后，仍翻转字母、数字或单词。尽管词汇和口语很好，但阅读理解能力差。阅读过程中或阅读后经常头痛。眼睛疼痛或有烧灼感。使用眼睛时模糊或复视。阅读过程中，单词会消失或跳跃。这些症状持续存在，且在多个场景下都有表现，应引起注意。

二、多学科合作，全面评估与训练

ASD 患儿视觉运动整合的评估与训练有赖于儿童保健医生、发育行为儿科学医生、眼科医生、视光师、康复治疗师等专业人士的共同参与，合作完成。儿童保健医生在日常的体检中，可采用简单的筛查方法早期发现，对怀疑有问题的患儿，可转至眼科。由眼科医生检查眼外观、排除眼器质性疾病（如是眼器质性疾病，则进行相应的对症治疗）。视光师负责评估患儿的屈光状态及视觉效率，康复治疗师负责评估患儿的功能性视力，即患儿在日常生活、学习、游戏过程中，视功能的使用情况，以及视觉功能与其他功能相整合的能力。进入训练阶段，不同障碍类型，训练的角度、方法、专业人员也各有不同。干预的目标是为了修复视觉问题，改善视功能，减轻相关症状和体征，从而提高视觉运动整合的能力，激发患儿的潜能，提高生活质量和学习能力。

三、医教结合，医学 - 家庭 - 学校共同努力

专业人士应加强宣教，提高社会各界对视知觉、视觉运动整合问题的认知度。家长一旦怀疑患儿有此问题，应及时带患儿到医院进行评估和诊断，配合医疗机构做好训练，并定期带孩子复诊，调

整对孩子的期望,注意良好亲子关系的建立与维系。同时与老师联系,共同商讨适合孩子的教学策略与方法。学校应理解和接纳此类患儿,提供个性化的辅导,扬长避短,帮助患儿增加成功体验。医院除了提供专业评估、诊断外,还需给予家长辅导和支持,并提供专业的治疗训练。如在视觉通路完整性和视觉效率上的问题可通过透镜、棱镜、弱视训练、视功能训练等改善。视觉信息处理上的问题可通过视觉认知训练、感觉统合训练等改善。

(池 霞)

参考文献

[1] 杨友.美国精神障碍诊断和统计手册第五版对儿童孤独症谱系障碍诊治的影响.中国儿童保健杂志,2015,23(12):1278-806.

[2] 童梅玲.关注学习障碍儿童的视知觉教育.生物学杂志,2015,3(3-4):113-117.

[3] 李春阳,徐秀.儿童孤独症谱系障碍的眼动追踪研究进展.中国儿童保健杂志,2016,24(12):1278-1280.

[4] Winai Sayorwan,Nutthida Phianchana.A Study of the Correlation between VEP and Clinical Severity in Children with Autism Spectrum Disorder.Autism Research and Treatment,2018,Article ID 5093016.

[5] Lauren M.Little,Karla Ausderau,John Sideris,et al.Activity Participation and Sensory Features among Children with Autism Spectrum Disorders.Autism Dev Disord,2015,45(9):2981-2990.

[6] Ruth Van der Hallen,Catherine Manning,Kris Evers,et al.Global Motion Perception in Autism Spectrum Disorder:A Meta Analysis.Journal of Autism and Developmental Disorders,2019,49:4901-4918.

[7] Mary Beth Nebel,Ani Eloyan,Carrie A.Nettles,et al.Intrinsic visual-motor synchrony correlates with social deficits in autism.Biol Psychiatry,2016,79(8):633-641.

[8] Gemma Pastor-Cerezuela,Maria-Inmaculada Fernández-Andrés,Pilar Sanz-Cervera,et al.The impact of sensory processing on executive and cognitive functions in children with autism spectrum disorder in the school context.Research in Developmental Disabilities,2020,96:103540.

[9] Estate M.Sokhadze,Allan Tasman,Guela E.Sokhadze,et al.Behavioral,Cognitive,and Motor Preparation Deficits in a Visual Cued Spatial Attention Task in Autism Spectrum Disorder.Appl Psychophysiol Biofeedback.2016,41(1):81-92.

[10] Batsheva Hadad,Sivan Schwartz,Daphne Maurer,et al.Motion perception:are view of developmental changes and the role of early visual experience.Frontiers in Integrative Neuroscience,2015,9:49.

[11] Yachun Xie,Chunmei Shi,Meiling Tong,et al.Eye Movement(DEM)Test Norms for Mandarin Chinese-Speaking Chinese Children.PLoSONE,2016,11(2):e0148481.

[12] Ted Brown,Lisa Peres.An overview and critique of the Test of Visual Perception Skills-fourth edition(TVPS-4).Hong Kong Journal of Occupational Therapy,2018,31(2):59-68.

[13] Ryan R.Green,Erin D.Bigler,Alyson Froehlich,et al.Beery VMI Performance in Autism Spectrum Disorder.Child Neuropsychol,2016,22(7):795-817.

[14] Manizheh Arabi,Alireza Saberi Kakhki,Mehdi Sohrabi,et al.Is visuomotor training an effective intervention for children with autism spectrum disorders?.Neuropsychiatric Disease and Treatment,2019,15:3089-3102.

第四章

儿童孤独症谱系障碍的执行功能训练

第一节　概　　述

儿童孤独症谱系障碍执行功能训练的发展由来

对于儿童孤独症谱系障碍(ASD)的治疗干预，首推的手段仍然是教育和训练。但随着研究者们对认知功能的重视，对 ASD 患儿的认知功能训练也逐渐进入了人们的视线。研究发现，ASD 患儿中虽然大部分存在智力水平不足，但是，仍然存在小部分 ASD 患儿的智力水平较高。而在诊断系统中，也并没有将智力缺陷放入诊断标准中。因此，能更加确切地代表 ASD 患儿认知缺陷的概念，执行功能当属其一。

实际上，存在神经心理发育问题的各种儿童青少年障碍中，往往都存在着执行功能的问题。例如，针对注意缺陷多动障碍(attention defect hyperactivity disorder，ADHD)患儿的执行功能研究和训练已经得到了很大的发展，实验数据也相对完善。反观 ASD 患儿，他们日常生活当中执行能力的缺陷似乎更加明确。正由于 ASD 患儿常常合并智力发育问题，对于他们的执行功能评估，更加需要控制智力水平的局限。

在一些研究中，研究者们开始控制智力因素，结果发现，ASD 患儿执行功能的缺陷更甚于智能发育问题的患儿，也就是说，ASD 患儿存在更加明显的执行功能问题。在此基础上，针对 ASD 患儿的执行功能训练也逐渐开展开来。开始阶段，研究者们常常以高功能孤独症患儿作为主要研究对象，结果发现，执行功能的训练对这些患儿确实有效。随着研究的进展，研究者们逐渐将这种训练推广到智力发育落后的 ASD 患儿当中。虽然推行艰难，但也取得了肯定的效果。这一切似乎为我们对 ASD 患儿的干预又打开了一扇大门。引导我们为这些患儿再可以多做些什么。

此外，在干预工具上，随着电子化时代的到来，电子化的工具越来越普及，并且能够被 ASD 患儿家庭所采纳。采用电子化的工具，针对执行功能的一些核心成分进行干预，已经取得了初步的成果和结论。

最后，由于大多数家庭内一旦有一位 ASD 患儿，往往出于各种原因，对患儿进行过度地保护，这样的方式，未必有利于患儿执行能力的发展。如果能邀请这些患儿更多地参与到日常家务或者劳动当中，也许对他们的执行能力发展也会更有利。

第二节　执行功能的理论基础

执行功能有众多的成分组成，但是其工作起来则需要一定的结构组织，研究者提出了一些关于执行功能的理论。

一、抑制控制 - 工作记忆模型

抑制控制负责组织已经激活的干扰信息、抑制正在进行的反应和抑制不再有关的信息激活,防止无关信息进入工作记忆中。而工作记忆负责暂时储存和加工信息。其中,语音环路用于记住词的顺序并保持信息,视空图像处理加工视觉和空间信息,中央控制系统则类似于注意的中枢系统,分配注意资源,控制加工过程。

在不少研究者中,非常重视抑制控制和工作记忆这两个执行功能成分。尤其是在对 ADHD 的研究中。Barkeyly 的执行功能缺陷假说当中认为抑制控制的缺陷是执行功能缺陷的核心成分,该缺陷引发了进一步的工作记忆、灵活性和计划监控缺陷,最终导致了行为上的变化。而另外一些学者选择强调了工作记忆在执行功能中的核心地位,认为工作记忆缺陷是整个执行功能缺陷的核心缺陷。

二、高级认知能力理论和认知复杂性及控制理论

高级认知能力理论定义执行功能为一种更高级的认知机制或能力,认为"执行功能是一种认知模型,它由效应器的输出元素,包括抑制、工作记忆、做出反应所必需的组织策略等组成"。这种观点基本上罗列了执行功能的一些成分。认知复杂性及控制理论中认为执行功能是"深思熟虑的问题解决",以问题解决为中心,将问题解决涉及不同

亚功能阶段,并且有机地结合起来,执行功能的过程需要表征问题、计划和执行计划的过程,最后还需要进行自我评价。

三、执行功能与心理理论

目前在 ASD 患儿的发病机制当中,"心理理论"(theory of mind,ToM)被认为是非常重要的原因。所谓的心理理论是指个体对自己或他人的信念、意图和愿望等心理状态的认识或理解,并借助于这种认识、理解来解释和预测他人的心理行为的能力。

心理理论和执行功能存在明显的相关性。研究发现,执行功能可能是心理理论发展的基础。例如,儿童两三岁时执行功能表现能够显著预测其三四岁时的心理理论水平;而相对于执行功能不良的患儿,具有良好执行功能的儿童更可能从心理理论训练中获益;此外,降低心理理论任务中的执行功能要求,例如抑制控制要求或者工作记忆要求,能使更多的儿童通过错误信念的任务。在中国部分地区(北京及中国西部地区)的研究中也发现,3.5~4 岁的儿童就能通过执行功能任务,而 4~5 岁的儿童才能通过心理理论任务,说明执行功能的发展是心理理论的基础。与之相反,个体在不同时期,执行功能的不同成分又会影响到心理理论的发展。例如,0~3 岁阶段抑制控制对心理理论的发展起关键性的作用;3~12 岁时,心理理论的发展受到抑制控制和灵活性的共同影响。青春期阶段的心理灵活性作用更加明显,而到了成人阶段,抑制控制和心理灵活性与心理理论的关系更加稳定。

第三节 执行功能的界定和成分

一、执行功能的界定

执行功能是指个体独立地、有目的地、成功地实施自己行为的能力。它包括高级的认知过程,如制订计划、给出判断、做出决定、预料或推理、注意的控制和任务完成等。

执行功能因其含义相当广泛,所以至今没有一个明确的定义,而研究者们对执行功能的理论诠释也众多。Baddeley 等认为执行功能是个体在完成复杂认知任务时,对各种认知过程进行协调,以保证认知系统以灵活、优化的方式实行特定目标的

过程,它的本质是控制和调节,根本目的就是产生协调有序、具有目的性的行为。

Rabbit 等将执行功能分解为:

1. 为完成新异任务所必需的。

2. 不仅仅关注当前的内在和外在环境,以构造对过去的解释,而且试图对将来产生主动的控制。

3. 为启动新的行为系列、中断正在执行的反应所必需的。

4. 为阻止不恰当的行为反应所必需的。

5. 使执行控制能够从一项任务迅速转向另一

项任务。

6. 为监控自己的表现、纠正错误、改变计划或意识到新的机会和可能性所必需。

7. 执行控制使得注意能够长时间地保持。

虽然说法纷纭,但多数研究者认同执行功能是人认识活动的最高级过程这一观点。有人将"执行功能"称之为大脑的指挥官,指挥着大脑的各个技能协调工作,这个比喻或许能更加生动形象地帮助我们了解所谓的"执行功能"。

二、执行功能的工作脑区

在执行功能的理论发展之初,学者们发现额叶损伤的患者可以完成一些简单的反应任务,却不能完成较为复杂的任务。这些复杂任务往往需要患者存储相应的任务目标并监控任务完成的情况,并将这种现象定义为"执行功能缺陷"。基于这些发现,最初的执行功能被认为是一种"额叶功能"。但是,随着研究的深入和脑影像技术的发展,研究者们发现,与执行功能相关的大脑区域众多,个体执行任务时需要多个脑区同时激活、协同工作,尤其涉及边缘系统及其他皮层区域。此外,研究者们还观察到一些前额叶皮层受损的患者在执行功能上没有障碍,但是在另一些其他皮层区域受损的患者当中,却表现出了执行功能的障碍,因此提出了执行功能"前额叶 - 后皮质区域 / 皮质下区域"的大脑网络概念。诚然,执行功能本身是一种协调控制的高级功能,额叶即使作为指挥中心,仍需要和大脑各个区域的功能相协调,不可能局限在额叶一个区域,这一点也容易帮助我们理解执行功能脑网络的概念。执行功能的工作脑区仍在研究当中,但是"执行功能网络"的概念已经受到绝大多数学者的认同。

此外,执行功能的不同成分在大脑中也有特定的定位,例如,在之后介绍到的抑制控制(inhibitory control)任务与补充运动区域激活相关;而工作记忆任务则与右背侧前额叶皮质激活相关。而所谓的"冷""热"执行功能也有各自的神经定位。"冷"执行功能是自上而下的认知控制过程,解剖定位在"额叶 - 纹状体 / 额叶"回路;而"热"执行功能是自下而上的情感 / 动机调节过程,定位在"杏仁核、前额叶、前扣带回、腹侧纹状体、壳核、伏隔核、脑岛"。

三、执行功能的成分与测量

执行功能是一个高度理论化的概念,无论从

何种角度几乎都难以描述清楚。但是,从操作化的角度来看,不少研究者对执行功能进行解构,并且分辨出各种可以测量的执行功能成分。

有研究者将执行功能分广义和狭义的执行功能两类。

广义的执行功能包括抑制控制、信息表征、认知灵活、工作记忆、规则运算、元认知和计划能力等,可以看出,广义的"执行功能"几乎包括了人类全部的认知能力,其中最为核心的是认知灵活性、抑制控制能力和工作记忆。

狭义的执行功能往往被认为是抑制控制能力,甚至有研究者把抑制控制能力当作执行功能。但也有一部分人认为是工作记忆的中央执行功能才是执行功能的核心成分。这种狭义的执行功能定义,虽然不能代表执行功能的全部内容,但是,却帮助我们从一个角度切入执行功能的本质。

另有一种分类方法,将执行功能分为"冷"执行功能和"热"执行功能两大部分。

"冷"执行功能是与单纯的认知过程有关,由抽象、非具体内容的问题所引发,包括工作记忆、持续注意、任务转换等,也就是我们所谓的经典的执行功能。

而"热"执行功能则涉及情感、动机、激励 / 犒赏成分的认知过程,包括情感性决策、延迟满足等内容。

无论何种分类,从操作性的角度来说,执行功能的这些成分可以进行定义和测量。

(一)经典的执行功能成分

无论研究者们从怎样不同的角度来解释执行功能,最为核心和经典的执行功能包括抑制控制、工作记忆、认知灵活性、计划性,但是也包括启动、自我监控、决策等不容易被测量得到的执行功能。之所以称之为经典的执行功能,是用于区分之后补充的"热"执行功能。这里介绍几种比较重要的执行功能成分。

1. 抑制控制能力　执行功能是个体完成高级认知任务时,对所涉及的许多认知过程进行协同操作,以保证认知系统灵活、最优化地实现目标任务的认知控制过程。它的本质就是对其他认知过程进行控制和调节,从而产生协调有序的、具有目的性的行为。因此,不少研究者认为"抑制控制"是执行功能的核心成分。

抑制控制能力是指个体在寻求目标的过程

中,对不相干的刺激进行抑制控制的一种能力,即控制无关的信息和加工过程,使个体的注意力集中在目标信息和加工过程当中,即对自身行为的抑制能力。当个体的抑制控制功能出现障碍时,通常会表现为持续的错误,个体重复地出现本应该受到抑制的行为。

作为执行功能中最核心的一种成分,抑制控制吸引了最多研究者的关注。正因为这样,产生

了很多的抑制控制测试任务,其中非常著名的有 Stroop 色 - 词关联测试。此外,相关的测试还包括:Gonogo 测试、白天黑夜测试、信号抑制测试任务、返回抑制测试任务、反向线索测试任务,以及河内塔测试任务等。此外,在威斯康星卡片分类任务当中,有一个比较稳定的指标"持续错误数",也可能与抑制控制功能相关。Stroop 色 - 词关联测试见图 2-4-1。

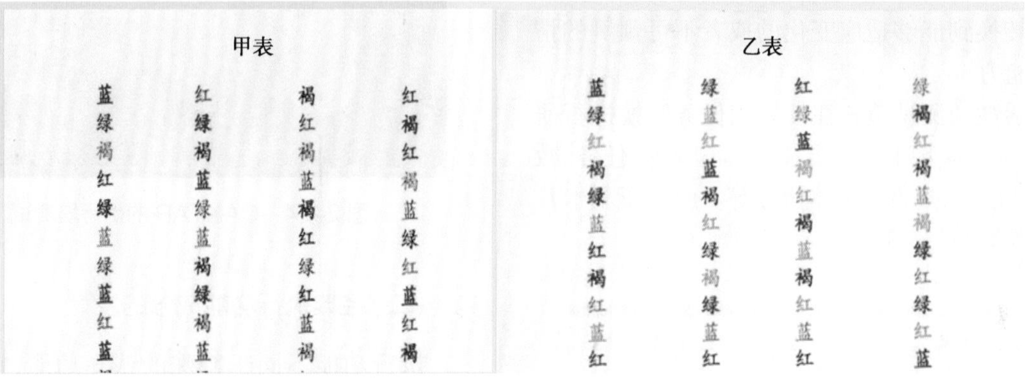

图 2-4-1　Stroop 色 - 词关联测试

2. 工作记忆　工作记忆是存在于认知任务的执行进程中,用来暂时保存和加工消息的一种有限的资源系统,用来临时存储信息,用以提供给正在进行的心理活动。可以用电脑的中央处理器来做一个不恰当的比喻,工作记忆可以被认为是对信息进行临时储存、动态更新的功能结构。有研究者认为工作记忆的最重要特点在于它是一种存储结构,从而区分于控制结构或者加工结构。由于工作记忆是需要根据加工任务的不同进行实时更新、持续地对工作记忆中的内容进行修改,接纳新信息的一种能力。它在执行功能中发挥着重要的作用,甚至是认知活动的核心部分。虽然有研究者将工作记忆内容扩展,甚至认为其代表了整个执行功能,但是仅用工作记忆的储存特征显然不能解释所有的执行功能现象。

工作记忆的理论模型同样纷繁复杂,在众多工作记忆的理论当中,Baddeley 提出的工作记忆模型影响最为广泛。

Baddeley 的模型认为工作记忆的主要成分是中央控制系统,中央控制系统作为监控系统,控制着其他两个系统信息的流动,它又可以进一步分为两个子系统,语音回路系统和视觉空间模板,二者分别对应着听觉工作记忆广度和视觉工作记忆广

度。由此产生了工作记忆最为简易的三部件模型:中央控制系统、听觉工作记忆广度和视觉工作记忆广度。当然,该模型也在不断地补充和深入,例如,有研究者在该模型中又增加了情节缓存系统,负责连接言语、空间和听觉信息等。

测量工作记忆的实验范式众多,研究者一般采用记忆刷新任务、活动记忆范式、知识刷新任务、NBack 范式等。CANTAB 的视觉空间广度测试见图 2-4-2。

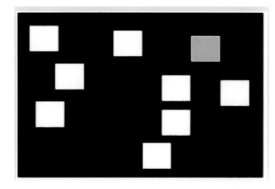

图 2-4-2　CANTAB 的视觉空间广度测试

3. 灵活性　灵活性是指当需要适当地变化以契合新情境的要求时,维持定势的思想和动作反应。有研究者细分了两种认知灵活性的模式:自发

灵活性和反应灵活性。其中,自发灵活性是指当外界线索不足时,自发形成的反应方式。反应灵活性是指为了满足环境改变的需求,对反应定势进行改变。

心理灵活性在认知发展研究和教学过程中被认为是认知灵活性。认知灵活性在现实情境下,主要体现在当两个任务对某个认知资源产生竞争时,对不同任务之间的转换过程进行控制。在这一过程中,内源性的、由引导语引导的注意控制机制在发挥作用,是一种灵活地转换心理表征,以及将反应定势转换到能够适应变化的或者不可预测的情境中的能力。

灵活性的测试范式往往采用任务转换进行研究,比如威斯康星卡片分类任务、词类转换任务、数字 - 字母任务、局部 - 整体任务等。威斯康星卡片分类测验见图 2-4-3。

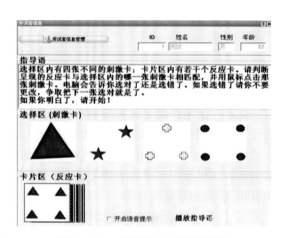

图 2-4-3　威斯康星卡片分类测验

4. 计划性与问题解决　计划性是执行功能另外一个重要的组成部分,是个体从众多信息中进行提取、安排、策划优先等过程组成,同时也需要个体抑制自身的冲动性。它往往与问题解决综合在一起进行测量。计划性与问题解决的功能检测更倾向于综合了考察被试的注意力、信息提取、工作记忆、抽象思维、计划控制等能力。前额叶外伤、Parkinson 病、Huntington 病、苯丙酮酸尿症、脆性 X 综合征、高功能孤独症、ADHD 和精神分裂症的患者对该类测试更加敏感。

对个体的计划和问题解决能力测量,最为经典的范式包括伦敦塔和剑桥袜。以伦敦塔为例,伦敦塔是一个竖着三根木棒的一块木板,同时备有红、绿、蓝三种颜色的中空的球,正好可以套进木棒。在进行伦敦塔的测试时,主试者需要摆放彩球

套进木棒至初始状态,并给被试展示彩球的目标位置,要求对方用最短的时间、最快的步骤来将彩球移动到目标状态,从而完成任务。CANTAB 的剑桥塔测试见图 2-4-4。

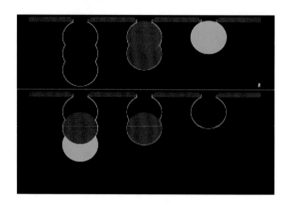

图 2-4-4　CANTAB 的剑桥塔测试

（二）经典执行功能成分的发育

执行功能不同于特殊的认知功能,它的发展与认知、语言、记忆等能力的发展密切相关。尤其是以上的各项核心执行功能成分,它们的发展离不开语言、记忆等认知功能的发展,两者又不完全等同。

执行功能的发展有其规律,以上提到的各项重要成分在生命的不同阶段逐渐发育和成熟。执行功能在个体 1 岁时逐渐发生。2~5 岁是执行功能发展的关键时期,首先发育的能力对冲动的控制能力。5~12 岁时执行功能得到显著发展,随着抑制控制能力的发展,工作记忆、注意力和灵活性开始增加。9~10 岁以后注意力缺陷、冲动和注意力涣散减少。12 岁可以获得目标设定技巧。12 岁以后个体的计划性技巧得到发展,并且在 15、16 岁阶段达到成熟水平,个体能够设定目标、做出计划、确定优先级别。总体执行功能逐渐接近成人水平,但是也有部分能力会持续发展,例如策略改变。

（三）"热"执行功能及其测量

以上介绍的各项任务都比较容易通过各个实验范式进行测量,并且完全脱离现实环境,抽离为一种被认为是情景完全不相关的"纯"认知能力。但是执行功能不能完全脱离现实环境进行测量,也就是所谓的"热"执行功能的成分。如同前文所说的那样,执行功能与个体的动机、情绪非常相关。因此,在评价执行功能时更需要调动被试者的情

绪、动机等因素进行评估。

1. 延迟满足能力　延迟满足是指一种为了更有价值的长远结果而放弃眼下满足的抉择取向,在等待的过程当中进行自我控制。"延迟满足"能力发展是个体完成各种任务、协调人际关系、适应环境的重要条件。"延迟满足"不仅仅单纯地让患儿学会等待,一味压制他们的欲望,而是一种克服当前的困难情境,而力求获得长远利益的能力。

延迟满足任务是研究热执行功能的一项经典范例。举例来说,研究者向儿童呈现一些他们喜欢的小物品,例如糖果,并让儿童选择是立即就可以得到1颗糖果,还是过一段时间可以获得2颗糖果。研究要测量的是儿童做出延迟选择的次数,并就此来考察儿童是否具有良好的延迟满足能力,抑制自身的愿望而更多地着眼于将来的获益。在这个过程中测定了儿童的动机卷入、选择等待和抑制控制的能力,而"抑制控制"正如前文所说的,是冷执行功能的一部分。实际上由此可以看出"热"和"冷"执行功能关系非常密切。

2. 情感决策能力　情感决策是包括情感和逻辑的决策过程,要求个体综合各方信息做出对个体将来有利或对他人和社会有利的选择和决定,情感决策功能的缺陷会带来严重的社会适应问题。情感决策的缺陷最早在腹内侧前额叶皮质受损患者中可以发现。

儿童博弈任务是源自于爱荷华博弈任务的简化任务,是测量情感决策能力的重要方法。基本的博弈任务中运用两副纸牌,一副纸牌的正面是竖条花纹,另一副的正面是圆点花纹(两副牌花纹不同即可)。将两副纸牌翻过来时,则能看见它们的反面。反面是由有开心的脸和悲哀的脸组成的图案。但正面是竖条花纹纸牌的反面总是有1张开心的脸,偶尔加上1张悲哀的脸;而正面是圆点花纹纸牌的反面总是有2张开心的脸,但有时会出现4、5、6张不等的悲哀的脸。开心的脸代表赢得糖果,悲哀的脸代表输掉糖果,数量代表输赢得的糖果数量。在游戏的一开始就告诉患儿赢得的糖果越多越好,但是每次只能选取一张纸牌。从长远来看,选竖条花纹的纸牌有利,反之,则不利。博弈游戏也有很多范式,适用于不同发育水平的儿童。

(四) 对执行功能的其他测量

虽然研究者们用了各种方法来测量个体的执行功能,但是仍有人提出,这种实验室化的测量方式仍不能代表个体真正的执行能力,尤其执行功能是一种现实生活中的能力,即使在实验室环境中如这般表现,到了现实生活中仍难免受到各种因素的影响,受到自身动机的影响而有所不同。由此,量表测量的方式又再次被提起,在众多执行功能测量方法的背景下,问卷测量的方法具有独特的优势。这样的测量被认为是能够体现出个体在日常场景下的执行功能。

1. 执行功能行为量表　执行功能行为量表(performance performance behavior scale,BRIEF)目前国内已经引进,并且分为学龄前儿童、学龄儿童和成人问卷,又分成教师和家长两个测量版本。BRIEF测量了执行功能8个方面的特征:

(1)"抑制"是指在恰当时机中止自身行为的能力;

(2)"转换"是指自如地对一种情景、活动或者问题切换到另一种,灵活解决问题的能力;

(3)"情绪控制"是指恰当地根据情感反应调控行为的能力;

(4)"启动"是指自主开启某活动的能力;

(5)"工作记忆"是指为了完成任务而将资料储存于脑中的能力,以及坚持某项活动的能力;

(6)"计划"是指设定恰当的步骤实现目标的能力;

(7)"组织"是指使工作、场所等安排井然有序的能力;

(8)"监控"是指为了确保完成目标,在工作中或任务结束时对整个过程进行监督评价,并对自身行为效果进行监督评价的能力。

在以上8个维度中,抑制、转换和情感控制组成了行为调节指数;而启动、工作记忆、计划、组织和监控则组成了元认知指数。行为调节指数和元认知指数共同构成了个体的执行功能。BRIEF已经由王玉凤老师的团队引入国内,并且进行了信、效度的标化。国内目前已经有多个版本可以使用。由于BRIEF的编制之初是基于对ADHD患儿的观察,因此,该套量表对于ADHD的儿童更为适用。除了BRIEF之外,还有一些工具可以用于对执行功能日常表现进行测量。

2. 儿童执行功能紊乱综合征的行为评估　儿童执行功能紊乱综合征的行为评估(the behavioral assessment of the dys-executive syndrome for children,BADS-C)量表测量维度包括:

(1)灵活度和坚持度；

(2)新问题解决方法；

(3)顺序性；

(4)使用反馈；

(5)计划性；

(6)冲动；

(7)听从指导。

到目前为止,该量表尚未引入国内。

执行功能的量表测量虽然容易被被试者认同为是一种不科学的测量,但是实际操作起来,它的优势却非常明显,只要据实填写,同样会提供非常重要的执行功能损害线索。

第四节　执行功能障碍与儿童发育性疾病

执行功能可以帮助人们提出新计划、分析问题、解决问题,实现多项任务协同完成,帮助人们迅速适应环境、遵守社会规范等。如果执行功能存在缺陷,往往会影响到人们的正常工作和日常生活。"执行功能"损伤会引起一系列神经心理的缺陷,包括:计划、概念形成、抽象思维、决策、认知灵活性、利用反馈、按时间先后对事件排序、对动作监控等方面的困难,称为"执行功能障碍"。

执行功能异常可能对行为的整体功能产生影响,这些异常中有些是轻微的,如动机下降、做出计划和决策能力的缺乏;而另外一些异常则是明显的,例如自我控制能力差、注意力转换困难等。执行功能损害的个体在执行功能任务当中表现不佳,但是他们的其他认知功能,如记忆和智力等方面则可能表现正常。不同的执行功能部位受损所导致的对执行功能的影响也是不同的,例如,背外侧额叶损伤对注意、计划等影响较大;而眶额叶损伤对情绪等方面的影响较大。

大脑执行功能障碍相关的精神疾病包括:精神分裂症、抑郁症、强迫症;而与大脑执行功能相关的神经系统疾病则包括:帕金森病、亨廷顿病。在儿童青少年中的执行功能相关的疾病当中,最常见的就是 ADHD 和 ASD。

第五节　孤独症谱系障碍患儿的执行功能缺陷

ASD 的病因至今未明,越来越多的研究者对其认知功能障碍感兴趣,尤其是对 ASD 患儿执行功能的研究也日益增多。大量研究结果都支持了 ASD 患儿的执行功能缺陷假说。

从 ASD 患儿的临床表现来看。根据 DSM-5 的诊断标准,ASD 的核心症状是社交交流的障碍、重复行为和狭窄的兴趣,在既往的诊断标准中还包括言语语言能力的障碍。语言对个体的心理过程具有重要的作用。内化语言的困难,对个体的自我控制能力具有重要的意义,会导致行为冲动性的形成。重复的行为同样明显影响到 ASD 患儿的行为能力,患儿沉浸在反复的行为当中,无法连贯地执行某些任务。尤其对于那些低功能的 ASD 患儿,几乎无法观察到他们发生有意义的执行任务行为。而对于那些高功能的 ASD 患儿,他们可能表现出较好的学业成就,但是他们在执行任务过程当中往往无法胜任。由此,ASD 患儿的执行功能缺陷就可见一斑。由于 ASD 患儿当中存在明显认知

问题的概率接近 1/3~1/2,因此,不少研究以高功能 ASD 患儿为主要研究对象,也有研究者研究了低功能的 ASD 患儿。在这些研究就需要控制智力低下的因素。临床中我们也可以观察到,在同样智力水平的情况下,非 ASD 患儿的执行能力相对更强。由此可见,执行功能缺陷在 ASD 患儿当中是独立于智力因素的缺陷。

从执行功能的核心成分来看,与 ADHD 相同,ASD 属于神经发育性疾病的一种,两者有非常高的共病率,接近一半的 ASD 患儿同时存在多动的特点。而在经典的 ADHD 执行功能缺陷理论当中,Barkerley 的"抑制控制缺陷理论"就认为"抑制控制"的缺陷是多动行为的核心。这种能力的缺陷是否独立于 ASD,还是与多动相关的? 或是抑制控制被神经发育性障碍共同分享? 工作记忆是目前研究得非常多的执行功能成分,甚至有人将工作记忆等同于执行功能。大量研究发现 ASD 患儿存在工作记忆的缺陷,尤其是空间工作记忆的缺陷证

据更为充分。而更重要的是,有研究者提出,ASD患儿对于执行简单的工作记忆任务困难不大,但是当他们需要处理复杂任务时,就出现明显的工作记忆缺陷,尤其衍生了多种理论解释。

根据DSM-5关于ASD患儿诊断标准的两大核心症状,包括:不能用一般发育迟缓解释的社会交往和维持社会交往缺陷;行为方式、兴趣或活动内容狭窄、重复。有学者认为ASD患儿的重复行为、狭隘兴趣,以及装扮能力的缺陷都可能与认知灵活性缺陷有关。

以下着重介绍几种重要的ASD个体执行功能成分缺陷。

（一）孤独症谱系障碍患儿的反应抑制能力缺陷

多项研究确认,ASD患儿存在抑制控制能力方面是有缺陷的。Ozonoff等人在早期的研究中就采用了Gonogo范式、停止信号任务范式和负启动效应测试,对ASD患儿和健康儿童进行测试比较,并且在研究中匹配了两组的年龄和智商,结果提示,ASD患儿在抑制优势反应的控制能力上存在缺陷。而Russell等则对ASD患儿、中度学习困难儿童和正常儿童进行了比较研究,结果显示,与另外两组相比,ASD患儿在迂回取物测试中的测试成绩相对较差,提示ASD患儿在抑制控制能力上存在缺陷。

临床观察中也可以发现,ASD患儿行为冲动性高,对自身行为的控制性差。由此可见,ASD患儿在日常生活中是存在抑制控制的执行功能有缺陷。但是,在解读ASD患儿抑制控制困难时需要考虑两点:

第一,ASD患儿存在核心的语言能力不足,无法通过语言来进行自我控制。

第二,ASD与ADHD具有非常高的共病率,尤其是有研究报道了约50%的ASD患儿会存在ADHD样的表现。

在关于ADHD的执行功能缺陷理论当中,以Barkely的行为抑制模型最受到认可和广泛关注。他的行为抑制缺陷假说认为:ADHD患儿的核心缺陷在于自我控制困难,是ADHD最根本的缺损,主要涉及三个相互联系的认知加工过程:对事件优势反应的抑制(反应冲突);终止正在进行的反应(延迟应答);抑制相同目标的竞争行为(控制干扰)。

反应抑制的核心缺损还影响了其他一些神经心理能力的发展,这些能力包括:工作记忆(working memory)、内部语言(internalization of speech)、时间感(sense of time)和自我导向性行为(goal-directed behavioral)。

Barkley认为ADHD患儿也同时存在以上多种神经心理能力的不足,但是都是在反应抑制缺陷的基础上形成的。就此,反应抑制与工作记忆、计划组织、自我监控的神经心理缺陷,共同构成了ADHD的核心功能缺陷,而ADHD的三大核心症状,注意缺陷、多动和冲动则是基于核心缺陷的次级表现,是行为抑制的不同表现。

在对于ASD患儿注意的选择、维持和转换的研究中发现,高功能ASD患儿的选择性注意与交流、社交互动之间存在正相关;持续注意与社交互动、刻板行为之间存在正相关;转换注意与交流、社会互动和刻板动作之间存在正相关。回归分析显示选择性注意和注意转换能预测交流性;而持续注意可以预测社交互动和刻板行为。该研究提示,ASD患儿存在注意力相关的问题。由此可见,当我们观察ASD患儿抑制控制的能力时,需要考虑ADHD与ASD的共病,从而确定这些缺陷表现是源自于ASD疾病本身还是源自于ADHD的共病。

在Sinzig的一项研究当中,纳入了三组,比较了ASD患儿、ADHD患儿和健康儿童的执行功能特点。结果发现,ADHD存在工作记忆和反应抑制的缺陷;而ASD则存在认知灵活性和计划性的能力缺陷。此外,存在ASD症状的患儿相比较于无ASD的患儿也存在抑制表现的缺陷而不存在工作记忆的缺陷。该研究结果可能表明了ASD是一类具有明显异质性的障碍,因此,ASD患儿其在执行功能测试上的表现也可能存在不同。

（二）孤独症谱系障碍患儿的工作记忆能力的缺陷

工作记忆的神经心理模型当中,无论何种理论,都强调了工作记忆包括语音和空间两个最基本的工作记忆组成成分。其中,语音工作记忆是指人在短时间内对语音刺激信息的保持与操控能力。ASD患儿的言语工作记忆研究结果不太一致,多数研究认为他们的言语工作记忆正常。例如在Williams的研究中采用了语音n-back任务,结果发现,ASD组和健康儿童在各测试参数中,两者均未发现显著差异,因此提出了孤独症患儿的言语工作记忆是相对完整的。但也有研究者认为,言语工作记忆与空间工作记忆类似,当任务比较简单时,ASD患儿的言语工作记忆相对正常,但是随着任务难度的增加,言语工作记忆会表现出明显缺陷。在Hermelin的研究中,要求被试回忆随机出现的单词、罕见的单词,以及按顺序回忆不规则句子中出现的单词。结果发现,ASD组和健康儿童组在前两个测试中表现差异不大,但是在回忆不规则句子中的单词测试中,ASD患儿准确率显著较低。同样的结论与LoisaBennetto的句子和计数广度任务中的研究相一致,该研究同样提示当句子和广度任务负荷过大,ASD患儿会表现得更差。

与言语工作记忆相仿,ASD患儿的空间工作记忆缺陷也存在类似的结论。空间工作记忆是指人在短时间内对刺激物空间位置信息的保持与操控能力,主要涉及个体对客体位置的感知与记忆、对物体动态位移的位置刷新。对一些复杂任务来说,空间工作记忆是必不可少的环节。因此,目前的结论更倾向于ASD患儿存在空间工作记忆的缺陷。

有研究者以高功能ASD患儿为对象,考察了这些患儿的空间工作记忆。结果发现,高功能ASD患儿的空间工作记忆容量低于普通发育儿童。而采用了n-back任务测试其空间工作记忆,结果提示这些患儿在2-back水平需要的反应时间较长,延长的时间较1-back水平延长更加明显。在剑桥成套神经心理测试(cambridge neuropsychological test automatic battery,CANTAB)的空间工作记忆任务中,高功能ASD患儿的搜索效率明显较低,需要更长时间完成任务,错误率高且难以形成固定的搜索策略。这些研究结论同样支持了这样的观点:当空间工作记忆任务越复杂,ASD患儿的空间工作记忆缺陷越明显。fMRI的研究发现,当任务的复杂程度增加时,ASD个体往往呈现额-顶叶网络失活状态,并且脑后部区域的初级视知觉区域激活以进行补偿,但是这一策略往往无法胜任任务所需。

无论是言语工作记忆还是空间工作记忆,ASD患儿都会出现这样的现象,研究者称之为"认知负荷效应"。针对这一现象,有研究者从三个层面解释了ASD患儿的工作记忆缺陷特征。

1. ASD个体本身工作记忆容量不足,低于普通人群,当认知负荷增大时,超出ASD患儿的可容限度,导致工作记忆能力降低。

2. ASD患儿本身存在注意力和执行功能的异常,在处理这些复杂任务时,容易出现干扰,无法进行空间表征。

3. ASD个体在认识活动中,对复杂信息的整合能力较弱,难以形成有效的记忆加工策略。

我国学者对这一现象进行过深入的研究。不仅同样证实了ASD患儿的空间工作记忆容量显著低于同龄健康发育的儿童。同时,在研究中发现:ASD患儿缺乏自上而下的组块加工动机,主动对刺激物进行高水平组块编码的能力不佳,最终导致记忆效果不佳。而组块是指工作记忆加工中的策略化编码形式,是将一组刺激信息编码整合、压缩,进行高效信息加工的单元。这一缺陷可能是ASD的重要缺陷之一。

除此之外,还有一类测试比较了高功能孤独症患儿表情面孔工作记忆的损害特征。个体的表情认知过程不仅涉及早期感知阶段的脸孔结构加工,也需要工作记忆系统参与对脸孔信息刺激的评估和记忆搜索,是一个双重任务。既往的研究中发现ASD患儿可能同时存在着两者的神经网络缺陷。在张玲的研究中证实了高功能ASD患儿对害怕和中性面孔的工作记忆加工表现明显差于典型发育儿童,而高兴面孔的工作记忆受损并不明显,提示这类儿童的面孔工作记忆损害具有表情类别的特异性。该研究还同时发现高功能ASD患儿识别表情能力的欠缺可能与表情面孔工作记忆能力不足有关,是ASD患儿工作记忆研究的重要方向之一。

(三)孤独症谱系障碍患儿的认知灵活性的缺陷

认知灵活性是执行功能中最为复杂且最为重要的一种高级认知能力,指在语言和非语言环境信息选择基础上,认知系统进行转移注意、选择信息、形成计划的过程,通过动态构建和修正自身表征或反应,最终对任务和场景的变化做出适应性的反应。分为注意转换和反应转换两个维度。注意转换是指当测试任务中刺激不同方面发生变化时,相应规则也随之改变,个体能够注意到规则变换,并随之调整注意的过程;反应转换是指任务规则的改变影响个体选择相关动作反应的一种转换形式。现实生活当中,认知灵活性存在缺陷的患儿学习中很有可能会有一定的困难,尤其是数学学习。这些患儿常常是死守以前的知识框架,迁移知识的能力不强,吸收新的知识困难,知识环境有任何变化就不能处理,导致同样的错误反复发生。

威斯康星卡片分类测验(Wsiconsin Card Sorting Test,WCST)主要反映的是个体注意转换的能力。对儿童和成人高功能 ASD 群体采用威斯康星的测试方法,结果提示研究组存在更多的持续错误,证实了 ASD 患儿灵活性的缺陷。在一项持续三年的纵向研究中,发现 ASD 患儿在威斯康星卡片分类任务中表现出更为明显的持续错误,认知灵活性较正常儿童差。即使更加严格地控制了 WCST 的变式,尽可能排除了其他因素对测试结果的干扰之后,ASD 患儿的认知灵活性缺陷仍然显著。此外,在采用了内/外向转换的测试中,同样发现 ASD 患儿存在一种思维定式转换的缺陷。国内也有研究者陆续开展了这类研究,针对高功能孤独症和 Asperger 综合征患儿的研究,也证实了这一类儿童认知灵活性的缺陷。李咏梅等人用威斯康星卡片分类任务,比较了高功能孤独症、阿斯伯格综合征和正常儿童的表现,结果提示,前两类儿童的成绩显著差于正常儿童。而杨娟等人采用同样的任务对 ASD 患儿测试发现,ASD 患儿在分类组数上显著差于正常同龄儿童。即使控制了智力因素对结果的影响,ASD 患儿在注意转换和反应转换测验中仍出现了更多明显的持续错误,该结论推测 ASD 个体的灵活性缺陷特异性。

重复行为是 ASD 核心症状之一,表现为在不同场景下,具有相似性、不恰当性和重复性。重复行为主要分为四种类型,包括:刻板、狭隘的兴趣;固执地重复非功能性的常规活动和仪式;刻板、重复的动作方式;对物品的某个部分过度着迷。

有研究认为,ASD 患儿的认知灵活性与重复行为有关。尤其是国外对高功能孤独症患儿进行的研究也得到验证。Ozonoff 以高功能孤独症患儿为对象进行研究,结果发现这一类患儿的认知灵活性与重复行为存在一定的相关性。在 South 的研究中比较了高功能孤独症患儿重复行为、认知灵活性和中心统合能力三者之间的关系,结果发现这些患儿的重复行为与认知灵活性之间存在相关性,但并不高。而 Brian 同样采用高功能孤独症患儿为对象,并采用了执行功能行为评定量表(BRIEF)测量,结果同样发现了"转换"与重复行为之间的相关性。

梁志高还针对低功能孤独症患儿进行了研究。在他的研究中发现与正常儿童和伴智力障碍的 ASD 患儿相比,ASD 患儿注意转换能力普遍落后,存在注意转换和反应转换的困难。用重复行为检核表测查发现,ASD 出现高水平重复行为的概率更高,但是高水平重复行为中同一行为出现概率较高,而低水平重复行为中刻板和强迫行为的出现频率较高。认知灵活性不同维度与重复行为不同水平之间没有显著关系,但是反应转换能力与刻板行为之间存在极显著的相关性。即使各研究的结论并不一致,灵活性与 ASD 患儿的相关性仍然非常具有吸引力,吸引着更多的研究者探索它们之间的奥秘。

(四)孤独症谱系障碍患儿的其他缺陷

除了以上提到的抑制控制、工作记忆和认知灵活性缺陷之外,研究还发现,ASD 患儿在执行功能其他方面的缺陷。例如河内塔是一个与计划、问题解决相关的执行功能测试。有研究发现,ASD 患儿在河内塔任务的表现较健康儿童更差。实际上,关于执行功能与 ASD 患儿的关联研究众多,这里只是列举了核心执行功能的损害。

除了针对 ASD 患儿本身的执行功能研究外,还有一些研究比较了 ASD 家庭成员的执行功能特点。结果发现,ASD 患儿的一级亲属也存在着执行功能的缺陷。例如,Hughes 等针对孤独症患儿家长的研究,采用注意转换、计划和工作记忆等任务。结果表明,这些父母的执行功能也存在一定程度的障碍,尤其是父亲;但是,他们的记忆力、数字广度等非执行功能任务完成正常。虽然也有结论认为,同一孤独症患儿的父母亲执行功能没有明显差异,但是在群体水平上,ASD 患儿父母亲的执行功能缺陷是比较确切的。这种执行功能的缺陷是一种神经心理特征的亚表型,在代际间进行传递。我国学者也同样证实了 ASD 患儿的父母在人格特征和神经认知功能上与健康儿童的家长也存在显著差异。研究发现,ASD 患儿的父母一般认知功能,包括智力在内都比较完整;但是在神经心理测试下,他们的计划性、灵活性和视觉处理功能都是有损伤的。

第六节　孤独症谱系障碍患儿的执行功能训练

目前关于 ASD 患儿的治疗首先推荐的是教育

训练。而现在由于执行功能备受关注,ASD 患儿又存在明确的执行功能缺陷，因此，有学者开始研究执行功能训练对 ASD 患儿的作用，结果发现这种训练执行功能的方式具有一定的科学依据，对健康发育儿童，以及 ASD 患儿都具有一定的效果。

一、执行功能训练常采用的方法

执行功能训练是针对执行功能组成成分进行训练的方式。目前，该类训练大多数集中在 ADHD、学习障碍和 ASD 等存在发育性缺陷的患儿身上。执行功能训练的方法各种各样，例如内化语言训练法。

（一）认知训练法

Marlowe 等认为这些患儿较高的内部语言缺失更容易导致执行功能缺陷，基于这一观点，他们通过训练和强化患儿内部语言监控这一项认知进行训练，结果发现，这种训练方法对改善患儿的执行功能有效。

认知训练法这一类训练往往适用于 ADHD 患儿。做法是先让患儿观察父母或老师等权威角色大声自言自语地作业，然后当患儿做作业时，成年人在旁边通过言语指导患儿作业，最后，让他学会自己边说指导语，边做作业。结果发现，这种方法对治疗 ADHD 患儿的冲动、多动有效。

（二）抑制控制能力和工作记忆训练

相比之下，针对执行功能主要成分的训练研究却占据了绝对优势的位置，例如，抑制控制能力的训练和工作记忆训练，尤其是针对工作记忆的训练受到更多的追捧。在众多工作记忆训练当中，采用计算机作为媒介的工作记忆训练因其标准化的设置、操作性强、可推广和可以被更多的人同时使用等特点，被不少研究者们采用。

在国外，这种计算机辅助的工作记忆训练模式已经得到了广泛采用。所谓的工作记忆训练是针对个体的记忆加工缺陷而设计的，采用人机互动的训练方式以后，被试者可以通过电脑接受各种工作记忆的任务，其中涉及工作记忆广度任务、刷新任务以及各种复杂工作记忆任务。这种训练在操作上采用阶梯化设计的方式，达到训练被试者工作记忆能力的效果。

工作记忆训练的有效性基于两点原理。

首先，是大脑功能的可塑性，也就是说大脑的功能是可塑的，甚至大脑的结构也具有一定程度的可塑性。这种可塑性，是由于外在强化的因素导致了大脑神经突触的变化。

其次，是训练效果具有迁移效应。研究发现，工作记忆训练与感觉联合皮层、前额叶的活跃相关；使外侧前额叶和顶叶的皮质激活增强，这一表现可反映出工作记忆任务表现的改善。还有研究者比较了工作记忆训练前后的健康个体大脑激活情况。结果显示：经过 5 周的训练，与工作记忆相关的脑区，如额中回、顶叶皮质激活明显增加。该结果提示工作记忆训练能够改善与工作记忆相关的脑区功能状态。而所谓的迁移效应是指工作记忆的训练效果可以推广到推理、抑制等其他执行功能表现。影像学的研究结果认为，单纯工作记忆训练对其他执行功能治疗效果的衍生效应，可能是由于工作记忆和反应抑制及推理等执行功能在神经解剖上共同使用了重叠的大脑区域——前额叶皮质和顶叶皮质。

另外一些研究者需要获得的迁延效应不仅体现在从工作记忆能力扩展到其他的执行功能组分，也体现在从神经心理能力的改善扩展到 ASD 患儿在行为学上、日常功能上的改善。

（三）体育运动锻炼

执行功能成分虽然在执行功能训练当中占据了非常重要的位置，但是还有一些报告为日常的训练方法。体育运动就是非常常用的执行功能训练项目。既往认为，体育锻炼可用于改善平衡等运动功能相关小脑功能。但是，近 20 年的研究确立了小脑与认知功能的复杂相关性，因此从运动的角度训练认知能力、执行功能从理论上是可行的。

研究发现，对 ASD 患儿进行体育运动干预，不仅可以改善患儿体质和社会性发展，还可以改善他们与工作记忆有关的认知功能。在体育项目的选择上，所有运动项目当中，复杂的体育运动可以改善工作记忆，而剧烈有氧运动也对工作记忆有积极影响。其中球类的复杂运动由于需要与他人相配合行动，相比较于其他不需要配合的体育运动，例如游泳，对个体的注意集中改善更为有效。研究发现，这种复杂的配合协调性运动更多地要求额叶皮质进行独立的认知处理，前额叶神经功能被更多地调动起来。此外，有氧运动也被认为对提高个体的执行功能有效。有氧运动也称氧代谢运动，指人体在充分供氧情况下进行的体育锻炼。可以选择的项目包括：慢跑、瑜伽、跆拳道、游泳、骑自行车、健身操等。它的特点在于强度相对较低，有节奏而持续性长。研究发现，有氧运动可以促进大脑多巴胺分泌，改善大脑的前额叶功能和执行功能，有利于认知灵活性和情绪管理能力。有研究者比较了乒乓球训练的方法和游泳训练的方法，结果发现乒乓球训练对视觉工作记忆更有效。

（四）其他训练方法

还有一些方法可以用于训练执行功能，例如珠心算、正念训练。珠心算是具有中国特色的执行功能训练方法，珠算是以算盘为工具，进行加、减、乘、除、开方等运算的方式。珠心算实际上是"心中的算盘"，将算盘的运算过程转移到自己的脑内进行，而不需要真实存在的算盘。这样一来，就需要对视觉空间工作记忆进行训练，要求被试者集中注意力、存储、扩展注意广度、训练思维能力。研究发现该方法可以提高儿童认知能力，但也有研究者提出珠心算的训练可能具有领域独特性，不能提高其他未被训练的能力。

二、孤独症谱系障碍患儿的执行功能训练

执行功能训练已经广泛地应用到健康儿童和一些神经发育性疾病当中。结果发现，此类训练对健康发育儿童、ADHD 和 ASD 患儿同样具有效果，能够改善他们的执行功能。正如前文所说，在众多被认为有效的执行功能训练当中，又以执行功能的核心成分训练最为常见，这一方面的研究也更受追捧，尤其是工作记忆和反应抑制地执行功能训练。

针对健康儿童的执行功能训练证明，执行功能训练在学龄前到学龄阶段的儿童青少年当中是可行的。国内丁芳等人研究了针对学龄前儿童的抑制控制训练，他们使用威斯康星卡片分类任务、白天黑夜 Stroop 测试和熊/龙 gtroop 测试任务来进行抑制功能训练。结果发现，抑制控制任务训练影响了幼儿在所有抑制控制任务上的表现，证明了针对抑制控制训练的有效性。文萍把 36 名 8~9 岁的儿童分为训练组和对照组，同样使用白天/黑夜 Stroop 任务和听觉句子广度任务对训练组进行训练的研究发现，抑制控制训练组在执行功能任务上的得分显著高于控制组，说明抑制控制训练对执行功能产生了积极影响。王晶等将 40 名二、四、六年级儿童分为训练组和对照组，进行抑制控制、工作记忆和认知灵活性三种执行功能成分的训练，使用改编的 Stroop 任务、威斯康星星转换任务和改编的

Cossi 模块任务进行训练，结果显示，工作记忆较难通过记忆训练得到显著提高；而抑制或认知灵活性可以通过训练得到显著提高，该研究进一步证实了有效的训练可以提高儿童执行功能。此外，也有研究者比较了不直接训练执行功能成分的情况下，其他训练方法对执行功能的影响。李凌云对 36 名正常儿童进行应用题解题策略训练，考察训练前后执行功能是否有变化，结果发现策略训练后刷新功能（工作记忆成分）显著提高，转换功能（认知灵活性）较大提高但未达到显著水平，抑制控制无明显变化。

执行功能的训练已经证明对健康儿童有效，因此，有研究者将这种训练方法推广到了神经发育相关的疾病患儿身上，尤其是 ADHD 和 ASD 患儿。在早期对 ASD 患儿的执行功能训练当中 Naomi Fisher 等人对 10 名 ASD 患儿采用威斯康星卡片（认知灵活性）、数字字母连线（工作记忆）进行执行功能训练，每天 25 分钟，持续 5~10 天；并且将 7 名 ASD 患儿设为对照组，不接受任何其他干预。结果显示，训练后研究组在威斯康星卡片上得分显著高于对照组，而数字字母连线没有显著提高。

随着研究的开展，执行功能的训练也逐渐推广和容易操作。其中一个重要的方法就是采用了电脑化的训练方法。计算机化的训练方式属于人机对话的一种训练方式。实际上，工作记忆、认知灵活性和反应抑制相关的一些执行功能任务在电脑上实施起来，更加简便易行。在这种人机对话式的执行功能设计当中，最重要的一点是完成"适应性"的设计。适应性是指训练的项目和被试者的能力相匹配，并且总是略为困难一些，只有这样的设计才会有效地提高被试者的能力。研究发现，这种计算机化的训练方式是可行的，但针对不同程度智力障碍的患儿，则需要增加一定的时间来增加患儿对训练的接受性。一项研究中采用了工作记忆和认知灵活性的干预训练随机对照研究，测量了受到训练的执行功能成分、相关的执行功能维度，以及这种执行功能的改善能否迁延到 ASD 患儿的日常生活能力。研究选择了智商低于 80 的 ASD 患儿进行，采用总共 25 次训练，每次 40 分钟的设置，6 周内完成。在干预前、干预后和干预后 6 周进行测试。结果提示 32 人完成了测试，通过日常执行功能量表（BRIEF）的测试提示，工作记忆训练及干预后个体的日常执行功能得到改善。在 Vires 的研究中，设计了三组执行功能训练模式：适应性工

作记忆训练、适应性认知灵活性训练和非适应性控制训练。同样采用了电脑化的训练方式,采用了前测、后测和干预后6周测试。不同组别训练的效果差异不大,尽管工作记忆训练的儿童显示出工作记忆训练对ADHD样症状的迁延作用;而认知灵活性的训练显示出灵活性的临近转移效应;而非适应性的控制训练似乎没有任何改善。尽管工作记忆训练有效,但是其他维度上,例如社交和日常生活的变化不大。从依从性和满意度出发,有研究者报告了人机对话式的执行功能训练,96%的依从性和88%的父母满意度,提示该类方案可行、满意度高。

这类研究在国内也有开展。在张秋月的研究中,匹配了3对孤独症患儿,两组均接受常规训练,同时实验组进行电脑游戏中介的执行功能训练,在该研究中采用了经典的执行功能任务,例如gonogo、n-back等进行测量;同时,通过父母亲评价干预前后患儿在日常生活中的改变;整个研究历时12周。通过两组之间的比较,研究结论认为平板电脑游戏方法的执行功能干预可以改善ASD患儿的抑制控制能力、认知灵活性、工作记忆和注意力,并且能减轻孤独症的行为症状。

针对执行功能几大成分的执行功能训练已经成为ASD患儿执行功能的训练主流,但是也有一些比较日常的方式,其中就包括了珠心算和运动训练。ASD患儿存在图像记忆的特殊能力,而珠心算则无疑涉及了图像思考的内容。因此,珠心算也许是ASD患儿能够接受的训练方式。运动干预效应可能涉及刺激强化假说、神经化学机制假说和大脑组织结构假说。运动干预的内容包括:跑步、游泳、乒乓球和自行车运动。研究发现运动干预对改善ASD个体症状具有积极的效果,对工作记忆、注意力和其他元认知等执行功能维度都有所改善。此外,研究还发现,高强度运动的干预效果要优于中、低强度运动的干预效果,并且这种效果能够持续到干预结束后。

如果抛开这些研究的局限,从一个更大范围来看ASD患儿的执行功能训练,在生活当中训练这些患儿可能更加具有操作性,并且有意义。目前TEACH结构化教学是比较公认的ASD患儿训练方法,如果我们观察这样的训练过程,可以发现训练的过程中,患儿的活动安排、排序、操作等能力都得到了训练,实际上也是一种对执行能力的训练。而在日常生活中,参加家务劳动、完成家庭任务本身也是执行功能训练更加广泛的训练内容。以超市任务为例,去超市之前的计划,进入超市后的活动安排到最后的结账,都是执行功能的操作性成分。但是,在ASD患儿的家庭当中,往往出于各种目的,过度保护了患儿,避免他们参与到这些活动当中,实际上对他们发展执行能力是不利的。

(江文庆　杜亚松)

参考文献

［1］茅荣杰,汪作为,杜亚松.孤独症语言障碍干预策略研究进展.临床精神医学杂志,2017,27(5):289-292.

［2］李改智,江文庆,杜亚松,等.以DSM系统和ABC量表角度来看孤独症症状变化.中国儿童保健杂志,2015,23(3):257-260.

［3］李焱,江文庆,李梦瑶,等.计算机辅助的执行功能训练对注意缺陷多动障碍患儿的干预研究.中国儿童保健杂志,2017,25(3):237-241.

［4］张宏,杜亚松.孤独症谱系障碍的遗传学研究进展.精神医学杂志,2015,28(6):467-470.

［5］朱瑜,许翀,万芹,等.适应体育运动干预对孤独症谱系障碍儿童视觉工作记忆的影响.中国体育科技,2017,53(3):55-62.

［6］Benyakorn S,Calub CA,Riley SJ,et al.Computerized cognitive training in children with autism and intellectual disabilities:feasibility and satisfaction study.Jmir Mental Health,2018,5(2):e40.

［7］Braden BB,Smith CJ,Thompson A,et al.Executive function and functional and structural brain differences in middle-age adults with autism spectrum disorder. Autism Res,2017,10(12):1945-1959.

［8］Cardoso CO,Dias N,Senger J,et al.Neuropsychological stimulation of executive functions in children with typical development:A systematic review.Appl Neuropsychol Child,2016,7(1):61-81.

［9］De Greeff JW,Bosker RJ,Oosterlaan J,et al.Effects of physical activity on executive functions,attention and academic performance in preadolescent children:a meta-analysis.J Sci Med Sport,2018,21(5):501-507.

［10］Demetriou EA,Lampit A,Quintana DS,et al.Autism spectrum disorders:a meta-analysis of executive function.Mol Psychiatry,2018,23(5):1198-1204.

［11］Shinchieh Duh,Jae H Paik,Patricia H Miller,et al. Theory of mind and executive function in chinese preschool children.Dev Psychol,2016,52(4):582-591.

[12] De Vries M,Prins PJM,Schmand BA,et al.Working memory and cognitive flexibility-training for children with an autism spectrum disorder:a randomized controlled trial.J Child Psychol Psychiatry,2015,56 (5):566-576.

[13] Gokcen E,Frederickson N,Petrides KV.Theory of Mind and Executive Control Deficits in Typically Developing Adults and Adolescents with High Levels of Autism Traits.J Autism Dev Disord,2016,46(6): 2072-2087.

[14] Habib A,Harris L,Pollick F,et al.A meta-analysis of working memory in individuals with autism spectrum disorders.Plos One,2019,14(4)e0216198.

[15] Hamilton K,Hoogenhout M,Malcolm-Smith S.Neurocognitive considerations when assessing Theory of Mind in Autism Spectrum Disorder.J Child Adolesc Ment Health,2016,28(3):233-241.

[16] Jiang YV,Capistrano CG,Palm BE.Spatial working memory in children with high-functioning autism: Intact configural processing but impaired capacity.J Abnorm Psychol,2015,123(1):248-257.

[17] Jones CRG,Simonoff E,Baird G,et al.The association between theory of mind, executive function,and the symptoms of autism spectrum disorder.Autism Res, 2018,11(1):95-109.

[18] Macizo P,Soriano MF,Paredes N.Phonological and Visuospatial Working Memory in Autism Spectrum Disorders.J Autism Dev Disord,2016,46(9):2956-2967.

[19] Merchán-Naranjo J,Boada L,del Rey-Mejias A,et al.Executive function is affected in autism spectrum disorder,but does not correlate with intelligence. Rev Psiguiatr Salud Ment,2016,9(1):39-50.

[20] Roy A,Allain P,Roulin JL,et al.Ecological approach of executive functions using the Behavioural Assessment of the Dysexecutive Syndrome for Children(BADS-C): Developmental and validity study.J Clin Exp Neuropsychol,2015,37(9):956-971.

[21] Weismer SE,Kaushanskaya M,Larson C,et al.Executive Function Skills in School-Age Children With Autism Spectrum Disorder:Association With Language Abilities. J Speech Lang Hear Res,2018,61(11):2641-2658.

[22] Tamm L,Nakonezny PA.Metacognitive executive function training for young children with ADHD:a proof-of-concept study.Atten Defic Hyperact Disord, 2015,7(3):183-190.

[23] Uddin LQ,Kaustubh S,Lynch CJ,et al.Brain State Differentiation and Behavioral Inflexibility in Autism. Cereb Cortex,2015,25(12):4740-4747.

[24] Vogan VM,Morgan BR,Smith ML,et al.Functional changes during visuo-spatial working memory in autism spectrum disorder:2-year longitudinal functional magnetic resonance imaging study.Autism, 2019,23(3):639-652.

[25] de Vries M,Prins PJ,Schmand BA,et al.Working memory and cognitive flexibility-training for children with an autism spectrum disorder:a randomized controlled trial.J Child Psychol Psychiatry,2015,56 (5):566-576.

[26] Wang Y,Zhang Y,Liu L,et al.A Meta-Analysis of Working Memory Impairments in Autism Spectrum Disorders.Neuropsychol Rev,2017,27(1):46-61.

[27] Wang Z,Devine RT,Wong KK,et al.Theory of mind and executive function during middle childhood across cultures.J Exp Child Psychol,2016,149 :6-22.

[28] Wolff N,Chmielewski WX,Beste C,et al.Working memory load affects repetitive behaviour but not cognitive flexibility in adolescent autism spectrum disorder. World J Biol Psychiatry,2018,19(7): 509-520.

第五章

儿童孤独症的认知行为干预方法

第一节　认知行为干预方法的概述

一、认知行为干预方法的编制人及编制介绍

行为在心理学中的含义广泛，它既包含了外显的行为变化，也包含了内隐的心理过程。就目前的行为矫正的应用而言，外显行为变化是主要的方面。而行为疗法的边界从全面启动的时候开始就在不断地拓宽，传统行为疗法中最具有影响力的改变可能就是与认知策略的结合。因此我们有必要了解认知行为疗法的编制人及历史进程。

从行为矫正的历史分析可知，行为矫正的理论基础主要包括四个方面，即经典性条件反射理论、操作性条件反射理论、认知行为学习理论和社会学习理论。其中以前两大理论为主流，它们奠定了行为矫正的基础，并在方法和策略的应用上也占据主要的内容。后两个理论是在行为矫正的发展后期才逐渐渗入的，目前仍处于进一步的发展时期。

（一）巴甫洛夫的经典性条件反射理论

巴甫洛夫（Ivan Petrovich Pavlov）是俄国著名的生理学家和心理学家。早在20世纪早期，巴甫洛夫使用知名的经典条件反射进行了动物实验，强调了经验与自动反应的联系。巴甫洛夫研究的虽然是狗的唾液分泌反应，但经典性条件学习在人类的日常生活中也十分常见，如望梅止渴等。一些本来并不引起机体反应的中性刺激，由于在过去曾反复与能够引起机体反应的无条件刺激相伴出现，因

而变成了预示无条件刺激到来的信号，所以也能引起机体的反应。巴甫洛夫作为伟大的生理学家和心理学家，其研究深深地影响了行为主义心理学包括行为矫正的发展。在巴甫洛夫的晚年，他开始将其条件反射研究的成果应用于心理病理学，从而为行为矫正的发展奠定了最初的基础。

（二）斯金纳的操作性条件反射理论

斯金纳（Burrhus Frederic Skinner）的操作性条件反射理论是在批判性继承巴甫洛夫、华生和桑代克的研究成果的基础上建立起来的。通过大量的实验研究，斯金纳将条件反射的学习分为两种类型：

1. **应答性反应**　是一种由刺激情境引发的反应，斯金纳称之为应答性反应，与经典性条件反射类似。

2. **操作性条件反射**　是另一种由机体的自发行为引发的，即实验者针对机体在刺激情境中自发性的多个反应中，选择其一（要机体学习的反应）给予强化，从而建立刺激——反应联结。

操作性条件反射的基本规律有正强化、负强化、惩罚、消退。经典性条件反射和操作性条件反射的比较有许多共同的特点，其主要差别在于强化的顺序不同。在经典性条件反射中，无条件刺激与条件刺激几乎同时出现，无条件刺激即是强化物，无条件刺激与条件刺激共同诱发行为的发生。在操作性条件反射中，条件反射形成之前不给予强化

物,只有在条件反应发生后才会出现强化物。因此,经典性条件反射是强化决定反应,而操作性条件反射是反应决定强化。操作性条件反射在行为矫正中作用很大,大多数行为矫正的具体方法都是建立在操作性条件反射基础上。

(三) 认知行为学习理论

随着行为主义思想的发展和应用领域的扩展,一些热衷于行为控制和改变的学者也积极注意到内存的认知过程对外在行为的影响。简单地说,认知行为学习理论就是结合行为理论和认知学习理论,认为通过影响个体的内在认知可以改变个体外显的问题行为。认知行为学习理论认为,经由自己内在思想的改变,主动去修正外在的问题行为,往往可以使行为改变持续,不因外在强化物的消失或撤离而中断。代表人物有埃利斯(Albert Ellis)的理性情绪行为理论和贝克(Aaron T.Beck)的认知行为理论。认知行为学习理论既注重个体的外显行为,也关注内在的认知历程,以便新的适应性行为能够持续和内化。也就是说,认知行为学习理论是运用以行为表现为基础的流程和认知介入的方式去改变一个人的思想、感受和行为。

(四) 社会学习理论

按照条件反射理论,学习是在个体的行为表现基础上,经由强化或惩罚等外在控制而产生的,即学习是通过直接经验而获得的。而班杜拉(Albert Bandura)则认为,这种观点对动物学习来说也许是成立的,但对人类学习而言则未必成立。因为人的许多行为的习得来自间接经验,其行为不仅受环境的影响,也受制于个体的认知等因素的作用,并且行为也会反过来影响认知和环境。于是,班都拉在提出学习的交互决定论以及大量研究的基础上,提出了观察学习理论。观察学习理论指的是人们通过观察他人的行为及行为的后果而间接进行的学习。观察学习在人类的学习中具有重要的作用。它不但可以使我们超越经由赏罚控制来学习直接经验的限制,而且可以使我们超越事先设计的学习情境的限制,随时随地地进行学习。

对于孤独症患儿而言,他们很难像其他正常儿童那样学习,导致患儿在社交、语言、游戏、认知和适应领域出现功能损害。孤独症患儿的认知心理与正常儿童有着很大的不同。在认知水平上,大多数孤独症患儿的认知能力发展有不同程度的不足,无法对周围事物进行合理的分析、综合、归纳、整理,对人与人之间的关系更是极度缺乏,许多患儿对人际交往、沟通中的最基本的语言都无法理解。最新研究显示至少由 50% 左右的孤独症患儿智力水平低于同龄儿童,部分患儿记忆力较好,尤其是在机械记忆方面。在认知时间上,对于自身感兴趣的事会长时间的不转移注意力,但是对于家长或老师要求他们学习的东西则较容易产生厌倦情绪,尤其是一些不注重教育方法的家庭,其患儿的训练很难进行。孤独症患儿要认知一些事物的属性要比正常儿童时间更久。尤其是一些抽象的属性,他们很难理解。

行为科学家们根据行为学习理论的基本原理,形成了教育孤独症患儿的有效方法。伊瓦·洛瓦斯(Lvar Lovaas)博士和他的助手在加州大学洛杉矶分校经过 30 年的研究表明,早期的行为治疗能显著改善孤独症患儿的功能。从 20 世纪 60 年代早期开始,大量研究证实对于患有孤独症的儿童、少年以及成人实施行为治疗有效。早期和强化的行为干预对于孤独症患儿的认知、语言技能和适应性行为有积极的作用。

二、认知行为干预方法的定义

认知干预训练需要基于孤独症患儿的认知特点结合经过科学证实行之有效的行为训练方法,是一种综合性的干预训练方法,以培养与提高孤独症患儿多项认知能力为目标,通过行为训练的科学方法,培养与提高孤独症患儿的多项认知能力。

三、认知行为干预方法的目的

认知行为干预训练的具体目标是提高孤独症患儿的知觉、记忆、想象、思维等各方面能力,达到认知进步的目标。在训练过程中,需要借助图形、数字、符号及文字等训练材料,结合行为训练的方法进行。其内容包括图形认知、颜色认知、数字认知、同类匹配、观察能力、抽象思维能力、记忆能力等。

四、孤独症患儿进行认知行为干预方法训练的意义

通过系统地对孤独症患儿的认知能力进行训练与培养,逐步提高孤独症患儿的认知能力,增强其在语言、游戏、社交等方面的能力,更好地改善其功能,从而减轻他(她)们的症状,提高孤独症患儿生存和发展的能力。

第二节　儿童孤独症认知行为干预方法的干预机制

认知行为干预方法是在行为分析疗法的基础上,运用行为塑造技术,以正性强化为主,促进孤独症患儿各项认知能力的发展。

一、强化

(一) 强化的含义

在行为矫正领域,强化指的是某种行为发生之后,所跟随的结果能够导致将来该行为发生概率增加的过程。行为增加通常指行为的发生次数、持续时间或者强度得到了增强。强化是治疗的关键。

行为结果是获得强化物的过程,称为强化。正强化就是当个体做出某一行为后,导致刺激的出现或者刺激强度的增加,并且提高了该行为在今后发生概率的过程。在正强化中,随着行为发生而出现或增加的刺激,称为强化物。判断一个刺激是不是强化物,要注意这一刺激是否导致今后行为发生的概率提高。只有提高了行为发生概率的刺激才是强化物。

在正强化的使用中,最重要的条件就是强化物。强化物是能增加或维持行为环境中的任何因素。正常人在工作和生活中也有强化,如通过努力工作,从而获得更多的收入。精心打扮自己以后,获得别人的赞美等。在教学的过程中,强化物是用来对儿童的正确反应进行"奖励"的物品和活动,其特点是多样性,即凡是对儿童能起到"奖励性"作用的事物都可能成为强化物。

(二) 强化的类型

1. 在教学使用过程中,根据强化物自身的特点可分为以下几种类型。
- 食品强化物:如儿童喜欢的糖、饼干、薯片、小点心等。
- 实物强化物:如儿童喜欢的贴纸、卡片、小玩具等。
- 游戏强化物:如儿童喜欢的游戏(荡秋千)、看电视等。
- 社交性强化物:如鼓掌、拥抱、亲吻、摸摸头,说"你真棒""很好"等。
- 代币强化物:各种代币,如累积小红花或小

贴纸可以换礼物。

2. 根据强化是否是自然发生,强化物可分为自然强化物和特设强化物。
- 自然强化物:是指跟随某些行为后自然发生。如喝水之后口渴的感觉消失。
- 特设强化物:是指那些并不是跟随行为自然发生,而是人为给予的强化物。如在训练中当儿童听从教师的指令完成,教师给儿童喜欢吃的薯片。

(三) 有效强化的原则

在教学中为保证上课质量,首先要选好本次课程的强化物,实现有效强化的原则。强化物应该是患儿选择出来、是其所喜欢的,能真正起到强化的作用。当患儿完成教师所指定的任务后,应伴随给予强化物,通常应在其行为发生的 3 秒钟内给予强化物。在患儿训练过程中,如果有多位教师参与教学训练,那么不同的教师在给予强化物时应保持一致性原则。

(四) 如何选择合适的强化物

首先应对孤独症患儿实行强化物的调查和选样。由家长提供并且老师也要注意观察患儿平时的选择倾向,应提供 6 种以上的选择,选中后随机换位置再次进行选择,如果连续 2~3 次均选择同一个物品,则此次课程的强化物即为此物品。在选择强化物时,应注意评估其是否有效,是否安全健康,比如太小的患儿尽量不要选择容易引起窒息的食物。

当孤独症患儿不注意学习时应首先考虑强化物是否有效的问题。应重新让其选择强化物从而判别是否是由于强化物失效所导致。在教学中应注意强化物会随时间、地点的改变而改变。如果需要,孤独症患儿可以同时拥有 2 件以上的强化物。并且逐渐由食物类的强化物要逐渐转变为社会性的强化物。

(五) 强化的频率

强化的频率分为高频强化和低频强化两种。高频强化是指以固定比率(1:1),即对孤独症患儿

的每一次正确反应给予一次奖励。高频强化使用在其对教学的配合能力较弱、情绪较差或对该患儿提出新的课题时。低频强化是指以变化比率（X：1），即在患儿数次正确反应后给予一次奖励。低频强化使用在能够较好的配合教学、情绪较好、与患儿进行其所喜欢的活动时、课题难度不大或该患儿已表现出能够独立完成时。通过强化比率的变化也可以看到患儿配合能力及自我控制能力的提高。

（六）避免过度强化

在教学中应注意避免一次给予孤独症患儿过多的食物类强化物，防止其过快出现吃饱了的现象，进而使强化物失效。同样对于实物强化物也应避免让患儿一次玩的时间过长。当强化物失效时，也应考虑到是否是强化物太单调而缺乏变化，导致孤独症患儿缺乏持久的兴趣。

二、提示

提示又称为辅助，是一种外加的暗示以增强获得一个新行为的成功性。即一种附加的刺激，它被使用在有意识地引发正确反应（期望反应），从而帮助孤独症患儿在指令与正确反应间建立联系，以保证其行为的正确性，使强化的目的得以实现。进行提示能加速患儿的学习进程，同时也可减少该类患儿在学习中所遭受的挫折。

提示可分为以下几类：

1. 身体提示　是通过接触孤独症患儿的身体帮助他完成正确反应，包括完全的和部分的身体辅助，比如拉着患儿的手去指正确的图片。

2. 动作示范　是通过示范指令的动作帮助孤独症患儿理解并完成。

3. 手势提示　是用手势动作（指点、示意）帮助孤独症患儿做出正确反应。

4. 位置提示　是将目标物品或图片置于孤独症患儿易给出正确反应的位置上。

5. 语言提示　是用语言补充/描述指令示意孤独症患儿应有的正确反应；在语言刺激中给出（全部或部分）正确答案。

6. 视觉提示　是用图片或实物对孤独症患儿进行提示。

在使用提示时，首先应充分注意提示的时间要及时，以帮助孤独症患儿建立信心，产生兴趣并体验成就感。其次提示要与强化结合使用，在提示其做出正确反应后应及时给予强化。

三、渐隐

渐隐（消退）是指逐步撤销提示的过程。而提示的层次应遵循从最大干预到最小干预的顺序。如提示应从完全身体辅助到动作示范逐步降低提示的强度，直至孤独症患儿能独立完成目标行为。例如：孤独症患儿在使用身体提示下完成触碰正确的图片后，下一个回合尝试采用一个手势提示（指着正确的图片），来提示他/她完成正确的行为。再比如：使用一个语言提示完全说出一个实物名称，使孤独症患儿模仿说出后，下一个回合尝试使用只发出第一个音节来提示他/她仍模仿说出实物的名称。

适当地延长"等待"时间也是一种提示的渐退，在孤独症患儿已经能在一种提示下完成目标行为后，可以尝试在下一个回合中，如果他/她没有对指令做出即时的反应，适当地延长提示给予的等待时间，但注意等待时间不能超过五秒钟，并避免出现错误反应。

在教学中要逐渐地撤销提示，直至孤独症患儿在没有提示的情况下也能够独立完成。但记住要慢慢地消失提示，在一种水平的提示消失或减弱之前，该患儿应能够在这种提示条件下成功地完成几个连续的回合。如果提示减低后，该患儿不能完成正确反应，应返回到降低"以前"的提示等级上去。也就是说，在确定了降低或减弱后的提示肯定不行后，要使用肯定能够使孤独症患儿作出正确反应的（程度较高的）提示。

教学是以提示的消失为最终目的，要求孤独症患儿能逐步独立完成所期望的目标行为。在教学中应防止进行不经意的提示，因为不经意的提示一般不容易渐退，同时它还会误导教师对该患儿学习情况的正确判断，如在不经意提示下，患儿的表现似乎会更好一些。有些患儿在不经意的提示下会更多地注意无关的线索。在教学中常见的不经意提示有：瞥视、姿势、位置、交替发出指令、表情、患儿反应正确时教师反应得快、若孤独症患儿反应错误时教师反应得慢等。

四、分解式教学

分解式教学是一种特殊的能最大限度地促进学习教学方法。把一种需要教学的知识或者技能分解成较小的步骤，每次只教一个步骤。并且教学的知识要从简单到复杂。在孤独症患儿掌握每个部分之前,不要一次教太多的内容。每一个教学回合参照图2-5-1。

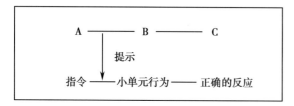

图2-5-1 教学回合

(一) 指令

1. **指令的定义** 指令是指让孤独症患儿做什么事情时所出示的刺激。可分为语言指令与非语言指令。

- 语言指令:如让患儿做什么事情时所说的话;
- 非语言指令:如手势、示范动作、物品、卡片等。指令可以使患儿理解别人的意愿,并建立起自己与别人是有关系的意识。

2. **注意原则** 发指令时应注意以下的原则:

(1)统一性:在开始教一个孤独症患儿时,指令要保持一致,以使患儿准确地理解教师要他做什么?等患儿能力提高以后才可以考虑变化指令,给予更灵活的指令。

(2)不重复性:如果指令发出后,提示患儿没有反应,应认为患儿做出的是错误反应,应给予及时的纠正。不应重复再给予指令,甚至多次给予指令及提示。与强化结合使用,在患儿出现正确的反应后,应及时予以强化。

3. **发指令的技巧**

(1)及时、适时。

(2)明确、准确,不应该有选择,如:好不好? 行不行? 可不可以?

(3)声音清晰、以平常说话的语调为好。

(4)内容上可根据患儿的能力,由简单明了至复杂发展。尤其在教学的开始阶段或者在患儿掌握某种技能有困难时,指令要简明。简明的指令有助于避免混淆。

给予指令后,要给患儿3~5秒钟的反应时间,这样患儿可以有时间进行思考。反应的时间太短或太长都不利于教学,太短可能会引起患儿的混淆和混乱,太长又可能会使患儿注意力出现分散现象。

4. **教师的注意事项** 在给予指令后,教师应明确患儿的目标的反应。发指令前教师首先要明确要让患儿做什么。只有教师明确地知道指令的内容要求和预期反应,患儿才有可能明白。

(二) 小单元的行为

教学中,当复杂行为全部不会时,应分解成小单元行为(简单行为)分别进行教学,然后再将复杂行为复原。在分解式教学中教师事先要明确患儿的目标行为是什么,要达到什么标准,对于达到标准的目标行为才能予以强化,即强化的标准要始终如一。如指令是"碰一下鼻子"时,事先要明确患儿的手要靠到鼻子多近,才算是碰到了鼻子。如果标准是只有手碰到鼻子的皮肤才算成功的话,那么指鼻子的行为就不能予以强化。明确强化的标准有助于所有的教师保持教学的一致性,有助于患儿能做出正确的反应,同时也有助于教师保持客观的教学态度。但应注意强化的标准应该根据患儿的能力水平进行确定及调整。

(三) 正确的反应

教师要在患儿做出反应后立即给予正确的反应。一般教师要在3秒钟内给予反应。教师反应的意义要明确,不能模棱两可,如不能在说"不对或者错了"的同时,脸上还同时微笑,也不能在说"好或真棒"的时候还皱着眉。

当患儿做了正确的行为后(目标行为出现),教师应对患儿的目标行为给予强化。当患儿做了错误的行为后(目标行为没有出现),教师的正确反应,应是对患儿的错误行为给予"不对"的指示并进行纠错。

一般当教师给予指令5秒后,患儿仍没有做出正确的反应,视为患儿出错。如果患儿出现离开座位、抢东西等其他不当行为时,也视为患儿出错,并要予以纠正和纠错。

如果在纠错中,患儿出现发脾气,要强化物的行为时,可尽量予以控制,如控制好教学的节奏、对患儿发脾气的现象予以忽视。如果无法控制时,也不能立即妥协,可以换一个患儿以前会的目标行为或难度较低的目标行为,当患儿在教师的指令下完成这个要求较低的目标行为后,再给予强化物。否则会强化患儿发脾气、要强化物的不当行为。

五、泛化

泛化一般指个体学习到的能力大致或类似的转换。不仅应发生在设计的教学场景,而应贯穿于日常生活的全过程。

孤独症患儿自身的障碍特点导致其技能的泛化能力差,而一种技能患儿只有在不同的环境及不同的条件下都能运用,我们才能认为该技能患儿的确是掌握了。一旦一个技能在一个环境中被教会,就要将它转移到变化中的环境(如材料、位置、人员)中进行泛化。泛化关系到训练的有效性,即可以确定行为的改变是因为患儿学到了东西。要使一个教学方案达到有效性,就要系统地进行泛化。

泛化从基础学习将技能掌握,可以在不同的人物之间进行泛化该项目标。如在不同的教师之间进行泛化,至少 2 个,越多越好。进一步在不同的教具材料及指令间或者不同环境进行泛化。如在不同的地方,不同的指令等。最重要的是在自然环境中泛化。保持所掌握的全套任务,在自然环境中进行泛化,即功能性地使用患儿学到的技能。教师及家长如果能把握住日常生活中的机会及时对患儿进行情景教学,除可以增加患儿的学习次数外,同时也可以使孤独症患儿学习到的技能得以泛化。

六、避免挫败感

掌握标准:如果孤独症患儿在两到三天里有 80~90% 的正确反应,并且在不同的地点和面对不同的授课对象均能完成,表示患儿已经掌握了相关知识。但这个标准不是一成不变的,需要结合患儿的状态、环境因素等综合考虑。不要过于增加孤独症患儿的挫败感。

第三节　儿童孤独症认知行为干预方法的干预内容与质量控制

结合行为治疗的方法,根据孤独症患儿认知发育进程,结合患儿自身的认知发展水平,可以开展以下认知行为干预训练。

一、视觉空间技能的培养

视觉空间知觉不仅包括传统认为的对方向定位的知觉,对距离的知觉(物体位置的远近判断),对图形辨认的知觉等,还包括平面图形和立体图形深入一步的有关图形之间的关系和图形变化结果的洞察和知觉。幼儿空间智力发展最快的时期是 2~6 岁,尤其是在 3 岁以后。幼儿 3 岁能辨别上下,4 岁能辨别前后,5 岁能以自己为中心辨别左右,7~8 岁能辨别相对左右。对熟悉的物体可以分出远近,可以掌握基本形状,如圆形、正方形、三角形、长方形等。空间和方位的认识对于儿童今后的知识学习和人生发展都有着重要的意义。视觉空间知觉技能的培养遵循循序渐进的过程。

(一) 非言语的模仿

1. **目标**　让孤独症患儿学会非言语的模仿(nonverbal imitation),模仿是其他重要技能的基础(比如语言、社交方式、游戏规则、生活自理的能力)。教学过程中示范是学习的基础。

2. **引入标准**　非言语的模仿是最容易教的技能,不需要任何先决条件。

3. **掌握标准**　在没有辅助的情况下,患儿 10 次中有 8 次能够正确地进行模仿,并在家长和不同的老师那里也能完成。

(1)物品操作:从操作物体(object manipulation)的动作开始,这也是最容易教会孤独症患儿的非言语模仿动作。操作物体包括:把积木放进容器里,摇摇铃、摇沙锤,用积木敲桌子,用棍子敲球;玩简单的操作性的玩具等。操作物体见图 2-5-2A、图 2-5-2B、图 2-5-2C。

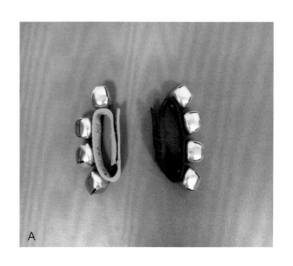

A

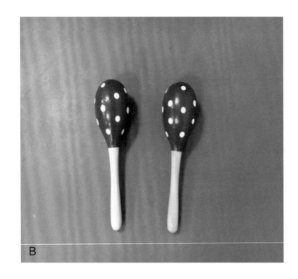

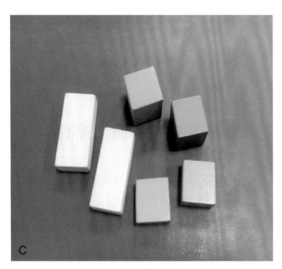

A. 摇铃;B. 沙锤;C. 积木

图 2-5-2　操作物体

教师现场示范一个物品操作动作,并说:"这样做",当孤独症患儿没有模仿动作时可以先给予完全肢体辅助,随着患儿的进步,逐渐减少肢体的辅助和言语的辅助。

(2)单一动作的模仿:选取粗大运动动作教学生进行单一动作的模仿(single action manipulation)。比如:举起手臂、伸展手臂、拍手、跺脚、摸鼻子、挥手、摸肚子、摸脚趾、起立等。当患儿学会模仿动作,教师要离开座位进行示范,患儿坐在座位上完成动作的模仿。

(3)2个连续动作的模仿:模仿两个步骤的动作(2-part chains),要求患儿进行动作内容和顺序的记忆。比如先摸摸头再拍拍手,先起立再挥手等。

(4)3个连续动作的模仿:模仿3个连续步骤的动作(3-part chains),方法和前一致,增加了模仿动作的数量和难度。

（二）配对

1. 目标　利用视觉空间的设计教会患儿识别、辨别和组合物体。为理解事物的名称、分类、概括奠定基础。

2. 引入标准　能够在桌边坐下,掌握了非言语的模仿(或者可以和非言语模仿同时进行)。

3. 掌握标准　在没有辅助的情况下,患儿10次中有8次能够完成正确地配对(matching),并在家长和不同的老师那里也能完成。

4. 常见的问题

(1)泛化不够:导致不能在日常生活中应用;

(2)允许的反应间隔时间太长,患儿注意力不集中;

(3)孤独症患儿被所提供的教具分心,玩配对的教具而不是进行操作。

5. 具体操作方法

(1)物品-物品的配对:物品-物品的配对(object-to-object,3D)是患儿选用很容易地用一只手拿的完全相同的实物物体,选择日常生活中会用到的或是所熟悉的物品(例如勺子、杯子、牙刷、积木、玩具等)。首先桌子上不要放其他物品干扰,给患儿呈现一个物品(如勺子),然后把另一个同样的东西(如勺子)交给患儿,说:"把一样的放一起。"同时给予患儿不同等级的辅助,见图2-5-3。

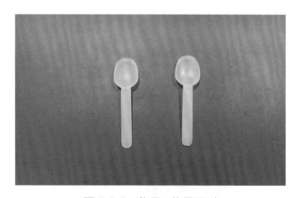

图 2-5-3　物品-物品配对

(2)图片-图片的配对:图片-图片的配对(picture-to-picture,2D)是选择两幅相同的物体的图片,常用的有日常用品、水果、人物、动物等。给孤独症患儿呈现一张图片,说:"把相同的放一起"。辅助患儿把图片放在桌上同一张图片的顶部(图2-5-4)。

逐渐增加图片的数量到 10~15 张。

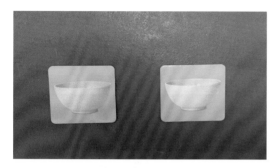

图 2-5-4　图片 - 图片配对

(3)颜色配对:选用各种不同颜色,但是尺寸和形状相同的图片进行配对。可以根据各年龄阶段患儿对颜色的辨别能力选择适合的颜色图片,见图2-5-5。

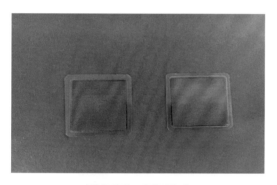

图 2-5-5　颜色配对

2 岁:红色、蓝色;

2 岁 6 个月:绿色、黄色、橙色、紫色;

3 岁:棕色、黑色、粉红色、灰色;

4 岁:白色。

(4)形状配对:选择大小和颜色相同的不同形状的图片进行配对,见图 2-5-6。

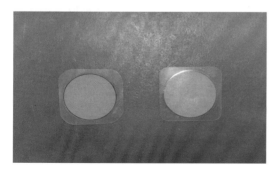

图 2-5-6　形状配对

理解形状名称的发展阶段:

3 岁:圆形、正方形;

4 岁:三角形、长方形;

5~6 岁:菱形。

更大的孤独症患儿还可以选择星星形状、钻石形状、椭圆形、月亮形状等复杂的图形。

(5)物品 - 图片的配对:物品-图片的配对(object-to-picture)是掌握 10 个图片与图片配对项目后开始,选取相对应的实物和图片进行配对联系。给孤独症患儿呈现一个物品,说:"把相同的放一起。",患儿把物品与相同的图片配对,见图 2-5-7。

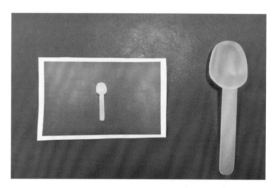

图 2-5-7　物品 - 图片配对

(6)图片 - 物品的配对:图片 - 物品的配对(picture-to-object)是掌握 10 个图片与图片配对项目后开始,选取相对应的实物和图片进行配对联系。给孤独症患儿呈现一个图片,说:"把相同的放一起",患儿把图片与相同的物品配对。

(7)不同的物品配对:根据多种特征进行不同的物品配对(相似配对),包括颜色、形状、大小等。首先是"相同的东西"(在外观上非常相似),并逐步被"不相同的东西"(例如,从匹配一个红色的勺子和黄色的勺子),见图 2-5-8。

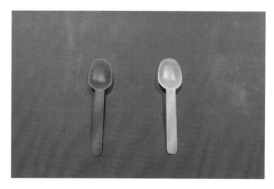

图 2-5-8　相似配对

(三) 归类

1. 目标　通过归类(sorting)教孤独症患儿

131

通过物品共同的特征来进行分组,培养逻辑推理能力。

2. 引入标准　已经掌握了不完全相同的物品的配对以及非言语的模仿能力。

3. 掌握标准　在没有辅助的情况下,患儿10次中有8次能够正确地进行分类,并在家长和不同的老师那里也能完成。

4. 常见的问题　每一种类使用的物件太局限,或者从复杂的任务开始,开始时使用的物件与物件之间相似度太低。

一次给患儿一个物品或图片,让患儿把一类的放在一起(一样的放在一起),比如动物放在一起,水果放在一起,生活用品放在一起等。用动作、语言或位置提示来辅助。然后可给予2个或更多的图片,每张都代表一个类别,然后对实物或图片进行分类,见图2-5-9。

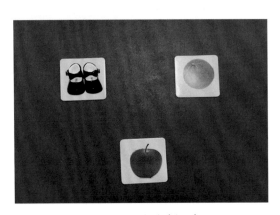

图2-5-9　归类(水果)

(四) 积木仿搭

1. 目标　积木仿搭(block imitation)是通过加强视觉识别的能力(颜色、形状、尺寸等),增强注意力和记忆力,提高解决问题的能力,促进精细动作的技能,最终促进游戏技巧。

2. 引入标准　能够在桌边坐下,掌握了非言语的模仿(或者可以和非言语模仿同时进行),能够操作物品,并能在桌边做好。

3. 掌握标准　在没有辅助的情况下,患儿10次中有8次能够正确地进行配对,并在家长和不同的老师那里也能完成。

4. 常见的问题　患儿不能区分不同的积木,在任务过程中不能维持注意力,有关积木重复刻板语言,不能搭积木,精细动作能力有局限性,注意镜像差异。

(1)搭一块积木:将一块积木放在另一块积木上,并说:"这样做"。可以给予动作辅助,指出孤独症患儿需要的积木或者需要放置的位置。可以上下搭或左右搭积木,逐渐改变积木的方向,积木摆放位置要完全一样,而不是镜像图像,见图2-5-10。

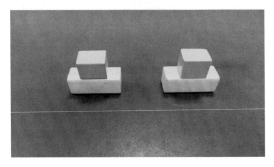

图2-5-10　搭一块积木

(2)连续模仿搭积木:逐步模仿搭更多的积木,教师搭一步,患儿仿搭一步,积木的颜色、形状要随机变换,提高搭积木的技能,见图2-5-11。

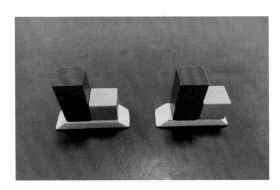

图2-5-11　连续模仿搭积木

(3)预搭积木模仿:教师提前搭好一个积木,让患儿模仿,必要时可以挡住孤独症患儿的视线,逐渐增加搭建难度,可以加入干扰性的积木。

(4)图片仿搭:给患儿呈现一张清楚的积木构造图并说:"搭个和图上一样的"。孤独症患儿模仿搭乘图上的结构。

(5)赋予想象的搭建:让孤独症患儿根据言语指令搭建,并且可以加入人物、动物进行假扮性游戏。

二、抽象概念和认知技能的训练

(一) 认识颜色

1. 目标　教孤独症患儿识别基本颜色(colors),增强抽象概念的知识。

2. **引入标准** 已经掌握颜色的配对(2D-2D,3D-3D,3D-2D)

3. **掌握标准** 在没有辅助的情况下,患儿10次中有8次能够正确地进行识别,并在家长和不同的老师那里也能完成。

4. **常见的问题** 一开始时没有使用颜色明亮的颜色,更进一步没有引入一系列相似的颜色,没有泛化。

5. **要教的颜色** 红色、蓝色、橙色、绿色、黑色、棕色、粉红色、紫色、黄色、白色、灰色。

(1)接受性:准备好颜色不同、大小一样的纸(最好是薄纸)。实物配对中患儿能接受的一种固定的颜色。说:"摸一摸(某个颜色)",辅助患儿摸一摸要求的颜色。可以进行提示:用手点一点,找位置,给患儿示范。进一步放置不同颜色的不同物品并说:"摸一摸(某个颜色)(某个物件)"。患儿摸正确颜色的物件。将物品放在相同颜色的纸上,然后逐渐退去,或者让患儿配对物品和颜色卡上的颜色。

(2)表达性:材料同上,患儿能命名的实物中的颜色。问患儿:"这是什么颜色?"。患儿回答颜色名称。

从一个物品开始,然后增加。问:"这个XX是什么颜色"?患儿回答:"这个XX是(颜色)"。

呈现2个或更多的物件并问:"那个是什么颜色"?患儿回答:"XX是(颜色)"。

呈现两种颜色的一个物件,问:"这是什么颜色?"。患儿回答:"(XX)和(YY)颜色"。

(3)提高阶段:教患儿记住普通物件的颜色。问:"草莓什么颜色?(一个普通物品的颜色)"。患儿回答:"草莓是红色的"。普通物品如:香蕉、草地、雪、苹果、太阳、天空、胡萝卜等。开始也许需要视觉提示,然后慢慢退去。

(4)逐渐泛化:逐渐泛化到图片配对中(如形状、剪贴画等),其他实物配对中的房子/房间材料(如砖头、勺子、熊、蜡笔等),图片配对中不同颜色的物件,进一步泛化到书中。

(二) 认识形状

1. **目标** 教患儿识别基本形状(shapes),增强抽象概念的知识。

2. **引入标准** 已经掌握形状的配对(2D-2D,3D-3D,3D-2D),形状的言语模仿能力。

3. **掌握标准** 在没有辅助的情况下,患儿10次中有8次能够正确地进行识别,并在家长和不同的老师那里也能完成。

4. **常见的问题** 一开始介绍看起来太相似的形状,或是形状上的颜色不一样,没有泛化。

5. **要教的形状** 圆形、方形、正方形、三角形、椭圆形、五角星、六边形、心形、新月形、十字架等。

(1)接受性:准备卡纸(厚),剪出形状(相同颜色,相同的大小)。说:"摸一摸(形状名)"。患儿触摸所要求的形状。

给予提示:手指指,位置提示,示范。注意开始时不要使用已经裱在图片上的形状。

(2)表达性:材料准备同上,同时,也可准备轮廓清晰的实物(如盘子、书)。问:"这是什么形状?"。患儿回答:"(形状名)"。

逐步将两个或多个物件放在桌子上,并问:"这个是什么形状?"。患儿回答:"(物件名)是(形状名)"。给予提示:手指指,位置,示范,使用接受性中的语言作为表达性里面的提示。注意开始时使用接受性任务中的形状图卡。然后泛化到形状实物中。可以将物件放在形状图卡上,然后退出辅助。

(3)提高阶段:让患儿记住普通物件的形状。问:"(物件名)是什么形状?"(如"轮子是什么形状/盘子是什么形状?/电视机是什么形状?")。患儿回答:"(物件名)是(形状)"。普通物件如轮子、太阳、月亮、眼睛、星星、面包、鸡蛋、书等。

(4)逐渐泛化:逐步泛化到其他不同大小和不同颜色的形状图片材料(例如:嵌板,将形状画在纸上)。泛化到实物中,如房间中有清晰轮廓的物品(如轮子)。

下一步进行颜色/形状的区分(如"这个圆形是什么颜色?"),问题区分(如"这是什么?""这是什么形状?"),书面问题,大小/颜色/物件。

(三) 大/小

1. **目标** 教大小(big/little)的概念,增加语言技巧。

2. **引入标准** 能够根据大小、颜色、动作、形状进行配对,能够表达颜色、动作名称。

3. **掌握标准** 在没有辅助的情况下,患儿10次中有8次能够正确地进行识别,并在家长和不同的老师那里也能完成。

4. **常见的问题** 最开始没有用大小对比明显的对象,当大小距离对比不明显之后,不能泛化到日常物品中去。

（1）接受性：准备图片/书，图片内容是除了大小尺寸不同但其他完全相同的物件，以及有各种尺寸的不同物件。从完全相同的物件开始教，然后是完全不同的物件和书。根据每对新的对象来教大和小。问："摸一摸（大/小）"。患儿摸正确的对象。给予提示：指、示范，见图2-5-12。

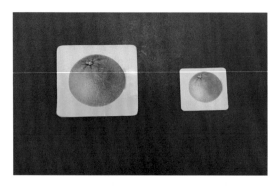

图2-5-12　大/小

（2）表达性：材料同上。从完全相同的物件开始教，然后是完全不同的物件和书。指着对象（有对比的一对大小）中的其中一个并问："这个是大还是小？"。患儿回答："（大/小）"。

进一步呈现两组不同对象并问："哪一个是大的/小的？"。患儿回答："（对象）"或者"（对象）是大的/小的。"

（3）提高阶段：每个对象有两种不同的大小：同一时间呈现两组比对效果，如有三张卡片，卡片1比卡片2大，但是卡片2比卡片3又小，患儿要学会物体的大小是相对于比较的对象而言的，没有固定的大小。

（4）逐渐泛化：逐渐泛化到用各种不同的东西，不同的尺寸的物件作为教具。教患儿将物件按大小来排序。并且能在生活中识别不同大小尺寸的物品。

（四）分类

1. **目标**　教患儿根据事物的共同特点、功能、属性进行分类（categories），拓展其抽象及逻辑思维能力。

2. **引入标准**　已经掌握配对、接受性命名、动作、颜色和形状。

3. **掌握标准**　在没有辅助的情况下，患儿10次中有8次能够正确地进行识别，并在家长和不同的老师那里也能完成。

4. **常见的问题**　设计的类别太模糊，分类的东西过多或者分类的事物之间不相关联，很难泛化到日常生活中。

5. **教学内容**　动物、人、衣物、实物量具、家具、饮料、数字、工具、水果、蔬菜、乐器等。

（1）接受性：准备每种类别的物件或图片。从2~4个类别中分别呈现一个物件或图片并说："摸一摸（某种类别）"。患儿触摸正确的卡片或物件。

进一步指令："把所有（某类的）拿给我"，患儿将所有被要求的一类目标物给老师。

（2）表达性：材料同上。指着一类的物件或卡片说："这些是什么？"，患儿回答："（某类）"。

进一步问："这个（物件/图片）是什么？"患儿回答是："是（某类）"。

下一步指令："告诉我一个（某种类别）。"，患儿回答："（某物）是（某类）"。

（3）泛化：泛化到日常生活中，更辅助的分类和子分类，如：同属于食物中的水果和蔬菜。

（五）相同/不同

1. **目标**　提高患儿的抽象推理能力，增强患儿观察和注意事物细节的能力。

2. **引入标准**　已经掌握配对。

3. **掌握标准**　在没有辅助的情况下，患儿10次中有8次能够正确地进行识别，并在家长和不同的老师那里也能完成。

4. **常见的问题**　过早的开始此项目的训练（要等到患儿发展出抽象语言技巧后再开始）；没有随机摆放桌子上的物件（如在三个物件中，总是将不同的物件放在两个相同物件的中间）。

（1）接受性：准备一组不相同的实物和图片（如积木、盘子、杯子等）。呈现2个完全相同的物品和一个不同的物品。要求学生："摸一摸相同/不同的"，患儿触摸正确的物件，见图2-5-13。

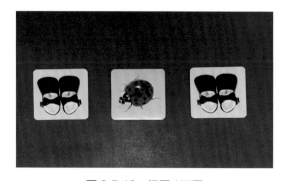

图2-5-13　相同/不同

拿起桌上两个相同物件的其中一个说:"摸一摸相同/不同的",患儿触摸与老师"相同/不同"的物件。

如果患儿能理解了哪个是不同的物品,让患儿选出一堆物件中相同/不同的物件。要求患儿把相同/不同的物品交给老师。

逐渐在日常生活中找出相同和不同的物品。

(2)表达性:材料准备如上。但要选择患儿能命名的熟悉的物件。给患儿呈现两个物件/图片并问:"他们一样吗?"患儿回答:"一样/不一样"。

桌上放两堆物件(一堆是相同的,一堆是不同的),指着其中一个物件问:"他们是相同的还是不同的?"患儿回答。

拿出两件物品,再问学生:"为什么它们是相同的(不同的)?"。患儿回答:"因为它们都是XX"。

用一方面相同、另一方面不同的物品。例如:都是积木,但一块是红色积木、一块是蓝色积木。问:"它们什么地方相同?"。患儿回答:"它们都是积木。"

(3)提高阶段:引导学生在日常生活中(例如:游戏时)辨别各种事物的异同。

(六) 常识和推理能力

1. **目标**　教患儿实用的与年龄相称的常识,培养患儿逻辑推理能力。

2. **引入标准**　理解和表达事物的名称。

3. **掌握标准**　在没有辅助的情况下,患儿10次有8次能够正确地进行识别,并在家长和不同的老师那里也能完成。

4. **常见的问题**　没有泛化到日常生活中。

(1)识别场所

A. 识别家里的房间:理解照片上房间的名称,如客厅、厨房、浴室、卧室等,能够指出照片上不同作用的房间。

说出照片上房间的名称。

在自然家庭环境中泛化,能到指定的房间或者说出指定的房间。

进一步能描述指定房间的作用,如厨房是做饭的,卧室是睡觉的等。

B. 识别社区中的场所:理解照片上社区不同地点的名称,如社区的篮球场、公园、邮局、银行、餐厅等。

说出照片上社区的不同地点的名称。

在自己的社区环境中泛化。

进一步能描述不同场所的作用,如邮局是寄信的,篮球场是打篮球的。

(2)识别动物的声音:教孤独症患儿将动物与它们的声音联系起来,为患儿提供学前文化的基础。患儿需要具备互动提问和对事物命名的能力。注意引入的声音不要太相似。

"(XX)动物是怎么叫的?"

"(动物叫声)这么叫的是什么动物?"(如喵喵叫的是什么动物?是猫)。

将技能泛化到书本、玩具、歌曲和其他日常生活中。

(七) 认识职业

教导患儿认识不同的职业,特别是日常生活中会接触的不同职业的人。患儿首要具备理解物体名称的能力。

准备各种不同职业的人员图片,如医生、理发师、警察等。

问患儿:"谁是警察"?让患儿能够指出正确的图片。

呈现一张图片,并提问:"这是谁"?患儿回答:"(XX职业)或者这是(XX职业)"

描述不同的职业,提问:"警察是干什么的"?患儿能够进行描述。

进一步描述不同职业工作的地点。

泛化的社区生活、旅行中。

可以教的职业参见表2-5-1。

(八) 物品功能的认识

准备材料患儿熟悉的实物或图卡。教患儿常见物品的功能或用途。需要具备物品命名、动作命名及对话的能力。

1. **理解性指令**　"指出可以用来(XX功能)的实物/图片",患儿指出正确物件。如"指出可以用来刷牙的是什么?"患儿可以指出牙刷或牙刷的图片。

2. **表达性指令**　"这个(物品)是用来干什么的"?患儿回答物品的功能。如"杯子是干什么用的"?患儿回答:"喝水的"。

3. **逐渐提问时**　不给患儿看任何物品和图片。同时注意泛化到日常生活中,如"你去拿一些可以吃的东西"。

表 2-5-1　可以教学的职业

职业	职位描述	工作地点
理发师	剪头发	理发店
公共汽车司机	开车	公交车
木匠	建房子	施工现场
厨师 / 厨师	煮食物	餐厅
小丑	让我们笑	马戏团
牙医	清洁牙齿	医院
医生	帮助患者	医院
消防队员	消灭火灾	消防站
清洁工	清扫街道	街上
律师	走上法庭	法庭
图书馆员	借书	图书馆
邮递员	提供邮件	邮局
机械师	修理汽车	加油站
音乐家	唱歌	音乐厅
护士	帮助患者	医院
飞行员	开飞机	机场
警官	抓坏人	派出所
士兵	战争中战斗	战场
老师	帮助我们学习	学校
服务	供应食物	餐厅

注：也可自行根据患儿的生活环境进行教学

第四节　认知行为干预方法对儿童孤独症的效果分析和应用体验

一、干预效果分析

在教学活动中，为保证教学活动进行的客观性，及时掌握孤独症患儿的学习情况，必须对患儿的学习进行详尽的数据记录。每一次教学活动结束后，治疗师根据患儿课堂学习情况进行数据的记录。通过确切的数据决定是否进入到下一阶段的学习，才能保证教学活动的顺利开展。

为保证教学的正常速度，减少记录的用时，在保证记录要求的前提下，记录时可用简写。如可以用"+"表示患儿出现了正确的反应。"—"表示患儿出现了错误。"O"表示患儿在指令后没有做出反应，这种现象也是错误的表现，但它同真正的错误还是有一定的差异，有时当患儿经常出现对指令没有反应时，往往是对教学活动不感兴趣的表现，也可能是强化物失效所导致。"P"表示患儿在提示下完成行为，在计算结果时，其不计入成功之内。

通过计算来获得患儿独立完成目标行为的百分比，一般认为只有患儿连续2天以上超过80%时，并且能通过2位治疗师，才能进入到下一阶段的学习。

数据记录后填写"数据记录表图"，并进一步画出"学习变化图"可使教学的效果变化更为明显。

二、实施的应用体验

孤独症患儿从认知能力发展有各种程度的不足,对周围事物进行合理的分析、综合、归纳、整理比较困难。进行认知行为训练首先需要结合患儿的发展水平开展教学设计和教学活动,同时结合科学的行为治疗的方法开展训练,逐步提高患儿的思维运用能力和对常识性知识的理解和掌握。因此,在制订训练目标时,应根据其心理发展水平,本着从简单到复杂,从具体到抽象的认知规律进行。对能力不同的孤独症患儿应制订不同的认知心理干预方案。大多数孤独症患儿存在着认知障碍,但不是所有的孤独症患儿的障碍都相同,不能千篇一律的采用一种训练方法。对于一些患儿的特殊能力应加以引导训练,例如有的患儿很有画画天赋,家长及教师就应在这方面多给予患儿鼓励。

同时要创造良好的家庭环境,所有的训练最终需要在家庭日常生活环境中检验效果。如患儿在治疗师的提问下知道分类,可是回到家面对自然环境中的事物却不知道分类,这是泛化未成功。因此,家长也是干预训练的重要操作者。要教会家长在日常生活中反复练习所学的技能和知识,变成常态化的过程。

第五节 认知行为干预方法常用的设备与器材

一、环境的布置

环境的合理布置可以增加授课的效果,如果在家庭中实施,建议在小的房间或者分隔开的区域进行训练。环境布置尽量简化,排除可以引起患儿分心的事物,比如过多的玩具、平板电脑、手机等。具体布置可以参照在专业医院或训练机构的环境布置,如图2-5-14。但也可以结合日常家庭常态进行训练。部分认知活动可以在户外或者其他区域进行。

二、常用的设备与器材

根据训练内容选择教具和器材。认知训练可选择相关的图片、卡片、积木、教学的玩具、生活中的实际物品进行教学,方式灵活,容易操作,便于家长在家庭中开展。

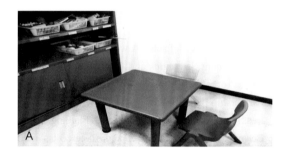

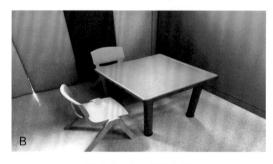

图 2-5-14 环境布置

第六节 认知行为干预方法使用的注意事项

一、注意形象直观教学

在正常儿童的发展过程中,低龄儿童的教育总是从形象直观教学入手的,这是由儿童认知的一般规律(由远及近、由此及彼、由浅入深、由表及里)所决定的。根据孤独症患儿一般认知过程中具体形象性占优势的特点,在他们各种心理活动的有意性(有意注意、有意记忆)还没有充分发展起来且对行为的自我调节、自我控制能力较差的情况下,教育教学尽可能注重直观形象性、生动趣味性,然后再转入抽象思维能力的培养。

二、注意引导性发展

引导性发展就是要根据孤独症患儿的认知规律,注重对他们迁移功能的开发与发展。在引导性发展中,教师和家长首先要考虑的是,教学内容、教学进度必须符合孤独症患儿的心理年龄和认知特点。在具体干预方法中,我们已经列出患儿要掌握这一门技能和知识首先必须掌握的先决条件,这就需要治疗师或家长需要参考患儿现在具备的能力(而不是根据患儿的实际年龄)来设计进一步的教学方案,从而做到由浅入深,由简到繁,循序渐进。

三、注意已掌握技能的巩固

孤独症患儿的训练中,如果停止了对一组行为的训练后,会发现该行为在几个月或者几年后有可能渐渐消失,那么以前的工作就失去了原有的价值。巩固能保证新学到的行为持续下去,使患儿逐步自立。巩固法的原则体现在将学校与其他环境的转化在"不知不觉"中衔接,对患儿的强化方式(强化频率、强化物)要逐渐转化为在普通环境中常有的形式。并将已学会的技能与新的技能连接起来。教患儿学习新的课题时能够利用他已学会的技能,这样新旧两个均能强化。同时注重学会功能性(实用)行为。训练患儿学习一些他可以在日常生活中得到好处(强化)的行为,让他学到实用功能,在外部环境中巩固已掌握的技能。

(魏 华)

参考文献

[1] Ron Leaf,John McEachin.A work in progress:Behavior Management Strategies and Curriculum for Intensive Behavior Treatment of Autism.Copyright Autism Partnership Ltd,1999.

[2] Eva.Szigethy,John R.Weisz,Robert L.Findling.Cognitive-Behavior Therapy for Children and Adolescents.American Psychiatric Publishing,2012.

[3] Weitlauf AS,McPheeters ML,Peters B,et al.Therapies for children with autism spectrum disorder:Behavioral interventions update.Rockville(MD):Agency for Healthcare Research and Quality(US);2014 Aug.Report No.:14-EHC036-EF.AHRQ Comparative Effectiveness Reviews.

[4] Leaf JB,Leaf R,McEachin J,et al.Applied behavior analysis is a science and,therefore,progressive.J Autism Dev Disord,2016,46(2):720-731.

[5] Erik L,Dennis RD,Ryan F,et al.Intensity and learning outcomes in the treatment of children with autism spectrum disorder.Behav Modif,2017,41(2):229-252.

[6] Leaf JB,Leaf R,McEachin J,et al.Advantages and challenges of a home-and clinic-based model of behavioral intervention for individuals diagnosed with autism spectrum disorder.J Autism Dev Disord,2018,48(6):2258-2266.

第六章

儿童孤独症谱系障碍的关键性技能训练法

第一节 概 述

一、儿童孤独症谱系障碍的关键性技能训练法理论的起源及发展

关键反应训练法(pivotal response treatment, PRT)是一种基于应用行为分析(applied behaviour analysis, ABA)原理研发,同时又汲取了发展心理学、认知心理学和情景教育方法的有关内容的自然教学方法。即在家长最大范围和力度地积极参与下,用关键性技能的程序和策略在自然环境里教导学生的关键性技能,由此促进患儿社交技能、语言、认知和情感表达等多方面的发展。其前身为自然语言范式(natural language paradigm, NLP),是基于ABA原则发展而来的干预方法。自20世纪70年代以来,PRT对孤独症谱系障碍(ASD)患儿的治疗有了长足的发展,它是基于科学的、持续发展的ASD患儿的教学方法。

关键反应训练发展概述

20世纪70年代以来,加州大学心理学教授凯戈尔(Robert Koegel)等人大力推动PRT,使得PRT在ASD患儿教育与康复领域中取得了长足的发展。在PRT发展的早期阶段,凯戈尔的体系往往被称为"自然语言教法",其主要目的在于提升ASD患儿的语言能力。到了21世纪,凯戈尔越来越多地用PRT来概括他的教学体系,反映了其所干预的目标从语言领域扩展到沟通、社交和行为兴趣等关键领域。在这一发展过程中,PRT得到

了越来越多的科学论证,被美国科学界与政府有关部门评为ASD患儿干预中最具有科学实证的一种方法,而逐渐得到各国的接受。回合教学训练法(discrete trial teaching, DDT)强调一种在结构化环境中对有特殊需要患儿进行一对一强化训练的教育方法,而PRT是一种以DTT为基础发展起来的情景化教育系统。相对DTT而言,PRT更强调在自然的教育环境和家庭环境中训练ASD患儿,强调尽量安排非残疾儿童加入训练过程中发挥示范与强化作用。

应用行为分析(ABA)经过长期的实践发展,已经成为国际公认的ASD患儿干预的规范性方法。ABA是一门关于行为规律的社会科学,它是将"行为分析"科学中的原理运用到社会实践中的一门运用科学,是研究人的行为与环境之间关系的科学,其主旨在于分析并改善具有社会意义的、可观察可测量的、有客观规律的人类行为。在操作的层面,ABA有不同的干预方法,其中包括单元教法或分段回合教法(DTT)、关键性技能训练法(PRT)。DTT在ASD干预领域贡献突出,特别是在ASD患儿干预的早期采用密集性分布的训练,可以使ASD患儿在基础技能上取得突飞猛进的进步。但是,在训练后期其弊端也逐渐显现。例如DTT是干预的患儿在一个比较封闭的环境中进行的高度结构化的教学模式,训练出来的患儿往往比较机械化,不能灵活变通,缺乏主动性,动机不够明确;在技能保持方面也比较

差,很容易忘记已经学会的技能,所学技能不能很好地运用于日常生活情境中,泛化差;对辅助的依赖性较强,训练出来的患儿往往需要在辅助或线索提示才有正确反应;另外,训练时在固定的室内环境中要求他们坐在椅子上面对训练者,按训练者的要求完成任务,患儿会表现出逃避或者其他行为且也不太喜欢这种训练模式。为了解决DTT的某些局限性,研究者们在强调以实证为基础的行为原理的同时,研发出了PRT自然教学策略。

二、关键反应训练的应用模式及要素

从本质上看,PRT属于自然情境教法中的一种,其在操作步骤上与自然情境教法基本相同。下面介绍其应用模式和构成要素。

(一)关键反应训练的应用模式

1. PRT家长参与的应用模式　凯戈尔在其临床实践中注意到,传统的ABA对ASD患儿的干预,一般都是由经过训练的专业人员来执行完成的。但患儿家长的有关知识能力和家长对其教育的参与,是ASD患儿预后的重要决定因素之一。而文献表明,未经训练的家长,对于如何与ASD患儿教育密切相关的操作特点,往往是毫无所知或知之甚少。因此凯戈尔强调,PRT不仅要注重专业人员对ASD患儿的教育,也要注重专业人员对患儿家长进行有关教育方法的训练。在评估与测试方面,既有对ASD患儿的测试,又有对患儿家长的评估。专业人员在拟定ASD患儿的教育计划时,不仅要制定关于患儿的具体发展目标,同时也要制定有关家长的具体培训目标。在专业人员的指导下,如果家长能在PRT七个主要操作领域中,每个领域都达到80%的准确性,就说明家长已经基本掌握了PRT的基本要求。家长要运用这些操作方法去帮助患儿逐渐提高沟通技能、社交技能,克服ASD患儿常有的行为问题。

2. PRT自然情境的运用模式　PRT强调在自然的教育环境和家庭环境中训练ASD患儿,强调尽量安排非残疾儿童加入训练过程中发挥示范与强化作用。通过自然化的情景改变关键行为,增进患儿沟通技巧、游戏技能、社交行为,以及自我监控能力,这些都是自然的社会交往所必要的环节。

(二)关键反应训练的基本要素

研究发现,明确ASD患儿五大关键性技能领域的问题所在:学习动力、共同注意力、主动性社会交往、自我管理、社会智力或心智能力。

ASD患儿的关键性技能主要包括五个领域:学习动力、共同注意力、自我控制力、语言与行为的主动性、社会智力或心智能力。

三、关键反应训练法的核心策略

PRT强调在自然环境里,应用自然强化物,让ASD患儿自己主导和选择,并与他们轮流分享活动的掌控权,教学的目标穿插在患儿已掌握的任务中,强化患儿的努力和尝试,教导患儿的关键性技能,并主张家长最大范围和力度积极参与干预训练等。通过充分利用ASD患儿和成人的互动动机,创造大量学习机会,强化ASD患儿的动机、自发性和社交主动性,促进语言能力发展,提高技能的习得、维持和泛化,减少不良行为。

四、关键反应训练法的目标及意义

(一)关键性反应训练法的目标

PRT的目标是在自然环境里,充分利用ASD患儿和成人的互动动机,创造大量学习机会,提高ASD患儿的学习动力、共同注意力、社交主动性、自我管理及心智能力,促进他们语言能力发展,提高技能的习得、维持和泛化,减少不良行为。通过PRT的改善促进ASD患儿在其他领域的发展,有利于患儿最大限度地回归社会。

(二)关键反应训练法的意义

PRT是一种源自DTT但又不同于DTT的对ASD患儿教育干预的新方法,是基于科学的、持续发展的。PRT的理念强调在自然环境中实施,包括由环境中的自然人、用自然环境中的材料,教导ASD患儿的关键性技能,同时强调家长的培训也要在自然环境中进行,符合我国的社会文化和特点,克服了DTT教学的不足和局限。

研究显示,接受PRT教导的患儿在沟通动机、沟通技能、游戏技能、基础学习能力、语言等多方面有明显进步,家长学会在自然生活情境中把握患儿的兴趣,在维持其兴趣的同时拓展兴趣,利用兴趣教导患儿社交、沟通、语言及自我管理能力,同时家长增加了对患儿的理解,自我情绪控制改善。这些都有利于 ASD 患儿回归社会,因此,PRT 训练法具有巨大的理论意义和社会意义。

第二节　关键反应训练法对孤独症谱系障碍患儿的干预机制

关键反应训练法(PRT)的理论基础是应用行为分析(ABA),遵循的仍然是前因-行为-结果的基本原则;经过多年的应用实践,PRT 又吸取了发展心理学、认知心理学及情景教育方法的有关内容。PRT 是以游戏为基础,关键行为为目标,针对 ASD 患儿的核心障碍,正向改变核心行为,进而增加患儿的语言、增强患儿的沟通技巧、游戏技能、社交行为及自我监控能力,并随着关键领域的发展,达到流畅的融合发展,实现全人类的发展目标,使 ASD 患儿回归到正常发展轨道。其理论上有以下特点:

一、关键反应训练法强调在自然情境中执行教学策略

ABA 的一个主要原则是前因-行为-结果之间的依存关系,Lovass 把这一原则运用到对 ASD 患儿的教育干预之中,具体来说,就是训练人员的特定指令(前因),患儿对特定指令采取的相应动作或语言(行为),以及训练人员根据患儿的相应动作或语言而给予的辅助、奖励或反馈(结果),这种干预方法(DTT)结构性非常强,通常是在教室小桌子旁进行的。

相对 DTT 而言,PRT 是以患儿为主导,强调在自然的教育环境和家庭环境中训练 ASD 患儿,安排正常儿童加入训练过程中发挥示范与强化作用,以此来提高 ASD 患儿的关键性技能,从而影响和促进患儿其他技能的发展,并把这些技能泛化到生活的其他类似情景当中去。

在实际教学中,教学者要根据情况需要创设自然情景,例如,ASD 患儿想要某件玩具时,干预者故意把他喜好的玩具放在他可望而不可即的地方,这时可等待 ASD 患儿主动开口寻求帮助,干预者才能把玩具给他,以此来提高 ASD 患儿主动沟通及表达需求的能力。如另外一种情景,ASD 患儿想要走出教室时,门是关着的,而 ASD 患儿够不到门把手,这时可以抓住时机要求患儿开口说"开门"或者是说"门",或者是向干预者寻求帮助("帮我")等,以此来达到 ASD 患儿开口说话的目的。

二、注重关键性技能的训练

ASD 是一组综合征,有一系列的技能缺陷和行为障碍。Koegel 根据行为心理学关于行为群(response classes)和行为泛化(response ceneralization)的理论,提出对 ASD 患儿的教育,要着重于对关键性行为的训练,因为对关键性行为的掌握有可能扩展到该行为群中的其他技能上,将患儿的总体能力提升上去。

PRT 干预的首要目标是关键性行为,训练的重点首先应该放在沟通方面,有关 PRT 的研究表明,关键领域包括以下几个方面。

(一) 学习动力

动机对每件事都是重要的,对理解 ASD 患儿也是至关重要的。学习动力是第一个关键性领域,也是最重要的,是模仿、社交行为等其他关键领域的基础。

ASD 患儿普遍缺乏与他人进行沟通与交往的动力。PRT 技术创始人之一 Schreibman 发现,ASD 患儿在游戏与互动技能上的一些缺陷,是因为缺乏一些广泛的动机。Koegel 等人通过观察分析发现,ASD 患儿缺乏动机的表现通常为爱发脾气、哭喊、不服从、不注意、坐立不安、企图逃离教学环境,以及烦躁、萎靡不振等。这些表现是因为他们没有被激发出参与困难任务的愿望,如果任务或游戏对于他们来说不易完成,会产生挫败感,出现逃避任务的愿望,导致 ASD 患儿的动机降低。为了将游戏的技能教给他们,必须激发其学习动机,促使其主动学习。

研究显示,当把动机因素融入干预中后不用采取任何针对性的干预,干预对象的问题行为自然减少或消除。Koegel 等人的研究显示,除了破坏性行为的减少外,在自然情景中激发 ASD 患儿的学习动机,可以增加其获得的快乐和对游戏及事物的兴趣及热情,减少问题行为,家长也会感到有兴趣,激情和幸福。另外,游戏技能、口语能

力、功能性语言的运用方面也得到提高,情绪反应等其他方面也收到良好效果,对家长将产生积极影响。

(二) 共同注意力

共同注意力是 ASD 患儿对外界事物与人的多方面注意力,也叫"多线索反应"。研究表明,大多数患儿有特定的注意缺陷特征,即"选择性注意力(刺激的过度选择)",只关注事物的某个局部或者是某一个点,而缺乏对事物整体或全面的注意。这使得他们对外界事物和人的多样性不能给予关注和适应,严重地影响他们从环境中学习进步。例如:一个 ASD 患儿可能会按照指令去拿一个杯子,但是当把大杯和小杯以及各种颜色的杯子放在一起,要 ASD 患儿去拿小的白色杯子过来,他会被搞糊涂。

共同注意力发生在两个人之间,要求双方能够观察、确定对方的注意力是否在有关物体或者对象之上。儿童早期的共同注意力主要表现在视觉和指点两个行为上,ASD 患儿的一个特质是对物品的兴趣远大于对人的兴趣,往往过分的注意其中一个方面或部分而忽视其他方面或部分,常常对事物的多元性特征不能很好的注意,对于与事物相关的人也没有适当地关注。比如过分关注玩具的某一部分特征,如汽车轮子。

研究表明,选择性注意力的问题导致 ASD 患儿在学习新技能、泛化技能、参与社会行为、从普通教育程序中学习不能收到很好的效果。通过训练提高 ASD 患儿对刺激的多重反应,能够提高 ASD 患儿对新技能的学习及新技能学习的迁移性运用。Koegel 等研究发现 ASD 患儿的共同注意缺陷随个体的发展而改善,对他人引发的共同注意有所反应,但发起性的共同注意仍有缺陷或者在表示分享作用的眼光交替行为上明显不足。因此,对 ASD 患儿注意力的训练,既要训练对人的情感的注意,也要训练对物品总体特征和部分特征的注意,对 ASD 患儿的语言发展、社会交际能力的提升及刻板行为的改善将很大的帮助。

(三) 主动性社会交往

人需要交往才能融入社会,不会成为孤立的人,因此主动性互动对于适应社会、增长知识技能至关重要。ASD 患儿由于社交方面存在质的缺陷,普遍缺乏主动性互动的能力,或缺乏适当性的主动性互动或有不完全(极少范围和形式)的语言或行为的主动性,与他们早期的兴趣狭窄、缺乏对人适当性地关注和认识、周围人对他们的不了解和对他们发起的语言或行为给予的不恰当回应有关。

发展 ASD 患儿自发的语言或行为的主动性,不仅要教导患儿,同时要改变训练人员自己的行为。研究表明,主动性提问或主动的行为互动能力的建设可以帮助 ASD 患儿增加语言及行为,带动和增加许多相关能力或领域的建立和发展,如认知学习、社交技巧、情感体验和表达、建立友谊等。

ASD 患儿主动提问非常重要,Koegel 等研究表明,ASD 患儿可以很容易学会"这是什么?"这样的问题。在他们学会这样提问题后,他们的词汇量迅速增加,也可以通过特殊干预学会根据情景提问题。此干预方法远远超过教导 ASD 患儿个别单词的方法。主动性发问及沟通能为 ASD 患儿创造学习机会,是一种关键性技能。

(四) 自我控制能力

自我控制能力始于自我观察的能力。在 PRT 的训练中,是指自我观察和记录目标行为。

自我控制是一个积极支持策略,可减少问题行为,教导学习一个功能相同的行为。这个策略可以减少问题行为,不仅如此,还包括沟通行为、社交行为、学习行为及能力建立等。

大多数的 ASD 患儿伴有情绪与行为特征,尤其是丧失语言功能的 ASD 患儿,情绪与行为有其功能和动机。ASD 患儿会做出挑战性的情绪与行为表达某种需求、身体不适、拒绝物品或要求。

ASD 患儿的自我控制能力的培养重点在于自我管理。通过教育训练,ASD 患儿可以根据外界刺激学会对自己的行为被肯定与否定的初步判断,逐渐形成管理情绪与行为的能力。ASD 患儿一旦形成自我控制能力,将显著改善情绪与行为的表达能力,直接提升社会交往能力。

(五) 社会智力与情感理解

社会智力即心智能力。包括情感解读能力、情绪调节能力、对不同想法和观点的理解能力,以及对社会问题的解决能力等。

ASD是一种广泛性发育障碍,在社会智力方面的问题很突出。高功能的ASD患儿同样存在社会智力方面的缺陷,尤其是情绪障碍方面。因此,对于ASD患儿社会智力的提升是需要干预的关键性方面。

提高ASD患儿的社会智力,需要借助各种有效的方法和形式,以PRT原理为根据的游戏教学,是一种很有潜力的干预方法。另外,以行为心理学为基础的电视示范方法和以认知心理学为基础的社会故事方法等,对提高ASD患儿的社会智力如情感解读能力等方面有特定的效果。

三、强调家长培训和家庭参与的必要性

从起源上说,PRT是为了对ASD患儿家长进行ABA培训而设计发展出来的,PRT注重干预过程中家长的作用,这一点对ASD患儿的康复训练非常重要。Koegel在其临床实践中注意到,传统ABA对ASD患儿的干预,一般都是由经过训练的专业人员来执行完成的。但ASD患儿家长的有关知识能力和家长对其患儿教育的参与,是ASD患儿预后的重要决定因素之一。Koegel强调,PRT不仅要注重专业人员对患儿的教育,也要注重专业人员对患儿家长进行有关教育方法的训练。

基于实证研究发现,家长在帮助ASD患儿获得巨大进步的过程中扮演着关键角色。一组ASD患儿仅仅接受专业治疗师的训练,另一组在专业治疗师的指导下由家长进行训练,结果表明,仅有治疗师对ASD患儿进行训练时,患儿确实能够进步,但是在其他情景下、面对其他人时患儿几乎不会将新习得的行为表现出来,干预的效果不能长期保持下去,但是家长协助参与干预过程的患儿能够在日常情景中继续表现习得的良好行为,并且随时间不断进步。

研究表明,家长可以在专业人员的指导下,快速学习并掌握PRT的主要操作特点。然后运用这些操作方法去帮助患儿逐渐提高沟通技能、社交技能、克服ASD患儿常有的行为问题等。更有意义的是,当家长学会了PRT干预方法之后,患儿进步的速度增快,整个家庭的气氛和互动方式都得到了极大地改善,家长在对患儿进行训练时表现出更多的愉悦感和兴趣,提高了整个家庭的幸福感。

总之,将家长作为干预实施主体成员之一,能有效提高干预效果和家庭生活质量。家长参与不是浪费时间,而是对干预效果能够成功的关键因素。

第三节　关键反应训练法对孤独症谱系障碍患儿的干预内容与质量控制

一、关键反应训练法的干预内容

PRT在具体的实施运用过程中,干预者必须掌握、熟练应用的关键性技能,包括7项主要程序:允许患儿选择并尊重自己的兴趣,提供明确机会,新旧技能或任务穿插进行,分享控制权,有条件的奖励,强化努力,注重自然性的奖励。

(一)允许孤独症谱系障碍患儿选择并尊重自己的兴趣

PRT的训练,允许ASD患儿自己选择并遵循自己的兴趣。允许选择不是毫无限制的让患儿在偌大的范围内任意去选择,而是训练人员必须在患儿的选择范围内做一个预选择,排除对他们来说有伤害性的或者是一些无意义的行为与活动。

兴趣是学习动力的起源,也是引起注意的基础及维持学习动力和注意的关键。研究显示,允许ASD患儿遵循自己的兴趣,能维持学习的动力,把任务做得更好。

在传统教学中,ASD患儿对选择教学材料类型没有选择权。在PRT训练过程中,干预者充分利用ASD患儿的兴趣选择,用患儿喜欢的玩具或活动进行目标行为的干预。将玩具、零食或游戏等各种刺激材料呈现给他们,让其选择喜欢的游戏或玩具,这些玩具会在学习中应用到。干预者根据患儿所选玩具、感兴趣的活动的变化随之做出调整。PRT这种以患儿兴趣为出发点的干预模式,弥补了DTT的强行机械训练及以训练者为中心的不足。

在对ASD患儿进行PRT干预训练之前,训练人员需要对患儿的兴趣、爱好进行充分地了解和评估,在训练过程中恰到好处地运用患儿的兴趣与爱好,即选择进行的活动,运用什么样的教材,活动的

方向是什么,让患儿说了算;以 ASD 患儿为主导,训练人员及家长根据患儿的意愿参与互动、引导互动,将目标学习适时地融入互动活动中。如在家庭中与患儿做游戏时,有积木、球或认知卡片等玩具,如果患儿选择了喜欢的积木,就不要强行要求他们玩球或认知卡片等这些不喜欢的活动。在玩积木过程中,积木就是教具,训练人员可以教患儿学习数数,练习发音,认识不同的颜色等技能,并教授游戏过程中的规则,如轮流、等待等。

需要注意的是,在遵循 ASD 患儿兴趣的前提下,教导具体目标之前,首先获得患儿的注意力。

遵循 ASD 患儿的选择可以减少问题行为的发生。如患儿必须完成家庭作业,而家庭作业似乎并不那么有趣,这时候就需要发挥一点点想象力,可以让患儿对完成作业的先后顺序进行选择或者允许他们选择写完作业可以看一会儿喜欢的动画片等。

通过运用患儿的选择作为训练目标技能的机会,借此建立他们学习的动机、增强所选强化物的强化作用,并有机会强化患儿的行为、自我发起的社会活动技能或主动性等。

(二)为孤独症谱系障碍患儿提供明确机会

ASD 患儿对于来自成人的冗长模糊的要求、或者是我们期望的目标行为或语言不易理解,因此不易做出正确的反应。提供明确的机会应是希望引起 ASD 患儿反应的问题、指令、机会,必须是明确、清晰和简短的,对于患儿活动或任务是恰当的。

训练人员需要清楚了解 ASD 患儿目前的发展水平,包括语言水平、游戏水平、动作水平等。训练人员必须提供简单明确的机会及指令让 ASD 患儿作出语言或行为的反应。即训练人员所发出的指令或指导语应该与 ASD 患儿发展水平相匹配或稍高出一点,使其容易理解,要求完成的任务与 ASD 患儿能力相符,在教师辅导下能够完成任务。

训练人员在再次提供机会或者发指令时应该使用统一的语言和条件,并注意根据情况调节自己的音量,以便得到患儿的注意或让其更容易接收到信息。如到吃饭的时间了,老师要求饭前洗手,小明是 ASD 患儿,当前只能理解短语。如果老师对全部同学大声说:"注意了,同学们,该吃饭了,大家收拾好东西排好队,先洗手再吃饭"。结果小明对老师的指令无任何反应。原因是老师没有抓住其注意力就出示指导语,而且指导语远超出患儿的理解水平。尽管老师的指导语对当前任务是适合的,但对小明本人是不合适的。清楚合适的指令是训练人员发出指令时自己必须清楚要让患儿做出怎样的反应;同时在发出指令或提问题之前,必须先获得 ASD 患儿的注意力。

为提供明确机会,有用的和值得推荐的技巧如下:

1. **确定提供给 ASD 患儿反应或辅助的最好时机** 训练人员的问题、要求或指令必须在患儿有恰当行为的时候及时出现,而不是逃避任务或发脾气的时候。

2. **恰当应用"中断"或停顿** 在游戏初期,ASD 患儿对要求或辅助有更多反应的可能。在游戏过程中间断地、恰到好处地使用"中断"或停顿的技巧,可以收到很好的效果,给患儿提供更多次的要求游戏继续或命名活动的机会。如患儿在玩堆积木的游戏,一块一块地搭建城堡,期间可以停止给他提供积木,当他想要积木看向干预者或家长时,可以抓住机会示范说"积木",当 ASD 患儿说了"积木"或"我要积木"等目标语言时,再提供给他积木。这种停顿或中断就增加了患儿在游戏中学习语言的机会。

3. **"发动脑筋"捕捉机会** 在适当的自然情景下捕捉机会能激发出 ASD 患儿的主动语言。日常生活中,当患儿有需要或者兴趣高涨时都是进行干预训练的恰当时机,如患儿要出去玩,走到门前打不开门时,训练人员及时辅助他说"开"或者说"开门";ASD 患儿在玩耍后回到家里,需要喝水,可以把他常用的水杯放在他够不到的地方,辅助患儿说"喝水",才给他喝水。

4. **位置设计提供机会** 比如,把 ASD 患儿喜欢的玩具、食物等放在患儿看得到但拿不到的地方,当他想要玩具或零食的时候,可以抓住机会,让其主动说"球""吃","我要球""我要吃饼干"等。

5. **设置障碍提供机会** 是指在活动过程中有目的地设置一些障碍,为 ASD 患儿提供主动表达的机会。例如,患儿拿着玩具汽车在轨道上前行,训练人员可以拿一块木板挡在轨道中间,当他抬起头看训练人员或用手推训练人员的手时,可以辅助其说"请让开"或"拿走"等。

6. **变化活动提供机会** 如果 ASD 患儿对眼前的活动不感兴趣或兴趣降低,训练人员应该做出努力使活动变换形式或内容。如患儿玩积木的时间长了，兴趣下降，出现发脾气、哭闹等，不愿意继续游戏了，可以根据他的兴趣换用其喜欢的小汽车或球类。

7. 训练人员在再次提供机会时应该使用统一的语言和条件　在给 ASD 患儿提供渐进性的辅助时，可以调整语言或指令，要遵循正确的要求。如患儿想要尿尿时，已经可以主动独立地说"尿尿"，他再次要求的时候，可以进一步辅助说"我要尿尿"等。

8. 以适时、适当的辅助减少训练人员问话　对于学习第一批语言的 ASD 患儿，培养和维持患儿的语言学习动力和语义及语用的辨别比回答问题更重要。许多训练人员习惯性地对着 ASD 患儿不停地问问题，患儿要么不反应，要么以问题行为拒绝、反抗，这时训练人员也很受打击。因此训练人员在与患儿互动中减少问话，提供更多的机会辅助患儿说话更有利于营造轻松的学习氛围，给他们提供更多的参与机会。

9. 提供包括示范法在内的各种辅助　在进行学习的启蒙阶段，非常需要成功的学习体验，维持继续学习的动力。辅助是对还没有主动沟通意识或不能独立使用适当词语或短语、句子表达的 ASD 患儿和认知理解差的患儿，在语言学习中这种辅助又称为示范法。示范和模仿是人类早期学习的重要途径。在 ASD 患儿学习中一定要注意发掘患儿的兴趣，抓住他们的注意力，要与 ASD 患儿发展水平相匹配或稍高出一点，ASD 患儿注意训练人员后可以给予示范。

（三）新旧技能或任务穿插进行

在训练过程中要注意旧技能的保持与新技能的获得，提供更多引起 ASD 患儿兴趣的新任务。一项任务如果患儿能连续几次较容易地完成，它就是容易任务或旧技能，需要保持；如果是新任务或者有难度，就是需要获得的新技能或困难任务。即训练人员可以让 ASD 患儿先有机会使用已有的知识和技能，使学习动力和自信心得以保持和提高，此后慢慢引入新的知识和技能，新旧技能交替进行可以使 ASD 患儿体验到成功的感觉，降低挫败感，维持学习动力，提高学习兴趣。

重复训练一个新技能，也不能确定通过重复训练 ASD 患儿是成功的和有兴趣的，甚至容易产生挫败感，甚至逃避，产生混乱行为，如发脾气、出

现问题行为等。旧技能与新技能通常各占干预时间的一半，可以灵活调整。新技能和旧技能可以是同一个方面的，也可以是不同方面的技能，这需要根据患儿的能力及既往学习经验而决定。如果患儿在干预期间学习兴趣高，情绪稳定，与训练人员互动良好，就可以适当增加困难任务的比例，最高可达 70%。

（四）分享控制权

PRT 既强调 ASD 患儿有选择活动内容和奖励项目的机会，也强调训练人员必须进行一定的控制，对 ASD 患儿进行必要的引导。控制权包括对刺激物的实际性分享控制，在必要时准确地终止游戏或行为。

在实际训练过程中，往往存在两种极端的情况：一是有些训练人员为 ASD 患儿安排好一切，患儿听从指令，另一种情况是什么都由着患儿。分享控制权就是要防止这两种极端。ASD 患儿与正常儿童一样，在做自己喜欢的事情时特别有动力，例如患儿要玩皮球，训练人员应该把皮球拿出来和患儿一起玩耍，在玩的过程中，可以抓住患儿玩球的动机，促使他完成目标语言或行为。患儿不仅在玩耍中学习，还渐渐明白使用语言的重要性，增加其使用语言的动力。同时 ASD 患儿往往会做带有自我刺激性的重复动作和刻板行为。这种情况下，训练人员不能由着患儿，应该实行必要的控制，比如把他的注意力及兴趣转移到有意义的活动上。

在游戏或教学活动中，训练人员与 ASD 患儿分别拥有主导权，都有机会控制对方，这种互动模式下，训练人员可以多次给患儿示范正确动作，患儿也有多次机会学习对刺激物做出正确反应。轮换时，患儿有机会开启一个新的交流，有机会要求、模仿或者以成人的行为标准来查看自己，有助于终止无意义的或自我刺激的行为。

分享控制权是为了让 ASD 患儿习惯于"给予与获取"的正常社会互动模式，有助于患儿提高在日常生活中正常运用习得的技能。

（五）有条件的奖励

有条件的奖励（有条件的强化）是指奖励或强化必须以 ASD 患儿的行为表现为条件。有条件奖励的目的是让其明白，他们必须要用自己的努力和进步来获得奖励或表扬。

训练人员所提供的奖励或表扬必须依据 ASD 患儿的表现，及时注意患儿表现出来的技能和所做的努力。对于不恰当的行为不能予以奖励。

训练人员要能够系统、一致地运用有条件奖励的方法，将有利于患儿养成良好的行为习惯。根据 ABA 的原则，训练人员应适时逐渐、系统地递减奖励的频率与数量，使患儿不必在每一行为后都期待大人的奖励。例如，一个 ASD 患儿喜欢吃薯片，训练的目标语言是教会患儿说"薯片"，应该在他说出"薯片"后再给予薯片强化物。如果他没有做出反应或者出现破坏性行为（去抢训练人员手中的薯片）、发脾气等就不应该提供强化物（薯片）。

（六）强化儿童的努力

强化儿童的努力（合理尝试）是对于 ASD 患儿为达到训练人员要求的合理努力应予以强化。尽管这个努力不一定是正确的，也可能没有以前做得好，但这种努力必须是与所要求的技能相关联，是在一个较大范围内的正确反应，是在一定的时间内做出的。

研究表明，如果要 ASD 患儿维持学习动力，减少问题行为，除强化所有正确的反应外，训练人员要强化所有合理的努力或尝试，这对于提高教育效果具有积极的作用。为了帮助患儿保持学习的兴趣，训练人员要注意不断地奖励患儿的合理努力，并通过渐进的方式达到目标。

例如在语言训练时，没有语言的 ASD 患儿，只要患儿开口说话，即使发音错误也应予以奖励，然后逐步引导正确发音。如患儿没有很清楚地说出"球"这个词，而是发出"qi"或者是仅有一个这样的口型，即奖励，因为这是一个合理的尝试。通过强化合理努力，可以激发继续努力的动力，以便有机会说出"球"这个词。

（七）注重自然性的奖励

运用自然奖励（强化）是使 ASD 患儿的行为在行为的自然后果中得到奖励。即强化物与患儿的行为直接相连。强化物按照其属性分为三类：

1. 生理性强化物　生理性强化物是强化正向性行为，满足生理需求的强化物，这种强化物不具有分享性，有效时间短暂。

2. 社会性强化物　社会性强化物能满足精神需求，具有沟通性和分享性，比如微笑、拥抱、亲吻具有沟通性，娱乐性活动兼具沟通性和分享性。

3. 自然性强化物　自然性强化物是执行行为后得到的奖励，是活动本身的一部分，是社会生活或者言语交流中一个真实情形，有利于 ASD 患儿所学技能的普遍应用，也就是泛化。比如，患儿想要喝水，但是水杯放在他够不到的地方，他就主动求助（语言或行为），得到的强化物就是帮助，这种强化能建立行为与环境间的功能性关系，情景化强。这种强化物在 PRT 干预模式中的运用，是因为 PRT 干预模式强调在自然情景中执行，可以提高学习效果、类化与迁移能力。

二、关键反应训练法的质量控制

在 PRT 教学中，通过对一线教师在教学活动中的七大教学策略的运用情况进行评估管理，从而进行教学质量控制。

对每个教学策略掌握并熟悉应用为合格，用"+"标示，没有掌握并熟练应用为不合格，用"-"标示。具体如下：

1. 遵循孤独症谱系障碍患儿的兴趣　评估一线教师在 PRT 训练前是否对 ASD 患儿的兴趣、爱好进行充分地了解和评估，在训练过程中恰到好处的运用好患儿的兴趣与爱好。

2. 提供明确机会　评估教师的指令、问题或要求是否清晰、明确、符合 ASD 患儿的能力水平，与当前的任务有关联。

3. 新旧技能或任务穿插进行　评估教师在与 ASD 患儿互动时是否是交替训练维持技能与新技能。

4. 分享控制权　评估教师在活动过程中是否自始至终的与 ASD 患儿分享对活动和物品的控制，从而向患儿提供自然的机会和有条件的奖励。

5. 有条件的奖励　评估教师对 ASD 患儿的奖励，是否应以患儿的行为为条件。

6. 强化努力　评估对 ASD 患儿做出的任何与来自教师的问题、指令或与机会有关的合理努力都给予强化。

7. 注重自然性的奖励　评估强化是否与活动或任务有直接联系。

对每个策略的应用合格率均达到 80% 及以上，该治疗师就达到了 PRT 规定的教学准确度标准。

第四节　关键反应训练法对孤独症谱系障碍患儿的效果分析及应用体验

一、关键反应训练法的干预效果分析

PRT 是经过多年的发展才最终建立的干预模式,有众多的研究已经证明它的有效性。PRT 的基础是行为矫正,主要通过自然交往和互动进行沟通能力训练,自然语言范式,除了能有效地提高 ASD 患儿的沟通能力,对其他领域均产生令人意外的效果。

针对无语言的 ASD 患儿应用自然语言范式进行干预训练,这些患儿能够比在传统训练情景中表现出较多的模仿性及自发性语言,训练效果得到泛化;在同等语言水平及社会交往能力水平下,有更多自发性社会交往发起行为的 ASD 患儿能够获得更好的训练效果。经过 PRT 自我发起训练,患儿的适应性和实用性行为逐渐达到与年龄相适应的水平,社会交往能力和学业能力都能够与普通儿童相提并论。

PRT 强调家长参与培训的必要性。参与 PRT 培训的家长比参加传统 DTT 培训的家长表现出了更积极的效果。DTT 对家长与患儿的互动没有产生积极效果,而 PRT 使家长与患儿的互动更加愉悦、有趣,能降低焦虑情绪,改善互动方式。

PRT 训练中家长参与呈现出双向效果,一方面增加了家庭互动效果,改善了家长和患儿情绪及表现,并增加了幸福感,促进了与患儿互动的相关人员训练激情;另一方面,减轻了家长压力,减少了低效或无效的沟通。

PRT 方法不仅可以改善 ASD 患儿的语言及行为,使接受 PRT 干预的患儿的大脑功能更趋近于正常发展儿童的大脑活动规律。研究表明,ASD 患儿大脑的有关部分并不是永恒性的"破损",而是没得到足够的"启用"。对 ASD 患儿进行适当的强化干预,大脑活动可以得到改善,甚至接近普通儿童。

作为一种自然教学策略,PRT 的有效性得到广泛验证,如提高了社会交往能力、语言沟通能力、游戏能力、共同注意力与学业成绩等。该技术可以在家庭、学校、社区生活环境中实施,有巨大的实用价值。

Bryson 等已表明,PRT 在美国本土以外的其他范围推广应用的可行性。国内引进 PRT 的时间虽然尚短,但是 PRT 引入国内后推广迅速,在国内的特殊幼儿教育、康复机构、医院及家庭康复中得到了广泛的应用,取得很多的实践经验。

国内研究证实,对原来没有主动提问技能的 ASD 患儿运用 PRT 技术训练 3 个月后,其关于地点、物品及人的主动提问技能出现的频率明显提高,显示出自我发起对学龄前 ASD 患儿的主动提问技能教学具有立即、维持的效果,对 ASD 患儿主动提问技能教学后类化效果较好,有利于社交技能、认知、沟通及社会情绪方面的发展。

作为自然干预策略,PRT 有一定的使用范围和限制条件。ASD 患儿对普通玩具较感兴趣,不愿与大人接触,回避与他人进行目光接触并且刻板行为较多等行为特征,进行 PRT 干预后这些行为有较明显的进步。如果有着与其相反的行为特征,PRT 的干预有较少反应。这些患儿接受传统的 ABA 或 DDT 的干预教育,反而表现出了显著地进步。

二、应用体验

河南大学第三附属医院儿童心理行为中心于 2014 年引进 PRT,主要应用于 ASD 患儿康复训练中,积累了大量有效的临床案例。应用 PRT 进行训练的 ASD 患儿在社会交往、主动性沟通及眼神、表情等非语言性沟通方面均有明显提高,刻板行为、问题行为明显减少,泛化生活技能方面的灵活性有着明确的提升。

ASD 患儿主动性语言训练从表达要求语言开始,因为表达要求的语言可以直接满足患儿的需求,需要语言表达的动力,语言行为通过环境中不断地重复刺激之后逐渐增加。假设患儿喜欢公共汽车,训练人员可以用不同颜色的公共汽车带来更多的学习语言机会,如汽车摆在模拟的马路上,车里可以坐着一些不同的人物,司机爸爸、妈妈、阿姨、叔叔等人物,训练人员和患儿扮演不同的角色参与到公共汽车出行中:遇到红灯停、绿灯行,推着公共汽车前行时,发出"呜呜呜"的声音,反复多次让公共汽车前进或停止,介入人物上车或下车。

训练人员需要多部分组合玩具,提供更多的沟通机会,遵循 ASD 患儿兴趣调整目标,如活动中患儿不经意将公共汽车相撞在了一起,训练人员可结合场景发出相撞的声音和恐惧的表情等。

训练人员要结合患儿的兴趣,随机变换教学策略,使患儿能够自发地独立运用第一批语言,帮助他们抓住生活中自然呈现的语言学习机会。例如浩浩小朋友非常喜欢画画,主动语言量很少,以往妈妈准备好了彩笔,浩浩安静地画画;运用PRT的教育理念对妈妈进行指导,故意藏起浩浩喜欢的红色彩笔,在他想要红色彩笔的时候就是语言表达的时机,只要患儿有语言要求,妈妈马上给予表扬和肯定,并给他想要的红色彩笔;通过多次训练,浩浩的主动语言量逐渐增多,与妈妈的互动也增多了。在掌握了基本的需求语言后,还可以在此基础上进行扩展语言结构,如"你想要长的红色彩笔?还是短的红色彩笔?"随着难度逐渐增加,浩浩的语言量、注意力、认知理解力及与人互动方面均逐渐改善。

再如,童童在和妈妈一起玩举高高的游戏时,妈妈不断将童童越过头顶举高高,妈妈表现出开心的表情来吸引童童的注意,且不停地发出"高高"的声音,这时童童也会表现出很开心的样子,妈妈反复重复这样的动作几个回合后,突然停止举高高的动作,这时童童会看向妈妈,妈妈可以示范说"高高",童童主动模仿后发出"高高"的语音要求时,妈妈会把童童举得更高。通过多个回合的强化训练,童童的语言主动性逐渐提高,语言量增加。

我们发现通过PRT干预的ASD患儿,其非语言性沟通也可以得到明显地改善。如在PRT干预之前一些患儿想要得到物品或玩具时直接从他人手中去抢或者得不到想要的物品时会躺在地板上哭闹不止。通过PRT干预训练后一些患儿学会了应用手势、眼神或者动作来表达自己的要求。琪琪在课堂上想要玩滑滑车,她的语言能力达不到,这时训练人员说:"你给我指一指",或者做出示范,这时她能够用手势指向想要玩的滑滑车并且看训练人员的面部,就可以给予奖励玩滑滑车。

最重要的一点是家长学会PRT的干预教育理念,可以很好地应用于日常生活中。亮亮小朋友今年3岁了,有少量主动语言且目光对视时间短暂,认知理解差,因家庭经济困难,康复训练的时间有限,亮亮妈妈坚持应用PRT方法,在家庭里进行干预训练。一年后妈妈带他来复诊,亮亮进步非常明显,现在能与人进行简单的问候与交流,表情交流及认知方面均有进步。

康复训练中,对于一些程度较好的ASD患儿,如能听懂简单的指令、有目光交流或者感兴趣的玩具较多者,PRT的干预效果更明显。但是对于一些年龄较小的ASD患儿或者是对很多玩具或零食均不感兴趣,不与大人接触,目光对视差,刻板行为明显的ASD患儿,PRT干预教育较少有反应。

第五节 关键反应训练法常用设备、器材及注意事项

一、关键反应训练法常用设备及器材

PRT教学强调在自然情景中实施,如进行游戏活动时,游戏本身带来的快乐就是强化物本身。在PRT干预训练中不一定需要具体的实物作为训练的器材。比如在ASD患儿需要喝水的时候,可能喝的水就是教学器材,ASD患儿想要开门,那么打开门就是强化物,因此在实施PRT教学时要开动脑筋,发挥想象力,任何一种自然的强化物均可以达到训练的目的。此外,如果是在教室或者在家庭环境里可以提前准备一些患儿喜欢的食物、玩具等强化物作为教学的器材。

二、关键反应训练法使用的注意事项

1. 强化从来不要等待 ASD患儿做出目标语言或者目标行为后应立即给予强化,即便是做出合适的努力而目标语言或行为未达成也要给予强化,这样才能保持、维持动机。

2. 对ASD患儿错误反应不要给予强化 错误的反应是应该消除的行为或语言,若ASD患儿出现错误的反应应予以忽视或纠正,否则不利于患儿正确语言及行为的建立。

3. 改善孤独症谱系障碍患儿的注意力可以增加社交互动及情感理解 训练时要使ASD患儿很清楚地知道,老师的反应是依赖于ASD患儿的行为,这有利于改善患儿的注意力,增加社交互动及情感理解。

4. 建立孤独症谱系障碍患儿的良好行为 如果ASD患儿的行为已经得到很好的建立,就不需要对每一个单独的行为发生而给予

强化。

5. 强化训练中的确定"目标行为" 对于ASD患儿只强化那些训练中确定的"目标行为"，对于非目标行为应予以"忽视"。

6. 要让孤独症谱系障碍患儿参与到训练中去 一定要让 ASD 患儿参与到训练中来，没有互动就没有效果。需要抓住患儿的注意力，维持"目标行为"的动力，在互动中达到目标。

7. 要选择社会效度高的指导语 指导语包括行为不仅仅是在单一环境中适用，而是在大部分类似的环境中都能适用，比如 ASD 患儿想要你手中的玩具，面对你时说"要"，你能知道这是要玩具；若是面对不熟悉 ASD 患儿的人，患儿说要，别人就不明白他到底是想要玩具？想要找妈妈？还是想要别的东西。

8. 适当地示范和辅助是不可缺少的 教会ASD 患儿一项技能时，适当地示范和辅助是必要的。在加入新的技能时，如若难度较大，可以进行示范或辅助，有利于维持练习的动力，待到目标行为基本建立之后，逐渐撤除示范和辅助。

9. 关键反应训练法强调行为的三个规则

PRT 是一套自然策略教学，强调行为的三个规则，前提、行为、结果都要自然地呈现，也就是说 ABC中的 A（刺激）要自然，B（反应）要自然，C（结果）也要自然。

10. 关键反应训练法技术强调开发 ASD 患儿的主动语言 患儿具备主动表达技能，就会避免成长中的很多问题行为（因为无法表达而造成的问题）。ASD 患儿的主动语言缺乏或者很少，PRT 技术强调要把 ASD 患儿的主动语言开发出来。

11. 训练教师一定要熟悉教学内容 凡是带进教室的东西（玩具、书籍等），教师一定要先熟练。可以运用这些东西进行自然的强化训练，随手变为教具，可以为训练所用。

12. 教学情境要多样化 已经练习过的技能应该在多种情景中反复巩固训练，这样 ASD 患儿的技能才能得到巩固和泛化。

13. 加强与家长的合作 强调在训练后的类化需要家庭成员创造条件，多互动，使其不断得到练习巩固。

（姚梅玲 赵 斌）

参考文献

[1] Lovaas OI.Behavioral treatment and normal educational and intellectual functioning in young autistic children. Journal of Consulting and Clinical Psychology,1987,55(1):3-9.

[2] 郝怡娜 .PRT 的自我发起对学前 ASD 患儿主动提高技能的干预研究 .重庆:重庆师范大学硕士学位论文,2016.

[3] 李丹 .ASD 干预的关键性技能训练法 .北京:北京大学出版社,2014.

[4] 斯塔曼 .ASD 儿童关键反应教学法 .胡晓毅,译.北京:华夏出版社,2015.

[5] 中华医学会儿科学分会发育行为学组 .ASD 谱系障碍儿童早期识别筛查和早期干预专家共识 .中华儿科杂志,2017,55(12):890-897.

[6] 贺荟中 .自然教学策略:ASD 干预的 PRT 技术 .华东师范大学学报(教育科学版),2013,31(4):29-33.

[7] Koegel RL,Koegel LK.The PRT pocket guider Pivotal Response Treatment for autism spectrum disorders. Baltimore Paul H Brookes,2012 :940.

[8] 孟蔼宁,曹玲玲 .自闭症儿童家长与教师的关系研究——基于对美国自闭症儿童家长的访谈 .现代特殊教育,2019,8 :27-37.

[9] Voos AV,Pelphrey KA,Tirrell J.Neural Mechanisms of Improvements in Social Motivation After Pivotal Response Treatment:Two Case Studies.Journal of Autism & Devlopmental Disorders.Springer Science Business Media New York,2012,27 :1683-1689.

第七章

儿童孤独症图片交换沟通训练法

第一节 概　　述

一、图片交换沟通法的编制

图片交换沟通法(picture exchange communication system,PECS)是由 Boondy A 及 Forst L 于 1985 年基于斯金纳的操作条件反射理论发展起来的,它是教导患儿快速掌握自发沟通能力的一种培训体系,是对于缺乏语言交流能力的孤独症患儿行之有效的训练系统。

二、图片交换沟通训练法的使用对象

PECS 主要在无语言交流能力、一些有语言能力但不能使别人理解,以及不能首先发起交流的环境下使用。尽管 PECS 最初是为孤独症患儿所创造的,但目前 PECS 已广泛使用于其他环境下,它对于任何年龄段存在交流障碍的人们都非常有效。即使目前的研究多数也是围绕孤独症患儿展开的,但 PECS 对于脑瘫、视力障碍,以及听力障碍的患儿仍然有效。

三、图片交换沟通法的训练目的

PECS 训练方式是为了获得社会沟通能力,首先,让患儿掌握的第一个能力即为获得需要的东西而靠近沟通对象,当其获得这个能力后,就需提高患儿的词汇量、句子结构以及更深入的沟通技能。其次,通过 PECS 的训练后有些患儿甚至可以学习使用概念性词汇。

四、图片交换沟通法的意义

PECS 主要是为了患儿能获得自发性沟通能力,为了达到目的,训练者首先要了解患儿坚持要得到的物品是什么,这一步会贯穿整个训练过程。在整个训练过程中都不能使用如"告诉我你想要什么?""你想得到什么?""你想要这个东西吗?"等提示性语言,相反的是训练者仅仅提供患儿需要的物品,由观察者通过观察了解患儿的行为反应,具体可观察的行为如看、索取等。一旦训练师确定了患儿喜欢的各种项目,就应该系统地提供这些项目以确定偏好等级。

五、内容步骤

图片交换沟通法主要分为自发性交换、持续性和距离、分辨图片、使用图片句子、回答问题及响应和评述六个步骤,在这六步之前还有一步很重要的工作需要治疗师及家长进行,比如要知道什么是孤独症患儿想要的,而在这一步中,我们无法通过语言来了解患儿的所需,我们只能通过为患儿提供一些物件来观察患儿随后的行动,看他是喜欢、讨厌或者是没有任何表现,通过这一方法我们来充实我们的强化物库存,并把这些物件分为不同的等级:最喜欢、喜欢、不喜欢、讨厌、最讨厌等。在这六步中,前面四步主要集中在教会患儿使用图片来提出自己的要求,后面两步主要在于扩大交际范围,使患儿能够做出评论等。目前关于 PECS 的研究主要集中在以下几个方面:

1. PECS 可以获得什么;
2. PECS 对社会的影响;
3. PECS 对行为的影响;

4. PECS 和语言发展的关系。

所有的这些成功都需要依赖于高质量的训练过程。对于大多数患儿，PECS 能够保证他们正常的社会交流能力的形成。

图片交换沟通法的独特之处在于能教会患儿在社会生活中进行主动的交流互动，刚开始患儿被训练使用单张图片交换自己想要的物件，最终掌握运用图片、句子或者其他方式满足自己的需求。最初的有形成果相比于社会回报更能够刺激患儿发出主动沟通，图片交换沟通法起初是教会患儿提出要求，然后逐步能够提供评述，最后部分患儿能够掌握自发的语言交流。

第二节　孤独症患儿图片交换沟通法的具体操作步骤

辅助沟通（augmentative and alternative communication，AAC）系统包括手势、手语、PECS，以及语音输出设备，它能改善缺乏功能性语言能力患儿的交流能力，PECS 属于 AAC 系统中运用比较广泛的一种训练方式，相比于单纯的图片或手势而言，PECS 结合了行为策略，操作性强，效果更为显著。主要分为以下几个步骤。

一、自发性交换

正常儿童在 6~9 个月的时候就能在与父母的日常互动中习得自然的交流，包括牙牙学语，继而他们会发展出语言。儿童主要通过模仿父母的行为、语言等来发展自己的语言，即使他们没有正常的语言交流，通过行为反应也可以进行短暂的沟通。

在自发性交换中，因为孤独症患儿无语言的沟通，要让他们学会接近其他人，孤独症患儿把图片交给训练者后可以获得自己想要的物品。正如正常儿童在早期的学习中未获得实际词语一样，PECS 训练在早期也不会选择特定的图片，因为在这一步骤中患儿不会区分每张图片的不同，就如正常儿童在早期的交流中不会使用完整的词语，在训练的后期患儿会自然习得分辨图片的能力一样。

在这一步治疗中需要两个治疗师，第一个治疗师充当沟通对象（图 2-7-1）。第二个治疗师在患儿背后负责提供身体提示，第二治疗师在治疗时起到了决定性的作用。在这一步患儿不需要识别图片，只需要运用治疗师为他们准备的那张单独的图片来完成任务（图 2-7-2）。

主要过程可以概括为：拾取、传递、放下和收回图片。当患儿完成这一过程，将图片放在第一治疗师手上时，治疗师要立即做出回应，将交换的东西交给患儿，同时说出东西的名字，然后可以允许患儿玩一会儿玩具或者得到其中的一部分（如食物）。主要程序即为治疗师运用患儿感兴趣的物件引导患儿，并等待患儿拿起桌上的图片传递到治疗师面前并放在治疗师手上。经过几次训练后，第二治疗师可以根据患儿的表现逐步减少辅助步骤最终使患儿能够独立通过图片交换来得到自己想要的物件。刚开始我们应该帮助患儿拿起图片，至减少帮助患儿将图片放在治疗师手上这最后一步，并逐渐从最后一步减到第一步。

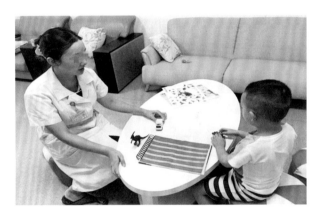

图 2-7-1　沟通对象

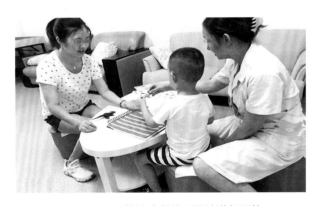

图 2-7-2　两位治疗师使用图片进行训练

这一步通常需要 10~15 分钟的时间就能训练患儿掌握单独完成图片交换任务。此过程需要运用不同的强化物及不同的治疗师对其进行训练,所以在一开始的时候我们就需要找出一系列强化物组建一个强化物库。并培训大量的治疗师来完成这一任务。经过第一步训练的患儿,当看见想要的物品时,能够拿起图片,转向沟通对象,并且将图片放在沟通对象的手上从而获得物品(图 2-7-3、图 2-7-4)。

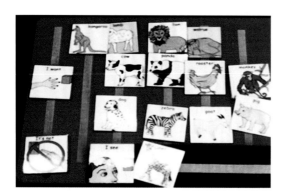

图 2-7-3　强化物库的部分内容(1)

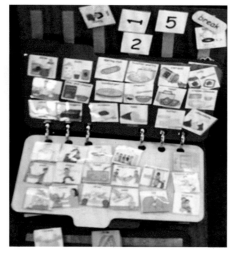

图 2-7-4　强化物库的部分内容(2)

二、持续性和距离

持之以恒在最初的无反应沟通阶段是很重要的,在这一步中患儿被教导在沟通中即使遇到很多障碍仍然要坚持下去,逐渐减少显性及隐性提示使患儿获得系统的沟通能力。

正常的儿童在没有掌握词汇时主要是通过自己的语气及语调和他人进行交流。但是患儿使用图片进行沟通时是没有语言组成部分的,因此他们必须学会使用其他方法进行沟通。患儿必须学会当沟通者不在身边、背对着自己时仍能够完成交

流;同时患儿也需要掌握当其想要某样东西时但图片不在面前也同样能进行交流。在这一步中患儿并不能产生自发性交流,主要是利用图片作为媒介来进行交流。因此患儿必须被教导在进行沟通时能够利用图片,即使图片不在面前,又或者沟通对象不在身边,甚至不在同一个房间时也能进行沟通。在这一步中,治疗师训练患儿利用图片进行沟通,为了顺利地进行沟通,我们需要制做一本沟通簿,将使用的图片粘贴在最上面,其他图片放在沟通簿里面,另外在这一步中,额外的提示将被去除。当患儿发起沟通时,治疗师会给予期待的目光进行反馈,有的治疗师会使用手势或者眼神的关注进行反馈。所有的这些提示都应该逐渐减少最后去除,以便患儿学习在任何环境下发起自发性的沟通的能力。为了强化自发性,应该由不同的治疗师进行训练,并且训练不同的生活场景以及不同的项目(见图 2-7-4)。

在这一步中所说的距离包括两个方面:第一是指治疗者和患儿的距离,第二个距离是指患儿和图片的距离。要让患儿明白当他们需要运用图片进行交换时,图片并不一定每次都在他们面前随手拿到,并且沟通对象也并不一定时刻关注着他。在这一步训练中要逐步拉大这两个距离,使患儿能够在不同的环境或者和不同人仍能够坚持他们的沟通行为,学会当治疗师没有关注他或者背对着他时使用图片来换得自己的所需。即当患儿看见想要的对象时能走到沟通簿那里,从板面撕下唯一的图片,然后走到沟通者面前,将图片交给他。首先,我们先逐渐拉大沟通对象和患儿之间的距离,其次,治疗师给出身体提示帮助患儿拿起图片,传递图片(即从拿起图片处走到沟通对象面前),将图片放在沟通对象的手上,后续部分如同第一步;再次,在拉大治疗师与患儿的距离后,再逐渐拉大患儿与图片之间的距离。

三、分辨图片

一旦患儿为了满足自己的不同需求而能够坚持与不同人进行沟通时,就要教导患儿区分不同的图片。这一步的主要目的是当治疗师拿出物件的时候,患儿能从几幅图片中找出与对象对应的图片,并将其交给治疗师,即患儿能够进行物品与物品、物品与图像、图像与物品之间的配对。

对于很多患儿来说这一步缺乏吸引力,因此,我们需要使用强化物来改变这种状态使患儿能够

积极参加训练。在这一步训练中直接面对的仍然是图片和物品。因此即使有些患儿掌握了这种能力,视觉匹配的技能仍不一定适用于图片交流。PECS训练方法是在发生交流沟通时利用图片进行,而不是依赖先前掌握的匹配能力。

在这一步中首先让患儿选择两个图片,用这两个图片进行交换得到特定的物品,一个普遍的错误就是让患儿面对两个或者更多的物品,这样不能够轻易地分别出患儿真正想要的东西(图2-7-5)。

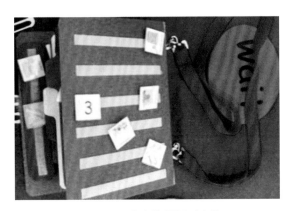

图2-7-5 多个物品面对患儿

1. 要避免贴上患儿都喜欢的对象,那样就不能真正明白患儿喜欢的对象,所以第一步我们在沟通簿上贴上患儿喜欢的对象和不喜欢对象的图片各一张,并向患儿提供他喜欢的对象,当他交出适当的图片时,便将喜欢的对象交给他。

2. 在进行这一步训练之前,我们需要找出患儿最想要得到的和最不想得到的物品,同时将他们贴在沟通簿的最前面。当患儿用匹配的图片去交换最喜欢的物品时,治疗师将物品给予患儿,同时对患儿进行表扬;如果患儿用另一张图片去进行交换时,他同样能得到物品。

3. 当患儿对取得物品反应消极时,那么就要使用下面的错误纠正方法进行矫正:

(1)演示(通过敲击或者其他可看见的东西进行提示)正确的选择;

(2)提示选择匹配的图片提供物品奖励,同时给予表扬;

(3)转换成已掌握的技能;

(4)当患儿能选择匹配的图片时进行反复训练。

为了能在短时间掌握且同时强化技能(选择正确的图片),治疗师必须提供一系列的强化物(例如语言、手势等)。

当患儿能够区分最喜欢和最不喜欢的时候,治疗师就要逐渐选择两张区别度比较小的图片进行训练。当两个都想要的物品图片在沟通簿上时,一个潜在的困境将会发生使得训练不能正常进行,我们不知道患儿真正想要的东西是什么,患儿可能会交换一张图片但其实是想要另一个物品,也许这两个物品均为患儿喜欢和想要得到的,因此患儿不会担心拿到的物品与交换的图片是否匹配。例如,在一次训练中,治疗师将患儿喜欢的球和小汽车的图片都放在沟通簿上,患儿可能想要得到球,实际上是会去拿小汽车的图片进行交换,当治疗师将小汽车玩具拿给患儿时,患儿仍会满足地进行玩耍。为了明确患儿真正想得到的东西,治疗师需要认真观察患儿得到物品时的反应,观察患儿选择图片和选择物品时反应是否一致。当患儿拿出小汽车图片的时候,治疗师可以准备小汽车和球给患儿,同时对患儿说:"拿它吧",如果患儿拿的是小汽车,可以让患儿拿着玩具玩耍;如果患儿拿的是球,治疗师将阻止患儿拿球,同时使用前面提到的矫正方法进行矫正,治疗师可以用手指指着小车并且说:"你想要小汽车",然后等待5秒钟,让患儿自己做出反应,重复直至患儿能正确辨认图片。在这里比较重要的一点是治疗师说的"拿它吧"而不是"拿小汽车",这种中立语言可以帮助患儿进行视觉上的区分而不是听觉上的区分。

在随后的训练中,要逐渐增加沟通簿上的图片和患儿在进行沟通时所需的对象,患儿在其中选出一张图片进行交换,再自行选出相应对象,并逐渐使患儿在看不见喜欢对象的情形下自己拿出图片来与训练者换取对象。

四、使用图片句子

进行到这一步时,患儿已经能够完成在不同环境或者与不同沟通者进行交流沟通来获得想得到的物品,但是仍然没有获得述评的能力。当正常儿童开始学习语言时,他们能够同时获得述评能力,正常儿童通常使用一个词语伴随手势等就能使沟通者明白他们的诉求。由于患儿缺乏有效的语言能力,他们只是单纯地使用PECS而不能加上语言线索,正是因为他们的这一缺陷,很多患儿不能正确地使用手势。因此,训练的最终目的是让患儿学会让沟通者明白患儿的需求,以及患儿对一些事物的述评能力。

在这一步中,使用PECS进行训练的患儿被教导会使用各种句子的开头语。如"我要"标志着提出要求;反之"我明白了""他是""我听说"等语句标志着评论。在这一步中,我们要训练患儿使用句子来表达自己的所需。患儿能在要求对象时走到沟通簿前,从板面中选出适合的图片,拼成句子条"我要+(物件)",并将句子条撕下,走到治疗师面前,将句子条交给他,得到自己想要的对象。治疗师在接过句子条后,将图片逐一指出,并说:"你说,我要××。"当患儿掌握句子条后,可逐渐将多张图片放在沟通簿上,让患儿可选择不同的对象进行交换。这种新的技能通常是通过重复来获得的。

五、回答问题

在训练新的技能时继续强化已获得能力,由于孤独症患儿通常对社会性反馈不敏感,因此,训练他们自发性述评通常显得非常困难。一些研究发现,指导患儿对简单问题进行反馈相对有效(如你看到了什么?)。为了能使患儿获得评论性的回答,先要集中训练患儿回答提供需求的问题,后来要患儿能自发要求不同的对象,以及回答问题"你要什么"?再确定沟通簿内有"我要"的图片和句子条,同时向患儿提供一件他想要的对象,治疗师指着"我要"的图片并同时询问患儿:"你要什么?",然后患儿能够撕下"我要"—撕下"小车"—撕下句子条递给治疗师,然后治疗师问患儿:"你要什么?",几秒钟过后,再指出"我要"的图片,当患儿熟悉后,治疗师只需要进行口头提问:"你要什么?",然后等待患儿撕下"我要"和对象图片拼成句子条进行交换。

六、响应和评述

训练进行到这一步的患儿能使用句子自发地向不同的沟通对象表达需求,如"我要";同时能回答问题,如"你想要什么?",在这一阶段,训练需要使用由不同的图片组成词汇进行沟通,使患儿能回答治疗师随机提出的问题,如"你看见了什么?""你要什么?""你有什么?"并且能够区分这两个问题的不同之处,使患儿能够通过图片句子"我要××""我看见××""我有××"来回答治疗师的问题。先把"我看见"图片放在"我要"图片之下,同时向患儿出示一件他较不喜欢的图片,治疗师问:"你看见了什么?"同时指出"我看见"图片,患儿把"我看见"图片和相适应的对象图片拼成句子条,完成后治疗师做出口头回馈

"是的,你看见××",并给予与训练无关的对象作奖赏。

为了发展自发性沟通能力,模仿正常儿童的述评能力非常重要,在突发情况时正常儿童常能发生自发性述评过程,孤独症患儿则需要通过反复多次地训练就能很好地掌握这种能力。

七、额外的词汇训练

当患儿在掌握第四阶段的基础上学习了第五、第六步的时候,那些患儿不喜欢的或者不感兴趣的额外的词汇将会逐渐产生。一些治疗师发现患儿很难掌握颜色、尺寸、形状、质量及位置这些语言概念。患儿通过 PECS 学习可以促进这些语言的发展,其他的课程并不依靠接受能力,对于提出需求 PECS 有一种独特的方法来教授概念。例如,相对于棕色的甜甜圈,儿童更喜欢白色的,他将会被教导使用图片句子"我想要白色的甜甜圈"来换取甜甜圈。PECS 训练通过更多的强化物使患儿逐渐掌握其他概念,当一些物品拥有他喜欢的颜色时,他将会要求自己喜欢的颜色,最后患儿会逐渐掌握颜色的概念。他想要红色的彩虹糖时,治疗师将拿出红色的、绿色的、蓝色的,对患儿说:"拿它吧",如果患儿能拿到正确的彩虹糖,那么他将会逐渐掌握颜色。

通过这种方式可以教导患儿掌握不同的概念,对形状概念的理解可以让其获得喜欢的饼干。例如威化饼干是方形的,苏打饼干是椭圆形的,曲奇饼干是圆形的等。

位置概念的理解对于患儿想获得书架顶部的玩具车和不喜欢的底部的玩具车也是非常重要的。对于食物尺寸又是非常重要的,相对于小脆饼,一些患儿更喜欢大脆饼,治疗师一定要为他获得这种能力寻找机会。如果患儿喜欢画画,那么在铅笔中识别短铅笔也是非常重要的。

当患儿能够区别颜色、尺寸时,那他将会掌握更多的细节线索来识别物品。红色的图标之间会有一些空间上的重叠,那么使用 PECS 能够区分这些空间重叠吗?目前并没有涉及关于听到某种声音患儿所做出回应的研究,如"我听到了铃声"或者"我想听音乐"。铃声和声音之间没有空间上的重叠(如钟声或者音乐的音量)。

在对孤独症患儿进行训练的过程中,除了将物品的属性纳入请求外,还可以训练其他与强化物有关的词汇。例如患儿想要半杯果汁,那他首先要

学会寻找一个杯子;如果他想听音乐,但是播放器找不着了,那么他首先需要学会提出寻找播放器的要求。在一些日常生活中,如准备零食、设置表格或者刷牙,可以通过中断的模式来训练儿童掌握额外的词汇。在这些训练课程开始之前首先要了解这些是否为患儿喜欢的东西。如果他进食时喜欢一整套的物品,如杯子、盘子、叉子还有垫子等,那么他需积极地去寻求不存在的杯子。另外,如果他不喜欢刷牙,那他就不会愿意去寻找牙膏。但是,如果患儿不喜欢的日常活动伴随在喜欢的活动之后,那他也会积极地完成相应的日常活动。

PECS 训练方法的创造是为了帮助孤独症患儿获得功能性沟通能力,它是以图片为基础的训练系统,能使患儿最终获得语言的能力。在过去的一些研究中发现,PECS 不仅能够扩大非内在语言发展的交流系统(辅助或无辅助的),还能够提高或者改善语言。

Bondy 和 Frost 发现,对于 5 岁及以下的患儿,经过 PECS 为期 1 年的训练后,大约 59% 的患儿可以发展独立的语言,另外 30% 的患儿能通过 PECS 进行沟通。Schwartz 等学者也发现,PECS 训练方式能够让学龄前儿童发展语言。

第三节　孤独症患儿图片交换沟通法的运用

孤独症患儿的核心特征是在接受和表达沟通上的延迟以及功能性语言缺乏,患儿常表现在接受教育、生活自理,甚至在休闲生活时面临多种困难,而成年患者的就业率显著低于其他缺陷障碍患者。为了改善患儿的社会沟通能力,需要为其提供有效的干预措施。目前广泛应用的干预措施有多种,其中辅助和替代性沟通(AAC)系统最为常见,主要用于弥补复杂交流环境中所需的沟通和语言表达能力。

一、一般的应用

图片交换沟通法自发展以来,就被大量运用于孤独症患儿的干预治疗当中,大量学者进行了一系列研究显示,PECS 能有效促进患儿的沟通能力,能使其产生主动、自发的沟通欲望,使社会沟通能力得到明显改善。一些研究显示,PECS 在改善患儿的沟通意向、引发沟通上效果显著,但是存在不便携带、不能发声、图卡制作繁琐等缺点。Nareena 等研究可以解决这些难题,他们将 PECS 系统使用在 APP 上面,同样能有效地改善孤独症患儿的交流能力,其中对于没有语言能力、智力缺陷,以及缺乏有效沟通能力的患儿效果更好,能够使他们适应日常生活,同时改善他们的生活质量。

PECS 每一张图片上都有自己的插图,患儿能够明白插图的意思并且使用几张图片组成句子,在过去的研究中,传统的 PECS 教导患儿使用图片进行交流。信息传播技术可以帮助孤独症患儿发起和改善沟通能力,PECS 是其中运用比较广泛的技术。智能手机和平板电脑等移动设备的广泛使用,使得人们可以通过这些设备即时发送和接收信息,Raja 等创建一个叫"Prospect"的软件系统,它是基于 PECS 系统,将一系列图片制作为运用程序的主题,并且具有 IM 功能,用户可以通过将卡片组合成一个句子来发送简单的信息。Prospect 主要适用于 5~12 岁具有语言交流困难的孤独症患儿,这将给孤独症患儿带来希望,让患儿使用不同的卡片,通过 MIM(mobile instant messaging)与同龄人进行交流。这一软件主要在安卓系统上使用,其核心内容是 PECS 系统,他的主要概念是将 PECS 与 MIM 结合在一起,使孤独症患儿能够向其他使用者发出信息,因此,孤独症患儿通过这个系统可以和别人进行沟通。Prospect 电子 APP 通过 IM 程序基于 PECS 的基础上使用一系列的图形卡进行交流。Prospect 具有三个优点:

第一,孤独症患儿可以通过此运用进行交流同时提供一个有趣而又互动的体验;

第二,Prospect 能给患儿带来积极的技术和人际关系,使他们能够在这个过程中提高他们的交流和语言技能;

第三,通过将移动计算机作为 PECS 的新媒介,这个应用程序有可能将传统的 PECS 方法转化为数字和交互式体验。

PECS 是一种基于图片交流的 AAC 系统,该措施的主要特点能使孤独症患儿在社会环境中启动自发性交流行为,产生主动的沟通欲望,甚至改善社会沟通能力。最终明显提高患儿的沟通功能,增加一些患儿的语言能力,以及减少激惹性行为。

一些学者认为这是一种非常有前景的方法。

二、国外图片交换沟通法对孤独症患儿应用的研究

尽管 PECS 对于非语言孤独症患儿是一种广泛的干预措施，但目前却缺乏充足的研究证据来证明 PECS 能够明确地改善孤独症患儿的社会交流缺陷。PECS 在国外运用比较广泛，学者们运用 PECS 主要集中在改变患儿语言能力，交流能力、主动性沟通能力等方面的研究较多。Patricia Houili 等学者为了评估 PECS 训练方法对孤独症患儿的有效性进行研究，他们将平均年龄为 6.8 岁的 88 个诊断为 ASD 学龄前患儿随机分为三组，分别为立即训练组、延迟训练组（即经过第二次评估后）以及不接受训练组。经过为期 5 个月的训练，结果显示，ADOS-G 孤独症诊断标准中的交流、社会互动以及语言项目的分数有所提高。患儿在经过 PECS 训练后，在课堂上使用符号及主动性有所增加，尽管在其他交流领域是否改善并没有得到充足的证据，但是一旦停止训练疗效将不能长期维持。这似乎提示，PECS 并不是一个一劳永逸的训练方式，是否需要我们长期坚持干预来改善患儿沟通技能？PECS 的疗效不能长期维持是因为训练方式不到位？还是因为患儿的神经可塑性下降？这些有待我们进一步研究。但是在 Houilin 等人的研究中他们缺乏长期随访来观察 PECS 对患儿的预后改善，我们可以进一步评估以了解 PECS 是否能改善患儿的长期预后，提高患儿的社会技能，提高患儿适应社会的能力，改善他们的生活质量。

目前尚缺乏大样本、长期随访的研究来探讨 PECS 干预措施对孤独症患儿的影响，更缺乏与其他干预措施的随机对照试验。2012 年，Anna 等进行了两种干预措施的对照试验，他们运用 PECS 与传统语言治疗（CLT）对 ASD 进行训练，最后评估两组的疗效。他们将 18 个患儿分为两组，每周进行 3 次训练，每次 30 分钟，总共训练 6 个月。训练开始时进行一次评估，两组观察指标完全匹配，训练结束后进行第二次评估，PECS 组相对于 CLT 组在 VABS 社会领域得分高，以及在几乎所有的社会交际能力编码在非结构化环境改善更为明显，如共同关注、发起要求、合作游戏领域，但患儿仍然缺乏眼神接触。这一研究显示，经过 PECS 干预措施的第一至第四步干预后，患儿的社会交际能力得到了

明显地改善。证明了 PECS 在提高患儿社会交际能力方面具有很高价值。同时在患儿的语言方面也具有一定的效果，并且这一结果论证了 2002 年 Charlop-Christy 等的研究结果：交流和社会技能之间存在密切的关系。

Flippin 等进行的 *Meta* 分析显示，PECS 促进沟通的作用显著，但对于语言的影响有争议，大多数研究均未报道对语言发展存在负性影响。Ganz 等也认为 PECS 是一种非常有前途的方法，尤其在促进沟通的效果上。

一些回顾性研究显示了图片交换沟通法的有效性及一些阳性结果。例如，Sulze-Azaroff 及 Flippin 等做的回顾性研究显示 PECS 干预措施具有积极的影响，最主要的是能促进语言发展。他们共收集了 34 篇关于 PECS 的文章，主要是针对沟通功能、语言、社交能力、技能推广和行为的改变，在这些研究中他们运用 PECS 干预措施能够促进患儿提出要求、评论描述、言语行为、技能推广及社交能力等的改善。

PECS 适合所有的孤独症患儿吗？2013 年，Ogletree 等认为图片交换沟通法能够改善孤独症患儿的沟通能力，但是这种技能的改善需要患儿具有特定的大脑结构基础。通俗地讲，我们把交流互动定义为一种能从别人身上得到直接的反应或者从社会上获得回报。一些语言模仿能使患儿获得语言技能，但不能使患儿产生自发的沟通，尽管一些研究显示，PECS 可以提供一个可行的手段来促进沟通，改善严重的语言功能障碍，但是只有少数的研究表明 PECS 在社会领域方面有积极的效果。

Charlop-Christy 等于 2002 年做的一项研究论证了 PECS 能够增加患儿的言语和不同社会交际行为，特别是言语启动、提出请求和共同注意等行为。同年，Kravits 等对 PECS 的有效性进行了进一步研究，结果显示患儿经过 PECS 训练后在与同伴社会互动的持续时间有所增加并且其自发沟通技巧也有所改善。Yoder 和 Stone 在 2006 年进行了一组随机对照研究，他们比较了 PECS 与 RPMT 两种干预措施对孤独症患儿的疗效，虽然在启动共同关注、提出请求和转换话题方面 RPMT 组的改善程度更为明显，但是在低关注率患儿身上，PECS 更能有效地提高患儿发起广义请求的能力。Carr 和 Felce（2007 年）主要集中在 PECS 对发起自发性交流的影响，他们发现患儿在与老师之间的

启动与互动环节得到了明显地改善。与此同时，Howling 等做了一项随机对照研究，探讨了 PECS 措施对孤独症患儿在学校环境中的自发性交流的潜在影响，发现启动交流的概率和 PECS 训练方法的使用率均有所增加，这与 2011 年 Gordon 等的研究结果一致。

虽然这些研究显示，PECS 干预措施对孤独症患儿社会交际方面的改善有效，但是一些研究只观察了患儿在非结构化环境中的行为，并没有用标准化测试做一系统化评估。Preston 和 Carter 等为了研究 PECS 干预措施对孤独症患儿的社会交际的影响，我们应该同时考虑标准化的心理测验数据，标准化的功能性行为适应评估，和在非结构化环境中的社会交际变量信息。2010 年，Flippin 等进行的一个 *Meta* 分析显示孤独症患儿是否能从 PECS 干预措施中受益的一个主要潜在的预处理标识为低共同关注率。2006 年，Yoder 和 Stone 等也认为在低共同关注率的孤独症患儿身上 PECS 干预措施更有效。那么我们是否可以将患儿的共同关注率作为一个预测因子来衡量患儿经过干预后是否能改善其交流能力呢？

大量研究显示，PECS 干预措施能够直接增加患儿口语交际能力。2006 年，Paul Yoder 和 Wendy L.Stone 提出，孤独症患儿口语交际能力是否增长可归因于患儿是否参加了 PECS 措施的干预。PECS 措施干预疗效并不能长期维持，在治疗结束后并不能维持 6 个月；PECS 措施促进了孤独症患儿使用非模仿语言的数量。这是第一个在孤独症患儿中运用随机对照试验来验证语言干预措施能够影响口语交际能力的研究。如果患儿对强化物能够产生足够大的兴趣，那么 PECS 将能够明显地影响口语交际能力，并且这种影响将会在治疗结束后继续保持。PECS 措施相比于 RPMT 措施能够更快速地改善口语交际能力。

在关于有语言障碍的孤独症患儿的一些具有说服力的研究，Stefanatos 和 Baron 提出患儿要掌握语言能力需要具备 6 个先决条件：

1. 孤独症患儿对社会刺激缺乏视觉及听觉注意；

2. 早期的视觉差异可能使孤独症患儿缺乏与他人发起共同注意能力或者使患儿发起共同注意的可能性较小；

3. 很多时候与孤独症患儿的互动趋向于使用其他物件；

4. 孤独症患儿很难建立长期的、稳定的社会联系；

5. 孤独症患儿通常不能注意别人的表情，不能理解别人的情绪，甚至不能理解社会心理状态；

6. 有效的交流依赖于对信息的察觉及处理。

很显然与沟通相关的一些信息可以是视觉的、听觉的，甚至是触觉上的。Quill 表明，视觉刺激在孤独症患儿身上常常能够起到提示记忆和联想性学习的作用，并提倡它可以作为学习辅助使用。

PECS 是一种非常适合运用于低功能患儿身上的一种干预措施。PECS 措施的最终目标是使患儿在社会环境中启动自发性交流行为。有效的干预措施应该同时考虑注意缺陷，并且尽量避免复杂的语音输入，应该强调视觉信息。Flippin 等探讨了 PECS 前四个阶段对患儿的影响，认为经过四个阶段的训练孤独症患儿有明显改善，在此研究中患儿的语言能力得到了明显改善。Ganz 等认为训练的阶段越长患儿改善得越明显。PECS 措施有一个预想不到的结局是随着训练阶段的不断延长，当超过第四阶段以后无语言的孤独症患儿可能出现语言。孤独症患儿的大脑存在差异，而这些差异将会影响患儿的行为和喜好，限制技能的获得及融入社会。正是在提出问题方面的缺陷抑制了孤独症患儿的学术成就和社会交往，以至于影响他们的整体生活质量。提出问题的缺陷体现在大部分患儿身上，以及提出问题的重要性，干预方式主要集中在改善 ASD 患儿提出问题交流方面的缺陷。

三、图片交换沟通法在国内孤独症患儿康复训练中的研究

PECS 作为一个有效的干预措施在国外的孤独症患儿康复治疗中得到了广泛运用，目前只有为数较少的一些国内培训机构使用 PECS 来改善患儿的症状，主要集中在特殊教育领域，并且国内关于 PECS 的研究也较少。静进（2017 年）认为 PECS 训练方法见效较快，耗时相对较少，在很多综合性干预项目中也有运用。杨珍珍（2010 年）等对 35 例确诊为 ASD 的患儿开展为期半年的 PECS 训练并进行自身对照试验，分别于训练前、训练 3 个月和训练 6 个月时应用孤独症治疗评估量表进行评估，研究显示，图片交换训练法能够使

孤独症患儿的社交功能、感知觉和语言功能均得到明显改善,行为问题改善不明显。但是他们的研究样本量相对较少,并且缺乏随机对照试验,只进行了短期研究并没有做进一步长期随访,需要我们做进一步的研究来探讨图片交换沟通训练法在孤独症患儿中的长期疗效。

周玉福等的随机照研究发现 PECS 能够明显改善患儿的形象认知和情绪表达能力。杜亚松(2013 年)认为 PECS 具有强烈的奖励作用,对患儿进行个体化训练,易被患儿接受,训练起效较快,适用范围广泛;吕桃等(2014 年)指出 PECS 着眼于交流的起始部分,适用于无语言发育,不能用语言进行社交沟通的学龄前期患儿,利用代偿的非语言的交流方式传递信息。

众多研究显示,PECS 对改善孤独症患儿社会功能有明显优势,因此可以对其进一步深入研究,以期将其应用于特殊教育领域,使孤独症患儿也能得到有效的康复训练与治疗。杨思渊(2015 年)等探讨了搭载于平板电脑的电子辅助沟通系统(digital augmentative and alternative communication,DAAC)对孤独症患儿的近期效果,DAAC 设备在一定程度上弥补了 PECS 的不足,一种为电子辅助沟通版,另一种为搭载于移动式触摸屏电脑的 DAAC,利用移动式电脑的语言输出装置(speech generating devices,SGD)以及摄像、拍照及录音功能,PECS 系统与 DAAC 系统均能促进患儿引发沟通的欲望,以及改善对他人的反应,相对于 DAAC 系统,PECS 系统能够增加人与人直接沟通交往的机会,可以提升患儿的社交意愿。

虽然 PECS 在国内运用并不广泛,相应的研究较少,但现有的研究已能初步证明,在语言障碍的孤独症患儿中,PECS 系统可有效提高 ASD 患儿的社交技能和语言功能,提高患儿表达需求的能力,减少攻击性行为,但对于语言发展的影响目前尚不清楚。

语音输出设备(SGDs)可以促进沟通技巧,尤其对于口语能力有限的孤独症患儿效果较好,但是目前中国尚缺乏相关的辅助沟通的移动应用程序。Sainan An 等人基于此设计了一款辅助和替代性沟通(augmentative and alternative communication,AAC)的移动 APP,学名小雨滴,利用 Objective-C 和 Jave 语言,以 PECS 为基础总共 5 个阶段提出要求,经过训练,孤独症患儿能够有效地提出要求,改善了患儿语言交流能力。

四、结论

PECS 能有效地改善孤独症患儿的语言能力、主动沟通能力、社会适应能力,长程的维持训练能有效地提高患儿及家人的生活质量;同时由于电子设备的广泛使用,基于 PECS 的基础上越来越多的移动 APP 被设计出来,相比于传统的 PECS 训练方式,新型的训练方式更为简便,投入较低,训练方便,患儿的接受度更高,传统与新型 APP 均有其各自的优点,均能改善患儿的沟通能力。

(吕 桃 杜亚松)

参考文献

[1] Ganz JB,Earles-Vollrath TL,Heath AK,et al.A meta-analysis of single case research studies on aided augmentative and alternative communication systems with individuals with autism spectrum disorders.J Autism Dev Disord,2012,42(1):60-74.

[2] communication system(PECS)in autism spectrum disorders. International journal of language & communication disorder,2012,47(5):609-617.

[3] Ganz J,Davis JL,Lund EM,et al.Meta-analysis of PECS with individuals with ASD:investigation of targetd versus non-targeted outcomes,participant characteristics,and implementation phase.Res Dev Disabil,2012,33(2):406-418.

[4] Gordon K,Pasco G,McElduff F,et al.A commmunication-based intervention for nonverbal childern with autism:what changes？Who benefits？.J Consult Clin Psychol,2011,79(4):447-457.

[5] 杨思渊,孟灵博,麦坚凝.电子辅助沟通系统对孤独症儿童的近期效果研究.中国儿童保健杂志,2015,23(5):462-464.

[6] 孔祥颖,宋福祥,历虹,等.图片交换沟通系统在儿童孤独症康复护理中的应用.中国康复理论与实验,2014,20(11):1086-1088.

[7] 吕桃,杜亚松.图片交换沟通法治疗孤独谱系障碍的研究进展.中国儿童保健杂志,2014,22(12):1274-1276.

［8］静进.孤独症谱系障碍儿童的康复教育现状及趋势.中国儿童保健杂志,2016,24(12):1233-1236.

［9］周玉福,陶洪梅,胡燕,等.图片交换沟通系统对自闭症儿童情绪认知影响的实验研究.重庆医学,2010,39(13):1644-1646.

［10］Billy T,Ogletree K,Morrow-Odom L.et al.Understanding the brain-behaviour relationship in persons with ASD:Implications for PECS as a tretment choice. Developmental Neurorehabilitation,2013:1-9.

［11］徐秀.孤独症婴幼儿早期介入丹佛干预模式.中国实用儿科临床杂志,2015,30(11):801-802.

［12］胡晓毅,范文静.运用图片交换沟通系统改善自闭症儿童需求表达及攻击行为的个案研究.中国特殊教育,2014,21(10):40-45.

第八章

儿童孤独症谱系障碍家庭干预方法

第一节 概　　述

近年来,随着孤独症患病率增加和诊断概念变化,确诊率也越来越高。2018 年 4 月,美国疾病控制与预防中心公布的 2014 年孤独症和发育障碍(autism and developmental disabilities monitoring,ADDM)网络统计数据,对美国(亚利桑那州、阿肯色州、科罗拉多、格鲁吉亚、马里兰、明尼苏达州、密苏里州、新泽西州、北卡罗来纳州、田纳西州和威斯康辛州)11 个州父母和监护人的 8 岁患儿调查中,孤独症谱系障碍(ASD)整体患病率为 16.8‰(1/59),不同社区患病率为 13.1‰~29.3‰。在有智力数据统计的 9 个州监测网站中,31% 的 ASD 患儿为智力残障(IQ <70),25% 患儿智商处于边缘范围(71<IQ<85),44% 智商在平均水平以上(IQ>85)。虽然 2018 年公布的数据仅仅是美国 2014 年之前的数据,并且也只是 11 个州统计结果,但是也一定程度说明了患病率增加。近 70%ASD 患儿智力在 71 以上,无论是属于哪个范围,只有接受训练症状才会得到较好的改善。

一、如何面对子女被确诊为孤独症谱系障碍

健康儿童在 1~1 岁半期间学会走路,八九个月的时候可以叫爸爸、妈妈,18 个月就可以说简短的话,逐渐地学会使用语言、动作、想象力和其他人产生情感交流、生活互动。即人是从一个独立的个体先发展自我,再连接出你、我、他的关系,所以社交群体才被建立起来。随着生命成长,这个群体越来越庞大和丰富,人们在其中才能够体会到生命中

的各种滋味。人们从来没有怀疑这些与生俱来的能力有什么特别。然而当这些过程在儿童身上并没有顺利发生,当父母满怀期待养育过程中,忽然发现自己的子女跟其他儿童有很大的不同:不会讲话或者只会说很少的词语,又或者会讲话但不愿意讲,出现很多普通儿童所没有的特异行为,比如走路时容易摔倒,踮着脚尖走路,莫名其妙地怪叫,喜欢携带不寻常的东西。种种行为让父母们困惑、焦虑和不安,也让他们养育过程变得非常困难。父母从感觉到子女异常行为,怀疑有这样或那样的疾病到奔波于不同省市的各大医院,到最终确诊往往会经历几年甚至更久。甚至有些阿斯伯格综合征患儿父母永远不能相信自己的子女属于 ASD,拒绝接受现实,究其原因并不是因为疾病难以诊断,而是这个无法治愈的疾病对于患儿父母、家庭是一个非常巨大的打击,无法面对。

得知子女患有 ASD,父母或长或短会经历一系列复杂的心理过程:早期觉得非常意外、拒绝接受;抱怨和悲伤;接着就出现愤怒并指责儿童母亲或曾经养育的老人。当愤怒转向自己便是就是自责,觉得自己没有能力养好子女,感受到绝望、无助、不甘心。父母接下来就是奔波于各种机构训练,从初见成效后信心、力量上升再到遭遇瓶颈,调整无奈、接纳经历一系列复杂情绪过程,最后便是长期抑郁、焦虑混合状态。ASD 患儿父母感受到的丧失感比较特殊,可归其为一种模糊"丧失感"和对未来的"不确定性"。虽然患儿在身边,但是不能和家人有

常人般的情感回馈,不能产生连接,好似"人在心不在"的状态,这种感受在阿尔茨海默病患者家属中也普遍存在。哀伤过程得不到完结,并且随着时间推移,症状波动有加剧可能。由于很难在患儿身上体会到正向情感回馈和依恋,父母承受了所有压力的有害影响,如慢性疲劳、易怒、焦虑甚至绝望,容易出现精神或身体健康问题,各种负性心理损害会反过来消极地影响患儿,降低干预的积极效果。急性应激和后续多个慢性应激侵蚀着家庭功能,影响婚姻满意度和生活质量,部分夫妻因养育责任分配问题导致关系不良。相较于正常发育儿童的父母,他们婚姻满意度低,缺乏共识感。Hartley等研究者(2010年)发现 ASD 青少年和成年人的父母比没有残疾儿童父母离婚率更高(23.5% 对13.8%)。对 1997~2009 年近十年间 119 例 ASD 患儿父母追踪后发现有 25.2% 夫妇离婚,余下 74.8%夫妻婚姻存续。

过去,关于 ASD 患儿家庭干预多侧重于如何训练患儿,背后的家庭系统却鲜有人关注。现在,随着研究领域不断扩展,研究者开始关注家庭系统的作用,特别是父母的心理调整对子女的影响。ASD 患儿往往在 1 岁甚至更小时候,就已经表现出社会交往障碍、重复刻板行为或者是感知觉方面异常,大部分儿童在两三岁左右可以得到确诊。各类发育障碍中,ASD 患儿经早期诊断、科学干预,得到改善的效果最为明显。相比康复机构,以家庭为中心、由父母为主导的康复训练模式能够有更多时间、针对性更强的对患儿实施全面帮助,特别是对于经济能力有限的家庭,康复效果也更好。

二、儿童孤独症谱系障碍的疾病本质

子女被诊断出 ASD,对家庭而言是个巨大的应激事件。从子女患病起,父母就产生迫切了解孤独症是何种症状、是否可以被治愈的信息需求;接下来如何训练他们,促进其发展的技能的需求;希望获得情感上支持的需求;以及其他一些需求。专业医生就诊时,除了诊治外,及时科普必不可少,帮助父母了解疾病核心症状、治疗方案、康复训练目的及意义,预后及转归,使父母第一时间正确了解疾病相关情况,避免为了求证诊断而四处求医,耽误患儿最佳的干预时间。医生能够在一定程度上消除父母疑虑,减轻自责感。父母自己也需要保持客观冷静的状态,根据患儿的需要做出一定的调整,有困难及时请教相关专业人士。如需用药调整

共患症问题则严格按照医生诊断,遵医嘱规范用药,按时复查。大部分父母在患儿疾病诊断过程中,都经历了从普通儿科医生到儿科专家、神经心理学家的过程。医生帮助他们建立了一个全面治疗计划。让父母慢慢认识到疾病的发生是遗传基因与后天环境因素共同导致的一种疾病,接受子女现状,正确面对疾病需要一段过程。对于受教育程度和收入水平都较低的父母来说,这条路往往更长。当父母听到诊断名称时,他们可能已经对专业人员产生了怀疑和不信任,并寻求一些非科学的治疗方法从而上当受骗,凡是号称经过治疗治好了孤独症的说法,基本上都可以归类为诊断错误或是欺骗。一切封建迷信和没有循证证据支持的方法都需要去识别,抵制危害这些家庭的行为。

父母需要学习和掌握更多的关于 ASD、注意力缺陷多动障碍、抽动症、癫痫、睡眠,以及情绪问题等相关知识,可以查阅相关科学资料和视频,积极参加科普学习,如儿童行为、情绪管理、父母情绪管理、社交训练等培训课程,通过多种途径了解更多养育患儿的方法,更清楚地认识到患儿的问题,理解患儿不良行为不是故意不听指令,需要更多的关爱帮助他们学会应对、解决生活和学习上困难。

三、孤独症谱系障碍患儿父母的困境

(一) 父母自我评价较低与自我封闭

ASD 患儿在公共场所的问题行为是众多父母倍感棘手的一大问题。当患儿自身的障碍不被同一社区的人理解和接受时,家庭倾向于减少与社区民众的接触。例如:ASD 患儿在游玩时,突然抢别人的玩具或是不明原因大哭大闹起来,父母试了很多办法都没有效果,周围的人投来的异样眼光使父母感到尴尬、难堪甚至是羞耻,当类似情形多次发生后,家长便会尽量避免带患儿到公共场所,以免产生尴尬,长此以往导致家长社交退缩。再如一大龄孤独症患儿情绪问题严重,但是家长拒不接受药物治疗,患儿连续摔坏家中五台二手电视机,在家中大声喊叫,遭到邻居多次投诉,最终持刀将 80 岁老父亲砍伤。

当社会以及大部分人不了解孤独症时,对 ASD 患儿不良行为和父母教养方式评价往往是负面且消极的,父母常常处于被责备地位,这种态度非常容易挫伤父母自信心,如果父母过于在乎他人对自己的评价,对于他人的言行和态度过于敏感,

自尊心会受到严重的伤害，感到自己非常失败。为了逃避社会异样眼光和周围人的批判，刻意不与他人交往，刻意远离亲朋好友，不与他人分享育儿话题。由此逐渐主动脱离原来的社会关系或朋友圈，更没有倾诉对象，感受不到友情与亲情，常常有强烈寂寞感，缺乏社会归属感或缺乏团体归属感，也呈现出自我封闭状态。

ASD患儿的疾病如同挥之不去的大石压在身上，很难体验到愉快感。内部挫败的感受他人无法发觉，导致家长走向自我封闭的恶性循环中。由于社交减少，社会资源短缺，一旦ASD患儿家长遇到问题没有人来帮助，他们的处境将会更加艰难。

（二）缺乏有效而长期的心理支持

ASD患儿父母在育儿过程中所面临的困难和承受的痛苦要比正常儿童父母大得多。虽然对将来存有美好的愿望，但是在育儿过程层出不穷的问题让父母们却很难朝着积极、乐观的方向前进。不良情绪不仅对养育患儿没有益处，也使自己产生强烈的失败感。父母在养育患儿的时候除了机构外更多地是依靠自己摸索适合自己患儿的方法，但是随着患儿不断成长，到了青春期，养育和教育难度不断加大，给父母带来的压力会更大。

在缺乏专业资源的国家，除了家庭和夫妻之间支持资源外，迫切地需要专业人士给予有效的心理支持，缓解自己的痛苦，调整自己让自己更坚强、更积极、更乐观，使自己有更充足的信心来教育患儿，树立长期培训患儿信念，与患儿共同进步，使自己也真正成为一名健康、幸福的ASD患儿家长。专业人员可以采用父母课堂、特殊儿童父母情绪管理团体、特殊儿童父母减压团体、心理咨询、读书会、网络支持群组、手机APP推送等多种方式帮助儿童父母克服烦恼、暴躁脾气，减少伤心、绝望、痛苦的情绪，可以有更多的技术和耐心来包容、养育、训练患儿。

（三）家庭经济需求的困境

疾病一旦确诊，家长面临的现实问题就是一方需要更多时间陪伴儿童训练康复。如果两个人都在工作状态，只能由老人带患儿，随着患儿长大，老人只能疲于应对，无法进行专业干预。父母没有时间学习培训技术和开展训练，交给机构长期训练需要支付更庞大的费用。国家政策支持费用各个地区不同也有限制，父母若一方辞职也会造成经济收入上单一，仅靠一个人长时间支撑将面临很大的压力，况且训练需要持续多久也存在不确定情况。

另有部分家长由于不能接受或对疾病有不切实际的想法，更不愿接受孤独症的帽子，不申请残疾证明，也就无法享受国家帮助政策，经济上更加困难。

第二节　孤独症谱系障碍患儿父母训练方式

ASD患儿即使在机构参加正规训练，每天和训练人员相处也仅仅1~2小时的时间，而其余大量的时间是在家庭与父母相处。按照ASD患儿长程大强度的训练原则，在机构里的训练是远远不够的。如果训练机构把训练方法教会家长，家长在日常生活中再训练自己的患儿，不仅获得事半功倍的效果，特别是生活技能，而且增进了亲子关系，还节约了大量的训练费用。因此，应该大力提倡机构训练与家庭训练相结合的干预训练方法。机构在训练患儿的同时，也要将一些训练方法教会家长。对于ASD患儿来说，他们在家中学到的东西要比在学校或培训机构学到的更加重要。当ASD患儿在家庭或社会这个"真实的世界"（非只是在学校和机构）学习技能时，他们更愿意在新的情境中运用，也能得到保持。父母和其他照料者是患儿的第一个老师，是最了解患儿的人，与他们共度时间最多。

一、帮助孤独症谱系障碍患儿提高自理能力和自制能力

ASD患儿父母想要获得技能的需求特别突出，因为如何教养患儿，促进患儿发展，最终使他们适应社会是父母心中最强烈的愿望。美国国家研究委员会（National Research Council，NRC）建议ASD患儿每周接受至少25小时的治疗。如果把父母和机构培训时间加在一起是可以实现这个目标的，在家中教导患儿有很多时间段是学校或机构不可能进行的。父母学习后可以教其他家庭成员对患儿也用同样的技术，全家总动员，上下一致特别重要，否则妈妈一套，爸爸一套，上一代又一套，徒增内耗而不见成效。

训练应以患儿兴趣为导引,慢慢泛化、拓宽灵活性,父母及时捕捉患儿好的行为并给予鼓励。可采用行为记录本记录患儿好的行为,患儿自己和自己比较,不和其他儿童比较,合理制订计划,给患儿自信心,父母降低期待程度。针对刻板行为,增加患儿可接受范围,一点点拓宽接受程度来纠正,若刻板行为不影响生活、不造成伤害,则可忽略。对于社交困难是由于患儿执行功能缺陷造成的事实,要进行执行功能和社交训练,特别是父母、同伴共同参与训练,具有体验性质的课程值得推荐。

二、帮助改善孤独症谱系障碍患儿的执行功能

目前,关于孤独症心理学理论有两个方向,其一是认为孤独症主要是一种领域一般性的非社会性缺损,代表理论是执行性功能障碍论和弱中心信息整合(central coherence,CC)理论。

执行功能与注意和记忆关系密切相关,涉及多种高级认知能力。如工作记忆、计划能力等,用于控制或引导目标导向性行为,对新奇或复杂情境的适应,以及摆脱当前情境的影响,引导自己行为的能力。ASD患儿重复行为、狭隘兴趣,以及假装能力的缺陷都与其执行功能存在密切联系。执行功能障碍直接导致儿童社会能力、适应行为和学业表现不佳。ASD患儿对于优势反应的抑制(prepotent response inhibition)、干扰因素的抑制(resistance to distractor interference)、前摄抑制(resistance to proactive interference)控制均存在能力不足。特别是依据情境的需要而转变想法和行动的认知灵活性(cognitive flexibility)或定式转换更是存在困难,从而导致固执、刻板行为不断出现。

中心信息整合(CC)理论,即一种把局部信息整合成一个意义整体、注意刺激整体而非各个部分的内容。与正常的信息加工相比,ASD患儿表现出注意细节加工、对整体或情境的意义把握不足的弱CC现象。

三、帮助孤独症谱系障碍患儿改善心理理论的缺陷

另一种心理学理论认为,孤独症主要是一种领域特殊性社会性缺损,代表理论是心理理论(theory of mind,TOM)障碍论,由Premack和Woodruff最早提出,心理理论是指一系列推理系统,对抽象、连贯事件做因果解释。个体能借助于信念、愿望等无法观测心理状态来解释和预测行为个体对自己和他人心理状态,感知、需要、意图、愿望、信念,并由此对相应行为做出因果性预测和解释能力。普通儿童在4岁左右获得心理理论。但是ASD患儿一生都很困难。比较常见的是错误信念和失言不能识别。

(一)错误信念任务

错误信念任务是对心理状态基本认识测验,要求儿童能够认识到他人心理状态,在某种既定情景中判断另一个人的信念,并且能够理解这个情景中的各种关系。

意外地点任务(unexpected location task)是由Wimmer和Perner(1983年)设计,是目前最经典的错误信念任务。

例1:呈现两个娃娃,一个叫莉莉(身边有一个篮子),一个叫娜娜(身边有一个盒子)。莉莉把一个小球放到篮子里,然后用布将篮子盖起来后离开。娜娜在莉莉走后,将小球从篮中取出放进身边盒子里。过了一会儿,莉莉回来,这时主试问测试儿童:"莉莉会到哪里去找小球呢?"

例2:贝贝和亮亮在小区里玩,他们看到一个人在卖冰激凌。亮亮想买,但身上没有带钱,他就回家去取钱,贝贝也回家去吃午饭了。而卖冰激凌的人在他们走后,也离开小区到学校去了。亮亮回家拿到钱后就往小区走,这时他看见卖冰激凌的人正往学校方向走。他问卖冰激凌的人要往哪里去,并说他要跟他去学校买。贝贝吃完午饭来到亮亮家找他,亮亮的母亲告诉他亮亮去买冰激凌了。贝贝就离开亮亮家去找亮亮了。讲完故事后,实验者问患儿:"贝贝认为亮亮去哪里买冰激凌了?"

例3:当当把巧克力放到厨房蓝色柜子里后离开了,他不在时,妈妈把巧克力放到另一个绿色柜子里。当当回来后知道吗?

(1)当当知不知道妈妈把巧克力换了位置?(知识性问题)

(2)当当认为巧克力在哪里? (信念问题)

(3)当当到厨房拿巧克力,到哪里去拿?

例4:儿子生日快到了,妈妈故意错误地告诉儿子是什么样的生日礼物,因为她想给他一个惊喜。然而,在妈妈不知道情况下,患儿发现了他真正的生日礼物。后来,奶奶问妈妈,患儿是否知道他真正的生日礼物是什么? (一级未知问题),以及患儿认为他将会获得什么样的生日礼物(二级信念)?

例5：宁宁想自己独占小画书，故意错误地告诉小亮小画书放置地点。接着，在宁宁不知道情况下，小亮看到她从藏画书地点拿小画书。老师问宁宁，小亮是否知道小画书真正的放置地点？（一级未知问题）他认为小画书在哪里？（二级信念）

例6：莉莉和安安在果汁店喝果汁，途中莉莉去了卫生间，安安决定再喝一杯，但她害怕莉莉留在桌子上的手机被别人拿走，就把手机放在了莉莉包里，莉莉回来会去哪里找自己的手机呢？

（二）意外内容任务

向患儿呈现一个盒子（如糖果盒），从盒子外观看会认为盒子里面装的是糖果。然后问患儿：盒子里面装的是什么？在患儿回答为"糖果"之后，实验者打开盒子，表明里面装的不是糖果，而是铅笔，然后再问他："其他儿童在打开盒子之前，会认为盒子里装的是什么？"

（三）失言识别任务

1. 失言构成　当人们说了一些令人尴尬、伤害他人或冒犯了他人的话语，而说话者不知道或没有意识到这些话不该说的时候，就构成了失言。

例1：科学家张教授携妻乘飞机旅行。有人突然拍他的肩膀。张教授回头并且认出了对方，他说："哦，你好！能碰到你真好啊！允许我向我妻子介绍。太太，这是李教授，是我在大学上学时的好友。"太太说："哦，你好！李教授，很高兴见到你。""李教授"回答说："呃，我不姓李，也不是教授，我姓王。"

例2：莉莉买了一个水晶碗送给朋友安安作为结婚礼物。安安婚礼很盛大，收到了许多礼物。大概一年后，莉莉在安安家吃晚饭。她不小心把一个酒瓶掉在了水晶碗上，水晶碗碎了。"非常抱歉，我把碗打碎了"，莉莉说。"没关系"，安安回答："我根本不喜欢，那是别人给我的结婚礼物。"

（1）是否有人说了不该说的话？（该问题考察了对失言觉察能力）

（2）谁说了不该说的话？（考察对失言理解）

（3）为什么他们不该说？（要求理解听话者心理状态）

（4）他们为什么会这么说？（要求理解说话者心理状态）

（5）安安记得水晶碗是莉莉送的吗？（考察对行为故意性理解）

（6）你认为莉莉会有怎样的感受？（要求能产生移情）

儿童要想完成对失言行为识别，必须要理解故事中人物的心理状态，也要理解行为的故意性，还需要知道角色的感受并能产生移情。

高功能ASD患儿心理理论发展有所延迟，但是达到一定智龄时，经过训练会获得某些心理理论能力。智龄为4~6岁高功能ASD患儿虽然不能通过错误信念任务，但绝大部分（80%左右）智龄为11岁高功能ASD患儿则能通过错误信念任务。功能差、症状严重的ASD患儿心理理论发展受损，可能终身都无法获得心理理论能力。

2. 体验性质干预　ASD患儿训练师和父母可以根据以上理论开展一系列体验性质干预。

（1）意图理解训练A：追随眼神注视并做出与该意图有关的行为。采用三个物品呈现在患儿面前，训练患儿能够根据教师或父母眼神注视某一特定物品找出该物品。呈现三个不同类别物品（如茶杯、笔、本子）下指令："给我这个"（我的眼神在看哪里？）提示卡。患儿指出并拿起父母或老师眼神注视的物品。如果患儿答对立即给予鼓励。

（2）意图理解训练B：利用眼神注视推测他人的渴望。用带有人物眼神图画：呈现在患儿面前时，儿童能够根据图片中个体眼神注视找出那个人想要的东西。呈现"描述一个人利用眼神注视在三个不同物体，指出他/她想要哪个？"的图片。询问："告诉我，他/她想要哪个？"患儿根据那个人的眼神注视指出他/她想要的是什么。这样患儿可以根据图片内容了解一个人的意图。

3. 信念理解训练　运用"我觉得/想……"表达一个人的信念。当用电脑播放一段有趣的短片，询问患儿对短片看法时，患儿能以"我想/我觉得……"回答。

总结一下从情绪理解到想法理解，假想理解可分为如下步骤：

（1）图片或照片识别表情；

（2）辨别与处境有关的感受；

（3）辨别与愿望有关的感受；

（4）辨别与想法有关的感受；

（5）简单和复杂视角练习；

（6）他人判断题；

（7）对的想法和行为关联练习；

（8）错误的想法练习（意料不到位置转移，意料不到内藏物品）；

(9)假想游戏练习；

(10)隐喻的理解和运用。

父母或教师可借助于思想泡、指示牌、提示卡、有逻辑顺序的照片、绘本、影视剧片段、动画、角色扮演、人工智能设备、VR虚拟实境训练等帮助ASD患儿可以表达自己的感受和愿望；观察别人的感受及愿望；感受别人的感受，增加患儿的心理推理能力。

(四)叙事能力

人们叙述一件事情时，为了使说话有意义，作为对话双方的听者和说者必须考虑到彼此的心理状态，并用适当的情绪反映心理状态。ASD患儿在推断自己和他人的心理状态与移情上存在困难，经常语言逻辑混乱、"颠三倒四"或偏离主题，他们能感知到口头语言中的韵律线索，但是不能把感知到的韵律线索运用到表达性语言中。语言常出现生僻的书面词汇或自创新词，在动词时态的变化上也有理解和使用上的困难。韵律失调、韵律感知与表达异常有关，父母要克服由于训练效果缓慢难以短期达到预计的目标而情绪失控，改变对患儿粗暴和过度指责态度，责骂、殴打他们并不解决问题，要耐心教育，时常要鼓励。

四、父母执行式干预

父母是患儿干预团队重要的组成部分，美国国家孤独症干预专业发展中心于2014年发布幼儿及青少年孤独症干预循证实践报告中明确把父母执行式干预法（parent-implemented intervention）列入27种循证实践之一。即"在家庭和社区等日常环境中，父母通过系统培训学习运用个性化干预手段，改善孤独症患儿沟通和社交等能力或减少各种问题行为。"父母可以运用27种训练方法中任何一种或几种对患儿进行直接干预。

比较常用的干预方法有应用行为分析法、回合教学法、图片交换沟通系统、感觉统合训练法、关键反应行为技能训练、药物治疗法、音乐及游戏疗法、认知行为干预方法（对成人以及阿斯伯格综合征患者）、运动锻炼法。

在对53个ASD患儿进行的关键反应行为技能训练的随机对照研究表明，关键反应行为技能训练父母培训组患儿语言改善能力高于单纯心理教育组。以家庭为中心的音乐疗法、抚触疗法、亲子互动疗法也可以改善家庭亲子关系，提高患儿认识问题行为和适应能力。对英国160位父母目前和过去使用的干预措施进行的探讨父母、患儿特点，以及与所使用干预措施之间的联系。研究发现视觉安排、语言和言语治疗，以及应用行为分析是目前使用最多的，大多数父母同时使用不止一种干预方式，年幼患儿使用了至少一种干预手段，使用应用行为分析的父母教育水平普遍较高。华盛顿大学教育学院特教系曾松添博士、北京师范大学胡晓毅教授曾于2015年发表了"对1993~2013年年间ASD患儿父母执行式干预法综述"（见"美国孤独症幼儿父母执行式干预法研究综述"）。现补充部分2010~2018年ASD患儿父母执行式干预训练的研究内容，如表2-8-1所示。

表2-8-1　2010~2018年ASD患儿父母执行式干预训练相关研究

作者	年份/年	设计	样本/例	干预策略
Laurent Amy C,et al	2018	随机抽样	37	父母参与到儿童游戏和社交中提高儿童社交能力
Kasari,et al	2018	随机抽样	86	父母(联合注意、象征性游戏和PEI)
Malow,et al	2016	随机抽样	10	父母运用睡眠教育手册指导患儿改善睡眠模式
Hardan A,et al	2015	随机抽样	53	父母运用PRT提高儿童功能性和适应性沟通技巧
O Golan,et al	2016	随机抽样	4	父母运用非暴力抵抗(NVR)减少儿童与父母冲突
K Bearss,et al	2015	随机抽样	130	父母培训用于减少儿童破坏性行为
AC Gulsrud,et al	2016	随机抽样	86	父母参与联合注意和象征游戏干预儿童共同参与和沟通
Pajareya,et al	2016	随机抽样	32	父母采用地板时光训练法帮助儿童减轻典型症状
JS Karst,et al	2014	随机抽样	64	父母共同参加PEERS社交训练，帮助儿童提高社交技巧
Jmandelberg,et al	2014	随机抽样	24	父母参与社交训练提升儿童社交技巧

续表

作者	年份/年	设计	样本/例	干预策略
JD Kowalkowski, et al	2013	随机抽样	20	父母学习 ACT 调整自己的情绪和行为
AD Hahs, et al	2018	随机抽样	18	父母学习 ACT 降低抑郁情绪应对挑战
A.Laugenson, et al	2012	随机抽样	28	父母参与运用 PEERS 训练,帮助儿童提高社交技巧
刘昊、刘立辉	2016	个案	3	父母参与到共同注意训练中
朱芳谊、张鉴如	2014	个案	3	父母运用游戏治疗提高儿童沟通能力

五、孤独症谱系障碍患儿父母日常生活中的干预

(一)正确应对患儿不良情绪以及伤人、自伤行为

通常,情绪不良甚至失控、打人、自伤是 ASD 患儿在要求得不到满足或者身体疼痛、不适等原因无法表达导致发泄现象。家长要区分哪些是要求得不到满足导致,哪些是由于身体确实不适导致。对于要求得不到满足情况需要根据患儿具体情况设置行为界限,逐渐养成自我控制能力。患儿长时间发脾气与周围的人长期的强化有密切的关系。

在保证 ASD 患儿身体安全,以及周围环境允许情况下,父母需要停止对患儿哭闹行为强化,忽视他们发脾气行为,不再对他们的要求进行满足,冷静看待,不与其说话。当患儿停止哭闹时,引导他用恰当方式或语言表达自己的想法。也可以对患儿行为及时引导,"不哭了,可以做 ××,也可以做 ××,你选择什么?"(父母给出的选择与患儿的要求有关效果最好)让他意识到发脾气无法达到目的,只有不发脾气、听指令才能做某些事情。

对于 ASD 患儿打人或伤害自己的行为,需要及时用手限制患儿动作,抓住患儿胳膊放置身体两侧,让其无法动弹,离开到安全位置。身体限制可以制止患儿进一步做出伤害自己和别人的行为。父母可奖励患儿不发脾气的行为;鼓励他对自己的发脾气行为进行控制;并和患儿约定具体措施,记录不发脾气或发脾气没有超过的次数得到奖励。

对于因身体不适而发脾气需要询问清楚患儿哪里不舒服,采取拥抱、拍背等措施舒缓患儿不适及时就医。没有语言或是认知能力、表达能力落后的患儿需要用手势、图片或者声音,简单的词语不

断示范,教会他们用这些方式把自己身体情况告诉别人,拓展社交技能。

(二)患儿逃避行为的应对

需要考虑是否完成任务或指令难度超过 ASD 患儿能力(往往患儿会沉默、左顾右盼、拒绝),比如认知水平、语言能力、完成任务动作技能水平高于患儿水平,患儿不感兴趣,完成任务缺乏新的影响和挑战性,完成任务时间较长,周围人不恰当评价或期望,特别是家长教育态度不一致等都导致患儿逃避或不顺从。家长需要改变任务指导语,分解任务完成步骤。调整难易程度,选择患儿感兴趣的活动,缩减完成任务需要的时间,设计可以让患儿选择的人物材料和操作工具,调整患儿完成任务顺序,可以把患儿偏好与拒绝活动穿插安排到一起,偏好活动在前,厌恶活动在后,以提高完成厌恶活动的积极性。当 ASD 患儿拒绝听指令时,手把手地引导帮助其完成任务。教会患儿解决问题办法,改变不恰当的评价,通过对患儿努力行为进行奖励而非完成质量;积极评价鼓励患儿的参与。

(三)患儿冲动行为的干预

由于 ASD 患儿中枢神经系统发育不完善,属于神经发育障碍类别,有 30%~40% 患儿伴有注意力缺陷多动与冲动障碍,中枢神经系统兴奋程度不足以控制边缘神经系统的活动,常常表现出来情绪情感控制不稳定,容易出现冲动行为,这是生理因素导致。如遇到周围刺激性因素,诸如不喜欢的人或事、长时间处于过于安静环境、过于无聊、没有规则意识、周围人不良言行举止的负面影响或者是家庭关系不好都能导致患儿冲动行为产生。

为了减少冲动行为,父母在带 ASD 患儿开始某项活动之前需要明确提出行为的规则让他们遵

守,社交故事训练是一种非常好的方式。无论是角色扮演练习或是图片演示都可以帮助父母引导他们学会遵守行为规则,过程中及时给予表扬和奖励,逐渐培养行为规则意识。当患儿出现冲动行为时要及时制止并引导其表现出恰当行为。特别要注意当患儿出现激动、兴奋、乱跑等行为时,父母自身情绪要保持冷静,不能暴躁或呵斥,教会患儿如何控制冲动(如延迟满足、学会等待、延长等待时间、对控制行为和努力进行奖励),给予时间让其学习控制自己,否则父母激动的后果就是给患儿做了不良示范。

(四) 患儿社交沟通的训练

大多数人通过经历的社会情境,学习人际关系和如何与他人相处。ASD 患儿说话、理解问题能力有限,导致他们很难跟同伴自然地一起聊天说话,而同伴可能会认为他们的年龄小,需要帮忙的人而不是朋友,这样就会减少这些 ASD 患儿、青少年难以与同伴建立正常人际关系机会,发展社交技能。

ASD 患儿有社交动机,并且随着年龄增长,步入青春期后他们的社交动机更加强烈。一方面是强烈交友欲望,一方面又是不断受挫甚至被劝退或休学。究其原因是因为心理理论的缺陷和执行功能受损导致不能领会他人意思,表现出不合时宜的言语和举动,看不懂脸色和眼色。普通人从小就能看懂、学会并提炼出来社交“规则”,在 ASD 患儿身上却难以学会。ASD 患儿日常打交道的是父母或是家庭中其他老人,容易第一时间满足患儿的需要,但是到社交场合就难以应付。如怎样恰当打招呼? 如何等待? 如何恰当地运用通信设备(手机、网络)? 如何加入一段对话? 如何使用托词而不是尴尬的退出一段对话? 如何解决冲突和质问? 如何使用幽默而不是冷笑话? 如何邀请同学到家里做客? 到别人家里做客有什么礼仪? 如何避免霸凌? 如何与人约会? 社会活动中怎样灵活应对突发变化? 这些普通人不用特意学就会的方法,在 ASD 患儿来说就需要父母或培训师、学校教师提炼出来专门给予训练和演示,泛化到生活当中才能学会。针对不同年龄和不同严重程度的患儿,开发的一系列社交训练课程可以帮助他们改善社交不良状况。

加州大学洛杉矶分校 PEERS® 创始人 Elizabeth Laugeson 博士开发的父母、同伴同时学习来应对社会挑战,学习社会技能训练干预课程 PEERS,对于 ASD 患儿社交训练有较好的效果。此训练已于 2017 年由上海交通大学附属精神卫生中心杜亚松教授引入国内,团队为中国大陆唯一的被授权的 PEERS 翻译和训练机构。2018、2019 年课题组研究显示,PEERS 对患有孤独症谱系障碍青少年和年轻成人取得社交进步有效。父母要帮助患儿“在训练中生活,在生活中训练”,让他们更好地回归社会,让家庭也回归到有序的生活当中。

(五) 帮助孤独症谱系障碍青少年度过青春期

虽然大量的研究集中在促进患儿和患有 ASD 年轻人独立和训练上,性发展和性教育在很大程度上被有意无意忽视了,但是,因此而出现的各种青春期问题却没有减少。专家建议,父母应该是 ASD 青少年性教育的主要来源,而性教育是根据 ASD 青少年发展水平量身定制。

非正式性教育每天生活中都在发生,当人们与周围的人互动开始,从父母对小婴儿的关怀、抚摸和温柔地爱抚,这些让孩子感觉到或知道他们是被爱的。当患儿逐渐长大,非正式性教育会出现在影视、网络、同伴之间。无论是正式或非正式学习机会,孤独症以及其他发育障碍患儿获得恰当性教育都非常不足,这直接导致他们很少接触可以理解的性教育信息。有的患儿和青少年观察同伴行为后在不了解社交互动的规则和细节下会模仿他们的行为,就会出现误解和不良事件。同时认知障碍更会影响他们的理解和记忆。

对于 ASD 青少年性教育课程比较少,而且父母常觉得给 ASD 青少年解释与性有关的概念比较困难,对于很多家庭而言,因为不常用这些性教育词汇而感到陌生和不自在,即便是对于普通患儿父母,对性议题也会感到不安和焦虑。性教育信息的教导就被推迟,家长对于怎么解释也心存疑惑和不确定。这是一个比较困难的工作,因为没有任何一种策略是对每一个患儿都适用、理解、有效的。然而正值青春期 ASD 患儿的父母确是最有机会教导子女关于身体和界限的相关知识。最了解患儿的人是家长,更知道何种方式会对患儿和自己是最有意义的。性教育的目标是增强荣誉感、信心和自我接纳,帮助患儿自我感觉良好,建立正确的“性态度”。 表 2-8-2 提供了一些方法和细节,有助于家长帮助患儿做好这部分工作。

表 2-8-2　ASD 青春期指导

步骤 / 主题	内容
教育时机	当患儿到青春期有了身体变化； 亲戚怀孕、影视节目、表现出对约会有兴趣等
评估患儿对主题已知的内容问话	你曾听过…这个词吗？你认为它是什么意思？ 学校有告诉你关于…的内容吗？
使用简单、不复杂语言表达	简单、真实，简短的词汇、俚语
可理解、有用的性教育信息	视觉提示、文字图片、幻灯片、影片、角色扮演
价值观传递	忌用嫌恶、生气的表情或贬低的词汇、语调
教导身体隐私部位正确名称和功能，认识身体差异	家人帮助洗澡时、家中有不同性别儿童、游泳、更换尿布时、有身体器官辅助娃娃、同伴或媒体的词汇
教导隐私意识	区别公私场所、隐私场所、对话主题、行为； 身体可裸露部位； 针对隐私部位社会规范； 隐私权； 身体自主权； 隐私的谈话
家里隐私	学会辨识家里隐私场所； 需要隐私时可以直接告诉他人； 需要隐私时候移动到自己的隐私场所； 会辨识自己的隐私权受到侵犯； 进入别人的隐私场所之前需要先敲门； 学会尊重别人的隐私权
外部环境中隐私	学会辨识外面环境中隐私场所； 学习使用外部环境中隐私场所需要遵守规范； 需要隐私时候移动到隐私场所； 会辨识自己的隐私权是否受到侵犯； 学会尊重别人的隐私权
触摸和情感	适龄情况下触摸； 触摸规则地改变； 触摸他人之前得到许可
教导青春期身体变化和应对	生理变化即将开始时谈论； 患儿问一些相关问题时； 认识勃起、射精和月经； 生理期是隐私的事； 教导女性卫生用品使用方式
处理生理期症状	暴力和攻击性增加； 行为改变； 出现抽搐或抽搐恶化； 发脾气； 不时哭泣； 焦躁不安； 情绪变化； 坐不住； 自伤行为
自慰行为	幼儿生殖器刺激行为避免负面言辞，转移注意力； 儿童期行为，平静明确提醒隐私行为以及场所； 青春期社交故事法，提醒隐私空间； 正常与超常

步骤/主题	内容
社交技能	隐私话题私下谈话、行为确认和表达
友谊与约会	识别关系中界限：爱与触摸； 爱情关系； 安全与不安全约会方式； 认识拒绝——"不"； 尊重伴侣界限
预防性侵害	认识性侵害定义； 解释知觉； 掌握身体自主权； 确认关系中种类和界限； 触摸隐私部位的社会规则

(六) 孤独症谱系障碍患儿的同胞关系

同胞关系是最重要的家庭关系之一，没有比兄弟姐妹关系更持久的家庭关系了。Petalas 等(2009 年)研究发现，ASD 患儿兄弟姐妹更容易出现情绪和行为问题。他们可能会感受到在家里是隐形的或太显眼。父母可能对 ASD 患儿关注过多，而正常发育的兄弟姐妹关注少、责任又过多。为了弥补家中有患儿的缺憾，兄弟姐妹试图表现得完美而成功。中国台湾采用 Studies-Depression Scale (CES-D)量表进行的小样本研究(28 名)发现，超过一半(58.6%)的兄弟姐妹有高水平抑郁情绪。大多数被检查成年的兄弟姐妹(71.4%)他们有高度的抑郁。孤独症者手足共同生活时混合有积极和消极感觉。提醒相关研究者以及患儿父母及时关注调整手足身心状况。

为患有 ASD 患儿提供服务，给家庭提供有效的支持应该包括他们的兄弟、姐妹、父母，以及其他家庭成员，并以系统的方式解决整个家庭的需要。身为 ASD 患儿兄弟姐妹常表现出深切的同理心和同情心，对残疾和多样性的宽容和理解。大多数兄弟姐妹对患儿有积极的情感，并且都对患儿的未来前景进行了思考。当患儿出现异常行为如尖叫、打破东西、固执、刻板、坚持等问题行为时，作为父母不得不经历漫长而艰辛的过程，而手足之情可以为患儿提供支持，让这个过程能更容易一些。处于青春期的 ASD 患儿也可以从姐妹的社交中学习维持友谊、联系他人和进行解释，以及处理自己的愤怒中获益。童年中期和青春期早期兄弟姐妹之间的积极关系，可以为青春期后期的积极关系打基础。童年兄弟姐妹关系的质量，已被证明可以预测成年后的心理社会适应情况。早年兄弟姐妹关系亲密程度也可能与晚年对残疾人的支持有帮助。

ASD 患儿最持久的关系之一是他们和兄弟姐妹之间的关系。研究表明，患儿兄弟姐妹倾向于承担更多的责任，他们更希望自己的兄弟姐妹有工作，有社会关系，有愉快的活动。当然，对孤独症兄弟姐妹未来护理的担忧也很突出。父母和家庭治疗师应支持兄弟姐妹参与日常生活中对患儿的护理和训练，并在家庭中公开讨论与处理所出现的问题。

(七) 增加患儿与训练师、老师的沟通

1. 增加患儿与训练师之间的沟通 清楚了解 ASD 患儿干预内容、大目标和阶段小目标，把干预过程中进步的变化记录下来，和患儿自己过去比较(不与他人比较)，增加信心和成就感，降低焦虑和不合理期待。

2. 增加患儿与学校老师之间的沟通 每到开学季，就是无数家长担忧的时刻，害怕接到老师反映 ASD 患儿在校各种状况或不让患儿上学的电话。即便是这样，也还是建议家长不要隐瞒患儿的真实情况，明白无误和老师诚恳地探讨出更适合患儿的学习模式和学校，避免双方的猜忌。与学校老师坦诚沟通患儿情况，真诚表达需要的帮助和已经在做的训练，配合好学校的教学，以及与同学之间的相处，争取及时、有效得到老师帮助，互相理解、互相配合，减少患儿在学校的不良行为，以及避免欺凌状况，共同帮助他们进步。

第三节 孤独症谱系障碍患儿父母干预的主要方法

一、孤独症谱系障碍患儿的父母心理干预

John L 等研究者(1997 年)对三组家庭包括 ASD 患儿家庭、唐氏综合征患儿家庭,以及正常儿童家庭 54 位父母的压力做了调查,ASD 患儿父母比唐氏综合征患儿父母有更多的家庭压力和适应问题,唐氏综合征患儿父母压力和适应问题比发育正常儿童的父母更多。对父母教养压力的相关研究中,采用父母压力指数量表(PSI)对 150 名 7~12 岁多动症患儿及 131 名同年龄段的 ASD 患儿母亲比较发现,孤独症组患儿母亲比多动症组患儿母亲承受更多的压力。Rivard 对 118 位 ASD 患儿父母调查发现,双方压力水平与患儿年龄、智力水平、孤独症症状严重程度和适应性行为有关。孤独症症状严重程度和患儿性别决定了父亲的压力,父亲比母亲压力更大。ASD 父母的心理健康状况不佳,更容易出现躯体化、强迫症状、焦虑、抑郁、敌对;ASD 父母总体生活质量较低,在物质生活、心理功能、社会功能上明显低于健康儿童父母。Fecteau 等人(2017 年)通过唾液中皮质醇异常来证实 ASD 患儿父母压力与养育子女责任有关,并借助服务犬来缓解父母压力。对 79 名 6~12 岁以及 13~18 岁中国台湾 ASD 患儿家长研究发现,小年龄与青春期 ASD 患儿家长在父母压力指标上无显著差异,但自我效能感、社会支持、孤独症严重程度及行为问题与家长压力显著相关。父母的自我效能和社会支持是 ASD 患儿行为问题与父母压力之间的中介关系,父母压力与家庭资源存在负相关关系。

父母身体和语言行为的使用与患儿社交能力有关。尽管行为干预是一种经常被引用和有前途的方法来解决 ASD 患儿中具有挑战性的行为,但是迫切需要长期的、固定的干预人员参与基于证据支持的措施并广为传播,以满足 ASD 群体不断增长的需求。另有对 45 名 8~19 岁 ASD 患儿和青少年的研究显示,他们的父母进行接纳与承诺疗法(ACT),发现在干预前、干预后、2 个月随访和 1 年随访中,虽然患儿没有意识上的显著变化,但是社交问题减少了,情绪和行为功能、注意力得到了改善,父母的情绪和行为也得到了改善。Clifford 等采用随机抽样法对孤独症父母以网络方式,连续 8 周在线支持后发现父母压力下降。Anclair 以及 Weiss 等运用认知行为疗法进行个案,以及团体干预后发现降低了父母的心理压力和焦虑,亲子关系得到改善。张薇等人用焦点解决团体减轻了 ASD 患儿父母应激反应和创伤反应。表 2-8-3 摘录了 2015~2018 年部分对 ASD 患儿父母进行心理干预的研究。为咨询师对孤独症患儿家长进行团体心理干预。

表 2-8-3　2015~2018 年 ASD 患儿父母心理干预研究

作者	年份 / 年	设计	样本 / 例	干预策略
Bitsika,et al	2000	随机抽样	11	支持小组:压力管理技术
Tonge Bruce,et al	2006	随机抽样	70	父母教育和行为管理干预(PEBM)
Ryan Christian,et al	2017	随机抽样	57	一次单元咨询
A Rayan,et al	2016	随机抽样	104	正念训练
Golan Ofer,et al	2018	个案	4	非暴力抵抗(NVR)
Zhang Wei,et al	2014	随机抽样	43	短期焦点(SFBT)
Iadarola Suzannah,et al	2018	随机抽样	180	父母教育(PEP)和父母培训(PT)
Wainer Allison,et al	2017	随机抽样	30	网络指导、讲习班和远程咨询
Weiss Jonathan A	2015	随机抽样	18	认知行为疗法
陈敏榕	2017	随机抽样	32	团体认知行为疗法

二、孤独症谱系障碍患儿的家庭治疗

(一) 建立家庭治疗师与专业人士联盟

孤独症归属于神经发育障碍类，家庭治疗可以有效帮助陷入疾病和关系不良的家庭。但是作为特殊障碍家庭工作的治疗师需要补充孤独症方面的专业知识。面对比治疗师更了解孤独症、寻求家庭治疗的父母，家庭治疗师需要从系统动力学和关系调整、适应性应对等方面进行专业工作。家庭治疗师不是孤独症的专家，而是作为家庭系统的专家。家庭治疗师的工作不是与患儿父母争论因果关系，而是理解患儿父母对 ASD 疾病原因的看法，以及这些看法如何影响了他们的应对。疾病的确诊过程可长可短。家庭治疗师可以帮助表现出异常行为患儿的父母更迅速地找到答案。当患儿父母拿到诊断结果后，面对很多可用的治疗方法可能会花上数不清的时间搜索，并对如何制订治疗计划感到不知所措。例如，当一个新诊断患儿的父母问他们的诊断医生，患儿需要多长时间的治疗？能治好吗？大约需要多少费用？可是这些问题都没有办法清晰得到或给出答案，也使父母进入了模糊且不知所措的境地。专业医生和家庭治疗师可以提供关于孤独症的资源信息。诊断医生可以把需要的家庭介绍给家庭治疗师，以帮助患儿父母在复杂的选择中使用宝贵的资源，比如时间和金钱。当父母对专业人士产生失望和不信任时候，家庭治疗师可以帮助他们。

家庭治疗师作为帮助家庭团队中的一员，是除了治疗和训练外非常重要的情感支持方，是帮助患儿父母从危机走向应对的帮手，相信能够帮助家长克服这一艰巨的任务。

(二) 鼓励父母对患儿进行评估

父母对子女异常行为担忧时，治疗师可鼓励父母寻求全面的神经心理学评估。早期确诊、早期干预对这些 ASD 患儿来说意义重大。然而确实有些保守专业人士不想成为坏消息的承担者，这也导致父母可能会浪费时间去治疗他们认为是简单的语言问题，或者是感觉统合失调问题，而实际上是患儿患有孤独症。如果存在孤独症的可能性，家庭治疗师鼓励父母进行全面地评估和就医非常必要。

(三) 保持家庭系统的正常运转

ASD 患儿的问题行为导致家庭功能受到挑战，包括睡眠、吃饭、上厕所、玩耍、旅行、教育和工作等，还有超负荷工作、父母之间的冲突、疲惫和悲伤及困惑。家庭治疗师可以帮助父母在面对孤独症时设定合理的期望(对自己和患儿)，通过探索生命的意义和情绪情感，灵活地处理多个问题，尽可能找到过好日常生活的方法。父母的压力与患儿的障碍程度密切相关，与患儿的消极行为水平更是密切相关。家庭治疗师可以与父母一起采取行动，解决影响家庭的生活质量的发脾气和刻板仪式等负面行为。

(四) 改善父母不良关系并调整家庭氛围

ASD 患儿父母需要应对复杂多变的情绪情感，包括希望与绝望、完美与残疾、接受与抗争等，这些情绪情感限制或促进了夫妻间的关系。父母随着患儿进入青春期后期和成年早期离婚的风险下降，而 ASD 患儿父母在患儿青春期和成年早期离婚的风险却很高。另一方面，抚养孤独症患儿可以使一个家庭团结起来，相当多 ASD 患儿的家庭显示出心理弹性因素，他们由于家庭中的残疾患儿而变得更加坚强。ASD 患儿的父母相较于其他发育障碍儿童父母压力最大，但这最弱势群体的父母却经历了最高程度的父母压力和抑郁、焦虑情绪。不可预知的行为导致父母在参加社交活动时感到焦虑、自责和羞愧。

有研究者用行为 - 伴侣相互依赖模型来检验 ASD 患儿父母关系满意度做了研究。发现积极的力量让父母有更好的人际关系满意度。夫妻之间情感支持，以及他们的社会支持也保证了伴侣的关系满意度较高。对于 ASD 患儿父母来说，较常见的分工模式是母亲承担大量的抚养和陪练工作，放弃了自己的兴趣爱好，甚至是辞去工作全职陪伴，父亲则负责家中的开销，往往父亲奔波在外工作，母亲奋斗在培训机构之间。双方都异常辛苦，父亲没有精力也无心关注及学习患儿的培训内容，母亲全部精力投入到患儿身上也无暇顾忌夫妻关系的经营，双方对情感的需要都得不到关注，他们与伴侣相处的时间更短，伴侣的亲密度更低，与伴侣正面互动更少。家庭治疗师可以让夫妻双方从各自的工作领域谈论各自的经历和责任，减少陷入受责备的风险，缓和这种两极分化的循环。提高夫妻关系质量、保持良好沟通对于稳定家庭，对于 ASD 患儿康复训练来说异常重要。

家庭治疗师需要帮助家庭面对"人在心不在"

的患儿和"心在人不在"的另一半。教会 ASD 患儿父母如何应对疾病带来的慢性和急性压力，保持工作与家庭平衡。夫妻需要定期沟通双方想法，保持一致理念。父母需要识别和利用自我照顾机会喘息和摆脱忧虑，外出约会可以帮助患儿父母记住他们是一对夫妇，每周创造俩人外出单独相处时间超过 2 小时，不论是运动、购物还是看电影等休闲项目，加强沟通和交流。如两人没有机会在一起，至少母亲要给予自己每周喘息时间。双方灵活安排，互相体谅和调整。特殊障碍儿童家庭治疗师是集教育、治疗和咨询者为一身，不仅提供夫妻治疗，为健康的亲密关系提供基本的心理教育，还可以提供一些宣传工作，及时帮助父母获得线上或当地支持团体等资源。

ASD 患儿家庭需要专业人士帮助，提高父母的心理健康水平，为 ASD 患儿创造良好的成长环境和家庭氛围，避免患儿的问题行为进一步恶化和反复出现。由于 ASD 患儿的治疗是一个长期、系统的工程，父母又是 ASD 患儿早期治疗的主要执行者和实施者，父母对患儿进行针对性地训练，不但能最大限度地改善 ASD 患儿的核心障碍，还能及时地对共患病的其他行为障碍进行干预，同时还能提高家庭治疗质量，让 ASD 患儿康复训练有效，尽早习得社会适应性技能，最大限度地融入社会。

（五）家庭支持

家庭是家庭成员自我认同塑造者，定会随着家庭成员成长和环境的变化而改变以适应某个阶段的需要，家庭成员互动模式在家庭中起到调控作用。从结婚开始组建家庭到孩子出生、独立，成为家族成员，以及配偶去世完成一个家庭生命周期。每当危机来临时候就是家庭生命周期到了转折点时候。这些家庭危机（family crisis）又可区分为可以预测家庭危机、偶然不可预测家庭危机，以及两种危机并存三种类型。任何家庭在经历生命周期时候，都试图在稳定和变化间维持一个微妙的平衡。但是如何保持平衡，有哪些要素呢？

1. **家庭适应性** 当危机来临，家庭的适应能力和变化能力称为"家庭适应性"，适应性强的家庭可以从危机中慢慢安定，家庭成员更加紧密地面对新的挑战。对于家庭成员心理的变化和家庭结构变化，全体家庭成员需要适应这个变化和改变，调整家庭关系和角色。

2. **家庭的功能** 可是如何才能良性互动？这就要提到家庭的功能，一个家庭的功能越健全，在家庭生命转换期越愿意接受改变，才能在不断变化的情况下调整结构，通过关系改善来提高家庭功能。特别是对于特殊障碍患儿家庭来说需要平衡家庭系统，兼顾家庭成员个人利益之间的关系，在尽量不牺牲某一个家庭成员利益的情况下创造性地解决问题。这些家庭常面临的是可测或是无法预测的双重危机，遇到困难更需要学会寻求专业人员的帮助。ASD 患儿的家庭支持要贯穿整个家庭生命周期，从大的系统观角度而言，提供特殊障碍儿童家庭支持的人员关系网络可参考人类发展生态学系统观概念，从微观系统着眼于患儿本身的生物功能、病情病症等，尤其是当 ASD 患儿年龄较小或孤独症病情较重，行为功能性较低时，需要由医生和专业训练人士介入。中观系统的研究集中于家庭这个联系最为紧密的系统上，包括对家庭成员的心理干预、家庭矛盾和冲突的调和等，帮助家庭走出困境，并提高自我效能感。而宏观角度介入则主要体现在对外部资源链接、社会倡导，以及政策建议。从患儿自身、家庭和社区环境，以及社会环境方面开展，针对不同家庭的不同特征提供相匹配的支持。

（六）心理咨询、心理教育、环境疗法和亲子治疗

1. **心理咨询** 促进个体心理发展，提升心理成熟度。通过与咨询师建立安全、信任和支持性的关系让特殊障碍患儿家庭的父母和患儿心理功能得到发展，咨询师需要看到疾病背后家庭中的人和关系。形式可采用一对一，或是一对多团体形式，同质性的团体咨询中，每位成员之间也可互相借鉴。

2. **心理教育** 将问题、现象和规律进行概念化，提炼出比较容易理解的理论、方法和步骤，将理论知识进行结构化提炼，将专业术语日常化，比较偏向于"问题解决取向"。更多关注共性的东西在心理教育中，心理咨询师的权威性与专业性较高，是给予者、指导者，也能较快地给患儿父母一些评估与建议，从而针对事情去处理。心理教育和受众间是单向浅显的关系，形式可采用培训、讲座、沙龙、电视广播节目等。

"总是习惯性地满足患儿，怕患儿哭闹，就会让患儿成为家中的小霸王。"当出现此现象时，咨询

师可以教患儿妈妈一些亲子教养技巧与方法,例如:

(1)如何避免与患儿冲突与情绪激化;

(2)如何与患儿民主地讨论与制定规则;

(3)如何温和而坚定地回复闹脾气的患儿。

这样"单刀直入"方式,适合"问题很明确,已经准备好要改变,但欠缺方法"的家长。

3. 环境疗法　环境疗法是促进自然环境下沟通的方法之一,通过建立正确的反应模型并纠正ASD患儿的异常反应。包括对目标行为进行建模,纠正环境疗法是一种行为实践,已被多方证明能成功提高他们的沟通能力。环境疗法重点是在患儿自然环境(如家庭和学校)中教给他们新的技能和行为。

4. 亲子治疗　孤独症干预大多注重于认知行为训练与治疗,研究多聚焦于探索及处理患儿的外显行为,而觉察情绪及促进亲子关系作为治疗策略的较少,但是,当主要照顾者急于处理或过度重视患儿的问题行为时,反而容易陷入关系紧张状态致亲子冲突不断,且患儿的问题行为,除症状影响外常与情绪状态或亲子关系息息相关,因此,协助ASD患儿改善行为问题、提升情绪觉察与沟通能力等亲子关系的品质需要特别重视,不能忽略了每个人与生俱来的社会化环境及社交关系、家庭与亲子关系。善良的家庭关系不仅能够提供孤独症个案情感上支持,良好的亲子互动模式更能提升他们和外界连接的能力。典型的亲子治疗模式有亲子绘本治疗、园艺、亲子游戏治疗等。

家庭是情感、忠诚和关系的载体,不能把问题都归咎于父母,家庭影响患儿,患儿也影响家庭,家长养育方式显示了家庭互动的模式。

(1)母亲(父亲)对患儿过度保护,慢慢和患儿构成了家庭系统中的子系统,父亲(母亲)在外赚钱养家,无暇顾及患儿训练和教育,慢慢地就退出患儿教育,当夫妻出现矛盾时候常采取回避冲突的解决方式,这样更造成对方习得性无助和情绪低落,患儿也有可能成为"替罪羊"。要去掉"三角化"关系不良影响必须要打破原有的家庭成员互动模式,每一个成员做出微改变,扰动家庭系统其他成员做出改变。离开原有的习惯区域是需要勇气和力量的,这是艰难的过程,当对方看到或者体会到这种努力和改变,也会随之调整自己的言语和行为回应,如此进行良性循环。

(2)母亲(父亲)过度介入ASD患儿的生活中,希望患儿按照自己设计的路线去走,把自己的希望、患儿的现状和现实生活混为一体。这需要理清母亲(父亲)自己的期待和患儿的现状之间的差距,调整目标进程,做出理性的规划。

治疗师、心理咨询师在帮助这些家庭时候需要观察、评估家庭的功能,更重要的是让家庭能够体会到、意识到家庭关系,了解互动模式和问题,以及它们之间的关系。

心理咨询师或是治疗师必须要看到症状背后根植的结构和背景,要把家庭成员纳入观察对象当中,通过改善关系来改善功能。通过事件处理过程加深对彼此的了解,不再陷入原有的、旧的情绪反应模式,解开昔日三角关系。当一个家庭出现重大事件或是遭遇到危机时候,家庭成员应建立起好的关系,家庭的关系改善了,患儿情绪也会转变,训练才能更有效。

(祖燕飞　杜亚松)

参考文献

[1] 祖燕飞,徐光兴,杜亚松.孤独症患者家庭干预的研究现状回顾.中国儿童保健杂志,2016,24(7):729-731.

[2] 曾松添,胡晓毅.美国自闭症幼儿家长执行式干预法研究综述.中国特殊教育,2015,6:62-70.

[3] Laurent,A.C.,&Gorman,K Development of emotion self-regulation among young children with autism spectrum disorders:The role of parents.Journal of autism and developmental disorders,2018,48(4):249-1260.

[4] Kasari C,Gulsrud A,Paparella T,et al.Randomized comparative efficacy study of parent-mediated interventions for toddlers with autism.Journal of consulting and clinical psychology,2015,83(3):554.

[5] Malow BA,MacDonald LL,Fawkes DB,et al.Teaching children with autism spectrum disorder how to sleep better:A pilot educational program for parents. Clinical Practice in Pediatric Psychology,2016,4(2):125.

[6] Hardan AY,Gengoux GW,Berquist KL,et al.A randomized controlled trial of Pivotal Response Treatment Group for parents of children with autism. Journal of Child Psychology and Psychiatry,2015,56(8):884-892.

［7］ Bearss K,Johnson C,Smith T,et al.Effect of parent training vs parent education on behavioral problems in children with autism spectrum disorder:a randomized clinical trial.Jama,2015,313(15):1524-1533.

［8］ Gulsrud A C,Hellemann G,Shire S,et al.Isolating active ingredients in a parent-mediated social communication intervention for toddlers with autism spectrum disorder. Journal of Child Psychology and Psychiatry,2016,57 (5):606-613.

［9］ Karst,JS.Parent and Family Outcomes of PEERS:A Social Skills Intervention for Adolescents with Autism Spectrum Disorder.Journal of Autism & Developmental Disorders,2015,45(3):752-765.

［10］ Hahs AD,Dixon MR,Paliliunas D.Randomized controlled trial of a brief acceptance and commitment training for parents of individuals diagnosed with autism spectrum disorders.Journal of Contextual Behavioral Science,2019,12:154-159.

［11］ 李改智,江文庆,杜亚松,等.注意缺陷多动障碍与ASD患儿母亲养育压力差异的研究.中国儿童保健,2015,23(6):610-613.

［12］ Fecteau SM.Parenting stress and salivary cortisol in parents of children with autism spectrum disorder: Longitudinal variations in the context of a service dog's presence in the family.Biological Psychology,2017,123(2):187-195.

［13］ Bitsika V,Sharpley CF,Mills R.A multi-level investigation of the association between sensory features in boys and adolescents with ASD and their mothers' anxiety and depression.Journal of Developmental and Physical Disabilities,2017,29(6):895-909.

［14］ Ryan C,O'Connor S.Single Session Psychology Clinic for Parents of Children with Autism Spectrum Disorder:A Feasibility Study.Journal of Child & Family Studies,2017,26(6):1614-1621.

［15］ Golan O,Shilo H,Omer H.Non-violent resistance parent training for the parents of young adults with High Functioning Autism Spectrum Disorder.Journal of Family Therapy,2018,40(1):4-24.

［16］ Iadarola S.Teaching Parents Behavioral Strategies for Autism Spectrum Disorder(ASD):Effects on Stress,Strain,and Competence.Journal of Autism & Developmental Disorders,2018,48(4):1031-1040.

［17］ Wainer A,Pickard K,Ingersoll B.Using Web-Based Instruction,Brief Workshops,and Remote Consultation to Teach Community-Based Providers a Parent-Mediated Intervention.Journal of Child & Family Studies,2017,26(6):1592-1602.

［18］ 陈敏榕,薛漳,黄林娟,等.团体认知行为疗法改善孤独症谱系障碍儿童父母心理状态.中国健康心理学,2017,25(2):271-276.

第九章

儿童孤独症的社交故事干预训练方法

第一节　概　述

一、社交故事编制人及编制介绍

（一）社交故事编制人

社交故事是由任教于美国 Jenison Public Schools 的 Carol Gray 于 1991 年最早提出的一种教学方法而编制。

（二）社交故事编制介绍

Tim 是一个幼儿园的学生，Carol Gray 观察到 Tim 在上体育课时非常沮丧，原来是全班同学都玩了一个"水上查理"的游戏（"水上查理"的游戏是 Carol Gray 依据自身教学经验而编写的故事）而 Tim 每次都无法完成。Carol Gray 帮助 Tim 学习游戏规则。后来 Tim 每天复习一次。当老师宣布要再玩"水上查理"的游戏时，Tim 举手示意他想成为查理，从而顺利地完成了比赛。这是 Carol Gray 为不能进行游戏的儿童撰写的第一个社交故事，通过借助社交故事对患儿进行干预，从此社交故事干预法进入了孤独症患儿康复干预领域。

孤独症患儿的主要干预方法有很多，社交故事属于针对性疗法，也是孤独症患儿康复教育的核心疗法之一，即其康复教育目标多集中在孤独症患儿的"社会交往""生活自理""情绪与行为"领域。与其他干预方法相比，在管理方法、治疗目标、起效时间等方面各有不同。

二、儿童孤独症社交故事干预训练方法的定义、目的与意义

（一）社交故事干预训练方法的定义

社交故事是由孤独症患儿的干预者或家长针对干预对象学习需要撰写的简短故事，描述了社交情景中涉及的人物、事件、时间、地点和原因等，描述的重点在于情境中的社交线索及相应的应对技巧。是一种帮助孤独症患儿理解社交情景、明白他人对社交行为的要求，进而提升患儿社交技巧的教学方法。

社交故事是从孤独症患儿的角度出发去观察社会情境，透过孤独症患儿的眼睛看世界，发挥患儿的长处与弥补他们的弱点为主，以患儿的生活经验为基础，利用在社交场合中可见的迹象线索，将收集到的社交资料通过文字表达、漫画式对话或社交读物等形式制成社交故事，主要描述社交场合的特点，一般的观点及反应、行为和态度等不同的社会情境，通过向患儿讲述和分享社交故事，帮助有社交障碍的患儿了解他人的想法，增加其对周围社交情境的了解，从而引导患儿学习恰当的社交表现并能做出正确的反应及适应生活。

（二）儿童孤独症社交故事干预训练方法的目的

社交故事能有效针对社交障碍，以实现孤独

症患儿自我管理的效果,减轻家长与干预者的负担。最初只是应用于智力水平较高、语言能力较强的高功能孤独症患儿。在功能较低的孤独症患儿康复干预中应用较少,但随着音视频编辑、图片处理、移动多媒体等技术的不断成熟,使得社交故事的应用范围进一步扩大。患儿只要具备可受训练的潜质,便可以学习阅读社交故事。除了孤独症患儿,也可用于学习障碍、发育迟缓以及智力发育障碍的患儿。社交故事教学方法的优势在于:

1. 增加孤独症患儿的正向社会互动行为 包括打招呼、眼神注视与接触、维持交谈、开始和结束话题、使用适当的表情和姿势、安静等待、分享物品、适当回应他人、提出请求、拒绝他人不合理要求、保持适当距离、主动参与活动、延长与同伴的互动时间、理解社交规则和应对社交突发事件等。

2. 减少孤独症患儿的不良社交行为 包括攻击行为、自伤行为、不恰当的亲密行为、不恰当的举动和语言、乱发脾气、乱发怪声、干扰课堂纪律和不恰当的情绪反应等。

3. 增进孤独症患儿的生活自理能力 包括洗漱、如厕、进食、穿脱衣服、睡眠时间管理、住宿和出行等。

(三) 儿童孤独症社交故事干预训练方法的意义

近年来,关于孤独症患儿康复干预的理论与方法不断发展,社交故事的效果受到肯定,在世界各地得到广泛的应用。社交故事针对孤独症患儿的特点,以发挥患儿的长处与弥补他们的弱点为主,有效地提高孤独症患儿的社交技巧。社交故事本身有很多优点吸引人们使用,如社交故事有针对性,孤独症患儿遇到困难时能够及时解决,阅读故事的时间段不受时间、地点限制,因此,社交故事使用起来十分方便。

1. 有助于增强孤独症患儿对环境的控制感 孤独症患儿由于沟通和认知能力缺陷,很难理解环境及其行为要求,特别是当他们面临陌生或变化的情境时,会因为对环境缺少控制感而产生焦虑情绪,进而演变成问题行为。针对这一问题,社交故事用孤独症患儿能够理解的方式提前向其告知环境及其行为要求,使患儿对即将到来的情境有所准备,以减少他们面临实际情境时的不良情绪,进而减少问题行为。

2. 通过利用孤独症患儿刻板行为建立秩序或常规 孤独症患儿行为方式刻板的特点使得他们对规则和秩序有着强烈需要,患儿希望按照固定的行为方式去适应情境。利用孤独症患儿重复刻板的这一特点,将教学内容记忆并在类似情景中应用,通过向孤独症患儿描述在某种情境中应该表现出的合适行为,在一定程度上为患儿提供了某种秩序或常规,可为孤独症患儿适应社交情境提供参考。这样可以持续性地引领患儿进行自我调控、自我管理。这也是社交故事的优势。

3. 可以将孤独症患儿所面对的复杂沟通简单化 孤独症患儿难以快速准确地提取社交活动中的语言和非语言信息,也不善于发觉其背后隐藏的意义,在社交场合中与正常儿童的表现不同。社交故事能针对孤独症患儿的困难,用简单清晰的语句将社交过程中难以理解的复杂沟通简单化,促进患儿对社交处境的理解,引导正确的社交行为,提升社交沟通技巧。

4. 提高孤独症患儿适应特殊情景的可能 针对孤独症患儿的困难,重复制造或模拟特殊社交情景,帮助患儿面对困难的社交情景,了解他人的意图和社会规则,学习辨别社交线索,引导患儿主动地做出合适的反应或沟通行为。

第二节 儿童孤独症社交故事训练法干预的机制

一、儿童孤独症社交故事干预理论的基础

作为一种认知取向的干预方法,20世纪80年代后期提出的两种理论成为社交故事的主要理论基础,一个是Baron-Cone等提出的心智理论(theory of mind),又称为"心理理论",另一个是Hobson等提出的"感情认知障碍学"。

(一) 心智理论

此观点认为孤独症患儿社会能力发展滞后的主要原因在于心智解读能力的缺失,即患儿缺少准确体察和推断他人心理状态的能力,因而无法做出符合社会规范的行为反应。

社交故事可以对孤独症患儿的个别需要,按

特定指引编写,以孤独症患儿的学习特点为依据,把他们的个别需要作为故事的主题,从他们的角度编写内容。透过故事与孤独症患儿客观及准确地分享社交资料,增进患儿对社交处境的理解及要求,并引导他们进行恰当的社交行为和态度。从教学方式来看,社交故事疗法通过日常说故事形式,可以协助孤独症患儿构建"社交数据库"。"社交数据库"是在发展心智解读能力时,患儿会逐步把来自不同社交处境所获得的数据在脑中分类归档,从中建立起"社交数据库"。社交数据库里的数据有人物、人物的态度和社交行为等。有关研究均发现孤独症患儿存放在脑中的社交行为数据是杂乱无章的,因此每当他们面对社交处境时,便无法提取相关资料,从而做出恰当反应。干预者通过朗读、伴读、讲解、模仿、角色扮演、实地练习等方式演练社交故事,把社交常识潜移默化地传授给患儿,增进他们对社交情境的理解,使患儿面对相似的社交情境时能主动地、自发地作出恰当的行为表现。

(二)感情认知障碍学

此观点认为孤独症的本质性障碍不是知觉障碍,而是人际感情认知障碍,即他们无法理解他人的感情及多样的表现形式。这些理论的共同点在于,孤独症患儿社会功能损害的主要原因是情绪情感认知方面,即对他人的行为、情感和动机等方面的信息无法进行正确的加工和理解,由此导致了孤独症患儿表现出不符合社会期望的行为方式。

二、社交故事干预的特点

(一)利用孤独症患儿视觉学习的优势

社交故事将社交资料用孤独症患儿能理解的方式描绘出来,为孤独症患儿提供视觉线索,将复杂的沟通简单化,可让患儿有充分的时间理解内容,促进他们对社交资料的理解,引导其做出正向社交行为,提升沟通技巧。

通常采用视觉支持策略,最初采用纯文字表达,目前已经能够采用多种媒体组合传达,包括文字配插图、动画、音频和视频等。视觉支持策略能够发挥孤独症患儿的视觉敏锐特征,帮助他们理解社交故事的社交情景和社交内容,因此,这种干预方法对孤独症患儿的认知能力要求比较高。同时,

这样的设计也方便孤独症患儿及其家长或其他干预者采用与长期保留。

(二)以不同的社交情境帮助孤独症患儿学习掌控社交行为

社交故事帮助孤独症患儿将无法感知的社交内容和行为反应连结起来,将他人的想法和行为背后的意思及社会规则做出诠释,参考孤独症患儿的行为方式,用患儿能够理解的方式和语言提前向其告知社交情境及其行为要求,使故事内容转化为孤独症患儿自己的认知与行为表现,帮助他们掌控社交情境,使其对即将到来的社交情境有所准备,从而促使他们自发及适当地就相应处境做出反应,进而减少了面对实际社交情境时,出现的不良情绪和不适当的社交行为。

(三)以孤独症患儿的学习特点为依据

按照特定的孤独症患儿的学习特点指引编写故事,并且用一个处方式的可预期的格式编写,便于应用,可反复练习,也可与其他干预方法整合。

(四)编写孤独症患儿易于接受的社交故事

社交故事避讳贬义词和负面情绪,以积极向上的态度包容孤独症患儿的困难,安抚他们的情绪,让患儿易于接受社交故事的内容。

三、社交故事与其他儿童教学方法的本质区别

看起来会与儿童的绘本教学、儿童故事治疗等疗法相似,但社交故事疗法相较于与其他儿童教学方法有着本质上的区别。儿童的绘本教学通常属于幼儿语言教学范畴,是儿童读物教学的一种。其通过干预者有目的、有计划、有组织地运用绘本作为教材,完成提升患儿阅读能力的全过程。孤独症患儿的社交故事治疗以讲故事为媒介,借助精神分析的架构,让干预者找到切入患儿心理治疗的着力点。因此,社交故事与儿童绘本教学、儿童故事疗法在干预原理、干预对象、干预目标和干预方法上都有很大的区别。

社交故事作为孤独症患儿康复教育的一种核心疗法,更能有效地缓解患儿的社交障碍和刻板的行为问题,提高孤独症患儿的自我管理能力和社交技巧,减轻他们的家庭负担。

第三节　儿童孤独症社交故事训练法干预内容与质量控制

一、儿童孤独症社交故事的干预内容

(一) 社交故事资料的信息收集

收集有效的社交资料,可以明确提炼出社交故事的类型和主题,使干预者清楚孤独症患儿在社交环境中的困扰和困难的症结,准确提高孤独症患儿对相关社交环境、社交技能和社会常识的理解。先收集资料,然后确认具体的主题,这一点非常重要。因此,在收集资料时需做到以下几点。

1. 详细记录孤独症患儿的兴趣爱好、沟通意图、学习能力、观察方式和对待问题的理解能力。社交故事资料包括事件、人物、时间、环境地点、发生事件的原因和事件起因。

2. 先以某个大方向的社交情景为方向来收集资料,再以故事的焦点确定具体主题。这样编写出的故事全面、准确,给干预者节省时间,减少对孤独症患儿的困扰。

3. 团队是资料的极为重要的来源地,团队协作,从不同角度出发,有系统地收集社交故事资料,准确了解孤独症患儿发生异常行为的原因。再由干预团队中的一人编写,团队成员共同研讨故事初稿,制订最终的社交故事。

4. 干预者要以第三者观察的角度来收集资料,并从孤独症患儿的角度来考量患儿在这些社交环境中的体验。这些资料要有能定义某个场合或者概念的线索。

5. 社交故事多为表扬患儿做得好的事情,在收集资料的过程中,多给患儿以表扬,并增加有意义的细节内容,更有助于孤独症患儿自信心的建立。

(二) 提炼社交故事的有效信息

在社交故事中,每个信息都有其关注点和作用。

1. 有效的社交故事信息　可分为三个部分:事件、解决事件的方法以及关联与启示,三者之间各有不同又联系密切。

(1) 事件:往往引出社交故事的主题,透露出相关线索。因此,事件是指对目标情境、技能或概念的客观阐述。

(2) 解决事件的方法:指有效的处理事件中的信息,其中包括认知处理、问题解决,以及事件中矛盾冲突的解决策略。

(3) 关联与启示:是把过去、现在、将来的学习和经历相串联,通过社交故事帮助孤独症患儿提取过去的经历,推理出处理现在事件需要的、符合逻辑的处理方式,并为将来处理类似社交情境总结出有用的方法。

2. 关于情绪控制的社交故事举例

(1) 事件:我的情绪有时会很平静(图 2-9-1),有时又会很激动(图 2-9-2)。

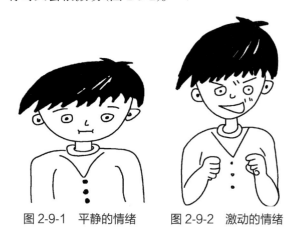

图 2-9-1　平静的情绪　　图 2-9-2　激动的情绪

(2) 解决事件的方法:当我觉得需要平静时,我可以尝试用这些方法:

1) 保持安静,然后深呼吸 10 次(图 2-9-3)。

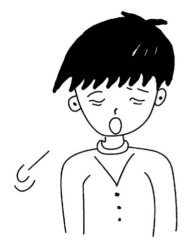

图 2-9-3　保持安静,深呼吸

2) 要求休息一会儿(图 2-9-4)。

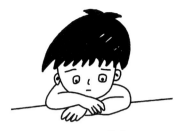

图 2-9-4　休息

3）要求玩喜欢的玩具（图 2-9-5）。

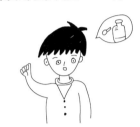

图 2-9-5　玩喜欢的玩具

4）洗脸（图 2-9-6）。

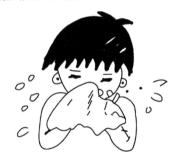

图 2-9-6　洗脸

（3）关联与启示：如此这样，我便可以学会保持冷静，令自己舒服些（图 2-9-7）。

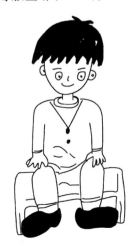

图 2-9-7　保持冷静

（三）设立社交故事的干预目标

社交故事的干预目标不仅是为了改变孤独症患儿的行为，而是要安全、准确和有效地向孤独症患儿分享有意义的信息，告诉患儿面对某些特有的社交情境时需要怎样去做。干预者要明确什么样的信息能得到有效的回应，增加患儿对事件的期望和理解能力。

1．社交故事的干预目标　主要包括引导恰当的社交技能、教导生活中的常规和程序、帮助孤独症患儿适应新环境和进行活动转换、处理孤独症患儿的负面情绪、帮助孤独症患儿掌握不熟悉的社交环境，以及帮助孤独症患儿处理有困难的社交资料等。

2．设立社交故事干预目标的注意事项

（1）社交故事的主题需尊重每一个孤独症患儿，不要对患儿做出任何指责和威胁。

（2）在社交故事中，孤独症患儿的人身、社交及情感方面的安全性是首要参考要素。

（四）社交故事的编写

1．社交故事的结构　社交故事由简短的句子组成，需要明确的结构和布局，其中包括标题、开头、正文和结尾。除标题外，社交故事至少由三句话组成。

（1）开头：必须主题明确，干预者可用一个清晰的主题句吸引孤独症患儿的注意力，然后再引出正文，例如，"假如我丢了玩具，有人能帮我。"有时候，也可能先用一句话吸引孤独症患儿的注意力，然后再介绍课题，例如，"我的名字叫 ×××。"开头的介绍之后紧接着是正文。

（2）正文：要进一步详细描述和解释主题，例如，"妈妈知道怎么找到我的玩具，我会想一想，试着去找一找。"

（3）结尾：重申主题并加入新的信息，再把孤独症患儿引导回开头的主题中，强化孤独症患儿的新技能。这样清晰的结构可以帮助孤独症患儿理解故事要点，将新的信息运用到患儿的生活体验中。

无论复杂与否，长短如何，开头、正文和结尾共同引导了社交故事的发展。

2．社交故事的编排格式　明确的编排格式可以帮助孤独症患儿快速地理解主题内容。要根据孤独症患儿的年龄与能力（二者是衡量编排格式的核心)进行个性化的格式编排,要考虑到故事的长度、句子结构、词汇、字体、字号以及文本和插图的布局。社交故事的个性化设计包括年龄和能力、重复、节奏和韵律及插图:

(1)年龄和能力:写给年龄偏小孤独症患儿的社交故事只需要3~12个短句,阅读一页即可,或整个故事所需的时间一定要短。较长的故事往往更适合年龄大些或者能力更强的孤独症患儿,这些故事包含12个或更多的句子,甚至可以达到社交文章的长度。

(2)重复、节奏和韵律:编写社交故事的句子要考虑到孤独症患儿的兴趣,多采用重复性、节奏感和韵律感强的句子,例如,"在操场上我可以荡秋千,我可以滑滑梯,我可以玩单杠,也可以玩其他东西"。

(3)插图:插图在很多社交故事中起到很关键的作用。插图是指运用视觉艺术增进孤独症患儿对文字内容的理解。插图包括但不仅限于实物、照片、绘画、录像、PPT、数字和图表,其中照片最优。插图的选用要考虑到孤独症患儿是否感兴趣并能正确使用,是否与文字内容匹配,是否能理解其意义。

(五)社交故事的书写规则

1. 人称设定　社交故事一般以第一人称或者第三人称为视角。运用第一人称书写故事,就如同孤独症患儿自己在描述故事主题和内容,有利于他们对故事的理解,提高自身的参与感和责任感。但不能随意把故事强加于孤独症患儿,尤其是他们并没有经历过的事情。从第三人称视角书写社交故事,如同编写文章,较适用于年龄较大、能力较强的孤独症患儿。

2. 正向语言　社交故事要使用正向语言描述主题,尤其是在某些特定社交情境中,孤独症患儿可能比同龄普通儿童面对更多的挑战、更多的指正,以及更多的指导,正向语言可以为孤独症患儿提供更多有效的信息,帮助他们创造良好的沟通环境,解决问题,建立沟通自信。例如,"任何患儿都可能打断他人说话的情况。通过练习,他们可以学会何时开口说话,何时认真聆听。"这就是用正向语言讲一个负面的话题,它在传递社交信息的同时,还有助于建立并保持孤独症患儿的自信心。

3. 引导故事发展的六个问题　社交故事以回答何人、何事、何时、何地、为什么和怎么样的问题为基本框架展开围绕社交主题的编写,可减少孤独症患儿对主题理解的偏差和遗漏。

4. 词句选择　很多孤独症患儿只能理解词句的字面意思,因此,干预者在选择词句时要准确,尽量使用准确无误、最能表达意思的语言,词句字面的意思和在故事中的意思要统一,尤其注意动词的不同含义,正面含义的动词比负面含义的动词好。如果某些词汇会让孤独症患儿表现出强烈的情绪反应,诱发出他们的负面情绪,需改用其他词汇转移孤独症患儿的注意,专注于社交故事的主题上。如果某些暗喻和类比相关的语言对孤独症患儿有特殊的意义也可以使用,但要保证这样的句子可以准确清晰地描述社交故事的主题。

5. 句型选择　社交故事一般由描述句、观点句、指示句、肯定句、填充句、控制句、合作句七种句型构成。七种句型又可分为两类:描述性句子和指导性句子,其中描述性句子包括描述句、观点句、肯定句、填充句、合作句,指导性句子包括指示句和控制句。在七种句型中只有描述句是不可或缺的,其他句型可以选择性使用。

(1)描述句:客观的描写事实或众所周知的信息,是每个社交故事都会用到的句型。例如:每个人的头发都会生长。

(2)观点句:是准确描写他人内心状态的句子。例如:有些小朋友喜欢排第一。

(3)指示句:也被称为教练式的句子,是指引导孤独症患儿在各种社交情境中依从或选择、应用适当行为的句子。通常会在句子中加入"尝试",以避免孤独症患儿误以为要完全跟从句子做出行为。例如:我收到了礼物,我可以尝试说:"谢谢"。

(4)肯定句:是表达在特定文化中的规定原则或者大多数人对事件的共同意见,有加强前后句子的作用。例如:"自己吃饭是好习惯,大家都会夸我是好孩子"。

(5)填充句:是一句话中有空白部分、等待填写内容的句子。这些句子帮助孤独症患儿预计事情将如何发展发生,用来检验孤独症患儿对故事的理解程度。例如:当我和朋友们分享食物时,他们会感到×××。

(6)控制句:是由孤独症患儿自己通过阅读故事后编写的个人策略,辅助他们自己学习和应用社交资料,促使他们自发做出适当的社交行为。例如:在学校里,很多时候小朋友都要排队,小朋友一个挨着一个整齐的排成一行,好像小汽车一辆跟着一辆排队一样。

(7)合作句:是用来提示其他人可以做什么事情来帮助孤独症患儿学习的句子。例如,爸爸妈妈会帮助我学习使用街上的厕所。

6. 句子比例   社交故事中不同句型的使用比例可以确保每个故事的重点都放在描述主题上。一个合格的社交故事要满足所有描述性句子总和与所有指导性句子总和的比例至少为 2:1,一般以5:1 为宜。

社交故事公式:描述性句子数量总和 / 指导性句子数量总和 ≥ 2。如果社交故事有心脏的话,那么社交故事公式就是它的心脏。社交故事之所以区别于其他视觉策略,就在于它冷静平和而不自以为是,而这一点绝对得益于这个公式。

(六) 社交故事的应用

社交故事编写完成后,就进入干预应用阶段,即社交故事的呈现、理解、模拟、泛化、复习和淡出。

1. 社交故事的呈现   向孤独症患儿呈现社交故事要在社交情境出现之前,为患儿提供充分的机会和时间去理解需要使用的社交资料,为其注意实际社交情境中的社交资料提供基础条件。干预者可采用文字插图、动画和视频等视觉支持策略,向患儿呈现面临社交情境时应有的一些规则和行为。

干预者在呈现社交故事时,可采用温和、坦诚、坚定的"妈妈式"语言慢慢地讲给他们听,良好、有效的沟通需要建立在相互尊重和互相配合的基础上。因此,教学时切忌使用演讲式和说教式方法,这些方法容易引起孤独症患儿的反感,更不要以阅读社交故事作为对不良行为的惩罚。同时,干预者可以坐在孤独症患儿身旁稍后的位置怀抱患儿,与他们一起看社交故事,此方式可以避免与孤独症患儿面对面的眼神接触,可缓解孤独症患儿抗拒与他人眼神接触的问题。

2. 社交故事的理解   干预者可采用适合孤独症患儿的提示方式解读社交故事,但注意解读时使用的词汇和说故事的句子长度要与孤独症患儿的特定发展程度相符合,保证故事的可读性与易读性,为他们提供必要的知识,避免大量的内容干扰

他们理解社交故事的含义。

(1)解读社交故事的时间安排:应按照事先确定的时间表进行,最初至少每天 1 次,每次只学习一个社交故事。刚学习新故事时,首先由干预者向孤独症患儿解读 1~2 次;然后再由干预者作为伴读,陪伴孤独症患儿阅读 1~2 次;最后,在他们理解及熟悉文字内容过后,由孤独症患儿大声读社交故事多次。

(2)更换社交故事的频率:可根据孤独症患儿的兴趣爱好、注意力集中时间的长短和社交需要进行调整,不要强迫孤独症患儿阅读新的故事。儿童本身对连环画形式的故事读本充满兴趣,对于他们来说每一个新故事就是一种新的体验,都无比新鲜,要给他们充分的时间理解故事内容。孤独症患儿长时间、反反复复地阅读一个故事的情况十分常见。

(3)讲解社交故事内容的注意事项

1)要从孤独症患儿的角度出发,了解他们的需要、处理事情的角度,以及与他人相处的方式;

2)要使孤独症患儿将注意力先集中在关键的社交资料上,并引导他们在相似的事件中找出类似的关键点;

3)要将社交情境有层次地表达出来,以帮助孤独症患儿认知和预测不同的社交情境,引导他们对不同的社交情境做出适当的反应;

4)可根据孤独症患儿的认知理解水平,讲解一些基本的社会常识和社交规范及其背后的含义;

5)讲解社交故事时,可配合故事内容现场扮演出各种动作,如表情、手势等,让患儿注意故事情境,充分理解其内容;

6)采用多媒体视觉策略,提高教学效率,减轻干预者的工作量;

7)有些社交情境在一个故事中无法全部呈现,需几个故事多次阅读才可讲解透彻,称为系列社交故事。讲解系列社交故事时,干预者按发展顺序逐一讲解,每次只介绍一个,这可帮助孤独症患儿感受故事的发展性和可预测性,帮助他们建立安全感;

8)当准备好实施社交故事后,要填写社交故事实施记录表,包括实施日期、人员、时间、阅读方法、预期效果、其他干预方法的结合等内容,帮助干预者了解孤独症患儿在干预过程中的变化,见表 2-9-1。

表 2-9-1 社交故事实施记录表

干预单位：_____

干预人员：_____

1. 孤独症患儿的基本情况

    姓名：_____ 性别：_____ 年龄：_____

    诊断：_____ 辨认符号能力：_____

    患儿童与照顾者的关系：_____

    健康状况：_____

    其他：_____

2. 目标行为表现及其根本原因

    _____

    _____

    _____

3. 曾处理目标行为的方法及成效

    _____

    _____

    _____

4. 实施社交故事的目标

内容	是	否	备注
(1) 是否引导孤独症患儿恰当的行为			
(2) 是否教导患儿社会常识和日常常规			
(3) 患儿是否适应新的转变			
(4) 患儿是否学会处理情绪			
(5) 是否帮助孤独症患儿掌握不熟悉的社交资料			

5. 成功标准

    _____

    _____

6. 所采用的社交故事

    标题：_____

    展示形式：_____

    内容：_____

    _____

    _____

7. 实施计划

    时间：_____

    形式：_____

    地点：_____

干预者需多次向孤独症患儿呈现社交故事，帮助他们理解社交情境，掌握更多的社交技能。不同的孤独症患儿能够理解社交故事的时间可能会有很大差异，有些孤独症患儿可能需要数星期或数月连续每天读社交故事，有些孤独症患儿可能仅需几天就能够掌握社交故事中的行为要求，但不管孤独症患儿掌握社交故事的时间长短，都需要不定期地复习社交故事内容，以巩固他们的社交技能。

3. 社交故事的模拟　在真实生活中创设与社交故事相同或相似的社交情境，指导孤独症患儿开展模拟社交故事情景的演练，引导患儿在模拟的现实情景中演练社交故事中的目标行为，掌握社交故事中的社交资料。干预者可多次重复演练社交故事，以增强社交故事的干预效果。

4. **社交故事的泛化** 让孤独症患儿在不同的或者变化的真实社交情境中应用社交故事中学到的社交资料，由多位干预者共同观察患儿的应对行为，查看他们能否保持情绪平稳，能否恰当应用所学到的社交资料。对于真实情境中的突发事件，能否适应并表现出恰当的行为。并根据观察结果调整社交故事应用计划及下一步教学计划的制订。

5. **社交故事的复习** 坚持每日在舒适的环境下定量复习，是孤独症患儿使用社交故事的必须步骤。可在不同时机进行复习，如学习时、外出时、行为发生前、行为发生时等；不可强迫孤独症患儿复习，最有效果的复习时机是行为发生前的几分钟。孤独症患儿可在真实地练习社交故事过程中，获得直接的结果反馈。每天需复习社交故事至少10次以上，待熟练掌握一个社交故事后，才可进行下一个社交故事的学习。

6. **社交故事的淡出** 干预者待社交故事干预产生效果后，在保持孤独症患儿恰当行为模式的前提下，可逐渐减少社交故事的提示内容，或调整学习时间表，让社交故事逐渐淡出。目的是让孤独症患儿能够更加灵活自如地发展出其他各类恰当的社交行为。但就社交故事的特点而言，这个过程因人而异。

淡出的过程不必完全停止阅读社交故事，可以渐渐减少社交故事的运用，提高患儿独立进行社交活动的能力。在调整故事内容方面，干预者可以将社交故事的重要技巧或者孤独症患儿已经理解和掌握的内容更换成填空题的形式，当阅读到这个部分的时候，由他们自己补充完整。在减少阅读频率方面，可延长重温社交故事的时间。

（七）社交故事的修订

干预者对孤独症患儿进行社交故事干预时，除了观察患儿的反应，还要根据其表现进行检查，必要时需对社交故事做出适当的修订。

1. **收集新的信息** 干预团队的成员观察孤独症患儿在使用社交故事过程中的表现，进一步收集资料并进行深入地讨论，对收集到的新信息进行整理，根据掌握的新信息分析出行为产生的深层原因。

2. **调整干预目标** 针对新出现的信息，检查目前设定的干预目标是否能够解决孤独症患儿在社交情境中的最根本问题，是否是从患儿的角度出发，是否考虑了孤独症患儿的兴趣、爱好等问题，以确定是否需对干预目标进行调整，如需调整则进行适当调整。

3. **编写新的社交故事** 将新的社交资料编入即将使用的社交故事中，引导孤独症患儿在社交情境中出现更加恰当的社交行为，掌握更多的社交技能。

二、社交故事干预的质量控制

（一）适用范围

社交故事在早期多应用于智力水平较高、语言能力较强的高功能孤独症患儿，在功能较低的孤独症患儿的干预中应用较少。随着视音频编辑、图片处理、移动多媒体等技术的不断成熟，加入图片、视频等多媒体辅助技术，编写更加灵活高效的社交故事，使得社交故事的应用范围进一步扩大。孤独症患儿只要具备可受干预的潜质，便可以学习阅读社交故事，这表明社交故事适用于大部分的孤独症患儿。社交故事对孤独症患儿能力的基本要求主要包括以下几点。

1. 有基本的集中注意能力，有基本的安坐能力。

2. 有基本的认知能力，包括与人交谈、游戏、生活自理等，对于有部分理解和运用词语能力的患儿，更有必要做给他看，通过具体的行动或语言帮助患儿理解具体词语，如"吃饭"的意义。

3. 对图书有基本的兴趣。

基于普通儿童身心发展的规律，以及对大量孤独症患儿身心发展的观察，建议社交故事疗法的介入时间点为4周岁及以上。若患儿提前达到相关能力水平，也可适当提前。

除孤独症患儿，也可用于其他有社交学习障碍的患儿，例如语言发育迟缓、智力发育障碍患儿。

（二）干预团队

干预团队除了由专业人员参与外，可以邀请孤独症患儿的父母和其他儿童照顾者、小伙伴共同实施社交故事，提升他们的参与兴趣，让他们了解孤独症患儿所面临的困难，更加尊重、公平地对待孤独症患儿。并且，家长要与干预团队保持密切联系，加强沟通，统一对待孤独症患儿的态度和干预方法，提高社交故事的实施效果。

（三）干预环境

在干预环境选择上，干预者应选择安静、温馨的环境进行社交故事的实施。若在机构中进行社交故事的讲解，社交故事干预环境的布置可装备软垫、儿童沙发、台灯、简单的故事道具、社交故事书、社交故事多媒体教材等。装饰物品尽量简单，使得患儿的注意力能够长时间维持在理解社交故事中。若在家庭中实施，可选择在客厅的一角、卧室或床边进行，但要确保孤独症患儿所处的环境干净、整洁，确保他们不会因过多的物品分散注意力。如若干预时机发生在某个随机的社交行为发生前或发生时，则无所谓特定的干预环境，可在现场轻声帮助孤独症患儿复习社交故事。

（四）效用评估

干预者要对使用社交故事的孤独症患儿进行详细的效用评估，明确他们在社交能力方面是否达到教学目标，以便修正干预方案。

干预者可通过填写社交故事编写检验表来进行效用评估，见表 2-9-2。

表 2-9-2 社交故事编写检验表

社交故事名称：＿＿＿＿＿＿＿＿＿＿＿＿＿＿＿＿＿＿＿＿＿＿＿＿＿＿＿＿＿　　　编写人：＿＿＿＿＿＿＿＿＿＿＿＿＿

请仔细阅读社交故事，在符合条件的位置画"√"。

检验内容	是	否	备注
1. 标题是否合适？			
2. 是否包含开头、正文和结尾三个部分？			
3. 是否回答有关"何时、何地、何人、何事、为何和如何"等问题？			
4. 是否从患儿的角度出发，考虑到了患儿的能力？			
5. 语气是否正面？若有负面资料，是否谨慎地以第三人称的角度表达？			
6. 句子的比例是否正确？			
7. 所采用的词汇是否准确表达所要反映的含义？			
8. 是否有令患儿不适的词汇？			
9. 是否利用视觉支持策略？			
10. 插图是否考虑到患儿的能力？			
11. 是否将患儿的特点融入故事中？			
12. 整体看，故事的语调是否平和，是否照顾到患儿的情绪？			

第四节　儿童孤独症社交故事训练法干预的效果分析和应用体验

一、儿童孤独症社交故事训练法干预的效果分析

2014 年，以美国孤独症循证实践评审小组为主导，发布了《针对孤独症谱系障碍儿童及青年成人的循证报告》，该报告提出了 27 种符合循证实践标准的孤独症患儿干预方法，社交故事也包含在其中。该报告认为，社交故事对学龄前孤独症谱系障碍患儿和高年级学生同样有效，主要体现在促进其社交、沟通行为及其他适应性行为的发展。

（一）有效的干预范围扩大

随着社交故事的干预目标越来越扩展和细化，更多的干预策略和多媒体辅助技术融入社交故事中，使得社交故事内容越来越简洁、生动、灵活，降低了社交故事的理解难度，更能调动起低功能孤独症患儿的兴趣，有助于他们对社交情境的理解，极大地增加了患儿与其周围人的沟通动机，提高了干预效果。因此，社交故事已不仅仅使高功能孤独症患儿及其他相关社交障碍的患儿受益，在低功能孤独症患儿中的应用也取得了良好效果。

（二）良好效果以个性化的社交故事为基础

每个孤独症患儿的社交问题各不相同，个性化的社交故事内容可以更有针对性地帮助不同的孤独症患儿理解社交情境，安抚情绪，建立正向社交行为，减少不良行为，提高生活自理能力；同时，个性化的社交故事可使孤独症患儿更加了解自己，找到适合自己的社交技能，用适合自己的方式与他人建立起正向沟通。

（三）与多种干预方法联合应用效果更佳

社交故事这一干预策略在孤独症患儿干预过程中并非独立使用，如果能与多种行为干预方法综合使用，更能提高孤独症患儿对其内容的理解，将所学到的社交技能泛化到真实生活中，效果更佳。

（四）提高孤独症患儿的有效沟通能力

孤独症患儿常常无法与他人进行有效沟通，他们的生活充满了不安，也给他们的家庭带来沉重负担。通过社交故事的使用，使孤独症患儿可以运用自己的方式了解社交环境，减少他们在社交过程中的不安，增加他们的沟通动机，改善他们与他人沟通的技巧和自信，让孤独症患儿的父母或其他照顾者更加了解他们的行为方式，降低他人与孤独症患儿沟通的难度。同时，孤独症患儿通过社交故事也对生活自理相关事件有了更多的了解，进而掌握更多的生活技能，减轻家庭负担。

（五）效果评估

可使用社交故事效用检验表进行效果评估，见表 2-9-3。

表 2-9-3　社交故事效用检验表

儿童姓名：			社交故事名称：
实施日期：			检验日期：
解读次数：			检验人员：

实施社交故事的结果：＿＿＿＿＿＿＿＿＿＿＿＿＿＿＿＿＿＿＿＿

请仔细阅读故事，在符合条件的位置画"√"

检验内容	是	否	备注
1. 收集资料的方法是否妥当？			
2. 收集的资料是否详细？			
3. 问题分析是否考虑到困难或问题的根本原因？			
4. 问题分析是否参考曾采用过的方法及其成效？			
5. 问题分析是否准确客观？			
6. 所设定的目标是否从儿童的角度出发？			
7. 所设定的目标是否符合儿童的需要或困难？			
8. 社交故事的编写是否针对干预目标？			
9. 社交故事是否是合适的解决问题的方法？			
10. 应用是否包含呈现、理解、模拟、泛化、复习和淡出六个步骤？			
11. 解读方法和技巧是否考虑到患儿的能力与兴趣？			
12. 是否根据儿童的表现做出调整？			
13. 是否考虑促进实际应用和泛化的方法？			
14. 评估方法是否恰当？			
15. 对患儿是否有正向影响？			
16. 对干预者是否有正向影响？			
17. 对患儿家庭是否有正向影响？			

需跟进的事件：＿＿＿＿＿＿＿＿＿＿＿＿＿＿＿＿＿＿＿＿＿＿

二、儿童孤独症社交故事训练法干预的应用体验

(一)案例的基本情况

小琪,男,4岁5个月,足月,顺产,出生体重正常。母亲孕期无疾病史和用药史,父母健康状况良好,无遗传疾病史。4岁时在某医院儿童保健科确诊为儿童孤独症,随后在医院接受综合康复干预,每天进行4小时的小组及集体干预、30分钟的个别干预和30分钟的家庭指导。

(二)干预前的能力评估

PEPE-3的评估结果显示,小琪的各能区均落后于同龄普通儿童。在评估过程中,小琪缺乏沟通意图和沟通技巧,呼其名时有短暂的目光对视,之后迅速躲避,注意力集中时间短,好动,不能等待、轮替,不能遵守游戏规则。能理解并表达3~4个词组成的短句,对文字特别感兴趣,经常自言自语,有模仿能力。活动转接困难,沉迷于自己的活动,有重复刻板行为。

从与父母进行的访谈中得知,小琪的父母平日工作繁忙,日常生活由奶奶照顾。家人叫他有反应,但不能完全理解,不会主动与家人交流,只在需要帮助时才会主动说话。沟通技巧单一,好动、易怒,如果患儿的愿望得不到满足就会发脾气,不听劝说,激烈时还会出现击打自己和攻击他人的行为。生活自理能力差,能自己用勺吃饭,食物单一,不能处理个人卫生,衣物脏了不懂得更换,不能遵守社会常规,不会轮替、等待。已进入幼儿园生活,但幼儿园老师反映小琪在幼儿园容易哭闹,不能听从老师的指令,攻击其他小朋友。

(三)资料收集和问题分析

在活动中,干预者叫小琪的名字,他偶有声音应答,但无目光对视,小琪回应后继续沉浸在自己的活动中,没有继续沟通的欲望,不能与干预者建立沟通。干预者在讲话的过程中,小琪不断地扭动身体,目光闪躲,左顾右盼,不能安静倾听,干预者无法判断出小琪是否听懂,询问小琪是否理解干预者的意思,他不能做出回答。

干预团队在观察、评估和访谈后对小琪的问题进行分析,选出适合用社交故事帮助小琪的问题

若干。

1. 他人唤小琪名字时,小琪偶有回应,但无目光交流,无沟通意图,他人无法继续与其进行沟通。

2. 即使他人与小琪建立起初步的沟通,也不能有效地维持,小琪不理解他人话中的意思。

3. 照顾者表示小琪在多数对话过程中,都无法维持目光对视,无法延续对话,无法理解其中的含义。

4. 根本原因是小琪本身缺少与他人沟通的意图,照顾者没有使用正确的方式与他建立起沟通,他的错误社交行为被多次强化,因此无视照顾者的语言。

(四)设定目标

干预团队针对小琪的表现进行讨论,根据他目前的社交情况设定的目标为:在活动中,干预者在与小琪交谈时建立目光对视,延长目光交流时间,使他懂得在与他人沟通时要看着对方才能更清楚地了解对方所表达的意思。

(五)编写社交故事

1. 根据小琪对文字的兴趣和他的认知理解能力水平,选用照片结合文字的形式编写系列社交故事,现以第一个社交故事为例进行介绍。

(1)标题:别人与我说话时,我怎么做?

(2)内容:人们交谈时,通常会看着对方的眼睛,这样可以更清楚地了解对方在说什么(图2-9-8)。

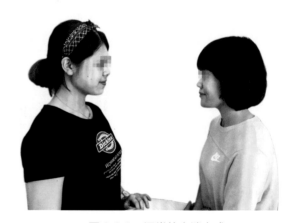

图2-9-8 通常的交谈方式

别人和我说话时,我可以尝试看着他,这样可以帮助我明白他在说什么(图2-9-9)。

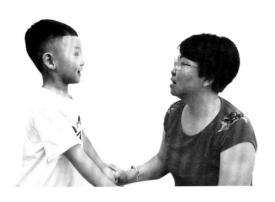

图 2-9-9 尝试目光对视

别人也会知道我在留心听他说话（图 2-9-10）。

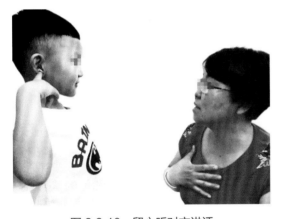

图 2-9-10 留心听对方讲话

他会喜欢我这样做（图 2-9-11）。

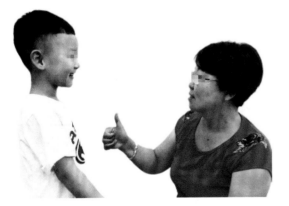

图 2-9-11 老师喜欢我的对话表现

2. 对所编写的社交故事进行评估，填写社交故事编写检验表，见表 2-9-2。

（六）干预过程

每天干预前进行社交故事阅读，计划阅读 2 周，共 10 节次。我们选择在每节个训课前为他阅读 10 分钟的社交故事，分两个阶段进行社交故事的实施。

1. 第一阶段——导入　当小琪第一次走进治疗室时，引导他与干预者面对面对坐下，多次呼其名字并展示社交故事照片，吸引他的注意力。待他的注意力能够集中在故事读本时，对他说："今天我有一个好看又好听的故事，我们现在一起来看吧"，刚开始时，他与干预者没有目光对视，无法注意到干预者说的话。干预者将故事的第一张照片放在他眼睛的下方，待他注意到照片时，开始逐一讲解故事。干预初期，每当出现目光对视时，给予他正强化。待他目光对视行为稳定时，再逐渐延长目光交流的时间，并及时给予强化。并在正式干预的过程中，时刻注意目标行为的纠正。

2. 第二阶段——演练　第六次干预开始后，干预者带小琪走出教室，创造模拟社交情境，让很多人与小琪打招呼或进行简单对话，观察他的反应，对其正向行为进行强化，泛化他的社交技巧。在他无法维持目光交流时，可向他出示社交故事照片或轻声提醒他，对他进行视觉提示或口语提示。在他社交技巧稳定时，逐步减少社交故事出现的频率，在有需要时，可随时拿出来使用。

在社交故事使用的过程中，干预者要认真填写社交故事实施记录表，见表 2-9-4。

（七）效果分析

经过 10 次社交故事阅读，小琪在他人呼其名字时，都能有目光对视。在与干预者沟通时，能维持目光交流 20 秒，偶尔出现注意力不集中，也能在提示下继续聆听他人的讲话。在不同社交情境下，都能与他人保持目光交流，并能安静聆听他人对话，目标行为有所改善。与此同时，他的情绪问题也得到了有效的控制，能听从简单的指令，发脾气的频率也有所下降。由于小琪的社交问题不稳定，所以要继续对他不恰当的社交行为进行纠正，以便让他以更好的状态适应生活。

（八）效果评估

此次干预结束后，填写社交故事效用检验表，对小琪的干预效果进行评估，见表 2-9-5。

表 2-9-4　社交故事实施记录表

干预单位:××××× 医院

干预人员:×××　×××××

1. 患儿基本情况

姓名:　　小琪　　　　性别:　　　男　　　　年龄:　　　4 岁 5 个月　　　　

诊断:　　孤独症　　　辨认符号能力:　　　　照片　　　

患儿与照顾者的关系:　家中独子,与父母、爷爷奶奶同住,平时主要由奶奶照顾　

2. 目标行为表现及根本原因

　　呼叫患儿名字时,偶有声音回应,无目光对视,无沟通意图。与他人沟通时,无法建立目光交流,左顾右盼,不能维持对话,不理解他人的语言内容。每次与他沟通时,都会出现目标行为。

　　缺少与他人沟通的意图,照顾者没有使用正确的方式与患儿建立起沟通,患儿的错误社交行为多次被强化,无视照顾者的语言。

3. 曾处理目标行为的方法及成效

　　当患儿出现目标行为时,曾口头提示患儿要看向对方,但他不能完全听从指令,成效不稳定。

4. 实施社交故事的目标

内容	是	否	备注
(1)是否引导孤独症患儿恰当的行为。	√		
(2)是否教导患儿社会常识和日常常规。	√		
(3)患儿是否适应新的转变。			
(4)患儿是否学会处理情绪。			
(5)是否帮助患儿掌握不熟悉的社交资料。			

5. 成功的标准

　　孤独症患儿在与他人对话时,能看向对方,并坚持到对话结束。

6. 所采用的社交故事

标题:别人与我说话时,我怎么做?

展示形式:照片 + 文字

内容:人们交谈时,通常会看着对方的眼睛,这样可以更清楚了解对方在说什么。

　　别人和我说话时,我可以尝试看着他,这样可以帮助我明白他在说什么。

　　别人会知道我在留心听他说话。

　　他会喜欢我这样做。

7. 实施计划

时间:2017 年 6 月 5 日~2017 年 6 月 16 日(共 10 次)每次干预前阅读。

形式:伴读

地点:治疗室

表 2-9-5　社交故事效用检验表

儿童姓名:　　小琪　　　　　　故事名称:别人与我说话时,我可以怎么做?

实施日期:　　　　　　　　　　检验日期:

解读次数:　　　　　　　　　　检验人员:

实施社交故事结果:

请仔细阅读社交故事,在符合条件的位置画"√"。

检验内容	是	否	备注
1. 收集资料的方法是否妥当?	√		
2. 所收集的资料是否详细?	√		
3. 问题分析是否考虑到困难或问题的根本原因?	√		

4. 问题分析是否参考曾采用过的方法及其成效?	√	
5. 问题分析是否准确客观?	√	
6. 所设定的目标是否从患儿的角度出发?	√	
7. 所设定的目标是否符合患儿的需要或困难?	√	
8. 社交故事编写是否针对干预目标?	√	
9. 社交故事是否是恰当的解决问题的方法?	√	
10. 社交故事的应用是否包含呈现、理解、模拟、泛化、复习和淡出六个步骤?	√	
11. 解读方法和技巧是否考虑到患儿的能力与兴趣?	√	
12. 有没有根据患儿表现做出调整?	√	
13. 是否考虑促进实际应用和泛化的方法?	√	使用自然情境教学法,泛化患儿正向行为
14. 评估方法是否恰当?	√	
15. 对患儿是否有正向影响?	√	患儿现在与他人交谈时有目光对视,认真聆听他人讲话
16. 对干预者是否有正向影响?	√	通过社交故事的实施,干预者学习与患儿建立沟通的方法,学会从患儿的角度去分析患儿的行为,因而更加了解患儿
17. 对患儿家庭是否有正向影响?	√	在干预过程中,干预者与照顾者配合,关系更加密切,照顾者更了解患儿在机构中的表现,明白其困惑所在,改善了与患儿的沟通方式

需跟进事件:

　　小琪现在与他人沟通时有目光交流,但不能安静倾听,对他人的语言内容还不能充分理解,不会提出问题。因此,计划为其设计"当我不清楚别人说什么时,可以怎样做?"的社交故事,帮助他在听不明白他人语言时,能够提出问题。

(九) 设计的其他社交故事

根据小琪的社交问题、情绪问题和生活自理问题,为其设计的其他社交故事(部分)如下:

1. 当我不清楚别人说什么时,可以怎样做

(1)听不清或不明白别人说什么(图 2-9-12)。

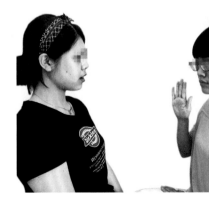

图 2-9-12　不明白你说什么

(2)通常会请她再说一次(图 2-9-13)。

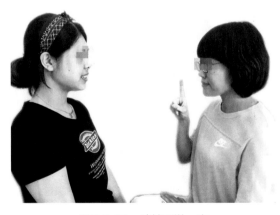

图 2-9-13　请她再说一次

(3)这是个好主意(图 2-9-14)。

(4)我不知道大人或小朋友说什么(图 2-9-15)。

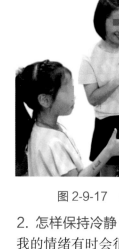

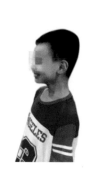

图 2-9-17　他们都愿意帮助我

2. 怎样保持冷静

我的情绪有时会很平静(图 2-9-18),有时会很激动(图 2-9-19),当我觉得需要平静时,我可以尝试使用以下方法。

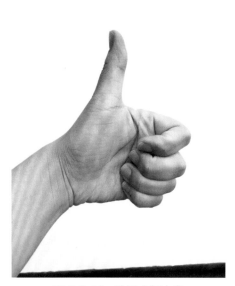

图 2-9-14　这是个好主意

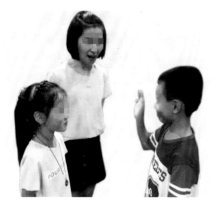

图 2-9-15　不知道他们说什么

(5)也可以尝试提问:可不可以再讲一次(图 2-9-16)?

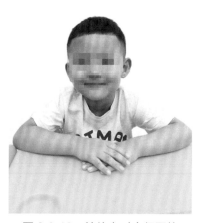

图 2-9-18　情绪有时会很平静

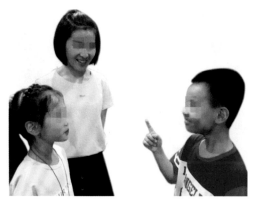

图 2-9-16　可以再讲一次吗

(6)大人、小朋友都会愿意帮助我明白他的话(图 2-9-17)。

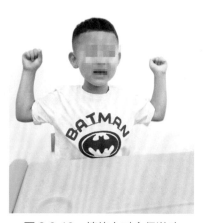

图 2-9-19　情绪有时会很激动

1）保持安静，然后深呼吸 10 次（图 2-9-20）。

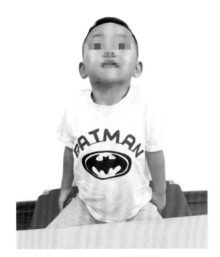

图 2-9-20　保持安静，做深呼吸

2）要求休息一会儿（图 2-9-21）。

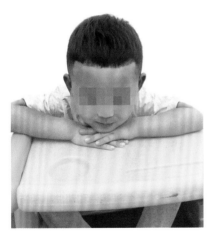

图 2-9-21　要求休息

3）要求玩喜欢的玩具（图 2-9-22）。

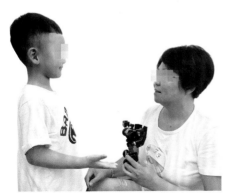

图 2-9-22　要求玩玩具

4）洗脸（图 2-9-23）。这样做，我便可以学会如何保持冷静，令自己舒服些（图 2-9-24）。

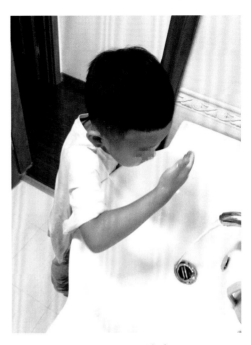

图 2-9-23　洗脸

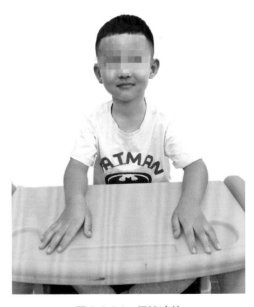

图 2-9-24　保持冷静

3. 不开心时，我可以怎样做

小朋友有时会开心（图 2-9-25），有时会不开心（图 2-9-26）。遇到不如意的事情时，人人都会不开心，我也会不开心，这是一件平常的事情（图 2-9-27）。

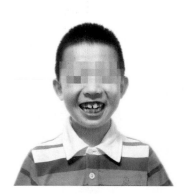

图 2-9-25　开心

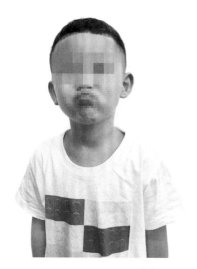

图 2-9-28　不开心（3）

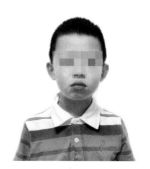

图 2-9-26　不开心（1）

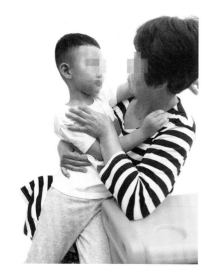

图 2-9-29　尝试明白和帮助小朋友

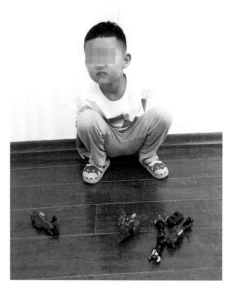

图 2-9-27　不开心（2）

当我不开心，能够用适当的方法来表达，这是十分重要的（图 2-9-28），我可以尝试用以下方法。

1）让大人知道，大人会尝试明白和帮助小朋友（图 2-9-29）。

2）深呼吸，然后数十次进行放松（图 2-9-30）。

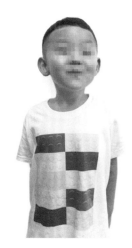

图 2-9-30　深呼吸、放松

3）伏在桌子上休息一会儿（图2-9-31）。

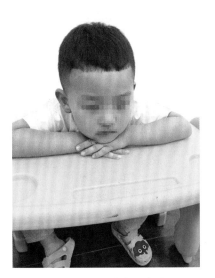

图2-9-31　休息一会儿

4）要求玩一会儿玩具，忘记不开心的事（图2-9-32）。

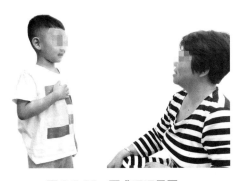

图2-9-32　要求玩玩具图

5）能用这些方法来表达情绪，大人会称赞我做得好（图2-9-33）。

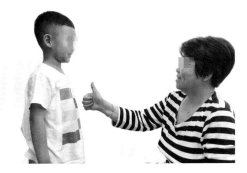

图2-9-33　能表达情绪给个赞

4. 衣服脏了要更换

个人都有自己喜欢的衣服（图2-9-34），衣服脏了要及时更换，这才能保持干净（图2-9-35）。我可以尝试更换衣服来保持干净（图2-9-36），衣服洗干净后可以再穿上（图2-9-37）。我每天换衣服，大家都会称赞我整洁干净（图2-9-38）。

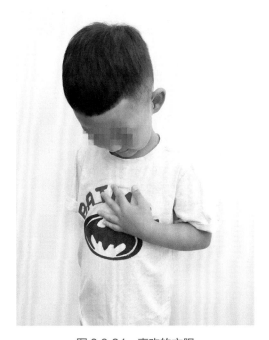

图2-9-34　喜欢的衣服

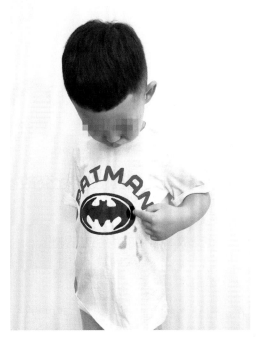

图2-9-35　衣服脏了及时更换

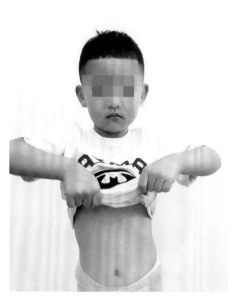

图 2-9-36　尝试更换衣服

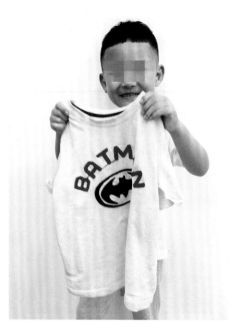

图 2-9-37　衣服洗干净再穿

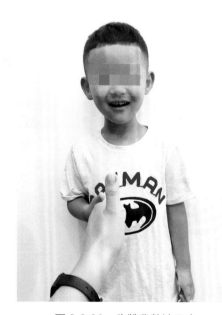

图 2-9-38　称赞我整洁干净

第五节　儿童孤独症社交故事训练法常用的设备或器材及注意事项

一、社交故事常用的设备或器材

（一）笔记本

在运用社交故事干预过程中，可以专门为患儿准备一个社交笔记本，里面有关于正确与错误的社交行为的小故事，用来作为他的行为字典，这个笔记本可以用来提示孤独症患儿在不同的社会情境中，判断什么行为恰当，什么行为不恰当。可以让患儿定期阅读笔记本上的小故事，持续不断地强调恰当行为，并练习在现实生活中如何使用，有目的地采用社交故事对孤独症患儿进行训练。实施时在一种环境中学会的适当行为，到另外的环境中并不能很好地发挥，这是本身的缺陷所致。因此，在辅导设计中应考虑到这一因素,要鼓励和安排孤独症儿童在不同环境中进行行为的转化。

(二)社交故事册

为每页社交故事制作视觉材料时,要将本页故事中最重要的内容用视觉材料表现出来。传统的社交故事一般制作成纸质,按分页顺序制作成册,现在也出现一些利用 PPT 等电脑软件制作的社交故事。

(三)多媒体辅助技术支持下的数字化社交故事

随着视音频编辑、图片处理、移动多媒体等技术的不断成熟,多领域专业人员协同工作,加入图片、视频等多媒体辅助技术,创建更加灵活高效的社交故事,可以扩大社交故事干预对象的范围。

随着移动终端的普及,形式多样的 APP 降低了社交故事加入图片、音频和视频等多媒体素材的难度,干预者可方便地使用 APP 制作辅助理解社交故事的多媒体素材。

数字化的社交故事素材方便干预者随时随地使用社交故事进行康复干预,能够降低社交故事法干预的时间与空间限制。

(四)词汇表

是按拼音字母顺序排列的词汇列表。词汇表解释的是一本书里含义比较复杂的词语或者短句。

(五)虚拟现实系统

目前,国外的研究者已经建立能够提升孤独症患儿社会交往能力的虚拟现实系统,该系统由仿真虚拟人物叙述情景故事,同时呈现与故事相关的、逼真的虚拟情景,目的是将孤独症患儿带入到虚拟的社交情景中,最后通过让患儿回答社交问题的方式测试患儿是否获得了相应的社会交往能力。选择的故事与孤独症患儿生活情景息息相关,如喜爱的运动,题目难度分为低、中、高三级。最终发现参与实验的孤独症患儿 75% 都能成功地答出系统所设的社交问题,如能回答出与新朋友交谈的第一件事是"介绍自己",说明虚拟现实系统可以提升孤独症患儿的社会交往能力。

研究人员评估了虚拟环境对提高孤独症患儿面部情绪识别能力的实用性,发现孤独症患儿在对虚拟现实中的人物进行情绪识别时,其识别结果与正常人的识别结果并无显著差异,从而推测是信息加工方式的不同导致孤独症患儿在对真人进行面部情绪识别时能力较差,而对虚拟现实人物的识别则不受影响。

另一个研究也证实了这一观点,即孤独症患儿对虚拟人物的面部识别率较高,对真实人物面部识别率则较低。这进一步启发我们可以利用虚拟现实技术进行孤独症患儿的康复,因为与正常儿童相比,孤独症患儿对虚拟人物更容易理解和接受。

另外,也有研究表明,虚拟现实环境对孤独症的辅助治疗有很大作用,如修复心理理论的损害。国内有学者在研究中提出了虚拟环境中的情感计算技术,并提出随着虚拟现实硬件技术的不断发展,特别是各种穿戴设备的普及,人机情感交流技术的建立将成为可能。情感智能技术的发展将使孤独症患儿得到更好的人机交互体验,环境更为真实。

通过分析虚拟现实技术应用于孤独症康复的研究发现,虚拟现实可以减轻孤独症患儿在真实的社交场合中表现出的焦虑、不安;虚拟现实逼真的画面在一定程度上还原了真正的社交场景,在给孤独症患儿沉浸感的同时又使孤独症患儿远离危险;场景可控,能避免孤独症患儿产生焦虑情绪。由此可见,虚拟现实技术为孤独症患儿社会交往能力、社交沟通能力、面部识别能力、生活化技能等的康复干预提供了很好的环境与平台。

二、社交故事的注意事项

(一)社交故事的编写

要具有针对性,并与现实生活紧密结合。引起孤独症患儿情绪问题的原因有很多,编写社交故事时应注重孤独症患儿的个体特征,要找准引发问题的原因,才能解决实际问题。

(二)社交故事的应用技巧

干预者在社交故事应用初期,需时刻关注孤独症患儿的状态,如果患儿对社交故事的主题没有兴趣,则需依据孤独症患儿的兴趣及专注力改变社交故事的内容和主题形式。

社交故事可由孤独症患儿信任的干预者带领他们进行阅读。干预者要与孤独症患儿建立良好关系,良好的关系建立可帮助他们提升兴趣及乐于听从引导。为使社交故事在生活的各方面发挥引导作用,还要鼓励其他照顾者、老师等和他们一起阅读和使用社交故事,统一态度及标准。

在某些社交情境中,孤独症患儿会出现的情绪和行为问题,编写故事时应优先选择这样的情境,并且故事中的社交技巧可以在各个情境中应用。

(三)注重孤独症患儿的能力提升,保持良好情绪和行为的延续

干预者运用社交故事,是希望可以借故事让孤独症患儿明白某些特定的社交情境,掌握更多的社交技巧。在对他们干预的过程中,应注重患儿能力的提升,让他们可以慢慢地学会独立地应对不同的社交情境。因此,可以尝试使用不同方法令孤独症患儿明白故事内容或实践演练,如提问、指认图片、收集与故事相关的对象等形式;也可以加入创意活动,帮助泛化,如进行角色扮演、在模拟或真实情境中学习、创作与故事内容相关的活动等。

孤独症患儿在已理解了社交情境并初步掌握了社交技巧后,如何维持这些正向行为是需要干预者注意的内容。干预者可以综合运用多种方法保持行为的延续,例如进行泛化活动、适时强化、优化环境等方法。

(四)适时淡出社交故事

在孤独症患儿较熟练使用社交故事,并能对一般的社交情境做出恰当的回应后,可让社交故事慢慢淡出。例如修订故事内容、删除指示句、将指示句改写为填充句、鼓励回忆相关资料等方法,并逐步减少使用,可让服务对象不断提升独立能力。

(五)社交故事不适用于小组或集体教学

社交故事往往针对个别孤独症患儿对某种特定社交情境中的理解问题而编写,运用社交故事进行干预也是以个别化的方式进行,以保证有针对性地解决问题,取得效果。而如果将这种干预方式运用于小组教学或集体教学中,一方面会使得干预缺少针对性,另一方面也会影响信息传递的效率,因此社交故事不宜用于小组或集体教学中。

(六)社交故事不能代替其他的行为处理方法

社交故事往往作为某个综合性的教育或行为干预计划的一部分内容出现,常常需要和其他方法(如环境调整、强化、消退、代币制等)结合使用才能取得较好效果,因此,社交故事尚不能独立作为处理某种问题行为的方法。

(姜志梅　刘　洋)

参考文献

[1] 王永固,张庆,黄智慧,等.社交故事法在孤独症儿童社交障碍干预中的应用.中国特殊教育,2015,23(4):45-50.

[2] 刘友群.运用社交故事矫正孤独症儿童的情绪问题.现代特殊教育,2016,24(1):60-62.

[3] 邵允贤.社会性故事改善孤独症学生行为的个案研究.现代特殊教育,2017,25(1):57-59.

[4] 郭新星.开设社交故事课程对孤独症儿童大有帮助.中国教育学刊,2017,37(6):104.

[5] 李晓,尤娜,丁月增.社交故事法在儿童孤独症干预中的应用研究述评.中国特殊教育,2010,18(2):44-49.

[6] 郭梦之,曹淑芹,顾未青,等.社交故事提升孤独症幼儿生活技能的个案研究.中国特殊教育,2013,21(12):16-18.

[7] 卡罗尔·格雷.社交故事新编.鲁志坚,译.北京:华夏出版社,2015.

第十章

儿童孤独症谱系障碍的虚拟现实治疗

第一节 概　述

虚拟现实（virtual reality，VR）是以计算机技术为核心，生成与一定范围真实环境在视、听、触感等方面近似的数字化环境。它是人类在探索自然、认识自然过程中，创造产生并逐步形成的一种用于认识自然、模拟自然，进而更好地适应和利用自然的科学方法和技术。用户借助必要的装备与其进行交互，可获得如临其境的感受和体验。VR涉及心理学、控制学、计算机图形学、计算机图像处理、计算机视觉、数据库设计、实时分布系统、电子学和多媒体等多个学科，具有较强的学科综合性和交叉性。

一、虚拟现实的发展

VR从产生萌芽到形成思想，再到独立发展，先后经历了以下主要阶段。

第一阶段（1963年以前）有声形动态的模拟是蕴涵虚拟现实思想的阶段。

第二阶段（1963—1972年）是虚拟现实萌芽阶段。1972年，NolanBushell开发出第一个交互式电子游戏Pong。

第三阶段（1973—1989年）是虚拟现实概念的产生和理论初步形成阶段。其中，1984年VPL公司首次提出"虚拟现实"的概念。

第四阶段（1990年至今）是虚拟现实理论进一步的完善和应用阶段。1990年，研究者提出VR技术包括三维图形生成技术、多传感器交互技术和高分辨率显示技术；21世纪以来，VR技术高速发展，软件开发系统不断完善。

二、虚拟现实的特征

VR典型的特征被概括为"3I"，即沉浸感（immersion）、交互性（interaction）和构想性（imagination）。

1. 沉浸感　是指虚拟环境"欺骗"人体视觉、听觉、嗅觉、味觉、触觉等多种感官，给参与者带来临场感。

2. 交互性　是指在虚拟环境中提供参与者人性化的人机操作界面和自然反馈。

3. 构想性　是指通过沉浸感和交互性，使参与者随着环境状态和交互行为的变化而对未来产生构想，增强创想能力。

近年来，随着大数据和互联网等研究和应用的兴起，利用对图像、视频、行业大数据的分析和学习以高效建模成为热点，提升虚拟环境的自适应性日益受到关注，智能化成为新时期VR研究与应用的重要特征。

VR交互重点研究符合人类习惯的交互技术，以提高人对复杂信息的认知能力。传统人机交互主要通过鼠标、键盘及操纵杆等设备实现。多通道交互方式是以用户为中心，采用视觉、语音、姿势、表情等多通道，实现高效的人机交互。

第二节　虚拟现实技术在儿童孤独症谱系障碍中的应用

目前由于儿童孤独症谱系障碍（ASD）的病因不是十分清楚，没有根治的药物治疗，临床上多是根据患儿常存在情绪和行为方面的异常，对其症状进行特殊训练为主。常采用行为矫正、教育训练、对症的药物治疗等方式对其进行综合性干预。传统的儿童 ASD 的疗法包括生物取向疗法、应用行为分析训练、游戏取向疗法等。特殊行为训练主要包括音乐训练、感觉综合训练、执行功能训练、社交技能训练和促进项目训练等。

由于家庭、学校、医院、机构进行行为治疗时医生、教师资源短缺的问题，使得对 ASD 患儿的治疗干预成本很高，见效缓慢，且对大多数 ASD 患儿可行性较差。为了解决人力、物力这一问题，一个有效且适用性广的治疗方式亟待推行。近年来，虚拟现实技术（VR）的研发与在 ASD 的诊疗中的应用也迅速掀起一股热潮。

一、虚拟现实技术对孤独症谱系障碍患儿相关症状的评估

当 VR 用于 ASD 患儿相关症状评估时，主要应用于虚拟教室（virtual classroom）和虚拟角色（virtual characters）的使用。虚拟教室用于评估 ASD 患儿在教室中的反应，而虚拟角色的使用在社会认知的实验范式中有很大的价值，尤其是与非言语行为的产生和认知方面的实验范式，比如有学者将 VR 的虚拟角色用于功能磁共振的研究方面，被试在进行功能磁共振扫描时，可以完成 VR 中的社交互动，以探讨被试的社交损害症状相关的脑影像学特征。此外，VR 也被用来评估 ASD 患儿的运动情况，比如可以采用 VR 来比较 ASD 患儿和健康对照儿童之间在运动方面的差异。

Henry 等人构建了虚拟公寓，并在公寓客厅的电视机屏幕上呈现视听双通道 go/no-go 任务和 Stroop 任务，被试全程在 VR 环境下完成任务。研究者在任务进程中还设置了严格控制的三类干扰刺激：

第一类是视听干扰，如校车和越野车从窗外经过、手机在茶几上振动和地板上的玩具机器人走动；

第二类是视觉干扰，包括穿过房间的纸飞机以及走过厨房的女士；

第三类是听觉干扰，包括纸张折皱的声音、门铃响起的声音、时钟的嘀嗒声、吸尘器的声音、铅笔掉在地上的声音和飞机从房顶飞过的声音等。

结果表明，该研究不仅可以从多方面评估注意和抑制功能（包括选择性注意、内外部干扰的抑制、个别和多个干扰的抑制等），还可以严格控制测试的环境刺激，且具有简单、耗时短、令人愉悦、便携的特点。例如通过在虚拟汽车的挡风玻璃上呈现 VR Stroop 任务（VR stroop task，VRST），用公路旁干扰刺激的类型来操纵被试者的觉醒水平（低威胁刺激包括沙漠公路外的一些小活动，高威胁刺激包括枪声、爆炸声或其他压力），被试者需边开车边尽快完成 VRST。皮肤电和血压等指标表明，该任务能够有效地操纵被试的觉醒水平。研究者还发现，VRST 更不容易产生练习效应。另外有研究者在虚拟教室中采用 VRCPT 评估 102 个来自二～十年级的儿童和青少年，实验结果表明 VR 技术可以很好地评估选择性注意、持续性注意和抑制控制。

在对 ASD 患儿进行评估的时候，VR 技术提供了环境高度可控的场景，不仅提高了测验的生态效度，还克服了传统测验难以排除现实环境中不可控因素对实验结果干扰的缺点。传统抑制控制类测验经 VR 化后不仅可以对内源性注意进行评估，还可以对外源性注意进行较为准确地评估。

二、虚拟现实技术在儿童孤独症谱系障碍治疗方面的应用

VR 技术作为 ASD 患儿治疗的有效手段，应用越来越广泛。近几年来的相关研究中多项研究报道了 VR 在 ASD 患儿干预中的有效性，从学龄前期 ASD 到成人 ASD 均有相关报道。根据治疗改善的功能，主要把 VR 在 ASD 治疗方面的应用分为以下几个方面：

（一）感知觉与运动

VR 通过对现实环境的模拟，可以提供丰富的感官刺激，促进个体感知觉发展。例如：如今可以运用虚拟现实设备对 ASD 患儿进行体感游戏教

学,通过分析被试生理指标的变化,肢体协调、集中注意时间、游戏表现、感觉统合,以及访谈记录,结果显示被试的视觉、听觉、运动觉和肢体协调方面都有积极的变化。除此之外,VR 应用于空间知觉和空间定位的训练具有良好效果。如有研究将两组智力障碍个体(7~19 岁)分配在虚拟环境干预组和真实环境教学组,学习学校中新的建筑及其位置。结果显示,经过虚拟环境训练的学生,能够在虚拟环境中的学习经验迁移到真实情境中,可以在学校找到更多的地点和位置。其他研究者也报道了虚拟环境在空间识别上的应用效果,例如有智力障碍的大学生经过训练,可以完成空间定位和房屋中物体识别的任务。通过虚拟环境对唐氏综合征个体(平均 22 岁)的空间定位能力进行了干预,大部分个体通过虚拟环境能够学会行走路线,但需要更多的训练时间。

交互式的 VR 可以为运动提供多种活动和场景,创造一种训练环境,个性化的运动训练活动,并可提供感官反馈。大量研究表明,VR 技术的急速发展对运动康复和训练有很大的应用潜力。很多基于 VR 技术的体感交互设备得到了开发,并设计了相应的体感游戏软件,这些游戏可以提供大量、密集的感觉运动刺激,通过让患儿和三维的场景互动,以激活镜像神经元系统,诱发大脑重组。此外,真实和虚拟反馈的差距可以激活目标脑部网络,这对于运动学习十分重要。在研究中发现,使用以 VR 为基础的体感设备对唐氏综合征患儿的运动功能进行训练,结果表明 VR 技术干预效果较标准的作业治疗更加明晰,粗大运动能力显著提升。还有研究者使用 VR 游戏对唐氏综合征儿童的平衡能力进行了训练,并得到了良好的训练效果。在运用体感游戏对 ASD 患儿进行干预的研究中也发现了个体的运动功能有所改善。例如运用 VR 技术体感游戏对 ASD 患儿进行干预,发现被试的上下肢运动能力和视觉动作协调能力得到有效提升。当然,也有其他研究的干预效果并不明显,发现虚拟现实技术的体感游戏并没有提高 ASD 患儿视觉动作协调、视知觉和动作协调能力。

国内虚拟现实治疗也有一定的进展,汪月娟的一项研究显示:基于数字化的视听系统结合虚拟现实技术可以改善孤独症患儿的语言障碍、认知能力、社会交往障碍和生活自理能力,对孤独症患儿的治疗有一定近期疗效。该研究将 70 例孤独症患儿随机分为观察组和对照组各 35 例,对照组仅进行传统行为训练,观察组在行为训练的基础上进行数字化视听觉统合训练,每天 45 分钟,15 天为 1 疗程,间隔 2 个月后开始下一疗程;完成 3 个疗程后评估两组治疗前后的孤独症行为量表(autism behavior checklist,ABC)、儿童孤独症评定量表(childhood autism rating scale,CARS)及发育商(development quotient,DQ)或智商(intelligence quotient,IQ)分值,以及发展状况、特征性症状进行比较分析。结果两组治疗前的 CARS、ABC 及 DQ(IQ)分值、发展状态、特征性症状差异无统计学意义。治疗 3 个疗程结束后两组患儿在 CARS、ABC 及 DQ(IQ)分值方面改善的差异均有统计学意义,同时在发展状态指标(语言常态、认知能力、社交能力和生活自理能力等),以及特征性症状(眼神交流、模仿动作、想象性游戏、重复刻板动作等)两大方面均有不同程度改善。

上海市精神卫生中心研发的虚拟现实技术对 ASD 患儿进行干预,并且在世界孤独症日,把这项新的干预技术带进了 ASD 的特殊教育机构进行使用。

(二) 社会交往技能

ASD 患儿诊断的一个核心症状就是社交障碍,这会影响他们在实际生活中的关系建立和社群参与。传统的目标干预可以提高社交能力和社会认知。但是,大多数这样的干预都是进行分组的,这样就限制了 ASD 患儿和 ASD 患儿之外的人群进行互动的社交次数和时间。有研究者利用 VR 技术搭建了一个系统,让 8 名患有高功能 ASD 的年轻成年人在历时 5 周的时间中完成了 10 段训练。当患者进入 VR 系统之后,指导者会引导其进入一个社交情景中,而辅助指导员会在情景中扮演某个角色,他可以改变自己的形象和声音来适应这个角色需要。社交情景包括认识新朋友、解决和室友的纠纷、协商经济或是社交中遇到的问题、面试。在试验中,患者和辅助指导员会在某个情景下进行社交,而指导者会作为观察者对患者的社交表现进行记录,并在社交结束后针对他的表现提一些结构化的问题,同时给出有指导意义的反馈,患者基于这一反馈进行下一步训练。10 段训练结束之后,参与者在语言和非语言识别,以及心理理论(ToM)测试中的得分显著增加。在接下来 6 个月的电话随访中,所有的参与者都感觉在虚拟现实情景中的训练帮助他们获得了社交能力,使他们可以在现实生活中维持社交需要的交谈。

在另一项研究中,虚拟现实训练内容共包括三方面。第一个是识别身体语言和面部表情,第二个是在学校餐厅中进行交流,最后一个是在生日派对上交流。每个被试参与6~9次,每个任务2~3次,每次60分钟,通过在干预前和干预后对这些被试进行观察和问卷调查,发现4名被试的交流和互动得到改善。由于本研究只入组了4名被试,仅是对这4名被试的描述性分析,是一个初步的研究,但证实了虚拟现实技术在交流互动这一社会技能中的应用。

在社交学习和模仿技能方面,目前的研究所涵盖的训练内容包括训练ASD患儿如何过马路、玩游戏和表情识别,在恰当的场所如何表现及选择物体等。研究被分为三个部分:

(1)选择阿凡达的表情;

(2)阿凡达出现在社交环境中,被试来解读他的表情;

(3)被试来选择为什么表现出这样的表情。

在入组的34例ASD患儿中,30例可以理解阿凡达的表情并恰当使用,而另外4例不能理解阿凡达代表的表情。其他相关的功能方面,在这一部分,主要用来教ASD患儿进行运动。

国内的研究者也探讨虚拟现实技术在提升高功能孤独症(high functioning autism,HFA)患儿同伴交往能力中的作用。以15例高功能孤独症患儿为研究对象,将其智商与性别相匹配分为对照组(5例)和两个试验组(试验组1、试验组2,各5例)。试验组1进行虚拟现实注意力偏向训练、虚拟现实同伴交往能力训练、实境同伴交往任务训练;试验组2进行虚拟现实同伴交往训练、实境同伴交往任务训练;对照组仅进行实境同伴交往任务训练。使用注意力偏向矫正表、同伴交往能力观察表评价干预效果。结果显示,基于注意力偏向矫正的虚拟现实同伴交往训练能有效提升高功能孤独症患儿在现实同伴交往中的关注他人、语言运用及规则执行能力。

(三)认知功能

在研究中,研究者运用合作性虚拟现实,多用户可同时进入虚拟环境,并通过各自的化身进行交互,探索了ASD患儿对虚拟环境中虚拟人物表情的理解情况。通过试验前的计算机程序筛查,表明他们在理解面部表情方面存在障碍。研究发现,超过90%的ASD患儿能准确辨认虚拟人物所呈现的表情。此发现表明,合作性虚拟现实对于促进患儿在人类表情认知方面是有帮助的,它可修复潜在的心理理论方面的损害,可作为一项辅助技术和教育技术有效地应用于ASD治疗。装扮游戏(pretending play)在ASD患儿的心理发展中有非常重要的意义,患儿可通过想象来弥补现实中的不足。ASD患儿缺乏想象力,也缺乏装扮游戏能力。由于虚拟现实技术可将想象的转换过程具体地显示出来,因此可以促进患儿对想象的理解及其装扮游戏的发展。在另一项研究中,考察了应用虚拟现实技术的干预对患儿装扮游戏能力的作用。结果如事先预测的一样,两名患儿在虚拟现实技术干预之后其装扮游戏能力有了显著提高,并且其中一名患儿还表现出了对所学内容的高度迁移。

另外,有研究者通过使用体感游戏对ASD患儿的注意能力进行了干预。根据5名被试在前测、中测和后测上的数据及变化进行分析,结果显示,被试在选择性注意和持续性注意方面都有提高,且被试的压力感和焦虑有所减少,对游戏过程有积极的态度。

(四)生活能力和职业

我们知道,虚拟环境可以不使用语言或其他符号系统来表达规则和抽象概念,人们可以通过与物体的直接互动来了解它们,有利于特殊群体概念的理解与获得。虚拟场景较好地模拟了实景(如超市)的关键特征(如走道、货架和收银台等),这些特征在真实的场景中很容易识别。与传统训练相比,VR在训练特殊人群的生活自理和职业技能方面具有独特的优越性。

有国外研究者开发了训练智力障碍患儿在虚拟超市中购物的程序,16例智障患儿接受了虚拟的购物训练,对比前后成绩发现,所有患儿按照清单采购商品的能力都有显著提高。还有研究者使用虚拟超市环境来提升智力障碍人群(14~19岁)的购物能力。研究表明,经过训练后,个体在真实超市中能够从货架上选择物品并结账,与基线期相比,被试的购物能力有显著提升。

应用虚拟现实技术可以辅助ASD患儿的辅导者对其日常生活技能进行组织。通过运用虚拟现实技术营造出"回家"的场景,共有5个房间:浴室、厨房、患儿的卧室、父母的卧室和客厅。ASD患儿可用两种方式进行反应:

在模式 A 中,他们跟随一个虚拟人物活动,这个虚拟人物展示出了一系列日常的基本活动;在模式 B 中,他们可以通过一个输入设备控制、指导虚拟人物的活动。辅导者则记录患儿的反应。研究者认为应用虚拟现实技术有助于将虚拟情境中的日常生活技能实施扩展到真实的生活中来。

北卡罗来纳州立大学在 ASD 和其他沟通障碍的患儿治疗与教育中心合作进行了一项研究。研究训练了 2 名 ASD 患儿的一种日常生活能力——过马路,这种能力在现实生活中的训练具有危险性。结果发现,他们能在虚拟环境中辨认出日常生活中常见的物体,并且能完成过马路的任务。

近来的一项研究也比较了 ASD 患儿在传统教学方法与应用虚拟现实技术学习两种情况下将学得的安全技能迁移到现实生活中的效果。8 名 ASD 患儿被随机分为两组,分别进行传统教学与应用虚拟现实技术的学习,学习的技能是如何应对火灾和龙卷风。结果显示,用虚拟现实技术进行训练是一种更有效的方式。

除此之外,职业功能作为生活的一个重要组成部分,也是 ASD 患儿存在困难的典型方面。将近一半的 ASD 患儿都有平均水平以上的智商,但是只有一小部分能找到工作。在一项针对患有高功能 ASD 的成年人的研究中,就业被认为是"他们面对的最大的问题和障碍"。面试通常是作为获得工作的重要途径,但是面试这一环节对于患者来说是一个巨大的挑战。

研究者针对 26 名 18~31 岁的 ASD 患者,设计了一个虚拟现实求职面试训练项目。由于很多工作都要求在线申请,这个项目会提供在线申请程序的训练,申请中将涵盖教育背景、工作经历、相关技能等信息,而虚拟现实求职面试中的模拟面试官将会针对这些信息询问问题。虚拟现实求职面试系统中采用了语音识别软件,训练者可以就针对面试官问题的相应回答进行练习。同时,系统提供了不同选项的回答,这些回答可以增强或者破坏与面试官的关系。这一方法的目的在于允许训练者通过犯错来改善他们的回答方式。此外,训练者可以回顾模拟问答的全过程,在这个过程中,回答中恰当和不恰当的地方都会被指出,训练者会得到相应的建议。为了进行阶段性学习,系统提供了 3 个难度,分别是简单、中等和困难。在困难环节,面试官将无法容忍错误,并会问一些非法的问题。并且,面试官还会根据训练者之前的回答和与之建立的关系来改变自己的行为和问题。当训练者诚实、尊敬地进行回答时,面试官会变得更加温和,反之面试官则会变得生硬并有轻视意味。通过这样动态体验,训练者能有更全面和互动的学习体验。该实验验证了虚拟现实技术用于求职面试训练的可行性和有效性,且表明虚拟现实求职面试训练能够显著提高 ASD 患儿的求职面试技巧,增强他们的求职信心。

(五)情绪识别

情绪识别治疗 ASD 患儿表现出强烈的、普遍的面部表情识别障碍,患儿在成长过程中,这种障碍会愈加明显。研究表明,即使 ASD 患儿很聪明并且有很好的记忆力,他们经常会在启动执行功能的时候存在困难,同时他们在社交能力上也有缺陷,尤其是因为情感缺陷不能维持共情关系,也不能识别对方的情绪。这些缺陷都导致他们对规则和对话的理解能力很弱,且猜测对方感受能力的不足,这使得他们在与人交往过程中常常会表现出一种漠不关心的态度。因此,针对 ASD 患儿的治疗,如何提高患儿从面部表情中推断出对方情绪状态的能力成为研究的主要方向。

有研究者为探究 ASD 患儿在情绪识别过程中的眼神关注点与非 ASD 患儿的不同,将 10 位患有 ASD 和 10 位正常的 13~17 岁青少年分别作为试验组和对照组,利用眼动跟踪装置加上算法来获取眼神注意区域、眨眼次数和瞳孔直径。研究中将感兴趣区(ROI)分为以下几个部分:前额、眼睛、鼻子和嘴。试验发现,ASD 患儿更多地会将很大部分的注意力放在不相关区域(如前额),而对照组则是把注意力更多放在情境相关的部位(如嘴巴);患儿要花更长的时间来识别一个面部表情,同时对他们的结论没有自信;ASD 患儿的瞳孔直径更小,眨眼次数也更少。

虚拟场景中的内容和人物可以根据 ASD 参与者的动作和行为进行改变,因此,必须对患儿进行面部识别来检测其情绪,以便进行场景的更新。值得一提的是,这个系统中加入了一个在末端操作器上带有摄像头的相机来检测患儿在进行 VR 环境任务时每个时刻的面部表情,通过算法得到一个数值来确定和量化生气、开心、难过、惊讶这四种基本表情。这个相机获取的信息不仅用于更新沉浸式虚拟现实系统,还同时用于评价患儿的行为是否正确。在进行试验的过程中,该计算机视觉系统会自动记录参与者表现出不当行为或者没有针对社交场景给出恰当的面部表情反应的次数。

结果显示,沉浸式虚拟现实系统对于 ASD 患儿获得和提高情绪能力是一个很有用的工具。不仅让患 ASD 的学生们学会识别比较复杂的面部表情,同时也教会他们在不同的场景下进行互动,并理解不同情境下的情绪表达。

除此之外,我们知道不能用眼睛注视他人以使双方相互注意,以及不能领会别人的情绪状态和意图也是 ASD 患儿的显著症状。通过应用虚拟现实技术与功能磁共振成像技术(fMRI)可以对 ASD 患儿眼部注视处理缺失的神经学基础进行研究。在一致性实验中,要求 ASD 患儿看其视野中一个正注视前方的棋盘格图案的虚拟演员,询问他们期望演员下一步"应该干什么"。在不一致性试验中,要求他们向前看一个无任何东西的空间,这违背了他们的期望。在两种情况下进行功能性磁共振成像(functional magnetic resonance imaging,fMRI)测试,结果显示当患儿在注视转移时,与注视行为有关的脑区(包括颞上沟,STS)被激活,但一致及不一致试验结果无差异,提示在这些部位产生的兴奋不受注视转换的影响。由此,研究者认为 ASD 患儿注视处理的缺失,是由于注视对传达信息的 STS 区缺乏调节引起的。对面部再认及表情识别的困难是 ASD 患儿认知障碍的表现之一。有研究者提出可将虚拟现实技术与眼睛注视追踪系统相结合,用来获得 ASD 患儿对面部加工过程的信息,可以确切地获知注视点、注视顺序、注视停留时间,以及这种注视行为是如何与患儿当时的人际反应相联系的。这类研究发现,可用来训练患儿的正常注视行为,比如注视他人的眼睛来获得交往中的重要信息。此外,虚拟现实技术除了可以呈现静态的图片,生活中人们的面部表情总是呈现动态的,因此还可以呈现动态的面部表情,通过此观察有利于进一步研究 ASD 患儿的注视行为。在随后的一项研究中,研究者使用安装了眼睛注视追踪系统的虚拟现实技术对 ASD 患儿的面部再认进行了研究,发现患儿成绩低于控制组,而且与控制组相比,他们更少将注视

停留在面部中央。

(六)其他特定症状

特定恐惧治疗焦虑在 ASD 患儿群体中非常普遍,通常对特定对象会产生害怕或恐惧症状。这种特定恐惧会带来很大的危害,严重阻碍学习和日常生活,使人逃避日常生活,减少社交机会。Maskey 等提出了一种将传统认知行为治疗和虚拟现实环境中的逐渐暴露相结合的治疗方法。参与试验的是 9 位 7~13 岁并患有 ASD 的男童,语言流利,无学习障碍。该试验中创建了一个名为"Blue room"的有声虚拟环境。房间中,有声虚拟图片被投影到房间的墙壁和房顶,实现 360 度环绕。参与者不需要佩戴耳机护目镜,可以在屋内随着场景变化任意地行走和互动。试验开始前研究人员要采访每一位被试患儿,给他们介绍认知行为治疗方法,包括如何确认自己的情感,以及如何评估和描述自己的焦虑状态,同时给被试进行 45 分钟的方法训练,包括放松、深呼吸、用积极的想法面对焦虑等。此后将预留出几周时间由技术人员针对单个人的特定焦虑情况进行特定的虚拟现实场景设定。每个参与者进行两次试验,历时两个半天,每次试验有两段 20~30 分钟的训练,之间休息 15 分钟。试验中采用逐渐暴露疗法的设置通过焦虑刺激的加强来实现。比如对于害怕购物的患儿,治疗开始阶段,只是需要走进一个空的商店,并把商品交给收银员即可。这个行为可以被重复数次,同时治疗专家将检查该患儿对自己焦虑的评估,了解他们的身体感觉和他们的想法。通过这样的训练,患儿会慢慢明白,他可以通过呼吸和伸展运动来平复身体的紧张感,并对这种曾经非常恐惧的情形慢慢产生自信。在这个基础上,4 段训练将逐渐增加挑战难度,比如在购物场景中,在保证患儿舒适和放松的情况下增加商店店员语言交流的长度。治疗之后,9 名患儿中有 8 名能够妥善处理自己的恐惧,其中 4 名完全克服了自己的恐惧,这一治疗效果保持到 12 个月后。这一研究证明,在虚拟现实环境下的认知行为治疗对 ASD 患儿的特定恐惧行为是有效的治疗方法。

第三节　虚拟现实技术治疗孤独症谱系障碍患儿的优点

科技为人类心理问题的解决提供了更多路

径。虚拟现实技术在 ASD 患儿的治疗中也有

了有效的探索应用。除了上文论述的虚拟现实技术应用于心理治疗的普遍优点之外,虚拟现实技术应用于 ASD 患儿的治疗还有其独特优势。

ASD 是一种发展性障碍,这种障碍将影响个体的社会交往、沟通、学习和适应性功能行为。虚拟现实技术在 ASD 研究与干预上的应用是近年来出现的一个新的研究领域。1996 年,Strickland 首次提出虚拟现实技术为 ASD 患儿的干预与治疗提供了新的途径,并于同年在一项研究中证明了这种新思路的可行性。其后,一些研究者也展开了虚拟现实技术对 ASD 患儿干预的研究,其潜在效用正逐渐得到认识。虚拟现实技术在 ASD 患儿干预与治疗上的适用性体现在以下几个方面:

一、为患儿营造安全的教育环境

社会交往障碍是 ASD 患儿的主要临床特征,患儿与他人的情感交流也存在明显的障碍,对不熟悉的人易出现退缩、焦虑,甚至恐惧。虚拟现实技术的一个好处在于降低对真实世界中社会互动的需要,从而减少 ASD 患儿焦虑的来源。但也有人认为提供一个安全、非社会的电脑环境可能会导致 ASD 患儿的社会性障碍愈发严重。如 Howlin 认为过度依赖电脑互动可导致强迫行为,以及真实世界中互动的减少。Latash 也认为虚拟现实可能太安全、太具有吸引力,导致患儿拒绝重新回到现实世界。

对于这些质疑,Parsons 和 Mitchell 认为它们是不成立的,理由有两点:

首先,电脑使用中出现的强迫行为的主要原因很可能在于程序的可预测性,即患儿能明确地知道他们所玩耍的电脑程序接下来会发生什么并能对它进行控制,这让他们感到这种互动很吸引人。在虚拟环境中纳入富于灵活性的、不可预测的事件可以在一定程度上克服这个问题。因为患儿要想在这种非预测的程序中前进,需要思考什么反应是适当的,而不是仅仅做出简单的、消极的反应就可实现。所以,患儿与电脑之间的互动将会更积极而丰富,从而减少强迫行为。

其次,用虚拟现实技术训练患儿的社会技能最好在有他人辅助的情况下进行。这并不是让患儿与辅助人员一同回避现实世界中的社会互动,而是为了提供教学辅助。患儿在其中会与教师或其他辅助人员进行互动,这样现实世界中的社会互动将被纳入训练中来,并不会对患儿真实的社会互动造成影响。所以,虚拟现实技术的使用并不是意味着用其去减少社会互动,而是通过它来创造一种安全、无威胁的技能实践教育环境。

二、技术优势

第一,虚拟现实技术是可控的输入刺激,由于 ASD 患儿存在感觉过敏的问题,在现实环境中,各种刺激是不可控的,而这不可控的刺激对 ASD 患儿是一个很大的挑战。虚拟环境可以将输入刺激控制在个体可忍受的范围之内,虚拟现实的大小和成分特征也可以和用户的期望或者能力匹配。

第二,还可进行一般化的调整,ASD 患儿对环境改变的难以适应使其在适应社会上存在很大困难。虚拟现实可以通过对类似场景的微小改动而刻板性下降,这对于 ASD 是尤其重要的。ASD 患儿在被教会如何穿越虚拟世界的马路后,如果可以通过对这条已经熟知的马路进行微小改变时,那么这个 ASD 患儿是很有可能通过不断训练学会穿越不同的马路。

第三,是追踪器的使用,虚拟现实中,身体和头部追踪器的使用呈现了其他可能的优势。在虚拟现实中,使用跟踪器之后个体的身体活动是可以检测的,并且机器可以跟随个体的活动而进行调整。

三、为孤独症谱系障碍患儿解决干预训练中多来源的感知困难问题

许多 ASD 患儿对多来源的感觉输入存在困难。他们存在着感觉统合失调,外界多来源的感觉刺激信号无法在患儿的大脑神经系统中进行有效的组织,从而使机体不能和谐运作。所以,在一些环境中过量的刺激会给 ASD 患儿的感知带来困难并导致行为退化。而虚拟现实技术能将特定的刺激从环境中隔离开来,这样复杂的刺激阵列得以简化,帮助患儿将注意力集中在一个特定的情境中,并对特定的刺激作出反应,从而有助于对他们进行治疗和训练。ASD 患儿常被描述为"视觉思维者"或"视觉思考者"。相对于听觉信息,他们对于视觉信息的输入和处理更加擅长,其思维具有形象化、具体化的特点。已有研究证明,利用视觉方式的干预技术是成功的。因此,强调视觉技能的虚拟现实技术提供了一种适当的信息呈现

方式,可以为 ASD 患儿提供学习新概念和行为的机会。

四、促进孤独症谱系障碍患儿习得技能的迁移和增加认知灵活性

ASD 患儿的思维缺乏概括性与抽象性,所以在治疗 ASD 患儿中面临的一个困难是,在一个情境中学到的行为很难经由思维概括而迁移到其他类似的适当情境中去。用虚拟现实技术可以训练患儿的技能迁移。由于虚拟现实技术可以在不同的、类似的、逼真的场景之间切换,任务可以在一个情境中重复地加以呈现并在其中进行技能练习。而后,同一技能可以在另一个虚拟环境中进行练习。这可以促使患儿将在一个情境中习得的技能迁移到另一个情境中。虚拟环境与真实环境在图像与场景上的高度相似性可促进习得技能从虚拟环境迁移到真实的世界中。认知灵活性是执行功能中的一种,它需要人们不断地从一种反应模式变换到另一种模式。ASD 患儿缺乏这种能力,他们的执行功能存在缺陷。执行功能是个体进行问题解决时所必备的一组神经心理技能,涉及很多的指向性行为适应过程(如计划、抑制、控制、注意、工作记忆)是一种复杂的认知建构。在虚拟环境中,情境可以每次做出微小的变化,这样可以促使其产生更灵活的反应。例如,他们在之前的情境中已掌握了一种行为(如去超市收银处结账),在随后呈现稍加改变的情境(有人挡在走向收银处的路上),这样就促使患儿去思考相同问题的不同解决方法,从而增进其认知灵活性。

五、为孤独症谱系障碍患儿提供个体化的治疗

虽然 ASD 患儿有着共同的特征,但有效的方法必须是个性化的,以满足不同个体的不同需要。采用虚拟现实技术的治疗可以在特定患儿的需要和技能状况的基础上不断地加以调整,可以直接控制特定的输入的数量、类型和水平,可以根据患儿的情况来设计学习任务的难度,还可以调整学习的方式来适应个人的风格和改变的模式。存在障碍的个体强项和弱项有很大的差异。每个个体在不同时间的技能和行为甚至可能表现巨大的差异。采用 VR 可以针对个体的强项和弱项而针对性地进行训练。

六、其他优势

其他优势如节省成本,通常家长由于信息闭塞、路途遥远等现实原因,许多儿童精神疾病都无法进行诊断和治疗;虚拟现实治疗技术是通过电脑软件展现出来的,只要配置相关的设备,便可以很方便地进行相关的诊断和治疗,故传播速度和习得也非常快速和便捷。

第四节　虚拟现实技术治疗孤独症谱系障碍患儿面临的挑战

一、技术的局限性

经过近 30 年的发展,VR 的基本概念和基本实现方法已经初步形成,并取得了很多较好的应用成果,但要真正实现一个高度逼真、自然可交互、可进行大众化推广应用的 VR 系统,仍面临很多基本的理论与技术挑战。目前 VR 领域的重要技术问题包括:VR 环境的智能程度较低;用户可交互可操作的功能有限;虚拟和真实世界的融合繁琐低效;对象演化模式缺乏生命力;虚拟环境呈现的整体沉浸感不足。此外,目前 VR 内容比较稀缺,形式较为单一,难以满足行业领域对 VR 内容大众化、个性化生产的迫切需求。而且技术本身的局限性和临场觉相关特征会影响参与者在虚拟环境中反应和行为。这些特征包括在虚拟环境中虚拟人物的特点:与人类的相似度、行为的真实度及虚拟人物是由人还是计算机控制等。此外还包括参与者和虚拟情景互动的方式,比如通过操纵杆、头戴式设备或是电脑桌面,而这些都与虚拟现实的软件技术和硬件技术密切相关。现阶段,由于技术所限,绝大多数虚拟场景中的虚拟人物还不能随着人物的语言和运动实时地显示出相应的面部表情,因此虚拟人物常常会影响用户对于社交临场感的体验,进而影响用户在虚拟现实场景中的互动。在较真实的场景中,参与者能够把虚拟场景和现实场景产生很强的联系,而在情景不那么真实的场合下则相反。比如,一个学生表示,在虚拟场景中他不会穿过邻居花园的草坪,因为这会把他的鞋弄脏,但

是却直接从咖啡店中正在交谈的两个人中间穿过，因为他觉得这两个人"不是真实的"，这样做"没有关系"。因此，一方面需要加强研制具有较高智能化程度的生产工具，另一方面需要加强培养VR专业人才。

二、ASD患儿的特殊性

目前的文献报道中，VR应用于ASD患儿时，存在的第一个问题就是ASD患儿是否愿意使用VR，相关的研究报道相对较少。Newbutt报道了在孤独症人群中的使用，29例ASD成人，平均年龄32岁，其中33%的被试智商低于70，这29例ASD患者均表示愿意使用头戴式显示器，79%的参与者表示愿意再次参与相关研究；而智商在这项研究中作为是否愿意使用头戴式显示器和VR相关经历的独立因素。由于不同ASD个体之间认知功能差异很大，可能存在部分ASD患儿无法配合完成任务，比如Parsons等报道了言语智商和执行功能偏低的ASD患儿在虚拟环境中完成任务需要很多的支持。此外，有研究者报道了头戴式显示器的使用可能会导致"晕屏症"，最常见的短暂症状为恶心、呕吐、头痛、眩晕、平衡感丧失和手眼协调的改变。此外，不同学者采用VR训练时设计的研究范式不同，即虽然干预的目标大体分为三类，但是每个研究当中所采用的干预内容是不一致的，导致在研究之间进行比较存在困难，最后VR治疗的长期疗效不明确，故VR作为一种可用于训练ASD的技术存在其应用前景，但是VR应用于ASD的研究亟需进一步证实其治疗的有效性和长期性。

事实上个体行为存在差异性，患儿在虚拟环境中的反应和患儿本身的人格特征，以及对这个技术的熟悉度和期望度等多种因素相关。首先，每个人对虚拟现实技术的接受程度并不相同，虽然大多数ASD患儿在虚拟现实场景中都表现出更强烈的兴趣和参与意愿，但是也有研究表明，利用头戴式进行虚拟现实试验可能会造成参与者头晕或者恶心等症状。

一项2015年的研究，通过对100多名7~30岁的ASD患儿、患者和正常人的对比研究，结果显示ASD患儿、患者的不同功能回路中有明显的发展轨迹，这反映了他们所构成的社会认知过程中与年龄相关的变化。不同的年龄阶段ASD症状的标准都是不同的，这也就是为什么我们发现，在利用虚拟现实技术对ASD患儿进行治疗的相关研究中，针对不同的年龄阶段的患儿群体会设置不同的场景和方法。同时，即使在同一年龄阶段，试验研究也显示，由于个体差异，ASD患儿在虚拟现实场景中的个体反应方式和行为模式都有所不同，有时候这种不同会直接导致实际结果和预期结果的差异化。人行为的多样性、难预测性，以及ASD患儿本身的症状和程度的不同，都增加了试验设计的难度，影响实验结果的可靠性和可重复性。

三、虚拟现实技术试验方法的局限性

在虚拟现实技术用于ASD患儿治疗的相关试验中，研究人员会针对研究目标设计试验方法，包括试验平台目标功能的设计、虚拟现实干预的选择和设计、虚拟现实交互过程的设计等。尽管虚拟现实相比于传统干预治疗有很多优势，但在试验方法上仍然存在一些不足：

1. 现有的用于治疗ASD患儿的虚拟现实试验平台大多都只是训练特定方面的能力，比如情绪识别能力、空间感知能力、社交技能、面试技能等，但本质上ASD患儿有一系列的伴随症状，而这些伴随症状相互影响，在试验中只针对单独一项进行讨论会有一定的误差。

2. 某些虚拟现实场景虽然对ASD患儿的症状进行了针对性设计，但在日常生活中并不具有代表性，因此研究结论一般化到现实生活中的有效性还有待商榷。

3. 在虚拟场景的设计中，尤其是当交互对象是由机器控制的虚拟人物时，有的交互会显得过于剧本化，不能激发人的自然交互行为。并且大多数虚拟现实交互都是单人在虚拟环境中进行，也不能很好地模拟现实的社交情景。

四、虚拟现实技术未来的发展方向

(一)注重虚拟现实技术的提升

针对技术的局限性，在技术方面，可以着重于两个方面的提升：

1. **行为真实性**　就是虚拟场景中的人和其他物体的行为与他们在真实世界行为的相似程度。

2. **社交临场感**　就是参与者认为他和虚拟场景中的人物互动与物理世界中与他人互动的相似

程度。行为真实性和社交临场感都需要通过虚拟现实系统的硬件和软件协同作用。硬件上,使用更轻便一体化的设备,甚至在未来可以采用贴合皮肤的微传感器进行操作和感知,让患儿感觉设备就是自己的一部分,从而增加自己的沉浸感。软件上,通过计算机编程创造更为逼真的虚拟现实场景,设计更加人性化的交互过程,在最初阶段,技术限制使得系统并不能完全实现患儿和虚拟人物实时的自然交互,这种情况下可以让现实世界中的人登录虚拟现实系统并扮演其中一个虚拟人物的角色,从而让患儿与虚拟人物的交互和现实中人的交互一样,增强他们的社交临场感。

(二) 与现实生活相结合,增加普适性

不论应用何种治疗与教育方式,其最终的目的都是提高 ASD 患儿在社会生活中各方面的适应性。虚拟现实技术由于具有情境虚拟性的特点,尤其需要将对它的应用与现实生活结合起来。必须要注意虚拟现实技术不能成为 ASD 患儿与他人互动和娱乐的一种替代工具。在虚拟环境中学得的技能、得到发展的认知能力需要在真实的社会情境中进行检验并进一步训练与发展。这是将虚拟现实技术应用于 ASD 患儿治疗的研究与实践运用首先应注意的一个问题。

我们发现,大多数虚拟现实干预都是针对一个固有的年龄阶段,目前没有能涵盖所有年龄段的虚拟现实训练平台,普适性不强。如果能提供普适性的虚拟现实系统,不仅可以降低费用,也可以让患儿能更方便地接受治疗。针对这点,有学者提出可以通过改变虚拟现实系统中社交场景的内容和难度,使之能够适应不同年龄阶段的人。但同时,每个患儿的症状也有明显区别,对于有的患儿,有必要根据他的个人特征和患病历史进行个性化的设置。因此,如果希望用于 ASD 治疗的虚拟现实训练系统能够商品化,可以仿照一些商品品牌的模式,将普适化和定制化相结合,以适应各种用户患儿的需求。而这也是解决人的多样性带来的局限性所要经过的必要阶段。

(三) 扩展虚拟现实治疗

从目前的研究来看,VR 技术多集中应用于运动障碍、ASD 患儿和智力障碍等特殊人群,针对患有听力障碍和言语障碍等群体的研究较少,而已有的研究也表明了该技术在这些类型的障碍人群中

也有应用的潜力。例如冯霞、胡永斌开发了虚拟现实聋童言语训练系统。通过设计虚拟教师、虚拟同学等人物,模拟真实学习场景和日常生活情境,使听力障碍儿童获得更多的语言信息和更好的情绪体验,促使他们产生与人交流、沟通的愿望。另一方面,虚拟技术多用于康复、干预,没有配套的评估方式,而虚拟现实技术所蕴含的丰富资源和对语言的非依赖性都显示出了其在评估和诊断方面具有很大的应用潜力。之后可将 VR 技术应用于更多特殊人群的评估和诊断中,同时也有利于 VR 在康复和干预中的衔接使用。

(四) 与其他技术相融合

虚拟现实技术作为一种现代计算机领域的高科技技术,是治疗 ASD 的一个新工具。在实际应用时,可将它与其他的治疗方法结合起来加以运用。如 Austin 等就尝试将虚拟现实技术与催眠疗法结合为虚拟现实催眠疗法来对 2 名 ASD 青少年进行治疗,他们的父母认为这种特殊的治疗模式具有相当的治疗潜力。对虚拟现实技术的应用并不意味着对 ASD 治疗的现有方法的替代,而是使现有方法得以丰富与扩展。结合虚拟现实技术的是治疗 ASD 的一个新的发展方向。对于科研人员来说,把已知的经典实验心理学范式故事化应用在虚拟现实技术里,是一项需要临床验证的研究。把虚拟现实技术和临床上多用的脑电和磁共振等技术相结合,探测患儿的某一功能的神经基础。

随着时代的发展,心理学和计算机科学不再是两个独立的学科。由于心理学涉及人的问题,这一问题的复杂性恰好为人工智能的应用提供了契机。人工智能就是让机器学会人类思考和反应,尤其是归纳和综合能力。由于计算机的运行速度变快、存储容量变大,计算机人工智能的程度也越来越高。Wall 等人提出将人工智能如机器学习应用于 ASD 的诊断中,这种诊断方法在极大缩短时间的同时保证了 99.9% 的统计准确率。将这一成果进一步发展,在计算机中海量存储心理疾病的症状及相关治疗方法,并使用云平台和大数据分析的方法使得计算机能够"对症下药",患儿可以不用和治疗师交流,在计算机的帮助下判断自己的心理状态并找到正确的治疗方法。再者,就虚拟现实技术在 ASD 治疗这一个方面而言,计算机可以记录并分析患儿在虚拟现实平台训练中的

表现情况,掌握患儿的基本情况,通过机器学习来预判患儿需要的下一步训练,并以此为根据更新虚拟现实系统中的相关场景或变换治疗方法。将人工智能用于治疗 ASD 的虚拟现实系统中,可以让患儿产生更自然的交互感,从而解决试验方法局限性中存在的交互剧本化的问题。此外,由于系统将针对患儿的表现进行场景更改,因此能够对不同患儿进行个性化处理,在一定程度上也能解决人的多样性带来的问题。

(孙金磊 杜亚松)

参考文献

[1] 汤朋,张晖.浅谈虚拟现实技术.求知导刊,2019,(3):19-20.

[2] Ozkaya BT.Transition from Pervasive Developmental Disorders to Autism Spectrum Disorder:Proposed Changes for the Upcoming DSM-5.Psikiyatride Guncel Yaklasimlar,2013,5(2):127.

[3] 李改智,杜亚松.社交技能教育和促进项目对孤独谱系障碍青少年社交技能的提升作用研究进展.中国儿童保健杂志,2017,25(9):917-920.

[4] Wang M,Anagnostou E.Virtual Reality as Treatment Tool for Children with Autism.Springer New York,2014.

[5] Botella C,Fernández-álvarez,Javier,et al.Recent Progress in Virtual Reality Exposure Therapy for Phobias:A Systematic Review.Current Psychiatry Reports,2017,19(7):42.

[6] Courbois Y,Farran EK,Lemahieu A,et al.Wayfinding behaviour in Down syndrome:A study with virtual environments.Research in Developmental Disabilities,2013,34(5):1825-1831.

[7] 汪月娟,李慧娟,胡效荣,等.基于数字化的视听系统结合虚拟现实技术治疗儿童孤独症的病例对照研究.中国妇幼保健,2016,31(22):4777-4780.

[8] Bangerter A,Ness S,Lewin D,et al.Autism Behavior Inventory:A Novel Tool for Assessing Core and Associated Symptoms of Autism Spectrum Disorder.Biological Psychiatry,2016,55(10):109.

[9] 张凤,车文婷,郭成,等.虚拟现实技术在高功能孤独症儿童同伴交往训练中的应用:注意力偏向矫正.中华行为医学与脑科学杂志,2016,25(8):754-757.

[10] Hensel WF.People with Autism Spectrum Disorder in the Workplace:An Expanding Legal Frontier.Social Science Electronic Publishing,2017.

[11] Smith MJ,Ginger EJ,Wright K,et al.Virtual reality job interview training in adults with autism spectrum disorder.J Autism Dev Disord,2014,44(10):2450-2463.

[12] Lozier LM,Vanmeter JW,Marsh AA.Impairments in facial affect recognition associated with autism spectrum disorders:a meta-analysis.Development & Psychopathology,2014,26(4pt1):933-945.

[13] Wingenbach TSH,Ashwin C,Brosnan M.Diminished sensitivity and specificity at recognising facial emotional expressions of varying intensity underlie emotion-specific recognition deficits in autism spectrum disorders.Research in Autism Spectrum Disorders,2017,34(1):52-61.

[14] Jitlina K,Zumbo B,Mirenda P,et al.Psychometric Properties of the Spence Children's Anxiety Scale:Parent Report in Children with Autism Spectrum Disorder.Journal of Autism & Developmental Disorders,2017,47(12):1-10.

[15] Maskey M,Lowry J,Rodgers J,et al.Reducing specific phobia/fear in young people with autism spectrum disorders(ASDs)through a virtual reality environment intervention.Plos One,2014,9(7):100374.

[16] 李改智,杜亚松.虚拟现实在孤独谱系障碍中的应用.中国儿童保健杂志,2018,26(2):174-176.

[17] 孙金磊,杜亚松.虚拟现实技术在注意缺陷多动障碍诊疗中的应用.中国儿童保健杂志,2018,26(1):37-39.

[18] Georgescu AL,Kuzmanovic B,Roth D,et al.The use of virtual characters to assess and train non-verbal communication in high-functioning autism.Frontiers in Human Neuroscience,2014,8(8):807.

[19] Newbutt N,Sung C,Kuo HJ,et al.Brief Report:A Pilot Study of the Use of a Virtual Reality Headset in Autism Populations.J Autism Dev Disord,2016,46(9):3166-3176.

[20] Hammick JK,Lee MJ.Do shy people feel less communication apprehension online?The effects of virtual reality on the relationship between personality characteristics and communication outcomes.Computers in Human Behavior,2014,33(2):302-310.

[21] Newbutt N,Sung C,Kuo HJ,et al.Brief Report:A Pilot Study of the Use of a Virtual Reality Headset in Autism Populations.J Autism Dev Disord,2016,46(9):3166-3176.

[22] Alaerts K,Nayar K,Kelly C,et al.Age-related changes in intrinsic function of the superior temporal sulcus

in autism spectrum disorders.Social Cognitive &
Affective Neuroscience,2015,10(10):1413.

［23］ Stichter JP,Laffey J,Galyen K,et al.iSocial:delivering the
Social Competence Intervention for Adolescents(SCI-A)
in a 3D virtual learning environment for youth with high
functioning autism.Journal of Autism & Developmental

Disorders,2014,44(2):417-430.

［24］ 范磊,杜亚松,翟广涛.VR 在儿童孤独谱系障碍辅助
治疗中的应用.科技导报,2018,36(9):46-56.

［25］ 任媛,刘艳虹,胡晓毅.国外虚拟现实技术在特殊教
育中的应用进展.现代特殊教育,2017(8):63-69.

第十一章

儿童孤独症心灵解读技能干预

第一节　概　　述

一、心灵解读概念

心灵解读(theory of mind,ToM)的概念是由Premack 和 Woodruff 在研究黑猩猩时率先提出来的,他们采用"意外转移"的方法来探讨黑猩猩是否具有心灵解读,认为心灵解读是指推测他人心理状态的能力。Wimmer 和 Pemer 在 1983 年将心灵解读的研究推广到人类个体,他们采用"意外转移"的研究范式来测查幼儿对于错误信念(false belief)的理解情况。此后,许多研究者采用不同的方法来研究儿童心灵解读,有关心灵解读的概念也得到不断地丰富和发展。

(一) 心灵解读的定义

Astington 认为心灵解读是个体对他人心理状态的认识,以及对他人行为和其心理状态之间关系的推理或认知。Happe 则认为心灵解读是对自我和他人的心理状态的认识,并据此对其相应行为做出因果性的预测和解释。虽然对心灵解读内涵的界定一直颇具争议,但是目前较为统一的看法,认为心灵解读是指个体理解自我和他人的愿望、意图和信念等心理状态,并依此对行为做出解释和预测的能力。这种能力之所以被称之为理论,是由于这种能力可以为他人和自己具体的心理状态提供因果性的解释,对他人不可观测的心理状态进行预测,从而对其行为做出预测,具备了科学理论的一般特点。

(二) 错误信念

信念是指心理对现实世界的反映,它包括知晓、确信、假定、想法和意见。信念可以分为真实信念和错误信念,前者是指自己或他人的与现实一致的信念,后者则是指与现实不一致的信念。经典的错误信念研究范式包括意外地点任务、意外内容任务。在 Sally-Anne 意外地点任务中,试验者首先向儿童呈现两个娃娃,一个是 Sally(她身边放了一个篮子),另外一个是 Anne(她身边放了一个盒子)。Sally 把一个小球放在篮子里,然后 Sally 用一块布把篮子盖上就离开了。在 Sally 不在的时候,Anne 把小球从篮子里面拿出来,把小球放在盒子里面盖上盖子,又用布把篮子也盖好。过了一会儿 Sally 回来了。要求儿童回答"Sally 会去哪里找她的小球?"通常,3 岁的儿童会错误地回答 Sally 会到盒子里找小球,而 4 岁的儿童则能正确地回答 Sally 会去篮子里找小球。在意外内容任务中,试验者给被试呈现一个日常生活用品的盒子,如糖果盒,让被试回答他认为盒子里面装的是什么,确认被试的回答为糖果后,打开盒子,被试发现里面放的是一支铅笔,而后把铅笔放回盒子,盖上盖子。问儿童:盒子里现在装的是什么?其他的小朋友看到盒子,不打开盒子,会认为盒子里面装的是什么?3 岁儿童也通常会给出错误的回答,他们会说在糖果盒打开前他认为里面装的是铅笔,或者其他小朋友看见糖果盒会认为里面装的是铅笔;4 岁的儿童则给出正确的回答,在糖果盒打开前认为里面装的是糖果,其他小朋友也会认为里面装的是糖果。迄今为止,绝大多数研究者都将错误信念任务作为考察儿童是否获得心灵解读的"石蕊剂"检验任务。按照 Dennett 的观点,具有心灵解读的最低标准是成功地处理这样的问题:为了评定他人的心理状态,不能依靠自己的知识。在错误信念任务中,年长儿童可以不依靠自己的经验,而是根据他人的经验去推测他人心理或行为,因此他们具有了心灵解读。

二、儿童心灵解读能力的发展

目前研究者们对婴儿是否具有心灵解读还存在着争议,但不可否认的是婴儿时期,个体的确表现出了某种心灵解读的前兆。到 2 岁后儿童逐步获得更多的心灵解读。下面我们将近年来该研究领域中的主要的一些相关成果做简单的介绍。

(一) 儿童愿望、信念及相关表征的发展

Wellman 认为,人们心灵解读是基于信念 - 愿望的推理。我们解释、预测个体的行为都是基于我们对他们愿望和信念的理解,也就是推测他人的想法、愿望、目的和他人的观念、想法、知识等。大约 2 岁左右的儿童开始获得愿望心理学(desire psychology)。这种愿望心理学包含愿望、知觉、情绪、行为和结果之间简单的因果关系。在这个阶段,儿童最主要的特点就是对自己及别人的心理几乎都是以愿望为评定标准。在愿望心理学阶段,除了对简单愿望的理解,还包括对简单情绪和简单知觉经验或注意的最初观念。儿童长到 3 岁时,他们开始进入愿望 - 信念心理学(desire-belief psychology)阶段。儿童开始自发的谈及信念、思想和愿望;他们也能够掌握一些运用信念来推测行为的基本原则,如 3 岁儿童知道自己和他人可能会有不同的信念,行为是由信念指导的。虽然此时儿童对信念有初步的理解,他们对自己及别人的行为仍以愿望而非信念为标准来解释。比如 3 岁儿童不能通过意外地点完成任务,是因为儿童预测到小狗没找到骨头会不开心,并将在其他地方继续寻找。因此儿童此时是基于愿望来推测小狗的行为而不是信念。大约到 4 岁的时候,儿童获得了类似于成人的信念 - 愿望心理学(belief-desire psychology)。他们开始综合信念和愿望等因素对自己和别人的行为

进行推断。

4 岁儿童不仅能通过错误信念任务,也能通过外表 - 真实任务。在外表 - 真实任务中,试验者给儿童看一个外表是石头的海绵,问儿童这是什么,儿童会回答这是石头;当让儿童触摸海绵后,问儿童之前认为是什么,3 岁儿童会错误的回答这是海绵,而 4 岁的儿童则能正确回答说是石头。4 岁儿童在错误信念任务、外表 - 真实任务以及其他领域的具有双重表征特征的任务中的一致正确性,表明他们在此阶段获得了某种心理表征理论,认识到事物可能以不同的方式加以表征。这一突破性的发展对儿童获得心灵解读领域中的其他能力有重要的意义。

(二) 儿童的假装理解

研究发现,2~4 岁的儿童能够辨认假装,能够自发地做出假装行为。比如试验者拿着一根香蕉打电话,3 岁的儿童能辨认出试验者是在假装打电话,而非真的打电话。虽然年幼儿童能够辨认出假装并做出假装行为,但他们是否能真正理解假装?关于这一点,目前研究还存在争论。Leslie 认为 2 岁儿童的假装行为表明他们具有了元表征能力,能够认识到自己和他人的假装心理;而另一些研究者则认为 4 岁以后的儿童才能对假装心理进行表征。

为何研究结果会出现如此大的差异?我们认为这主要是由于对假装心理含义的理解有所不同而造成的。总的来看,假装理解的含义可以分为:理解假装行为;理解假装是主观的、是心理的和理解假装是具有心理表征的。前面的事例告诉我们,从 2 岁开始,儿童就能够理解假装行为,而 3 岁儿童则能够理解假装是心理的、主观的。这一点可以通过让儿童判断他人在假装发生时心里所想的假装内容来研究儿童对假装的认识。如给儿童呈现一个假装情景:一个人假定一个空杯子里有巧克力奶,然后离开,这时试验者和儿童假定这个杯子里装着橘子汁,当那个人回来时问儿童,在那个人的假装里他在想杯子里是什么?结果表明 78% 的 3 岁儿童能够给出正确的回应;5 岁甚至更晚,儿童才能理解到假装是具有心理表征的。这方面最有力的证据来自于 Lillard 的 Moe 任务。试验中告诉儿童,Moe 是一个来自遥远的地方的玩偶,他对小鸟一无所知,却能像小鸟一样挥动着双臂飞起来。然后问儿童:Moe 是否在假装成小鸟?大多

数都给了错误的回答"Moe 是在假装成小鸟"。在这个范式中,给儿童呈现了一个心理状态与外部行为相冲突的情景,结果表明儿童根据外部行为来判断 Moe 是否在假装。

(三) 儿童的意图理解

意图是儿童心灵解读的重要成分,它至少包含这样两个部分:一是目标所导向的个体的具体行动;二是对目标对象的一系列内心的表征,包括如何达到目标的计划,对计划能实现目标的相信,以及对实现目标的愿望。获得对意图的理解对于儿童的发展是重要的。首先,它帮助儿童理解人和动物与其他物体的不同,人们的大多数行为是自愿或者有某种意志的,它由意图产生并受到意图的推动。其次,对意图的理解,对理解道德及责任也是必需的。儿童必须学会把受到奖励或者责备看作人们所做出的行为是否有意图或者无意图的一个结果。第三,一些对意图的理解对于理解计划是必需的,因为计划是由意图构成的,这样的理解对儿童建立和执行计划都有帮助。

关于意图理解的研究始于皮亚杰,之后经由其他的学者验证:与年长的儿童不同,当一个行动受到谴责时年幼儿童会把原因归结于错误的行为而不是行动者的意图。比如他们会认为故意摔碎和不小心碰碎花瓶都应该受惩罚。对此研究者的解释为:8 岁或 9 岁以下的儿童不能意识到意图,也不能以此为依据进行道德判断。新近的研究认为,儿童能够在更早的阶段理解到自己和他人的意图,但是研究所显示的年龄并不一致。Shultz 等发现 3 岁儿童能够辨别哪些事情的发生是无意图。比如让儿童戴上一个能干扰其视觉的棱镜,然后从两个硬币(银币和铜币)中拿出其中一个。如果被指示拿左边的银币时,改变后的视觉会使儿童接触到的是右边的铜币。当问儿童是否有意去拿铜币时,大多数 3 岁儿童能正确地否认有这种意图。但是 3 岁儿童在辨别膝跳反射是否有意图时却存在困难。通过引起儿童产生膝跳反射,然后问儿童是否有意动腿时,3 岁儿童却表示他们有意动腿,5 岁儿童表示他们不是有意动腿。廖渝等(2006 年)的研究则显示,中国 4 岁儿童已经能够正确地判断膝跳反射不是由意图产生的。Flavell、Green 和 Flavell 的研究认为儿童在 3.5~4 岁之间能达到对意图的理解。总之,目前的研究没有得出儿童获得意图理解确切时间,但这个年龄应该早于皮亚杰时期认为的 8 岁,大致在 3~5 岁。

(四) 儿童的欺骗能力

欺骗是人类的一项重要的技能。对儿童欺骗的研究包括两个维度,一是指儿童问题行为中的"欺骗行为",二是指儿童心灵解读中的"欺骗能力"。在后一研究领域中所谓的欺骗能力或欺骗,是指个体有意地培养他人的错误信念,以致使他人产生错误或进入某一误区的行为。从概念来看,最重要的因素就是意图使他人产生错误信念。如 Sodian 的经典试验就充分体现了这一概念。Sodian 要求儿童设法不让一个演强盗的木偶得到金币,而让演国王的木偶得到金币。试验研究包括两个游戏条件,在第一种条件中,研究者对儿童说:"强盗会把那个金币占为己有,而国王会从钱袋中再拿出一个金币",把两枚金币都送给儿童。木偶剧中,木偶的面前放两个箱子,其中一个箱子里放了一枚金币,儿童看得见金币在哪个箱子中,但木偶看不到。在木偶选择箱子前都会先问儿童:"金币在哪里"。试验目的就是要证实儿童是否会因为不想让强盗得到金币而告诉他的是一个空箱子,而会告诉国王正确的箱子,让国王找到金币。结果发现,4 岁儿童很出色地完成了任务,同时他们也得到了金币奖励,但 3 岁儿童不能,他们总是正确地指出那个有金币的箱子,不管问他的人是强盗还是国王,他们总是"实话实说"。在第二种条件中,强盗和国王都很懒,每人每次只打开一个箱子找。儿童要做的就是锁住其中一个箱子,使强盗拿不到金币,从而使国王能找到。也就是说,这次儿童将通过对事物的改变来支配他人的行动,而不是通过对信息的控制来改变他人的想法。结果发现 3 岁儿童能成功地完成此试验任务。

虽然 Sodian 的研究和大多数研究一样,都发现 4 岁时儿童具备欺骗能力,3 岁儿童不具备;但对儿童何时获得欺骗能力,研究者们还有较大的分歧。而这一分歧的关键在于研究者们对儿童何时获得信念有不同的看法。"先天论"的支持者 Macnamara 认为即使是还在父母怀抱中的婴儿也都拥有关于一定的心灵解读;"早期论"的支持者 Leslie、Wellman 等人认为,儿童从 2 岁半开始就形成关于信念的能力,拥有了心灵解读能力和欺骗能力。"晚期论"的支持者 Flavell、Perner 及 Wimmer

认为儿童只有到了 4 岁以后才可能形成关于信念的概念,拥有心灵解读,而 2 岁半的年幼儿童不能理解他人的错误信念,所以不能进行真正的欺骗。

(五) 儿童对情绪状态的理解

Tager-Flusberg 和 Sullivan 提出了心灵解读的两成分模型,认为心灵解读包括社会知觉成分和社会认知成分。社会认知成分主要和认知加工系统有关,如与语言能力等关系密切,需要在头脑中对他人的心理状态进行表征和推理加工。社会知觉成分则属于人的知觉范畴,包括从他人的面部表情、声音和行为动作等信息迅速判断其意图、情绪等心理状态,它可能主要和情绪系统有关,是一种内隐化的过程。按照心灵解读两成分的观点,对情绪状态的理解属于社会知觉成分。这一部分的发展要早于社会认知成分。近年来,对儿童情绪状态的理解积累了以下的一些研究成果。

儿童心灵解读的社会知觉成分首先发展起来的就是面部表情的识别,大约在 2 岁甚至更小。面部表情是人们情绪的外在表现。对面部表情的识别反映出儿童能通过成人的情绪表情推测他们的内部心理状态,但这只是一种简单的事件——对应的关系,而不涉及其他复杂的心理活动。随着儿童心理概念的丰富,他们能对自己和他人情绪产生的原因和线索做出推断,从而预测别人的情绪状态,指导自己做出正确的行为反应。2.5~3 岁时起,儿童能够明白愿望与情绪的关系,他们知道愿望得到满足使他人高兴;反之则使他人难过。4 岁儿童开始逐渐明白信念与情绪的关系,这种能力到 6 岁基本成熟。处于这一年龄段的儿童知道人们的行为是为了达到他们的目标,但如果他们对目标的信念是错误的,那么他们会到错误方向去寻求目标;而且人们感到高兴或悲伤是依赖于他们对能否获得想要客体的预期,不管预期是否符合现实的情境。在理解错误信念后,儿童明白同一事物可以有不同的表征,这也就促进了他们对冲突情绪的理解。冲突情绪的理解指儿童知道同一个客体可能会引发两种矛盾的情绪反应——积极的和消极的。6 岁甚至更晚,儿童才能够明白同一客体可以引发一种以上的混合情绪。

三、心灵解读技能对儿童发展的影响

心灵解读的发展影响幼儿的社会性发展。如儿童的心灵解读能力与亲社会行为存在显著正相关,即心灵解读水平高的儿童更容易表现出帮助他人,与他人合作与共享,迁让他人等亲社会行为。儿童对于心理状态以及情绪的理解与同伴受欢迎程度呈正相关。心灵解读发展好的儿童在日常交往中更具有主动性,能更好地同他人合作,同时倾听同伴的意见,从而能更好地带领同伴共同完成游戏。反之,心灵解读发展尚不成熟的儿童,在交往中不善于将自己的观点完整准确地传达给同伴,同时也不善于理解、倾听他人的意见,站在他人的角度看待问题,在游戏过程中,无法达到锻炼交往技能、提高人际关系的目的。

四、心灵解读发展的影响因素

儿童心灵解读的发展具有个体差异。影响儿童心灵解读发展的因素有很多,从对发展的影响作用来看,大致可以分为量和质两类影响因素。量的因素主要来源于家庭(主要包括家庭的规模、家庭中的语言交流方式)和儿童的假装游戏,这些因素会影响儿童心灵解读发展的速度;质的因素则主要包括执行功能、语言发展,它们与心灵解读有深层次上的联系,不仅影响心灵解读的发展速度,还可以影响儿童心灵解读的获得与否。

(一) 量的影响因素

家庭对儿童心灵解读的影响主要集中在家庭的规模和家庭交流的方式上。研究表明,儿童拥有兄弟姐妹的数量与其在错误信念任务上的得分存在显著的相关;在兄弟姐妹数量相同的情况下,拥有哥哥姐姐多的儿童比拥有弟弟妹妹少的儿童在错误信念任务上的得分高。之所以家庭规模的大小影响儿童的错误信念理解能力,是因为家庭成员越多,儿童与其他人交往的机会就越多,儿童可以从与周围人的社会交往中获得关于心理的知识。家庭成员与儿童之间对心理相互交流的主动程度,谈论情感因果关系的次数,父母对儿童谈论心理状态时的积极反应都能促进儿童心灵解读的发展。

假装游戏是幼儿的主要游戏方式。在游戏中,儿童用身边已有的玩具来代替假想的玩具,通过扮演不同的角色来对不同任务的心理状态进行表征,促使儿童理解心理和现实的区别。研究发现,儿童早期参与社会性假装游戏的次数与儿童对他人情感和信念的理解存在显著的相关;特别是儿童兄妹

之间假装游戏的质量、数量和儿童的心灵解读有更高的相关。因此，经常参与假装游戏，可以促进儿童心灵解读的发展。

(二) 质的影响因素

一定水平的语言能力是儿童获得心灵解读的先决条件。儿童语言能力的发展会影响他们心灵解读的获得与发展。如聋童的语言能力受损，他们的心灵解读发展也就相对滞后。Astingdon 和 Jenkins 等人提出语言和心灵解读的关系有三种可能，心灵解读的发展依靠语言能力、语言的发展依靠心灵解读或二者的发展都依靠其他的因素，如工作记忆、监控机制等。虽然目前的研究对此还没有定论，但我们可以看到，幼儿心灵解读的获得和语言确实是分不开的。儿童要理解他人的信念和意图，就需要在社会情形中正确使用和解释他人语言。首先，儿童需要理解他人所使用的特定的心理术语，从而理解他人的心理状态。如儿童需要知道"认为"表示某人对某事的看法，是代表的信念；"想"是代表人们的愿望；"知道"是代表人们的知识内容等。其次，儿童还需要具有一定水平的语法能力，这使儿童能够听懂他人所说的复杂语句。心理状态的一种经常表达方式为动词带一个句子的补语，如"小狗认为骨头在绿色的房子里"。儿童需要理解类似于这样语法结构，才能明白小狗的信念。而有语言损伤的儿童在面对这样的语句时，其理解能力就难以达到同龄水平。

除了言语能力外，影响心灵解读发展的另一重要因素便是执行功能。执行功能是指对个体的意识和行为进行监督和控制的各种操作过程，它包括了认知灵活、计划能力和抑制控制等方面在内的多种高级认知加工能力。研究认为，执行功能是心灵解读发展所必需的。要获得心灵解读概念，需要儿童拥有反映思考和行为的能力，拥有将自我和知觉到的状态区分开的能力，拥有抑制突出的却又是错误的知识的能力。此外，心灵解读任务中包含了抑制控制、工作记忆等执行功能成分，儿童要想很好地通过心灵解读任务，必须达到拥有一定程度的执行功能。

第二节　孤独症患儿社会交往障碍与"心灵解读"缺陷

一、孤独症患儿的社会交往障碍

孤独症是一种起始于婴幼儿时期的长期发展性障碍综合征，是以社会交往、社交互动异常及行为缺陷为主要特征的神经发育障碍。社会交往能力的异常是孤独症患儿最核心的临床特征。

尽管不同患儿的症状严重程度和智力状况有非常大的个体差异性，但他们在社会交往方面均存在显著的障碍。他们不同程度地缺乏与人交往的兴趣，缺乏正常的交往方式和技巧，通常回避与他人的目光接触，对他人的呼唤和社交请求缺乏反应和兴趣，不观察和模仿他人的行为，不会用目光、声音等引起他人的注意，不会寻求安慰，不会玩想象性和角色扮演的游戏，不会与人分享快乐，不懂也不会遵循社会规则。

社会交往能力的缺损直接影响着孤独症患儿的生活。孤独症患儿从婴幼儿时期开始就生活在自己的世界里，忽略或阻隔外界，缺乏社会意识，几乎不理会别人，待人如同待物，很少有眼神交流，语言发育迟缓或不会运用语言进行沟通，行为刻板，兴趣范围狭窄，患儿在社会互动中古怪和退缩，在游戏中难以领会规则，明显自我中心倾向，难以和他人发展友谊，对陌生人无戒备甚至过分热情，不能灵活应对不同情境，严重影响社会适应能力。

二、孤独症患儿社会交往障碍的神经心理学机制

目前孤独症的发病原因尚不明确，单一因素很难解释孤独症的发生原因和发病机制。普遍认为孤独症是存在遗传易感性的儿童在多种生物危险因素、环境因素影响下导致的一种神经精神发育异常综合征。

现有研究表明，心灵解读能力的缺损是孤独症患儿社交障碍的一个重要神经心理机制。心灵解读指人们理解自己和他人的愿望、意图和信念等心理状态，并依此对行为做出解释和预测的能力。孤独症患儿似乎难以理解他人的内心想法。因此有研究者提出孤独症患儿的社交障碍就是缘于心灵解读缺陷，即缺乏推测他人意图、需要、信念、情感和愿

望的能力,导致难以理解他人心理状态并无法判断和预测个体行为,直接影响社会交往过程中进行言语和非言语信息的传递和交流,从而出现社会交往障碍。

目前,孤独症患儿心灵解读技能的缺损究竟是一种整体的能力落后还是某种能力的永久性缺失尚有争议,但孤独症患儿在共同注意、假装任务、区分信念、心理词汇的使用、欺骗等与心灵解读相关的能力上的显著落后,成为社会交往方面遇到困难的重要原因。

三、心灵解读缺陷对孤独症患儿的影响

心灵解读缺陷导致了孤独症患儿社会交往能力异常,使他们缺乏恰当的社会交往技能,无法正常与人交流,更难融入家庭、学校、社区等。

(一) 社会知觉

从社会知觉方面来说,心灵解读技能的缺损导致孤独症患儿在面孔与情绪识别、行为意图的理解等方面存在异常。当他们与人交流时,由于不能理解他人的情绪和心理,所以对尴尬、内疚等复杂的情绪识别困难,不理解他人行为背后的原因,不能理解他人的心理活动。

(二) 社会认知

从社会认知方面来说,他们在信念的理解、假装等方面出现困难。常常以自我为中心,在不同的社交场合用同一种行为模式进行应对;不能预测他人的想法和行为、不能站在他人的立场考虑问题;不能识别他人的欺骗行为,更不能理解讽刺、反语等。

(三) 日常生活

在日常生活中,心灵解读技能的缺损直接导致孤独症患儿对熟悉或陌生的人缺乏相应的反应,不能理解和做出符合社交情境的行为,也不能灵活应对社交场合出现的各种情况,从而导致他们在家庭、学校的生活中、在与同辈交往中屡遭挫折。所以,在综合性干预孤独症患儿时,同时进行心灵解读能力的系统化训练,对减少患儿与其他人进行交往和相互理解的障碍,帮助其融入正常的社会生活具有重要的意义。

第三节 孤独症患儿心灵解读的干预训练

一、孤独症患儿心灵解读的临床特点

有关孤独症患儿心灵解读的研究开始得比较早,1985 年,Baron-Cohen 等人最先通过错误信念任务对孤独症患儿和正常儿童在心灵解读发展水平上的差异进行了对比研究。随后,国内外的学者围绕孤独症患儿的心灵解读进行了一系列研究,这些研究都表明孤独症患儿的心灵解读发展水平远远落后于正常儿童。对于这种现象,主要有两个方面的解释:心灵解读缺损假说,认为孤独症是一种领域特殊性的社会缺损障碍;执行性功能障碍理论和弱的中央信息整合理论,认为孤独症主要是一种领域一般性的非社会性缺损障碍。

Baron-Cohen 等人首次用心灵解读的缺损来解释孤独症患儿的三大核心症状缺陷。也就是认为正是由于孤独症患儿在推测他人信念、愿望、意图、情绪等的能力上低于正常儿童,才造成孤独症患儿社会、交流及想象三大障碍。

(一) 孤独症患儿社会、交流及想象的三大障碍

1. 孤独症患儿无法根据自身或他人的心理状态对社会行为做出正确解释造成其社会障碍。

2. 由于孤独症患儿无法认识到自身和他人的心理状态之间的差异,从而缺乏交流动机造成交流障碍。

3. 由于孤独症患儿缺乏表征心理世界与现实世界之间差异的能力,而这种表征能力又是个体进行想象所必需的,因此造成其存在想象障碍。

李雪等对高功能孤独症患儿心灵解读和临床症状进行了实证研究,研究结果证实了孤独症患儿存在心灵解读方面的缺损,并且心灵解读与患儿的社会交往障碍、刻板行为和局限性兴趣相关。许多学者的研究均证实了孤独症患儿在完成不同的心灵解读任务上均存在障碍。Pilowsky 等发现孤独症个体不能通过欺骗任务。杨娟和周世杰采用"外表-真实任务""意外位置任务"和"意外内容任务"来比较孤独症患儿、注意缺陷多动障碍患儿、正常

儿童在心灵解读能力上的差别，发现同年龄的孤独症患儿在三个任务上的得分都低于正常儿童及注意缺陷多动障碍患儿，说明孤独症患儿的心灵解读水平低于其他两组儿童，存在显著的缺损。邹小兵等对高功能孤独症和阿斯伯格综合征及正常儿童的心灵解读研究，也发现阿斯伯格综合征和高功能孤独症患儿的心灵解读水平均低于正常儿童，存在心灵解读方面的缺损。这些研究结果都证实了孤独症患儿在完成心灵解读任务时相较于正常儿童及其他障碍患儿存在障碍，表明了孤独症患儿确实存在心灵解读的缺损，但具体存在哪方面的缺损？缺损的程度如何？受何种因素影响，以及如何通过干预训练改善这种缺损状况？都还需要通过后续的研究来进一步探讨。

（二）有关孤独症患儿心灵解读的研究

目前，有关孤独症患儿心灵解读的研究主要集中在有关在患儿心灵解读发展水平与特点，大都是通过和正常儿童、智力障碍患儿、发育迟缓患儿等在相同的任务条件下进行对比研究得到的。黄秋平就是通过将 54 名孤独症患儿和 59 名性别、年龄、智力、言语智力相当的正常儿童在相同的任务条件下进行试验研究，来确定孤独症患儿的信念理解能力的特点及其与正常儿童在发展上的差异。而关于孤独症患儿心灵解读技能的临床干预研究，国内鲜见报告。

（三）孤独症患儿心灵解读的影响因素

对于导致孤独症患儿的心灵解读的影响因素引起了广泛的探讨，现有的研究从任务呈现、家庭教养、父母心灵解读水平、亲子互动等客观方面，到语言能力、社交能力等主观层面对心灵解读的影响进行了深入探讨。杨利序对孤独症和正常儿童父母的心灵解读进行了试验研究，发现孤独症患儿父母的心灵解读能力差于正常儿童的父母，这可能提供了孤独症心灵解读遗传因素方面的证据。关于语言能力和孤独症患儿心灵解读之间的关系是因果性还是在发展上的一种相关关系，许多研究者对两者之间的关系进行了研究。有学者指出，常用的心灵解读测量工具对于言语能力有较高的要求，而孤独症患儿是由于言语能力障碍造成的完成心灵解读任务困难，还是本身存在心灵解读缺损引起巨大争议。周楠和方晓义对错误信念任务进行了改进，运用非言语错误信念任务对孤独症患儿和智力

落后儿童进行研究，发现孤独症患儿在该任务上的得分仍然显著低于智力落后患儿。唐娟和曹中平采用图片的形式呈现心理故事来考察孤独症患儿和正常儿童的心灵解读水平，发现孤独症患儿在降低了对言语的要求后，心灵解读的成绩得到提高，但得分依然低于正常儿童。

另外，对孤独症患儿心灵解读的干预训练，研究者大都是通过干预前后孤独症患儿心灵解读水平的变化情况来说明心灵解读干预训练的效果。杨娟、周世杰和唐志红采用实证方法对 3 名孤独症患儿进行心灵解读训练的个案研究，在干预训练前后通过外表 - 真实任务、意外地点任务、意外内容任务进行心灵解读的评定，研究结果显示，不同孤独症患儿各自的发展起点不同，训练效果不一样，对智力没有受损又具有语言能力的孤独症患儿而言，训练影响更大。

（四）孤独症患儿心灵解读的最新研究

最新研究显示，孤独症患儿心灵解读的发展会根据其临床症状的严重与否，呈现出心灵解读发展缺失或滞后两种特点。低功能孤独症个体的心灵解读发展受损，高功能孤独症个体的心灵解读发展缓慢出现延迟。如智龄为 4~6 岁高功能孤独症个体虽然不能通过错误信念任务，但绝大部分（80% 左右）的智龄为 11 岁的高功能孤独症个体则能通过错误信念任务。研究还发现，高功能孤独症个体心灵解读的发展速率与正常个体相比没有显著差异；在心灵解读各成分上的发展顺序可能存在一些不同，如 Peterson 等人发现高功能患儿和正常儿童在心灵解读量表中的区分愿望、区分信念、知识理解这三种心灵解读成分的发展顺序一致，但在隐藏情绪和错误信念这两种心灵解读成分的发展顺序存在差异。尽管如此，研究显示高功能孤独症个体在进入成人期后仍然会在复杂的心灵解读任务上表现失败。

二、孤独症患儿心灵解读干预的模式和内容

社会交往困难是儿童孤独症的核心临床症状之一。研究显示，心灵解读能力与社会交往能力关系密切，心灵解读能力高的个体往往有更好的社会交往能力。对此，孤独症患儿个体也不例外，他们的社会交往能力与心灵解读水平也是相辅相成的。Williams 认为即使通过长期的社交技能训练，大多

数被试仍然难以推测别人的心理状态。但如果不进行心灵解读训练,随着年龄的增长,心灵解读将仍然有缺陷,同时也不能从根本上改变孤独症患儿社交能力缺陷的问题。因此,越来越多的研究对孤独症患儿的心灵解读能力进行干预训练,以此来提升和恢复他们的社会交往能力。

目前,针对孤独症患儿的心灵解读干预训练内容大致包括以下几项:对错误信念理解的干预训练;以正常儿童心灵解读发展顺序为参照的多心灵解读成分训练;将心灵解读能力与社会交往能力相结合的干预训练。在这些训练中,研究者们通常结合自然情境教学法、回合教学法、视觉社会故事法,并采用认知策略训练、多媒体介入等多种干预方式。

(一) 对错误信念理解的干预

理解错误信念是个体心灵解读发展中的重要里程碑。4~6岁时,儿童获得错误信念概念,即他们能理解人们内心的想法不完全是对客观现实的直接复制,可以和客观现实不同;因此儿童理解错误信念意味着他们可以将心理世界和现实世界相分离,是儿童能够真正地理解心理世界的标志。因此很多孤独症患儿心灵解读干预训练研究都会以错误信念训练为重点和突破口。

1. 认知策略技术的应用 研究证实"头脑相机"(photo in the head)技术或"思维泡泡"(thinking bubble)技术能使孤独症患儿在理解错误信念方面取得较大的进步。这类技术的共同特点在于它们可以使他人的内心世界可视化,而不再是抽象的黑箱子。在使用此类技术时,试验者通常会将试验任务中玩偶的想法呈现在一些图画中,并告知患儿这些图画就是玩偶的内心想法,依此来帮助被试理解抽象的心理世界。

Swettenham 等试图教孤独症患儿使用"头脑相机"策略,让孤独症患儿懂得"人们的信念好像存在头脑中的照片"的类化。此策略以完整的认知领域(理解摄影式表征)为基础,而避免了另一个领域(理解心理表征)的认知缺损。对于孤独症患儿来说,把信念比喻成照片可能是使他们理解信念最有效的方法。此研究集中于教会儿童理解错误信念。"照片"策略的训练只在 Sally-Anne 错误信念任务背景下进行。试验者给受训孤独症患儿看画有玩偶头像的图画,在每个玩偶头像的上方都有一个方框,用于呈现表示玩偶的内心想法的

照片。干预训练一共四个阶段,第一和第二阶段的训练目的为使孤独症患儿理解"头脑相机"使用规则,即头脑相机就像真的相机一样会给玩偶看到的东西拍照;第三和第四阶段的目的为使受训儿童能使用头脑相机理解错误信念并推测行为。结果表明,虽然孤独症患儿不能自发地使用策略去预测行为或心理状态,但他们都能学会一些基本步骤。8 个儿童中的 7 个通过了 Sally-Anne 任务且在传统 Sally-Anne 任务的玩偶测验中有显著改进,并能把"照片在头脑中"规则类化到"所见导致所知"任务中。

其后,McGregor 等人也进行了"头脑照片"技术的训练研究。不同的是,他们把此技术与其他技术相比较。研究包括两试验组(心理年龄匹配的孤独症组、3 岁正常儿童组)和两控制组,分别采用"头脑照片"技术和"注意意向"技术训练。训练前后所用的迁移任务为:

(1)传统 Sally-Anne 错误信念任务(无照片);

(2)欺骗 - 现象任务;

(3)"窗户"欺骗任务;

(4)外套任务(现实生活误信念任务);

(5)现象与现实任务。

结果表明,在教心灵解读时,"照片在头脑中"技术明显比"注意意向"技术有效。试验组都能通过标准 Sally-Anne 错误信念任务。3 岁儿童在其他错误信念任务中显示出令人信服的类化能力,而孤独症患儿只能通过他们自己的错误信念测验,说明类化能力有限。

另一种可以帮助患儿弥补或"绕过"理解心理状态能力亏空的表征装置是"思想泡泡"。在卡通和各种杂志中,"思想泡泡"常用来描绘一个人的想法。目前已有不少研究中使用"思想泡泡"来干预孤独症患儿的心灵解读。如 Wellman 等人对 17 名孤独症患儿进行了前后测试研究,通过运用"头脑中的图片"和"思想泡泡"图片化技术两种方式,探讨孤独症患儿理解他人错误信念的情况。结果表明,"思想泡泡"策略技术不仅能帮助患儿通过经典的"Sally-Anne"任务,还能帮助孤独症患儿容易理解他人想法;"思想泡泡"策略技术在帮助孤独症患儿理解和区辨他人错误信念等方面比"头脑中的图片"方式好。中国台湾学者陈秋佑通过运用"思想泡泡"教学探讨小学高功能孤独症学生在高阶心灵解读能力的学习效果。"思想泡泡"策略能帮助小学高功能孤独症学生理解高阶的次

级错误信念,能学会辨别失礼行为、谎话及玩笑,而且可以类化到日常生活情境中。通过训练,孤独症患儿成功学会了在错误信念任务中选择"思想泡泡"表征人物的思想。

2. **线索应用的干预方式**　Bowler 等试图在没有直接提供正确答案的情况下教会孤独症患儿通过 Sally-Anne 错误信念任务。他们提供了动作和情绪线索,且让患儿有机会在相似场景中体会自己的错误信念。所有任务都以真人表演 Sally-Anne 角色。被试包括孤独症患儿、学习困难儿童、正常发展的 3 岁儿童两组(一组将近 4 岁、一组 3 岁 6 个月),每组儿童都被分为试验组和控制组。试验组儿童接受五项测验:

第一项是动作错误信念测验;

第二项是意外错误信念测验(Sally 返回房间,检查隐藏处,表现出惊讶说:"天呢,东西不在这!");

第三项是儿童自己藏物的错误信念试验(儿童藏物之后,离开房间,返回时发现物体已被转移);

第四项是动作错误信念测验的重复;

第五项是意外错误信念测验的重复。

这些测验都没有直接给出正确答案。控制组儿童只重复呈现错误信念的标准测验和他们自己的错误信念测验。

试验结果显示,试验组孤独症患儿和一些发展正常的近 4 岁儿童一样,从动作和情绪线索中受益匪浅,而这些线索对较小的 3 岁儿童及学习困难的患儿无帮助。控制组儿童无一个从错误信念任务的简单重复中受益。一种解释是:因为线索的作用,前者真正了解了心理状态。因为在训练期间没有正确答案的直接提示,儿童不可能从正确答案中学会非心理状态规则。不过,也可能如 Bowler 等指出的那样,儿童可能只是对测验的表面结构作反应,因此,此研究不能完全说明孤独症患儿在提供动作和情绪线索的情况下确实学会使用心灵解读。

3. **介入多媒体技术的干预**　研究人员还试图利用多媒体介入的方式来训练孤独症患儿对错误信念的理解。Swttenham 进行了一项心灵解读训练研究,被试包括 8 例孤独症患儿、8 例 3 岁正常儿童和 8 例唐氏综合征患儿。研究旨在通过任务的电脑表演的反复呈现,教会儿童通过 Sally-Anne 错误信念任务。然后用五个错误信念任务(训练前

所有儿童都未通过)评估训练后类化能力,其中 2 个任务与训练任务的场景相同,是近迁移任务。其他 3 个任务是远迁移任务,有两个是以 Perner 等的研究为基础的"欺骗 - 现象"误信念任务;还有一个是心灵解读任务:告诉儿童一个人物的错误信念,然后要求他们预测他的行为。研究者认为,训练时学会的非心理状态规则不能用来完成远迁移任务。在训练中,每个儿童接受一套 48 题的测验,在 1 周内分 8 次进行。随着训练进行,每组在每次测验中的正确率都平衡上升。令人意外的是,唐氏综合征儿童训练的平均分最低。在训练后,所有儿童都能通过近迁移任务。但是,孤独症患儿无一通过远迁移任务,而 5 名 3 岁正常儿童和 5 例唐氏综合征患儿至少通过一项远迁移任务。3 个月后对迁移任务进行重测,结果亦然如此。此研究表明孤独症患儿经过学习能通过错误信念任务,但他们不能类化所学的知识。

(二) 以正常儿童心灵解读发展顺序为参照的多心灵解读成分训练

Ozonoff 的干预方案设置了七个训练阶段:第一阶段是互动和会话技巧的教学,如怎样开始和维持及选择别人感兴趣的话题,怎样理解和表达非言语信号,怎样有兴趣地倾听等。第二阶段特别注重心灵解读技巧的教学。此阶段以角色表演练习开始,目的在于教会患儿从别人的视角看问题;接着教他们的所见所闻导致了他们的所知(即"知觉影响知识"规则);最后,患儿参加一系列反映二级错误信念任务格式的角色表演,这些任务的内容与迁移任务的内容不同(如使用不同的位置)。

训练后,相对于控制组,试验组患儿在心灵解读的成套测试中成绩有所改进。不过,训练似乎对日常社会技能不起作用。

一组较低功能孤独症患儿参加了 Hadwin 等的一个训练研究,此研究的目的是评估在三个领域 - 情绪的理解、信念的理解和假装扮演中教孤独症患儿的可能性。每个领域有 5 个按"发展水平"排列的任务,水平 1 最容易,水平 5 最难。30 个孤独症患儿参加了研究。

➢ 情绪领域的任务是:

1. 照片式脸部再认任务;

2. 图式脸部再认任务;

3. 情景基础的情绪理解;

4. 愿望基础的情绪理解；

5. 信念基础的情绪理解。

➢ 信念领域的任务是：

1. 简单的观点采择；

2. 复杂的观点采择；

3. "所见导致所知"；

4. 真信念理解；

5. 误信念理解。

➢ 扮演行为的五种水平是：

1. 感觉运动扮演；

2. 功能性扮演1（2个或1个例子）；

3. 功能性扮演（2个以上例子）；

4. 假装扮演1（2个及以下）；

5. 假装扮演（2个以上）。

训练前后还进行了两项交谈技巧和心理状态词汇集的使用频率的评估。要求患儿讲述图画书中的一个故事，频率记录为：

1. 单个单词的回答；

2. 两个或多个句子；

3. 模仿言语；

4. 不清晰的陈述。

指导父母在患儿讲述故事时提问题和给予提示，以便形成交谈形式的互动。

在训练时，患儿被分为三组，每组患儿学习一个特殊领域（情绪、信念或假扮）。在情绪和信念组中，通过问答形式的正确反馈，教会每个患儿完成连续水平的任务，并且教会他们掌握理解任务中心理状态的一般规则。而假装扮演中的教育策略是自发、不明确的，假扮的目的只是鼓励患儿参与活动与一系列同一主题的玩偶共同表演（如买东西），并根据示范和言语指导把物体分块。训练连续进行8天，每天1.5小时。训练结果表明，情绪和信念组患儿在他们所训练的任务上有改进，而假装扮演组无明显改进。此研究表明特殊训练技术不能使患儿学会假装扮演。在经过某个领域的训练之后，用三个领域的任务重测结果表明：一个领域的训练对另一个领域的作业无改进作用，即在心灵解读领域之间无类化现象。另外，孤独症患儿在交谈的引申能力方面和在交谈中使用心理状态的术语方面也无变化。但是，患儿确实通过了与训练任务相似但材料不同的任务。研究者还不清楚这种有限类化的内容是推论心理状态的新知识，还是用来通过任务的非心理状态的规则。

（三）心灵解读与社交技能综合干预

Feng等人采用了心灵解读和社交技能干预相结合的模式，对1名有明显情绪行为的孤独症患儿进行了干预。干预进行了10周，每周4次。干预方案包括向被试解释心灵解读任务（包括愿望理解、信念理解、情绪理解和一级、二级错误信念理解），同伴间的角色扮演和社交互动（包括情绪行为管理和表达自己的需求）。和以往的研究相比，Feng等人的训练有显著的效果，被试在心灵解读技能和社交互动上都有显著的提高，且在训练中获得的能力能迁移到新情境中。Feng等人认为他们的干预之所有以有效，是因为他们将心灵解读干预和社交技能干预有效地结合在了一起，并且他们采用了多模式的训练方式（包括使用大量的动态的例子、角色扮演和强化）。尽管Feng等人的训练成就是令人鼓舞的，但是他们只做了个案训练，训练方案的有效性还需要在更多的患儿身上得到验证，且也有研究显示心灵解读与社交技能相结合的训练模式也不适用于所有的孤独症患儿。

（四）心灵解读技能干预的注意事项

对孤独症患儿而言，心灵解读技能干预面对的首要问题为泛化和迁移，即能将在干预课程中所习得的技能迁移到新的日常环境中。而孤独症患儿行为刻板的这一行为特征给心灵解读技能干预的有效泛化和迁移造成了困难。因此，这就要求我们在实施心灵解读技能干预的过程中要做到两点：

1. 在干预中更多地采用自然情境教学法，为孤独症患儿提供丰富多样且贴近实际生活的样例来学习心灵解读技能。

2. 采用小步化的教学模式，即每一次新技能的学习都是在以获得技能的基础之上展开，且新技能的学习环境、模式和内容要与以往干预课程之间的差异尽可能小，使以获得技能尽可能发挥脚手架的作用，促进他们对新技能的理解和应用。

其次，在设置和实施心灵解读技能干预方案时，要做到针对不同层次的孤独症患儿设置差异化的干预方案和实施个别化教学。

新近研究显示，孤独症患儿心灵解读的发展会因其临床症状的程度，呈现出发展缺失或滞后两种特点。高功能孤独症患儿心灵解读能力的发展速率与正常个体相比没有显著差异,只是在心灵解读能力发展顺序上可能存在一些不同。因此针对

孤独症患儿的这些特点,在设置干预课程前需要考虑患儿的智力发展情况和临床症状特点,以选择适合他们的干预课程。

第四节　儿童心灵解读技能的评估

一、错误信念任务及其变式

错误信念任务是在所有心灵解读测评任务中最常见的任务,在此我们将围绕错误信念任务及其相关变式来做相应介绍。

(一) 标准错误信念任务

许多研究者把个体对错误信念的理解能力看作是个体拥有心灵解读的标志。经典的错误信念任务通常用"意外地点""意外内容"和外表 - 真实三项任务来考察患儿对自身及他人错误信念的认知状况。

意外地点任务通常是设计一个故事情境,在故事中,故事的主人公把他的物品放在一个特定的地方,在主人公离开之后,其他人改变了物品的放置位置,要求被试推断故事的主人公认为物品此时的存放位置,并据此推测其行为。

Wimmer 和 Pemer 设计的任务是:男童马克西把巧克力放在厨房的蓝色橱柜,然后离开了厨房,妈妈收拾房间时,把巧克力转移到了绿色橱柜。马克西回来了,想吃巧克力。问儿童:马克西认为他的巧克力在哪,他会去哪里找他的巧克力? Wimmer 和 Pemer 的试验任务较长,需要患儿记忆和理解的信息比较多。

随后,Baron-Cohen、Leslie 和 Frith 编制了较为简单的 Sally-Anne 任务。

意外内容任务又叫欺骗外表任务,该任务通常是给被试呈现一个日常生活用品的盒子,如糖果盒,让被试回答他认为盒子里面装的是什么,其他的小朋友看到盒子,不打开盒子,会认为盒子里面装的是什么。

外表 - 真实任务主要考察了患儿对于事物表象和本质的区分能力。

(二) 图片排列任务

由于错误信念的经典研究范式,对孤独症患儿的语言理解能力、语言表达能力都有一定的要求,

而患儿普遍存在言语方面的发展障碍,因此有研究者就提出利用图片排列任务,来改进经典的心灵解读的研究范式。在图片排列任务的试验过程中,所有错误信念的故事内容都用图片的方式呈现出来,主试边呈现图片,边讲故事。当故事呈现结束,研究者打乱图片的排列顺序,要求被试根据故事的内容和情节对所有的图片进行重新排列,并且做口头描述。测试完成后,根据儿童重新排列的图片的顺序和正确使用心理状态词的情况两方面来判断患儿是否正确理解故事中人物所持有的错误信念。

(三) 奇异故事任务

Happe 编制了一系列小故事,用来考察比较孤独症患儿、智力发育迟缓患儿、正常儿童和成人之间心灵解读能力的差异。这些故事均来自日常生活中常见的场景。故事的类型包括假装、玩笑、白色谎言、反语等,故事中存在信念与现实之间的冲突。和传统的错误信念任务相比,除了运用语言描述故事外,还呈现配的图片来帮助被试理解故事内容。在故事呈现后,通常询问被试事件是否真实及为什么故事中的人会有此表现,根据被试的回答来确定被试的心灵解读能力发展水平。

(四) 思想泡泡

思想泡泡是儿童故事书中常见的一种图画,它用图片的形式将人的所思所想以直观的形式表现出来,因此,这种方式呈现的错误信念任务对于存在言语障碍但是图片识别能力完好的患儿来说更为简单,也更能客观地反映出患儿的心灵解读发展水平。Wellman 等最早采用思想泡泡技术进行心灵解读能力的研究。Persons 等采用 Wellman 等的试验范式考察了孤独症患儿、3~4 岁和 5~6 岁的正常儿童及学习障碍患儿对思想泡泡中内容的理解。结果表明,孤独症患儿能够理解思想泡泡中表征的是人物的心理状态,而且思想泡泡

方式提高了孤独症患儿在标准错误信念任务中的成绩。

二、心灵解读量表

心灵解读量表由 Wellman 等人编制,包含 5 个任务,最近修订为 6 个任务。以 5 个任务的心灵解读量表为例,这 5 个任务分别为区分愿望任务、区分信念任务、知识理解任务、意外内容任务、隐藏情绪任务。

(一) 区分愿望任务

试验者出示一张苹果图片、一张糖的图片和一个老师模样的玩具娃娃。试验者指着玩具娃娃,告诉被试:"这个老师饿了,想吃些东西?"接着,试验者指着苹果和糖的图片,问:"你看,这里有苹果和糖,你喜欢哪个?"在被试做出选择(苹果或糖)以后,试验者说:"很好。但是老师不喜欢苹果(糖),她喜欢糖(苹果),她最喜欢糖(苹果了)。"接下来,试验者问测试问题:"现在,老师只能选一样吃的,她会选哪一样呢?"如果被试没有回答,试验者继续问:"老师是会选苹果还是糖?"测试问题的正确答案为老师喜欢的食物。

(二) 区分信念任务

试验者出示 3 张图片(分别画有足球、教室和操场)和一个男娃娃模样的木偶。试验者告诉被试这个男娃娃想要他的足球了,足球可以在教室里也可以在操场上。接下来,试验者问被试:"你认为足球在哪里?在教室里还是操场上?"在被试做出选择后,如选择操场(教室),试验者告诉被试:"很好,但是男娃娃不这么想,他认为足球在教室里(操场上)。"接下来试验者问被试测试问题:"男娃娃想要足球了,他会去哪里找足球?"测试问题的正确答案是为男娃娃认为的地方找足球。

(三) 知识理解任务

试验者出示一个带抽屉的柜子,抽屉没有打开。试验者问被试:"你认为这个抽屉里会有什么?"被试回答后,试验者打开抽屉说:"非常棒。我们来看看抽屉里有什么。哈哈,里面有一只小狗。接下来,老师来了,她没有见过这个抽屉,也没有打开过这个抽屉。"在询问一些控制问题后,试验者问被试测试问题:"老师知道抽屉里面是什么吗?"测试问题的正确答案为不知道。

(四) 意外地点与意外内容任务

此任务已在本节前一部分做过介绍。

(五) 隐藏情绪任务

试验者给被试看一张一个男孩的背面头像,并告诉患儿:"这个男孩和小伙伴们一起在玩耍。一个小伙让男孩出洋相了,结果其他小朋友也跟着一起看男孩的笑话,并且笑他。但是男孩没有笑,他认为这不好笑。男孩不愿意让其他小朋友知道他心里是怎么想的,如果其他小朋友知道了,那他们会说男孩是小气鬼。"接下来,试验者问被试测试问题:"当其他小朋友笑话男孩时,男孩的真实感受是什么?当其他小朋友笑话男孩时,男孩会使自己看起来怎么样?为了帮助患儿更好的回答问题,试验者会给患儿三张情绪面孔图片(微笑、难过、没什么表情),让他们在回答真实情绪和表面情绪问题时,指示图片作答。两个情绪问题正确的回答为男孩感到难过,但看起来没什么表情。

(邵 智 张 婷)

参考文献

[1] 张雅如,张婷,邵智.孤独症患儿自我意识干预及其心理理论能力的发展.教师教育学报,2015,2(2):111-115.

[2] 邵智,张婷.孤独症患儿与正常发展儿童愿望-信念推理能力的对比研究.中国儿童保健杂志,2013,21(4):399-401.

[3] Zhang T,Shao Z,Zhang Y.Developmental Steps in Theory of Mind of Chinese Typical Children and Children with Autism Spectrum Disorder.Research in Autism Spectrum Disorder,2016,23(2):210-220.

[4] Ruzich E,Allison C,Smith P,et al.The Autism-Spectrum Quotient in siblings of people with Autism.Autism Research,2017,10(2):289-297.

[5] Hoogenhout M,Malcolm-Smith S.Theory of mind in autism spectrum disorder:Does DSM classification predict development? Research in Autism Spectrum

Disorders,2014,8(6):597-607.

[6] Roeyers H,Demurie,E.How impaired is mind reading in high-functioning adolescents and adults with autism？European Journal of Developmental Psychology,2013,7(1):123-134.

[7] Paynter J,PetersonCC.Further evidence of benefits of thought-bubble training for theory of mind development in children with autism spectrum disorders.Research in Autism Spectrum Disorders,2013,7(2):344-348.

[8] 邵智,张婷.自闭症儿童心灵解读技能干预教程.重庆:西南师范大学出版社,2016.

[9] Hoffmann SG.Doan SN,Sprung M,et al.Training children's theory-of-mind;ameta-analysis of controlled studies.Cognition,2016,150:200-212.

第十二章

儿童孤独症谱系障碍的结构化教学法

第一节 结构化教育的概述

一、结构化教学的历史

结构化教学（treatment and education of autistic and related communication handicapped children，TEACCH）也称系统教学法（structured teaching）。是 1970 年由 EricSchople 提出，1972 年美国北卡罗来纳州议会通过立法建立了孤独症和社交障碍患儿的治疗教育部门，该部门设在美国北卡罗来纳大学医学院精神科，采用 TEACCH 教育方法，用以治疗、训练和教育孤独谱系障碍（ASD）患儿。多年来 TEACCH 使得国内外 ASD 患儿在语言、社会交往、感知觉、行为等方面取得了良好的疗效。是现代欧美国家中获得最高评价的 ASD 患儿训练课程之一，为治疗和训练 ASD 患儿提供了一套全面的教学方案。

二、结构化教学法的定义

TEACCH 是根据患儿的学习特点，有组织、有系统地安排学习环境、学习材料及学习程序，让儿童按照设计好的结构，从中学会学习、改善情绪和行为、建立良好的日程常规的一种教学方法。它的基本思想是把教学空间、教学设备、时间安排、交往方式、教学手段等方面作系统安排，形成一种模式，使教学的各种因素有机地形成一体，全方位地帮助 ASD 患儿进行学习。

三、结构化教育的目的和意义

TEACCH 使 ASD 患儿明白环境的功能和要求，使之更能与社会联系；发展生活技能；促进自发地沟通；并能够独立生活是结构化教育的目的。对于 ASD 患儿来说，发展实用性的技能甚为重要。期望在提升 ASD 患儿生活自理能力的同时发展相应的生活技能，从而更好地融入社会。

TEACCH 训练强调家庭家具或训练场地的特别布置，玩具及其有关物品的特别摆放；注重训练程序的安排和视觉提示；在教学方法上充分运用语言、身体姿势、提示、标签、图表、文字等各种方法增进患儿对训练内容的理解和掌握；同时运用行为强化原理和其他行为矫正技术帮助患儿克服异常行为，增加良好行为。TEACCH 可以在有关机构开展，也可在家庭中进行。是一套成熟的针对 ASD 患儿的综合教育方法。

第二节　结构化教学对孤独症谱系障碍患儿的干预机制

一、孤独症谱系障碍患儿在学习上的特点

（一）孤独症谱系障碍患儿的视觉辨别及记忆学习要优于听觉的辨别及记忆

ASD 患儿的视觉辨别及记忆学习要优于听觉的辨别及记忆，也就是说，ASD 患儿对看到的东西比听到的内容更容易理解，更容易记住。同时又考虑到 ASD 患儿在学习上的诸多困难，比如由于言语障碍，听不懂、记不住较为复杂的内容，理解不了教师及家长的需求，对非口语信息（面部表情、手势等）接收常出现困难，很难从面部表情和手势这些帮助理解的线索上获得信息，多数患儿在学习字词方面也有特殊困难。

（二）孤独症谱系障碍患儿的语言接受困难和缺乏基本的交流语言

语言接受困难和缺乏基本的交流语言是 ASD 患儿的特点之一。由于 ASD 患儿语言理解能力差，不能表达他们的基本要求，别人不知道他们是累了、热了，还是饿了？他们只能代之以发脾气或攻击行为。

（三）孤独症谱系障碍患儿的逻辑记忆能力差

ASD 患儿的逻辑记忆能力差，不能在头脑中将事物有序地排列起来，即使熟悉的事物、熟悉的动作，因而不愿意去学习新的动作和日常规范。这也是他们出现刻板行为和不愿意改变环境的原因之一。

（四）孤独症谱系障碍患儿难以控制自己的行为和缺乏社交能力

多数 ASD 患儿因为不能控制自己的行为，不理解和接受科学规律，导致别人的另眼相看和对其孤立。对感觉输入的高敏感是 ASD 患儿出现不安、暴躁等行为的原因之一，也妨碍了对学习技能的掌握。由于患儿缺乏社交能力，使他们可能毫无理由地取悦别人或对表扬无反应，这些原因使 ASD 患儿看上去对学习有抵触。

二、结构化教学对孤独症谱系障碍患儿的训练干预原则

TEACCH 充分利用了 ASD 患儿的视觉优势，运用实物、图片、相片、数字、文字这些可视性强的媒介来标明要学习的内容及步骤，帮助他们克服学习中的困难，目的是充分发挥患儿的强项，而弥补和避开其弱处。

根据对 TEACCH 的需求进行训练，是 ASD 患儿成功获得学习经验的第一步。TEACCH 对于行为问题的发生不采取直接的干预措施，而是寻找其发生的原因，譬如焦虑，当训练人员解除了 ASD 患儿对环境的恐惧认识后，他们的焦虑就会减轻；同时训练了他们与人交往、理解别人的要求、表达自己要求的能力，许多行为问题就会迎刃而解。每位 ASD 患儿表现出的问题多不相同，在 TEACCH 训练的过程中，在每一个环节还要根据患儿具体问题注重制订个体化的训练方案，这样才能获取更好的训练效果和更大的成功。因此，针对患儿的理解水平、接受水平来设置训练计划，应用结构化这一概念安排课程，可以有效地干预 ASD 患儿。

大部分 ASD 患儿常常对不必要的细节部分过分重视，以致难以集中学习。TEACCH 可以通过环境的安排和学习的设计，让患儿在有组织、有程序的环境里学习，鼓励其将注意力集中在重要部分，减低环境对 ASD 患儿的干扰，明白环境的功能及要求，使其更容易与社会联系。

ASD 患儿拥有较强的视觉辨认能力，协助他们接收和处理信息，理解环境、联系概念，同时为他们建立恰当的惯例和日程，引导他们明白活动的程序，体会日常生活的模式，以应对环境的要求与转变，从而逐渐培养独立生活的能力。对于 ASD 患儿来说，发展实用性的技能甚为重要。期望在提升 ASD 患儿生活自理能力的同时发展相应的生活技能，从而更好地融入社会。

TEACCH 针对 ASD 特点而设计，涵盖从评估到教学策略及训练活动，务求以不同角度分析患儿的学习特征，期望通过全面和个别化的支援，能够使患儿掌握不同的技能，为日后的成长和独立生活做好准备。

第三节　结构化教学的干预内容与质量控制

一、结构化教育的特点

（一）个性化原则是结构化教学的重要特点之一

个性化原则强调治疗中心是患儿个体，在ASD患儿现有的技能和兴趣上建立广泛的干预计划。用评价来了解ASD患儿，不管其严重程度、功能高低如何，均作为个体来对待，制订计划时因人而异。每人有适合自己的一套训练教育计划。制订个性化原则非常重要，如若不是在评估ASD患儿个人兴趣、基本技能的基础上制订的干预计划，最后是很难成功的。

父母参与，将ASD患儿的父母作为治疗的合作者，参考他们对患儿的理解、看法，对父母进行咨询、培训，让家长学会并掌握训练方法，回家后家长根据计划在家庭进行训练，让父母也成为治疗者。

（二）结构化教学的覆盖面广并适用性强

TEACCH对任何形式的ASD都可训练，从婴儿ASD到成人ASD，从低功能ASD到高功能ASD（阿斯伯格综合征）均可以采用TEACCH训练。TEACCH训练法适用性强，不仅在美国适用，从30年的实践经验来看，同样也广泛适用于其他国家，目前全世界已有20多个国家在使用。

（三）孤独症谱系障碍患儿乐于接受结构化教学训练

结构化教学反应性好，几乎所有参加训练的ASD患儿都能很高兴地参与到训练中来，并能最大限度发挥他们的能力。

二、结构化教学的干预内容

TEACCH针对ASD患儿在语言、交流、感知觉及运动等各方面所存在的缺陷，有针对性地进行教育，核心是增进患儿对环境、教育和训练内容的理解和服从。TEACCH根据ASD患儿的能力和行为特点设计个体化的训练内容。训练内容包含儿童模仿、粗大运动及精细运动、知觉能力、认知、手眼协调、语言理解和表达、生活自理、社交，以及情绪情感等各个方面。

TEACCH有五个重要元素，具体包括两个重点和三个体现形式，两个重点包括：视觉安排和常规。三个体现形式为：环境结构、程序时间表和个人工作系统。

（一）视觉安排

视觉安排是把学习环境、学习材料、工作程序作适当的安排，使患儿无须语言，只用视觉的辨别，便可以明白该做什么、怎样做、何时完成。利用ASD患儿较强的视觉辨别能力，克服其在语言沟通上的障碍，清晰具体的将信息呈现，从而更有效率地促进ASD患儿理解和进行活动。视觉结构包括以下三个部分：

1. **视觉清晰显示**　视觉清晰显示是把学习中重要资料或物件部分清晰显示出来，以便于患儿辨认，为避免繁多的内容扰乱患儿接受信息的能力，训练者应限制工作项目中活动的内容及物件的数量，列明工作要求，突出重点所在。见图2-12-1。

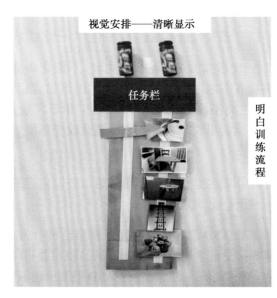

图 2-12-1　训练流程表

例如在进行分类练习时，若以物体的形状来分类，则要突出物体的形状，选同一色的物体；若以物体的颜色来分类，则要选择有醒目、不同颜色的同一形状的物体,以此来突出分类的重点,尽量减少干扰因素。

又如,为使患儿能够比较容易地看到并辨别出自己的座位或放置个人用品的地方,可以在椅子或个人用品橱上贴不同颜色(根据患儿的爱好来选择)的纸,可在上面贴他们的照片或写有他们的名字。

总之,用颜色、形状及各种形式的醒目标签标出学习的重要资料或物体部分,以强调工作目标,是视觉清晰显示的重点。

2. 视觉组织　在 ASD 患儿的学习中,经常应用有组织、有规律地放置学习物件,以强调工作的编排。患儿常因感官上的刺激而分心或被扰乱,以致没办法接受、组织和处理原有的信息。所以,在教学过程中,应将工作物件组织的有规律、富有吸引性,并减低刺激性,使他们将有限的注意力维持在重要的信息上。

视觉组织是物件和空间的组织安排方法,有序的组织安排可以使患儿了解自己的学习范围和涉及的地点、材料、步骤等,见图 2-12-2。

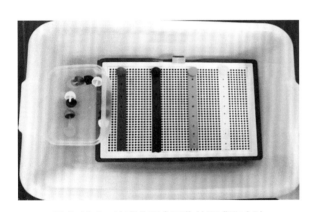

图 2-12-2　让患儿明白工作的要求和方法

例如,要 ASD 患儿完成剪断 4 张 5 厘米宽的纸条的目标,可以把所需的学习材料作有序安排:纸条、剪刀都放在一个大长方形的托盘内,并置于患儿够得着的桌子的左上方,4 张纸条分别用曲别针顺序排列的夹在一张硬纸板边,置于大托盘的左上角,剪刀放入一个小盒内,置于大托盘的右边,在纸条及剪刀的下方则放一个空盒作"完成盒",用来盛剪碎的纸。这种安排,使患儿可以清楚地看见纸条及剪刀,并且知道要剪 4 张纸条,剪完后的碎纸要放在空盒内。这种有序安排使儿童操作起来也相对方便。

如果把学习材料无序地散放在工作桌上,势

必增加教学的难度,训练师需要用语言去解释患儿要完成的目标。患儿学习的难度也增大,患儿不明白要干些什么? 要完成多少? 如何按步骤去完成目标任务? 开始之初,仍需要训练师帮助(手把手地教)。例如,训练师要患儿完成清扫地面或擦拭桌子的任务,就把患儿要清扫的那块图用线条划分为四小块,患儿一看便了解要完成工作的范围,并且会按 1、2、3、4 的顺序去做。

3. 视觉指示　视觉指示是利用文字、图片把要完成的工作安排成一个模式,说明工作的内容及步骤,以便患儿按照指示去完成工作。比如在职业劳动训练中和居家生活中,借助视觉指示的说明可以帮助 ASD 患儿较快地掌握一些技能,养成良好的习惯。

比如要教会 ASD 患儿如何使用洗手间及处理好个人的问题,需要为患儿把每一个步骤都用文字和图画标明出来,教会患儿去依照指示做。又如每天晚上睡觉前,都用视觉指示来帮助患儿,家长不必每天都去提醒他,而是让他自行按指定的模式来完成。患儿明白了怎么做,会减少他的焦虑情绪,管理也相对容易些。

视觉指示是根据不同的学习目标来安排的,这样 ASD 患儿不仅会养成寻找指示,并按指示完成指示的习惯,而且还会慢慢培养适应改变的能力。

视觉指示可以根据 ASD 患儿的情况适当变更,患儿可依循视觉指示来逐渐减少他们的固执行为,依照视觉指示所提供完成指示的信息,帮助他们改变和反映工作的结果,从而提高接受改变的能力,减少刻板的使用自己的方式执行工作的情况,这种弹性的变化有助于 ASD 患儿解决日常简单生活问题的能力,见图 2-12-3。

(二) 常规

常规是日常生活和学习的习惯及规律。明白日常环境的要求,容易产生焦虑,故而 ASD 患儿经常自定常规性的行为,以应对环境及舒缓不安的情绪,例如:进行工作前先敲打桌面,进餐前闻一闻吃饭的汤匙,这些行为通常是无意义的。

常规能帮助 ASD 患儿理解环境和预计将要发生的事情,从而稳定情绪,无疑地会给他们的学习和建立为人接受的良好行为带来好处。一个极有秩序及安排得当的学习环境,患儿就会按训练师的要求做事。比如来到教室的第一件事是跟训练师打招呼、问好,然后到固定的地方去看当天的程序

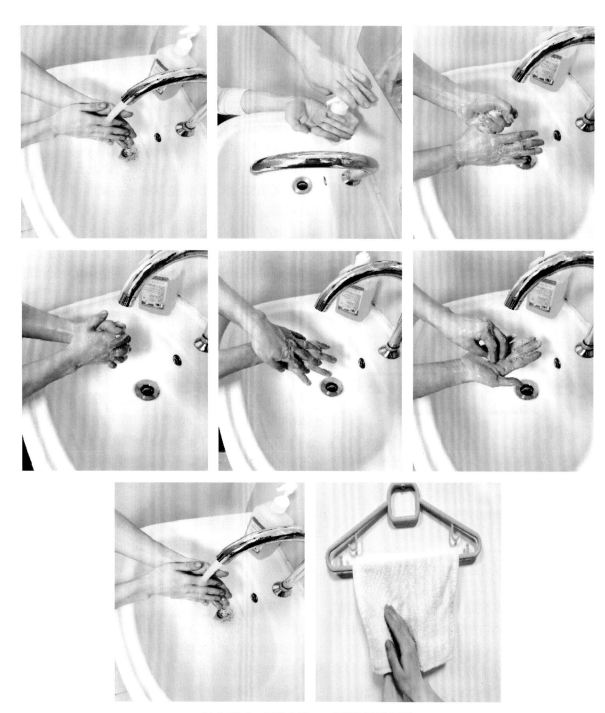

图 2-12-3　视觉安排——视觉指示（洗手）

时间表(课表),取下第一个程序卡,再坐到自己的座位上,拿出家庭作业本,放在课桌的左上角,等训练师来检查。这样就避免了因为不知道要干什么,无所事事而产生的无意义行为,如绕教室转圈或到处敲打等。低龄患儿同样可以养成学习的习惯,来到教室就坐到自己座位上,等训练师来点名,然后由训练师带去活动。

常规的建立主要从以下几个方面着手进行:

1. 建立做事先后顺序常规　如先洗手,再拿东西吃;先学习,再玩耍;先完成工作,后得奖励;先经允许,再行动;先付钱,再取商店的物品;先看指示及说明,再做事等,见图2-12-4。

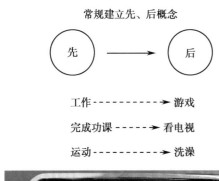

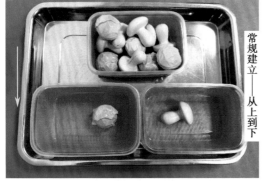

图 2-12-4　建立做事先后顺序常规

2. 建立完成工作的常规　建立完成工作的常规就是通过训练让患儿建立起工作是会完成的,完成后就会有奖励或报酬的概念,以此来促使患儿努力完成任务。

建立完成工作的常规包括以下几方面:

(1)给出确定的任务:要求患儿把给的材料全部用完或全部从工作筐中取出,即表示工作完成;或者划定一个工作的范围,如写字、清扫地面等,写完了规定的半篇或一篇字;扫完了规定的一块地面就表示工作完成。

(2)工作完成:当某项工作的工序全部完成之后,把物件放到特定的地方;盒子、筐子、篮子里(完成篮或完成筐)即表示工作完成。如要患儿折餐巾纸,患儿把训练师给的 20 张餐巾纸按要求折好,装进塑料袋中,并一一放入完成筐,就表示工作完成,又如写字、画画,写完、画完之后把笔放入笔盘中,就表示工作完成。

(3)用形象化的时间作提示:有的工作或活动无法以量化的形式来表示结束,便可以用一种信号(视觉或听觉)来表示。比如患儿自由活动时,可以用发声计时器或哨子,在规定的时间内发声,活动便结束;又如患儿作插片练习,可以在他面前放上一些小夹子或小硬纸块,一定的时间过去,便把小夹子或小纸片一一取走,当全部夹子和纸片全都拿走时,便表示插片活动结束。

(4)建立由左到右、从上到下的工作步骤常规:ASD 患儿往往不知道一件工作从什么地方开始,这时用视觉信号作出指示,便于指导他们较好地完成任务。如写字时,便在写字本上先给患儿写出字头,并用箭头标出从左至右的方向。清洁桌面后把桌面划分为四小块,并标上序号,再用箭头标明运行的方向。这样能减少患儿的焦虑,能安定情绪,专心独立地进行活动。

(5)学会看个人时间表:通过训练培养 ASD 患儿在每天活动开始之前看时间表的习惯,以便他能了解个人活动的内容、时间及先后顺序,把精力放在要做的事情上。

(6)根据个人工作系统中的安排去工作:常规提供了基本和可预期的例行生活流程,有助于 ASD 患儿了解两个活动间的转换过程,并加强患儿对变化的接受能力,例如在时间表中,每天制订游戏时间,但游戏内容可随日期有所不同;或是每天上学时,让患儿行走不同的路线。这些细微的调整,即可保留常规模式,也能使 ASD 患儿预计即将发生的事情,以减少他们的烦躁不安,同时有助于患儿向妥协转变,见图2-12-5。

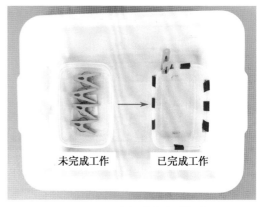

图 2-12-5　常规建立完成概念

(三) 环境结构

环境结构就是用清晰的界限为患儿划定不同的活动和学习空间,以便他了解活动、学习与环境的关系,掌握环境对他们的要求。

ASD 患儿组织能力较弱,缺乏对环境的理解,对某些感光刺激有过度的反应。所以,周围的环境对他们来说都有可能是凌乱不堪、难以确认的空间,致使患儿在环境中感到焦虑、注意力难以集中、发呆,甚至是抗拒新的环境。

教室的布局对 ASD 患儿学习经验的获得至关重要。家具的排列,区域的划分合理与否,或帮助患儿的独立功能和认识的发展,和对规则及限制的服从,或妨碍患儿这些功能的发展。教学环境的结构化就是要让患儿从视觉感受上得到帮助,也帮助他们在学习时安静,减少情绪反应,理解教学的程序,独立完成学习目标,使训练更加有效。

教室的组织、家具、物品(教具)的布置及教室的大小,与其他教室的毗邻关系,电源数与位置,洗手间的位置、灯光、墙画、家具的特征都是需要考虑的。太小的教室或没有贮存间的教室会使 ASD 患儿感到不舒服,洗手间不应离教室过远,这样可使教师将精力放在课堂内容和结构化学习上,而不必经常提醒患儿洗手间的方向。患儿的桌子最好面向白墙,以避免干扰,家具的尺寸最好与患儿的年龄相适应。

明确划分各种活动区域。在游戏区、工作区、点心区、转换区都设出明确的界限,使 ASD 患儿明确每个区域的功能。工作区不要面对镜子或窗户,可用柜子围起来,使工作材料易于得到,也不要设计在门口,以减少视觉和声音的干扰。游戏区应铺地毯,使患儿看到地毯就知道是玩耍的地方。但是,

根据不同 ASD 患儿的具体情况,我们应该做出适当地调整,若患儿喜欢四处跑动,可以让他坐在靠近墙壁或角落的位置,鼓励他在有限的空间里学习及活动。而对于喜欢电脑的 ASD 患儿来说,其工作区域应远离电脑,以减低患儿分心的机会。

因根据 ASD 患儿年龄、功能的高低和自我控制能力的好坏,来确定区域和界限的多少,以便更好地引导。应注意要保证既有独自工作的场所,又有集体的工作区域。每个区域有明确的标识,用以提示 ASD 患儿活动区的功能,制作标识时应充分考虑到 ASD 患儿的理解能力,并选择合适的表达方式。

标识需制作成一式两份,一份给患儿做指示用途,另一份置于活动区。每个活动区域内放置一个标识。假如该地方会进行不同的活动,应需在不同的时间段更换不同的标识,且标识应贴在活动区域内十分显眼的位置。

在教室,除了有用来学习的空间,还可以划分出患儿自由玩耍的范围、个别辅导的范围,以及工作程序表放置、衣物放置的范围等。如果教室的空间太狭小,无法安排很多的活动区域。则可作变通处理。如课桌既可以用来学习,又可以用来当餐桌,只是需要铺上一块桌布作为标记就可以了。

在家庭生活中,为了培养 ASD 患儿良好的生活习惯,家长也用纸条画出,用文字和图画标出儿童的活动范围及放置个人用品的地方,并引导患儿按要求做。这样,儿童会慢慢了解家中哪些地方可以玩,哪些地方不可以去,他的学习用品、玩具、衣服应从什么地方去取,用完后再放到哪里。这样家庭生活也会平和有序,家长也不必为这方面的管理多费精力,见图 2-12-6。

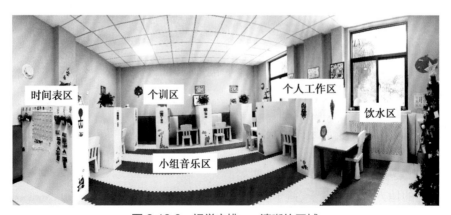

图 2-12-6　视觉安排——清晰的区域

(四) 程序时间表

程序时间表是具体的视觉媒介,透过有系统的先后排列的视觉标识,告知 ASD 患儿每日或者某个时间段将要发生的事,以及这些事情发生的先后顺序,让患儿有充分的心理准备,从而降低他们的焦虑,让情绪稳定,并增进安排、预测和组织生活的能力。

当 ASD 患儿能理解及预知每日生活的流程,可以减少训练师的指导,从而提高患儿的自主能力。当患儿熟悉时间表的应用后,可逐渐引入变化,使他们更能适应社会上的实际情况。

制作程序时间表时,训练者应参考患儿的认知和理解能力、作息时间、兴趣爱好等多重因素。标识的内容可以涵盖活动项目涉及的摆设、位置、用具或人物。而形式则可以用实物、图画、相片或文字。

常见的程序时间表有两种:一种是全日流程时间表,即每日每项活动的时间表,一种是个人工作时使用的工作程序表。这是针对 ASD 患儿的特殊需要,按照个别教育计划制订的程序表。

程序时间表的设计要注意以下几个问题:

1. **程序时间表组成部分** 程序时间表由两部分组成,一部分是总表,另一部分是程序卡,即把每一个程序做成一个卡,便于 ASD 患儿安排去抽取。

2. **程序卡一式两份** 程序卡要一份贴在(插在)总时间表或程序表上,另一张则要贴在期望患儿进行的活动项目或地点。

3. **时间程序卡的显示** 时间程序卡可用实物、照片、图片或文字来显示,用什么形式更合适要根据 ASD 患儿的能力及兴趣设计。

(1) ASD 患儿能辨认文字或数字时,可用文字或数字作程序卡。

(2) 如果患儿对触觉的辨别特别有兴趣时,则可选用不同质地的材料作程序卡,比如绒布、砂纸、光纸等,上边有文字、数字或图画。

(3) 如果患儿只能辨别照片或图片时,使用这些照片、图片做程序卡。

(4) 如果患儿只会配对实物时,可用实物贴在卡上作程序卡,或把实物放在桌子上,让患儿拿取。

4. **教会 ASD 患儿使用时间表及程序卡** 患儿在开始使用时间表及程序卡时,需要一定的协助,首先教会他怎样去看时间表并取程序卡,然后再到要活动的地方去找另一张程序卡,使之配对,待 ASD 患儿逐渐掌握了时间程序卡的使用后,便可以减少帮助,以至于最后养成每日工作之前去看总表和取卡的习惯。卡取完了就表示全部学习工作结束,这样也能帮助患儿建立工作完成的概念。

卡片放在右侧,完成的顺序由左向右。卡片不能画得很复杂,要让患儿易于理解。要有完成工作袋,让患儿将完成的物品放入其中。

5. **逐渐增加项目** 训练初期,时间表及程序卡的活动项目不宜太多,可安排 2~3 个项目,待患儿掌握以后再逐渐增加项目。

6. **养成做事先看表再行动的习惯** 程序时间表不仅在训练学校可以使用,在家庭中也照样适用。家长对患儿的课余时间及周日、假日活动都可以做一个安排,并制成程序表,贴在患儿看得到的地方,使他养成做事先看表再行动的习惯,这样也比较容易管理,见图 2-12-7。

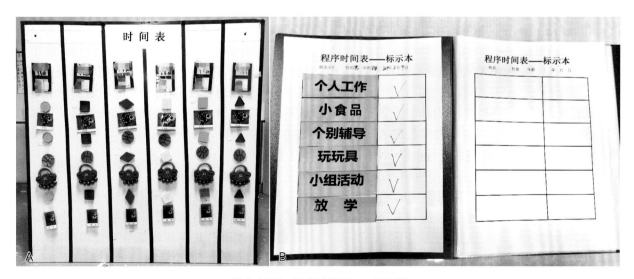

图 2-12-7 程序时间表——标示板
A. 固定;B. 携带

7. 作息时间表可以帮助ASD患儿组织时间 多数ASD患儿不能很好地连续记忆和组织时间,语言理解障碍也使ASD患儿不知该做什么。因此,除了指导患儿在每天一定时间内的学习以外,作息时间表可以帮助患儿组织时间,进而预先安排1天或1周的事务,也可以帮助ASD患儿主动地由一项活动转向另一项活动,时间表可以让患儿知道接下来该到哪去,该做什么,对那些不愿离开的患儿,也可让他知道接下来的活动更有趣。

8. 对非常规性或突发性情况的处理 在出现一些非常规性或突发性情况的时候,例如:外出实践、生日聚会、节日联欢的情况下,需对程序时间表做出调整,让ASD患儿接受活动的改变。

9. 程序时间表的设计应结合ASD患儿个别化的需要 程序时间表的设计结合了患儿个别化的需要,在运用的前后,必须对ASD患儿进行个别化性评估,必须监测患儿在一段时间内使用时间表的实际情况,了解其发展和表现,调整出更符合其学习作息特点的运作模式。

(五) 个人工作系统

个人工作系统是指为ASD患儿的需要而建立的一个独立的工作系统。个人工作系统包括了TEACCH的各要素:视觉结构、环境结构、常规及程序时间表,再加上特定的教学材料安排,便建立起这个系统。ASD患儿的教育具有独特性,集体环境的教育训练必不可少,而个别化的教育训练更需要。因此,无论是学校、训练机构,还是家庭的教育训练都必须充分考虑到ASD患儿的特殊需要,为其制订安排有针对性的个人工作系统,来帮助他们学习新的知识和技能。

个别工作是安排ASD患儿每日有一段时间,在有组织及不受干扰的工作环境下,让患儿能专注及持续地完成工作。在制订个人工作项目的内容、数量及先后次序时,需考虑每个患儿的认知理解程度、性格、兴趣和注意力等多方因素,最重要的是要让患儿理解工作的概念及为他们提供完成工作的策略:

1. 让ASD患儿知道需要完成的工作是什么?

2. 有多少工作需要做,以及做的先后次序是怎样的?

3. 怎样才可以完成工作?

4. 为鼓励ASD患儿积极主动完成工作,让其知道工作完成后可获得奖励。

当患儿熟练个人工作系统,进行个别工作时,尽量不要协助患儿,以培养其独立工作的能力,或是激发患儿寻求协助,以加强其沟通能力。

第四节 结构化教学的其他实践形式

(一) 个别辅导

在成人主导的个别教育时段,训练师按个别患儿的能力及特性,将一些新的学习内容或患儿未稳定掌握的项目,以TEACCH的视觉安排及常规等策略,有系统地教导ASD患儿,让他们习惯个人工作系统的运作及掌握完成概念,提升他们的学习能力。

在小组学习课堂前,为能力稍差的ASD患儿预习课堂的重点内容,使他们进行小组学习时更容易明白学习内容;同时,也可在小组学习课堂结束后,为患儿进行个别辅导,巩固课堂的学习知识。对于能力较佳的患儿,可编排较深的内容,进一步提升他们的能力。

(二) 小组学习

小组学习是指ASD患儿4~6名一起进行学习,人数视患儿的能力及需要而定,这形式除节省训练时间及人手外,也增加患儿相互学习及沟通的机会。较理想的是让能力相近的患儿一起学习。若安排上有困难,便要好好计划教学的内容,并于课堂中做出挑选,以符合个别患儿的程度及需要。而教学的内容由患儿已掌握的概念及技巧开始,也可从不同感觉刺激入手,以增加成功的机会及加强患儿的学习兴趣。

(三) 大组活动、常规活动及社会适应活动

大组活动是10名或以上ASD患儿一起进行的活动,多为休息活动,例如:唱歌游戏、小食品制作、游戏活动等。常规活动是日常流程的活动,例如:排队、进食等。社会适应活动则是有系统地计划及教导ASD患儿适应不同的社会环境,例如:到超级市场购物、到快餐店用餐、到理发店剪发等。

（四）结构化教学的质量控制

TEACCH 的质量控制包括三方面：

1. 时间表运作的质量控制

（1）时间表的标识方式是否适合 ASD 患儿的程度；

（2）时间表标识的数目是否适合 ASD 患儿的程度；

（3）时间表的突显方式是否适合 ASD 患儿的程度；

（4）患儿寻找时间表标示的方法是否正确；

（5）患儿处理时间表的标示方法是否正确。

2. 个别工作的质量控制

（1）工作桌的位置是否合适；

（2）标示的方法是否适合 ASD 患儿的程度；

（3）选择处理标示的方法是否适合 ASD 患儿的程度；

（4）工作项目摆放的位置是否合适；

（5）工作项目摆放的距离是否合适。

3. 个别教育计划质量控制

（1）是否有根据评估准备的近期目标（不少于6 个目标的月计划）；

（2）是否根据近期目标而准备短期目标；

（3）是否完成每月近期目标总数的 80%；

（4）是否总结近期目标完成的情况并据此调整下月的教学计划。

4. 结构化教学法的质量督导每月一次，定期进行考核。

第五节　结构化教学的效果分析和应用体验

一、开展结构化教学干预方法的应用体验

郑州大学第三附属医院儿童心理保健中心开展 TEACCH 干预方法以来，有以下方面的应用体验：

1. 接受过干预训练的 ASD 患儿，行为更加规范，能够有规律的、情绪稳定的接受训练安排。

2. TEACCH 的实施，干预者能够非常清晰明确地了解 ASD 患儿的评估结果及干预计划，能更加明确地实施干预方案。

3. TEACCH 的实施及开展，使家长看到环境安排、时间表的运用、视觉安排、个人工作、常规的运用是如何帮助 ASD 患儿掌握更多生活、学习技能。此干预方法同样也非常适合家庭康复训练。

4. TEACCH 的干预理念使 ASD 患儿更具有独立的能力。

二、TEACCH 常用的设备与器材

TEACCH 常用的设备和器材包括：自制卡片（时间表的制作、视觉提示卡片的制作、沟通版的制作）、实物模型、3M 子母胶、盘子、托盘、保鲜盒、精细动作教具、认知卡片等。

三、结构化教学的注意事项

1. TEACCH 针对的对象是那些不适应学习环境的 ASD 患儿，或者学习新事物有困难的患儿。

2. 注意 TEACCH 的变通。TEACCH 的使用并不是一成不变的，当 ASD 患儿不断进步，已掌握了某种技能，会独立完成某项工作时，部分 TEACCH 的策略就要慢慢改变，以避免新的刻板行为产生。比如完成工作"从左到右""由上到下"的常规，如果患儿已熟练掌握，就可以不必一一把物品放在工作盘中，而是让患儿根据工作程序表的指示去寻找需要的物品，以增强其独立辨别、选择的能力。又比如"完成篮"的使用，在患儿已经建立起工作后要把物件放在一个特定的地方这个概念，便可以把完成的项目放在桌子的一角。

3. 关于"程序时间表"的使用。程序时间表会因为 ASD 患儿的认知水平不一样而有不同的记录方式，但随着患儿能力的提高，记录的方式也要随着改变。最低水平的是使用物件（实物）来提示，再依次是相片、图片、文字。一旦他们掌握了一定的文字，便可让他们使用记事本以写日记的形式来记录每天的工作内容及顺序。

个人使用的工作程序表也是如此，应视 ASD 患儿能力的提高，逐步使用学生手册来记录要完成的各个项目。在家庭生活中，家长也要帮助患儿用记事本记下周日、假期的每日安排，以免忘记或事先没有告诉家长而引起 ASD 患儿情绪的波动。

4. TEACCH 的局限性。教学看法，教无定法。没有任何一种教学方法可以解决 ASD 患儿的全

部问题,也没有一种教学方法对所有 ASD 患儿都合适。TEACCH 也是如此,它只是针对 ASD 患儿在学习方面的某些困难及言语沟通的障碍采取的相应策略,既有它的可行性,又有它的弊病和局限。按照 TEACCH 训练患儿,可使他们养成有序工作的良好习惯,能较好地完成学习任务,也避免了管理上的一些麻烦。但另一方面,如果操作不当,又容易使 ASD 患儿产生新的刻板行为。因此在使用 TEACCH 时,"针对性"与"变通性"是该注意的两个方面。

5. 尽可能使 ASD 患儿习得较多的适应社会能力(行为)、语言沟通、人际交往及生活自理技能,甚至是休闲娱乐技能。

(姚梅玲)

参考文献

[1] Ganz JB, Earles-Vollrath TL, Heath AK, et al. A meta-analysis of single case research studies on aided augmentative and alternative communication systems with individuals with autism spectrum disorders. J Autism Dev Disord, 2012, 42(1): 60-74.

[2] Gordon K, Pasco G, McElduff F, et al. A commmunication-based intervention for nonverbal childern with autism: what changes? Who benefits?. J Consult Clin Psychol, 2011, 79(4): 447-457.

[3] 中华医学会儿科学分会发育行为学组. 孤独症谱系障碍儿童早期识别筛查和早期干预专家共识. 中华儿科杂志, 2017, 55(12): 890-897.

[4] 赵凌霄, 范静怡. 孤独症谱系障碍儿童社会沟通和交往障碍的表现与发生机制. 中国儿童保健杂志, 2017, 25(6): 585-588.

[5] 瞿玲玲. 孤独症谱系障碍儿童共同注意行为试验的研究. 重庆医科大学: 2016.

[6] 邹小兵, 邓红珠, 唐春, 等. 以家庭为基地的短期结构化教育治疗儿童孤独症的疗效. 中国儿童保健杂志, 2005, 13(2): 98-100.

[7] 徐光兴. 孤独症儿童干预技术. 中国健康心理学杂志, 2013, 11(02): 29-32.

第十三章

儿童孤独症谱系障碍的自然情境教学法

第一节 自然情境教学法概述

对于孤独症谱系障碍（ASD）患儿的教育康复问题，美国孤独症中心（2015 年）报告的科学研究证明，有效的干预方法包括：行为干预、认知行为干预、儿童综合行为治疗、语言训练、家长培训、同伴干预等。在这些干预方法中针对不同的问题，采取不同的干预措施，才能针对性地培养孤独症患儿相应的社会技能。本章介绍的目前常用的自然情境教学法是结合回合教学法和情景教法的基本原则，发展出来的对于孤独症和其他发展性障碍患儿进行教学训练的一种方法。自然情境教学法强调在

患儿生活的真实环境中进行，着眼于提高患儿的主体性和自然行为训练。该方法有利于患儿融入社会生活，如今被广泛地应用。

20 世纪 70 年代，加州大学心理学教授凯戈尔博士采用自然情境教学法对儿童的语言沟通进行训练，该训练是常用教学干预方法，其主要强调环境的真实生态，在日常生活环境中进行，并尽量安排普通儿童进入训练中，通过示范和强化，培养孤独症患儿的主动性和自控能力。

第二节 自然情境教学法的内涵与特点

一、自然情境教学法的内涵

有别于传统的语言教学，自然情境教学强调在自然的教学情境下开展教学，注重学生的个别差异，强调教学互动，强调对行为的功能分析，并以功能性行为作为教学重点内容，促进患儿产生自发性与类化性沟通行为和学习。自然情境教学同样会用到提示、强化、时间延迟、塑造，以及消除等辅助方法，也包括社会互动中的模仿及回应沟通。

二、自然情境教学法的特点

1. 在教学环境的安排上，教学发生在包括教室、学校、家庭，以及社区等日常生活情境中，强调

非结构化的环境，在不同场景的训练下反复练习同一技能。

2. 在教学目标上注重患儿的主体性，教学活动依据孤独症患儿的兴趣展开，从训练开始就要考虑行为的迁移。

3. 教学过程中利用多样化、自然的偶发事件作为例子，强调自然和多样性，尽量运用自然的结果强化。

4. 强调对个体行为的功能分析。参与人员应该注意理解患儿行为背后的动因和目的，有效地引导其用适宜的替代行为，从而减少问题行为。

5. 根据孤独症患儿的能力差异，对他们的要求也要体现出差异性和针对性，教学者应特别注

意奖励患儿的主动意向和努力,提升患儿的独立能力。

6. 注重训练者与孤独症患儿之间的持续互动

和沟通,注重迁移的训练。

7. 尽量安排普通儿童加入训练中来,强调孤独症患儿与非残障儿童之间的交往与互动。

第三节 自然情境教学法的评估与训练

一、自然情境教学法的评估

自然情境教学法非常强调环境的生态性、真实性和自然性,因此,对孤独症患儿采用自然情境教学法前要对其本人、环境和参与者是否具有相应技能等进行评估。评估的具体内容一般包括:对孤独症患儿的评估和对家长的评估。

(一) 对孤独症患儿的评估

1. 特定时间点的特定环境。例如,患儿早上 8 点半前后在学校的大门口。

2. 一般要求的语言和行为。例如,患儿见了熟人会互相打招呼,上课时学生回答问题的基本规则包括举手发言、耐心等待老师点名发言等。

3. 患儿的现有水平。例如,有的患儿眼睛不看人,只顾低头走路。

4. 训练的具体目标。例如,用"您好"来回答别人的打招呼。

5. 谁担任教者。如果妈妈经常送患儿上学,妈妈可以成为教者。

6. 训练方法。例如,妈妈可以用示范的方法,先自己对熟人说"您好"。然后要求患儿也对熟人说"您好"。随着环境的改变,训练的要求、目标、方法等也要相应地改变。

(二) 对家长的评估

对家长评估目的是为了向家长传授必要的方法,以帮助他们在孤独症患儿的教育过程中取得更大的效果。评估包括使用量表和观察两个方面:
一是家长压力量表。用该量表评估家长在参与教育、照顾残障患儿方面感受到的压力程度,从而确定家长可能需要帮助的具体项目。

另外,评估者也可以用问卷表来了解家长与患儿每天交往的时间、内容、感受等。家长评估中,观察更为重要,观察主要围绕七个方面:

1. 家长对患儿指导时是否用简短清晰的指令。

2. 家长是否把对患儿新技能的训练与患儿已掌握技能的复习交替穿插在一起。

3. 家长是否注意训练患儿认识即使同一事物也可能有多种存在形式。

4. 家长是否与患儿分享控制权,能恰当转移患儿注意力,引导患儿。既不完全控制,也不放任患儿。

5. 家长是否恰当有效地运用奖励方法。

6. 家长是否常用自然结果奖励患儿的良好行为。

7. 家长是否随时注意奖励患儿的努力和进步。

二、自然情境教学法的训练

自然情境教学法是以教者示范、要求—示范、时间延迟法和环境诱导法四个主要的策略为核心,下面将简单介绍这四种方法。

(一) 教者示范法

示范与模仿是人类学习的重要渠道。示范策略以患儿为主导,既要呈现患儿感兴趣的教学内容,也要充分利用自然环境。示范教学策略通常用于教学活动的开始阶段,其步骤如下:

1. 观察并发现患儿的兴趣;

2. 建立共同的注意,这种共同注意可以表现为目光的接触或相互听着对方说话等;

3. 教学者借患儿感兴趣的事物提供口语或非口语的示范;

4. 如果患儿模仿正确则给予即时的表扬、鼓励、口语扩充或其喜爱的东西,例如可以给予口头奖励,"你好棒"或给予物质上的奖励;

5. 若模仿错误或没有回应,教学者再次示范后,要求患儿再模仿;

6. 若正确模仿则给予即时强化,若仍然反应错误或没有回应,则基于矫正性评价后,再观察其喜爱的东西。

（二）要求—示范法

要求—示范法的教育目的是帮助患儿提高其语言能力、社会交往和游戏能力。在采用要求—示范法的时候，教者要为患儿准备好充足的玩具或活动用品。当患儿对这些物品发生兴趣时，教者会先提出要求或口头提示，以让患儿有机会独立回答。如果患儿能够做到，教学者马上给予表扬，并使其得到与该语言相关的实物作为奖励。如果患儿不能独立回答，教学者再用示范法。

（三）时间延迟法

当患儿被某项事物吸引或对其产生注意，或教学者给予其学习方面的相关刺激后，教者延迟提供提示的时间，通过时间上的等待或延迟来鼓励和激发患儿产生自发性的互动行为。当患儿作出不适当的回应，再一次等待，如果还是失败，则退回到提示—示范教学。时间延迟法的教学步骤如下：

1. 观察患儿感兴趣的事物或确定需要帮助的时机，教学者首先应该利用需要创造患儿开口的动因；

2. 建立共同注意；

3. 进入延迟等待阶段，教学者要观察患儿想要什么，但不立即给予表扬，教学者可以用期待或疑问的表情作为视觉提示线索；

4. 当患儿反应正确则给予强化；

5. 若反应错误或没有回应，教学者需观察患儿的动机，利用要求—示范或教者示范法，提供第二次时间延迟，如果仍然反应错误，再采用提示—示范或提示的策略。

（四）环境诱导法

环境诱导法是指当患儿表现出口语或非口语方面的沟通需求时，教学者抓住教学契机，通过安排环境或在自然情境中，根据患儿的反应灵活开展教学的方法。环境诱导法特别强调教学者要随患儿的兴趣需求而展开训练，要循序渐进地推进教学，即先认可患儿的替代交流方法，再慢慢要求患儿用更好、通用的方法。另外，要特别注意不能把眼光仅仅局限于语言的训练上，而是要拓展到其他社会技能的提高上。

（赵　斌　黄俊洁）

参考文献

［1］齐红,赵斌.图片交换沟通系统干预孤独症幼儿沟通行为的个案研究.现代特殊教育,2018,27(1):59-64.

［2］任天虹,胡志善,孙红月,等.选择与坚持:跨期选择与延迟满足之比较.心理科学进展,2015,23(2):46-49.

［3］翁盛,魏寿洪.录像示范法在孤独症儿童社交技能训练中的应用.中国特殊教育,2015,12(9):5-9.

［4］黄伟合.儿童孤独症及其他发展性障碍的行为干预.华东师范大学出版社,2003:56.

［5］毛秀娣.图片交换沟通系统对儿童孤独症主动性沟通行为的效果研究.浙江:杭州师范大学硕士论文,2017.

［6］殷佳维.应用PECS干预重度智力障碍儿童沟通能力的个案研究.四川:四川师范大学硕士论文,2017.

第十四章

儿童孤独症的回合教学训练法

第一节 回合教学法发展概述

一、回合教学法的定义

回合教学法(discrete trial teaching,DTT)最初又被称为强化疗法,也称离散单元教法。是针对孤独症患儿的一种具体教学、训练技术,也是儿童孤独症常用的训练方法之一。孤独症患儿的康复教学训练过程中,都会融入DTT技术。

应用行为分析(ABA)是公认的干预孤独症患儿行之有效的策略。它是将目标任务(即教学的知识、技能、行为、习惯等)按照一定的方式和顺序分解成一系列的较小的或者相对独立的步骤,然后采用适当的强化方法,按照任务分解确定的顺序逐步训练每一小步骤,直到患儿掌握所有步骤,最终可以独立完成任务,并且在其他场合下能够应用其所学会的知识、技能。它以操作简约的原理和方法为核心,按患儿的学习目标设计情境和选定影响该目标行为的增强物,并以他们自发的反应行为,建立新的适应行为,消除或改善因其症状而引致的不当行为。DTT则是在ABA的基础上发展起来的具体训练技术,要求干预人员(专家指导下的特殊教育教师或患儿家长)与孤独症患儿进行一对一的训练,每周干预时间长达30~40小时,故又称为强化疗法。DTT的操作过程是将目标任务按照一定的方式和程序分解成一系列的小步骤,然后采用适当的干预策略完成一个个小目标,直到干预对象能掌握所有步骤并能独立完成任务。

由于DTT的实施是在每个单元目标的基础上进行的,因此,DTT教学是一种结构性较强的干预方法。通过小步子、量化的操作模式,先由干预者发出明确的指令让对象做出相应的行为反应(如不能独立完成则干预者可以给予适当的口头或身体帮助),配合完成反应后的口头或实物奖励强化,待其能独立完成后逐渐撤出帮助,使干预对象达到自动反应的目标。

二、回合教学法的理论依据

第一,根据心理学对行为的描述,DTT的教学旨在通过对行为现象的描述来揭示行为问题的具体原因,形成有规律的干预策略。

第二,以ABA为基础的训练,通过设计恰当的教学情景,然后根据个案的兴趣,选取正强化物,进而引导其发出适合的社会性行为,改善或移除由于生理或心理原因导致的不恰当行为。

第三,干预训练从治疗转为教育。目前针对孤独症患儿的治疗没有有效的药物,而采用恰当教育方法早期干预能提高他们的社会功能,故离散单元教学法侧重点应该在于"教"。

第二节　回合教学法的评估与测量

(一) 回合教学法的评估目的

使用 DTT 前需要对个体进行诊断与评估,其目的在于:了解干预对象在社会交往、语言能力、社会技能上的现状,以及与普通儿童之间的差距;针对性的制订教学方案、干预计划;为干预或教学结束后评价干预效果提供客观的依据。为达到上述的目的,在诊断评估的内容、方式和注意事项上相关人员都应严格进行操作。

(二) 回合教学法的评估方法

评估方法包括访谈法、观察法和量表测试法。访谈的对象应是对干预对象十分了解的重要人。实施访谈时可事先准备一个较为恰当的调查表及相关问题。访谈结束后应该通过直接或间接观察验证访谈的内容,收集访谈中没能涉及的相关资料。量表测量是将孤独症患儿的发展状况客观、准确地以数据的形式提供主要依据。常用的评估及测试量表包括《韦氏智力测量量表》《儿童孤独症评定量表》《未蓝德适应能力量表》等。

上述评估与测试的内容涵盖了孤独症患儿在社会交往能力、学习能力、注意能力、语言表达能力上的现况,只有综合了解了患儿的能力范围和家长意见,才能制订切合实际、行之有效的教育目标。

(三) 孤独症患儿评估与测量的注意事项

在孤独症患儿的评估与测量过程中,应注意一些问题:

1. 实施评估的过程要考虑正常儿童的发展阶段,以此为参考比较被评者在语言、社会等能力方面的发展水平;

2. 评估实施后仍要考虑评估结果表现的稳定性。

总之,评估的目的在于为以后的教学提供一个有效的参考依据,为以后的干预提供明确的方向,为评价干预实施后的效果提供对照的标准。

第三节　回合教学法的操作程序

一、回合教学法的特点与具体操作过程

DTT 是一种针对孤独症患儿的具体教学、训练技术,包括多种"操作",每项"操作"都有明确的开始和结束。它主要具有以下特点:

1. 将每一项要教的技能(skill)分成很小的步骤,然后一步步地练习。

2. 密集性(intensive)教学,反复训练每个步骤。

3. 使用提示帮助孤独症患儿做出正确的反应。

4. 使用强化物及强化手段。

二、回合教学法的构成要素

DTT 主要包括四个构成要素:实施者的操作指令、干预对象的相应反应(动作或语言)、适当的辅助,以及有效的强化反馈,即指令、反应、辅助、强化。

(一) 实施者的操作指令

实施者的操作指令包括肢体动作、口头命令等。在发出指令时应注意,指令必须简明易懂,过于复杂的指令会影响孤独症患儿反应的时间。例如:在干预初期需要训练患儿共同注意的能力,就应该明确地指向需要共同注意的物体并发出"看"这个指令。而不是先让患儿注意自己的眼睛,然后发出"看"的指令,再指向需要注意物体的动作。这样他会混淆共同注意的含义,认为看教学者眼睛就是共同注意,从而忽略了真正需要共同关注的物体。

(二) 干预对象的相应反应

干预对象的反应是 DTT 的成败所在。应该注意:

1. 干预反应的界定　在干预实施之前,应对干预对象的反应做出明确界定,比如:穿珠子训练,只有当干预对象把珠子按顺序或按大小穿好才算是做出正确的反应动作,此时才能给予后续的奖励或表扬。

2. 整体目标分解训练　实施者必须循序渐进地实施干预方案,因为离散单元教法的核心在于,结合个体的实际情况,把整体目标逐级分解为一个个便于操作训练的小单元,然后小步子、分阶段,分步实施。

3. 关注患儿的反应　在实施离散单元教法的同时还应多关注孤独症患儿的自然表现,然后及时给予强化,即使这些自然表现不是在离散单元教法实施前就预先假设的反应。

(三) 适当的辅助是必不可少的关键要素

教者首先要明确辅助的目的在于加速学习,减少障碍,预先的假设并不能代表孤独症患儿本身的能力状况,此时适当的辅助,既能减少患儿的受挫感,又能提升他继续学习的信心。适当的辅助应注意:

1. 辅助时机的把握　并不是任何时候教者都应该给予辅助。每个指令发出后,要等待 3~5 秒钟,看个体是否能达到。如果连续 3~5 次指令个体都未能反应,这时就可以介入辅助。

2. 辅助应由多到少　辅助的给予应该是一个由多到少的过程,最后逐渐撤销。

3. 奖励应有差异　对于辅助后获得的奖励也应有差异,例如:对于辅助介入后做出的反应所获奖励要少于独立完成所得的奖励,这样实施的差别强化能对孤独症患儿起到心理暗示的作用,鼓励患儿独立完成任务。

(四) 有效的强化反馈

强化的实施是确保离散单元教法继续的有效手段,在口头和实物奖励强化的过程下得到激励的患儿往往能继续相关的训练。但在实施强化反馈的同时也需要注意技巧,否则,不恰当地强化或许会让患儿发展出其他行为问题。

有效的反馈应注意:

1. 及时反馈　当孤独症患儿做出正确的反应时,教学者应该把握时机及时给予奖励强化其正确行为,因为事后奖励可能导致患儿理解上的某些曲解。例如,患儿扣好扣子后应及时鼓励他:“扣子扣对了,可以获得一颗小星星”或“扣对了扣子,你真棒”。而不是当他将扣子扣好了,裤子也穿好了再说:“你刚刚把扣子扣上了,真棒”,此时他可能会想“难道我裤子也穿好了就不棒了吗?”

对于正确的反馈应给予正向的口头表扬,对于不正确的反应给予鼓励性的反馈,对于不良的反应则应给予适当的批评性反馈或消退。

2. 反馈的一致性　实施者的反馈要具有一致性,在说鼓励的时候,教者应该配合微笑的或点头这样的面部、手势肢体语言,而不应该面无表情或严肃地给予鼓励,以防止孤独症患儿混淆对与错的界限。

3. 反馈要具体　一定要准确指出孤独症患儿具体行为,切记笼统、概括。例如,称赞他:“你举手的姿势真标准”,而不是简单地说:“你真棒”。一边称赞一边点头,而不是一边摇头,还口上说好。

奖励物的运用要提前调查,这样才能符合孤独症患儿的喜好,达到奖励强化的效果;强化要随干预时间推进而逐渐变化,实施离散单元教法前期应该多给予奖励,后期应该适当地减少奖励。奖励物的性质也应注意调整,可以从实物奖励到社会性奖励,这样更能培养患儿的社会适应能力。

第四节　回合教学法的训练实施

一、训练目标与情境设计

(一) 训练目标

根据个别化的教育训练目标,对孤独症患儿一次进行一个目标的训练。

(二) 情境设计

开始训练时,需要找一个视觉和听觉刺激干扰很少的、相对固定的环境。比如:一对一的个别训练室,在那儿放一张小桌子和两把小椅子(椅子的高度必须以能相互对视为准),地上铺设有地毯;

房间布置要尽量简单,以暗色调为主,但光线要充足,周围不可以有吸引患儿注意力的物品,甚至连墙壁也只要白墙即可,条件允许的话可在墙壁的适当位置安装能做观察用的单向透视镜;教学中可以根据需要增加指导者从旁协助教学;根据课程设计需要,室内可放置必要的教具教材。

二、指导方式

(一) 一对一的个别训练

一对一教学,这是主要形式。适用于参与能力、模仿、语言、认知和精细动作等项目的训练,生活自理、听一步指令、粗大动作等项目。训练时一定要选准可以影响患儿行为能力发展的增强物;随着患儿在一对一的个别训练中行为的获得和能力的发展状况,逐步将患儿带入小组或团队中做泛化指导,使得个别指导中所习得的行为得以在团体或生活实际中发展。

(二) 以活动为基础的教学

以活动为基础的教学适用于教患儿同他人游戏、交往、语言理解和语言表达等项目。

(三) 偶发事件中的教学

在生活(家庭、社会等)中,尤其是社会交往、社会适应等活动,抓住机会促使患儿运用已学会的知识、技能和展示已养成的行为、习惯;抓住机会自然地教给患儿知识、技能,培养其良好的行为、习惯。

三、时间要求

每周在家里有 30~40 个小时的训练,即每星期 6~7 天的训练,每天 5~6 个小时;每次训练的时间要根据患儿的年龄、整体水平(注意力、身体状况、情绪、刻板行为等)综合决定。2 岁半以前的患儿,主要以活动为基础的教学,一般每次 10~15 分钟;3~4 岁的患儿,每次 15~20 分钟;4~5 岁的患儿,每次 20~25 分钟;5 岁以上的患儿,每次 30 分钟左右;学龄前患儿,每次 35 分钟,学龄期患儿,每次 40 分钟左右。

从安排来讲,有效的是每周上 20~40 小时一对一的操作练习课,逐步泛化,尽快从一对一的教学训练过渡到小组或集体教学训练。

第五节　孤独症患儿的语言训练法

一、孤独症患儿在沟通方面存在的异常

孤独症患儿在沟通方面存在明显异常,主要表现在以下几个方面:

(一) 难以在社会交往中使用语言

孤独症患儿各种语言的基础及表达的技能发育不良,在婴儿时期就不会咿呀学语,有的是在 2~3 岁以前有表达性语言,以后逐渐减少,有的则完全消失,表现为终生沉默不语,或在极少数情况下使用有限的语言。

(二) 不会用动作或面部表情来表达需要和要求

孤独症患儿不会用动作或面部表情来表达某种需要和要求,也不会用手势语言,不会理解和运用面部表情,不会用躯体动作、姿态等与他人交流。

(三) 语言理解和使用的能力低下

1. 孤独症患儿的语言理解能力低下,常不能听从指令,不会表达自己的需要、痛苦和不适,对别人的话也没有反应。

2. 有语言能力的患儿,他们运用语言的能力受损表现在不会主动与人交谈,不会提出话题或使交谈继续下去,对应简单。

3. 不会使用代词或代词运用颠倒。

4. 有的患儿有相当的词汇量,他们也不能运用词汇、语句来与人进行正常的语言交流。

5. 约半数以上患儿出现模仿语言、重复的刻板语言。

二、促进孤独症患儿语言发育的方法

(一) 动作训练法

选择适当的运动项目,使孤独症患儿动起来,

在活动中边说边做渗透语言训练。因这些患儿对语义不太理解,很难把语言和语义联系起来,因此让他们动起来,给他形成一个音意连接的桥梁是发展语言的良好开端。

(二) 生活训练法

生活训练法即把语言融入生活的各个环节。一日生活内容很多,从起床到睡觉各个环节都是语言训练的好机会。特别是日常用语的训练,更是靠在生活中训练学习掌握。生活中要带孤独症患儿做什么就说什么,做到生活即是训练、训练即是生活。有目的地让患儿说出身边的人和事,先简单后复杂,使他们的语言循序渐进地发展。

(三) 创设语言环境

环境对孤独症患儿的影响是潜移默化的。可以用看电视、听音乐、讲简单的故事等。让这些患儿感受语言,并帮助他们把生活中的人和事与语言联系起来,加强他们对语言的理解。万万不能因这些患儿不愿说话,就放任自流,要尽量启发他们多说话,充分调动他们的积极性。

(四) 游戏的方法

游戏是孤独症患儿的好伙伴,对这些患儿也不例外,只是他们的游戏要更简单一些。在游戏中可融入一定的言语训练。如玩动物时,模仿动物的叫声,玩开汽车时,模仿汽车声音及售票员讲话等。因游戏很有趣,这些患儿也就有兴趣去学习,但同一游戏时间不宜过长。

(五) 记忆模仿法

记忆模仿法常用于训练简单认知和一些规范性语言。如问:"你叫什么名字"?由一人带着回答:"我叫××",反复多遍,孤独症患儿便记住了回答问题的句式,能脱离他人而自己独立回答。

(六) 活动训练法

孤独症患儿的主动性较差,家长和老师可以多带他们去公园、游乐场、野外等室外场地认识事物,教患儿去表达他们观察到的事物,为他们提供更多的模仿机会,丰富患儿的词汇和生活经验,从而促进语言的理解和表达能力。

三、无语言孤独症患儿的家庭训练

孤独症患儿的语言沟通障碍表现多样,有的发音不准、有的词不达意,有的鹦鹉学舌,还有的表现为失语症。失语症的原因很复杂,不是简单的器官损伤所致,还包括"听"的意识性不够,也可能有语言理解障碍等。对这一类孤独症患儿需要长期训练,除了在专业机构训练以外,家庭训练也是不可缺少的一部分。在家庭训练中,家长该怎么做呢?

(一) 口腔按摩

一些孤独症患儿总是偏食,只是吃一些流质食物,如一天到晚喝牛奶、喝粥,或是吃面条,造成下颚得不到运动,舌头不灵活,阻碍了气流通道。针对这一问题,家长可以用口腔按摩的方法来改善此情况。

1. 脸部轻揉 双手示指、中指、无名指并拢在患儿脸上由内向外,再由外向内轻轻转柔。做两个八拍(或视情况增减)。

2. 双手拍打患儿脸颊 手法要轻柔,如患儿不拒绝,手法可适当重一点,也可轻重交替。

3. 脸颊部按压 双手直立,放在患儿脸颊两侧,从内向外,再从外向内轻轻按压,视情况由慢到快。当由外向内按压时最后一下可用手掌的下部把患儿的嘴挤成圆形。

(二) 发音训练

语音是语言发展的前提。任何孤独症患儿都需要获得声音,所以要进行发音练习。

发音训练的目的是让孤独症患儿感受多种形式的发音动作,帮助他们掌握发音技巧,促使患儿发音器官功能的完善与作用。

1. 呼吸训练 在家里,家长可以和患儿通过吹气之类动作做呼吸练习,如吹蜡烛、纸条,或是用吸管吹杯子里的水、吹口哨、吹喇叭等。凡是可以吹气的都可以用来训练。

2. 舌部训练 家长在一些比较宽松的气氛中,把舌头伸出、缩回,并抖动发出"啦啦"的声音来吸引患儿注意,并模仿该动作做舌部训练。

3. 口部训练 家长可利用夸张的嘴型,把嘴巴张得大大的,或是把嘴巴圆起来发"喔喔"的声音,引起患儿的注意,以便模仿。

4. 进行四声练习 利用六个元音,ɑ、o、e、i、

u、ü 反复训练,并用手势辅助表示。

孤独症患儿的语言训练、矫治属临床病理语言学的范畴,是一个非常专业化的过程,包括运气、发声、模仿意识的建立等许多环节和技术,特别要注意的是,不能强迫患儿说话,因为强迫的结果只能促使该患儿产生恐惧、反感和抗拒的心理,增加了孤独症患儿学习语言的负担。

(三) 语言氛围

孤独症患儿在进行语言训练时,家长应营造一个轻松愉快的氛围,让他们感受到学习的快乐,体验学习的乐趣,并通过各种亲子游戏加深患儿与父母的情感,也达到了训练的目的。

最后,在训练的过程中,家长要注意的问题是:

1. 对孤独症患儿增加语言刺激 要不断地对孤独症患儿增加语言刺激,即多与患儿说话,使患儿的大脑得到大量的语言信息。当然,一些家长比较心急,总是急迫让孤独症患儿马上可以说话,结果发现患儿没有进步,以致最后也没有耐心,放弃了努力,认为孤独症患儿确实说话不行,从而不再进行训练。

2. 训练要运用正确的刺激方式 多与孤独症患儿说话,并不等于不停地说,也不根据内容说,而是要根据患儿的具体情况,选择简单、通俗易懂的话题,适合患儿的心理和年龄发展的话题,做到"精确、提高、效率、简短"等原则。

总的来说,训练无语言的孤独症患儿,要遵循量变到质变的原则,家庭训练也是患儿进步中的重要组成部分。

四、语言训练顺序

(一) 训练顺序

1. 模仿动作 提高注意力、协调能力和配合能力。

2. 听口令做动作 提高注意力、语言理解能力、协调能力和配合能力。

3. 叫名反应 自我意识外化的起始点。

4. 强化发音 把孤独症患儿无意识的发音转化为有意识的,或纠正发音。

5. 发单音 从较简单、容易说清楚的单音开始训练,增加患儿成功体验。

6. 仿说词 结合生活环境说词汇让患儿模仿。

7. 仿说句子 结合生活环境说简单句子让患儿模仿。

8. 自动说 结合生活环境让患儿主动开口表达需求或说出物体名称。

9. 简答 结合生活环境向患儿提简单问题,让患儿尝试回答。

10. 代名词的使用 孤独症患儿语言能力发展的瓶颈,与其自我意识发展中的欠缺有关。

11. 对话与叙述

其中 1~4 阶段适用于几乎所有年龄的孤独症患儿的语言训练,因为这些训练能提高患儿各方面的能力。

(二) 语言训练要有生活基础

较为宽松的生活空间、良好的生活气氛、孤独症患儿充足的社会性接触(在家长主动地引导下),还有孤独症患儿运动能力发展,才是患儿语言发展的真正桥梁。

综上,DTT 离不开教者与患儿两个主体之间的互动,在具体的操作过程中要仔细考察、小心落实。此外在实施教育训练的过程中,还要考虑某些重要因素:干预对象本身的资料收集;干预方案实施的社会效度(即干预方案是否为家长、同伴等重要他人认可);DTT 与患儿发展的契合程度;教法的干预成效评量;干预所获技能的迁移效果;干预成效的推广效果,是否能将相似的教法应用到其他儿童的技能训练上。为了使大家更好地领会 DTT 及实施步骤,下面将以"语言模仿训练、行为模仿训练"为例做一介绍。

【案例 1:语言模仿训练】

模仿"好"字的发音,很多低功能孤独症患儿并不能准确地发出"嗷"这个尾音。因此,在进行离散单元教法时,第一回合教学者在安排好教学环境后进行教学,并发出指令"嗷"的声音,配合肢体语言将口部形状描述清楚。重复 2~3 遍,一旦患儿跟着发出"嗷"的音,则立即给予奖励。如果他不能跟随指令发出"嗷",或者发音不标准,教学者的辅助需要及时到位,例如:视觉辅助需要更加夸张,口型可以张大。而形体辅助为教者用手帮助患儿做出要求的口型。只要他的发音接近或者到位,需要及时给予奖励强化他们的反应。当该训练回合结束后,下一回合的训练需要加大难度,慢慢引导患儿发出准确地发音"好"。主要做法是采用差别强化只奖励患儿与正确的"好"更接近发音,而不奖励以前单元中已表现出的单音节发音。值得注意的是,语言模仿训练的难度大于其他模仿的训练,故易出现反复情况。在第二回合的训练中如患儿连续几次不能较前一阶段有所进步,教学者也可以适当地鼓励或奖励其重复以前学会的发音,以免打压患儿进步的动力。第三回合的训练是在前两个单元训练精熟的基础上进行的。一旦患儿掌握了一定的基本发音后,就可以在此基础上进行语言的模仿训练。

【案例 2:行为模仿训练】

四肢的训练、躯干及头部的训练。首先,教学者与孤独症患儿面对面坐下,当患儿的注意力集中在教学者身上,教学者再清楚地发出指令,例如:"这样做"或"手举起来"等。此时,对患儿动作达到的标准可以稍微低一些,只要他有动作的趋向就

要及时鼓励,可以不用给予奖励物。等他尝试或有了明显的动作之后加上奖励物。

其次,患儿不能随着指令模仿动作时,就应该给予恰当的辅助,这个时候可以由教学者本人加以辅助或者是助手进行,在达到动作模仿的要求后给以适当的奖励。值得注意的是,在此过程中我们需要观察哪些是患儿能力不能达到的,还是不想达到的,以免错用奖励造成其不配合指令,或者对执行指令偷懒。

最后,在几个单元的训练之后,辅助还是要逐渐地撤出,让孤独症患儿逐渐自发地模仿动作,直到最后只有指令而没有辅助。在消除辅助的过程中,教学者要善用区别性奖励,激发患儿更好地完成模仿动作的动机。需要注意撤出辅助的过程不宜过快。

(赵 斌 曹娜娜 杨世昌)

参考文献

[1] 任天虹,胡志善,孙红月,等.选择与坚持:跨期选择与延迟满足之比较.心理科学进展,2015,23(2):46-49.

[2] 欧阳娟.延迟满足的研究方法的综述.社会心理科学,2012,27(2):26-30.

[3] Garon N,Johnson B,Steeves A.Sharing with others and delaying for the future in preschoolers.Cognitive Development,2011,(4):77-79.

[4] 翁盛,魏寿洪.录像示范法在孤独症患儿社交技能训练中的应用.中国特殊教育,2015,12(9):5-9.

[5] 肖晓,钱乐琼,杨娜,等.视频示范法在孤独症患儿教学中的应用.中国临床心理学杂志,2013,21(5):66-69.

[6] 王敬.孤独症患儿早期干预方法研究.中国校外教育,2013,8(30):15-18.

[7] 徐光兴.孤独症患儿干预技术.中国健康心理学杂志,2013,11(2):29-32.

第十五章

儿童孤独症谱系障碍的读写障碍训练

第一节 概 述

一、读写障碍的定义

读写障碍(dyslexia)是指个体拥有正常智力、学习动机及平等的受教育机会,却在阅读上表现出与之不匹配的困难。读写障碍影响着 5%~10% 的儿童。读写障碍通常表现出在词汇识别的准确性和流畅性存在缺陷,同时,也表现出较差的拼写能力和解码能力。孤独症谱系障碍(ASD)患儿绝大多数伴有不同程度的读写障碍。随着认知神经科学的蓬勃发展,越来越多的研究者认为读写障碍是一种有着神经生理基础的特异性学习障碍。

二、读写障碍训练目的

ASD 患儿经过康复训练之后进入小学和中学学习阶段,在学校教育中,阅读,尤其是文字材料的阅读成为个体获得知识和发展能力的重要途径,几乎各门功课的学习都必须以一定的读写能力为基础。为解决 ASD 患儿的读写问题,读写障碍的研究已成为 ASD 研究领域共同关注的问题。

三、读写障碍训练意义

读写能力不仅是人际沟通的工具,也是学习新知识的工具,会深深影响儿童的人际关系、学业及未来工作的成就表现。因此,如何培养每位儿童流畅良好的口语及阅读读写能力,一直是父母、老师及社会关心的议题。

(一) 学校成就

研究人员发现,儿童在小学阶段初期发展阅读能力时,会因为缺乏成功的经验,而感到困难重重。这种情形可能在一年的时候就会体现出来,这些具有阅读困难的儿童中,90% 的儿童可能在未来的三年中仍然具有相同的问题,而具有阅读困难的三年级儿童,往往一直到八年级可能都会面临相同的困难。那些出席率低、有行为问题、语文成绩或数学成绩不佳的六年级儿童中,只有 10% 的儿童能顺利从高中毕业。读写能力低也会造成出勤率低和行为问题。如果儿童无法参与学校的学习活动,则上学的动机会降低,且行为问题会增加。尽管还有其他因素会造成高中辍学,但是阅读和写作能力低仍然是主要因素。儿童在上高中后会不会辍学,往往在他上小学一年级时就可看出端倪:当儿童在读写的发展上遭遇困难,他们就会开始落后,于是很可能在上高中后辍学。阅读障碍患儿因为在阅读上的不良表现,极易影响到在其他科目上的成绩,导致阅读障碍者总体成绩不佳,对于他们的自尊水平、同伴关系、师生关系,以及自我效能感等多方面都有可能产生不良影响。阅读障碍患儿对阅读的无力、恐惧和焦虑情绪严重影响到他们的学习,使他们无法成功地参与大部分或全部的学校学习活动,进而导致辍学。

（二）终身影响

由于日常生活技能与工作职责等都需要阅读及写作能力，辍学后再获得成功的机会也较为渺茫。于是，辍学的人群也较可能变得依赖社会的协助，在心理健康上有问题，甚至从事犯罪活动。

（三）世代影响

读写障碍的成人也会影响自己子女的读写发展。根据 2003 年美国成人读写能力评估报告，有三千万名成人仅具有最简单的读写技能，这些成人当中，许多人都未从高中毕业。

没有阅读习惯的家长不太可能在家中布置阅读及写作材料，也不太可能鼓励子女进行与读写相关的活动。家长的读写能力如果不足，可能也会影响自己的就业和家庭的收入。他们可能会失业或从事低薪行业，进而影响他们与家人相处的时间。这些因素都会使家长的读写能力影响到下一代。

第二节　儿童读写障碍的干预机制

一、儿童读写障碍的神经生理学机制

通过对大量汉语读写障碍患儿进行横断以及追踪研究，我们对汉语读写障碍的核心缺陷有了较为清晰的认识。总的来看，汉语读写障碍的核心缺陷有如下几点。

（一）语音意识缺陷

语音意识是指个体可以在语音结构的 3 个层面察觉并操纵它们：音节、声母和韵母、音位。语音意识被认为是拼音文字读写障碍的核心缺陷。在近期的一项跨语言研究中，研究者选取来自 6 个国家（芬兰、葡萄牙、德国、荷兰、法国、英国）的 2 252 名儿童，试图在各种语言中找出读写障碍的预测因素，结果在 6 种语言中均发现了语音意识对读写障碍的显著预测作用。语音意识缺陷同样在汉语读写障碍中存在，在一项横断研究中，研究者选取 75 名读写障碍患儿和 77 名控制组儿童，发现读写障碍患儿在语音意识相关任务上的表现显著差于控制组儿童。在另一项追踪研究中，研究者发现学前的语音意识可以显著地预测患儿在 2~3 年后的阅读表现。由此可见，语音意识缺陷是一项具有跨语言一致性的重要缺陷。

根据语音意识的定义，汉语读写障碍语音意识的干预就是要帮助个体感知语音结构，并且学会操纵它们。舒华等人的汉语研究发现，在学习了拼音之后，儿童的声母意识和声调意识得到了显著的提高。不少研究指出，在中国内地地区使用的汉语拼音和在中国台湾地区使用的注音符号，可以帮助儿童语音意识的发展。有研究者甚至认为语音意识对阅读的预测作用是以拼音能力为中介的。基于以上的研究，拼音被视为现成的、有效的工具，用来对阅读障碍患儿进行训练。有一些汉语版本的拼音训练软件已经开发出来，患儿可以通过闯关游戏的模式，渐进学习拼音与发音的对应、拼读的方法与规则等。研究者对此开展的预实验说明拼音训练对患儿的语音能力提高收效显著。

（二）命名速度缺陷

快速命名是指个体快速通达和提取语音表征的能力。命名速度缺陷是沃尔夫等人提出的双重缺陷理论中除了语音意识缺陷的另一个非常重要的缺陷。研究表明，在汉语中，命名速度对阅读表现有独立于语音意识之外的独特贡献。在汉语读写障碍人群中，半数左右具有命名速度的缺陷。根据一项元分析的结果，多数研究认为命名速度与阅读流畅性相关更高，而且，这种相关在非拼音文字中比在拼音文字中更高。

上述的实证研究启示我们，命名速度缺陷的训练可以通过训练阅读流畅性得以实现。训练阅读的流畅性比准确性更难，但也有研究者认为合适的早期干预可以预防流畅性读写障碍。双重缺陷理论的提出者沃尔夫认为命名速度缺陷干预的关键是提高个体的检索速度。已往的干预主要采取"重复阅读训练"，同时，也有研究者提出增加"可识词汇"是减少阅读困难者和优秀阅读者之间鸿沟的关键。因此，研究者开始思考要将阅读流畅性的每一个子成分、每一个子能力都纳入命名速度缺陷的干预框架下，Retrieval，Automaticity，Vocabulary，Elaboration，Orthography（RAVE-O）

项目通过各种材料和活动,提高个体阅读流畅性的子能力。目前,暂时还未检索到汉语中开展 RAVE-O 项目或其他命名速度缺陷干预的报告。

(三)语素意识缺陷

随着对汉语读写障碍的深入研究,反映汉语独特属性的语素意识在阅读中的作用受到越来越多的重视。语素意识指个体可以察觉并操纵语素,以及会运用造词规则的能力。语素意识的发展不仅有助于复杂词的编码,同时也有助于阅读理解的发展,并且语素意识对阅读能力的预测会随着儿童的成长而增长在汉语中,语素意识对汉字识别的重要性至少可以从 3 个方面来阐释。

首先,是偏旁部首意识。在合体字中,声旁给个体提供了读音的线索,形旁则帮助个体理解字的含义。偏旁部首意识可以帮助个体学习新的汉字,理解新字的意思。

其次,语素意识可以帮助区分同音字,虽然在口语表达中它们有着相同的发音,但它们对应的汉字是不同的,这种能力与汉字识别的影响是双向的。

最后,汉语中存在一字多义的现象,语素意识可以帮助区分义项。研究表明,语素意识对汉语阅读的贡献是独特的,它是汉语读写障碍的核心缺陷之一。舒华等人报道了一例汉语语素意识缺陷表层读写障碍的个案研究。一个 9 岁 10 个月大的男童,口语交流流利,但在汉字阅读上有困难,经常混淆同音字、形似字和意思相近的汉字。在汉字朗读任务中,他的正确率受到了规律性的影响,规则字正确率高,非规则字正确率低。再结合汉字意义解释测验得分发现,尽管他在规则字朗读中得分较高,但事实上他并不了解那些字的意思。

语素意识的干预需要帮助个体察觉字中形—语素的对应,以及词中的语素构成,并且学会操纵它们。在英语中,一项元分析结果表明,语素意识的干预训练有效地提高了母语和两语学习者的阅读能力(语音意识、语素意识、词汇、阅读理解、拼写等)。

在汉语中,语素意识干预训练存在多种模式:有基于常规教学班级的,有基于课后小组训练的;有的指导持续了 1 年,而有的只持续 2 个月,每周

2 次,每次 20 分钟。而无论哪一种模式,干预后,患儿在阅读测验中,都表现了明显的进步,且比对照组成绩更好。一项基于班级的语素意识干预指导发现,教师在教授新字时,利用儿童已掌握的独体字,对复杂的形声字、会意字的构成进行讲解,并利用组词可以帮助儿童区分同一个汉字的不同义项。这样的帮助有利于患儿建立形—义对应,了解并学会运用形旁、声旁及"一字多义"。研究者在中国香港地区开展的课后小组干预训练,除了运用语素造新词的训练之外,还增加了同音字训练,包含两个游戏:一是涂色游戏,二是进阶游戏。

(四)儿童读写障碍视觉辨认和视觉记忆的特点

研究发现,读写障碍患儿与正常儿童在视觉辨认和视觉记忆上有显著差异;读写障碍患儿的视觉辨认、视觉记忆与阅读成就有显著的相关;视觉辨认和视觉记忆对读写障碍患儿的阅读成就具有预测力。刘翔平等采用视知觉辨别能力和字形长时记忆等认知测验任务对正常儿童和读写障碍患儿的视知觉能力进行考察,其中,视知觉辨别任务要求儿童从每一组图画中找出两个完全相同的图形,这两个图与其他图只有细微的差别,需要精细的视觉辨别才能发现;字形长时记忆测验控制了汉字的字音、字义的影响。实验结果表明正常儿童的视知觉辨别能力和字形长时记忆这些视知觉能力要优于读写障碍患儿。黄旭等比较了读写障碍患儿与正常儿童在视觉保持测验中的反应特征。视觉保持测验是一种神经心理测试方法,主要用于视知觉、视觉记忆和视空间结构能力的评估,也用于研究与视觉有关的脑结构的功能定位,国外也将其用于学习困难患儿的评估。该研究发现,与正常儿童相比,读写障碍患儿的视觉记忆和视觉辨认能力低下,视觉延迟记忆似乎与正常儿童相差不大;读写障碍患儿在视觉空间短时记忆能力、视觉结构和视觉运动整合能力方面存在缺陷。

汉语中读写障碍的基础研究已经取得了显著成就,但针对阅读困难患儿的干预和训练相对较少,读写障碍患儿的早期发现和早期评估在国内还处于相对比较薄弱的环节,如何在小学低年级阶段对儿童的阅读能力发展进行准确评价,并基于评价做出干预方案,是我们重点要研究的问题,

同时我们也在借鉴拼音文字的训练方法,考虑如何结合汉语特色,结合汉语读写障碍患儿的特点,做到"西为中用",提升对阅读困难患儿的干预效果。

二、孤独症谱系障碍合并读写障碍患儿的干预机制

Perfetti 描述了成功的阅读者对材料的理解必须完成两类主要的信息加工:对词的辨认和确认;将词确认中获得的信息纳入更高一级的语言加工机制并使其发挥更大的作用。这些连续的信息加工过程包括:提供了与上下文相符的合适的词义,将词串成结构,将句子信息推论性地整合成文本的更复杂的表征。

成功地阅读需要正确地执行这两套加工过程。如果不能正确地确认词义,或正确率没有达到适当的比率,阅读理解难免失败;但能够正确地读词也并不一定能保证阅读理解的成功。由于这两套加工过程既是密切相连的,又是相对独立、可以分离发展的,因此在研究 ASD 患儿的阅读能力时,研究者们通常将这两个过程分开考察,这种分离与结合相比较的研究模式的确也揭示出了 ASD 患儿在阅读问题上较好的局部单词辨认能力和较差的整体阅读理解能力之间的矛盾。

(一) 孤独症谱系障碍患儿具有较好的局部单词辨认能力

大量的研究显示,大部分 ASD 患儿中有语言能力的患儿或成人都有很好的词汇确认和相应的词汇水平的阅读技能。在单词解码方面,高功能 ASD 患儿能充分地表现出自身的局部加工能力,但总体词义理解水平可能低于、等于或高于同年龄的正常同伴。还有一些研究结果表明,有些 ASD 患儿词汇阅读的正确率甚至超过了与其智力相应的预期水平。

ASD 患儿到底运用哪些词汇阅读策略来对单词进行解码?针对这一问题,Frith 和 Snowling 对 ASD 患儿组和与之阅读水平匹配的正常发展儿童的阅读水平进行了一系列比较研究。他们早期的 Stroop 范式研究发现,ASD 患儿不太受词颜色的干扰,能自动进入词义。此外,他们在加工抽象词和具体词时显示出同样的效应。因此,研究者推测,ASD 患儿主要依赖机械记忆,在字形模式再认的基础上识别单词,而不像正常儿童那样,运用语音学的"发音"策略对单词进行解码。为了进一步论证上述想法,他们在后来的研究中让患儿大声地阅读假词。其基本设想是,由于假词的解码必须建立在字母—声音联结的基础上,而依赖视觉策略进行阅读的 ASD 患儿将无法做到。但研究结果显示,ASD 患儿与正常儿童在假词阅读能力上并没有显著差异,部分 ASD 患儿也同样表现出更容易阅读语音规则的词。这便意味着 ASD 患儿也具有利用语音启动、语音解码来阅读伪词(new pseudowords)的能力,能够运用语音学策略进行解码,拥有语义阅读技能和语音阅读技能。没有理由将 ASD 的词语阅读简单地归纳为单纯的视觉模型加工。但上述有关 ASD 患儿单词阅读理解能力的研究多集中于有相对稳定词义的名词,对其他类型的词(如动词、形容词等)研究很少。今后的研究需更重视在上下文语境的阅读中探讨语义理解。

(二) 较差的整体阅读理解能力部分

ASD 患儿的语言能力与认知水平基本一致,但伴有阅读理解障碍。具体的表现是整体阅读能力低于局部的解码能力,低于同年龄的阅读理解水平。Goldstein 等发现,高功能 ASD 群体的阅读理解水平与年龄有一定相关,高功能 ASD 中青少年的阅读理解水平低于控制组,而成人组与 IQ 匹配的对照组相似,这反映出较大年龄的测试要求有更高的推理能力。Snowling 和 Fri 的研究发现,高功能 ASD 群体的阅读能力低于同龄的正常被试,但与相同解码能力的控制组相类似。大部分高功能 ASD 患儿的阅读理解能力局限于单词水平的加工。研究结果表明,他们对文法情境有一些理解,能将词变复数形式,以及正确地完成句子的完形填空,但语法能力还是比控制组落后。当语法的复杂性达到一定程度时,ASD 患儿的阅读理解水平就会受到影响。

此外,ASD 患儿对句子意义的理解更为有限。例如,在完形填空中,他们所选择的词往往是语法正确,但语义不恰当。大部分患儿不能根据句子情境正确地读出同形异义词,他们几乎没有意识到这些错误。但也有其他研究表明,更多有语言的 ASD 患儿与按单词解码能力匹配的实际年龄较小的控制组之间,在同形异义词辨别任务上的表现没有差别。要理解文本,阅读者必须超越分句的水平,将分句与分句整合,统合到文本要旨的表征。然而,

很多 ASD 患儿在文本阅读方面存在整合信息方面的困难，无法从句子中理解文本段落的要旨。文本阅读要做到前后照应，首先是对代词的理解和运用。代词表示不在当前的注意范围内，但刚刚讨论过的指示对象。在文本阅读中就要充分利用代词提供的信息来预测和理解信息。相关的研究结果显示，ASD 患儿和许多阅读困难者一样，在理解和运用代词方面有明显的不足。此外，缺乏文本前后照应的另一方面是不能充分利用先前的知识解释文本。有关的研究指出，虽然 ASD 患儿可能拥有相当的先前知识，但是他们在阅读过程中并没有加以利用。

综上，ASD 患儿虽然并不完全缺乏阅读理解能力，但无论是词义的确认、句子的理解、分句的整合还是文本阅读都存在一定的障碍，不同程度地落后于同龄正常发展的儿童，或落后于编码能力匹配的控制组儿童。

（三）较强的词汇阅读技能和较差的阅读理解水平的矛盾模式

在正常发展的儿童中，单词阅读和阅读理解之间高度相关。但许多研究发现，ASD 个体，尤其是高功能 ASD 和阿斯伯格综合征个体，存在较强的词汇阅读技能和较差的阅读理解水平并存的发展模式。这一矛盾模式表现出与超读写障碍相似的特征。目前，有关超读写障碍的研究认为，超读写障碍者拥有远远高于阅读理解、口语功能水平或一般的认知功能的超常的单词阅读技能。这种高单词解码能力和低文本理解能力之间的不平衡是超读写障碍的主要特征。有关研究认为，很多 ASD 患儿也存在上述超读写障碍。然而，上述研究的结论要形成一致的共识并得到推广还为时过早。在对比研究中将语言和读写能力差的 ASD 患儿排除在外，可能导致对 ASD 患儿的阅读正确率水平的过高估计。从 ASD 患儿巨大的异质性看，可以预期这一人群中无论单词阅读和文本阅读理解的能力都存在巨大的差异。

（四）研究方法与理论解释

ASD 患儿阅读特征主要采用实验比较方法，控制组是智龄相同或语言能力大致相同的正常发展儿童。在研究分组过程中，多采用智力匹配和语言能力匹配的方法。另外也采用本国已有的各种标准化的阅读能力成就测试作为前后测评的工具，着重考察他们与同龄正常儿童语言能力之间的发展差距。实验的因变量是阅读理解的正确性。拼音文字系统的国家中，ASD 患儿的阅读正确性主要通过解码、词的辨认和文本的阅读等成绩来体现。其中解码过程的探讨多采用假词阅读测试，即呈现给被试以前从来没有见过的词，要求他们运用字母—语音的规则将所呈现的假词（一个到两个音节）大声念出。词的辨认要求患儿在时间不限的情况下将脱离文本的逐个呈现的词——大声读出。文本阅读则要求患儿大声读出短小的文本段落，记录阅读过程中所犯错误的数量，让他们回答与所读内容相关的不同性质的问题，借此评估他们对所读内容的理解程度。

阅读主要受大脑右半球加工的调节。超读写障碍患儿不经过"部分分析"的途径，而是通过敏锐的视觉登记机制快速理解大量的视觉信息。这些患儿存在单词加工和句子能力不平衡的矛盾。超读写障碍与其他的学者症候群类似，他们技能的提高似乎不需要练习时期，且没能更好地结合相关的知识领域。多用的理论解释是：他们的程序性记忆系统受损，而陈述性记忆相对没有受损。正是这种程序性的障碍造成他们在顺序确定的活动方面有困难，很难将可以获得的知识与行为相联系。对这一读写障碍中的注意特点，Rimland 等人认为，他们对刺激的精确性质有独特兴趣。因此，额外的物理属性占据了重要位置。这些人可能无意识地长期"被锁入"了一个狭窄的高度聚焦的注意范围而不能自拔。非常复杂的编码和解码过程也可以自动化，并转化为一种同时性的加工模式而得到操作。这一认知过程的神经基础可能在大脑左、右两半球的转换机制。还有研究者从神经学的角度总结了超读写障碍的成因。Silberger 和 Silberberg 指出超读写障碍可能是一种"特殊的神经学早熟"，而不是一般的智力功能。而 Mehegan 和 Dreifuss 强调了超读写障碍患儿所显示的神经异常，包括构音障碍的言语、反响性语言、固着和运动障碍。他们根据成人的模型推测，这种阅读者可能存在颞、额叶的障碍，但还没有影响布罗卡区或维尼卡区等语言中枢。总之，由于理论和技术的限制，ASD 患儿认知神经心理学的研究才刚刚开始，许多理论观点还有待于更多的研究来验证。

第三节　读写障碍的评估方法及干预内容

一、读写障碍的评估方法

在家长来访后,我们首先对患儿的生长环境和发展状况有一个初步的了解,并进一步对患儿进行了阅读能力的评估。首先采用瑞文推理测验考察患儿的智力水平,测验要求受试者根据大图案内图形的某种关系去思考、去发现,看哪一个小图案添入大图案中缺失的部分最合适,使整个图案形成合理、完整的整体。然后进一步对其进行阅读能力、语音能力、语素能力、视知觉等方面的能力测验。

阅读能力的测验包括 3 分钟快速阅读、数字快速命名、词表朗读、汉字命名及流畅性阅读测验。

(一)阅读能力

1. 3 分钟快速阅读　要求被测者在一定时间(3 分钟)内尽量快速地阅读若干难度递增的句子并判断对错,以此检测被测者对书面语言的理解能力与阅读速度。

2. 数字快速命名　要求被测者快速读出若干数字,选择 5 个数字(1,2,3,5,8)并随机排列在 5×10 矩阵中,生成不同顺序的版本。要求被测者快速对数字进行命名,命名时间以秒记录。最后的分数是两次测试的平均值。以考察被测者快速解码、快速识读的能力。该测验侧重于被测者形—音转化的熟练程度。

3. 词表朗读测验　要求被测者尽量快速地进行形—音转换是一个与快速阅读较为类似的测验,但该测验削弱了对阅读理解能力的考察,更侧重形—音转换的自动化加工能力。

4. 汉字命名　学前和一年级汉字选自小学汉字库,根据对学前和小学三年级之前儿童的前测数据,筛选出具有鉴别力的 70 个汉字。二年级、四年级、六年级所有汉字也选自小学汉字数据库。汉字数据包括汉字的笔画数、使用频率、汉字出现在小学课本的册数等。按照汉字的信息挑选出 720 个汉字,并对这 720 个汉字进行了初测,检验其难度。最后 600 个汉字被确定下来,并生成了 4 个版本,每个版本包括 150 个汉字。正确的命名速率将作为最后的分数。

5. 流畅性阅读　该任务需要儿童对句子的正确与否做出判断,如"太阳给了我们光和热""老虎喜欢吃青草"。所有句子都使用那些容易且熟悉的汉字。儿童将阅读句子并在"对 / 错"上画圈。研究者对题目进行了初试,将句子的数量从 82 提高到 90,同时将阅读时间从 5 分钟减到 3 分钟。句子被正确判断的数量作为最后的分数。

(二)语音能力测验

语音能力测验包括韵母判断、声调判断、音位删除。

1. 韵母判断　听觉呈现读音,要求儿童从两个读音中选出与目标词相同韵母的读音。学前和一年级为个别测试任务,由主试呈现读音和图片,要求患儿做出反应;二年级、四年级、六年级为集体测试任务,由录音机呈现语音刺激,被试在答题卷中选择答案,满分都是 12 分。例如,给患儿呈现两幅图(猪和蛙),然后呈现读音(猪和蛙),随后再呈现一个音如"鸭"让患儿说出(学前、一年级)/ 选择(二年级、四年级、六年级)哪一个音节的尾音与"鸭"的尾音相同? 该项测试 12 个项目,满分 12 分。

2. 声调判断　与韵母判断任务相似,选出与目标词声调相同的读音。学前和一年级为个别测试任务,二年级、四年级、六年级为集体测试任务。要求患儿选择声调相同的音节。该项测试 12 个项目,满分 12 分。

3. 音位删除　测验是口头呈现各音节,要求患儿说出删除其中一个指定音位之后所剩音节。如"火车",让儿童删除"火",并说出剩下的音节"车"。

(三)语素能力测验

包括语素辨别和语素产生测验。

1. 语素辨别　语素辨别(学前和一年级)。主试在这项测试中应呈现两个同音字(而不是词),让被试判断给定的第三个词要用前两个词语中的哪个字比较合适。如"新"(新年),"心"(心脏),那么"xin wen"(新闻)应该用哪个 xin(新,心)。共 17 题,总分 17 分。

2. 语素产生测验　语素产生测验(二年级、四年级、六年级)要求被测者用给定汉字进行组词,但在组词过程中需要被测者对汉字的多个含义有较为深刻的认识与分辨力,即测验要求被测者用指定汉字产生两个表达含义不同的词。例如,用"面包"的"面"组成一个与他意义相同的词(面粉)和意义不同的词语(面孔)。共选出 12 个词,总分 24 分。

(四) 其他

同时我们要考察他的汉字识别能力、正字法意识和延迟抄写能力。

1. **汉字识别测验**　汉字识别测验是学龄期儿童的识字量测验,由 150 个难度递增的汉字构成,通过对被测者在测验中正确读出的汉字个数的测定,了解被测者大致识字水平。Chain-test 测验由 6 个分测验构成,主要考察被测者快速形音、形义等解码的能力。6 个分测验分别侧重不同的内容,其中图形分测验为基线测验,是基本速度的考察。在 6 个分测验中,被测者只能完成前两个测验,即图形测验和正字法的测验。

2. **正字法意识**　是要求患儿对汉字的真 / 非真字做出判断。一共有 45 个真字和 45 个非真字,其中,非真字包括 3 种字:15 个字的结构和元素都是存在的,且字根和声旁都出现在合适的位置,但汉字是不存在的;15 个字的元素的位置是不合理的;15 个字的元素是不存在的。

3. **延迟抄写测验**　要求被测者依靠记忆把短暂呈现的汉字书写出来。由于呈现时间有限,并且书写和呈现之间有一定的时间间隔,需要被测者对汉字字形进行一定的深度加工和短时记忆。

国外学者把视觉运动敏感性作为衡量视知觉能力的指标,所采用的测验任务是视觉一致性运动测验,即视觉阈限测验。研究发现,视觉加工缺陷与阅读困难有关,表现差的视觉运动敏感性影响到了正字法两个重要的方面:精确编码和字母特征位置编码。阅读困难者辨别基本的听觉和视觉刺激能力较正常读者较差;动态视觉刺激差的敏感性与差的正字法敏感性、差的阅读流畅性都有关系。

二、读写障碍患儿的干预内容

(一) 关于家庭阅读的理论

家庭阅读是一个复杂的概念,根据研究成果,我们对其描述如下:

1. 家庭阅读包括家庭、儿童和大家庭成员,在家里与社区里运用阅读的方式。

2. 家庭阅读在常规日常生活中自然发生,帮助成人和儿童"把事情做好"。

3. 家庭阅读的例子包括用画或写的东西来分享观点,写便条或信来交流信息,做记录,列清单,听从书面指示,或者通过谈话、阅读和写作分享故事与思想。

4. 家庭阅读可由一位家庭成员有意发起,也可在日常生活中家长和儿童做事时自动发生。

5. 家庭阅读活动还反映出所涉及家庭的种族和文化传承。

6. 家庭阅读活动可以由学校发起。这些活动的目的是为儿童和家庭提供学校阅读学习和发展的支持。这些活动包括故事书阅读、写作和帮助完成家庭作业。

7. 家庭阅读包括请家长来学校参加返校日、家长会和有儿童参与的活动。

8. 家庭阅读包括请家长到儿童的班级观察儿童情况,读书给儿童听,与儿童分享手工艺品、业余爱好和职业故事,以及为区域时间提供帮助等。

9. 家庭阅读包括请家长来参加学校的研讨会,帮他们了解和明白在家应当如何帮助儿童。

我们在对儿童评估后,给家长的是一些帮助和干预的建议,这个建议包括给家长一份每日帮助、干预的记录表,帮助家长坚持记录对儿童的帮助和干预过程,同时对日常的家庭辅导给了建议;制订针对儿童的阅读、拼音和字词练习的训练计划,着重解决儿童阅读速度、语音意识和字词识别等问题,以游戏为主的方式,配以适当的练习和游戏软件帮助儿童以游戏的形式学习,逐步克服阅读中出现的问题。家庭阅读的理论也适用于阅读障碍的 ASD 患儿。

(二) 给读写障碍患儿家长的建议

在现有条件下,家长投入多少精力与读写障碍患儿一同面对困难,帮助他们越过障碍,他们就会获得多少力量。家长的坚持决定着对其干预的效果。可让家长定期回复邮件,反馈帮助和干预的情况,反馈所做的记录,这也督促家长坚持训练,持之以恒,每天的记录会让家长不断地提醒自己,帮助和干预是一个长期的过程,要有耐心,只有不断地坚持,不断地督促患儿,才能给他们一个改善读写能力的机会。

1. 记录读写障碍患儿日常的帮助和干预情况

坚持记录读写障碍患儿每天阅读的情况,可以经常对帮助和干预计划做出调整,以更适合他们的发展,内容包括:

(1)患儿每天作业完成情况:所用的时间,出现的问题及是否解决。

(2)患儿每天阅读时间的长度,都读了哪些内容。

(3)请患儿讲一讲"今天遇到的最幸运/倒霉/快乐/伤心的事,要求习惯用六要素的表达方法,练习口头表达能力。

(4)患儿当天做了哪些与认识汉字相关的练习。

(5)患儿当天是否进行了拼音软件的游戏活动。

2. 日常作业的辅导与帮助

(1)减少抄写任务:避免给患儿过多的抄写性质的作业,对于抄写的作业,可以与教师沟通,让他们少一些抄写任务。我们经常会看到阅读困难的患儿写一会儿就会开始揉眼睛、打哈欠,甚至流眼泪,让他在能力范围内完成抄写,不必完成全部的抄写任务是帮助他解决问题的办法。在作业本上写作业时,可以写一行,空一行,允许患儿有足够的空间填写作业内容,或者到高年级时可以允许他们用打字的方式写作业,以减少完成作业所需时间,降低书写难度。

(2)变书面作业为口头作业:允许患儿用一些减少书写内容的方法来完成作业,如把简单的阅读理解的内容用笔在原文上圈出来,用画图数字、连线等方式来完成答案,提供一些词语让他们选择后填写出来,而不必要让其自己完成自己去想用哪个字。还可以口头说出来,请家长帮助的答案记下来(虽然这个办法在现有的考试情况下不能使用,但面对患儿作业过多的情况,还是可以向老师说明,以获得理解和支持)。

(三)激发患儿阅读积极性的策略

教师已经认识到动机在发展儿童阅读能力时的重要性。他们非常关注学习新方法,以提升患儿的阅读兴趣。动机被定义为开始并维持一项特定的活动。它被认为是持续尽义务以继续完成任务的倾向。为调动患儿的动机、激发阅读积极性,需给患儿提供选择、挑战、社会协作,以及可能增强动机的成功。

1. 选择 为患儿提供机会选择参与哪项阅读任务,这能给予他们责任心和对环境的控制力。选择应涉及多种学习模式,即阅读能力发展可把传统设计纸笔经验的活动与使用科技、戏剧或视觉艺术的现代模式结合起来。然而,提供的选择也不要太多,否则会令患儿感到困惑。选择逐渐使他们获得内在动机。

2. 挑战 患儿必须理解活动必然存在某种挑战,但这是他们可以完成的挑战。任务不应过于困难,也不能过于简单。如果任务过于简单,他们就会失去兴趣。如果任务过于困难,则会感到受挫。

3. 社会协作 通过提供社会协作机会的活动可增强动机。当患儿有机会在涉及与教师或同学协作的社会环境中学习时,他们有可能比独自学习时做得更多。他们也能享受到社会互动的经历。

4. 成功 当患儿完成一项任务时,如果任务成功了,内部动机就得以加强。当他们完成部分任务但并未全部成功时,例如把 read 拼作 reed,我们应对其拼对的那一部分予以肯定。毕竟,4 个字母中有 3 个都是对的。我们应注意到患儿的成功,但同时也需要给予正确的辅助,不要误导他们。

(四)针对读写障碍患儿制订干预计划

1. 坚持每天不少于 30 分钟的阅读时间 阅读困难的患儿需要一直面对的问题就是要解决独立阅读的难题,由于他们在形、音、义的解码速度上极大地低于普通儿童,所以,他们的阅读速度会比普通儿童慢很多,而且在阅读过程中,他们会比普通儿童更容易疲劳,严重的容易嗜睡,甚至读一会儿就会流眼泪。

坚持每天半小时的阅读是帮助患儿面对困难的一种方式,家人通过与其沟通,了解患儿的需求,找到适合患儿阅读的材料,患儿会很喜欢与家长一起阅读的感觉,正是这种亲密关系带来的美好体验,让患儿对阅读产生更多兴趣。持续增加的阅读量会帮助患儿有效地提高阅读速度。

指导患儿阅读的方法可以用分步采用:家长带读、家长与患儿交替读、患儿自主读的方法来进行。

2. 帮助患儿了解汉字构成的规律 在入学后,患儿要从口头语言过渡到书面语言,要建立起汉字字形、字音、字义的有效联系,这才能保证在阅读时实现看到汉字就能将字形与字间快速对应,并同时完成字音与字义的对应,这种对应关系只有稳固建立,才能保证患儿看到一个汉字能快速地读出来。

汉字的学习更为复杂,字形与字音的对应是相对随机的,即同一发音可以对应很多汉字,如"一、衣、医、依……"这样就使患儿在刚刚学习独立阅读时会出现无法"见字知音",需要进行识字教学才能让他们可以更快地将字形、字音、字义对应起来。

写的过程则更加复杂,除了将语音、语义与字形做快速的联系外,还要记住字形才能将对应的汉字正确地写出来。对于象形字、会意字需要直接记住笔画顺序才能正确书写,对于更多的形声字,则需要掌握汉字构成的基本规律,学会将汉字分解成部件,并熟悉部件的位置和功能,这些都是要在书写时完成的任务。只有将这些规律掌握并快速转化才能顺利完成书写。

3. 象形字的识记 我们从现有的关于汉字起源的书中找到适合小学低年级的版本将现有的小学语文课本中涉及的主要汉字挑拣出来,请家长带患儿每天讲解几个,这些象形字都是由图形文字演变而来的,每个字都可以用一个小故事来帮助患儿加强记忆,数量的多少可考虑他们的兴趣和注意力的情况,并请家长记录他们每天的识字内容,并在隔天再进行复习,反复巩固,让患儿记住这些基本字。象形字常用的有 300 多个,而这些正是许多会意字和形声字的字根,记住这些字,才可能认识更多的字。

4. 会意字的识记 对会意字,要与患儿一起分析会意字的造字依据和结构特点,使其了解会意字的各个部分的意义,以及合起来的意义,把音、形、义紧密地结合起来。会意字中一般都能从字形判断出字的字义,因此在会意字的识记中,可以让患儿运用故事法、联想法等方法把这些汉字意义化、形象化,这样可以记得更牢。

5. 形声字的识记 汉字的形声字在数量上占主体,同时大部分独体字都作为声旁参与构字,这样的情况表明声旁系统在汉字部件系统中有着很重要的作用,表示声音的"声旁"和表示不同意义的"形旁"构成的新字意义也会不同。了解和掌握汉字的构成规则,知道哪些汉字可以通过规则学习,哪些需要通过"死记硬背"来记住,这样才能做到帮助儿童在小学低年级学生完成基本汉字辨识的要求。

学习困难的患儿在形声字的辨识中存在很大

的困难,最难解决的是"一音多字"和"一字多义",首要的任务就是要建立汉字—音节之间的对应关系,区别同音字、同形字、形似字、多义字,逐渐在大脑中发展起字形、字音、字义的丰富联结,并使这些联结在需要时快速反应、快速提取。

6. 书法的练习有助于笔画、笔顺的识记 家长在指导患儿笔画和笔顺的练习时,应该是基于患儿出现的问题进行的,也就是说,患儿如果在书写中出现了笔画和笔顺的问题,家长可以进行正确的书写示范,而不必刻意强调"你写得不对""不要这样写……",以免其对自己的错误变得很敏感。而笔画和笔顺的掌握也一定是从简单字和偏旁部首的笔顺开始学习的,只要大部分笔顺是对的,就不必苛求每一笔顺都是正确的。家长可以通过练习书法,帮助患儿记住一些基本笔画,而且能有效纠正患儿书写时经常出现的笔画方向错误的问题。也可以通过一些笔画、笔顺的歌谣及游戏进行识记。

(1)歌谣:家长还可以配合一些笔画、笔顺的歌谣让患儿比较容易地记住基本的笔顺规则,如"先横后竖、先撇后捺、自上而下,先中间后两边……"

(2)游戏:汉字部件记忆。

(3)比赛:为了解不同部件的位置和功能,让患儿知道汉字的书写依靠的是部件的记忆,而不是笔画的记忆。用比赛的方式练习分解汉字的部件。

(4)分部件:出示一个不常见的汉字,如"鞠",看 3 秒后收起汉字。请患儿说一说,这个字有几个部件。再呈现汉字,与他一起分享,怎样分解可以帮助自己快速记住。

7. 重视口头语言中语义的学习 汉字在发展的过程中,有的汉字衍生出许多互相之间没有联系的含义,这就是同形不同义,如"出生""生铁""师生""生火"都包含"生"字,但是含义却各不相同,互相之间也没有联系,学习分辨字音相同、字形相同但字义不同的字,是整个小学阶段学生学习中一直要面对的困难之一。

语义的学习可以从口头语言发展的阶段就开始与患儿一起练习,调动其思维,了解语素构成的规律,就可以在书面语言发展阶段,完成语义区分的任务。在早期口头语言发展的过程中,家长重视语义的练习,通过大量时间的听绘本、读绘本,这种口头阅读能力的培养可最大限度地克服语素意识的问题。

【游戏:"比一比,谁说得多又快"】

在 1 分钟内,家长和患儿一起快速地说出包含

"子"的词,越多越好。家长可以让患儿尽可能地说,家长只是在他反应慢时说出一个词,同时让患儿感觉到竞争。

"竹子、筷子、桌子、椅子、本子、杯子、柱子、柿子、梳子……"

8. 以游戏软件帮助患儿语音能力的学习 汉字的语音系统除了包括声母、韵母外,还包括4个声调,每个声调和具体的音节结合都会形成包含一定语音特征的带调音节,汉语有1 300多个音节,对应着常用的5 000多个语素,这就会包含很多同音语素汉字与音节并不是完全一一对应的,一个汉字对应多个读音,更多的是一个音节对应多个汉字,这就给语音学习带来难度。而在小学低年级患儿语音学习中,比较困难的就是声调的学习和拼音的拼读。

GraphoGame系列学习游戏是基于芬兰科瓦·莱汀恩教授(Professor HeikkiLyytinen)对于读写障碍高危患儿长达二十余年的追踪研究而逐步发展而成的。GraphoGame拼音游戏,可以评估小学低年级患儿拼音知识的基本掌握状况,并根据其个体情况提供学习进度安排和必要的练习和辅导。这个游戏可以基于每个患儿的水平进行实时地自动难度调整,患儿可以独立进行游戏,难度设计也符合患儿拼音发展的要求。每天15分钟的练习,可以帮助他们克服拼读中的困难,提高拼读的速度。

【游戏:一音多字的练习】
听(看)句子,写词语:
"数""树""束"
我们每天上( )学课。
门前有棵玉兰( )。
今天的活动结( )了。

9. 读写障碍患儿视知觉方面的干预 学习障碍患儿视知觉问题的研究成果被直接用于视知觉的教学,并使患儿的学习有所改善。学习障碍患儿视知觉缺陷的教育与矫治主要从教师或心理治疗师对患儿视知觉缺陷的训练入手来提高其视知觉认知能力和技能。学习障碍患儿视知觉缺陷的改善主要包括视觉记忆、视知觉训练、手眼协调训练等训练内容来展开,训练的方式主要是通过让患儿在设置好的、有目的的游戏中来完成。具体的训练技术如方向性训练、颜色匹配、拼图、从图片中寻找隐藏的图形、图形辨认、几何形状的匹配和寻找遗漏部分等训练。

(1)视觉记忆训练

1)简单的记忆练习:如呈现物品然后藏起来,让患儿仔细看这些东西,并尽量记住它们;让患儿用1~3秒钟看一幅画,然后要求他说出画上的内容,再要求画出来。

2)符号训练:通过打点的卡片、记纸牌、摆出相同的图形、穿珠子游戏、符号记忆、图形记忆、图形的短时记忆、方向匹配、方向性记忆、回忆顺序等进行练习。

3)数字和字母的练习:可进行数字记忆、字母记忆、字词、数字和字母顺序、翻书找页、单词与词组排序等练习。在教患儿学写字时,要强调总是看一笔写一笔,要对整个字进行细致的观察、记住以后再写。

(2)视知觉训练

1)方向感训练:通过水平线、垂直线、斜线、旋转等训练患儿方向感。也可给患儿呈现一些数字,或者汉字和字母,让其有意地反写,以练习左右方位。

2)运动感训练:让患儿用手指头在空中写字,体会运动的感觉;通过走动、跳、滚球、纸飞机、玩具赛车、电动小火车等进行目光追视训练。

3)辨别感训练:让患儿通过对物体颜色、质地、类别、几何形状、式样、大小、内容等进行辨别性的观察和区分。如通过套杯游戏可以区分大小;进行符号区分时可在一些图案、数字、汉字中混入一个不同的,让患儿找出来。

4)技能性训练:对字的形状的不良视觉认知或不良运动协调、不良视觉-空间判断等患儿,成人需要在认识和回忆大小、形状以及字母方向上进行教学,教学过程的重点应放在字的空间位置、形状及组织等方面的技能上。也可以进行一些小训练,如将各种衣服、纽扣、纸张、弹球、笔、剪刀等物品混在一起,根据成人的指示操作:请你把衣服类挑出来、把纽扣类挑出来。

(3)手眼协调及视觉协调训练:让患儿在剪纸、着色、画画、穿绳子等手工活动和走迷宫、拼图游戏等操作中提高视觉和手眼的协调能力。

(4)视觉追踪训练:"钟摆运动"和"追太阳"游戏旨在提高患儿的视觉追踪能力。

在训练的初期可以通过一些简单的、游戏性的任务来完成,如对学习障碍患儿视觉分辨能力的训练。视觉分辨能力是指能够用视觉区分周围的物体和符号,而这正是患儿阅读所必需的能力。视觉分辨能力不仅影响到患儿对汉字、字母和数字的细节辨认,还会影响到他们对事物进行分类、比较和概括分析等抽象能力的发展。训练的初期可以从一些基本的区分开始,如可以让他们对颜色(让患儿在白纸上涂不同的颜色或只涂相近的颜色)、基本形状(从四个图形中找出不同的一个)、方向(从四个物体中找出一个方向不同的)等内容进行辨别,进行不同物体的基本分类训练;接下来,对一些复杂的图案进行视觉辨别训练,如准备好一系列相同或类似的图画,让患儿进行配对并加以语言描述或让其对有细微差别的图片进行辨认等;最后,把对患儿视知觉的训练引入到学习内容中,主要指的是对字词、符号和数字的视知觉训练,主要任务是让他们对字词、符号和数字的大小、旋转、大小写、基本字的细节等内容进行视觉辨别和区分。在整个训练过程中,要循序渐进、由易到难,注重患儿的个体差异。

在实际的教学和训练过程中,教师还应注意患儿优势通道的利用,如听觉通道。虽然患儿存在视觉上的问题,但其听觉通道是正常的,因此,教师在教学过程中可以多安排一些如录音、讲解这样的听觉刺激。教师在运用多种知觉通道教学的同时还应注意了解学习障碍儿童的承受能力,避免超负荷的现象发生,这样才能真正把"补救"和"补偿"结合起来,训练弱项,加强优势,提高患儿的学习能力,改善他们的学习状况。

(五)孤独症谱系障碍患儿阅读干预的研究

国际上关于 ASD 患儿阅读的研究很少,而关于他们阅读的指导和干预几乎没有受到研究者们的关注。根据其原因可能在于,对于经典 Kanner 型 ASD 患儿,行为和社会性需要是最重要的关注方面。但是,由于得到诊断的高功能 ASD 患儿、阿斯伯格综合征患儿和非特异性广泛性发展障碍(PDD-NOS)患儿数量增加,而他们,尤其是高功能

ASD 患儿的认知和语言能力障碍较少。这些患儿中部分时间或全部时间参加融合教育的数量也在增加。因此,让这些患儿学习有效阅读的重要性日益显现。O'Connor 等(2004 年)采用了程序性促进的方法考察了能够支持 ASD 患儿在句子和句子以上水平理解文本的方法,以及他们对背景知识的运用。程序性促进不同于实体促进和认知策略指导,研究者或教师通过促进执行过程帮助患儿完成一项任务。O'Connor 等选择了三种程序性促进方法:回答先前阅读内容相关的问题、照应暗示和完形填空。通过与控制组的对比,探讨三种程序性促进方法对 ASD 患儿的阅读理解的影响。研究结果显示,程序性促进的变量能显著影响患儿对文本的阅读理解,而其中主要起作用的是照应暗示这一促进方式,其产生了中等的效应值,让一半以上的患儿实质性获益。O'Connor 等从三个主要方面解释不同促进方式的优势和弱势:先前知识的激活,对理解的监控和文本表征的修复。在他们的实验中,先前知识的激活主要由回答先前阅读相关的问题这一方式起作用,而这一方式对 ASD 患儿的阅读理解是一把双刃剑。对于阅读理解中的第二方面自我监控和第三方面修复错误的理解,照应暗示和完形填空两者都起作用。但似乎照应暗示对患儿阅读后理解的影响更大。O'Connor 及其同事所进行的该研究是探讨 ASD 患儿阅读理解促进策略效应的第一项实验性研究,并在研究结果的基础上提出了一些教育性的建议,指出了关注代词的重要性和计算机软件可能的有效性及可利用性,以及指导患儿在不同情境中灵活运用程序的重要性。一些研究证明了图表组织者(graphic organizers)对 ASD 患儿在非阅读性任务完成中的促进作用,因此 O'Connor 等提出了用图表高级组织者作为阅读之前激活先前相关知识的手段的可能性,这也成为今后 ASD 患儿阅读策略研究的一个方向。

第四节　对现有孤独症谱系障碍患儿阅读研究的思考

(一)孤独症谱系障碍患儿阅读研究的现状

1. 研究结论具有局限性　现有的关于 ASD 患儿的阅读研究所涉及的被试有局限性,主要是基于认知能力或阅读能力而挑选出来的 ASD 患儿,

基本将语言和基本学习能力差的 ASD 患儿排除在外。因此若将现有的研究结果,如较好的词语辨认能力和较差的阅读理解能力的矛盾结合体,作为整个 ASD 患儿的一般特征,便有失精确性。即目前的研究结果只适用于 ASD 患儿中的一部分,这部

分患儿通常从能力上看,具有一定的认知和语言技能,具有阅读能力;从类型上看,常是被诊断为高功能 ASD 和阿斯伯格综合征,以及一些其他非典型性 ASD 患儿。

2. **研究多停留在特征层面的探索** 国际上对 ASD 患儿的阅读研究自开展以来也不过二十多年的时间,大部分研究是在近十年进行的。这些研究仍多停留在对 ASD 患儿的阅读特征的研究,较少有研究将他们的阅读特征与这些患儿的认知心理或神经学的特征联系起来,探寻造成这些阅读特征的机制和生理学原因。也有研究开始在阅读特征的基础上考察阅读策略和干预方式,但为数极少。探讨阅读理解过程中哪些方面受到了损伤是进行有效干预关键的第一步。

(二)对国内孤独症谱系障碍患儿阅读研究的启示

国内 ASD 的阅读研究仍是空白。其原因是多方面的:中国关于 ASD 患儿的研究起步较晚,相关研究从年龄角度看,关注的仍以学龄前患儿为主,从内容的角度,仍以诊断评估、行为干预等为主;高功能 ASD 和阿斯伯格综合征患儿的诊断到目前仍没有统一的明确的标准,关于 ASD 患儿的学习能力和特征等的研究就更为稀少。但随着早期被诊断为 ASD 患儿逐渐进入正规的教育系统,参加融合教育与正常发展的同伴一起学习,我国也有必要将 ASD 患儿学习相关的方面纳入研究范畴。尤其作为学校中学习信息的主要来源,阅读更应该得到关注和重视。对国际上 ASD 患儿阅读相关研究的梳理,为国内 ASD 患儿阅读研究的开展提供了以下启示:

1. **进行中文孤独症谱系障碍患儿的阅读特征的基础研究** 中文作为表义文字系统,无论形态特点还是表音、表义的方式都与拼音文字有很大区别。国内至今还没有 ASD 患儿阅读相关的研究,但已有研究者就中文读写障碍进行了研究。研究涉及特殊儿童中文阅读特征、阅读的认知特征和心理学机制以及读写障碍的神经科学研究。这些研究成果为我们进行我国的 ASD 患儿阅读的研究提供了许多关于中文阅读的基础知识,并提供了可供借鉴的研究方法。尤其这些研究与认知心理学和神经脑科学结合紧密,为我们今后考察国内 ASD 患儿阅读背后的心理和神经机制提供了方法上的借鉴。

2. **将孤独症谱系障碍患儿的阅读研究与认知心理学和神经科学研究相结合** 了解 ASD 患儿阅读能力的特征或模式仅仅是研究者在 ASD 阅读领域跨出的第一步。借鉴国际关于超读写障碍机制的探索方法和结论,进一步探讨造成 ASD 患儿这种阅读能力的认知心理学机制,运用先进的脑功能研究技术探讨他们在神经方面的特异性,能够帮助我们寻找有效的阅读策略和干预方式,从而促进 ASD 患儿进行更有效的阅读,帮助他们更好地适应学校的学习和生活。

国内 ASD 汉语读写困难患儿的评估和干预都是刚刚起步,训练体系还不完备,训练内容也不够系统。最重要的是,大多的训练还是在专业人员提供一些训练建议后,由家长在家中完成,没有专门的机构对 ASD 患儿进行帮助,辅导家长帮助患儿提升读写能力就成为现阶段帮助 ASD 患儿解决读写困难的主要办法。因此,我们现有的帮助和干预能发挥的作用也变得有限,而对于个案的帮助和干预,系统性和计划性都不是特别严谨,我们能做的只是将家长培养成"专家",依赖家长的帮助和干预完成对 ASD 患儿阅读能力的改善,希望在以后的研究中,能建立更加专业的机构,对读写困难患儿进行全面、系统的帮助和干预,帮助读写困难患儿实现早期发现、早期评估和早期干预。

(贾飞勇　冯俊燕)

参考文献

[1] Peterson RL,Pennington BF.Developmental dyslexia. Annu Rev Clin Psychol,2015,11:283-307.

[2] 美国精神医学学会.精神障碍诊断与统计手册.5 版.张道龙,刘春宇,童慧琦,等译.北京:北京大学出版社,2015:63-70.

[3] Hendren RL,Haft SL,Black JM,et al.Recognizing psychiatric comorbidity with reading disorders.Front Psychiatry,2018,9:101.

[4] Biotteau M,Chaix Y,Albaret JM.Procedural learning and automatization process in children with developmental

coordination disorder and/or developmental dyslexia.Hum Mov Sci,2015,43：78-89.

［5］ Eicher JD,Gruen JR.Language impairment and dyslexia genes influence language skills in children with autism spectrum disorders.Autism Res,2015,8（2）:229-234.

［6］ Gu H,Hou F,Liu L,et al.Genetic variants in the CNTNAP2 gene are associated with gender differences among dyslexic children in China.EBioMedicine,2018, 34：165-170.

［7］ Chen Y,Zhao H,Zhang YX,et al.DCDC2 gene polymorphisms are associated with developmental dyslexia in Chinese Uyghur children.Neural Regen Res, 2017,12（2）:259-266.

［8］ Zhao H,Chen Y,Zhang BP,et al.KIAA0319 gene polymorphisms are associated with developmental dyslexia in Chinese Uyghur children.J Hum Genet, 2016,61（8）:745-752.

［9］ Kong R,Shao S,Wang J,et al.Genetic variant in DIP2A gene is associated with developmental dyslexia in Chinese population.Am J Med Genet B Neuropsychiatr Genet,2016,171B（2）:203-208.

［10］ Chen H,Xu J,Zhou Y,et al.Association study of stuttering candidate genes GNPTAB,GNPTG and NAGPA with dyslexia in Chinese population.BMC Genet,2015,16：7.

［11］ Liao CH,Deng C,Hamilton J,et al.The role of rapid naming in reading development and dyslexia in Chinese.J Exp Child Psychol,2015,130：106-122.

［12］ Kalindi SC,Chung K.The Impact of Morphological Awareness on Word Reading and Dictation in Chinese Early Adolescent Readers With and Without Dyslexia. Front Psychol,2018,9：511.

［13］ Cheng D,Xiao Q,Chen Q,et al.Dyslexia and dyscalculia are characterized by common visual perception deficits.Dev Neuropsychol,2018,43（6）: 497-507.

［14］ Liao CH,Deng C,Hamilton J,et al.The role of rapid naming in reading development and dyslexia in Chinese.J Exp Child Psychol,2015；130：106-22.

［15］ Wu YJ,Yang WH,Wang QX,et al.Eye-movement Patterns of Chinese Children with Developmental Dyslexia during the Stroop Test.Biomed Environ Sci, 2018,31（9）:677-685.

［16］ Hou F,Qi L,Liu L,et al.Validity and Reliability of the Dyslexia Checklist for Chinese Children.Front Psychol,2018,9：1915.

第十六章

孤独症谱系障碍患儿的团体治疗

第一节　团体治疗的发展

一、团体治疗的定义

团体是指两个或两个以上的个体通过彼此互动,互相影响而形成的集合体。团体治疗又称小组治疗,是指由一个或者更多的治疗者为两个以上患儿同时实施的治疗,旨在改善患儿的认知模式以矫正其适应不良的行为。相对于个体治疗,团体治疗具有省时、省力的特点,并且团体中成员间的积极互动本身就有促进治疗作用。一般来说团体的容量不能太大,一般不超过 20 人,以 8~12 人为最佳,否则会很难操作。

二、团体治疗的起源

团体心理治疗是心理治疗的一种,又称"团体治疗",其目的在于"通过形成集体内聚力、人际学习、情绪疏泄、学习新的知识和应对技巧、模仿和示范等过程,使患儿的心理障碍好转,人际关系更加协调"。它起源于"团体治疗之父"Joseph Pratt(1872—1956 年)的理论和实践。该治疗方法在第二次世界大战之后得以迅速而广泛地开展。20 世纪 50 年代,我国开始开展团体心理治疗技术,80 年代之后开始进行了真正意义上的研究和实践。

自 1970 年后,在匈牙利已经开始了引导式教育,部分研究人员经过不断地研究发现他人引导、诱发教育,并利用综合康复手段,能够使患儿自身神经得到锻炼,使患儿积极性提升,激发患儿潜力,使患儿功能障碍得到有效改善。引导式治疗方式也是国际中公认治疗孤独症谱系障碍(ASD)患儿效果最好的疗法。其中结合神经学、心理学、教育学等知识,理论基础较为完善。

三、团体治疗的方法

团体治疗主要包括团体准备阶段、团体初创阶段、团体过渡阶段、团体工作阶段、团体结束阶段五个步骤。根据患儿的问题及症状,通过团体练习达到改善的目的。参加的患儿就共有的心理行为问题、症状、病情,通过相互交流、启发、支持鼓励,帮助小组内的患儿来观察、分析和了解自己及他人的心理行为反应,达到认识自我及他人,促进人格成长的目的。在信任、温暖、支持的团体情境中,患儿获得了共情,提高了改变自我的信心、勇气和力量,同时一起分享经验,共同成长。

通常情况下,团体治疗由 1~2 位专职的经过系统心理治疗理论与实践培训的心理治疗师主持、带领与实施,治疗对象少则 3~5 人,多则十几人。每次治疗一个小时或一个半小时,1 天 1 次,一个主题总共几次或十几次。团体心理治疗可以增加治疗人数,节省治疗时间和人力、物力,能帮助患者减少经济负担,且能提高治疗效果。

四、团体治疗的作用

团体治疗的过程中，通过团体成员间的互动，促进自我了解、自我接纳、自我发展进而自我实现的成长过程。在这个过程中，不仅可以锻炼小组患儿的人际交往能力、改善人际沟通、增强凝聚力，而且患儿之间的接纳还可以改善孤独感。以生活、学习为主要内容的团体治疗可以提高生活技能及生活质量，这种治疗形式开始被各国心理治疗师采用。

第二节　团体治疗对孤独症谱系障碍患儿的康复作用

一、团体治疗是孤独症谱系障碍患儿康复的重要手段

由于我国现阶段的专业人士以及康复机构较少，对于ASD患儿的康复资源较为稀缺紧张，在普通幼儿园难以适合ASD患儿的成长。另一方面，团体治疗作为目前对ASD患儿康复训练的其中一种形式，通过临床实践，发现通过团体治疗对ASD患儿的教学和康复训练起到非常重要的作用。团体治疗既能解决康复机构与康复师缺少、ASD患儿接受训练需要预约排队，难以得到及时的康复训练问题，同时也节约了治疗资源，又能为ASD患儿提供真实的社会交际环境。在这个有同学和老师的小小交际圈中，不仅有利于提高ASD患儿的社交适应能力，还能让其学会一些必要的社交技能和规则，比如听指令、排队轮流等候、叫名回应、上课要安静坐着等。另外，由于ASD患儿的固执、刻板行为，以及其缺乏知识的迁移能力，如果仅仅是让患儿接受个体训课的训练，则很难让这些患儿把学到的知识技能迁移到生活中的其他方面，而团体治疗为患儿提供一个较为真实的情境，面对不同的同学和老师与多样的生活场景，有利于提高ASD患儿的迁移能力。所以团体治疗是充分利用资源而又对ASD患儿十分有效的一种方式，是值得借鉴的。

我国在团体治疗对ASD患儿康复训练的研究也越来越多，越来越纯熟。郭岚敏等人通过研究发现，多元化康复治疗模式对ASD患儿的社会适应行为能力的提高显著好于一对一形式康复治疗模式。在佳木斯大学附属第三医院经过长期对ASD患儿康复治疗的临床实践的研究探索，一改传统的对ASD患儿进行一对一的康复训练形式，把这些患儿的特点和当时世界对ASD治疗的主流方法结合起来，形成综合的以集体训练或小组训练的康复训练方式，也叫多元化康复治疗。该多元化康复治疗于2008年开始全面应用于临床，康复效果比以往的方法都有极大地提升。

除此之外，在ASD患儿进行集体小组康复训练的过程中，还要善于利用家长这一至关重要的资源，努力提高家长对患儿的关注度，调动家长积极性，以及传授给家长必要的训练方法。该多元化康复治疗模式是指训练以小组形式或集体形式进行，训练的内容主要包括行为矫正、提升注意力、游戏、精细功能、生活自理、模仿、轮流等待等方面的课题，每个课题的设计对治疗小组必须有针对性，由医生和专业治疗师共同设计，每个小组根据ASD患儿的程度进行编排。在团体治疗中每个治疗小组只需一名专业治疗师，其余由患儿家长辅助，在康复治疗中首先培训家长，使家长掌握ASD患儿的康复技能，而且每天给家长布置家庭康复任务。鲁丹萍在"孤独症谱系障碍儿童集体课教学的建议"中分析了ASD患儿的学习特点，依此探究了新的教学原则，从而提出集体课教学建议，即：目标和内容要具体、实用；教学方法要适当、多样；创设良好的学习环境；营造良性的师生互动。赵菊在"自闭症儿童集体康复训练中的分层教学"中着眼于集体中的个体，探讨了如何在集体教学中兼顾个体发展，明确教学对象要分层、教学目标要分层、教学辅助要分层、活动设计要分层，以及教学评价要分层的"五分层原则"。

二、孤独症谱系障碍患儿团体治疗的主题教学法

团体教学法主张团体主题式授课形式。团体教学法对教室、主题课程内容、团体游戏、团体音乐、团体美术的教学活动都有一定的要求和标准。

（一）对教室要求

教室要求外周环境安静无干扰。每次团体课由2名治疗师主持，每周5次课，每两周1个小主题，围绕同一个主题进行训练，分别为常识课、律动

课、游戏课、手工课和综合课。每次 30 分钟。每节课前,治疗师按照顺序向患儿打招呼、点名、握手或拥抱。

(二) 主题教学法的内容

1. 原则 治疗师引导 ASD 患儿主动与治疗师及其他患儿交流。训练以引导为主,引导出患儿的交流欲望。

2. 常识课 通过视觉、触觉、听觉认识主题物品内容,包括物品的颜色、形状、特性等。通过感知觉刺激增加患儿对周围环境的认识。对 ASD 患儿实施感觉统合训练,对患儿的社交困难有较好的效果。

3. 律动课 使用各种儿童用的打击乐器,治疗师弹奏电子琴、播放视频音乐等,指导 ASD 患儿做韵律操,促进患儿发现与他人交流的乐趣,并积极参与到律动中。可邀请患儿上台表演。结合音乐疗法和韵律操对 ASD 患儿进行治疗。音乐疗法可改善 ASD 患儿的兴趣和行为,韵律操练习对 ASD 患儿的姿势控制有良好作用。

4. 游戏课 主要通过有趣的活动,让 ASD 患儿对外界有更深的认识,协助患儿社会化。如通过扮演不同的职业角色(医生、老师),或参与各种假想游戏,如坐公交车、购物等。游戏课是幼儿主动参加的活动,不仅能让患儿在假想的情境中反映现实生活,还可以让他们感受到快乐和自由,对 ASD 患儿的社会能力发展具有促进作用。

5. 手工课 主要进行小肌肉训练,指导患儿学习穿珠子、搭积木、捏橡皮泥等各种手工制作,学习涂色、绘画、折纸等技能,以及一些日常生活活动(使用筷子、倒水等)。

6. 综合课 结合常识、律动、游戏、手工四种课程,让 ASD 患儿复习学习内容。综合课有助于弥补患儿社会认知缺陷,提高交往能力,使患儿能更好地与他人交往,融入主流社会。

团体主题训练要求每个 ASD 患儿必须有一位家长陪同参加,根据患儿功能水平进行设计;在上课过程中,一旦患儿完成行为项目,立即鼓励和表扬。治疗师在每节课后对患儿课堂表现进行点评。

有条件的机构可以尝试在课堂中同时有正常认知儿童和 ASD 患儿共存的团体训练,即我们常说的融合教育。在课程过程中,共同参加团体主题训练的正常认知儿童,可以为 ASD 患儿提供示范或提示,形成以同伴为中介的干预手段。以同伴为中介的干预能够有效提升 ASD 患儿,尤其是学龄前 ASD 患儿的社交能力。研究表明,ASD 患儿参与游戏的最好形式是与正常儿童一起活动,这样可以通过欢乐、轻松的氛围激起他们主动参与的欲望。团体主题训练提倡一种"全人"康复,强调利用环境、采取教育的手段,提高患儿的社会适应能力。在训练中,应不断提供患儿不同的交流方式,使患儿学会新的技能。

团体主题训练为患儿提供相互了解、学习、合作的机会,能够使患儿相互模仿,修正与强化自己的行为,逐渐增强交往能力。团体主题训练与常规康复训练相结合,对 ASD 患儿社会交往和健康行为更加有效。团体主题训练不仅可以节约治疗资源,还能取得更好效果,可作为 ASD 患儿长期治疗的一种有效形式。

三、团体治疗的特殊教学方法

大多数 ASD 患儿会存在注意力不集中、机械记忆、迁移能力欠佳的状况,因而导致他们知识和技能的学习存在困难。因此,团体治疗上的教学目标、教学方式,以及教学活动设计都必须结合 ASD 患儿自身的特点来制订,才能在发展这些患儿多方面的能力取得更好的效果。为此,在 ASD 患儿团体治疗教学中也有一些特殊教学方法:

(一) 孤独症谱系障碍患儿的团体游戏教学活动

1. 团体游戏 游戏是儿童成长中不可或缺的活动,儿童在游戏中与他人互动从而学习社交规则,在游戏中认识各种事物,从而提高儿童的认识理解能力,发展语言、动作、表达和艺术创作等多方面能力。同时,玩游戏是儿童自发性的,在游戏过程中体验成就感和愉悦感。游戏教学是通过创造一个让儿童自由发挥表达的游戏活动场景,在这个场景中表达自己和学习相关的技能。

团体游戏是在儿童团体中进行,是游戏教学的其中一种形式,不仅学习游戏素材中的知识,还要学习与同伴互动的规则,从而提高社会交往技能。

在团体游戏中,儿童与治疗师之间存在一种动力性人际关系,游戏治疗师能提供精心选择的游戏素材和营造出安全的团体气氛,儿童借由自然的沟通媒介,实现其自身的完全表达和自我揭露感情、观念、经验和行为。游戏治疗应用于智力障碍患儿,对促进这类患儿的感知觉、语言、社交起到重要的促进作用,也在儿童创伤后应激障碍应用中取得很好的效果。在 ASD 方面,Wolfberg 和 Schuler 对 ASD 患儿的团体治疗,表明他们在象征性游戏技能和社会交往方面有所提高,并且这些治疗成果还可以应用到其他情境中。刘一通过团体游戏对 4 名孤独症谱系障碍患儿进行干预,干预效果明显。

从众多研究结果可知,一方面,玩游戏是儿童的天性,各种各样的游戏对于调动 ASD 患儿学习的主动性、积极性有帮助;另一方面,ASD 患儿的游戏能力发展不足,在游戏中容易遭受普通儿童的排斥,进而影响其社交能力。

在集体课可以考虑选择团体游戏教学。如在"认识苹果"这节集体课中,可通过游戏"摘苹果"帮助 ASD 患儿认识苹果。在运用游戏法教学时要注意以下三点:

(1)游戏不是教学目的而是教学手段,游戏目的是为了学习知识、开发智力、提高兴趣,调动学习积极性,达到在做中学、在玩中学的目的。

(2)游戏设计要兼顾教学内容和学生兴趣。

(3)游戏一定要安全且方便操作。

2.**整合性游戏团体疗法** 整合性游戏团体疗法开始受到关注,已有不同的研究者进行了一系列的试验研究和质性研究来探讨整合性游戏团体疗法对不同年龄、不同性别、不同能力、不同语言和文化背景下 ASD 患儿的干预成效。对提高社会游戏和象征游戏能力、社会互动能力和沟通能力有成效。Lantz 等应用整合性游戏团体疗法对 ASD 患儿在学校环境中进行干预,发现经过干预后,其单独游戏行为减少,社会互动行为增加,其感官操纵性的刻板行为减少。

(二)孤独症谱系障碍患儿的团体音乐教学活动

音乐治疗是以音乐为媒介,有目的、针对性地训练患儿,从而达到改善患儿某些症状的效果。

音乐治疗不仅在运用于其他特殊儿童身上起作用,在 20 世纪,研究者开始发现音乐训练对 ASD 患儿康复有帮助。里姆兰德等科学家认为,尽管在与别人交往中 ASD 患儿的人际反应严重受损,但他们对一定的音乐形式和音乐刺激所做出的反应,却显示出音乐功能并没有受损。

音乐治疗现在我国也被越来越多的人关注。

所以即使 ASD 患儿听不进教学者说的话,他们也还是可以接受音乐的输入。庄惠君发现,音乐治疗不仅能够提高 ASD 患儿的注意力,增强患儿记忆力,还在社交沟通能力、稳定情绪、身体协调能力等方面有促进作用。林素秋指出,音乐治疗课程是以音乐活动的方式,提供给 ASD 患儿各种音乐经验,借由问候歌或再见歌、唱歌、肢体律动、敲奏乐器、音乐游戏等方式,来增进患儿的语言表达能力,并促进其他方面的能力。唱歌:是模仿日常生活的声音,刺激发音意愿,帮助清晰发音,训练语言回应能力等。肢体动作能力:在唱歌、律动及敲击乐器中,学习粗大动作及精细动作,促进动作协调、肢体活动能力。感官认识学习:提供听觉、视觉、触觉、运动觉等多重感官经验,刺激感官的开发与接受,满足感官需求。情绪表达:是鼓励 ASD 患儿表达各种情绪,借由聆听音乐过程,同理患儿的情绪,达到宣泄情绪、支持抚慰的力量。社会行为:借由学习各种互动行为,也借分享、轮流和做的机会来学习等待。杨畅认为团体音乐治疗可分为颂与唱、音乐律动、聆听、乐器演奏、音乐假想游戏等。通过模块化的训练,ASD 患儿的听指令能力、多感官的统合、社交能力及自信心都可得到有效改善。其开设的团体音乐治疗是由治疗师和 1~2 名助手合作开展,治疗对象为 3~10 名 ASD 患儿,而音乐治疗活动的形式多样,其中包括集体律动、乐器演奏等,通过音乐治疗活动,改善患儿社交问题,提高语言能力等。

(三)孤独症谱系障碍患儿的团体美术教学活动

美术治疗是一种通过美术和心理技术结合来帮助治疗对象达到心理治疗的方法。

这种方法于 20 世纪诞生于欧美,患儿在美术治疗的过程中,体会创作,以及自己的感受从而让当事人反思内心关注点和冲突点、能力发展和个性兴趣等。美术治疗由于其绘画形式不要求太多的技术含量,大部分人都可以操作,并且由于使用工具简单,开展较为方便,所以美术治疗可以做到心理治疗常态化,而不同时间去创作同一主题的内容,可以更直观了解到多种不同调和的情感。

团体美术与团体音乐教学的形式相似,由 1~2 名治疗师开展教学治疗。但是由于美术治疗的题材和创作元素多样,评价具有主观性,所以目前缺少量化研究成果,大部分是个案研究。美术创作要达到较好的效果,不仅需要当事人感受创作的过程,评价对当事人也至关重要。对于 ASD 患儿而言,治疗师的评价态度应该更为开放,尝试站在 ASD 患儿的角度看待创作作品,不拘于一定要以主题为中心或是自发作业为中心。金萌萌通过对特教学校的儿童开展美术团体治疗,研究中巧妙地安排了热身和材料提供过程,并在美术治疗中做到少干预、多观察、评价全面,最终取得良好效果。

四、孤独症谱系障碍患儿的团体治疗的意义

(一) 团体治疗体现了社会康复工作的理念

社会工作是以利他主义为指导,以科学的知识为基础。运用科学的方法进行助人服务活动。小组活动体现了社会康复的价值理念,采用医疗、教育、心理、职业和社会的各种手段及各种服务,对 ASD 患儿、其他残障儿童及其家长开展有效的康复扶助工作。目的是使其主动克服躯体和社会心理适应能力的障碍,以便帮助患儿在身体、精神、社会活动、教育就业等方面的能力得到最大限度地发挥,从而提高生存质量,参与社会生活。社会康复工作者不仅关注他们生理功能的恢复和提高,更应注意具有社会属性的人的全面性和整体性,关注他们社会功能的恢复和提高。

(二) 提高患儿和家长应对生活挑战的能力

对于残疾儿童及其家长的社会服务,目前在我国是一项亟待发展的领域。社会医学工作者只有在社会康复工作实践中,在为案主服务的过程中才能有效地发展个案工作、小组工作、社区工作的各种理论与实践。残疾儿童的家长、监护人、照看者的心理健康与否,直接影响着残疾儿童康复训练、教育等方面的效果。

调查发现家长的困惑和无奈主要来源于:

1. 医疗、康复费用全部个人承担,家庭经济负担沉重。

2. 隐瞒患儿的病情,期望过高,互相攀比,亲职角色,自我认知,社会隶属感的失落。

3. 担心患儿长大后不被社会接纳。没有宣泄不良情绪、心理压力的途径。

4. 幼儿园不收残疾儿童,长期在家照顾孩子,大部分母亲都已下岗。

5. 大部分患儿不能享受国家规定的义务教育。

6. 回到家庭、社区后不能继续得到康复指导和训练。

7. 注意身体残障功能的康复和改善,忽视非智力因素的培养。

8. 担心自己身故后,残障孩子成年的养育照顾,留下遗产的托管问题。

小组活动发现,残疾儿童的家长承受着巨大的心理负担,在养育子女的过程中会急躁、信心不足,甚至有暴力倾向或爱心错位,因内疚、负罪感而百般呵护关照。按照阿德勒(Alfred Adler)的理论,每个孩子都有寻求优越的取向,个人的社会需要就是寻求归属感。马斯洛(A.H.Maslow)认为:每个人都有追求自我实现、自己能力或潜能的发挥和完善的需要。小组通过组员活动建立相互支持的网络,使家长通过相互学习总结养育孤独症谱系障碍患儿方面的经验,鼓励残疾儿童的家长自助,充分调动他们的主观能动性和自身的潜能,有效地解决了一些康复过程中出现的问题。

五、孤独症谱系障碍患儿团体治疗时的注意事项

(一) 认识孤独症谱系障碍患儿的缺陷

认识 ASD 患儿的缺陷,通过技能训练,切实促进 ASD 患儿自身的适应力为主。由于这些患儿的习得技能很难泛化,故在团体治疗中,要为 ASD 患儿的日常生活设计针对性训练计划,让其能够学得独自处理生活自理技能。

(二) 参考医学评估安排教学计划

针对性教学的基础数据必须参考医学评估测验结果,以此作为观察日常问题行为和设计教学计划的参考。提出针对性教学计划的设计必须依据每个患儿的优缺点、能力与兴趣,顾及患儿成长后能够适应社会生活等的必要技能,在训练过程中根据医学评估结果进行及时调整。

(三) 结合孤独症谱系障碍患儿语言的发展选择训练方式

结合 ASD 患儿语言的发展情况,选择团体治疗中的训练方式,如果 ASD 患儿有语言表达能力,应把语言融入训练中;如果 ASD 患儿没有语言表达能力,则用非言语替代性训练,重要的是理解,目

的是简单沟通。语言训练中,应以理解的沟通技能为主,而不是以学习语言为主。

(四)注意场景与人的行为功能相呼应

在团体治疗中,要注意场景与人的行为功能相呼应。训练目的以促进 ASD 患儿自身的适应能力为主。由于这些患儿较难泛化,故要为日常生活设计针对性的训练计划,让其能够学得独自处理生活自理技能。在不同的空间里进行相应的训练课程,使这些患儿逐渐了解哪些地方学习,哪些地方玩耍,哪些地方不能去,东西从哪里拿,放到哪里去等。在选择训练环境时,尽量减少视觉或听觉干扰,不同色彩的空间安排须固定。

(五)小组活动要注意多样性

小组活动中,要注意多样性。游戏方案设计的多样性即真实性、趣味性、互动性,学生适宜性及教具安全性。

ASD 的治疗方法一直在改进,由于传统单一的方法难以达到理想的治疗效果,现阶段出现把主流的各种训练方法与患儿自身特点结合起来进行多元化康复训练。团体小组的康复训练形式具有其不可替代的优势,不仅能提供一个真实的社会化场景,根据 ASD 患儿的特点融入多种元素如团体游戏、团体音乐等,多角度、多维度对患儿进行康复训练,在保证一定的康复训练效果之余,节约了社会资源,让更多 ASD 患儿得到相应的治疗。

第三节　孤独症谱系障碍儿童的团体治疗模式

一、背景

随着 ASD 康复训练技术的发展与进步,传统的大集体教学模式和单一的一对一训练模式的弊端开始逐渐显露出来,临床中也发现很多 ASD 患儿,在一对一模式中,理解与表达能力都有显著进步,评估结果也显示患儿已经达到同龄儿童的平均发展水平,但是前往正常幼儿园后,在幼儿园的表现却不尽如人意,比如与小朋友没有互动,毫无规则地跑来跑去,我行我素,对老师的指令充耳不闻,甚至很快出现了明显的退步现象,又再次返回训练,对患儿的自信心产生负面影响,再次康复的效果比较差,家长也感到非常困扰;而由于 ASD 患儿存在的注意力集中能力较差、各领域能力参差不齐等状况,大集体教学也不适合他们。通过讨论与研究,我们认为以上两种康复模式至少存在以下局限性:

(一)孤独症谱系障碍患儿单一的一对一训练模式的弊端

1. 单一的一对一训练模式,ASD 患儿容易泛化困难,对特定的环境与人,产生刻板的依赖感。

2. 一对一训练模式中,患儿的社交对象比较狭窄,学到的社交技巧也比较单一。

3. 一对一模式中,患儿习惯于从单一的成人处获得知识与经验,从多位同伴中获得知识的能力较弱。

4. ASD 患儿的长远康复目标是回归正常幼儿园、小学等主流社会,患儿的康复训练一定要在集体环境中进行。

(二)大集体教学模式的弊端

1. 大集体教学不利于治疗师照顾到每一个个体,患儿数目较多,而且能力参差不齐,相同的授课内容很难根据不同 ASD 患儿的接受特点设计出合理的活动方式。

2. 大集体教学中,老师容易被一些回答问题积极的 ASD 患儿吸引,能力弱的患儿容易被忽略,长此以往,患儿注意力更加难以集中,康复效果也不理想。

综合考虑一对一训练和大集体教学的利弊,珠海市妇幼保健院儿童心理科训练部结合多年 ASD 患儿的康复治疗经验,最终选择团体治疗的方式有序开展训练,这种模式不仅能减少一对一训练和大集体教学模式的弊端,更能为患儿提供一个面对不同的同学和老师及多样的较为真实的生活情境,有利于提高 ASD 患儿的多方面能力。

二、孤独症谱系障碍患儿团体治疗的优势

1. **团体治疗有利于因材施教**　根据 ASD 患儿的不同能力水平,分成几个能力相当的小组,为不同的组制订不同的康复目标和计划,采用不同的

康复方法进行训练,比如对于语言能力高的 ASD 患儿,我们可多用故事的形式;语言能力低的 ASD 患儿,我们需要用实物教授,给患儿多感官的参与和重复学习,以便能适应不同 ASD 患儿的能力和要求,照顾到他们的差异。

2. 团体治疗有利于孤独症谱系障碍患儿接受系统的康复训练 治疗师按照 ASD 患儿的不同能力,通过适合他们的训练方法,让他们系统地了解和熟悉身边的人、事、物,不单纯重视语言和智能的发展,更注重体能、生活自理、情绪处理、审美能力、社交沟通等多方面的综合能力,让患儿对生活有更丰富的体验,也让他们更真切地感觉到自己与社会是有关联的。

3. 团体治疗有利于孤独症谱系障碍患儿接受多元化的康复方法 团体治疗有利于 ASD 患儿接受多元化的康复方法,如结构化教育法、应用行为分析疗法、地板时光干预、人际关系发展训练法、心智解读训练、感觉统合训练等。治疗师在不同课程中整合利用不同的训练方法,比如在社交游戏课中,不仅会运用到人际关系发展和心智解读训练法,也会用到应用行为分析疗法中的回合式教学法,也可能会用到图片交换系统,更可能会用到大量的视觉提示、结构化教学法等。

总之,团体治疗模式,对治疗师的要求更高,对患儿的干预效果也更好。

三、康复环境的设置

团体治疗的治疗室跟普通的康复训练室不同,它需要能够支持计划进行的所有活动的治疗室,有时甚至有一些活动区或活动角的地方。不同活动角落的区隔要能够尽量降低彼此的干扰。同时它需要承载 8~10 个活动 ASD 患儿的多种项目课程,如社交游戏、大运动、认知、生活自理等,因此所有的设置都要围绕可以方便地进行各项活动来进行。关于安排设置团体治疗室的建议,包括以下几个方面:

(一) 活动面积要求

因是 8~10 个 ASD 患儿集体活动的场所,室内需要承载患儿日常小组活动的功能,课程中有音乐游戏、大肌肉等课程,需要他们有可以跑动的空间,因此每间治疗室应该宽敞通风,并且面积不少于 30 平方米。

(二) 室内功能配置

室内需配置足量的孩子用的鞋柜、书包柜、课桌、椅子、白板、程序时间表、挂钟等。

(三) 墙面展示

治疗室的墙面上除了张贴课程表、本月主题等之外,还应该设置专门的作品展示区。ASD 患儿在不同主题学习中会有不同的手工作品,可展示在专门的区域内,这会激发患儿创作的主动性及成就感。我们发现,他们经常会主动邀请家长进入治疗室欣赏自己的作品,也会向家长介绍其他患儿的作品,这对于患儿来说是很好的社交契机,是一个很好的锻炼表达能力的机会,有经验的治疗师更可以将此作为强化物来激励他们的下次创作。

(四) 程序时间表

程序时间表是用来帮助 ASD 患儿了解自己每天的日常生活作息和预知活动变化的工具,目的是使这些患儿能够独立且顺利地过渡和转换到下一个活动中去。它包括时间、老师工作栏和完成栏、小朋友工作栏和完成栏几个类目。制作过程中,既可以使用图片、彩色过塑卡片以适合患儿个人喜好,也可以使用跟患儿的理解水平相符的文字或者符号。个别可做调整,如图片、文字的使用、工作栏的高度调整。

(五) 其他视觉提示的制作

排队时站立的位置、小朋友上课时凳子摆放的位置等可用一些彩色胶条、圆点等来标识。

(六) 个人标识粘贴

ASD 患儿个人物品需贴个人标识(照片为主,能力许可下可以用文字),包括鞋柜、书包柜、水杯、椅子、毛巾架等,以便患儿辨识个人物品。

四、人员配置

团体治疗模式,需要对团体小组孩子和治疗师的人数进行较为严格的规定。

(一) 孤独症谱系障碍患儿小组训练的人数要求

小组中 ASD 患儿的人数太少,很难开展社交游戏互动,也难以形成患儿之间的竞赛机制;人数太多,治疗师分身乏术,不能兼顾到每个患儿,就失去了分组的意义。经过与门诊心理治疗师的商讨研究,以及多年的实践探索,我们认为,发展能力1岁半以上的组,一般不能超过10个患儿;发展能力1岁半以下的组,一般不能超过8个患儿。

(二) 对治疗师的配置要求

每组配置工作人员2人,其中治疗师1人,治疗师是临床医学、康复治疗、心理学、特殊教育或学前教育等专业人员,助理1人,需持有保育员资格,并经过相关专业知识的严格培训,另有巡班助理2人,当小组在进行需要较多辅助的课程如社交游戏课、手工课等时,巡班助理会按照需要机动前往小组,给予辅助。

五、分组原则

既然是分组治疗,那就需要将ASD患儿按照一定标准进行分组,把能力相当的患儿分在一组。分组是团体治疗模式运作的第一步,是团体治疗的基础,合理的分组可以让治疗师在后续制订计划、设置课程时得心应手,游刃有余,在康复教学中真正做到既统筹兼顾,又因人而异。

(一) 分组依据

1. 结构化评估结果 每个ASD患儿参训前,都需要前往专业的评估人员处进行能力测评,使用《自闭症儿童心理教育评核》(第3版)(PEP-3),测评结果以发展年龄来显示,分为沟通发展年龄和体能发展年龄两个指标。在分组时,需要综合考虑这两个指标,一般以沟通年龄为主,同时参考体能指标,比如临床实践中,有个别ASD患儿沟通能力比较差,体能能力较好,但是实际年龄较大,人也长得比较高大,那么在实际分组操作中,会考虑这些因素做出调整。

2. 门诊医生和治疗师的建议 除了评估师外,可能还有其他工作人员与ASD患儿有较长时间的接触,治疗师与患儿有一个月左右的亲子同训时间相处,对他们的了解可能更多,这也是分组时的参考因素。

(二) 组别调整

在训练过程中,也会涉及组别调整的问题。经过系统地训练,有些ASD患儿会有明显的进步,他的能力已经超出了组里大部分患儿,因此他所在的组可能已经不再适合他的康复,那就需要调整他去能力更高的组别,这时治疗师会建议他前往评估处进行测评,按照评估结果进行调整。

六、制订计划

在对ASD患儿进行康复干预时,计划的制订至少应考虑两个重要的因素,那就是不仅要促进儿童的发展,更要帮助家长调整他们对患儿的期望,尽量与患儿能够达到的目标基本一致。

(一) 帮助家长实现他们的目标

虽然ASD患儿是我们关注的焦点,但帮助家长达成对他们而言最关切的目标是非常重要的。在康复训练初期尤其如此。如果我们仅考虑理论原则,只处理患儿的问题而忽略家长的需求,那么效果是有限的,而且是不完整的。我们应该充分理解家庭功能是一个系统,处理孩子问题时要重视其与家庭系统的相互联系。

(二) 激发患儿参与的热情

ASD患儿的主要目标就是提高社交能力、缩小与同龄儿童的差距及学会从多个合作伙伴中学习,而不是总是依赖他人的提醒和督促。因此,康复课程的设计要充分考虑患儿的兴趣点,促进ASD患儿能主动地投入课程活动。

(三) 促进重要的能区发展

有效的康复训练课程需要能帮助ASD患儿在多个领域的能力有所提升,如语言、社交、认知、运动等。此外,还应注意这些课程能够有助于这些患儿将之前所学到的技能恰当运用在生活中的实际情境中。

治疗师在收到小组中所有ASD患儿的评估结果后,要根据患儿的评估结果制订小组训练计划,计划要具体到月、周。小组训练计划源于小组成员的现有水平,着眼于他们在某一阶段能够达到的目标,围绕本月主题进行设计。

美国著名哲学家、教育家约翰·杜威说:"教育即生活,教育即社会",ASD患儿的康复训练应该着重与生活的链接,在生活中学习,在生活中练习,在生活中运用,尤其是能力较差的患儿,更应该以感觉刺激、生活自理、小肌肉等为主,课程的内容也应该结合实际生活,通俗易懂、形象生动、活学活用。

（四）课程安排结构化

ASD患儿的特点就是我行我素，行为无目的性，较难有计划、有组织地进行活动，因此在课程设置中，治疗师要注重运用视觉策略的设计，有组织、有系统地安排教学环境、材料及程序，让ASD患儿从中学习。

七、主题教学设计

对于ASD患儿的日常训练，我们秉承"以幼儿发展为本"的理念，按照主题教学的形式来开展。如何选择合适的主题内容是我们在康复治疗过程中遇到的首要问题。我们通过学习《幼儿园教育指导纲要》《幼儿园活动整合课程教学指导用书》《特殊儿童之整合学习教学活动资源手册》等书籍，同时深入到ASD患儿中间，去观察、去感受，根据ASD的症状特点和经验水平，多次讨论，最终定下了一年12个主题。每一个主题都尽可能靠近患儿的生活，尽可能最大限度地满足幼儿的兴趣和需要，比如根据患儿的能力、爱好、季节、节日的交替选择适合ASD患儿，患儿也感兴趣的主题来贯穿一日、一周、一月、一年的训练活动。如12月，我们的主题是"快乐的圣诞节"，那么整个12月我们所有的生活自理、认知、语言沟通、社交游戏、手工、大肌肉等课程活动都围绕"圣诞节"来进行。

八、教案的书写

康复训练不是一个机械死板的"搬砖"传递过程，而是针对一个个活生生的ASD患儿，这就需要我们讲究方法、讲究技巧、讲究艺术，使我们的康复效果更好。

在康复过程中，备课被看作是基础工程，是治疗师根据课程目标、内容，结合ASD患儿的特点，明确康复的重点和难点，选择恰当的方法和手段为孩子顺利有效进行康复训练做好重要准备，使我们的康复教学过程效率更高，康复效果更好。

教案是康复目标、康复内容、康复方法的统一。任何一份教案都有一定的独立性，同时又有一定的连续性，把相对独立与前后联系一起来，体现迁移与交错，才有助于形成良好的认知结构。

传授任何一部分知识，都要有个基础点，就是所谓的知识生长点，同时也为以后的学习奠定基础，这就是教案的系统性原则。

康复治疗都是面对具体的ASD患儿进行的，因此必须具有针对性，同样的内容，在不同的组别里起点、坡度、密度、难度都可能不太一样，没有针对性就没有可行性。

另外，康复训练不应该只是"填鸭式"，而应该尽量去启发ASD患儿，让患儿从被动学习向主动学习转变，是ASD患儿非常重要的一个跨越。

因此康复教案的书写相当重要，一份教案的书写是由以下几个部分组成的：

（一）能力分析

要对小组中ASD患儿的能力进行分析，比如一个剪纸的课程，哪个患儿只会开剪刀不会合剪刀，哪个患儿可以握剪刀，哪个患儿可以随意剪，哪个患儿可以沿线剪，沿线剪是剪3厘米还是5厘米，沿线剪是沿粗线还是细线，治疗师都要做到心中有数。

（二）康复目标

目标是教案的"主心骨"，如果目标撰写随意或者不清晰，必然会影响教案设计的整体思路。一般来说，目标分为知识、技能、情感三方面。

1. 知识目标　一般是指知识的巩固与积累，比如"学习口齿清楚、声调自然地朗读儿歌"。

2. 技能目标　一般是指能力方面的，能力的提高和锻炼，比如"能简单地仿编儿歌"。

3. 情感目标　一般是指情绪的体验和表达，比如"体验活动的乐趣"。在制定目标时，要用对应的动词表达出ASD患儿应有的"行为描述"。如能、会、掌握、说出、指出、体验、感受等。

（三）教学准备

此次教学需要准备什么，治疗师在课堂上要用到什么教具，一定要提前准备。

（周　翔　姜振风　钟洁琼）

参考文献

[1] 任丽平.团体心理治疗临床应用的研究进展.中国健康心理学杂志,2015,(8):1246-1250.

[2] 冯愉涵,张逸梅,樊富珉.国外团体咨询与治疗伦理守则综述.中国临床心理学杂志,2017,25(2):326-332.

[3] 刘燕玉,肖志平.团体心理治疗对慢性精神分裂症患者认知功能的影响.上海医药,2019,40(12):60-62.

[4] 曲丹.慢性精神分裂症康复治疗中引入音乐疗法的可行性研究.中国疗养学,2018,27(1):17-19.

[5] 肖丽华,宗艳红,钟志兵.团体心理治疗对临床一线医师工作压力的影响.中国现代医生,2018,56(12):91-94.

[6] 邢佳,董斐,张迎,等.慢性失眠症诊断与团体心理行为治疗的研究进展.中国全科医学,2019,22(30):3762-3767.

[7] 王立英,桂瑜.探讨团体语言训练对孤独症谱系障碍儿童的效果.包头医学,2019,43(3):55-57.

[8] Persico Antonio M,Ricciardello Arianna,Cucinotta Francesca.The psychopharmacology of autism spectrum disorder and Rett syndrome.Handbook of clinical neurology,2019,165.

[9] 陈治国.儿童自闭症与感觉统合训练.基层医学论坛,2015,19(23):3302-3303.

[10] 李小娟,时盼姣.引导式教育和感统训练联合治疗对自闭症患儿的效果.国际精神病学杂志,2019,46(6):1036-1038.

[11] 连福鑫,郭昱.情绪主题绘本教学改善高功能自闭症儿童情绪归因能力的个案研究.中国特殊教育,2019,10:52-61.

[12] 尤霄.再创造式音乐团体治疗对自闭症儿童的影响——以常州市武进区特殊教育学校为例.黄河之声,2017,2:22-23.

[13] 王馨悦.浅谈音乐教学对自闭症儿童的影响.北方音乐,2019,39(24):233-237.

[14] 李庆群,申谙渝.导式训练联合音乐活动课对孤独症谱系障碍患儿社交障碍干预的疗效观察.名医,2019(12):64-65.

[15] 李明娣,魏来,顾琴.小肌肉学习对孤独症谱系障碍谱系障碍儿童的康复效果.中国康复理论与实践,2016,22(11):1314-1317.

[16] 牟秀萍.自闭症儿童唱游与律动课程教学设计探析.潍坊学院学报,2019,19(5):114-117.

[17] 孙珊珊.游戏对自闭症儿童早期社会化的促进作用.现代交际,2019,24:174-175.

[18] 李海玉.感觉统合训练在自闭症患儿中的应用效果分析.实用中西医结合临床,2019,19(12):103-104.

[19] 周凡.自闭症儿童康复中音乐治疗的临床应用分析.名医,2019,11:71.

[20] 金萌萌.自闭症儿童教育中的团体美术治疗.现代特殊教育,2016,24(5):68-70.

[21] 周伟珍.绘画艺术在自闭症儿童社会适应训练中的应用研究.齐齐哈尔师范高等专科学校学报,2019,6:15-16.

[22] 栾华琑,李玉影,景时,等.美术治疗提升自闭症儿童社会技能研究.现代特殊教育,2019,21:20-25.

[23] 刘洋,冯建新.家长敏感性行为在自闭症谱系障碍儿童语言干预中的作用.中国特殊教育,2018(12):42-48.

[24] 孟蔼宁,曹玲玲.自闭症儿童家长与教师的关系研究——基于对美国自闭症儿童家长的访谈.现代特殊教育,2019,8:27-37.

[25] 贺晓旭,朱瑞,陈更娟.自闭症儿童家长教养方式干预个案研究.绥化学院学报,2020,40(1):93-96.

第十七章

儿童孤独症的人际关系发展干预

第一节 概 述

一、人际关系发展干预的由来与定义

人际关系发展干预（relationship development intervention，RDI）是由史蒂夫葛斯丁博士（Steven Gutstein）在1996年提出的关于孤独症核心问题疗愈的方法，借由父母实施人际关系干预以改善孤独症患儿的核心症状、重塑患儿大脑的神经回路，适用于家有儿童、青少年孤独症的家长。借由每日生活活动让家长担任重要角色促进患儿情感、社交、元认知能力的发展。葛斯丁认为，RDI应被视为综合治疗方案的一部分，其中医师发挥临床管理作用，提供医疗和心理咨询。RDI顾问则是重塑专家，给医生提供正确的反馈，以及给家庭成员进行个别化的训练。

RDI由认证过的顾问执行家庭咨询计划（或课程）（family consultation program，FCP），顾问通过网站工具协助父母在生活中对患儿进行重塑。针对每一个家庭学习的速度与特质打造个别化的方案。在训练中没有设置特定的RDI活动才体现了RDI把干预落实到生活中的真正精神。RDI是以父母为核心、采用认知发展取向，也就是主要照顾者在顾问的指导下利用每日生活事项挑战患儿的动态系统，并让其有成功的经验。

二、孤独症患儿的早期沟通干预分类

葛斯丁等认为孤独症的早期沟通干预方法可以分为以下三类：

第一种为教学取向，以行为理论为基础，使用操作性制约、塑造、尝试错误、提示和锁链这些行为技术，成人主导和控制互动的所有层面。

第二种为自然情境取向，将行为学家的原则应用在更自然的社交互动情境中，并以结果强化取代实际物品或食物强化。

第三种为发展或实用取向，强调功能性的沟通，认为孤独症患儿也遵循普通儿童的发展轨迹，注重多元的沟通层面，教师跟随患儿的发展与进程努力创造有效的沟通环境，借由奖赏性的活动回应患儿的交流来促进沟通。RDI属于发展、社交实用取向的策略，类似的方式有地板时光（floor time）、不只是说话（more than words）这些方法。

三、人际关系发展干预的目标

通过RDI干预，希望达到以下三方面目标：

（一）让孤独症患儿过着有质量的生活

让家长有重拾为人父母的信心与正常的生活，让患儿过上有质量的生活。依据葛斯丁的看法，有质量的生活品质包含以下要素：能与人合作、三思而后行、富有弹性、读写顺畅、建立友谊、具有主动精神、负责任、自主管理，可以通过引导式参与关系的重建来重塑患儿的神经回路，以达到有质量的生活。RDI是一种为拥有儿童、青少年、刚成年的

孤独症,以及相关发展问题儿童的父母设计,使他们成为儿童能力提升的引导者、心智发展促进者的方案。

(二) 促进患儿社交核心能力的发展

1. 情感参照　从他人情感或他人主观经验学习的能力。

2. 社交协调　观察以及控制自己行为使其能成功参与社交关系的能力。

3. 陈述语言　以语言与肢体动作来沟通,包括表达好奇心,发起互动邀请,分享观点和感受,以及与他人合作。

4. 弹性思维　当情况改变时,具有调整或改变计划的能力。

5. 关联信息处理　清楚事情来龙去脉,解决还没有明确处理方法的问题。

6. 推测　依据过往经验预测未来的能力。

(三) 最终达到的三个目标

1. 使父母和患儿建立引导式参与关系(guided participation relationship,GPR)。

2. 给家长一些方法使他们能提供患儿面对复杂、无法预料、充满压力世界所需要的知识、心智能力、习惯和价值观。

3. 让孤独症患儿有方法去追寻一生的个人成长。

四、人际关系发展干预的发展阶段

RDI 可以分成三个发展阶段,各个阶段都是以辅导家长为干预重点。

1. 第一阶段　辅导的方式是顾问跟家长面谈后,依据顾问的建议制作家庭视频,然后由顾问远程或现场点评。这个时期的 RDI 有大量的游戏项目或者活动建议,提供家长初级入门的方式,相应著作和活动手册,如中文版有中国台湾翻译出版的《解开人际关系之谜》(2000 年),《RDI 活动手册儿童版》(2002 年),《RDI 活动手册青少年成人版》(2002 年)。目前在国内多数机构运用的 RDI 都是根据这几本书学习理解后操作实施。

2. 第二阶段　约从 2007 年开始,实施网络教学,开发了专属的网站以供顾问与家庭沟通交流。并且一般用户也可以注册使用,不一定只有正式课程学员才能使用。此时开始提供大量的居家活动建议,把日常生活当成媒介,让家长随时引导患儿动态智能,以及在社交上所需具备的早期能力的发展,相应的参考书《The RDI Book》(2009 年)可作为学习资料。

3. 第三阶段　现在 RDI 最新的资料都是通过网络发布,跟以前的书面资料有很大的改变,包含辅导家庭的方式也有大幅度的修正。RDI 目前仍在发展中,葛斯丁博士仍在不断地调整改进如何以更有效的方式协助家长,使他们能做到在生活中细致地引导患儿的心智成长。

第二节　人际关系发展干预方法的治疗原理

一、葛斯丁关于孤独症的发病假设

葛斯丁认为孤独症不是根据具体的问题行为来诊断的,他们与普通儿童最大的区别并不是做了哪些具体的特殊事情来确认他是孤独症,而是他们没有做到,甚至是没意识到该做的那部分才是诊断中所要考虑的,所以最可靠的诊断就是依据在社交、沟通,以及情感这三方面的缺失(或缺陷)来进行。他认为孤独症是阈值问题,引起孤独症的因素很多,但如果这些因素达不到发病的阈值,那他们尽管可能有一些特征,但绝对不会是典型的孤独症。

在胚胎中就因为基因的影响造成了孤独症的潜在致病因子,因为先天的不足,婴儿无法发展出社会情感领域所需的必备条件,以至于一般婴儿在生命早期(15 个月内)不断自我练习这些社会情感与社会互动能力,而孤独症患儿则没有得到练习和适当的发展,沉溺在自我的世界中,逐渐显现出孤独症的核心特征,见图 2-17-1。

关于孤独症发病的神经机制,葛斯丁提出了一个很重要的假设,就是动态能力和静态能力的发展问题。静态能力就是指生活中的特定事情经过感知、按照特定的程序记忆存储到脑中,当再遇到这些事情时就启动特定反应,像是习惯、程序一般。例如背乘法口诀,按程序刷牙的行为,请别人让道时说"不好意思"一样。另一种则是动态能力,如

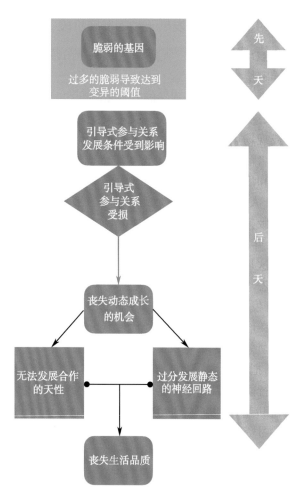

图 2-17-1 孤独症儿童的特征

三思而后行、考虑、假设、白日梦、闲聊、吹牛、冒险、希望、计划、娱乐等。从事这些情况时，需要把别人和自我现在、过去的经验联系与整合，这是人类特有的思维运作方式。

动态的神经回路需要大脑不同部位间的整合，我们可以用网络来比喻以协助理解这一概念。静态能力就像是一台主机直接发信号处理刷牙的行为。闲聊则需要多台主机，像是解读别人的表情和语言，表达语言，运用肢体动作，与过去对这人的理解，以及对刚刚说了什么话进行联系，完成这些需要好多台主机协同工作。各台主机之间的网络传输很重要，中间的传输网络就是神经连接。神经连接需要外界刺激，也可以简单的比喻为健身步道，越多人行走路径就越清楚，越少人走则慢慢被荒草淹没。孤独症的发生是因为暂时还不清楚的原因，忽略或阻碍了在环境中的互动刺激，使患儿丧失了自我锻炼动态交流的机会，导致神经连接倾向于静态的发展。现代神经影像技术发现，孤独症儿童大脑远距离神经纤维连接不足，近距离纤维

连接与正常儿童相似或更强，支持这种假设，见表 2-17-1。

表 2-17-1 动态与静态神经处理比较

动态	静态
情境中注意力的分配和调整	固定的注意力
对新奇和不确定性的研究	逃避新奇和不确定性
有对相关改变的监控	固定反应机制，一个刺激对应一个反应
横向神经整合	单一神经网络激活
基于意义的情感调整	未调整的情感反应

对于出生第一年的婴儿有另一种看法，就是孤独症的患儿因为神经连接太多，无法如正常儿童那样遵循用进废退的原则有效修剪，发展出有效的神经功能。

二、葛斯丁关于人际关系发展干预的疗愈假设

葛斯丁认为 RDI 的重点是引导式参与关系的重建和促进大脑可塑性。现在科学家已经认可大脑终身都有可塑性，但什么情况下是最有效的学习呢？就是学习的环境处于挑战和安全、弹性和稳定之间的平衡，是最有利于神经整合的。也就是挑战的强度刚刚好，处于儿童可接受的范围。动态能力的发展需要环境中的不确定性，但又不能超过个体所能承受的范围，父母在跟患儿互动中要找到最佳的不确定性以促进学习的发生，见图 2-17-2。

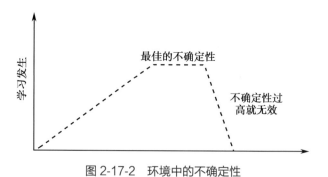

图 2-17-2 环境中的不确定性

基于此原理，RDI 通过详尽的目标引导家长真诚地面对患儿的核心问题，提供家长可操作的步骤，学习如何引导患儿建立个人动力与人际间动力。

第三节　人际关系发展干预的干预内容

一、顾问训练

RDI 是由顾问带着家长学习如何有效地跟患儿互动,所以首先是培养顾问。顾问培养过程包括初级研讨会、个案督导和高级研讨会三个部分。

(一) 初级研讨会

本课程结合了线上课程和个人课程方式,重点介绍本课程应用于神经发育、动态智力、沟通、幼儿发展、病因病机、误解与科学方面的理论基础。通过演讲、角色扮演、分析和讨论来涵盖以下主题:

1. 孤独症发病机制。
2. 动态智能。
3. 家庭咨询计划的目标。
4. RDI 学习社区的使用和同伴支持。
5. 一般咨询原则。
6. 富有成效的咨客沟通,包括维护边界,安排时间,制订责任合约,敏感的临床面试,避免"即时专家"陷阱等方面。
7. 引导机会,包括选择活动、角色真实性、慎重决策等。
8. 布置作业。
9. 环境架构、鹰架和有效的支持。
10. 调控模式。
11. 关系发展评估。

(二) 个案督导

在个案督导阶段,受训者以及两个接受干预的家庭在 RDI 培训主管的直接监督下工作,培训主管通过一系列项目与目标对受训者进行指导,通过完成这些项目与目标,使接受培训的顾问了解在课程工作中学到的实际内容,具备作为顾问为后续家庭督导服务的基本能力。

(三) 高级研讨会

须完成专业课程第一部分,以及部分个案督导项目后才能参加。

本课程扩展了第一期专业培训课程所学的知识以及督导过程中的经验。它还专注于如何创建和成功成为 RDI 顾问。内容包括:

1. 顾问与咨询对象的关系。
2. 个人责任。
3. 疑难病例。
4. 推广你的顾问服务。
5. 高级家庭咨询计划工具。
6. 专业目标与规划。
7. 伦理与标准。

二、人际关系发展干预评估

对于 RDI 评估,大家的第一印象就是做完评估后得出评估结果,然后再依据结果进行解释。RDI 的评估更像是不断地测试,找到刚刚好的切入点。初步评估后再针对患儿和家长分别作支持测试与困难测试,最后制订 RDI 计划。

(一) 人际关系发展干预评估的目的

RDI 评估的目的主要包括几个方面:

1. 找到建构最佳引导环境的个别化需求。
2. 确认影响患儿建立引导关系的困难之处,制订计划减少这些困难带来的影响。
3. 依据发展情况制订初期目标。
4. 制订持续评估计划以评估现阶段引导关系,更新患儿个别化的认知发展基线和选择难(或高)一点的目标。

RDI 认为每个患儿都有其独特的心智运作过程,要找到每个患儿的优势、弱势、困难和支持学习的个别化需求。评估过程分为初步评估、儿童测试、家长测试、代偿测试、制订干预计划。

(二) 初步评估

1. **引导关系发展评估**(Guiding Relationship Developmental Assessment,GRDA)　由主要照顾者和次要照顾者跟患儿分别进行四个活动。对主要照顾者评估的四个情境活动是自然相处、玩鼓、玩拼板、玩有趣的照片,对次要照顾者是自然相处、玩球、盖房子、个人照片四个情境活动。此评估分析有两部分,一部分是评估亲职关系,一部分是评估患儿的相应状况,两部分各自分成四个维度。亲职关系评估是评估父母的带领(leadership)与共同参与、提供患儿胜任感与行动力(agency)、共同调控、自我调控等方面的内容,患儿部分是评估儿童接受父母引导、争取表现良好、共同调控、自我调控等内容。

2. 补充评估 上述的活动也可能不足以真正显示出需要辅导的地方,所以还需要补充评估。让家长在家里也做引导发展评估的项目,不一定要完全一样的活动,这样可以收集到更多的资料。

3. 关系发展问卷(relationship developmental questionnaire,RDQ) 对于上学的患儿家长和教师都要填写。这是一份发展问卷,了解社交、沟通、行动力、问题解决、社会适应等内容。

(三) 孤独症患儿的测试

1. 个别化支持测试 分为三方面和三层级。

(1)个别化支持测试的三方面。

1)表现成功的标准:这方面的测试是依据年龄和发展能力来判断,是发展指导和成长计划的一部分。例如,3岁儿童看到鲸鱼认为是鱼类,家长会认可,但对6岁的儿童家长就会解释那不是鱼类。又如对2岁的儿童要求他们自我控制,这要求就高了。

2)环境中执行任务的调整:这方面是依据发展能力或失能状况来评判,包含学习风格的调整,患儿适合哪种教学关系和环境。

3)责任分配:包含引导者暂时负起动态过程的责任让患儿可以专注在活动本身。

(2)个别化支持测试的三层级

1)理想环境:假设我们能够构建一个尽可能接近理想的学习环境,那么患儿在评估领域的"极限"是什么?

2)当前环境:评估真实世界的学习环境,有哪些是要改变的。

3)可行的现实(最低需要):当前环境中能改变的是什么,不能改变的是什么。不能改变时,能做到什么样的调整来达到引导患儿的最低需求。

2. 引导测试的目的 了解患儿当下在参与基本的引导式参与关系中的困难是什么。如果患儿准备好了,就要看看最合适的起点是什么。也就是测试个别化支持评估的结果是否适用,并找到最少的支持。这部分评估的一个重点就是要确认,家长是否给予患儿最少而合适的支持。

3. 困难评估 指的是当个别化支持用上后还是无法建立引导关系,此时要评估是不是由于其他因素造成的困难,如可能是神经、身体、心理、行为、

家庭环境、其他环境、过去的经验、更基础的能力、其他未知的因素等。

(四)家长测试

1. 家长困难测试 顾问的工作就是协助家长成功。在这个过程中,对家长存在的各种可能影响干预的情形与因素进行修正。例如不切实际的期望,相信多做才好,角色混淆,选择方法争议,限制困难,没有信心,过分依赖专业人员,提示太多,方式刻板等。

2. 家长个别化测试 针对家长的困难,提供对家长进行如下方面的评估:增加互动,以参与取代被动聆听,增加沟通的结构性,使用引导式的问答,要求家长"教"顾问,使用图示法,将大步骤拆分成小步骤,减缓教学速度,确定家长舒服的学习,让家长有机会对正常15~18月龄儿童进行引导。选择上述策略让家长能与患儿建立引导式参与。

(五) 代偿测试

当患儿完成任务遇到困难时,家长或治疗师将给予不同程度的帮助以协助其完成任务。当在活动中完全由家长来帮助患儿完成其自己该做部分的方法在RDI中被称为代偿。代偿是长期干预的一种方式,用于减少由慢性问题或无法马上克服的问题所造成的影响。RDI的"代偿"概念类似于"辅助"概念。

1. 代偿的思路 对成功通过的标准进行调整,对任务、环境进行修改以符合发展或失能水平,患儿还处在思考的过程时如何使用鹰架、工具和辅具等协助他们自己做决策。

2. 测试的流程

(1)列出可能对患儿有所帮助的调整清单。

(2)区分哪些是对于达到目标有帮助的有益代偿,哪些是中性的,哪些反而对发展造成障碍。

(3)消除那些会成为患儿心理成长障碍有害的调整。

(4)仔细审查"中性"调整,以确定是否有必要。

(5)将有益代偿分成永久和临时两类,并创建临时代偿的淘汰计划。

三、干预计划

(一) 干预计划的主要因素

在进行上述步骤与内容的评估以后,为实施

RDI 制订干预计划。初步干预计划必须要仔细考虑下列两个因素的优先顺序和平衡。

1. **关键的影响** 什么基础能力和困难对于学徒人际关系发展最重要。

2. **发展能力** 哪个要素必须要先做才能确保其他领域的成功。

做 RDI 干预计划前,一定要确保家长已经没有"多做才好"的态度,也希望父母和其他家庭成员都有符合实际的期望。

(二) 干预计划的内容

干预计划的内容具体包括以下几个方面:

1. 家长和患儿的短期目标。

2. 困难的相关介入。

3. 家长和患儿个人支持中的概要。

4. 困难评估报告,包括困难相关的评估和咨询。

5. 必要的代偿(短期和长期)以及代偿逐步淘汰的计划。

(三) 干预计划的框架

干预计划的框架是按照以下方面进行架构:

1. **生理 - 心理 - 社会三方面** 对患儿的各方面进行全部了解,包括注意力缺陷特征、反社会人格特征、运动失能特征、睡眠障碍特征等。

2. **发展状况** 了解已经发展的基础能力是进一步发展的基石。

3. **未来** 时时关注未来的成长而不是病理或疾病。

4. **个别化** 建议少用标签式描述,重点关注个体的个别需求。

5. **优先性** 关注在基础领域中直接妨碍现在和未来进步的方面。

6. **识别** 我们需要对核心困难进行处理,不要只关注当下症状。任何单一症状都可能与许多不同的原因有关。

7. **合作** 从生理 - 心理 - 社会的角度看患儿的优势和劣势,并与其他专业相互合作,依据初步面谈进行评估。

四、干预内容

RDI 方法主要是通过提高家长对患儿的引导能力,以促进患儿心智的发展。该方法通过顾问对家长的训练,达到下列一些目标。

(一) 干预的目标

1. 减少妨碍患儿参与正念引导(mindful guiding)关系的家庭困难因素的影响,让其从中得到益处。

2. 帮助父母准备个别化的正念引导环境。

3. 帮助父母成为正念引导者。

4. 指导父母架构、鹰架和管理引导式参与状况,以及设置"刚刚好"的下一步目标。

5. 对父母和患儿建立基础关系提供支持。

6. 对父母提供支持和训练,使其可以重建患儿个人行动力与人际间行动力、习惯、技能的基础能力。

7. 对父母提供支持和训练,以引导患儿的动态智能发展。

(二) 家庭咨询课程的四个阶段与目标

RDI 是由认证过的顾问为孤独症或相关发育障碍儿童的家庭提供家庭咨询课程(FCP),该课程一共分成四个阶段。前三个阶段的目标完全是促进家长成长,第四阶段的目标则是为家长和患儿共同设置,见表 2-17-2。

表 2-17-2　FCP 的四个阶段与目标

第一阶段 恢复、找回、理解	恢复:从危机中恢复
	找回:找回自信,找回期望,找回希望
	理解:孤独症,引导关系,动态智能
	了解 RDI 方案:期许什么,使命和目标,方案指导原则,如何开始
第二阶段 准备正念引导关系	学习跟 RDI 顾问有效的合作
	认识到实际的现况,避免产生不切实际的期望或担心害怕,将专注力集中在正念引导上
	父母可能的困难因素
	学习建构用心的、经验分享式沟通的环境
	学习用自身的动作、身体位置、静默、暂停产生影响
	学习促进成长的心态
	学习管理情绪的心理状态
	学习引导经验的记录
第三阶段 正念引导的基本技巧	支持:个别化调整、架构、鹰架
	管理:成长管理、经验管理、参与管理

续表

第四阶段 心智学徒的 基础建立	入门简介
	建立参与动机
	建立关系的根基
	建立寻求成长的动机
	学习提供有效地参与心智挑战的机会
	建立经验学习的根基
	建立个人行动力的根基
	建立互动行动力的根基

1. 第一阶段(恢复、找回、理解) 大部分孤独症儿童的家庭都会存在危机感,但危机感会影响家长跟患儿的互动,所以要尽快帮助家庭从这种危机的状态中恢复。干预的第一件事就是先协助家庭改正病急乱投医的态度,也要放下紧张焦虑的心情,不要局限在现在什么目标做不到,而是看患儿长远的目标,看重自己在干预中的角色与价值。相信自己是掌控跟患儿互动的最佳人选,平稳地看待他的不配合、混乱的方式,而且父母绝对有处理行为问题的基本能力。

在这个阶段,顾问会利用希望看到的前景(愿景)来引导父母将眼光放远,RDI 的这种愿景分成短期、中期、长期。短期为 6 个月,中期为 2 年,长期为 5~10 年。顾问会透过愿景引导父母看见真正的问题在哪里,以及现在就要注意的是未来的表现,为了以后的问题提前铺垫。愿景的写法跟目标不同,愿景希望用电影场景的方式书写,这样的好处可以让父母对未来是一个实际的画面取代冰冷的目标,这在临床应用上对于稳定父母不安的心情有很明确的效果,让家长不会为了追逐目标而在心态上疲于奔命。

葛斯丁提到孤独症是丧失了引导式关系导致了后续问题的出现,在本阶段中也会协助家长理解引导式关系的重要性,并且认识这是一个可以重建的过程,以及它在动态智能发展中占有关键的地位。顾问在这个阶段中会协助父母理解动态智能是什么,它在未来生活中的重要性在哪,对于生活品质起到什么角色作用。

另外,要了解 RDI 方案要如何执行,正念引导基本概念是什么,以及评估的意义和目的。了解 RDI 的基本原则,包括参与式学习、提供探索和体验的机会、借由"跨一小步"的方式提供有意义的心智挑战、遵循层叠学习(developmenat learning)、

了解和尊重患儿的特殊性,见表 2-17-3。

表 2-17-3 RDI 方案:迈向独立思考

自我引导	患儿自己做自己的导师,独立自主地完成内心运作
内化	患儿开始一步步地承担心理历程
动态智能基础	随着引导式关系发展,父母和患儿开始建构动态智能基础
追寻成长	父母开始学习如何构建"促使患儿追寻成长的驱动力",以及发展"引导式关系"
参与	父母为了创造相互参与和分享快乐的经验,开始着手建立患儿的参与动机
准备	父母透过情感慰藉、支持系统和学习来准备当引导者,顾问仔细执行个别化评估

2. 第二阶段(正念引导关系的准备) 正念引导关系的建立是 RDI 干预的基础,只有建立好了这种关系,家长才能正确地去引导患儿朝着干预的目标前进。在建立正念引导关系之前,要做好以下准备工作:

(1)家长要成为正念引导者必须具备的能力与资源。这里包括合理的分配时间,认识到实际的现况,让将成为正念引导者的家长排除不切实际的期望或担心害怕。

(2)准备具有以下特质的沟通环境。引导关系需要准备以经验分享为主的沟通环境,这种沟通环境具有以下特质:非指导式的沟通,不是对或错的沟通,找到最合适的沟通距离,多元的沟通管道,放慢自己让患儿多一些时间思考,使用影响的心态而不是控制的心态,不被患儿的情绪牵着走。

本阶段还需要引导者学会透过细微的非言语沟通去影响患儿(如大人的姿势、行为、动作、动作行为的停止、表情等沟通信号)及其互动沟通,学会分配时间和精力,与顾问形成有效咨询关系。

(3)保持"促进成长"的心态。父母不止看患儿的问题,还同时看到练习的机会可以影响互动的品质,影响到引导的关系。促进成长的心态会使父母常常在参与的活动中加入变化,提升患儿的能力,并确保患儿能成功地克服困难以建立成功的经验。促进成长的心态具有以下这几个条件:保持好奇,属于过程导向,注重影响患儿而不是控制他,随时寻找机会。

引导者要常常让患儿处于受邀请的感觉,提供机会让其用新的方式感知自己、别人和这个世界,用新的方式做决定、解决问题、达成目标。同时引导者要学会调整自己的情绪状态,在此过程中不会因为患儿表现而失去理智、受挫、过分被动、抱怨、无力、生气、情绪崩溃、逃避、不想继续沟通、重复问题等。当出现上述状况时,转移注意力到自己的心跳、呼吸、流汗等感觉上,通过减少这些身体感觉来调整自己的心理到放松状态。实在控制不了,要懂得适时放手。

(4)理解顾问的角色。提供干预患儿的适当切入点,帮助父母构建对患儿最有利的引导环境,在发展过程中维持"站在你前面"的动力,维持父母专注于患儿长期的成长上。

3. 第三阶段:正念引导的基础技巧 见图2-17-3。

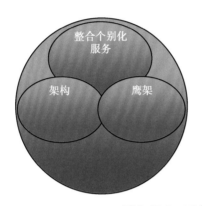 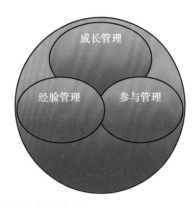

图 2-17-3 正念引导的基础技巧

(1)支持功能:包括个别化服务、架构、鹰架等技巧。架构是指对患儿从事活动的环境和活动进行分析与修改,以便减少对执行与完成活动的干扰,确保他们以合适的角色、注意力和认知资源应用到需要解决的新挑战上的过程。架构是要协助患儿清楚知道此次互动的本质,排除造成干扰的因素;要形成一致的共识,让患儿知道参与或活动是跟什么相关,让他们建立共同注意;要能分辨内在架构和外在架构,有些形式的架构同时有内在和外在的特质;要架构活动和角色。

鹰架是指当患儿遇到不熟悉的挑战(困难)时提供暂时的心智桥梁,协助他克服挑战(困难)。鹰架可以是动作行为,也可以是语言。当引导者使用鹰架的时候,其实也减少了他的掌控权。引导者使用鹰架技巧时,要注意心智挑战和支持间的平衡,要学会透过鹰架协助患儿思考和解决问题,并且随时降低鹰架以将责任转移到患儿。鹰架包括同伴角色、促发、示范三种技巧,即通过与患儿一起做同样的角色以协助他们做到自己的角色,透过身体协助、情感支持、故意做错、做一半后停止、迟疑而放慢节奏等来促发他的思考或用自言自语显示出大人的决策。

个别化调整是指依据患儿的弱项做出调整,减少其还要分散宝贵的心智资源到不重要的地方,让他专注在目标上。

(2)管理功能:包括成长的管理、经验的管理、参与的管理。成长的管理是了解心智学徒的基础是什么及了解成长管理的作用。经验的管理是提供患儿管理个人经验的工具,如何获取、构建、组织个人的进步,如何跟患儿产生共同经验并且再现出来。参与的管理是让家长学会参与管理。包括下列几方面:

1)理解引导式参与是正念引导的重要部分,准备、参与、回顾是引导式参与的三个阶段;

2)学会做参与的动态计划,依据参与的状况随时修改计划;

3)学习让自己和患儿处于引导式参与的最佳状态,提供有效的方式让患儿将这次的参与跟上次的经验结合,确认何种水平的活动是患儿能够参与的;

4)学会后退一步、暂停一下,来让患儿主动先参与;

5)在回顾阶段,能从视频中找到"参与"发生的时候,可以用正向的态度取代自我批判。

4. 第四阶段:建立心智学徒的基础 见图2-17-4。

(1)参与动机:建立患儿跟引导者在互动、共同调控、分享快乐、感知意义、增加掌控感觉等共同参与中,跟引导者产生关联性的记忆。

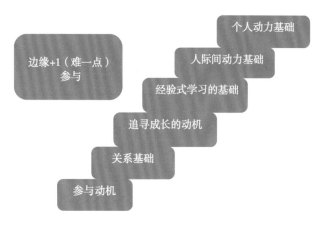

图 2-17-4　建立心智学徒的基础

在互动参与中,患儿能参与5~10分钟的活动,能看懂同伴要求参与的信号,使用眼神、手势、身体动作、面部表情、声调邀请同伴。行为动作上体现出促进参与,较关注和亲近熟悉的人,对表情的敏锐度高于互动,发展出与人互动的安全感、共同做事、情感回应,以及引导者协助患儿要做到的、调控修复等内隐记忆。

父母作为引导者要学习如何使用架构、共同参与和促进技术,使患儿对上述方面产生内隐记忆。

(2)关系基础:学会构建、管理引导式参与,第一件事就是跟患儿建立关系,关系的基础有如下几点。

1)情感的同步:在互动关系中,作为患儿会合适的回应同伴的情绪(生气、惊讶、害怕、高兴);无须提醒注意力在活动和同伴间转移;当参与合作性活动时能跟同伴分享喜悦;沟通时伴有情感的传递;在这种以情绪为基础的沟通中希望有信息与情绪的反馈;不会突然无礼的中断沟通;想要修复与父母的情感中断。

作为引导者的父母,学会跟患儿透过往复的情感分享交流建立愉快的共同参与,学会促发他在没有提示下能跟你分享愉快的情绪。

2)成熟的调控:调控是双向的,父母和患儿都承担责任。父母的责任:了解普通婴儿是怎样应对调控失败的。普通婴儿通过"调控失败-修复"的过程能够逐渐成功地面对调控失败,并且由此成为韧性发展的基础。患儿的责任:意识到在与父母互动的过程发生调控失败是正常现象,并且知道调控失败是可以修复的。

(3)启动追寻成长的动机:追求进步和参与是重要的患儿目标,葛斯丁认为孤独症婴儿无法启动

追寻成长驱力的主要原因是参与动机受损造成的。

1)参与不熟悉的喜好:患儿明显地选择新鲜的事物,喜欢动态参与有可预测性和小变化的事物,而不是一成不变或是混乱的事物,会有研究看看的感觉,喜欢同伴在熟悉上加入变化,遇到预期性的惊奇可能很快乐。

2)建立掌控和自主性的趋力:患儿将强烈的情感注入能让自主性和掌握感觉扩展到环境中更多的领域,想要在更多不同的活动、同伴、环境和任务中增加掌控和自主的欲望。在胜任的情况和有意义的角色下,参与活动的动机将增加。

父母了解如何描述掌控和自主,了解在正念引导中给患儿机会体验自己是一个成功的掌控者很重要,学会何时与如何提供机会让患儿有掌控的经验。

3)建立探索和体验的欲望:孤独症儿童要如普通儿童一样,逐渐建立对新奇事物的好奇与探索。想探索新奇但安全的物品,在安全的环境下想要跟引导者一同探索以求得新发现,有目的性的探索新奇的物品或新环境,用不同的角度仔细地探索新物品,想要在不同环境中尝试新发现,能记起与引导者成功探索的经验,有动机去发现新奇与熟悉环境中的相似性及不同处,认识到自己可以继续寻找新的有趣的方式来关注熟悉的环境,学习活动结束的多样化、以不同的方式达到目标,以更多的方式关注熟悉的环境。

父母了解为什么要,以及如何去帮助患儿建立发现和探索的动机,了解如何提供探索、体验和发现患儿的共同经验,了解探索和参与的独特功能,并将危险的不确定性和挑战的体验分开,知道何时使用共同探索的角色,何时使用促进(引导)的角色,能将愉快融入较严肃的体验过程中,学会与患儿产生相同疑惑和使用共同经验的技巧来引导患儿(如让我们看看会怎样,如果……)。

4)发展参与心智挑战的欲望:当引导者在熟悉的活动中引入预期之外的、不熟悉的变化时,患儿特别想参与,患儿会选择难一些的活动取代简单的活动,解决有挑战的活动后能用非语言表达克服后愉悦的感觉。

父母了解为什么参与心智挑战是发展的必经之路,学会如何增加患儿参与心智挑战的欲望,了解心智挑战的属性和核心成分,维持心智挑战中好的感觉,了解心智挑战可能的变化,能将心智挑战放在不同的活动或情境之中,见图2-17-5。

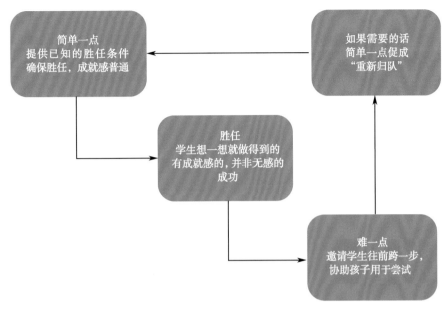

图 2-17-5　引导并支持孩子参与心智挑战

(4)创造"难一点"的参与,以提供心智挑战

1)给患儿比发展水平高一点的刺激,让之接受挑战才能促进其成长。因此,要学习构建有效、站在前面一步、有心智挑战的引导式参与。

2)引导者要了解如何评估患儿的胜任力,如了解胜任评估的功用,学会追踪患儿的胜任改变,随时更新胜任评估,将胜任评估当成向前推进的起点,并将胜任评估用在不同的目标。

3)引导者要让患儿做好准备面对难一点的参与,如学会根据自己现在的胜任程度安排难一点的挑战,让患儿预期到难一点的状况是参与的主要功能。

4)难一点模式的使用。了解难一点参与的架构,使这些患儿渐进成功地面对新挑战;了解简单一点的活动使其重回到参与状态;了解如何从简单一点到胜任,学会建构几个可能的难一点设计,每一个展示出不同形式的"超前一步"的机会;学会如何将简单一点到胜任的冲劲延续至从胜任到难一点的情境;学会在关键点退一步以便让他体会自己掌控着挑战;学会在难一点失败时如何退回到简单一点重新开始。

(5)建立经验式学习的基础:经验式学习的基础分为观察自己和他人(个人行动力和人际关系行动力)、共同经验、社会参照、学习注意转移和获得反馈等方面。

1)经验分享式学习——同经验:包括要实现家长目标和患儿的目标。

● 家长目标:学习提供真实的经验以建立患儿参与共同体验的愿望;了解为什么和如何区分共同经验的三个初始阶段:经验学习、经验寻求和经验比较;学会仔细评估患儿是否准备好从积极参与共同经验的三个初始阶段中受益。

● 患儿目标

A.经验学习。患儿能注意到引导者伴随着声音或视觉转移的指物、指人或指方向;为了分享主观的经验给引导者,能转移自己对听觉、视觉、触觉、嗅觉、味觉的注意力到引导者现在的感官焦点上;当引导者指出新奇事物或是熟悉事物未曾注意到的部分时,表现出兴趣和高兴;了解不同人对相同状况也有不同感受;注意力在物和人之间流畅的切换,变成"共享"的态度。

B.经验寻求。患儿发起共享经验的沟通式对话以获得引导者对共享经验的主观感受;患儿认识到仅仅将同伴注意力拉到欲分享事务是不够的,还要确认双方都接受同样的刺激。

C.经验比较。当他人发起对话时,患儿能经常主动参与,其目的是比较共享感官经验的主观反应,期待他人共享感官经验上主观的反应(相同或不同),了解这两个人即使靠得很近,也不能假定这两个人看到和听到的是相同的。

2)经验分享式学习——模仿和观察:主要实现患儿目标。

● 患儿目标

A.顺序、延迟和选择性模仿。是指患儿能够重现及模仿所观察到的行为,这些行为是有目的性的,但从未按照三步骤程序(准备、做、结束)练习过。在稍后的参与中,即使程序需要依据实际情况做小调整,但还是能表现出是学过的程序。所以患儿以选择性的方式观察模仿,只选择跟目标有关的行为进行重现。

B. 平行与共同制订。患儿在引导者操作和自己操作之间调整注意力,做出必要的改变让自己更像引导者。当以并行的方式工作时,患儿会仔细观察并做出与引导者强调的动作相匹配的行为,仔细观察引导者向目标迈进的行为并对自己的行为随时做出相应的调整,观察以正确的方式学习使用新的工具性行为。例如,学习应用不同程度的力,在特定的方向上转动工具,并识别任务何时完成和未完成。在并排的并行动作中,注意对个人表现和观察者的表现之间的注意,即使当指引不再存在时,设置也不同,任务元素也被修改了,患儿还是能转换从观察和合作经验中学习到的东西。引导者和患儿应该缓慢和慎重从事包含目标导向任务的并行行动。

3)经验分享式学习——研究和社会参照:包括实现父母目标和患儿目标。

• 父母目标:了解为什么和如何用有意义的方式将不确定性嵌入到你的引导性参与中;了解为什么社会参照不是一种技能,学习如何使用增加患儿的行动力和自主性来建立患儿的社会参考。

• 患儿目标:区分威胁和不确定性的主观体验。患儿做出威胁的判断会导致立即"战斗/逃跑"的反应。患儿做出不确定性的判断则考虑是否应该进一步参与,通过停下来研究什么是不确定性的来源回应不确定性的感受,当行为后果不确定或研究不出来时,能主动参考引导者来加强面对不确定性所采取的措施。

(6)建立个人行动力的基础

个人行动力(personal agency)是指借助由个人努力影响内在和外在世界的动机和能力,分为经验处理和自我调控。

1)个人行动力——经验处理:想要参与有意义的活动,能将注意力转向到有意义的刺激,能注意到周遭人、事、物的改变。经验处理涉及下列方面:

①分类:可以依据特性分类,例如绿色的三角形,绿色是一类,三角形也是一类;也可依据功能分类行为动作,例如走路与跑步相关,推与拉相关,吃饭用筷子和碗。

②观念的思维:考虑重要性,分辨相似活动中重要和不重要的改变,并对其做出不同回应;考虑关联性,两个很相似的物品可能一点关系都没有。

③连续性和持久性:当预期到同伴在熟悉的活动暂停时(非主要角色行为),患儿会持续关注同伴并知道同伴会继续进行,期待从眼前暂时消失的物品会再度出现。当引导者说要离开几分钟时,期待引导者会再度回来。在陌生的地方能认出以前看过的人。

④满的和空的:理解装满功能上的含义,知道满、八分满、空的含义。

⑤相等的、反转的、相同的和相异的会同时存在,知道某些物品说"坏了"后无法恢复,有些可以恢复。

⑥模式形成和辨认:如发声时拍三下手和空拍三下手具有相同"三"的含义,知道以前去过的地方、唱过的歌,对熟悉或不熟悉的人、事、物回应不同,认出熟悉活动的微小改变。

2)个人行动力——自我调控

①行动和目的:父母学习建立患儿快达到目标时,能做出预测、同时和反应性调节的能力;患儿对环境即将到来的改变做调整,遇到事情时不断微调以达到最好状态,是依据前一步的行为结果来做调整。

②注意力:视觉追寻物品的移动,注意力是可控的、能选择注意环境中的特定位置,就算任务未完成也能转移注意力。

③患儿负责任、遵守限制与被动服从的教养模式有何不同:在患儿方面,能接受父母让其在小范围内的地毯上活动或关门后的空间限制,从以前的因果关系知道有些事情不能做,能暂停当下的活动因为知道等下可以再继续,了解人们还没好、完成了、"好的"概念,接受"快好了"跟"做完"是差不多的意思。

④情绪和适应:父母学会面对患儿情绪失控能提供机会让患儿有更好的自我调节机会,学会为什么、何时、如何允许患儿犯错及感受小挫折,学会为什么、何时、如何策略性的增加活动难度以提供患儿更多的机会挑战成功、增加弹性。患儿则学会面对压力时有效地使用引导者的支持重新参与,知道竞争性活动有时输、有时赢,展现毅力和韧性。

⑤调控的监控:父母学会建立增加患儿自我调节的动机、习惯和技能,对于自我调节程度的知觉。患儿认识到情况改变时能以谨慎的方式做出

调整,依据反馈做出再度调整而不是剧本或结构化的回应。

5. 建立人际关系行动力的基础　见图2-17-6。

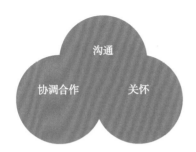

图2-17-6　人际关系行动力的基础

人际关系行动力的基础包括关怀、沟通和协调合作。关怀是指学会建立同理心和真诚友谊的基础,以及其他以情感为基础的关系。沟通是学会建立更多沟通管道的能力,建立患儿的欲望和能力以在沟通调控上担负更多的责任。协调合作是指学会转移行为协调和合作的责任。

(1)关怀:关心引导者的伤心,有亲社会行为的动机,理解个人行为与情感后果的因果联系,区分参与的增强与破坏,关怀是同理心的基础。

(2)沟通:父母学会增加多元的沟通管道,高度成熟的方式是在不知不觉中使用多渠道整合的沟通。学会让患儿参与多渠道沟通,让患儿在不同功用下使用多渠道沟通。患儿可学习以下沟通能力:

1)早期的基础。能区分自己有意的非语言沟通和无意的声音、动作、面部表情,知道韵律在沟通上的价值及对引导者音调改变特别关注,知道面部表情在沟通上的价值及对于改变的表情特别注意。

2)沟通管道扩展。享受与教练间的声音、手势、面部表情的沟通,能够只用声音交流,能够只用表情交流,能够只用手势交流,整合语言、音韵、表情的交流,对话时能伴随面部表情和手部动作,分享经验时能用简单的语言合并非语言管道。

3)沟通责任。能查看引导者是否负起沟通责任,了解引导者表现困惑时需要修补及提供更多的信息,知道交流困惑的状态。

(3)协调与合作——共同行动:父母学会建立患儿在动作协调活动上维持协调以及负更多的责任,了解过度代偿以及负太多责任是什么样子。学会为什么及如何让自己的行为慢下来,让患儿有足够的时间思考但仍可以互相联结。父母要教会患儿知道合作会中断,并且要负起修复的责任,学会构建让患儿不会觉得被迫或直接反应的动作协调

活动,提供患儿动作协调前需要思考的角色,学会提供患儿互补且是同时的角色(例如拿扫把和簸箕),学会提供患儿顺序、轮流的角色(例如你做完了换我做),学会给提供患儿简单的协调中断和非提示性的修复行为(例如互相滚球时,球丢偏了)。

对于患儿,当参与熟悉活动(跟上一次活动相同的角色)互动游戏时(例如来回传球)能负起调控的行为以维持协调,能做出调控行为以维持参与前后互补、角色不同的共同调控活动(你做完你的角色行为,换我做不同的角色行为),能合适回应引导者在熟悉活动中的非预期行为(例如活动发生中途暂停时,患儿能提醒要继续做),转移注意力以确定动作是否协调(例如一起走路、打鼓、扫地),活动前能以视觉确认引导者是否准备好了,对于协调中断的反应正常,知道活动中断是共同参与活动的一部分,需要不一样的回应。当引导者加入改变(快、慢、暂停、再开始)时,能做出必要的调控改变以维持协调的状态,调控的动作依据引导者动作的连续性预测接下来的行为(如预测球投到哪个位置,我就先去哪个位置等着)。

(4)协调与合作——共同改变:父母学会提供患儿成功面对改变的机会,在熟悉的活动中慢慢地带入改变让患儿有时间思考并做出调整,学会合理的加入变化,以及加入的变化是患儿看得懂的,学会让患儿有改变活动的想法以及改变活动,以增加活动变化性。对一开始未能贡献变化的患儿提供支持协助,学会建立患儿依据同伴的反应评判自己贡献是对活动有益还是有害。对于患儿,当引导者在熟悉活动带入持续性变化时能改变自己以维持协调。变化包含突然改变速度,突然开始或中断,突然改变方向,突然角色对调,材料的添加、替代和消除,用熟悉的角色完成新目标(一起搬桌子变成一起搬洗衣篮)或新环境(当室内能合作后换到室外做)。

(5)协调与合作——共同合作:父母学会跟患儿共同参与构建有效合作的经验,学会构建转移更多的合作责任给患儿,学会构建简单但真实的合作目标和角色,了解为什么,以及如何将协作目标、实现目标所需的材料、设置和角色动作等从这个参与变更到下一个参与。患儿意识到团队的工作比个人完成得更多。意识到需要有效地参与协作活动,其中两个伙伴同意同时用力来完成简单、具体、当下的目标(例如,将重物从一个位置移动到另一个位置)。当在工作过程中有相互一致的目标时,可以在自我和与同伴的共同调控之间动态地转移注意力。

第四节　人际关系发展干预方法的效果分析和应用体验

一、干预效果分析

哈伯森提到孤独严重度和亲子互动品质的关系有相关性,对 RDI 干预实施前和后视频分析,发现共同调控、互为主体性参与的分数都有改变,并且这种改变与亲子关系的改变有关。RDI 确实会增强患儿在经验分享、沟通、社交互动、适应功能等方面的能力。葛斯丁报道在 2000 年至 2005 年之间,16 个患儿接受 RDI 方案干预 30 个月以上,在 ADOS 和 ADI-R 的分数、心理弹性、学校安置等方面都有明显的进步。

笔者曾做过 8 名受试者的干预前后测试分析,患儿在接受父母的引导、适当的自我表现、共同调控、自我调控、感同身受、学徒态度等六项均达到统计学意义的差异,但本研究分析的案例都是完成了干预训练方案的家庭,是否存在这种偏差,即家长自身感觉有效所以完成方案,这需要进一步的研究。我们的临床经验表明,使用 RDI 干预对孤独症儿童进行家庭干预具有良好的效果,尤其是对于核心症状的改善、社会互动与沟通、行为的弹性等方面有明显进步。所以,需要扩大样本,对汉文化下的孤独症儿童使用 RDI 进行大样本多中心的研究来证实其治疗效果。

综上所述,未来的工作是要采用双盲、随机对照、多中心研究方法来研究 RDI 的治疗效果。确认本方案的疗效在哪方面最显著,要如何搭配其他治疗方式组合成最佳的治疗计划。

对于孤独症,现在我们可以确定是多元的成因,而且经确诊的孤独症患儿,也没有办法确定这个患儿是什么原因导致的,甚至相同年龄、同能力水平的患儿,成年或青少年的发展结局也可能会大相径庭。这是一个发育性的疾病,患儿的情形跟生活中的人、康复和物理环境有很大的关联,而且无法切割单独看待,这不仅是 RDI 研究上的困难,也是所有发育行为科学研究上的困难。尤其是 RDI 所看重的孤独症核心问题,以及成年后的状态,还需要更深入地探讨。

二、笔者单位实施的应用体验

RDI 是指导家长的方案,相对于直接干预需要家长付出更多的心力,父母本身心态的调整是最重要的环节,这也是 RDI 初期任务就是让父母清楚孤独症的困难和未来的干预重点,但是在东方文化中,这是一个困难。家长最直接的需求是顾问要赶快教导他如何带患儿,RDI 的引导式关系则是看重患儿的思考、解决问题、弹性思维,需要家长静下心来看患儿的问题与一点点的进步(达不到目标也是进步),同时要家长站在患儿的前方引导患儿,但又不能过度地支持而让他们丧失自主判断的机会。这本身不是一件容易的事情,不是从一般书本描述中可得到的,而且方案开始前一个月几乎都是概念传递,这是操作上的一大困难,在东方文化中不容易操作执行。

根据笔者多年的经验,先引导家长完成愿景,在完成愿景过程中,协助家长思考、探索愿景,同时导入核心问题,跳脱单纯追求短期目标进步的误区,然后引入简单的活动或需要家长思维的内容,由顾问指导家长完成,顾问负起大部分的责任协助家长入门,从做中学引导关系和动态智能,找回家长的权威,建立家长重新掌控的自信。这样可以减少父母直接说出"我不会"的状况,体会不知道要做什么才能帮助患儿,以及遇上这事焦头烂额的心情。所以让家长成功的动手是最容易让家长专注在互动上,而不是只是担心却不行动。

评估 RDI 是重要的一个环节,事实上,依照评估活动操作是一个方式,但每一次的活动其实都是评估活动,RDI 透过任务让父母能反思自己做了什么、什么需要改进、什么继续保留。在这过程中找到更好的方式进行心流引导,反思也是一个需要跟父母沟通的地方。有些父母很擅长总结归纳,有些父母则不擅长做这事,对于临床工作者就要有足够的变通能力,用封闭式的问题来引导家长思考,或是直接指出某个环节让家长注意或分析,在实操过程中,顾问不断地引导家长找新的问题,顺着心流引导的几个主题练习,直到熟悉课题变成内化的行为和思路。

在执行 RDI 方案中,笔者认为较困难的部分要让参与者同意这是一个生活态度,葛斯丁用了很多文字或术语来阐述他的理念,这有助于大众的理解,但很容易让大众产生混淆,迷失在字词中。笔者的经验,尽量多用简单的语言跟父母沟通,把 RDI 当成生活态度,达到心中有佛,万物皆佛的境界,冲破字词的枷锁,在与患儿的互动过程中自然的就是正念引导的行为,随时都是经验分享的沟通。

第五节　人际关系发展干预方法的注意事项

1. RDI 强调的是透过日常惯例性活动来引导患儿,而不只是游戏活动。认为 RDI 只是通过游戏的方法来干预是对 RDI 片面的理解。

2. RDI 的媒介就是生活,生活中一切物品都是 RDI 的器材,可以是居家活动、手工操作、唱歌跳舞、游戏娱乐、看书阅读讲故事、看电视和看视频录像等。

3. 活动对 RDI 只是一个载体,只要用心规划,什么活动都可以达到正念引导。

4. RDI 是一套家长陪训课程体系,不是治疗师直接训练患儿的方法。

5. 治疗的目标是看重孤独症核心障碍的改变与成年后的生活品质提升,不是注重目前具体的、单一可量化的行为。

6. 进行 RDI 干预需要家庭成员一定程度的投入,包括时间的投入与必要的学习。

7. 在干预中做什么活动都可以,渗透到如常生活中点点滴滴的训练就是最好的训练。

8. 家长心态的调整是训练的开始与前提,最好是全家有一致概念的改变与调整。

(罗一凯　万国斌)

参考文献

［1］Guststein SE.Empowering families through Relationship Development Intervention:an important part of the biopsychosocial management of autism spectrum disorders.Ann Clin Psychiatry,2009,21(3):174-182.

［2］Guststein SE,Burgess AF,Montfort K.Evaluation of the relationship development intervention program.Autism,2007,11(5):397-411.

［3］Paul R.Interventions to Improve Communication.Author manuscript;available in PMC 2009 Oct 1.Published in final edited form as:Child AdolescPsychiatr Clin N Am,2008,17(4):835-856.

［4］Steven E,Guststein.The RDI Book.1st Ed.Texas USA:Connections Center Publishing,2009.

［5］Hobson JA,Laura Tarver,Nicole Beurkens,et al. The Relation between Severity of Autism and Caregiver-Child Interaction:a Study in the Context of Relationship Development Intervention.Journal of Abnormal Child Psychology,2016,44:745-755.

［6］罗一凯.ALP 成效初步验证.ALP 上海年会报告,2015.

［7］李改智,杜亚松.社交技能教育和促进项目对孤独谱系障碍青少年社交技能的提升作用研究进展.中国儿童保健杂志,2017,25(9):917-920.

［8］李雪荣.ASD 诊疗学.长沙:中南大学出版社,2018.

［9］中华医学会儿科学分会发育行为学组,孤独症谱系障碍儿童早期识别筛查和早期干预专家共识.中华儿科杂志,2017,55(12):890-897.

第十八章

儿童孤独症的音乐治疗

第一节 音乐治疗概述

一、音乐治疗的定义

音乐治疗,又称音乐疗法。是一门集音乐、医学、心理、教育学为一体的新兴边缘交叉学科。它是以临床心理学理论和方法为基础,运用音乐特有的生理、心理效应,通过各种专门设计的音乐行为、体验,研究音乐对人体功能的作用,以及运用音乐治疗疾病、促进健康的学科。

音乐治疗的确切定义目前仍然没有统一的意见,不同国家、不同学科背景的人们对音乐治疗也有着不同的理解。英国杰出的音乐治疗师 Bruscia 指出,音乐治疗作为一种治疗手段,其实是在进行一种有系统的干预程序。治疗师将丰富多彩的音乐形式,作为实施治疗的手段和工具,从而实现帮助患儿减轻痛苦和恢复健康的目的。这个定义实质上是强调了三点:

第一,音乐治疗是一个系统、科学的治疗过程,是根据一定的理论和实践经验,综合利用多种不同的音乐工具和方法来实施的,而不是一般人理解的简单聆听音乐而已。

第二,音乐治疗需要采用一切和音乐有关的方式,具体内容包括舞蹈、吟唱、演奏、编曲、创作歌词等各种艺术形式。

第三,音乐治疗过程中,必须包括受过专业培训的音乐治疗师、患儿、音乐等三个要素,缺一不可。

目前,音乐治疗作为应用性较强的心理疗法之一,在健康保健和对身心疾病的治疗方面有着广阔的应用前景。

二、音乐及音乐要素的特性

音乐是存在于声音中的艺术形式,借由物体创造并为人类的耳朵带来愉悦。音乐不仅是人们认识、学习世界的多元智慧之一,更是人类早已设定好的遗传基因。音乐最基本的要素是旋律和节奏。旋律指若干乐音经过艺术构思而形成的有组织、有节奏的序列;而节奏指音乐旋律进行中的音阶、音符或者音节的长短和强弱等。

(一) 音高

音乐中一个声音本身的高或低位置,称为音高。如以物理声音振动的现象而言,则称为频率。动人的旋律就是经由作曲者做出的不同音高的排列和组合。

(二) 长度

长度是指声音时间长度的概念,也称为节奏。是声音在时间内的组织,大部分音乐都有节奏。如果乐曲的音高、长度没有变化,听起来便是固定速度、呆板无趣。

(三) 音色

一种人声或乐器的不同声音,称为音色,就像钢琴的音色不同于电子琴的音色。

（四）曲式

曲式是指音乐家在作曲时对乐曲形态组织的建构，是以节奏、旋律和声音程度作为素材。乐曲因选择不同素材而创造出主题、乐思、规格、对比、变化、走向的架构。

三、音乐的功能

音乐与人的社会生活有着紧密的联系，我们可以将音乐的功能分为四个方面：

（一）音乐的娱乐性

无论是聆听乐曲、自己唱歌、弹奏乐器都属于娱乐性质，其主要作用是能够消遣排寂，寄托情感，舒缓紧张，愉悦身心。

（二）音乐的艺术性

在人类的社会文化生活中，精神、心灵、美感的至美追求是共同的梦想，内心渴求充实抚慰，音乐扮演着重要作用。

（三）音乐的教育性

音乐教育通过普及音乐知识，传授音乐技巧，培养音乐鉴赏能力，以培育音乐人才，提高大众的音乐素养。同时，音乐教育还能促进儿童人格的健康发展，提升生活品质。

（四）音乐的治疗性

近年，音乐治疗广泛应用于医疗和咨询工作，根据患儿的临床特征，从音乐活动中评估其身心问题，设定音乐治疗计划，运用恰当的音乐活动，帮助其改善障碍。

四、音乐治疗的作用原理

（一）音乐对生理活动的影响

音乐与人体的各种生理功能之间都体现着相互联系和制约关系，并且随着个体条件的改变而发生变化。在音乐治疗过程中，音乐本身有规律的声波振动频率与人体内部的生理节奏会产生共振反应，使得人体的生理状态产生有益的变化。

音乐治疗是通过音乐中的音高、音色和节奏等不同成分来实现对患儿生理方面的影响，运用不同频率振动来影响患儿的神经或肌肉，音乐的节律变化与人体内部的紧张与松弛、运动与静止等生理节奏之间存在着相同性，音乐的节律与人体自身的节律在趋向一致时，则容易引起不同的生理反应。

早在 20 世纪，法国研究者就发表了许多关于音乐对人体生理影响的研究报告。因此，音乐治疗学家把具备 1/f 波谱特性作为选择音乐治疗乐曲的一个标准。1/f 波谱是以周期各不相同的振波组成，并且可以通过计算机进行分解或合成来研究各个波的频率与功率之间的关系，所呈现的波谱形态是多种多样、千姿百态，形成了不同类型的波动现象，而 1/f 类型的波谱声音对人体是最有益的，容易使人心情放松。1/f 特征的波谱声音通过听觉中枢的传导系统引起大脑神经细胞的兴奋，并改变了下丘脑递质的释放，从而调节内分泌系统和自主神经系统的人体生理状态，促进人体分泌一些有益于健康的激素、酶、乙酰胆碱等生理物质，使人体功能保持良好的生理状态。因此，1/f 波谱现象不仅与音乐的物理特性有关，也与人体生理功能有关，它为音乐治疗提供了生理学的理论依据。

研究结果还表明，音乐可以影响血液循环、心率和呼吸。有人通过测量手段发现了音乐的变化可以引起脉搏和呼吸频率的变化；单独的音型、音阶和曲调可以使肌肉富有活力。这些实验证实了音乐对血液循环、血压、脉搏跳动、心脏收缩、肌肉张弛和呼吸频率等生理功能都有影响，这既为音乐治疗学的研究奠定了生理学的基础，也为音乐治疗的临床效应提供了实证的依据。

（二）音乐对心理活动的影响

近年以来，随着科学技术的发展，研究方法的进步，脑神经生理学领域的研究有了新的突破。人们发现音乐既能引起人类生理功能的反应，也能产生心理的反应。听觉器官对声音进行初步分析之后，传入大脑的听觉中枢并形成音高、音量和音色知觉。而音乐听觉是一种特殊的听知觉，主要体现在对音乐的音高、音强、音色和节奏方面的感知能力，它受先天遗传因素和后天训练两方面影响。神经生理实验研究发现：听神经系统中 40% 反映噪声，另外 60% 反映乐音，对音乐中个别音高的分辨在中脑和丘脑的听觉低级中枢内进行，而对音乐中旋律、节奏的反应则在大脑皮层的听觉高级中枢内进行，大脑皮层听觉区的灵敏度对音乐才能有着重要意义。

人类大脑皮层是神经系统对人体功能和心理活动进行调节的高级物种进化产物,大脑左右两个半球的皮层各划分为四个叶,即额叶、顶叶、颞叶和枕叶,它们分别有各自不同的功能。目前,理论学术界对大脑左右两个半球的心理功能划分有不同的认识,大量的实验证明人脑的右半球有感受音乐的功能。而与情绪相关的边缘系统是人脑的高级中枢,它与自主神经系统和内分泌系统有着紧密的联系,其突出的功能是调节情绪行为、情绪体验和记忆活动等。其中,情绪体验被认为是整个边缘系统整合的结果,音乐能够直接作用于边缘系统,对人体的情绪行为起到调节作用,所以边缘系统对音乐治疗有着重要的意义。除此之外,音乐治疗可以通过音乐刺激来调节大脑的网状结构、大脑皮层等中枢神经系统和内分泌系统的生理性变化,来达到调整情绪、改善行为,甚至激发潜意识等作用。

五、音乐治疗的主要流派

(一) 鲁道夫 - 罗宾逊的音乐治疗

鲁道夫 - 罗宾逊(Nordoff-Robbins)的音乐治疗学派是由 Paul Nordoff 和 Clive Robbins 两个人共同创建的。Paul Nordoff 是美国作曲家和钢琴家,Clive Robbins 是英国特殊教育专家。他们在一起合作 17 年,直到 1975 年 Nordoff 逝世。Robbins 之后主要和妻子合作,直到 1996 年妻子逝世。

鲁道夫 - 罗宾逊音乐治疗是一种主动式的治疗方法,通过包括即兴演奏的创造性过程来达到治疗的目的。鲁道夫 - 罗宾逊音乐治疗作为创造性的音乐治疗方法基于这样一个理念:每一个人都具有先天的音乐能力,这种能力可以通过音乐对个人成长和发展的治疗而被激发出来。这种自我实现的潜力可以通过使用即兴演奏音乐最有效的唤醒,而这种人类本能的创造力也会有助于克服情绪、生理和认知方面的困难。这是一个努力合作创造的形式,患儿在与治疗师共同创造音乐的过程中充当一个积极的角色,并在各种不同的音乐标准和特殊的乐器上进行音乐创造。治疗师为患儿提供多种不同乐器作为选择,这些乐器既不需要特殊的技能,又可以令人满意地进行自我表达。因此,患儿甚至不需要音乐方面的学习和训练的背景。

鲁道夫 - 罗宾逊音乐治疗协会或治疗中心在美国、英国、丹麦、德国、日本和澳大利亚等国家都有其分支机构,其临床治疗和研究以及书籍的出版都在不断发展中,成为在世界范围内的一个很重要的音乐治疗流派。

(二) 奥尔夫音乐治疗

奥尔夫音乐治疗是德国音乐教育家、作曲家卡尔奥尔夫创立的,它最开始应用于普通学校教育。从 20 世纪 60 年代起,德国的音乐治疗师格特鲁德奥尔夫、卡罗尔和耶加德依据卡尔奥尔夫的音乐教育思想,经过不断地实践、探索,逐步发展并最终形成了系统化的奥尔夫音乐治疗体系。目前该体系在孤独症患儿等特殊儿童的治疗领域广为盛行。

奥尔夫音乐治疗中,原本的音乐是乐曲、乐器、动作、语言、舞蹈的结合体,它运用所有有效的音乐媒介及多种艺术形式,如诗歌、戏剧、哑剧等,在人的听觉、视觉、触觉和运动觉等多重感官上引起患儿不同的刺激和反应。奥尔夫音乐活动注重儿童在音乐中得到音乐感知、身体律动、演奏体验、情绪感受和自我表达,是一种将多元化的行为体验相整合的音乐活动方式,为儿童提供听觉、触觉、视觉等多重感官刺激,使其在愉快的氛围中积极参与。在奥尔夫音乐治疗过程中,治疗师与患儿一起参与到音乐活动中,在治疗活动中扮演各自的角色。治疗师指导患儿通过音乐活动,将音乐、动作、语言紧密结合,形成教学或治疗中的整合元素,使患儿逐步听懂、认识和理解音乐活动的内涵,进行非语言的交流和自我表达。此外,在治疗过程中使用的音乐素材必须是具有奥尔夫特色的节奏鲜明、形象感强、易把握的音乐作品。即使患儿不具备相应的专业技能,也不影响到其在感受音乐后,根据自己内心的想法,用肢体、歌唱、语言等抒发情绪、表达自我。奥尔夫不再将获得专业的音乐技能作为学习、治疗目标,而是希望患儿能通过简单易操作、贴近生活、丰富有趣的音乐游戏活动,获得多重的感官刺激,激发其参与的兴趣,从而进行外部世界的探索。

奥尔夫音乐疗法并不是一个被动学习音乐的过程,而是一种主动参与活动、感知、体验的过程。在治疗过程中,应根据每个患儿的自身特点和能力水平,设计适合其参与的音乐活动,安排其能完成的任务,并强调活动中的即兴创造行为。目前,奥尔夫音乐疗法是世界范围内影响最为广泛的音乐治疗体系之一。在 20 世纪 80 年代初引入我国后,对我国的音乐治疗产生了深远的影响,并逐渐形成了中国特点。

第二节　音乐治疗对儿童孤独症的作用及形式

一、音乐治疗的作用

音乐治疗时,治疗师使用声音、节奏、旋律及和声,与其个案或团体,在一个合乎肢体、心智、社会和认知需求情况下,通过设计的音乐活动来促进其沟通、人际关系、表达、学习、情绪调节等能力的发展。

在针对孤独症患儿进行音乐治疗时,主要目标在于提高其社会交往能力、情绪与行为的调控能力、认知、语言能力、感官知觉等,对其整体发展起积极的促进作用,从而提高患儿的生活质量。

(一) 改善孤独症患儿的社会交往能力

社会交往能力异常是孤独症患儿最显著的临床特征,音乐治疗并非只是感觉刺激,同时也会激发特殊的情感,促进社会技能发展。如置身音乐治疗情景的患儿会变得温和、快乐,提高参与社会性活动的动机水平等。对于社会交往能力异常且表现的临床形式非常多样的孤独症患儿来说,音乐治疗具有促进患儿社会化和情绪发展的作用。

孤独症患儿更容易接受的关系并非与人的关系,因此,治疗师可以通过为其提供乐器,让他们触摸、演奏、建立物我关系,进而凭借音乐活动媒介实现治疗师和患儿之间的初步交流。接着,治疗师就可以开始有目的地通过音乐交流与患儿建立关系。例如,通过钢琴的演奏,治疗师可以时刻提醒患儿自身的存在;治疗师还可以逐渐尝试身体接触,如抓住患儿的手,引导其取得某一件她感兴趣的乐器;或者帮助他们用一个手指按琴键,或随音乐节奏拍手等。在完成以上两个阶段的任务之后,治疗师就可以将注意力集中在社会交往能力的学习上,这时的活动特别强调患儿在音乐交流中的社会化反应。高度结构化的音乐活动要求患儿改变自己的仪式化行为,对不同的刺激做出不同的反应。这样的练习可以帮助患儿学会在特定社会情境中做出一一对应的恰当反应。音乐活动常以小组形式出现,并以互相交流为目的,而能够成为团体中的一员,也是一种重要的社交技能。通过合唱、群舞、合奏,孤独症患儿可以学会接受和他人的身体接触,分辨他人和自我,并练习社会化的行为。活动中的面对面、手牵手、互相倾听,这些都是患儿在社会和情感发展方面取得的成就。

在与孤独症患儿建立较好的治疗关系后,可以让患儿自由、随性地使用打击或敲击乐器,治疗师通过观察,即兴弹奏乐曲回应患儿,让患儿关注到治疗师。

在小组形式的音乐治疗活动时,可以通过简单、重复的乐曲让孤独症患儿完成自我介绍,例如歌曲《自我介绍》。见图 2-18-1。

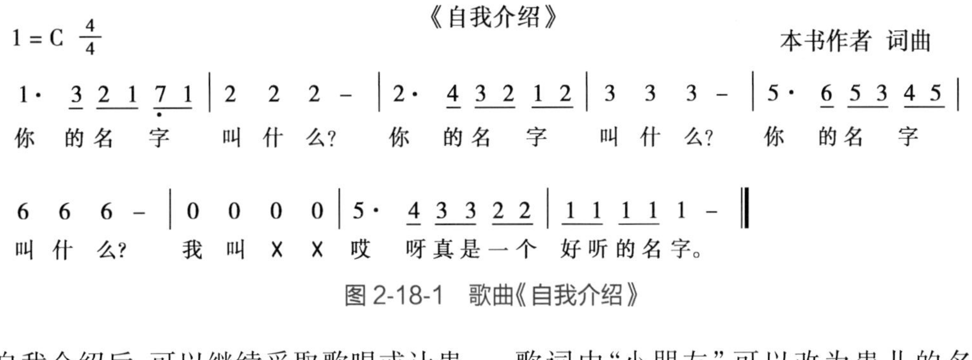

图 2-18-1　歌曲《自我介绍》

完成自我介绍后,可以继续采取歌唱或让患儿拍打乐器的方式,与患儿问好,例如《问好歌》,歌词中"小朋友"可以改为患儿的名字。见图 2-18-2。

《问好歌》

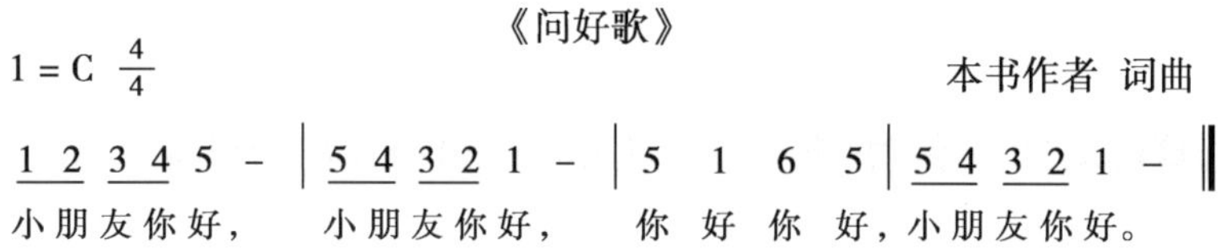

1 = C 4/4　　　　　　　　　　　　　　　本书作者 词曲

1 2 3 4 5 － ｜5 4 3 2 1 － ｜5　1　6　5　｜5 4 3 2 1 － ‖
小朋友你好，　　小朋友你好，　　你 好 你 好，小朋友你好。

图 2-18-2　歌曲《问好歌》

唱完后，与患儿握手，可以先辅助患儿完成握手，然后用患儿喜欢的敲击乐器或歌唱的形式对他的互动行为进行强化。

(二) 改善情绪行为

音乐是人类与生俱来的情感表达形式，音乐和音调可以令一个人的情绪受影响的现象。早在古希腊时期，就被当时熟悉音乐的乐工所注意。根据有关的古籍记载，当时他们认为 E 调令人安定，D 调令人热烈，C 调令人和缓，B 调令人哀怨，A 调令人高扬。因此他们渐渐懂得如何针对适当的人群，在适当的时间、适当的地点演奏适当的乐曲，为调动听众的情绪取得满意的效果。

音乐治疗对孤独症患儿的情绪、行为改善也有很大作用。孤独症患儿的情绪、行为问题背后常有多种原因，但特别重要的一点是他们缺乏正确表达自我的方式。例如，由于语言沟通能力的缺陷，他们不能正确地表达自己的需求或他人未能正确理解他们的意图，所以常用消极的情绪，甚至自伤、攻击、破坏行为等来表达。聆听、表演等不同的音乐活动可以表达孤独症患儿不同的情绪或需求，他们将音乐与自己的情绪状态联系在一起，慢慢地学会自我表达。

一些让患儿识别情绪、理解情绪的音乐活动，以及对于高功能的孤独症患儿来说，以社交故事为内容的音乐说唱活动，能帮助患儿学习了解情绪及正确表达情绪的方式，在生活中遇到类似的情境时应该如何应对。此外，还有以社交故事为内容的音乐治疗活动，包括角色扮演、音乐戏剧等。例如歌曲《我的情绪》。见图 2-18-3。

《我的情绪》

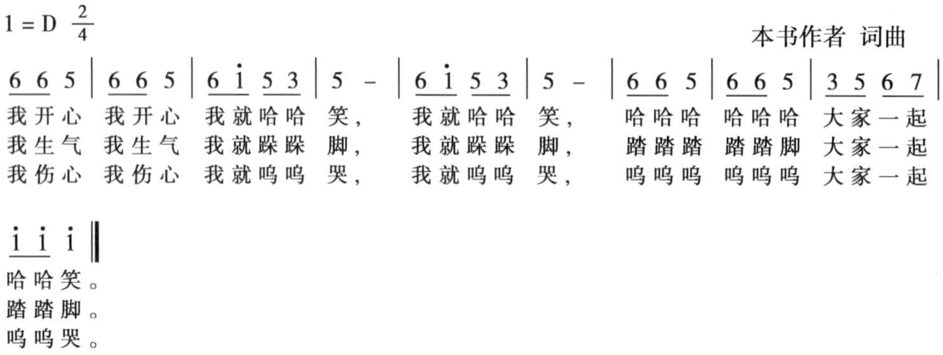

1 = D 2/4　　　　　　　　　　　　　　　本书作者 词曲

6 6 5 ｜6 6 5 ｜6 i 5 3 ｜5 － ｜6 i 5 3 ｜5 － ｜6 6 5 ｜6 6 5 ｜3 5 6 7 ｜
我开心 我开心 我就哈哈 笑， 我就哈哈 笑， 哈哈哈 哈哈哈 大家一起
我生气 我生气 我就踩踩 脚， 我就踩踩 脚， 踏踏踏 踏踏脚 大家一起
我伤心 我伤心 我就呜呜 哭， 我就呜呜 哭， 呜呜呜 呜呜呜 大家一起

i i i ‖
哈哈笑。
踏踏脚。
呜呜哭。

图 2-18-3　歌曲《我的情绪》

(三) 改善认知、语言能力

音乐还可以作为非音乐信息的载体。在教育或者发展的环境中使用歌曲，或者结合语言、动作和音乐的活动来传授学科知识和技能，这被实践证明是非常有效的方法。比如空间概念、数学、语言、历史、自助技能等都可以与音乐的歌曲、节奏等结合起来，甚至对乐器的不同处理，如涂上不同的颜色，也可以用来学习一些基本概念，如颜色等。同时，在学习环境中交替进行音乐和教学活动，能够延长注意时间，减少焦虑。美国音乐治疗领域的先驱 E.Thayer.Gaston 认为，从功能上讲，音乐在本质上是一种交流手段，音乐活动可以促进语言的发展：

1. 音乐活动提供了一种与语言符号相似的格式塔。音乐和语言有着相似的韵律特征，而且音乐演奏的过程和大部分语言中口语阅读的过程类似。

2. 音乐活动要求语言以多种形式融入其中，还可以通过改编音乐活动(如歌词、对白等)来针对性地对个体或小组进行语言训练，为促进孤独症患儿语言发展提供良好的训练形式。音乐与语训或其他认知活动相结合，可以有效避免重复操练的厌倦情绪,符合特殊患儿的认知行为特性。

(四) 对感官知觉的促进作用

孤独症患儿的感知觉存在偏离或异常,例如他们中的很多个体是偏向视觉认知的,也有很多个体存在触觉异常。音乐治疗可以有效促进个体视、听、触和本体感觉等多种感觉能力发展,以及各种感觉之间的协调和整合,同时也提高他们多感觉 - 动作的协调发展,用于肌肉力量、动作范围、动作的协调性和平衡能力的训练等。

二、音乐治疗的形式

音乐治疗的形式分为个体音乐治疗和小组音乐治疗两种。治疗师根据治疗计划、孤独症患儿的症状程度和治疗环境选择不同的治疗形式。

(一) 个体音乐治疗

个体音乐治疗是指一位治疗师与一例孤独症患儿一对一的治疗形式。在个体治疗中,治疗师与患儿的关系至关重要,甚至可以决定治疗的成败。这里的治疗关系应该是建立在共情、理解、信任和支持的基础上。治疗师与患儿应该是平等合作的关系,共同积极参与治疗过程。恰当处理移情关系可以增加"医患"之间的理解和共情,使关系更加和谐,从而建立起稳固的治疗联盟。处理不当则会严重影响治疗成效,甚至导致治疗的失败。

在个体音乐治疗中,治疗师与一例孤独症患儿相处,有利于建立良好的治疗关系,能够更好地感受和发现患儿的问题,准确地制订出个别化的治疗计划,从而使音乐治疗更具有针对性。在实施音乐治疗时,治疗师要根据患儿的症状程度和发展水平来设定目标,同时还应考虑其兴趣性,如:喜欢的节奏,音乐类型、音域、乐器,来设计个性化的音乐治疗活动。

个体音乐治疗适合于训练初期对治疗环境不熟悉、不听从指令、注意力缺陷、社交与语言沟通能力差、情绪行为问题突出(如有自伤、攻击行为、哭闹不止、明显多动)等情况的孤独症患儿。

个体音乐治疗也适用于高功能孤独症患儿,他们认知能力较好,部分患儿对音乐敏感,可针对其设置个别化治疗计划,通过个体音乐治疗学习音乐技能,改善其社交、语言、认知、情绪行为。

在个体音乐治疗过程中,治疗师要注意减轻或者消除孤独症患儿在治疗活动中的不当行为,促进其适应性行为的发展,帮助其尽快地适应小组治疗。当其能够听从指令,情绪行为问题明显减轻,学会基本的社会交往行为,并能参与到大部分音乐活动中的时候,可以考虑安排其进入小组治疗。

(二) 小组音乐治疗

小组音乐治疗指治疗者和多例孤独症患儿组成治疗小组,实施治疗。小组治疗的目的与个体治疗不同。如果说个体治疗强调的是治疗师与患儿之间的关系,那么小组治疗强调的则是小组成员之间的互动关系。小组治疗的特点在于为患儿提供一个"小社会"环境,患儿在集体的音乐活动中与其他成员,以及治疗师形成一个多层次、互动的治疗关系。每个成员的行为及心理都受到其他成员的影响,并同时影响着其他成员。在这一环境中,通过音乐活动和音乐交流促进儿童社会交往的发展,学习理解和接受他人的情感及行为表达,提高语言沟通能力,更好的调节和管理情绪和行为。

在实施小组音乐治疗时,至少需要两位音乐治疗师,一位治疗师带领活动,一位治疗师配合。音乐治疗师应考虑到治疗目标和孤独症患儿的症状程度和个体特征,注意患儿特点的多样性。在组合治疗小组时,提倡将不同症状的患儿组合为一个小组,他们之间会互相影响,既能够给予对方所缺乏的能力,同时也能从对方身上学习正确的行为。例如,以促进社会交往能力为目的的小组,其成员应由 2/3 以上社交行为退缩的患儿和约 1/3 社交行为积极的患儿组成。行为消极的患儿过多会使小组氛围死气沉沉,活动难以开展;行为积极的患儿过多会增强消极患儿的挫折感,行为更加退缩。以提高语言沟通为目的的小组,其成员应由 2/3 以上有语言和约 1/3 无语言或少量语言的患儿组成。有语言的患儿之间可以相互交流学习,无语言的患儿在有语言的患儿的影响下可刺激和诱导语言出现。

孤独症患儿的分组,既要注意儿童的生理年龄,更要考虑儿童的心智发育年龄。一般按年龄、发育水平可分为 2~3 岁、4~5 岁、6~8 岁。年龄越小,小组的人数应该适当少一些。年龄越大,小组的人数就可以稍多一些,但都尽量控制在 8 人以内。

在小组音乐治疗活动中,小组成员以 3~8 名患儿为宜。人数过多,治疗师难以对每一个患儿给予足够的关注,容易失去控制。人数过少,也难以形成丰富的人际环境,使儿童间缺乏足够的交流,影响治疗目标的实现。座位安排时最好形成一个圆圈,使治疗师和每一个儿童处于平等的位置。

在治疗初期,治疗师主要根据小组整体的情况设定目标,开展音乐治疗活动。小组治疗中虽然无法一对一地进行个体有针对性的治疗,却有着个体治疗中不可有的优势。在小组治疗中,不再仅仅是治疗师与孤独症患儿的关系,最重要的是调动小组患儿间的互动反应,要避免每一个患儿都仅仅与治疗师发生反应,小组孤独症患儿之间的动力关系远比治疗师和个体患儿之间的动力关系更为重要。

第三节　音乐治疗的常见活动

孤独症患儿缺乏恰当的社交方式和技巧,情绪行为异常,认知、语言发展缺陷。在音乐的环境里,患儿的情绪得以放松,通过聆听乐曲、肢体舞动、弹奏乐器、说唱歌词、音乐故事等,促进他们的语言发展、改善儿童的情绪行为,也能让孤独症患儿习得更多的社交技巧。

一、聆听乐曲

在音乐治疗的活动中,以接受式音乐治疗的聆听法最为简便易行。聆听法是指治疗者通过聆听音乐引起其生理、心理的共鸣,之后与治疗师或小组成员交流感受,或用律动、歌唱等形式表现对音乐的理解。孤独症患儿在临床上常出现因表达困难引起的社交障碍等问题,通过聆听治疗师特选的音乐,激发患儿内心的愉悦情绪,并引导他们加入随音乐律动、歌唱等宣泄式的表演中,使其将消极状态转变到积极的行为状态中来。

为了让聆听乐曲能更好地发挥其功能,可采用两个基本策略:

一是将音乐与语言有机结合在一起,借助音乐的"渗透"力量,将语言的"药力"送达患儿的"病灶"(潜意识)。

二是反复、密集地聆听音乐,利用音乐对孤独症患儿情绪的影响,深入患儿的心灵世界和潜意识活动,放松身体和精神,舒缓紧张的情绪,也有助于患儿自然地表达情感。

二、弹奏乐器

在音乐治疗中,乐器是治疗师与孤独症患儿感知觉沟通的重要媒介。音乐的非语言表达特性,让它成为很好的沟通方式。音乐治疗师正是利用了音乐的这一特殊作用,才能够很快地建立起与患儿之间的联系。音乐有了乐器,患儿感到更为自然、安全,他们与治疗师之间不再是僵硬的面对面交流,而是凭借"乐器"这一特殊的媒介,一种不需要语言同样可以表达情感的交流方式。演奏乐器往往需要运用整个大脑,在演奏乐器的过程中精细动作和粗大动作可以得到练习,肌肉的伸张能力也得到锻炼,身体协调能力得到了发展。

在治疗的过程中,弹奏的音乐激发、影响、伴随着孤独症患儿的成长,语言在治疗中的应用则被最小化。治疗师的演奏要根据患儿的面部表情、目光、姿势、行为、情绪来决定。弹奏音乐的节奏、速度、停顿等都要引导并跟从患儿的活动,并建立在与其互动的基础上。

治疗师在治疗中使用乐器时,为了让孤独症患儿在演奏时更好地获得成就感,要充分地了解每一种乐器的特性,如音色特征、演奏时的难点等,使患儿易于操作。同时,在每次演奏前还要做好其他相应的准备。治疗师要根据当天的活动安排,准备好需要使用的乐器,乐器数量根据治疗的人数来决定;治疗活动中,治疗师应注意有限制地使用乐器,不要让患儿任意操弄乐器,有限的使用乐器更容易吸引他们的注意力,患儿演奏乐器的欲望也会因为乐器的不足而更为强烈。治疗师在发放乐器前还需要考虑患儿的症状特点,是否在演奏某种乐器时感到不适。

三、说唱歌曲

说唱歌曲,曲调简洁,主要突出的是歌词的内容,旋律线条的优美程度不是评价说唱歌曲的标准,说比唱是更为重要的环节。说唱歌曲在孤独症患儿音乐治疗过程中的许多环节中都可以使用,针对孤独症患儿语言单调刻板的特点,说唱歌曲可以丰富患儿的语言交流方式,把许多比较枯燥的认知内容配上曲调之后,便增加了内容的生动性、愉悦性和简单性。许多音乐治疗师在训练中向患儿发出指令时,采用即兴说唱的形式,便增加了孤独症患儿接受治疗师指令的可能性。

例如：当老师唱到歌曲《小手拍拍》。如图2-18-4。第5小节（××在哪里？）时就可以变为说的形式，让患儿也用说的形式回答"××在这里"。

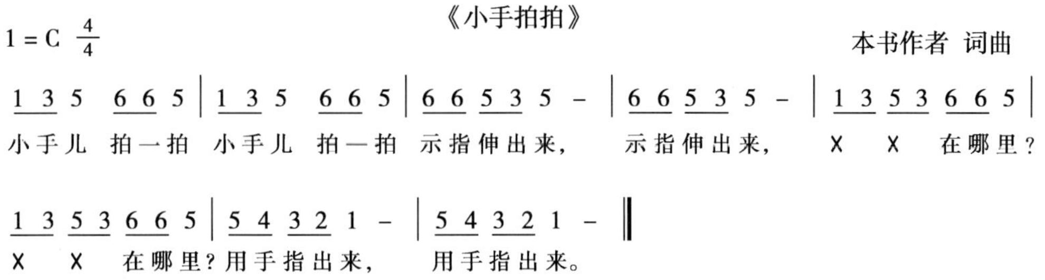

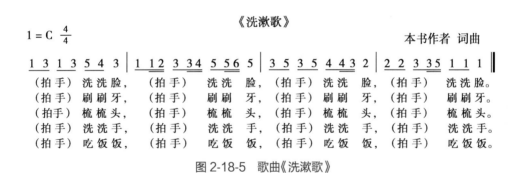

《小手拍拍》

1 = C 4/4   本书作者 词曲

1 3 5 6 6 5 ｜ 1 3 5 6 6 5 ｜ 6 6 5 3 5 － ｜ 6 6 5 3 5 － ｜ 1 3 5 3 6 6 5 ｜

小手儿 拍一拍 小手儿 拍一拍 示指伸出来，　　示指伸出来，　　X X 在哪里？

1 3 5 3 6 6 5 ｜ 5 4 3 2 1 － ｜ 5 4 3 2 1 － ‖

X X 在哪里？用手指出来，　　用手指出来。

图 2-18-4　歌曲《小手拍拍》

在说唱的治疗活动中，治疗师应注意，"唱"是为"说"服务，不能喧宾夺主，"说"往往应该表达的是歌词的核心内容。"说"的时候一定要注意节奏，孤独症患儿常比较喜欢明朗、清晰的节奏。

四、舞动治疗

舞动治疗又称舞蹈治疗、动作治疗。是以动作的过程配合音乐作为媒介的心理治疗，以促进个体情绪、情感、身体、心灵、认知和人际等层面的整合，既可以治疗身心方面的障碍，也可以增强个人意识，改善人们的心智。

孤独症患儿常表现为多动、感觉统合失调等，在治疗中，我们可以根据其临床行为特点，设计符合他们需要的舞蹈动作。

例如，可以让孤独症患儿通过模仿生活中的一些动作，洗脸、刷牙、梳头等，既训练了患儿的肢体协调能力，又让其学习了一些生活技能。例如歌曲《洗漱歌》。见图 2-18-5。

《洗漱歌》

1 = C 4/4   本书作者 词曲

1 3 1 3 5 4 3 ｜ 1 1 2 3 3 4 5 5 6 5 ｜ 3 5 3 5 4 4 3 2 ｜ 2 2 3 3 5 1 1 1 ‖

（拍手） 洗洗脸， （拍手） 洗洗 脸， （拍手） 洗洗 脸， （拍手） 洗洗脸。

（拍手） 刷刷牙， （拍手） 刷刷 牙， （拍手） 刷刷 牙， （拍手） 刷刷牙。

（拍手） 梳梳头， （拍手） 梳梳 头， （拍手） 梳梳 头， （拍手） 梳梳头。

（拍手） 洗洗手， （拍手） 洗洗 手， （拍手） 洗洗 手， （拍手） 洗洗手。

（拍手） 吃饭饭， （拍手） 吃饭 饭， （拍手） 吃饭 饭， （拍手） 吃饭饭。

图 2-18-5　歌曲《洗漱歌》

治疗过程中，不宜整节课都是舞动。每次音乐治疗 30 分钟中，最多设计 10 分钟的肢体律动，让孤独症患儿动静结合。如果肢体律动时间过长，容易导致患儿疲劳，失去兴趣。伴有多动的孤独症患儿，还容易出现过度兴奋，行为失控。

五、音乐故事表演

音乐故事是综合歌曲、乐器、戏剧、表演、道具等形式的一种音乐治疗。音乐故事的题材内容，应根据孤独症患儿的发展水平和训练目的，可以采用国内外优秀童话故事，也可以由治疗师自己编撰。

音乐故事能模拟社交、生活情境，让孤独症患儿通过扮演音乐故事中的角色，学习用语言、不同表情、动作等与他人互动，并增强情感表达能力；在表演中依次序上场，对孤独症患儿理解社交规则有积极作用；还可以通过在舞台中不同的站位、表演肢体动作，训练空间意识。患儿在音乐故事的排演过程中会逐渐学会与群体中的不同成员进行沟通和协调，增强了社会交往能力。对真实的生活场景模拟的表演，还能提高生活技能。

音乐故事的开始要以一个生动的故事作为引入，故事不能太长，内容一定要很有趣，吸引孤独症患儿的兴趣。治疗师讲述故事时，可以用各种方式来吸引患儿，如夸张的表情和声调、肢体动作等。选择的故事要注意考虑角色的丰富性，个性鲜明，如大灰狼和小白兔都是个性和形象上鲜明对比的两种角色，他们更容易理解。

例如:音乐故事剧《大灰狼和羊》。

角色:大灰狼、小羊、小猴子、大象、牛、狗。

旁白:一只小羊在河边喝水,一只大灰狼在河的上游看见了。

大灰狼吼道:"讨厌的小羊,你把我的水弄脏了!"。

大灰狼唱:歌曲《捣蛋的小羊》。如图2-18-6。

小羊觉得很委屈,唱:歌曲《霸道大灰狼》。如图2-18-7。

大灰狼唱:歌曲《吃掉你》。如图2-18-8。

小羊觉得委屈极了,边走边哭:歌曲《怎么办》。如图2-18-9。

小动物们集体跳出来说:"我们来帮你。"唱歌曲《小动物》。如图2-18-10。

大灰狼唱:歌曲《今天没有吃小羊》。如图2-18-11。

小羊唱:歌曲《感谢朋友》,如图2-18-12。

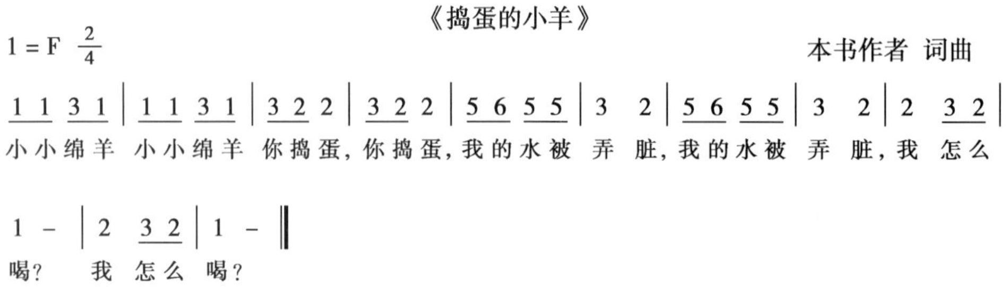

图 2-18-6　歌曲《捣蛋的小羊》

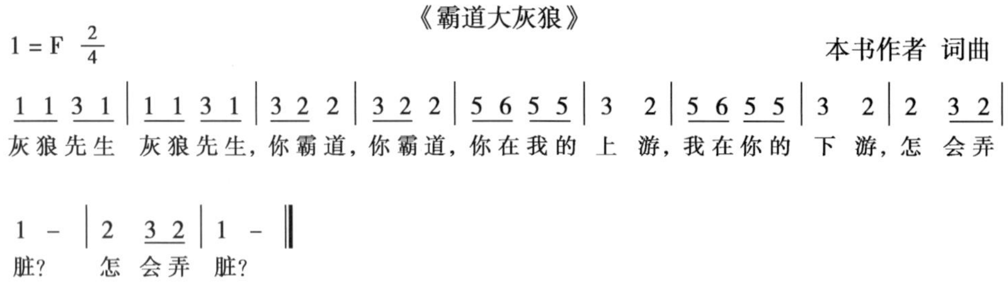

图 2-18-7　歌曲《霸道大灰狼》

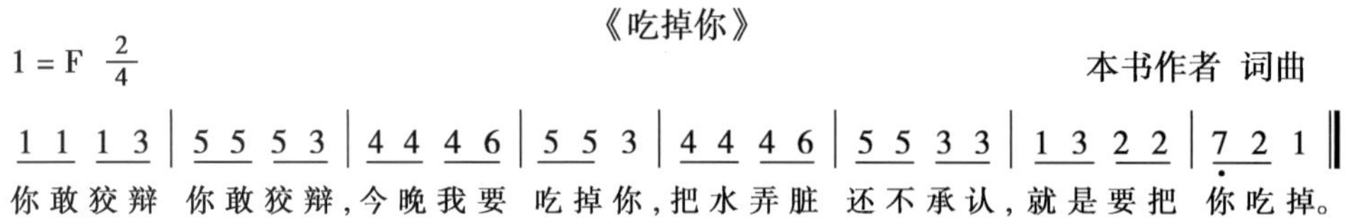

图 2-18-8　歌曲《吃掉你》

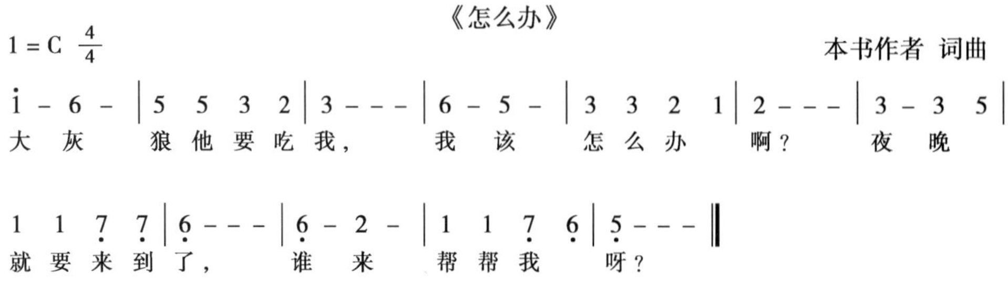

图 2-18-9　歌曲《怎么办》

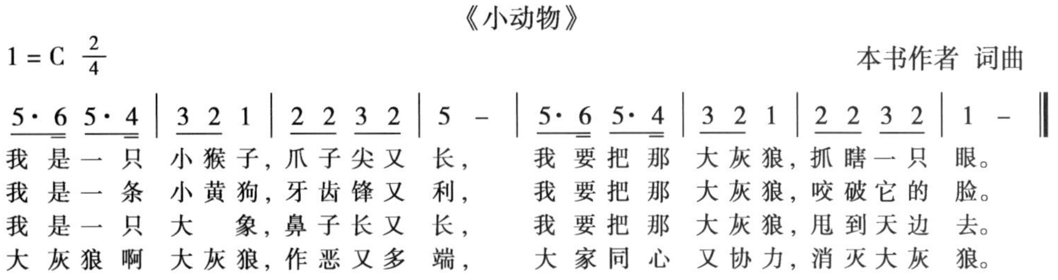

《小动物》

1 = C 2/4

本书作者 词曲

| 5·6 5·4 | 3 2 1 | 2 2 3 2 | 5 — | 5·6 5·4 | 3 2 1 | 2 2 3 2 | 1 — |

我 是 一 只 小 猴 子,爪 子 尖 又 长, 我 要 把 那 大 灰 狼,抓 瞎 一 只 眼。
我 是 一 条 小 黄 狗,牙 齿 锋 又 利, 我 要 把 那 大 灰 狼,咬 破 它 的 脸。
我 是 一 只 大 象,鼻 子 长 又 长, 我 要 把 那 大 灰 狼,甩 到 天 边 去。
大 灰 狼 啊 大 灰 狼,作 恶 又 多 端, 大 家 同 心 又 协 力,消 灭 大 灰 狼。

图 2-18-10　歌曲《小动物》

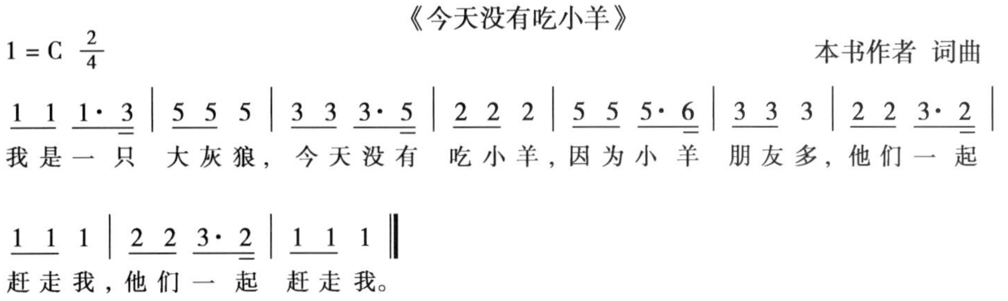

《今天没有吃小羊》

1 = C 2/4

本书作者 词曲

| 1 1 1·3 | 5 5 5 | 3 3 3·5 | 2 2 2 | 5 5 5·6 | 3 3 3 | 2 2 3·2 |

我 是 一 只　大 灰 狼, 今 天 没 有　吃 小 羊,因 为 小 羊　朋 友 多,他 们 一 起

| 1 1 1 | 2 2 3·2 | 1 1 1 |

赶 走 我,他 们 一 起　赶 走 我。

图 2-18-11　歌曲《今天没有吃小羊》

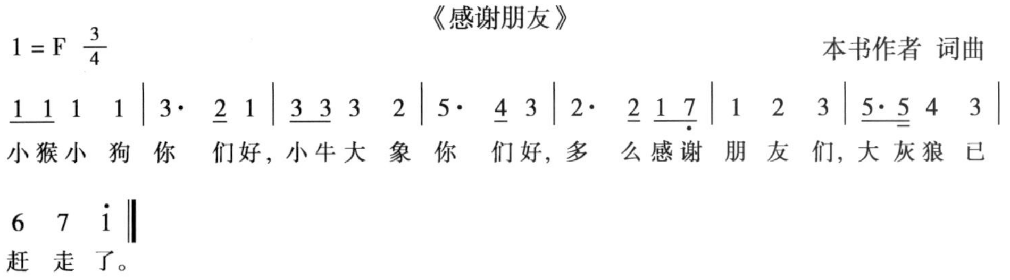

《感谢朋友》

1 = F 3/4

本书作者 词曲

| 1 1 1 1 | 3· 2 1 | 3 3 3 2 | 5· 4 3 | 2· 2 1 7 | 1 2 3 | 5·5 4 3 |

小 猴 小　狗 你　们 好,小 牛 大 象 你　们 好,多　么 感 谢　朋 友 们,大 灰 狼 已

| 6 7 i |

赶　走 了。

图 2-18-12　歌曲《感谢朋友》

集体唱:歌曲《感谢朋友》。如图 2-18-12。

集体笑:哈哈哈哈哈……

旁白:小动物们集体打败了大灰狼,大灰狼从此后再也不敢欺负小动物了。小动物们过上了无忧无虑的幸福生活。

应该注意的是,治疗师在开展儿童音乐故事活动之前,应该准确地了解和掌握小组患儿的情况,然后根据他们的临床特点来设定人物与故事情节。首先,要注意发挥患儿的长处,如:小明的语言能力较好,就可以设计让小明充当旁白一角;小红表演欲望很强,就可以设计让小红扮演主要角色;有一些运动能力较强、很喜欢某件物品的患儿,就可以从他/她的长处和强化物入手来设计音乐故事剧。此外,还应根据患儿的临床治疗的需要来设计音乐故事剧,如:小明多动,需要改善他的多动行为,就可以让他扮演一棵大树;小红的口语不清晰,就可以设计适合她的台词来训练她的语言能力。

六、即兴创作

即兴创作包含乐器演奏、肢体动作和歌唱等方式,孤独症患儿在治疗师的引导下,自发地演唱、肢体动作或者演奏乐器等方式表达自我的情感,可以用于个体和小组的音乐治疗中。在即兴创作的音乐治疗过程中,创作可能完全自由,也可能是在由治疗师设定的规则、结构、联想、形象、情绪或故事等主题下进行的,可以是自发的演奏,也可以用肢体动作或歌唱等形式表达。

治疗师可以改编儿童乐曲原曲,许多儿童歌曲旋律可以用于乐器演奏,也可作为乐曲使用。改编的方法可参照最基本的乐曲发展要素进行,改编乐曲最简单的变化手法是将原有曲目旋律进行转调处理。虽然曲调完全没有变,但转调后会给患儿耳目一新的感觉。治疗师也可改变乐曲的节奏,旋律不变,但节奏的变化可以使乐曲出现风格的变化。除此之外,治疗师还可根据患儿的情绪、环境、活动等现场即兴创作新曲。

即兴创作音乐治疗的核心不是音乐创作技术本身,而是在于如何使“创作音乐”能够对治疗对象产生积极的影响。成功的即兴创作可以使孤独症患儿与音乐产生共鸣,继而产生良好的情绪。

运用即兴创作帮助孤独症患儿改善刻板行为,体验内心旋律的动力,并且立刻通过内心体验、外化表达出来。最初,不必对患儿确定规则,可以给他某种乐器(例如鼓),让患儿根据自己的意愿演奏音乐,治疗师跟随其即兴演奏。随后,治疗师逐渐引入转变,引导患儿做出相应的反应。

在即兴创作的音乐治疗中,孤独症患儿不需要掌握任何音乐技巧,治疗师和患儿都自由地使用各种乐器、乐曲或肢体动作进行自我表达。乐器以各种打击乐为主,要具有易操作性,同时也能帮助患儿进行即时且自然的情感表达,使音乐的自发性不会受到损害,音乐的表达更加真实。

第四节 孤独症患儿音乐治疗的流程

临床音乐治疗的流程包括建立“医患”关系、临床评估、制订/修改治疗目标、拟定治疗策略、实施治疗、效果评估等阶段,是一个动态、不断变化的过程。音乐治疗流程见图2-18-13。

建立“医患”关系
评价儿童能力状况
制定/修改治疗目标
拟定治疗策略
实施治疗
评估治疗效果

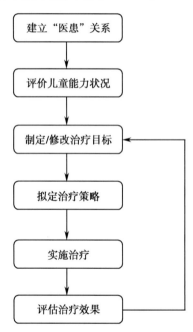

图2-18-13 音乐治疗流程图

一、建立良好的“医患”关系

可以通过简单的热身活动、放松训练熟悉彼此,了解孤独症患儿。比较常用的音乐活动如节奏欢快乐曲下的随性身体律动,或者问好歌,例如,歌曲《问好》。见图2-18-14。

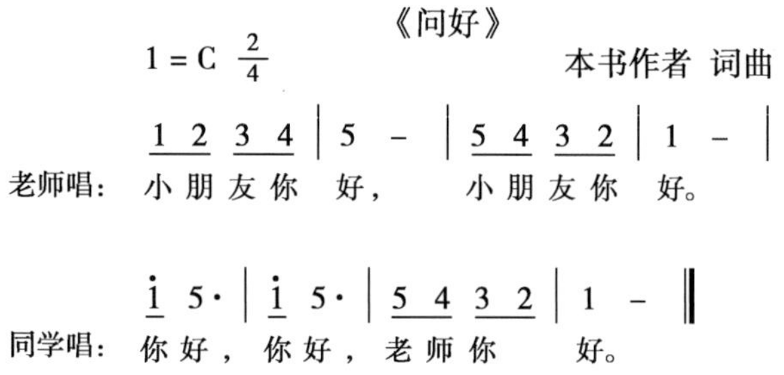

《问好》
1 = C 2/4
本书作者 词曲
老师唱:
小 朋 友 你 好,
小 朋 友 你 好。
同学唱:
你 好,
你 好,
老 师 你 好。

图2-18-14 歌曲《问好》

二、评价孤独症患儿能力状况

评估孤独症患儿的状况对于为他们制订恰当的治疗目标十分重要。通过了解患儿的状况、喜好、厌恶或恐惧的事物,对患儿有一个整体概念,然后根据他的情况制定目标、选择音乐活动。评估一般从两个方面进行:一方面是对儿童发展水平的评估,这可以通过标准化的评估工具获得,如PEP-3、韦氏智力评估量表,也可以由治疗师自行编写量表。另一方面要对孤独症患儿的音乐能力进行评估,以了解目前的音乐水平及乐器的使用情况。评估可以通过与患儿家长沟通、与他们近距离地接触,从动作、认知能力、情绪、社交能力等维度对孤独症患儿进行观察,并做好相应的记录,见表2-18-1。

表 2-18-1　音乐能力的测查

儿童姓名：　评估日期：　评估人员：

类别	内容	程度		
		好	中	差
音乐感受力	演唱儿歌			
	仿唱儿歌			
	按节奏拍手			
	按节奏跺脚			
	跟随简单节奏变化			
	跟随复杂节奏变化			
	辨别音高			
	跟随音乐自由律动			
音乐记忆力	记住歌词			
	记住节奏			
	记住旋律			
	记住舞蹈动作			
音乐情绪	歌唱时的情绪			
	律动时的情绪			
	演奏时的情绪			
乐器的使用	钢琴			
	音块			
	鼓类			
	摇铃			

三、制定／修改治疗目标

孤独症患儿的治疗目标可分为长期目标和短期目标。长期目标指患儿在接受音乐治疗 3 个月或者 6 个月后，期望孤独症患儿达到的能力水平。短期目标分为 1 个月、1 周、1 天或 1 节治疗课的目标，短期目标是长期目标分解以后的子目标。

对孤独症患儿治疗目标的确定，不仅要根据患儿目前能力发展的状况寻找"最近发展区"，还要结合其核心临床症状。对孤独症患儿来说，社会

交往能力、语言沟通能力、情绪行为管理能力等方面是制定目标的重点方向。

制定目标时还应注意目标要具有可操作性，可量化。例如，对于一名缺乏共同性注意的孤独症患儿来说，假如目前他与人无社会性的目光接触，甚至会逃避他人的目光，可以将长期目标（半年后）制定为在进行音乐活动时，无辅助情况下与人的社会性目光接触保持在 3 次 /min 以上；他的短期目标（1 个月）可以制定为在音乐活动进行时，逃避他人目光的次数少于 5 次 /min 或不逃避他人的目光。

四、拟定治疗策略

治疗策略是治疗活动总体的方向，选择恰当的治疗策略能够迅速地让孤独症患儿进入治疗状态，达到事半功倍的效果，所以，在治疗前对患儿进行全面、细致的观察，并拟定恰当的治疗策略十分重要。治疗策略的拟定主要包括治疗形式的选择、治疗活动的设计、乐曲的选择、乐器的选用等。治疗策略要根据具体目标来进行选择，并做好相关的记录。

五、实施治疗

在实施治疗的时候，治疗师一定要注意活动的结构安排和灵活性的把握。治疗结构一般包括治疗前、治疗中、治疗后 3 个阶段，每个阶段又包含不同的治疗活动。在治疗活动中需要观察孤独症患儿的反应、感知患儿的需求，把握灵活度，适时的即兴反应。

六、评估治疗效果

每次治疗过后都需要评估效果。单次治疗活动的效果评估需要比较细致地记录，阶段性的评估是多个单次评估的总结。评估工具可以由治疗师根据患儿语言沟通能力、社交能力、情绪行为等情况自行编写，有的时候需要借助标准化量表，如 C-PEP3 等儿童发展量表。评估后需要及时调整治疗目标，如果评估后发现孤独症患儿在某一方面没有达到治疗目标，需要重新审视目标制定是否合理，活动的选择是否合适。评估的目的是评价音乐治疗的效果，适时调整治疗方案，使得治疗能持续有效地进行。治疗活动效果评估见表 2-18-2。

表 2-18-2　治疗活动效果评估表

出现次数	观察项目									
	主动语言/次	交流性语言反应/次	无意义语言/次	听从指令(次)	社会性微笑/次	肢体接触/次	目光接触(次)	不恰当情绪反应/次	注意力集中/min	百分比/%
第1次										
第2次										
第3次										
第4次										
第5次										

第五节　音乐治疗的乐器选择及注意事项

一、音乐治疗的乐器选择

音乐作为一种非语言的表达方式,给孤独症患儿创造了一个安全的氛围,从演奏乐器那一刹那开始,乐器架起了一座与外界沟通的桥梁。在音乐治疗中,给患儿使用的乐器以简便、容易操作为主,奥尔夫的乐器操作简单,不需要技巧训练,在治疗中很受孤独症患儿的喜爱。在选择乐器的时候,为了让患儿在演奏时更好地获得成就感,一定要充分地了解每一种乐器的特性,如音色特征、演奏时的难点等,再结合患儿的症状程度,考虑他们具备哪些能力,哪些乐器对他们合适,我们必须考虑患儿是否在演奏乐器时感到舒适。

(一) 乐器的种类

音乐治疗乐器分为无固定音高乐器和有固定音高乐器。

1. **无固定音高乐器**　分为四类:
- 皮革类:鼓,声音低沉,音量较大。
- 木质类:单、双响筒,木棒、木鱼等,声音清脆,连绵。
- 散响类:沙锤、串铃,音量小,声音散,有延长音。
- 金属类:三角铁、镲、锣、碰铃、牛铃、铝板琴等,声音清脆,有延长音。

2. **有固定音高乐器**　常见的类型:
- 音条琴类:木质的高、中、低木琴,金属的高、中、低铝板琴,小钟琴。

- 弹奏类:竖琴、钢琴、吉他。

无固定音高乐器操作较简单,节奏鲜明,适用于伴奏。有固定音高乐器可以产生带有音高的节奏效果,常可用于演奏主旋律。不论使用哪类乐器,运用乐器的方式主要有敲、打、吹、拉、弹、摇。患儿可随意地操纵乐器令其出声,并不一定要求其敲打乐器时的旋律与节奏,重点是鼓励孤独症患儿积极参与。通过这些活动,可加强患儿触觉、听觉的反馈,使用较为复杂的乐器,还可以提高患儿的运动能力,包括大肢体动作和精细动作,乐器的演奏可以帮助患儿建立自信心和满足感,有助于发展他们的社会交往能力、改善情绪行为问题。患儿可以再创造或即兴演奏乐曲,这对于表达情绪、交流情感也有积极的促进作用。

(二) 选择乐器时的注意事项

音乐治疗时,选用乐器及乐器使用方法的关键,在于音乐治疗师对孤独症患儿现场表现细致地观察和准确地判断。

孤独症患儿音乐治疗过程中,乐器的应用主要强调现场的"即兴"表演。对于患儿音乐治疗师,奥尔夫器乐演奏教材的价值在于它的指引性和参考作用。实施音乐治疗活动时,要根据患儿的接受能力,因材施教。

每位孤独症患儿对乐器的兴趣点都可能各有不同。有的患儿对乐器的音响效果上有自己特殊的偏爱;有的患儿则对乐器的形状、颜色感兴趣;还有部分患儿在不同时间参加音乐治疗时的情绪可能表现各异,选择乐器种类就要相应改变。因此,孤独症患儿在音乐治疗中使用的乐器不是绝对不变的。

二、音乐治疗的注意事项

(一) 治疗对象

近年来,音乐治疗广泛应用于孤独症患儿的临床心理治疗,临床上现在主要用于孤独症、智力缺陷、发育迟缓等发育障碍患儿,以及儿童抑郁症、焦虑症等心理疾病的康复训练。

(二) 治疗时间

由于孤独症患儿的康复治疗是个长期的过程,音乐治疗可以伴随整个治疗周期。建议每周进行 2~3 次音乐治疗,一般以每次 30~40 分钟为宜。

(三) 治疗地点

音乐治疗一般应选择专门的音乐治疗室进行,治疗师可根据治疗目标及孤独症患儿的情况自行布置治疗室,提前安放好乐器。并根据患儿情况调整好室内灯光,避免光、噪声等影响治疗开展,天花板高度不能太低而有压迫感。对于一些有严重自伤、攻击行为的孤独症患儿,还应安装防护垫等确保患儿的安全。此外,由于乐器的使用方法不同,在安放插座、鼓架等物品时应尽量消除安全隐患,保证治疗的顺利进行。

(邵 智　张雅如　廖丽君)

参考文献

[1] Geipel J,Koenig J,Hillecke TK,et al.Music-based interventions to reduce internalizing symptoms in children and adolescents:ameta-analysis.J Affect Disord,2018,225(1):647-656.

[2] Anggerainy SW,Wanda D,Nurhaeni N.Music Therapy and Story Telling:Nursing Interventions to Improve Sleep in Hospitalized Children.Compr Child Adolesc Nurs,2019,42(1):82-89.

[3] 胡士红.特殊儿童的音乐治疗.北京大学出版社,2011.

[4] 陈蕾,张雅如,邵智,等.以社交故事为内容的音乐疗法干预孤独症儿童的疗效观察.中华物理医学与康复,2013,7(35):575-578.

[5] 邵智,Grace Hao,静进,等.儿童自闭症康复治疗学.西南师范大学出版社,2019.

[6] Gullick JG,Kwan XX.Patient-directed music therapy reduces anxiety and sedation exosure in mechanically-ventilated patients:a research critique.Aust Crit Care,2015,28(2):103-105.

[7] Worrall L,Foster A.Does intensity matter in aphasia rehabilitation?.Lancet,2017,389(10078):1494-1495.

[8] Preissler P,Kordovan S,Ullrich A,et al.Favored subjects and psychosocial needs in music therapy in terminally ill cancer patients:a content analysis.BMC Palliative Care,2016,5:111-119.

[9] Mofredj A,Alaya S,Tassaioust K,et al.Music therapy,a review of the potential therapeutic benefits for the critically ill.J Crit Care,2016,35:195-199.

[10] Spina E,Barone P,Mosca LL,et al.Music therapy for motor and nonmotor symptoms of parkinson'sdisease:a prospectied,controlled,single-blinded study.Am Geriatr Soc,2016,14295.

第十九章

儿童孤独症的视觉教学法

与回合教学法和自然情境教学法相比,视觉教学法的运用更为广泛。其他干预方法往往都会借用视觉通道的提示以辅助教学。

第一节 视觉教学法的发展概述

视觉教学法也称为视觉支持或视觉提示策略,是指充分运用各种视觉学习材料,如表格、实物、图片、符号等,在环境中加以运用,从而帮助患儿了解日常活动和认识环境的一种教学方法。与社会性和语言性材料相比,孤独症患儿更易注意、接受并记忆视觉空间的材料,他们容易对一成不变的事物保持注意力。在孤独症患儿的康复训练中,利用患儿视觉优势,采用的视觉提示一直是康复训练的重要手段。研究表明,使用视觉提示,能够提高孤独症患儿的组织能力、发展一般技能、辅助课业学习、增进沟通能力、促进患儿社会能力及学习自我控制能力。

第二节 常用的视觉提示形式

常用的视觉提示有视觉作息时间表、提示卡、社会故事、录影带等。实际操作中既可以单独使用,也可以根据需要联合使用多种形式。

一、视觉作息表

视觉作息表的主要功能是说明社会事件的顺序,详细阐述要去哪里、接下来做什么,以及做多久,一般以直线的顺序呈现,以照片、图画或是文字方式制造而成。视觉作息表能够用于协助计划一周内要开展的活动,研究者可以根据患儿的能力确定作息表的长度和活动数量。作息范本包括:每日作息表、转换物品表、游戏作息表、活动清单、团体讨论的概要、时间板。

应用作息表主要的优点在于表格可以具体、直观地列出所需事项,对于低功能孤独症患儿来说,可以快速知道自己进行事项的先后顺序。而且作息表可以根据需要内容的不同进行事项的填充,难易程度也可以及时调整。

二、提示卡

提示卡的主要功能是提醒孤独症患儿该做什么,与视觉作息表相比,前者更注重于事前对待所办事宜的提示,有着直接的预告作用,而提示卡的使用更倾向于在事中对患儿进行提示,例如:患儿在进行组词训练时,有的患儿能力好,掌握组词的进度快,此时就不需要患儿按照视觉表进行一一组词,只需要在患儿忘记或者卡顿时,对其使用提示卡进行提示。提示卡范本包括:提示图片卡或提示文字卡,索引卡(步骤引索)。

三、社会性故事

社会性故事是指以发生在真实社会情景,以及社会交往中的事件为依据,对孤独症患儿进行故事的编排和创作,通过图片、文字等呈现,再利用观点、陈述、指导句让患儿在"故事"的引导下,理解社交线索和社会观点。

孤独症患儿在感官方面与一般人相比有许多不同之处,有些患儿对于视觉的材料极其敏感,另有的患儿触觉比较敏感,还有的患儿则是听觉型,通过声音材料进行学习。

视觉社会故事作为一种干预方法,由美国社会心理学家 Gary 教授提出。即通过简短的、包含适当社会行为方式的故事对孤独症患儿的问题行为加以干预。每一个标准的社会故事,一般都需要用描述性、指导性、肯定性和评论性句子传达社会知识和训练期望的目的。

(一) 社会故事的编写

社会故事的编写主要根据介入对象所需要改善的行为创设该行为的情境,为介入对象传递该情境中恰当行为的信息。在编写上,社会故事使用应以第一人称来进行陈述,文字尽量简单易懂,避免使用较为抽象的词语,尽量以"一个故事,一个具体的生活事件"为原则,一页一个主题呈现,而且最好不要有插图。社会故事的基本句型有以下四个:

1. **描述句** 用来描述故事情境中的主要信息,包括地点、时间、人物等。

2. **观点句** 作用是传达事件中人物的各种内在想法,包括情绪、感觉等。

3. **指导句** 说明人们在一定情境中所期待社会故事讲授对象所呈现的行为。

4. **肯定句** 用来说明生活中大多数人对某一情境中行为的看法。除文字外,社会故事可以结合图片,甚至是介入对象的照片来呈现,同时有关视频、音乐或游戏等也可以纳入教学中,这样不仅可以提高学生的兴趣,也能提高介入的效果。

Gray 建议撰写社会故事时,要多用描述性的句子,少用指导性句子。根据不同句型之间的比例,Gray 将社会故事分为基本社会故事句型和完整社会故事句型。基本社会故事句型包括 2~5 个描述句、观点句和 / 或肯定句对应 1 句指导句;完整的社会故事句型包括 2~5 个描述句、观点句、肯定句及合作句对应 1 句指导句或控制句。

(二) 社会故事的优势

社会故事这一干预方法的优点主要有:

1. 提供视觉线索,以故事的形式将真实社会情境中的思考、感受及行为反应联结起来。

2. 可反复练习。

3. 注重患儿的特殊而紧要的需求。

4. 依据特定情境编写,一定程度上降低了类化方面的要求。

5. 遵循一定的编写格式及手法,使变通性差的孤独症患儿学习起来容易接纳。

6. 社会故事弹性度较大,其内容也能与孤独症患儿现行的课程进行融合与拼接。

7. 社会故事的编写不需要太多的技巧、设备或仪器的辅助,实施地点也没有特殊限制,应用上相对容易。

四、录影带示范

录影带示范的主要功能是教导特定的社会和沟通技能,孤独症患儿学习如何做、听、说。录影带示范的主题选择可以根据需要训练的内容制订,具有针对性。在主体的选择上录影带示范可以利用榜样示范作用进行视觉提示,让患儿直观地感受录影情景中人物行为的变化。录影带示范的主要优点在于能够从事后入手,将教学的全过程以录影的形式进行分析,在操作上可以避免评价时的误差。

第三节 视觉教学法的操作步骤

视觉教学法运用于孤独症患儿的教学主要有三种:视觉化结构式教学、图片交换沟通系统、社会故事教学法。

一、视觉化结构式教学

视觉化结构式教学的核心在于将教学内容按

进行的顺序分步骤进行训练,视觉化结构式教学的要素包括:视觉策略、常规活动、环境安排、程序时间表、个人工作系统。

(一)视觉策略

视觉策略是指以视觉的方法,把环境、材料及程序做出不同安排,使孤独症患儿透过视觉辨别的能力,明白和理解其中的意义。包括:

1. 视觉清晰显示 把重要的资料或物件部分透过视觉展示形式,清晰地表明出来。让孤独症患儿容易注意到重点(例如,把物件形状或颜色分类,突出有关分类重点。

2. 视觉组织 通过视觉材料,呈现组织及处理资料的方法,让孤独症患儿明白如何入手操作(例如,把教材有条理地安放及排列在工作台)。

3. 视觉指示 利用视觉展示模式,说明工作的步骤及要求,让孤独症患儿知道怎样完成工作(例如,提供完成样式,使儿童知道如何把螺丝帽合起来)。

(二)常规活动

常规活动是利用不同的视觉展示形式,逐步建立儿童的习惯程序和生活模式,以适应环境要求的先后次序及其他规则。包括:

1. 先后常规 如"先工作,后玩耍"的因果关系概念,"首先是小组活动,随后是独立完成"的次序概念。

2. 完成常规 利用方法把工作或活动完结,怎样才算完结的情况表达出来。

3. 全面开展 由上至下,由左到右,引导患儿通过视觉提示了解日常活动全过程及操作规范。

4. 训练时间表 引导患儿每天开始一项活动时,会看自己的训练时间表。

5. 按程序表工作 引导患儿在独立工作时,根据所制订次序及指示来进行工作。

(三)环境安排

根据不同活动任务确定其可供活动的区域,并清楚地画出固定活动区域,标记清楚界线,帮助孤独症患儿掌握环境规范,让他们知道不同区域的功能和要求。孤独症患儿视觉辨别能力较强,按功能分区进行环境安排可以减少患儿分心,也可以让他们看到环境分区标记便明白训练要求。

(四)程序时间表

时间结构是利用时间表展示方式,让孤独症患儿明白每日或某段时间内要完成的任务及其先后次序。当患儿看到时间程序表,明白即将要做的事情,可减少焦虑;成人也可利用时间表提前告知患儿可以灵活变化的活动流程,减少患儿的固执行为。程序时间表可以是全天或半天流程时间表,也可以是独立工作的工作程序表。

(五)个人工作系统

孤独症患儿需要独立活动,也要养成独立安排时间的习惯。个人的工作系统就是把结构化教学法的各项元素都包括在内,以帮助他们建立能独立工作的系统及习惯。个人工作系统包括要完成的工作是什么? 要完成的工作有多少? 完成工作的准则是什么? 完成工作后将会发生什么? 例如:"标记式样"说明有什么工作要做。"标记数目"说明多少工作要做。"先后次序及工作盒内提供的指示"说明每项工作之后,将要进行的活动和工作准则。

二、图片交换沟通系统

图片交换沟通系统(picture exchange communication system,PECS)由美国德纳瓦州孤独症学习项目(delaware autistic program)的 Andrew S.Bondy 和 Lori A.Frost 夫妇发展而来,它是以图片提供了视觉支持和辅助来进行沟通。这恰好符合孤独症患儿在沟通中视觉优先于听觉的特点。PECS 从一开始便强调需求表达,从"提要求"入手,在以后阶段中逐步结合共同注意、命名、配对,促进孤独症患儿产生自发的、具有功能性的沟通行为。它根据患儿症状的不同,分为六个不同阶段进行训练。

(一)图片交换

此阶段需要两名训练者。一名训练者坐在被试的对面,另一名训练者坐在被试的身后充当辅助或提示者。当被试看见自己想要的东西时,能拿出唯一的图片,交到训练者手中来换取想要的东西。如果患儿不能完成,辅助者用肢体辅助或提示他用相应的图片进行交换,一旦患儿完成,辅助尽可能快地淡出。

(二)增加距离和自发性

此阶段需要两名训练者。坐在孤独症患儿对

面的训练者逐渐拉开与被试者的距离,同时逐渐拉开图片与被试者的距离。当患儿看见想要的东西时,能主动走到沟通本,从沟通本上撕下唯一的图片,走到训练者面前,把图片交给他换取物品。辅助者在患儿不能独立完成时给予提示,并在其能完成时尽快淡出。

(三)图片辨别

第三阶段分为 A 和 B 两个阶段。

阶段 A:患儿从一张喜欢的和几张不喜欢的物件的图片中,找出唯一想要物件的图片交到训练者手中换取该物品。

阶段 B:患儿从几张喜欢的东西的图片中,找出最想要物件的图片交到训练者手中换取该物品,在这个阶段,如果患儿拿错了图片,训练者要进行纠错训练。

(四)形成句子

孤独症患儿使用句型条,走到沟通本处,拿起"我要"的图片,贴在句子尺上,再拿起"想要的东西的图片",贴在"我要"图片后面,拼成"我要(对象)",拿起句子尺交到训练者手中。

(五)回答请求性的问题

当孤独症患儿对句子尺的运用较熟悉后,可以开始学习回答"你要什么?"直到患儿能回答请求性的问题为止。

(六)做出评价

当孤独症患儿能回答"你要什么?"之后,就学习回答"你看到什么?"直到能形成自发的评论。

图片交换沟通系统的优点在于,它可以为孤独症和有沟通障碍的人员按需所设,需要的材料比较简单;训练中多以随机教学,在自然情境中向他们提供直接而快速的回应,可以激起他们对沟通的兴趣;相对于一些需时很长的训练模式,PECS 能快速改善沟通问题;它的使用不仅不会影响患儿口语的发展,而且对口语有促进作用。

(赵 斌 黄俊洁)

参考文献

[1] Shin-Yi Wang,Ying Cui,Rauno Parrila.Examining the effectiveness of peer-mediated and video-modeling social skills interventions for children with autism spectrum disorders:A meta-analysis in single-case research using HLM.Research in Autism Spectrum Disorders,2011,1:64-69.

[2] 任天虹,胡志善,孙红月,等.选择与坚持:跨期选择与延迟满足之比较.心理科学进展,2015,23(2):46-49.

[3] 翁盛,魏寿洪.录像示范法在孤独症患儿社交技能训练中的应用.中国特殊教育,2015,12(9):5-9.

[4] 毛秀娣.图片交换沟通系统对孤独症患儿主动性沟通行为的效果研究.浙江:杭州师范大学硕士论文,2017.

[5] 殷佳维.应用PECS干预重度智力障碍儿童沟通能力的个案研究.四川:四川师范大学硕士论文,2017.

[6] 齐红,赵斌.图片交换沟通系统干预孤独症幼儿沟通行为的个案研究.现代特殊教育,2018,27(1):59-64.

[7] 李欢,杜泽星.图片交换沟通系统对学前孤独症患儿主动沟通行为的干预研究.中国特殊教育,2016,13(7):12-16.

[8] 胡晓毅,范文静.运用图片交换沟通系统改善孤独症患儿需求表达及攻击行为的个案研究.中国特殊教育,2014,11(10):48-50.

[9] Alissa L.Adapting the Picture Exchange Communication System to Elicit Vocalizations in Children with Autism.Journal of Developmental and Physical Disabilities,2014,1:50-53.

第二十章

儿童孤独症的感觉统合训练法

第一节　感觉统合训练的理论基础

感觉统合训练(sensory integration training, SIT)是根据个体发育过程中神经系统的可塑性, 通过对听觉、视觉、基础感觉、平衡、空间知觉等方面的训练,刺激大脑功能,促进脑神经细胞发育, 使受试者能够有效地整合各种感觉,从而做出正确反应的一种训练方法。患儿神经系统发育的特点如下。

(一) 神经系统的可塑性

患儿在发育过程中,随着年龄的增长,其可塑性、结构和功能渐趋成熟。感觉统合发育的关键时期是在3~7岁。所谓可塑性是指个体和环境的相互作用,在良好的环境下,增强神经系统的功能,使个体发生行为上的改变,而不一定指神经系统结构上的改变,只是功能上的变化。

(二) 神经系统发育的连续性

患儿发育进程有一定的规律性。据研究,出生时的某些不良因素如低体重、窒息可影响发育的正常顺序,因此通过治疗性的感觉统合训练,重新获得正常的神经运动发育,而感觉统合训练就是给予适当的刺激,促使个体大脑功能的成熟和恢复。

(三) 神经系统的分工

大脑低一级的皮层下中枢负责感觉的摄入、整合、感觉之间的联系,较高一级的皮层中枢负责概括、知觉、推理、语言和学习,后者的发展有赖于前者,为使个体获得复杂的学习技能,首先应提高患儿的感觉统合能力。

(四) 患儿的适应性行为

适应性行为是指有目的和目标的一种行为, 是个体能迎合环境的新挑战,学习新知识的表现。适应性行为促进个体的感觉统合,而适应性行为的产生又反映了感觉统合的水平。身体的主动运动所产生的感觉在脑内进行组织后,为发育提供基础。因此,患儿经验的学习取决于感觉和运动,而不仅仅凭感觉。

(五) 内驱力

内驱力是在参与感知运动活动中可以促进自我指导和自我实现的一种能力。感觉统合失调的患儿常缺乏内驱力,致使患儿不能积极投入到环境中去尝试学习新经验。通过训练后,患儿开始对熟悉的环境得到满足,产生兴奋、自信和努力的表现。

第二节 感觉统合功能的评定

患儿自出生后感觉统合能力不断地发展,每位患儿在不同年龄阶段感觉统合功能不尽相同,在有神经系统疾病、孤独症时,患儿的感觉统合功能常常受到损害,我们可以通过以下量表进行孤独症患儿感觉统合功能的评定。

一、感觉统合功能的评定

感觉统合能力发展评定量表主要用于评估被试的感觉统合能力。该表由 58 个问题组成,按五级评分,分别为"从不这样""很少这样""有时候""常常如此""总是如此",从 5~1 分给予赋分。

量表分为五项:前庭平衡、触觉功能、本体感、学习能力、大年龄的特殊问题。该量表的重测信度 为 0.47~0.73,分半信度 0.68~0.77,同质信度 0.44~063,$P<0.01$,量表结构效度为 0.49~0.94;由于所选被试为学龄前孤独症患儿,该量表中的"学习能力"和"大年龄的特殊问题"标准分无法测得,因此没有进行计分;将量表各项目的原始分换算成标准分后,小于等于 40 分者说明存在感觉统合失调现象,30~40 分为轻度失调,20~30 分为中度失调,20 分以下为重度失调。幼儿感觉统合能力发展评定量表如表 2-20-1 所示。

表 2-20-1 幼儿感觉统合能力发展评定量表

各位家长:你们好! 感觉统合能力体现了幼儿的大脑与身体运动神经系统的协调能力,是孩子各种能力发展的基础,请您根据幼儿的情况在"从不"、"很少""有时候""常常""总是如此"的五个项目中较符合情况的一项上打"√"。各位家长的填写将对我有很大的帮助。

幼儿姓名: 性别: 出生年月:

范围	内容	从不	很少	有时候	常常	总是如此
前庭平衡	1. 特别喜欢玩旋转的转椅或游乐设施,而不会晕。	5	4	3	2	1
	2. 喜欢旋转或绕圈子跑,而不晕、不累。	5	4	3	2	1
	3. 虽然看到了仍然常常会碰撞桌椅、门、墙或他人。	5	4	3	2	1
	4. 行动、吃饭、敲鼓、画画时双手协调不良,常常忘了另一边。	5	4	3	2	1
	5. 手脚笨拙,容易摔倒,拉他时显得笨重。	5	4	3	2	1
	6. 俯卧地板和床上,头、颈、胸无法抬高。	5	4	3	2	1
	7. 爬上爬下,跑进跑出,不听劝阻。	5	4	3	2	1
	8. 不安地乱动,东摸西扯,不听劝阻,处罚无效。	5	4	3	2	1
	9. 喜欢惹人、捣蛋和恶作剧。	5	4	3	2	1
	10. 经常自言自语,重复别人说的话,喜欢背诵广告用语。	5	4	3	2	1
	11. 表面左撇子,其实左右手都用,无固定使用哪只手。	5	4	3	2	1
	12. 分不清左右方向,鞋子、衣服常常穿反。	5	4	3	2	1
	13. 对陌生地方的电梯或楼梯,不敢坐或动作缓慢。	5	4	3	2	1
	14. 组织力不佳,经常弄乱东西,不喜欢整理自己的环境。	5	4	3	2	1
触觉功能	15. 对亲人特别暴躁,强词夺理,到陌生环境则害怕。	5	4	3	2	1
	16. 害怕到新场合,常常不久便要求离开。	5	4	3	2	1
	17. 偏食、挑食,不肯吃青菜或软皮。	5	4	3	2	1

续表

范围	内容	从不	很少	有时候	常常	总是如此
触觉功能	18. 害羞、不安、喜欢孤独,不爱和别人玩。	5	4	3	2	1
	19. 容易黏妈妈或固定某个人,喜欢被搂抱。	5	4	3	2	1
	20. 看电视或听故事,容易受感动,大叫或大笑。	5	4	3	2	1
	21. 严重怕黑,不喜欢到空屋,到处要人陪。	5	4	3	2	1
	22. 早上赖床,晚上睡不着,上学前常常拒绝到学校,放学后又不想回家。	5	4	3	2	1
	23. 容易生小病,生病后便不想上学,经常无缘无故拒绝上学。	5	4	3	2	1
	24. 常常吮吸手指或咬指甲,不喜欢别人帮助剪指甲。	5	4	3	2	1
	25. 换床睡不着,不能换被或睡衣,外出常担心睡眠问题。	5	4	3	2	1
	26. 独占性强,别人碰他的东西,常会发脾气。	5	4	3	2	1
	27. 不喜欢和别人聊天,不喜欢和别人玩碰触游戏,视洗脸和洗澡为痛苦。	5	4	3	2	1
	28. 过分保护自己的东西,尤其讨厌别人从后面接近他。	5	4	3	2	1
	29. 怕玩沙土、水,有洁癖现象。	5	4	3	2	1
	30. 不喜欢直接视觉接触,常常必须用手来表达其需要。	5	4	3	2	1
	31. 对危险或疼痛反应迟钝或过于强	5	4	3	2	1
	32. 听而不见,过分安静,表情冷漠又无故嬉笑。	5	4	3	2	1
	33. 常常会有各类奇怪玩法。	5	4	3	2	1
	34. 喜欢咬人,并且常咬固定伙伴,无故碰坏东西。	5	4	3	2	1
	35. 内向、软弱、爱哭,常常触摸生殖器。	5	4	3	2	1
本体感	36. 穿脱衣裤、扣纽扣、拉拉链、系鞋带动作缓慢,笨拙。	5	4	3	2	1
	37. 顽固、偏执、不合群、孤僻。	5	4	3	2	1
	38. 吃饭时常掉饭粒,口水控制不住。	5	4	3	2	1
	39. 语言不清,发音不佳,语言能力发展缓慢。	5	4	3	2	1
	40. 懒惰、行动慢,做事效率低。	5	4	3	2	1
	41. 不喜欢翻跟头、打滚和爬高。	5	4	3	2	1
	42. 上幼儿园仍不会洗手、擦脸、剪纸和自己擦屁股。	5	4	3	2	1
	43. 上幼儿园(大、中大班)仍无法用筷子,不会拿笔,不敢攀爬或荡秋千。	5	4	3	2	1
	44. 对小伤特别敏感,过度依赖他人照料。	5	4	3	2	1
	45. 不善于玩积木、组合东西、排队和投球。	5	4	3	2	1
	46. 拒走平衡木。	5	4	3	2	1
	47. 到新的陌生环境容易迷失方向。	5	4	3	2	1

二、孤独症患儿行为检查表

孤独症患儿行为检查表（Autism Behavior Checklist，ABC）是克鲁格等人（1978 年）编制，1989 年，北京医科大学杨晓玲教授将其引进并进行了修订，主要用于孤独症患儿的筛查。孤独症患儿行为量表由 57 个描述孤独症患儿的感觉、行为、情绪、语言等方面异常表现的项目，可归纳为 5 个因子：感觉能力（S）、交往能力（R）、躯体运动能力（B）、语言能力（L）、自我照顾能力（S）。其评分方法是按每项在量表中的负荷大小而分别给评"1""2""3""4"分。本量表项目数量适中，评定只需 10~15 分钟便可完成，对不同年龄、不同性别者使用无差异。使用时，首先让家长根据患儿近期的表现，在 ABC 量表上每个项目的相应数字上画"√"，然后计算各分测验的分数和量表总分。如果受测者的量表总分等于或高于 31 分，可怀疑为患有孤独症；如果受测者的量表总分等于或高于 62 分，可以诊断为患有孤独症。孤独症行为量表见"第四篇第四章"内容。

第三节　感觉统合训练使用的器材

一、滑板

滑板是在一面木板的四个端角安装四个万向轮（也有的是圆形模板三个万向轮）而构成。感觉统合训练通过前庭、本体、视觉、触觉的感觉输入，来加强本体 - 前庭感觉统合能力。要点是身躯贴紧滑板，抬头挺胸，以腹部为中心进行滑行。

二、滑梯

由坡型平台和两侧保护性栏杆组成。感觉统合训练主要通过前庭、视觉、本体、触觉的感觉输入，加强前庭、触觉的感觉统合能力。尤其是对前庭产生强烈的刺激，加强身体的平衡能力。训练要点是身体俯卧滑梯，顺滑梯向下俯冲。整个过程中必须注意安全，防止擦伤。

三、趴地推球

一般选择直径为 60 厘米左右的弹力球，由患儿趴在地上双手向墙连续推球。感觉统合训练主要通过本体、触觉、视觉的感觉输入，加强身体的协调能力，改善本体、触觉的功能不良。本实验安全性好，能改善患儿的触觉过分敏感症状。

四、平衡台

由一块板面和半圆形的支撑组成，患儿两脚站立在平衡台两端。本训练主要通过前庭、视觉、触觉、本体的感觉输入，增加输入刺激，增强前庭的平衡能力。训练要点是患儿做左右摇晃的动作，可再以投球或拍球增加训练强度和难度。

五、独脚椅

独脚椅意为只有单只脚做支撑的椅子。主要通过增加前庭、本体的感觉输入，强化患儿的前庭感觉功能，增强患儿的平衡能力。训练要点是坐在独脚椅上做拍球或投球动作，保持身体平衡。

六、羊角球

羊角球直径一般为 44~45 厘米的软体球，球的两侧有似羊角的两个把手。本训练主要是增加前庭、本体的感觉输入，通过跳跃、坐卧的姿势增强本体感觉，增加触觉刺激，改善本体、触觉、前庭平衡的感觉统合能力。训练要点是跳跃的同时做方向、速度、高度的变化。本训练安全性较差，应由易渐难，防止摔伤。

七、袋鼠跳

袋鼠跳是提供能及患儿腰部的宽松布袋，患儿站在布袋中，向前跳跃。本训练主要是增加前庭、本体的感觉输入刺激，增强平衡能力。训练要点是在跳跃中掌握平衡，熟练后增加跳跃速度。

八、蹦蹦床

蹦蹦床由可弹跳的钢丝床和四周的护栏组成。本训练主要是通过增加前庭、本体的感觉输入，强化前庭刺激，增加本体功能，促进身体协调发展。训练要点是跳起后增加动作难度。

九、晃动平衡木

由 10 余条宽度相等的木板组成一条狭长的路

径,木板可以晃动。本训练主要是通过增加前庭、本体的感觉输入,发展患儿的本体感觉及平衡能力。训练要点是使患儿在晃动中保持身体平衡,行走时目视前方增强本体感觉能力。

十、圆筒吊缆

将圆柱形实体软筒吊起,患儿抱紧圆筒、双脚腾空,在训练者协助下做回转或旋转动作。本训练主要是通过前庭、本体、触觉的感觉输入,尤其是增加触觉刺激和强化触觉体系,加强前庭和触觉的感觉统合能力。同时更能锻炼患儿的四肢力量,协调身体运动。训练要点是尽量增大回转的角度和旋转力度。

十一、圆木马吊缆

类似秋千的装置,圆筒更能增加患儿的触觉。本训练主要是通过增加前庭、本体、触觉的感觉输入,强化触觉体系。并且通过肌肉收缩,增加本体感觉。训练要点是患儿俯卧在圆筒上,或者两个患儿坐在圆筒两端,由训练者协助做前后左右的摇晃动作,为了增加训练的安全性,摇晃幅度不宜过大。

十二、插棍

在地上摆放排列有序的空格方盒,患儿俯卧网缆中吊起离地约 20 厘米,在网缆前后摆动过程中让患儿按一定顺序将棍插入空格中。本训练主要是通过前庭、本体的感觉输入,强化前庭平衡刺激。训练中加强头、颈部、上肢肌肉收缩,增强本体感。训练要点是插棍需按顺序进行,网缆吊起高度要与方盒匹配。

十三、S 形平衡木

平衡木呈 S 形,可单独使用,也可有不同组合,也可不同方向放置。感觉统合训练主要是通过前庭、本体的感觉输入,加强患儿的本体感觉和平衡能力。训练要点是患儿单独行走,目视前方,依靠触觉判断平衡木的弯曲。

十四、脚步器

脚步器由可代步的两块脚踏板和两边扶手组成。感觉统合训练主要是通过前庭、本体的感觉输入,刺激患儿的前庭平衡系统,提高前庭平衡能力,并且通过双脚的动作可协调身体统一发展。训练要点是患儿尽量放松,集中注意力,协调身体运动,可控制运动方向。

十五、阳光隧道

由空心圆筒组成阳光隧道,患儿俯卧身体通过。感觉统合训练通过触觉的感觉输入,刺激触觉能力的发展。本训练安全性较高,患儿易接受。

十六、触觉球

触觉球表面有特殊设计软质颗粒。感觉统合训练通过增加触觉的感觉输入,加强患儿的触觉感受能力,克服触觉过度防御。训练要点是尽量从患儿的肢体远端开始到躯干、面部,力度逐渐增大。

十七、万象组合

由多种感觉统合训练器材组成,兼顾本体、触觉、前庭等多方面感觉,增加感觉统合能力。并且要注意以游戏互动形式,使患儿在多变的环境中做出顺应性反应,增进多变的身体协调性。

十八、创意接龙

由患儿根据自己的喜好随意组合各种感觉统合训练器材。同时指导者要给予科学的引导,并鼓励患儿互相合作搭建组合,肯定患儿的创造性和合作性,并给予相应鼓励。

第四节 感觉统合训练的训练方法

一、集体训练和个人训练相结合

将整个感觉统合训练分为集体训练和个人调整性训练,各种训练均由家属配合。将患儿随机编组,每组患儿根据评分结果和测评失调类型安排训练项目,制订强度由小到大的训练方案,使用羊角球、脚步器、滑板等项目器材,以游戏娱乐的形式针对感觉统合失调的症状,如触觉过敏或迟钝、本体感觉失调、精细动作和前庭平衡能力失调等进行一系列训练。

二、感觉统合训练项目及方式的选择

（一）集体训练

在每次课程开始时由老师带领所有患儿进行集体训练（即大运动）。在音乐背景下设计一组舞蹈，主要是手脚协调能力的锻炼。动作由慢变快，由简单到复杂。可以起到放松、缓解紧张的作用。

（二）个人训练项目

针对每个患儿感觉统合失调的类型和轻重程度设计不同的训练项目，并且采取多种训练项目交替进行，以免造成游戏过程太过单一影响患儿的耐性。在训练进行过程中观察患儿对每种训练的熟练掌握程度，再调整训练项目，并且在训练中逐渐增加难度。

1. 侧重于前庭失衡的训练项目及具体操作

（1）滑梯：患儿俯卧在滑板上，利用拉扶梯的力气向下冲，患儿逐渐掌握后在滑道上设置障碍物，如毽子或大球，让患儿推开障碍物。

（2）平衡台：患儿两脚左右分开踏在平衡台两端站立，做左右摇晃状并保持平衡，家长站在患儿对面，与其做抛接球动作。

（3）圆木马吊缆：患儿俯卧在圆筒上，用双手、双脚夹住圆筒，由家长做左右前后的摇晃。严格设置时间为 5 分钟，摇晃幅度缓慢增加，同时观察患儿表现，若出现面色苍白、恶心症状时停止。若患儿喜欢摇晃不知疲倦，也需限制患儿的游戏时间。

（4）蹦蹦床：患儿在蹦床上双脚并拢蹦跳，跳起时小腿后屈，脚后跟踢至臀部。家长监督患儿蹦跳时是否动作到位。其他还可以选择 S 形平衡木、袋鼠跳等。

2. 侧重于触觉失调的训练项目选择及具体操作

（1）阳光隧道：让患儿俯卧着身体，从隧道中爬行通过。可加强肌肤的各项接触刺激，并调节前庭感觉。

（2）平衡步道：由塑柄横杆组成的步道，每组 4 串 4 种颜色，可相互串边，让患儿在上面尽情爬、走、跑、跳，刺激患儿脚底神经及全身触觉感应。

（3）按摩球：患儿平躺在地上，用按摩球轻轻碾压患儿的身体，对于触觉过分防御的患儿症状有改善。碾压力道由轻到重，部位由身体到头部，逐渐使触觉防御减低。

（4）圆筒吊缆：患儿屈曲身体，用双手抱紧圆筒，双脚以圆筒底边为支撑点紧紧夹住，保持身体平衡。鼓励患儿身体与吊缆接触面积大，家长在旁边协助旋转。

3. 侧重于本体感觉失调的训练项目及具体操作

（1）独脚椅：患儿坐在独角椅上保持平衡，掌握后在此基础上做拍球动作。

（2）插棍：动作要求同上，必须按照规律插棍，插错后需拔出错误的棍再重新做。

（3）脚步器：在使用脚步器时需注意掌握方向，克服障碍。

4. 侧重于学习能力不足的训练项目 独脚椅、弹跳羊角球、走平衡台。

第五节　感觉统合训练遵循的原则及疗效评定标准

一、孤独症患儿感觉统合训练遵循的原则

训练过程中应遵循以下原则：

1. 要让孤独症患儿感觉自由、放松、快乐，避免压力，在游戏中改善症状而不是作为课业强迫完成。

2. 训练中患儿是主角，根据患儿不同刺激的需要进行选择；每次课程安排多个训练项目供患儿自由选择。

3. 要让患儿自发的寻求感觉刺激，给予引导，不是简单地教患儿怎样去做。

4. 训练过程中，多鼓励患儿，给予肯定和积极的反馈，帮助家长认识患儿的进步和成功。

二、感觉统合训练疗效评定标准

训练前后对每位患儿使用"患儿感觉统合能力发展评定量表"进行测评，将两次的评定结果相比。

感觉统合失调训练效果：显著为感觉统合评定量表中至少有一项得分均达到正常或提高分 ≥ 10 分；改善：5< 提高分 <10；无变化：提高分 ≤ 5。

三、感觉统合训练教案

详见表 2-20-2，表 2-20-3，表 2-20-4，表 2-20-5。

表 2-20-2　感觉统合训练教案(1)

课程类别		前庭平衡训练	课程名称	感觉统合训练	活动时间	每次 30min
适应对象		下肢力量不足、站立不稳、走路易摔倒、视觉空间不佳、肌张力不足,韧性较差、坐不住、多动、关节信息不足等				
环境创设		训练场地空旷整洁,配以轻快的音乐				
活动准备	教具	滑梯、滑板、阳光隧道、网缆、蹦蹦床				
	教师	教师课前将其他教具收起,检查滑板是否可以正常使用。布置好训练的场地。检查有无安全隐患				
活动目标		1. 练习患儿双腿控制能力,提高手脚并用能力 2. 加强身体空间认识,提高本体觉及平衡能力 3. 提高身体的灵敏度,加强运动企划训练				
训练方案要求说明		训练方案: 1. 旋转运动　各种姿势的前后向摇摆。四周旋转。 2. 平衡木　先开始简单的平衡木行走,熟悉之后抱球走平衡木。 3. 跳跳床　让患儿站立在跳跳床上,双脚并拢蹦跳。 除以上的方案外,还可以选择的项目:青蛙蹬活动、脚跟对脚尖走扑在地上的绳子、俯卧滑滑梯				
安全注意事项		1. 教师一定要检查好滑梯终端的软包是否完好 2. 患儿在 3 人以上时,本环节须配助教				
备注						

表 2-20-3　感觉统合训练教案(2)

课程类别		触觉训练	课程名称	感觉统合训练	活动时间	每次 30min
适应对象		触觉敏感或迟钝、身体协调不良和多动、爱哭、胆小、情绪化、自闭、怕人触摸、体弱多病、对疼痛、挤压等刺激反应较差				
环境创设		常温下进行,地面干净整洁,四周铺满地垫,配以轻缓的音乐				
活动准备	教具	刺刺球、大笼球、平衡触觉板、滚垫				
	教师	教师课前将其他教具收起,检查训练所用教具是否可以正常使用。布置好训练的场地。检查有无安全隐患				
活动目标		1. 刺激前庭平衡发展,增强肢体自控能力 2. 触觉刺激学习,稳定患儿情绪,提高自我认识				
训练方案要求说明		1. 大笼球训练　俯、仰卧大笼球训练时,让患儿俯卧或仰卧在地上,让大笼球在患儿的身上进行前后左右的推、拉、旋转等动作,让患儿体会像是在按摩的感觉,创造愉悦的氛围,将有利于患儿触、知觉发展 2. 平衡触觉步道训练　双脚在触觉步道上进行行走,可以进行邮递员送信的情景设置 3. 沙地赤脚跳　在特设的环境下,让患儿光着脚在沙地上轻轻跳 4. 刺刺球游戏进行感觉统合训练　刺刺球训练一般在静态训练中进行,可以将刺刺球安排在活动的休息时间,对触觉敏感的患儿进行全身的按摩,但要由轻至重,由外到里的进行 除以上的方案外,还可以进行以下的训练:反口令法、手势法、报数法				
安全注意事项		1. 教师一定要检查好滑梯终端的软包是否完好 2. 患儿在 3 人以上时,本环节须配助教				
备注						

表 2-20-4　感觉统合训练教案(3)

课程类别		本体训练	课程名称	感觉统合训练	活动时间	每次 30min
适应对象		下肢力量不足、站立不稳、走路易摔倒、视觉空间不佳、肌张力不足,韧性较差、坐不住、多动等				
环境创设		训练场地空旷整洁,配以轻快的音乐				
活动 准备	教具	跳袋,平衡步道,万象组合				
	教师	教师课前将其他教具收起,检查训练所用教具是否可以正常使用。布置好训练的场地。检查有无安全隐患				
活动 目标		1. 练习患儿双腿控制能力,提高手脚并用能力 2. 加强身体空间认识,提高本体觉及平衡能力 3. 提高身体的灵敏度,加强运动企划训练				
训练 方案 要求 说明		1. 独脚椅游戏进行感觉统合训练　独角椅训练时,患儿在独脚椅上进行各种上肢活动,在较熟练的基础情况下,可进行踢球动作或患儿和老师面对面,或者面对墙,用脚踢球 80~100 个,注意踢球的连续性。练习患儿的身体伸展协调性,身体保持平衡,控制重力感 2. 平衡台游戏进行感觉统合训练　平衡台训练时,由教师示范,将两脚左右分开站立于平衡台两端并与肩同宽,头顶沙包坚持 10 分钟站立,做木头人游戏,坚持久者获胜。或者在平衡台上控制好身体的稳定性,进行抛接球的动作,提高患儿身体的运动企划能力,身体协调性与控制能力 除以上的方案外,还可以采取的训练:走线游戏、跳绳游戏、袋鼠跳、排球、乒乓球				
安全注 意事项		1. 教师一定要检查好滑梯终端的软包是否完好 2. 患儿在 3 人以上时,本环节须配助教				
备注						

表 2-20-5　感觉统合训练教案(4)

课程类别		本体训练	课程名称	感觉统合训练	活动时间	30min/ 次
适应对象		姿势不正、上下肢不协调、容易跌倒、身体不灵活				
环境创设		训练场地空旷整洁,配以轻快的音乐				
活动 准备	教具	平衡木、羊角球、患儿用哑铃、踩踏车				
	教师	教师课前将其他教具收起,检查训练所用教具是否可以正常使用。布置好训练的场地。检查有无安全隐患				
活动 目标		1. 练习患儿双腿控制能力,提高手脚并用能力 2. 加强身体空间认识,提高本体觉及平衡能力 3. 提高身体的灵敏度,加强运动企划训练				
训练方案 要求说明		1. 在小操场练习反向动作,如刻意训练非有力肢、后退跑、交叉跑、单脚交换跳跃等 2. 安排练习踩踏车、坐握哑铃或者站握哑铃等 3. 模仿小动物。学小鸭子的姿势走路,学小兔子跳,边做边模仿小动物的各种叫声				
安全注 意事项		1. 教师一定要检查好滑梯终端的软包是否完好 2. 患儿在 3 人以上时,本环节须配助教				
备注						

(曹娜娜　杨世昌)

参考文献

［1］王晓安,方妍彤,吴莹.感觉统合训练对注意缺陷多动障碍儿童认知、行为及平衡功能改善研究.中国妇幼保健,2015,30(11):1713-1714.

［2］黄艺敏.感觉统合训练对自闭症患儿康复效果的影响.实用中西医结合临床,2019,19(10):107-108.

［3］张俊蕾,张会敏,李荣.感觉统合训练治疗孤独症的疗效.实用儿科临床杂志,2012,27(8):641-642.

［4］李晓岩.感觉统合训练治疗儿童孤独症疗效分析.中医药临床杂志,2018,30(11):2117-2119.

［5］张艳敏,尚清.感觉统合训练在自闭症患儿康复中的应用效果观察.中国民康医学,2018,30(23):78,83.

［6］中华医学会儿科学分会发育行为学组.孤独症谱系障碍儿童早期识别筛查和早期干预专家共识.中华儿科杂志,2017,55(12):890-897.

［7］李海玉.感觉统合训练在自闭症患儿中的应用效果分析.实用中西医结合临床,2019,19(12):103-104.

［8］裴晶晶,袁雷,李学恒.大肌肉群运动对孤独症儿童感觉统合功能的影响.天津体育学院学报,2019,34(6):527-532.

第二十一章

儿童孤独症的学习风格干预方法

第一节 概 况

一、儿童孤独症学习风格干预方法编制人及编制介绍

儿童孤独症学习风格由美国的 Dr.Patrick J.Rydell 开发,他是美国孤独症康复 SCERTS(Social Communication, Emotional Regulation, Transactional Support) 模式创始人之一,于 2002 年创立了"落基山孤独症中心",为现任主任。1989 年,获得孤独症专业博士学位,同时拥有语言病理学和孤独症患儿特殊教育双硕士学位。Dr.Patrick J.Rydell 有近 40 年孤独症患儿康复治疗的实践经验,经过 20 余年的孤独症理论和实践研究,2006 年与其他四位美国同行专家合著"SCERTS 模式"。SCERTS 模式将各种干预模式的优点有机结合在一起,是一个跨学科、综合的教育干预模式。

2012 年,Dr.Patrick J.Rydell 根据多年运用 SCERTS 模式的经验,为探索如何更好地在实践中执行操作,总结出 SCERTS 模式和 LSP 相结合的孤独症康复训练实用方法,发表了孤独症患儿学习风格简介"Learning Style Profile for Children with Autism Spectrum Disorders, LSP"。本章重点介绍儿童孤独症学习风格(LSP)的内容。

在多年的美国国内和国际上的咨询工作及孤独症患儿康复计划的推行实践中,Dr.Patrick J.Rydell 发现非常有必要去设计一套既准确,易于学习,同时操作性很强,由老师、康复师和家长方便实施且简洁实用的参考工具。其设计理念基于以下六个标准:

1. 必须清楚定义"学习"的概念;
2. 纳入孤独症的核心挑战;
3. 接受已知的、成熟的评估和干预指导原则;
4. 纳入实证研究的成果,如国家认可的询证干预措施;
5. 纳入学习风格概况协议,帮助选择干预优先事项、目标和策略等;
6. 运用专业知识,以使干预的过程高效且实用。

美国落基山孤独症中心将 LSP 作为指导和方案,整合到教室、家庭和康复中心的实际场景中,形成了一套更为均衡的教育和干预相结合的方法。这套方法也促进了每个患儿个性化的教育或行为指导。该方法是在扎实的理论支持和大量的孤独症患儿康复治疗的实践中总结形成的。Dr.Patrick J.Rydell 的个人临床实践,以及与患儿们相处的亲身经历,都有效地运用到本训练方法中。他的团队试图能为这些孤独症患儿在艰难曲折的人生旅途中提供一个指引方向。

二、学习风格的概述

(一) 学习风格简介

LSP 旨在帮助教师、康复师和家长了解孤独症患儿的学习风格和规律。为了更好地参与社交性互动,在从环境获得信息的过程中,所有患儿都

有自己的策略或偏好。我们可以把这些策略和偏好看作是一种学习风格。然而,孤独症患儿可能表现出一种非正常的学习风格,导致其在社交方面产生困难。由于学习风格的不同,一些孤独症患儿用他们对这个社会的理解来进行社交活动,因此,常常表现出非常规的、往往被误解的行为。这种非常规的行为给家长带来很大的挑战,使得家长们不知道该如何与孤独症患儿进行交流和互动。

LSP 将孤独症患儿进入普通学校所必须具备的 10 个基本能力作为贯穿整个干预过程的主线,主要集中了以下 10 个组件内容:

1. 以物为导向转成以人为导向;
2. 通过社会模型、示范和演练来学习;
3. 从多个合作伙伴中获得社交线索;
4. 物体、活动和人之间转换的灵活度;
5. 共享控制;
6. 互动的启动、维持和应答;
7. 语言 / 信号交流;
8. 执行功能;
9. 远距离学习能力;
10. 转换。

LSP 课程由 SCERTS 模式的联合创始人 Patrick Rydell 博士开发,详细解析了十大能力在社会性、沟通交流、行为规范、家庭生活四个方面的运用,并结合大量实例,以通俗易懂的方式传授给家长。这 10 个组件代表了目前专业人士和家庭面对孤独症患儿的最大挑战。LSP 是帮助教师、康复师和家长了解患儿的学习方法、特点和方式的一种指导书(protocol)。它可以作为其他正式和非正式的项目规划评估的一个补充,目的是为了帮助教师、康复师和家长对以下几个方面做出更加明智的决策:

1. 如何让孤独症患儿学习;
2. 如何构建一个以孤独症患儿学习风格差异为核心的适宜的干预方案;
3. 为教育和训练项目优先性(educational and program priorities)的选择提供参考。

LSP 不是一种标准的评估方法,不是基于书本的评估,也不是可以收集定性、定量数据的评估方法。LSP 不是为了达到某些具体干预目标和目的而设计的,而是通过确定孤独症患儿学习风格的差异,来设计教育和干预项目的优先和方向的一种方法。LSP 认为孤独症患儿没有相同的学习风格,或者说学习风格各有差异。因此,LSP 应该是仅用于孤独症患儿特殊学习风格干预的一个指南。

LSP 主要关注于孤独症患儿在社交、沟通、行为及家庭四个领域的干预,适用于 2 岁及以上各个年龄阶段的孤独症患儿的康复,可以分为幼儿、小学和中学三个阶段。

(二)学习风格的目的

LSP 是一种操作方案,方案中尽量描述了孤独症患儿从他们的环境中去学习和获得信息,所采用的不同模式、策略和偏好。目的是协助教师、康复师和家长理解每个孤独症患儿的学习特点和规律,以指导和维护教室、康复中心和家庭三方面适当的统一协调。它可以帮助解释为什么孤独症患儿的许多互动行为不能正常进行,需要考虑哪些方面的因素,从而使患儿能够获得成功的互动。LSP 可以指导创建和维护适当的教育、干预和家庭系统计划,以促进患儿从学习风格的弱势向优势转变。其首要的康复目标是引导孤独症患儿能够进入普通学校。基于孤独症患儿进入普通幼儿园和小学所将遭遇的挑战,以及这些患儿自身的学习风格特征,通过精心设计个性化康复计划,确定患儿不同发展阶段的优先训练顺序,将孤独症患儿培养成为独立的学习者,使其能够被普通学校接受并顺利完成学业。因此,LSP 是为了确定患儿的学习风格和模式,在 10 个主要学习组件的基础上,达到以下目的:

1. 平衡孤独症患儿的学习特点;
2. 在了解患儿学习风格特征的基础上,平衡教室、康复中心和家庭系统的关系;
3. 平衡患儿的学习风格特点,调节情绪和行为挑战之间的关系;
4. 协助设计或重新设计教室、康复中心和家庭系统的结构、方法和策略,帮助患儿在基于他们各自的学习风格特征上,成为更加平衡的学习者。

(三)LSP 的指导方针及训练意义

LSP 通过学习风格的 10 个组件,可以设计成一个高效实用的指导方针:

1. 将这些学习风格的 10 个组件整合到教室、家庭和康复中心的实际场景中,形成一套更为均衡的教育和干预相结合的方法;

2. 为每个孤独症患儿建立一套更加完善和平衡的学习模式；

3. 为教室、康复中心和家庭系统的实践方案提供指导，也为每个孤独症患儿个性化教育计划或行为计划提供干预策略。

LSP 的干预方案设计主要集中在 10 个干预领域，这 10 个干预领域代表了专业人士和家庭面对孤独症患儿学习风格的差异时，所应对的最大挑战。并不是所有的孤独症患儿都有相同的学习风格，有些患儿与同龄患儿相比，可能会出现显著的学习风格的差异，而其他患儿可能不会。而如果存在学习风格的差异，不同的患儿之间也有可能存在明显不同。因此，LSP 通过归纳、总结这些学习风格差异的普遍性规律，以配合针对个别患儿制订特定的教学和干预方法。

LSP 同时也提供干预指导，通过促进孤独症患儿从学习风格的弱势向优势转化，使患儿可能更易于适应孤独症核心挑战领域，即社会交往、语言交流、情绪调节和行为转变。优先确定孤独症患儿的学习风格，是指导和干预成功的必要因素，并以此来尝试解决在干预过程中所出现的相应问题。LSP 反映了在孤独症干预中了解患儿学习风格的重要性，学习风格主要是用以支持患儿独立解决问题的能力，使其能够在人际交往和环境中有效寻找到线索，而这些线索是引导患儿积极融入，并且成功地参与课堂和干预所必须的。同时，LSP 也是一种使用社交模式作为主要的教学和指导方法。

第二节 学习风格方法的干预原理

相对于正常儿童的发育，孤独症患儿可能还没有学会与他人进行有社交意义的互动，也不会寻求社交性学习、沟通和互动的机会与期望。一般来说，正常儿童可以从环境和人际交往的线索中获得信息，从而与他人进行良好的互动。而孤独症患儿往往会忽视这些线索，从而影响其社交、情感沟通的结果和判断。一些孤独症患儿的学习风格可能表现出是静态的、重复的、僵化的社交语言和认知模式。基于表象的认识、固定的动作反应、机械的记忆方式、僵化的学习和交流模式、重复的行为和千篇一律的坚持，是许多孤独症患儿的学习风格。患儿学习风格的差异也可能倾向于破碎、不完整的记忆，只能像完形填空般进行简单的加工，或者仅仅只能针对某个具体情况的学习，例如：孤独症患儿只愿意接受以数字、字母、形状来表达的、静态的视觉刺激方式，或者是听觉刺激，或者只能接受口头的单词和短语。这些都是在一个原始的学习环境中学会的，但患儿不能灵活应用于新的或者不同的语境中。而为了能够做出正确的判断，这种语言的灵活运用又是必须的。正常儿童表现为能够掌握规则的运用，知晓何为有意义的交流，以及什么是知识和模式的定义，但孤独症患儿做不到。患儿的社交、语言交流和情绪控制等方面的发育缺陷和困难，严重影响了孤独症患儿的学习风格。患儿可能表现出注意力的缺失，并由此导致他们很难在社交学习中建立、维护并遵循同伴关注的焦点。他们在发育过程中所面临的最主要困难，是由于缺失了通过观察从社交中学习的能力。

LSP 旨在满足老师、康复师和家长的需要，通过以下手段起到引导孤独症患儿的作用：

1. 提供一个干预指导原则和具体方法，解决孤独症患儿的核心问题和学习风格的差异；

2. 对学龄前、小学一年级和二年级的孤独症患儿，优化他们的学习风格；

3. 根据孤独症患儿学习风格的差异，设计有效的教室、康复中心和家庭三者之间相互统一，取长补短的系统干预方案；

4. 在明确孤独症患儿学习风格存在差异的基础上，帮助有效设置教室、康复中心和家庭干预系统；

5. 根据患儿自己的学习风格，针对性解决如何有效教导每一个患儿的问题；

6. 作为一个简单而清晰的视觉参考工具，可用来教育那些与孤独症患儿互动的老师、康复师或家长。

第三节　学习风格方法的干预内容与质量控制

一、学习风格方法的干预内容

LSP 将孤独症患儿进入普通学校必须具备的 10 个基本能力作为贯穿整个干预过程的主线。通过确定患儿的优势和学习风格的差异,设计针对孤独症患儿有效的教育和干预方案。

(一) 以物为导向转成以人为导向

1. **核心挑战**　孤独症患儿的学习风格主要是以物为导向,还是以人为导向呢?

孤独症患儿是否主要表现为只关注物体,并通过感官刺激的方式来激发行为或操纵物体从而获得学习,还是也可以通过关注一个特定的合作伙伴来达到社交学习的目的,同时能够保持情绪调节?

通常,我们的教育和干预方法主要侧重于以物体作为导向,来完成学习任务。而提供与合作伙伴建立共同关注,以达到有意义的社交和互动的学习机会相对较少。举例来说,作为主要的教学方法,我们首先提供给患儿的东西,包括感官对象、教具、拼图、匹配模型等,孤独症患儿是否能将他们自己的学习经验、法则、重复的动作,或者预先设想的议程应用于这些物体上? 而在之后的某个时间点,当我们试图成为其中的一部分,进入患儿已经设定的活动中的时候,由于我们干扰了他们先前建立的以物为导向的活动议程,患儿是否会抵制我们的试图加入?

2. **平衡方案**　我们可以考虑询问和指导患儿:"停一下,等一等,抬起头来,看看周围,看看我们在做什么? 看看你怎么才能成为我们正在做的事情的一部分?"等。通过这样的引导,"共同关注"和一个以"我们"为导向的学习风格就可以建立起来。这种"以人为本"的学习风格,是合作伙伴通过展示、模拟和演练活动与患儿之间建立起来的。

在引进物体时,患儿和合作伙伴是同样重要的。患儿开始学习"以人为本"的与物体互动的学习风格。在本质上,孤独症患儿的学习对象是合作伙伴,而不仅仅是把物体作为其主要关注点。这些物体或学习任务被引入,是基于一个社交的"我们"的议程开始,而不是一个物体的"我"的议程。

(二) 通过社交模型、示范和演练来学习

1. **核心挑战**　孤独症患儿是否对合作伙伴努力展示的社交模型、演示或演练,表现出很少或者没有反应;或者在情绪得到调控的状态下,对合作伙伴努力展示的社交模型、演示或演练,能够表现出比较积极的反应? 对此我们的教育和干预方法主要是依赖于使用视觉、口头暗示或提示等方式。视觉、口头提示是很常用的指导和关注患儿的一些方法,尤其较多运用于课堂教学管理和计划活动中。有些患儿常常难以启动活动和参与互动,除非有成年合作伙伴的提示,因此这些方法通常就可以在教育患儿做出回应或跟进计划的时候使用。然而,提示所造成的依赖性同样也是令人担忧的,因为患儿可能多数时间会等待或依靠别人来告诉他/她要去哪里,要做什么等。在某些情况下,合作伙伴也可能是误用视觉或语言线索的提示来引导患儿在一步一步做什么。例如,告诉患儿:"首先做到这一点……下一步做到这一点……再下一步这么做……"。因此,患儿只需要向合作伙伴刚刚提出的视觉或口头提示进行回应,就能知道要去哪里或者做什么。但是他们可能往往并不能持续互动或跟进,直到被告知应该怎样做才去做。这会导致形成提示依赖性的学习风格。在这样的情况下,"谁在做思考?"这个问题就变得非常重要了。

2. **平衡方案**　我们可能还是需要考虑使用社交模型来作为主要的教学策略,以协助患儿了解应该怎样,以及应该在什么时候跟进教室活动,知晓活动的方案程序和行动的方向,并达成活动的期望结果。例如,首先由合作伙伴引入规范、任务或活动,同时使用一种社交模型(可以由成人或同龄人等成员组成),由合作伙伴来提供必要的社交互动的相关信息,给患儿提供一个一致性、系统性的机会,使其能够"抬起头来环顾四周"来获得必要的社交知识,用以参与到与其他人的互动中去。随后,给予患儿一个轮流做主的机会,患儿就可以从先前的社交模型中学习如何参与互动,而不是主要从一系列的成人导向的视觉或口头提示中来获得信息。

我们再来看看"谁在做思考?"这个问题。这时候的患儿,减少了对合作伙伴的视觉或口头指令

的过度依赖,而是基于从社交中所获取的知识和线索,能够做出独立的决定,知道自己应该如何做以及何时参与互动。通过合作伙伴的引导,而不是视觉或口头线索的提示,患儿就不太可能成为提示依赖,而是更有可能采用独立解决问题的能力,知道如何以及何时参与互动。

(三) 从多个合作伙伴中获得社交线索

1. 核心挑战　孤独症患儿从当前设定的情景中获得社交线索的方式,主要只来自于个体,还是能够在情绪调节的状态下,从团队的合作伙伴中获得社交线索?我们安排的课堂和方案程序,是否仅仅主要专注于每次只能从一个主要合作伙伴来提供患儿学习的社交线索?例如,患儿是否每次只能从老师、辅助专职人员或助手来获得社交线索?如果是这样,那么患儿的学习风格可能会变成只有一个成年人的合作伙伴来做为其社交信息或指导的唯一来源,这是很普遍的一种现象。而只有当这个患儿被很好地引导,或者在由成人指导的活动中,他们已经"掌握"了一项技能的时候,那么这个技能才有可能被推广到小团体中。

2. 平衡方案　我们可以考虑在一开始教导新的规范、任务或活动的时候,将小团体(如 1~3 个社交伙伴)引入到我们的活动中。可以在一开始就将简单的规范、任务或活动介绍给一两个合作伙伴,这样患儿可能会立即意识到并理解,这项规范、任务或活动是以"我们"为导向的。而其实这正是我们的首要目标。一个以社交为导向的干预方案,可以给患儿提供参与、回应和互动的机会,并且从各种社交伙伴和示范中学习,以此来弱化主要侧重于成人教练提供某一个行为或期望的"正确"的模仿。例如,模仿如何正确"做这个……"等。这也降低了患儿过于依赖于任何一个主要指导者(如教师或辅助专职人员)的概率,而强化了以风格和联合注意力为导向,使多个合作伙伴从一开始就成为患儿学习经验的一个重要组成部分。

(四) 物体或活动和人之间转换的灵活度

1. 核心挑战　孤独症患儿与物体或合作伙伴的互动是僵硬、重复或不灵活的风格,还是在情绪得到调控的状态下,能以更灵活的、自发的风格进行互动?

课堂环境和程序方案所提供的结构化和熟悉度,会不会在某种程度上成为过于死记硬背、僵化

和固定仪式的一种模式?当我们在教室安排某个项目时,尽可能达到高度的一致性和可预测性。但是同时,我们的程序也可能会在无意中变得过于程序化或者过于可预见性。例如,安排活动的时候,都在同一时间、同一地点、同一个人、相同的任务,以及相同的程序等。这样,孤独症患儿可能会因为在完成这些活动或任务时被规则所约束,而当预期不能满足时则变得烦躁。患儿因为自身是"希望固定不变"的一种学习风格,可能就难以容忍"新的""不同的"活动、任务或日程安排。因此,患儿的学习风格可能不适应提出以"B 计划"来完成某项活动、任务或日程安排,而是一个被约束的,死记硬背的风格。

2. 平衡方案　我们可以考虑在提供任务或活动时,允许孤独症患儿以灵活多样的风格参与。例如,当第一次提供给患儿一个活动、任务或日程表之后,下一次可以考虑使用可受控的变化策略。保持必要的主题或期望不变,但可以改变一种或多种小部件,例如预定的时间、地点、结果,使用的物体,使用物体的特征、顺序,合作伙伴,不同的轮流顺序等。通过提供可受控的而又是变化的活动、任务和时间安排,患儿就有机会可以使用稍微不同的新技能来完成一个熟悉的活动、任务和进度。而这样的学习风格,最终将可以使患儿通过执行"B 计划"来完成相应的活动。患儿的学习方法和参与互动方式也将变得更加灵活。

(五) 共享控制

1. 核心挑战　孤独症患儿是否只有在他们自己的日程被满足以后,或者在情绪得到调控的状态下,在与合作伙伴共享日程时,才能够与合作伙伴互动?

通常,我们的教室环境和计划程序是允许由患儿来控制议程从而避免"战争"。例如,孤独症患儿的学习风格显示,只有当他们的日程被满足时,才可以参与或维持互动。也就是说,患儿的互动能力或意愿仅限于是由他们自身在控制议程。患儿的行为反映了他们需要重新获得议程控制,以再次建立自己的舒适区。

2. 平衡方案　我们可以考虑引入系统学习的机会,采用专注于"当……样,那么就……样"的策略。在孤独症患儿进行自己的议程之前,患儿必须遵循合作伙伴的议程。举个例子:"当你把玩具放回书架上后,你可以和我们一起吃零食"。频繁使

用一些简单的、可行的要求,有利于患儿简单地遵循由合作伙伴发起的议程,然后再转向孤独症患儿自己的议程。采用合作伙伴的议程可以使互动变得更加系统和全面,因为患儿明白,一旦患儿遵循了合作伙伴的议程,自己的议程也可以随后进行。例如,由成人开始一个议程:"现在我是教练,我完成以后,你可以当教练",议程结束后成人第一个得到满足。这样的议程演示结果,使孤独症患儿知道自己遵循了议程后也可以得到满足。

(六) 互动的启动、维持和应答

1. 核心挑战 在情绪调节良好的情况下,孤独症患儿主要是以有限的互动风格与他人互动,如社交互动主要局限于回应合作伙伴的指令或问题,还是可以在社交互动的过程中吸收信息、保持关注,并能在回应合作伙伴等方方面面达到均衡?

我们的教室环境及课程流程的重点,是否只提供由成人主导,而患儿仅在其中扮演回应性角色的学习机会? 比如,患儿是否主要是通过回应合作伙伴的指令及问题来学习? 他们的学习风格是否反映出他们对于提示的依赖? 换言之,患儿是否仅在被告知应该去往何处或者应该采取何种行动时才能与合作伙伴互动?

此外,患儿是否仅在有环境调节需求的时候(如向合作伙伴索要自己想要的物品、指示合作伙伴要采取行动、对抗合作伙伴的行动等情况下),才会与他人互动? 还是出于社交目的,或者在回应合作伙伴的要求或行为时的互动较少?

另外一些情况下,患儿是否会主动接收信息并回应他人,但不会参与拓展性的社会交往从而保持交互式的互动? 换言之,这些患儿是否主要以社交为目的与他人保持互动?

2. 平衡方案 我们可以考虑为孤独症患儿提供机会,使其能够主动发起并与合作伙伴保持社交互动,从而在没有合作伙伴提示、指示或替患儿"思考"的前提下,也能达到较好的社交互动。我们主要通过帮助患儿理解"如何"及"何时"可以参与到基于社交情景和同伴示范的互动,来为患儿塑造发起并保持社交互动的契机。比如,在没有成人提示或语言指示的情况下,孤独症患儿可能在参与打扫活动的过程中,通过观察社交信号和其他同伴的预期,来理解何时应以何种方式参与打扫教室工作。一旦此前曾经练习过打扫游戏,就像足球练习或足球游戏一样,通过"紧盯"同伴社交示范人,

患儿的社交互动就能够得以维护。患儿及其同龄合作伙伴轮流决定谁是教练,以及轮流决定参与人应该如何执行游戏方案或计划,即主动发起及回应。而在此过程中,参与打扫人员的角色及职责就完成了均衡的分配和互换。

应注意建立共同关注和语言提示的不同作用。成人合作伙伴进行干预的首要任务,是要使孤独症患儿感知,即建立共同关注,或令其关注同龄合作伙伴所做的示范。为患儿支持社交互动能够在执行游戏方案过程中吸收信息、保持关注并给予回应,从而参与有目的性的交流。起初,成人合作伙伴可能需要根据社交情景和具体需求,向患儿示范有目的性及功能性的语言,从而向他或她提供额外的支持。然而,干预的最终目标是让患儿通过谈论或交流其所掌握的信息,并根据其所掌握的社交知识、同伴模式、线索及情景,来理解应于何时、以何种方式进行沟通,而无需依赖成人的语言提示,比如告诉他们"应该……",他们才知道如何进行互动。

在这个组件的应用过程中,我们会发现孤独症患儿使用行为或语言符号的沟通形式,来表达自己的沟通意愿的能力有差异。按照发展阶段,儿童在其成长的过程中,个人沟通意愿最初展现出作为有目的沟通方式是非语言类的行为表达。同样是上述的沟通目的,最终可采用发展程度更高的语言符号,来作为沟通的表达形式。了解使用行为或语言符号这两种沟通形式的区别,对于认识互动风格的发展进程,以及协助他们最终"谈论其掌握的信息"而言,意义重大。

(七) 语言和 / 或符号交流

1. 核心挑战 在情绪调节良好的情况下,孤独症患儿主要是通过使用脚本式记忆,以及死记硬背等方法学到的口头短语来达到沟通目的,还是同时也能使用更为灵活、自发及生成性的口头短语?

在多数情况下,我们的教室环境及课程流程在教导孤独症患儿沟通时,是否都是依赖于使用诱导式及记忆式脚本或短语来进行社交沟通实践? 例如,家长是否经常指导患儿如何说,说什么? 像"告诉老师'我想吃饼干'"。从句法和语意角度看,这些脚本类的短语具备一定的复杂性,但说出这些短语通常只需要并不那么复杂的格式塔处理即可。比如,在成人指导并诱导下的重复,

或死记硬背就能学会或记住这些短语。同样，"是谁在做思考？"的问题又产生了。很多情况下，都是合作伙伴在告诉患儿"何时、以何种方式沟通"，因而他们只是跟随合作伙伴的引导（如依赖提示），而并未能根据其掌握的社交知识独立从事沟通活动。

2. 平衡方案 我们可以考虑给孤独症患儿提供机会，促使其获得更有创造性、生成性和灵活性的语言表达的学习风格。一开始尝试生成式的语言沟通时，可能篇幅较短，但从语言学角度看却更为复杂，因为这些融合和搭配的词语是由患儿负责思考的。这些言语表达代表并标志着患儿的知识基础和语言能力，而不是"大量记忆内容"或脚本式语言。举例来说，在活动的过程中，人、行为、物件、位置和概念均在有序地变化，且字词或符号也是与之搭配的。患儿可以出于各种目的产生并使用创造性的字词搭配，其中包括要求、选择、回应、指令及评论等。

【实例】
1. **要求** "去运动房"或"出去"。
2. **选择** "红色果汁"还是"黄色果汁"。
3. **回应** "打开电脑"或"打开 DVD"。
4. **指令** "踢球"或"打球"。
5. **评论** "干得好，明明"或"干得好，童童"。

当患儿理解了相关词语的实际含义，并开始使用其自有的语言学习风格及能力来"谈论其掌握的信息"时，上述各类短语均可扩展为更复杂的表达。以提供选择为例，某些词不变，但有些就会发生有序的变化："投出红色的篮球""投出棕色的篮球"与"棕色的篮球"。鉴于孤独症患儿学习语言时采用的格式塔风格，口头模仿策略虽然能够提示患儿说出更长的语句，比如说"王老师，请给我一只篮球"，但这并不能促进患儿以灵活性的方式来使用语言。

(八) 执行功能

1. 核心挑战 在情绪调节良好的情况下，孤独症患儿建立并维持关注，从而发展思想规划并完成任务方面是显示出困难，还是显示其有能力以合乎逻辑、有序的方式来执行思想规划并最终完成任务？教室环境或课程安排是否给孤独症患儿提供机会，来学习如何规划并执行基于单一主题或目标的多步骤活动？

对部分孤独症患儿而言，如果不是出于感官

或平复心情的目的，当在集中时间或休息时间给予患儿各类玩具、物品任其自行处置，就可能导致患儿注意力短暂、冲动或出现毫不相干的举动。因为患儿可以随机地从一件物品"跳跃"至另一件物品。同样的，对于缺乏明确示范的游戏方案，他们也将会因为无所适从，而最终采用如自我刺激、感官寻求等方式进行活动，而这样的行为所产生的成效往往较低。

2. 平衡方案 我们应该考虑从患儿发展思想规划的需要出发来提出要求，从而完成多步骤、有序任务的各种主题类活动。比如，可根据下列五个结构问题的角度来为患儿组织示范活动（根据 TEACCH 2005 改编）：

我们需要考虑患儿是否知道：
1. 我该去哪里？
2. 我该做什么？
3. 我该做多少？
4. 我如何知道是否已经完成任务？
5. 接下来我应该干什么？

我们可以根据上述五个问题的层面，来提供高度视觉化的结构方案，以及高度视觉化示范的"游戏方案"，从而协助孤独症患儿提升：
1. 持续注意及关注；
2. 构思规划；
3. 独立执行上述规划；
4. 解决问题并做出决策；
5. 完成任务；
6. 进一步做到及时完成任务。

这类学习方式非常重要，因为通过这样的学习方式，孤独症患儿执行思想规划，如独立完成任务、常规、布置的任务及家庭作业等，所必需的持久、集中的注意力能够得到促进和发展，而这些能力可以直接对抗面对物体时所产生的冲动和随意的行为。上述以五个结构问题为原则来制订的游戏方案，是由患儿规划并执行的，而不涉及由成人"代替孤独症患儿思考"或提供过度的语言提示或暗示。

(九) 远距离学习

1. 核心挑战 在情绪调节良好的情况下，孤独症患儿仅仅能够对近距离的合作伙伴或情景线索有所反应，还能对合作伙伴在更远距离或非近邻的情况下也能有所反应？

在成人合作伙伴与自身距离渐渐拉大的情况

下,患儿是否能够对合作伙伴的指令、演示及示范建立并保持联合注意？多数情况下，患儿的学习契机都是在近距离小范围内呈现的。即使从较远的距离为患儿提供社交学习机会，如在常规学校教室中，成人合作伙伴仍然是环境中最重要的因素。

2. 平衡方案 我们希望能够考虑在向患儿提供学习机会时，应该逐渐拉大合作伙伴与患儿之间的距离，从而使患儿的学习风格能够支持远处共同关注。例如，成人可有意识并有步骤地从1.5米、3.0米、6.0米及以外的地点给予指令、社交示范和演示，从而使患儿的学习模式能够支持他们的远距离密切注视、关注及回应，而不是把注意力放在对抗教学环境中常见的令人分心的事物上。

（十）转换

1. 核心挑战 在情绪调节良好的情况下，孤独症患儿显示出难以转移注意力，并拒绝合作伙伴改变活动、事件或地点，还是能以合作的态度转向新的活动、事件或地点？

教室环境或课程安排是否为孤独症患儿提供了机会，使其得以学习在一系列自己喜欢或不喜欢的活动、环境和地点组合之间的转换？患儿从自己不太喜欢的活动转换到更喜欢的活动时，通常乐于接受，但其他情况下的接受度就不那么高了。我们通常使用的转换策略包括计时器、过渡物及各类视觉化倒计时的方法，这些通常会有一定效果。但有些情况下，患儿还是会因为活动转换过快，还没来得及充分转换注意力而导致措手不及。

2. 平衡方案 我们希望可以考虑在提供转换机会时能够纳入社交元素，将其作为让孤独症患儿知晓应该如何转换、何时转换的主要手段。例如，成人可以向一组正常儿童发出指令或者信号，并要求这些儿童逐一按照指定的信号转换到指定地点。孤独症患儿可以站在他们队伍的末端，这样这名患儿就可以"环顾四周"，参照排在前面的同龄示范者来接受社交和环境暗示。做到以下这几点尤为有益：

（1）提供更多时间来转移注意力并参与新的活动；

（2）安排多名同龄示范者或演示者；

（3）理解这是一项集体活动，而并非仅仅是单独对患儿提出的要求；

（4）最重要的一点，这是将患儿作为班级的成员来共同参与的转换活动，而不是被成人强迫的活动，从而避免彼此对抗的局面。

二、本单位实施的应用体验

LSP可以用于：

1. 作为孤独症患儿初始项目评估的一部分；

2. 作为孤独症患儿项目审查的一部分；

3. 作为项目监督、设计和修正的一个持续的过程。

学习风格的差异可能严重限制了一些孤独症患儿在他们的环境中去注意他人的能力，从而限制了他们参与和互动的能力。这些患儿可能很难理解共享的含义，不能够分享情感，最终也会因为学习风格的差异而很难形成正常的行为。

一些孤独症患儿没有要抬起头来、环顾四周的意识，也不会寻找人与人之间，或者人与环境之间的线索，而这些线索是合作伙伴设立的，目的是为了使孤独症患儿能够独立地参与到社交互动中。这些患儿因此可能会错过合作伙伴提供的重要线索、社交秩序、认知和语言信息。在社交场合，如教室小团体或家庭聚会中，有的患儿也可能不知道如何利用人际交往和环境线索，来引导自己进行互动交流，从而错过机会去学习和参与教室中的常规程序、小组干预和社会交往。

在很多情况下，学习风格的差异妨碍了患儿"抬起头来，环视周围，参与到他人的活动中"。或者换句话说，他们不能与他人建立共同的关注、相互配合，并积极参与社交。患儿手中的物品，或房间里的对象，可能比寻找合作伙伴和参与社交更重要。患儿的重点往往是"我看见……，我想……，最后我得到……"。为了获得喜欢的物品，患儿会用自己已经知道的语言去获取。或者换言之，患儿表现出有限的注意和物体导向的行为，以获得自己喜欢的东西，而不考虑社交环境中的其他人。物体导向的学习模式往往是人际交往中的直接竞争者，从而影响有效社交的实现。"我"与"我们"的学习风格差异，将很多孤独症患儿从合作伙伴和同龄儿童中隔离出来。这些患儿可能不知道，他们可以从人际交往和环境中找到线索，而教师、康复师和家长可以引导患儿的参与。

第四节　学习风格对孤独症患儿干预的效果分析和应用体验

一、学习风格干预对孤独症患儿干预效果分析

学习风格干预法主要适用于孤独症患儿在其社会性、沟通交流、行为规范、家庭生活四大方面。

（一）建立"共同关注"

干预中我们努力尝试建立孤独症患儿的共同关注，教师、治疗师和家长往往试图使患儿从对物品的关注转向更多的社交学习机会。有时患儿会抵触一些视觉、语言和身体的提示，他们将成人或合作伙伴视为一种"干扰"。患儿的心理安全区往往是不灵活的、固定在物体上的学习风格模式，以及如前所述的机械的行为风格。当孤独症患儿感觉自己被干扰了，就会表现出抗议和逃避。

患儿不配合的结果往往就表现为焦躁，而这样的学习风格是不符合作伙伴或学校的期望的。当我们询问患儿："抬起头来，看看我们在做什么……你怎样才能成为我们正在做的一部分？"的时候，因为不理解合作伙伴的期望、社交的方式，以及不知道如何参与，患儿往往会表现出非常规的言语和非言语行为，情感紊乱，导致高度焦虑和紧张。因此，孤独症患儿需要花费更多的时间来应对环境，而更少的时间来用于学习。在一些社交互动的场合中，患儿可能更愿意待在自己的心理舒适区。患儿可能在被邀请到舒适区之外去冒险，面对不确定的、新的和不同的未知经历的时候，变得非常焦虑和担心。而在这方面，孤独症患儿与许多正常发育的儿童是相类似的。但是他们学习风格的差异，往往使他们在一天中的大部分时间里，都处于兴奋状态。

（二）注意"谁在做思考？"

孤独症患儿往往依赖于老师、治疗师或家长，才能及时关注、参与并在传统的社交中进行互动。在社交学习环境中，合作伙伴经常会使用视觉提示、语言提示和肢体提示等方法，帮助孤独症患儿建立共同关注，指导他们以获得我们所期望的结果。因为学习风格的差异及应对较为缓慢，所以往往需要合作伙伴提供视觉提示（如图片或手势）、口头提示（如口头指令）、或肢体线索（如带领患儿或手把手的示范）来引导患儿。直接模仿的方法通常用于教导患儿"做什么"。在这种情况下，成年的合作伙伴直接提供指令，患儿遵循成人的提示就可以迅速达到成人所希望的结果。下面就是常用的指令式训练的例子：

"明明，拿出你的时间表，告诉我下一步是什么？"

"明明，童童刚才跟你打招呼说'嗨'，你也对她说'嗨'！"

"明明，请把你的东西放在你的课桌上，并站到门边，现在是吃午饭的时间。"

"明明，请把你的杯子给王老师，并告诉她：'我想喝水'。"

在这些情况下，我们要问自己这样一个问题：是谁在做思考呢？是患儿在寻找环境中的线索，独立地做决定？还是由成年合作伙伴利用这些方法，提示和引导患儿来做决策？在成人使用指令手段来引导患儿时，最有可能是成年合作伙伴为患儿做了思考。合作伙伴经常站在引导患儿的位置，指示患儿"如何以及何时……"，结合和使用患儿的技能来进行社会交际和互动。在使用视觉、语言和肢体提示的情况下，患儿成为提示依赖的可能性更大。因此，如果我们按照提示依赖的方式教学，如成人做思考，并且这是患儿能够寻找到的参与传统社交的唯一途径，那么患儿就很有可能成为一个提示依赖的学习者。绝大多数其他的基于社交的人际或环境线索，都需要患儿独立地解决"如何以及何时参与"，而这些线索却都被忽视了。

二、学习风格干预方法干预的质量控制

10 个 LSP 组件的选择是基于孤独症患儿的学习风格和核心挑战，该干预方法得到了美国国家研究理事会（2001 年）的建议和教学重点支持，基于开发者超过 30 年的临床经验，为学校、孤独症康复中心和孤独症患儿干预顾问提供了经验。最重要的是，这些组件也代表了学校老师、治疗师和家长最常见和一致的需要。在 Dr.Patrick J.Rydell 的指导下，LSP 在落基山孤独症中心得以开发，并作为

一个主要指导原则,运用于所有康复治疗过程。

虽然观察并向其他合作伙伴学习,可以使孤独症患儿产生更多的传统行为和自发地模仿别人,但是他们可能仍然会选择留在自己的舒适区,而不是观察和参与他人的社交活动。由于学习风格的差异,孤独症患儿可能在确定何时及如何参与别人发起的社会交往时显得特别困难,同时患儿在社交中也会表现出焦虑和紧张,这些都是可以理解的。我们可以通过考察来进一步了解:

1. 患儿现在是如何学习的,即学习风格的差异;

2. 当我们的教学方法和策略考虑不周,不符合孤独症患儿特殊的学习风格时,患儿会如何变得情绪失调的。

这些潜在的不相融可能导致孤独症患儿特殊的应对行为,我们通常称之为"孤独症行为"或"行为的挑战"。在这些情况下,孤独症患儿就表现出"更多的时间用于应对,而更短的时间用于学习"。

孤独症患儿表现出的学习风格,可能是源于相对优势和需求方面发育不平衡的结果。例如,孤独症患儿可能主要的学习对象是物体,而较少向人学习。他们的学习主要是针对物体,而较少抬起头来环顾四周,很少通过社交线索、模型和合作伙伴的演示中获得信息。如果患儿的学习更加集中和定向于人,则往往是在一定的时间内只与一个单独的人互动,而不是与小组或其他较多的人互动。他们可能存在僵化的和死记硬背的学习风格,而不是更灵活地和自发地与合作伙伴互动。这也就是说,典型的孤独症患儿在能够启动或维持互动之前,先要学会如何更好地应答他人。否则,患儿可能只在合作伙伴同意由自己控制议程时才能进行互动,而不能在遵循合作伙伴的领导时保持学习和参与。患儿的学习风格可能表现为不能提出和执行行动的逻辑计划,而只是显示出对物体、主题或合作伙伴随机的、冲动的行为。患儿可能只学会了在短距离内建立和保持共同关注,但不能在远距离时同样与他人建立共同关注。患儿也许能够保持口头回应,但并不知道应该如何做及何时口头发起或维持互动。而患儿的交流也反映了他们的学习风格是刻板和固守规定的,不是灵活生成和自发的。另外,孤独症患儿可能在符合其意愿的条件下,能够改变活动或地点。但在不符合其意愿的条件下,则很难改变活动或地点。

三、10 个组件干预优先顺序

10 个组件干预的优先顺序如下:

1. **以物为导向转为以人为导向** 建立双向互动、分享关注、分享为了调节他人的行为、分享为了参与社交性互动、分享为了建立共同关注。

2. **通过社交模式、示范和演练来学习** 通过模仿熟悉的动作和字词学习;通过模仿熟悉和不熟悉的动作和字词学习;理解熟悉和不熟悉的社交环境中的线索;在社交情境中按照惯例使用熟悉的物体;在互惠性互动中分享经验。

3. **从多个同伴中获得社交线索** 通过模仿小组专项动作和字词学习;通过观察和模仿小组专项动作和字词学习;在小组社交情境中理解专项线索;在小组社交情境中按照惯例有主题的使用熟悉的物体;在小组互惠性互动中分享有主题的经验。

4. **物体、活动和人之间转换的灵活度** 在新的、不同的社交情境中,如启动、维持和应答,显示出能够学习和互动;在新的、不同的社交情境中用行为策略去维持互动;在新的、不同的社交情境中用语言策略去维持互动;在新的、不同的社交情境中能够调整情绪;在新的、不同的社交情境中能够使用元认知策略去维持互动。

5. **共享控制** 当社交方案建立和与伙伴平等共享时,显示出能够学习和互动;当社交方案建立和与伙伴平等共享时,用行为策略去维持互动;当社交方案建立和与伙伴平等共享时,用语言策略去维持互动;当社交方案建立和与伙伴平等共享时,可以调节情绪;当社交方案建立和与伙伴平等共享时,可以用元认知策略去维持互动。

6. **互动风格** 通过行为互动,与伙伴共享有目的地启动、维持和应答;通过语言互动,与伙伴共享有目的地启动、维持和应答;通过扩增行为互动,与伙伴共享有目的地启动、维持和应答;通过扩增语言互动,与伙伴共享有目的地启动、维持和应答;通过扩增互惠性互动,与伙伴共享有目的地启动、维持和应答。

7. **言语或符号沟通** 为了行为规范的目的而产生字或词的组合;为了社交性目的而产生字或词的组合;为了共同关注的目的而产生字或词的组合;为了各种目的而产生灵活的字词的组合;为了扩增互惠性交流而服从规则。

8. **执行功能** 为了主动性社交参与,对伙伴的线索有应答;为了主动性社交参与,对伙伴的视觉和组织支持有应答;为了主动性社交参与,对伙伴的学习内容的修改有应答;为了主动性社交参与,对双方同意的视觉性组织计划有应答;为了产生和执行一个符合逻辑顺序的社交性互动,对双方同意的视觉性组织计划有应答。

9. **远距离学习** 在逐渐增加的距离内,有目的地分享互惠性互动;在逐渐增加的距离内,共同关注;在逐渐增加的距离内,有目的地分享对他人行为的调节;在逐渐增加的距离内,有目的地分享

社交性互动;在逐渐增加的距离内,有目的地分享共同关注的建立。

10. **转换** 为了主动转换,对伙伴的线索有反应;为了主动转换,对伙伴的视觉或口头的、有组织的支持有反应;为了主动转换,对伙伴关于学习或口头内容的修改有反应;为了主动转换,对双方同意的视觉或口头的组织计划有反应;为了形成和执行一个主动转换,对双方同意的视觉或口头的组织计划有反应。

第五节　学习风格干预方法常用的设备与器材

LSP 干预方法可以因地制宜,使用日常生活中常用的玩具和教具,以及普通的生活用具。器具选用的关键在于干预方案的设计,器具主要能够配合干预方案的实施,达到一定的干预目标,就是合适的。一般不需要特别的设备或器材。设备与器材的选用还需要注意年龄阶段,同样以基于不同的干预目标,选择不同的道具来配合干预方案的设计和实施。大年龄患儿可以采用玩具组合方式,增加训练的难度,促进患儿能力的改善。并且在训练中增加语言或符号的应用,以及具体生活场景的演练,以起到增强其实际生活能力的目的。

例如滚珠游戏,干预方案的设计是希望游戏达成的目标包括引导孤独症患儿的目光专注,从合作伙伴中获得线索,互动的启动、维持和应答,以及完成游戏的执行。干预方案的实施过程中,通过展示滚珠选择和游戏活动过程,引导孤独症患儿"共同关注"到康复师、家长等合作伙伴对一个滚珠的选用 - 摆放 - 滚动 - 复位 - 重复 - 完成游戏,以此建立以"我们"为导向的学习风格,进行良性的互动并最终达成执行功能,见图 2-21-1。

例如套环游戏,干预方案的设计是以希望游戏达成的目标包括引导孤独症患儿的目光专注,从合作伙伴中获得线索,物体、活动和人之间转换的灵活度,互动的启动、维持和应答,以及完成游戏的执行。干预方案的实施过程中,通过展示套环选择和游戏活动过程,引导孤独症患儿"共同关注"到康复师、家长等合作伙伴对一个套环的选用 - 摆放 - 复位 - 转换 - 选环 - 摆放 - 重复 - 完成游戏,以此改善孤独症患儿的以物为导向的问题,通过演示

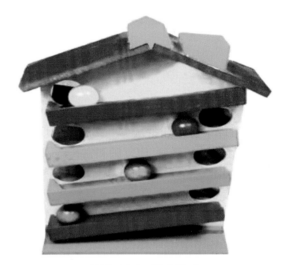

图 2-21-1　滚珠游戏

学习,角色转换,良性互动并最终达成执行功能,见图 2-21-2。

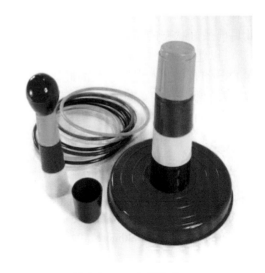

图 2-21-2　套环游戏

第六节　学习风格干预方法应用的注意事项

每个患儿的学习风格不同,因此干预方案不同,应该是个性化的。

LSP 由 10 个学习风格组件组成。LSP 采用定性的方法介绍了组件领域的学习风格特征。每个组件包含有一个被分为 4 个象限的大箭头:完全不知道、有点知道、开始运用、习惯性运用,例如,第一个组件测评,其他组件类似。见图 2-21-3。

LSP1测评

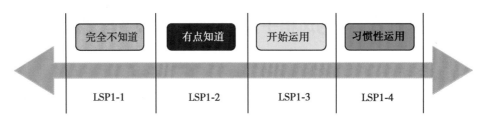

图 2-21-3　LSP 测评图

这个箭头代表着儿童学习风格的连续发展过程,LSP 组件中每个能力从少到多,并达到能力的递进和平衡。建议教师、康复师和家长运用患儿个体化的案例研究和轶事笔记作为优选的定性方法,以决定代表具有患儿特有学习风格特点行为的整体概述。

案例研究用于在观察者作为一个参与者或者不作为一个参与者的情况下,观察、反映、描述和解释患儿在自然学习环境中的学习风格特点。观察最好通过 3 种自然设定和环境来引导。如果 LSP 观察由一个小组判断,就由一个引导者去选择收集并解释收集到的总体印象(collective impressions),以解释和决定在 10 个 LSP 组件中哪一个象限是患儿目前最好状态的描述。采用以上定性方法描述,就可以建立一个目录,将每个患儿学习风格特点在 LSP 组件中进行各个象限的最佳定位。如果在观察者的结论中对象限的定位有不同意见,通过观察者的证实来达成一致。

评估孤独症患儿的学习风格时,在教室、康复中心和家里建立和保持良好的平衡,有时会面临一定的挑战。可能会产生以下几个问题:

1. 我们是否全部考虑了 10 个学习风格组件作为我们的教育和方案的设计、结构和程序的一部分?

2. 我们的教育和项目干预的方法在学习风格组件中是否平衡?

3. 我们为每一个孤独症患儿提供的学习机会,在学习风格组件的组成中是否更加平衡了?

应该做到每个学习风格组件都有相应的描述,对"平衡"的说明和程序问题也应该相应考虑。

在制订计划时,必须做到:聪明地倾听患儿。制订计划和策略用以解决患儿的学习风格差异和挑战,要尽可能多地消除障碍。

(张　晶)

参考文献

[1] Prizant B.The SCERTS Model:A Comprehensive Educational Approach for Children with Autism Spectrum Disorders.Baltimore,MD:Paul H.Brookes, 2006.

[2] Landa R.Intervention targeting development of socially synchronous engagement in toddlers with autism spectrum disorder:A randomized controlled trial.Journal of Child Psychology and Psychiatry,2010,52(1):13-21.

[3] Wang Kai,Xu Mingyu,Ji Yiting,et al.Altered social cognition and connectivity of default mode networks in the co-occurrence of autistic spectrum disorder and attention deficit hyperactivity disorder.The Australian

and New Zealand journal of psychiatry,2019,53(8):
760-771.

[4] 周伟珍.绘画艺术在自闭症儿童社会适应训练中的应
用研究.齐齐哈尔师范高等专科学校学报,2019,6:
15-16.

[5] 李小娟,时盼姣.引导式教育和感统训练联合治疗对
自闭症患儿的效果.国际精神病学杂志,2019,46(6):

1036-1038.

[6] 帕特里克·J.赖德尔.孤独症谱系障碍儿童学习风格
简介.上海:世界图书出版公司,2019.

[7] 孟蔼宁,曹玲玲.自闭症儿童家长与教师的关系研
究——基于对美国自闭症儿童家长的访谈.现代特殊
教育,2019,18(8):27-37.

第二十二章

儿童孤独症谱系障碍的运动锻炼法

第一节 概 述

一、运动锻炼法的定义

运动锻炼法是一种策略,作为减少问题行为或增加适当行为的手段,增加体力活动,同时增加身体健康和运动技能。运动锻炼法指学习者在一个固定的周期内以一种固定的方式进行了一段固定的体育活动。运动锻炼法以热身运动开始,以放松活动结束,包括有氧活动(如慢跑、跳跃、游泳)、力量训练和/或伸展运动,既可以在室内、室外,也可以在水中进行。这种干预经常与激励、强化和视觉支持相结合使用。

二、孤独症谱系障碍患儿进行运动锻炼法目的

通过运动锻炼,纠正孤独症谱系障碍(ASD)患儿身体的不良姿态,增强体质,改善心肺功能,改善体育运动技能,降低体重指数,减少因伤寒、损伤等外因引起的疾病,刺激身体感官系统,提高神经敏感度,改善行为和认知功能,提高学习能力和社会技巧,降低安全事故的发生,养成终身锻炼的习惯,培养社会适应的能力。

三、运动锻炼法对 ASD 患儿的意义

生态观认为 ASD 不是一个静态的症状,而是机体与外部环境之间相互作用的动态发展过程。ASD 患儿在身体层面、心理层面和社会层面上,都表现出了异于常人的低功能发展水平。目前,

关于 ASD 患儿的干预方式有多种,如医学治疗、心理学治疗、教育治疗等。虽然上述方式能够在一定程度上起到改善 ASD 患儿功能障碍的效果,但需要花费大量的时间和金钱。而运动锻炼法可以说是花费较少且易于操作的手段。体育运动本质上是基于生态观下的行为干预模式,相较于传统的干预方法,体育运动干预更注重生态化原则,符合 ASD 患儿的身心发展特点,患儿主体性能够得到充分地发挥,从而改善其行为。尽管运动锻炼法作为一种 ASD 患儿的常规干预手段目前有待于检验的干预方法,但众多研究已经证明,ASD 患儿多数存在运动量不足、惰性强、耐力差、协调能力和平衡能力弱、运动技能低下、大肌肉力量较差、模仿能力发展迟缓等特点。张志勇等人对 ASD 患儿进行运动干预研究证明,体育锻炼可以使神经肌肉协调性得到提高,姿势控制能力得到改善,在选择性注意和持续性注意方面有所提高,社交障碍和焦虑症状减轻,刻板重复行为减少,在人际交往、语言交流方面均出现较明显的进步,基本的沟通行为也获得了不同程度的改善。运动锻炼法对 ASD 患儿的发展具有不可替代的作用,ASD 患儿缺乏运动与其问题行为之间存在关联,运动不仅能使他们获得健康的身体,运动过程及其所伴随的交往情境也为 ASD 患儿的干预提供了生态的自然媒介,同时有助于身心健康,减少刻板重复和自我伤害的行为,对 ASD 的干预具备一定的理论基础和实践意义。

第二节　运动锻炼法的干预机制

一、运动能力发展理论

（一）动作能力发展的概念及分类

人类从出生到生命终结，一生都伴随着身体运动的变化和发展，不管是在婴儿时期、童年时期、青少年时期和成年时期，都将时时处理所面对的运动问题。良好的动作发展水平是个体参与社会生活的基本保证，对于个体的认知、情感和社会性发展具有重要意义。

GregPayne 认为动作能力发展按照时间的顺序经历了六个时期：前导时期、成熟论时期、规范 / 描述时期、过程导向时期，将过程导向时期再分为信息加工时期和动态系统时期，同时提出发展的动作神经科学时期。

对于动作发展的定义有两种观点，第一种观点：把动作发展作为一个学术领域，认为动作发展就是研究人类一生中动作行为的变化、构成这些变化的过程，以及影响它们的因素。其研究主题主要包括胚胎期的发育对个体动作发展的影响、功能性任务的发展。第二种观点：把动作发展作为一门学科，认为动作发展是指人们一生中所体验到的动作行为的变化。动作的发展是这一学科的研究对象。

儿童的动作发展是个体整个人生动作发展的重要阶段，儿童期个体大肌肉群动作和精细动作的发展水平对青少年、成年和老年期的动作发展都具有重要影响。ASD 患儿个体却存在动作技能发展障碍，主要表现在模仿能力发展相对迟缓，肌肉协调性和动作灵活性上水平较低，大肌肉力量较差等特点，严重影响 ASD 患儿的动作能力发展，并制约了 ASD 患儿社会化能力的发展。

（二）动作发展研究的范式及规律

儿童动作发展的研究范式主要包括两种：一种是对国内儿童的动作发展进行一般性描述。另一种是对国内外儿童动作发展水平或国内不同地区儿童的动作发展水平的比较研究。研究范式的内容均是针对儿童大肌肉群动作，因为相对于精细动作研究，大肌肉群动作的测量评价较为成熟。因缺乏大量的实证佐证，也难以全面地掌握儿童动作发展的特征与规律。

儿童动作发展的研究主要集中在对不同年龄阶段儿童大肌肉群动作和精细动作发展特征的描述性研究。李静对儿童大肌肉群动作发展研究表明：3~10 岁男女儿童大肌肉动作的发展水平随年龄的增长呈现出不断提高的趋势，动作的幅度和速率上存在差别，呈现出波浪式增长变化趋势，位移动作的发展水平优于物体控制能力的发展。张云对 3~6 岁儿童动作协调能力进行研究后发现，同年龄段男女儿童在身体协调性上不存在显著性性别差异，而同性别儿童在不同年龄段则在协调性上表现出显著差异。

研究还发现，儿童的听觉肢体动作、被动性动作、周期性动作和精细动作的快速增长时段是 3~4 岁；儿童的上肢动作、姿势平衡性动作、自主性动作、操作控制动作的快速增长时段是 4~5 岁；儿童的手眼协调动作与上下肢协调动作发展的快速增长期是 5~6 岁；幼儿动作的快速发展期是 4~6 岁；幼儿动作发展水平因外因环境而出现不均衡的现象。潘泰陶对儿童动作协调能力发展发现，不同性别儿童在动作协调能力发展特征上表现出了显著性别差异。女童的节奏性、平衡能力和手眼协调能力较好。男童在体能类、灵活性、速位移活动和物体操控运动中表现较好。潘泰陶发现男童动作协调能力发展呈现出类似于 S 形的规律，女童的动作协调能力发展则呈现出"倒 L"形的规律。柴娇等人研究儿童精细动作的发展结果表明：男女生的灵敏性存在性别上的差异，7~12 岁学生灵敏性随年龄增长而逐渐提高，男生 11 岁灵敏性最佳，女生 10 岁灵敏性最佳。林仲贤等人检查中青年敲击动作速度最快，其次为老年组，最慢的是儿童，右手比左手的敲击动作速度快，中青年和老年组敲击速度无显著性别差异，儿童组女童敲击速度要快于男童。

关于特殊儿童的动作发展，孟祥芝等研究发现儿童发展性障碍对动作技能和时空加工能力具有显著影响。李贵庆等人对残疾儿童动作训练的理论基础、内容和类型、训练原则和方法及动作训练的评价进行分析，并且对不同程度弱智患儿的敲击动作速度的比较研究发现，与普通儿童相比敲击动作速度上有显著性差异。金冬梅研究了注意缺乏多动障碍（attention deficit hyperactivity disorder，ADHD）患儿低于正常儿童在视觉到动作方面的差异。LeBarton 和 Iverson 研究结果表明，儿童的大肌肉群动作的发展水平要优于精细动作发展，因此，大肌肉群动作发展是儿童动作发展研究的重要内容。大肌肉动作技能就是指主要由躯干、四肢等大肌肉群参与完成的动作技能，包括非位移运动、位移运动和物体操控运动。这些动作技能是儿童在低年级儿童学习重要的动作技能，也是以后大肌肉群动作技能发展的重要基础。通过反复的大肌肉群动作练习，身体各感官经过不断刺激，大脑相应的发射区域不断被激活，促使大脑结构产生积极变化，不断适应任务所处的环境，在重复旧动作或增加新动作过程中，随着动作发展变化，个体、任务和环境的互动模式也在不断发生变化，在不断促进个体自主性和独立性的发展，将大肌肉群运动技能迁移到日常生活中去，不断提升个体的社会化能力，进而推动了个体的情绪、社会知觉、自我意识等心理发展，促进儿童的社会适应能力和社会交往能力。

（三）"动态系统理论"的阐释

动作发展相关理论模型主要包括动作发展阶段理论、发展方向理论、动态系统理论、动作发展山峰模型和动作发展序列理论，动态系统理论是在 ASD 患儿动作发展中适用较为广泛的理论。

动态系统理论又称为复杂理论、混乱理论、协作理论，无秩序、非线形的自组织系统理论。它主要强调事件关系的重要性，强调系统内各元素间的关系。"动态"传达了这样的概念：发展性变化是非线性的，也是非连续性的，而不是线性连续的。随着时间发生的个体变化并不一定是平滑的、按层级进行的，而且它也并不一定是一直向着运动体系中复杂性更高、能力要求越严格的高等级别发展的。变化的动态随着时间发生，受系统内一些关键因素的影响，表现出极强的个体性。"系统"传达了这样的概念：人类机体是自组织的，包括几套子系统。人是自组织的，表现在人类能够自然地取得运动控制和运动能力。而子系统，即任务、个体和环境的单独和联合作用，决定了发展的速度、结果和程度。换句话说，个人的发展不受某些已有的普遍所制定的刻板进度的控制。它的研究重点包括幼儿的感知发展、动作发展、言语发展、社会性发展

和行为发展等方面，这些组成要素自身就是一个动态子系统，它们共同构成了一个复杂的动态系统。

动态系统理论，导致了运动能力发展的可观察性结果的过程问题。运动能力发展的过程和结果都应让我们注意到学习者的个体特征。每个人都有自己的生物钟，但是发展的速度和程度要因人而异，很大程度地接受任务本身的具体行动要求的影响。个体发展具有一定程度的不稳定性和不可预测性，由于系统的多种成分在多个层次上相互连接，所以某个变量的细微变化不仅会引起其他变量的变化，甚至会引发整个系统的变化，即产生"蝴蝶效应"。

动态系统理论重视分析不同类型幼儿发展的典型特征和内在机制。虽然个体发展结果具有普遍性，但是由于动力系统是一个自组织、自纠正、自稳定的系统，导致个体发展过程存在多种可能性，不同幼儿的发展可能表现出不同的轨迹。因此，只有把握不同类型幼儿发展的典型特征和内在机制，才能有效引导和促进发展。动力系统内变量之间不断相互影响，并随时间变化而变化，导致个体发展可能出现"蝴蝶效应"，即在初始状态或发展过程中，非常小的差异也能被放大，导致出现较大的个体差异。动态系统理论反复强调个体发展是一个自组织的复杂系统。事实上，在幼儿发展的某一阶段存在着时而进步、时而退步的现象。这一现象实际上印证了动态系统理论中关于发展稳定性和可变性的观点，即幼儿是在为下一阶段的稳定状态做调试。人体作为一个系统，具有稳定性，但是稳定性不是永久的，而是相对的，当约束条件发生变化后，人体系统会从一种水平状态向另一水平状态转化。个体发展过程中的每一种状态都依赖于先前的状态，前一阶段的发展状态是之后发展的背景，而这些约束条件一般是突然发生的，制约着个体的发展方向，ASD 患儿作为一个系统，习得动作过程中突发性因素较多，呈现非线性 - 非连续性的变化，强调个体在与环境相互作用过程中随环境的变化而发展。

（四）各个年龄段应该掌握的运动技能及其作用

运动能力发展经历了四个阶段：反射运动阶段、初步运动阶段、基础运动阶段和特定运动阶段。

- 反射运动阶段：包括信息编码时间（母体

内~4月龄)、信息解码时间(4月龄~1岁)。

● 初步运动阶段:包括反射抑制时间(出生~1岁)、预先控制时间(1~2岁)。

● 基础运动阶段:包括初级时间(2~3岁)、基础时间(4~5岁)、成熟时间(6~7岁)。

● 特定运动阶段:包括过渡时期(7~10岁)、应用时期(11~13岁)、终生使用时期(14岁以上)。

1. 反射运动阶段 反射运动是人类最早的无意、皮层下控制的运动。婴儿通过反射活动获得直接环境的信息,他们对抚摸、光线、声音和压力改变的反应引发不自主运动,不自主的运动一般被称为原始反射或者姿势反射。原始反射是信息收集、营养寻求和保护性的反应。姿势反射与后来的自主运动类似,作用是抵抗重力、支撑身体或帮助运动。反射运动在帮助婴儿认识自己的身体和外部世界方面起着重要的作用。

2. 初步运动阶段 初步运动是在0~2岁大的发育正常婴儿的身上可观察到的成熟行为。初步阶段分为两个阶段:反射抑制时期和预先控制时期。这些时期依次展现了运动能力控制和运动能力的高级顺序。初步运动阶段的反射抑制时期自出生开始。这个时期的运动尽管是有目的的运动,但看起来却是混乱夸张的。预先控制时期,1岁左右的时候,大多数发育中的婴幼儿的运动精确度开始提高,并对自己的运动有了较好的控制。感觉系统和运动信息系统的区分过程开始了,感知信息和运动信息整合成一个更有意义、一致性更高的整体过程也开始了。较高层次的认知过程和运动能力过程的迅速发展使得这个时期的初步运动技能掌握迅速,婴幼儿取得平衡、维持平衡、控制物体并在他们所处环境内移动。

部分稳固性能力的发展顺序分为基本轴运动、静平衡和动平衡。基本轴是婴儿早期绕基本轴开始逐步进入控制阶段模式,包括扭转、伸展、转身等动作。静平衡是重心不变的时候保持平衡,从能够站起来、不用靠扶站立、独立站立、短时单足独立和倒立支撑。动平衡是重心移动时候保持平衡,从走直线、走曲线、站在低平衡木、在低平衡木上短距离走、在平衡木上交替走、在稍高平衡木上行走、做前滚翻到熟练地做前滚翻。

3. 基础运动阶段 幼儿早期的基础运动能力是婴儿初步运动时期的结果。运动能力发展的这个阶段即幼儿积极探索并体验他们身体的运动能力的时期。这个时间段内他们开始发掘如何进行

诸多的基础稳固性、移动性和控制性运动,一开始是单独使用,后来结合使用。处于基础阶段模式发展过程中的幼儿,同时也在学习如何面对不同的刺激做出不同的运动能力控制和运动技能反应。

基础运动阶段分为初级时期、基础时期和成熟时期。初级时期是为了达成某一目的而实现某项基础技能的首次努力。运动本身的特点是运动的某些部分缺失或者错位,肢体动作明显拘束或者夸张,节奏不够流畅协调。换句话说,这个时期的运动,空间和时间的综合性比较差。基础时期的基础表现为较好的控制性、流畅性和协调性。运动的时间元素和空间的协调性有进步,但是大体的运动模式仍旧拘束或者夸张。成熟时期的特点是表现出力的有效性、协调性和控制性。

基础控制性能力的发展顺序:够取、抓取、松弛表现出基本的够取动作、抓捕物体、手掌抓取、指尖抓握、有控制地抓取、有控制地松开。成熟的投掷模式指投掷时面向目标,两脚静止,靠前臂将球掷出,身体旋转动作投掷,同侧的胳膊和腿向前跨步投掷。抓取追逐目标开始对天上飞动的球没有反应;随后对天上飞动的球有反应,但是手臂运动滞后,手臂位置需要被指导;害怕的反应(头会扭向一侧),运用身体在腰部附近接球;最后只用手接住小球是成熟的抓取模式。开始踢球是用腿将球朝前方推动,但并不能真正踢到它;随后伸直腿踢球,身体动作幅度很小,小腿向后抬起再伸直;最后更大幅度地前后摇动,手臂有明显的反向动作,呈成熟模式。击打面朝物体,在垂直面上摆动身体,站在物体一侧,在水平面上摆动身体,转动身体和髋部,并将身体重心向前,对静止的球做出成熟的水平运动模式。基础移动性能力的发展顺序:行走初步的自主直立步态、横着行走、倒着行走、在帮助下上楼、独自上楼-顺着台阶、独自下楼-顺着台阶。跑动疾走(保持接触),第一次真正跑动,有效而熟练地跑动,跑动的速度加快,跑动技能成熟。蹦跳从低矮的物体上向下跨步,一只脚朝前从物体上往下跳,两脚并用从地板上跳起,水平跳动一段距离(大约1米),垂直跳动一段距离(大约30厘米),成熟的蹦跳模式。单脚跳是自选一只脚着地,单脚跳3次,同一只脚着地,单脚跳4~6次,同一只脚着地,单脚跳8~10次,在11秒内单脚跳行15米,熟练地按节奏单脚跳,成熟模式。跳跃单脚跳跃,熟练跳跃(20%的儿童可以完成),大部分儿童都可以完成熟练跳跃。

4. 特定运动阶段 运动能力发展的特定阶段

是基础运动阶段的结果。特定运动阶段的运动学习不再侧重运动本身，而是为了实现日常生活、娱乐和运动所做出的特定运动行为的一种工具。在这个阶段，基础稳固性、移动性控制性功能都有进一步地提高，有更高的融合性和复杂性，可以适应越来越高的场合要求。

特定运动阶段包括三个明显的时期：过渡时期、应用时期和终身使用时期。

（1）过渡时期：7或8岁儿童的运动技能发展一般进入过渡时期，他们开始将一些基础运动技能进行组合应用，在运动或者娱乐中实现特殊技能。

（2）应用时期：自10~13岁起，技能发展中出现了一些有趣的变化。在上一个时期，儿童有限的认知能力、情感能力和经验，以及渴望自主的天性使得他们对运动的正常关注广泛而普遍。

（3）终身使用时期：一般始于13岁左右，贯穿于整个成年期。这个阶段代表了运动能力发展过程的巅峰，特点是终身使用个人所获得的全部运动能力。这个阶段沿用了上一时期的兴趣、能力和选择，并进一步和应用到终身的日常生活、娱乐和活动中去。

运动能力控制和运动技能的掌握是一个长时期的过程，它始于新生儿的早期反射活动，发展则贯穿一生。一个人经过反射运动阶段、初步运动阶段和基础运动阶段的发展，最终到达特定运动阶段，整个过程都受到任务、个人和环境因素的影响。

二、适应性体育教育

（一）适应性体育教育的概述

适应性体育教育最早叫作矫正性体育。1952年，美国卫生、体育及休闲协会借鉴皮亚杰发展理论，提出了适应性体育教育的概念。Sherrill将其定义为：是分析运动、确定心理动作领域问题的科学。Doll将其定义为：指为身体有缺陷的个人提供特殊关注的体育活动。1993年，Sherrill将适应性体育定义为：跨学科的知识体系，目的是解决终身的心理动作问题。1997年，Depauw和Sherrill对适应性体育做出进一步解释：适应性体育是一个跨学科的知识体系，目的是解决终身心理动作问题；分享积极的生活方式、平等参与休闲运动、获得高质量的体育教育指导。国际体育科学和教育理事会对适应性体育做出的解释：适应性体育是一个应用广泛的跨学科术语，包含体育教育、休闲娱乐、运动，以及受损个体的适应和康复。中国台湾学者阚月清认为，适应性体育是一种体育教学态度；全方位的教育服务传输系统；强调动作问题的发现、评估和矫正治疗的知识体系。美国加州大学适应性体育课程国家标准中对适应性体育的定义为：是为了满足残疾学生的特殊需求而产生的，因为他们无法完全完成普通体育教学计划。卢雁认为适应性体育是指基于促进个体与生态环境的互动，以改善生活质量为目的，以身体、心理、智力发生障碍的人为主体，包括在特定时期内不能分享普通体育活动的社会成员所从事的高度个性化的体育活动和跨学科的知识体系。适应性体育教育作为一种特殊干预手段，可以很好地满足特殊人群的体育和健康需求，提高身体素质、完善人格，增强社会适应能力，成为对社会有用的人才。适应性体育是为那些可能无法安全或成功参与普通体育教育课程的残疾学生而设计改编的多样化计划，其教学目的是为了适应残疾学生的兴趣、能力和缺陷。

美国是较早进行适应性体育教育研究的国家之一，发展过程分为四个阶段：医疗体操期（1903年以前）；矫正体育期（1903~1955年）；适应性体育教育期（1955~1970年）；适应性体育活动（1971年~）。1994年，残障人士体育教育和休闲委员会颁布了美国适应性体育教育国家标准，以确保为适应性体育教育提供合格的体育教师。这一标准成为世界各国适应性体育师资培训的标准。这一时期，美国学者开始关注适应性体育学科理论体系研究，确立学科核心概念，提出关键问题，形成适应性体育的认识论、方法论和研究程序，所有高校的本科和研究生课程都由适应性体育教育更新至适应性体育活动，课程内容增加了对残疾人运动员运动功能的关注，以及对残疾人社区运动康复的重视。把适应性体育活动引导为一种有利身心健康，加强娱乐性和社会交往性的活动，增强特殊人群的自信心，从而获得更多的身体活动权利。

加拿大适应性体育教育发展过程分为三个阶段：

- 隔离式的特殊教育时期（1960年以前）；
- 双轨制的特殊教育时期（1960~1980年）；
- 适应性体育教育活动时期（1980年~）。

1992年，加拿大开展了针对残障儿童身体活动的测评。加拿大各省分别提出了健康与体育课程标准版本，其卫生部也向学校分发了适应性体育指导手册,确保残障学生在融合教育背景下享受到同等的体育教育。

欧洲适应性体育教育发展过程分为三个阶段:

- 隔离式特殊体育教育时期(1945年以前);
- 一体化体育时期(1945~1993年);
- 适应性体育教育时期(1993年~)。

2010年,欧洲正式推出了《欧洲适应性体育专业人才培养标准》,对学校适应性体育教育、康复中的适应性体育和休闲运动中的适应性身体活动做出了规定,并对以体育教育为方向的适应性体育师资标准、以康复指导为方向的适应性体育康复指导员标准和以运动竞赛及休闲为方向的适应性体育运动教练员标准做出了知识、能力和技术的要求。

我国到2000年以后,才开始出现适应性体育教育的研究成果,根据吴雪萍的研究,大体可将我国的适应性体育教育研究划分为3个时期,即"萌芽期(2000~2002年)、关注期(2003~2005年)、快速发展期(2006年~)"。但总体而言,我国适应性体育教育事业起步晚、起点低、基础薄弱,现状并不令人乐观,而欧美发达国家适应性体育教育的理论和实践已经成为国际主流的特殊体育教育和活动模式,可以为我国适应性体育教育提供理论依据和实践借鉴。

对于提高体育运动干预的策略研究,Lalonde等采用多基线设计来验证一个治疗方案,包括目标设置和稳定增加ASD患儿在学校的步数。Yanardag等开展了水上游戏技巧实验,且视频提示,策略对教导ASD患儿水上游戏技巧有效。建议将这项实验干预作为ASD患儿发展运动能力和扩展休闲技能知识的一种方式。

总之,对ASD患儿和青少年进行体育运动干预时建议采取以下实验性方案:运动频率每周4~6次;每次运动持续时间40~60分钟;运动强度从中等到剧烈水平;运动持续10~14周。但是,还需要更多的研究来确定适宜且能产生最大化效益的运动项目和运动时效。

(二) 体育融合参与连续模式

温尼克提出了体育参与的5级水平的体育融合参与连续模式,它包括常规性体育运动、调试式常规性体育运动、平行性体育运动、调整式适应性体育运动,以及隔离式适应性体育运动。体育融合参与连续模式中涉及的最少限制环境,也包括在校内和校外体育,以及闲暇运动中。通过5级水平的体育融合参与连续模式,运动员可以获得很多参与到常规性体育运动和适应性体育运动的选择机会。常规性体育运动这里指的是残疾运动员能够参加的未经修改的体育运动。适应性体育运动是指残疾运动员在常规性体育运动中借助辅助器具进行竞赛;或者在修改的规则下打比赛;或者是参加为残疾人而特别设计的运动项目。

体育融合参与连续式的水平1、水平2都是常规性体育运动,其差别仅在与辅助器的使用上。在常规性体育运动中,环境是融合的,水平3层面包括在部分或全部融合背景下的常规性体育运动和适应性体育运动。残疾运动员项目竞争或者在比赛中残疾运动员与非残疾运动员协同比赛,还包括运动员业余的参与常规性体育运动。水平4层面上,残疾和非残疾运动员参与调整的运动中。水平5层面上,残疾运动员在一个完全隔离的背景下参与适应性体育运动或常规性体育运动。

(三) 适应性体育运动的教学策略

1. **适应性体育运动的教学原则** 适应性体育运动的教学原则包括:简单性原则、趣味性原则、活动寓于故事性原则、运用亲子活动的原则。①简单性原则:考虑到ASD患儿实际运动能力的发展水平,设计的体育活动都较为简单,患儿能够独立完成或是在干预人员的帮助下便可完成。复杂的活动设计容易使患儿失去尝试的勇气和信心,导致对体育活动的干预形式产生厌恶感;②趣味性原则:要求设计应充满趣味性,兴趣是患儿参与活动的关键,研究者在干预前需了解ASD患儿感兴趣的器械或活动形式,充分利用其强烈动机,激发他参与的积极性,在轻松愉悦的情绪下干预人员更容易驾驭与患儿沟通的过程;③活动寓于故事性原则:根据不同的体育活动的特性,给每个活动赋予一定的故事情节,故事情节的设计能够丰富我们的体育活动,在带有故事情节的活动中丰富ASD患儿的情绪情感,促进其认知的发展;④运用亲子活动的原则:根据活动的内容及患儿母亲的工作时间安排,设计亲子互动的活动。亲子互动的活动形式有别于一对一的个别训练,在更为自然的情境中能够为ASD患儿创建更多的交往沟通的机会。

2. **适应性体育运动的教学要求**

(1) 教师方面:教师要了解学生、环境和任务。首先,要了解每个学生的沟通模式及强化物选择,建立融洽的关系,以便实施教学内容。其次,环境选择要自然,避免刺激,降低敏感程度,减少环境分心物,只能实施单一任务。最后,任务选择是否具有合适性和功能性,任务教学可因人而异采用分解任务和整体任务。

(2)教学需求方面:ASD患儿的教学需求有两点,一是学习者的学习兴趣,二是满足学习者和家庭的社会需求。学习者对体育运动的兴趣可以推动学习者完成动作的高效性,增强学习者自信心,养成体育运动的正确运动习惯。体育教学的选择要根据学习者的年龄和动作发展特征,结合合理设计。

(3)教学和管理技术方面:通用学习设计教学内容,教学设计要考虑所有学生,从ASD患儿和其他儿童的共同特性去选择适应性教学内容。采用图片和沟通板进行教学沟通,ASD患儿有过度选择的倾向,即他们无法筛除无关信息,要将注意力集中,通过选择图式方式可以简单、方便、有效地进行教学沟通。通过程序表和结构化组织教学,将教学内容设计程序表,设置开始和结束的节点使活动具有可预测性,有助于减少感觉的过度负荷,还有助于新授内容的教学,将复习内容和新授内容的连续性有效地展示,便于患儿做出相应的反应和培养独立的学习能力。教学方法可采用一对一教学、小组教学、大组教学、混合组教学、同伴教学或指导、自定进程的独立工作、合作学习、反向回流、任务教学。行为分解教学:指示或环境暗示、选择性提示(肢体提示、视觉提示、语言提示、无提示)、学习者的反应、肯定反馈或矫正反馈、练习间隔。

(4)循证实践方面:检验学生的学习成果,最重要的是通过实证数据来检测效果,以便调整教学内容和教学方法。

(5)学习者方面:要满足个体差异,每个学习者都是独一无二的,教师要了解每个学习者的特征,制定集体运动处方和个体运动方法,进行差别式教学,改变教学要求、调整教学内容,灵活地运用教学方法。

干预策略的选用方面应充分考虑如下内容:示范模仿讲解体育活动的内容及规则后,教师进行动作示范,要求儿童先观看,主要的动作要领要进行分解和强调,重复示范以加深ASD患儿对该技术要领的印象。然后由其完成相应的动作,教师在旁边进行指导和辅助。

指导语言要简洁明确,ASD患儿难以理解复杂而冗长的口令和指示语,因此在干预的过程中,研究者应尽量使用简洁明快、肯定的语句表达要求,必要时可重复关键词句,避免使用模棱两可的语句。

强化物的选用方面,应尽量避免使用物质性强化物,防止ASD患儿对其产生依赖。奖励为主,惩罚为辅,在实施干预的过程中,如果患儿做出正确的动作或行为,应及时给予身体或口头的奖励,以强化其正确的行为。奖励的形式以口头表扬为主,可伴有身体动作,如鼓掌和拥抱。当然,在ASD患儿极不配合的情况下,适当地惩罚也是必要的。

要注意提示与等待,在ASD患儿不能做出正确的动作或行为时,要给予提示和鼓励,当患儿经过提示后做出正确的动作或行为时,应及时给予奖励,以强化其正确的行为。若ASD患儿经提示后还未做出正确的行为,应延缓给予再次提示的时间,等待其重新做出正确的行为,并及时进行强化。

要强调干预环境的创设,由于该ASD患儿的注意力较容易分散,因此干预的环境中应避免出现过多的刺激物,以免分散患儿的注意力,影响干预的实施与进展。干预的地点为幼儿园的体育活动室,里面摆放着各种各样的体育运动器械,在干预进行前,研究者将能放进储物间的体育器械都一并摆放在储物间,不能移入储物间的大型运动器械尽量挪放到活动室的角落里,这样既能保证ASD患儿干预训练所需的空间,也一定程度上减少了干预过程中患儿注意力的分散。研究者在每次干预进行前,事先和患儿家长,以及特教班的老师进行协商,患儿家长、教师,以及特教班的其他小朋友只要时间上能安排的,都可以参与干预活动。这样做首先能够保证大家齐心协力为患儿的发展而努力,对干预过程中遇到的问题大家可以及时提出建议,以便有针对性地调整干预的策略与方法;其次,家长和教师是患儿较熟悉的人,这使患儿在干预的环境中更有安全感,以此提高干预的效率;而且,使用团体活动的干预形式能够丰富他们对外界环境的感知,增加ASD患儿与他人交流互动的机会。

三、大肌肉群运动

PayneG认为大肌肉动作发展(gross motor development)是指"在生命期限内的运动行为变化

和潜存于这些变化下的发展过程",大肌肉群发展能力被定义为"包含大的、强制产生的躯干、手臂及腿部肌肉在内的运动能力"。它包括非位移运动、空间移动身体动作和操作物体动作。Clark 认为所谓"大肌肉动作"是指"包含大肌肉群的、被动性产生于躯干或手臂和腿部肌肉的运动技能"。Clark 将基本的大肌肉群运动能力看作是"潜存于以后运动技能的主要协调方式"。

大肌肉群运动发展是学前教育和特殊教育常忽略的一个领域,运动能力缺陷会影响到患儿的自我意识,早期科学的大肌肉群运动对儿童终身运动能力有着最根本的作用。Piaget 认为幼儿在年幼时期是通过爬行、走、跑、触碰等大肌肉运动来了解周围的环境和探索世界,大肌肉运动与认知关系密切,对儿童认知产生积极的影响。国内外很多学者对 3~6 岁儿童的大肌肉动作发展和技能掌握情况进行了研究。Robinson LE 认为 3~6 岁儿童的身心健康与大肌肉动作发展与感知身体能力相关。任园春认为 9 岁儿童大肌肉动作发展水平越高,其智力水平越高,大肌肉运动能力发展越好,情绪控制、感知觉能力和认知能力较好。Edelman 表明儿童通过反复的运动使儿童身体控制能力和协调运动能力不断增强,儿童感觉统合能力提升,并促进运动中枢神经的发展。因此,采用大肌肉群运动作为体育干预方式,对儿童及特殊儿童的基本运动能力、身体素质能力、运动技能掌握能力、感知觉能力、认知能力及情绪控制等方面都有积极的促进作用。

(一)非位移运动

非移动技能是指在运动中身体相对于地面不产生位置移动的基本运动技能,包括屈曲与伸展、旋转与转动、推动与拉动、摆动等动作技能。

(二)位移运动

位移技能是指能够使个体在空间产生位置移动的动作技术。对于儿童来讲,位移技能是一项重要的动作技能,它影响到儿童是否能够有利于健康的身体活动,并能否在各种运动项目、游戏,以及民族民间舞蹈中有效地移动。没有这类技能,青少年儿童的动作发展将受到阻碍。位移技能包括走、跑、立定跳、蹦跳、前滑动、侧滑步和单脚跳。

跑是位移技能的一种,是由两脚交替作为支撑点来推动身体向前位移的动作。跑分为四个阶段:

- 第一阶段:"高位保护跑"。手臂——高位保护,脚扁平着地,小步子,两脚与肩同宽;
- 第二阶段:"中位保护跑"。手臂——中位保护,身体直立,腿接近完全伸展;
- 第三阶段:"脚跟-脚趾手臂伸展"。手臂——低保护,手臂反向摆动,肘关节几乎完全伸展,脚跟-脚趾着地;
- 第四阶段:"手臂有力摆动",脚跟-脚趾着地,手臂与腿大幅度动作,肘关节弯曲。

"跳"是一种身体弹射技能,它包括双脚的腾空及落地,为了正确完成这种爆发性的位移动作,应具备一定的力量并能保持动态平衡。起跳时,手臂、腿和躯干必需协调一致,在空中时不断调整彼此的位置并在落地时做好缓冲的准备。单脚跳和跨跳是从跳中分离出去,单脚跳被定义为起跳和落地为同一脚的动作,跨步是指一只脚起跳,另一只脚落地的动作。

连续前滑跳步和侧滑步的技能紧密联系,它们都要求有节奏的、一脚腾空并落向接近另一只脚的地方,并且使用不对称或者不均匀的步伐。连续前滑步是儿童接触的第一个不对称的运动技能,它是一种向前移动的动作,而滑步则向身体两边移动。连续垫跳步是一种有节奏的两步式技能。连续垫跳步是两个动作序列的结合,要求先用一只脚进行一次单脚跳步,再用另一只脚进行一次单脚跳步,它是位移运动中复杂的一项,因为需要在重心转移到另一条腿前,用同一条腿执行两种技巧。

连续垫跳步分三个阶段:

- 第一阶段:"不连贯的连续垫跳步"。不连贯或缺乏节奏,缓慢而勉强的动作,缺乏有效的手臂动作;
- 第二阶段:"手臂和腿高抬"。有节奏的连续垫跳步,手臂高抬帮助身体上升,过度的垂直提升动作;有节奏的连续;有节奏的连续垫跳步,手臂高抬帮助身体上升,过度的垂直提升动作;
- 第三阶段:"有节奏的连续垫跳步"。臂部动作减少或者双手低于肩部,轻松有节奏的动作,单脚跳时支撑脚接近地面。

单脚跳分为四个阶段:

- 第一阶段:"摆动脚在体前"。非支撑腿的

大腿置于身体前面与地面呈水平线的位置,身体垂直,手臂处于肩部位置;

- 第二阶段:"摆动脚在支撑腿的侧面"。非支撑腿的膝关节弯曲在前而使摆动脚后于支撑腿,身体稍微前倾,两侧手臂的动作;

- 第三阶段:"摆动脚落后于支撑腿"。非支撑腿直摆且摆动脚在支撑腿的后面,保持膝盖弯曲,身体有较大的前倾,两侧手臂的动作;

- 第四阶段:"摆动腿自由协调摆动"。非支撑腿摆动,身体前倾,手臂与摆动腿反向摆动。

立定跳远分为四个阶段:

- 第一阶段:"手臂制动"。手臂动作像闸一样,过分垂直向上跳的动作,腿没有伸展;

- 第二阶段:"手臂摆动"。手臂如钟摆,垂直向上跳的动作依然很大,腿部接近完全伸展;

- 第三阶段:"手臂向头摆动"。起跳时,手臂向前移动,肘位于躯干的前面,手臂摆动至头,起跳角度大于45°,腿部完全伸展;

- 第四阶段:"身体完全伸展"。起跳时手臂和腿部完全伸展,起跳角度接近45°,落脚时大腿与地面平行。

(三) 操作技能

操作技能是一类操作或控制诸如棒、球等物体的动作技能。包括肩上掷球、脚踢球、接球、挥棒击打球、运球、挥拍击打反弹球和地滚球。

"投掷"是体育活动中最常用的大肌肉群动作技能。投掷需要身体不同部位相互协调用力,并在复杂生物力学原理下,将肌肉产生的力量传递作用于球。投掷动作发展经历了五个阶段:

- 第一阶段:"砍"。下肢静态支撑,躯干无扭转,手臂做砍的动作;

- 第二阶段:"扔掷"。身体整体转动,手臂上挥扔掷,后续手臂跨越身体;

- 第三阶段:"同侧跨步"。同侧上步,躯干小幅度扭转,手臂高挥,后续手臂跨越身体;

- 第四阶段:"异侧跨步"。异侧上步,躯干小幅度扭转,手臂高挥,后续手臂跨越身体;

- 第五阶段:"熟练者"。异侧上步,躯干分层次扭转,手臂向下、后挥,上下肢后续动作。

"接"是一个常见的动作技能,它是一项用手的操作动作,并以抓住物体为目标的活动。接球的成绩取决于任务和环境的要求,如球的位置、空中球的速度、球的形状和大小、球的轨迹等。接的动作发展分为5个阶段:

- 第一阶段:"延迟反应"。手臂延迟反应,手臂向前伸展,触球后,把球抱在胸前;

- 第二阶段:"抱球"。原地或移动一步,手臂先向两侧伸展,然后做一个弧形的画圈动作,用胸将球抱住;

- 第三阶段:"捞球"。移动一步接球,用胸触球,手臂前伸到球的下方,用胸将球抱住;

- 第四阶段:"用手接球"。只用双手接球,原地或迈出一步;

- 第五阶段:"移动接球"。移动身体用双手接球。

"踢"是用脚来击打的一种动作形式,要具备眼-足协调、平衡和感知动作的能力,静态和动态的平衡能力与踢有很重要的联系。踢球的动作发展分为四个阶段:

- 第一阶段:"原地用脚推球"。原地站立,一点点(没有)腿的摆动,脚"推"球,踢球后(经常)后退;

- 第二阶段:"原地腿摆动"。原地站立,腿向后摆动,手臂和腿反向摆动;

- 第三阶段:"移动踢球"。迈出,脚以最低的弧度,胳膊反向运动,踢球后向前或侧后续迈步;

- 第四阶段:"跨-踢-单脚跳"。快速接近球,躯干后倾,踢球前有跨跳步,踢球后表现出单脚跳。

"挥击形式"包括侧击、下手和上手击、单手和双手击。手眼协调很重要。挥击的动作发展分为四个阶段:

- 第一阶段:"砍式挥击"。用球棒将球砍出,双脚原地不动;

- 第二阶段:"推"。水平方向推出,转体,双脚原地不动或者迈出一小步;

- 第三阶段:"同侧上步"。迈出同侧腿,斜向下挥动;

- 第四阶段:"异侧上步"。迈出异侧腿,躯体转动,后续动作中手腕翻转。

第三节　运动锻炼法的干预内容与质量控制

一、稳定性的干预内容与质量控制

(一) 身体姿态练习内容

1. **姿势内容练习**　是指身体在自然状态下骨盆的体位,是身体的整体位置,我们有意无意地稳定自己身体和调整肢体摆放位置的方式,包括静态和动态的姿势。

(1)自然姿势:能量消耗最节省的体位;

(2)静态姿势:站位、坐位和卧位的姿态;动态姿势:行走、跑步等其他运动和劳动的姿势。应该从不同方向观察人体的姿势,让患儿尽可能的少穿衣服,这样可以方便评定和观察。

干预内容以有氧健身操舞为主、身体姿态矫正练习为辅,融健美操、音乐、舞蹈于一体,多是对称动作,重复练习次数较多。原因是:

第一,调查 ASD 患儿时发现 90% 的患儿对愉悦的音乐感兴趣,部分患儿会随着音乐舞动身体;

第二,它的练习动作较为简单易学,多是对称动作并且重复练习次数较多,对 ASD 患儿来说模仿学习并不困难,可以有效锻炼他们的协调能力。有氧健身操的动作幅度较大,可以使他们的身体得到最大限度地舒展,有效地矫正他们的身体形态。对 ASD 患儿来说身体形态的矫正非常重要,由于 ASD 患儿相对正常儿童来说运动量偏少,多存在身体畸形和问题,例如"O 形"腿、"鸡胸"畸形等。所以对患儿进行身体姿势的训练、体型的塑造、仪态的训练是非常必要的。

根据不同舞种形式进行分类:动物操舞、流行操舞、民族操舞、武术操舞,设计 24 版本,以 1 周为 1 周期,每个月为一等级,3 个月为一循环,由易到难,逐级上升。

2. **平衡内容练习**　人体平衡的维持是一个神经肌肉综合活动过程,人体平衡功能受到视觉、本体感觉和前庭感觉系统三方面影响。人体平衡功能的测量对某些疾病,特别是神经系统疾病、运动系统疾病有重要意义。平衡是指人体处在一种姿势或稳定状态下,以及不论处于何种位置时,当运动或受到外力作用时,能自动地调整并维持原

有姿势的能力。前者属于静态平衡,后者属于动态平衡。

(1)训练原则:要支撑面由大变小,从静态平衡到动态平衡,身体重心逐步由低到高,从自我保持平衡到破坏平衡时维持平衡,在注意下保持平衡和不在注意下保持平衡的训练,从训练时睁眼过渡到闭眼,破坏前庭器官的平衡来保持身体的平衡。

(2)平衡训练的顺序

1)系统、有顺序地进行(坐位平衡 - 爬行位平衡 - 双膝跪位平衡 - 立位平衡);

2)从容易做的动作开始(最稳定体位 - 最不稳定体位);

3)人体支撑面积由大到小;

4)身体重心由低到高;

5)静态平衡训练 - 动态平衡训练;

6)睁眼下训练 - 闭眼下训练;

7)无头颈参与活动 - 有头颈参与活动。

(3)注意事项

1)训练时,对 ASD 患儿要通过镜子进行姿势矫正;

2)患儿姿势稍一倾斜时,治疗师应运用口令,如"向左、向右"等声音刺激来指导矫正;

3)患儿姿势向一侧倾斜时,治疗师不要立即扶患儿,应轻轻地向倾斜方向推患儿,以诱发姿势反射而使患儿直立。例如,将平衡训练由初级到高级三个内容(表 2-22-1~ 表 2-22-3),逐级提高。

表 2-22-1　平衡初级训练

训练内容	训练目的	训练方法
坐姿平衡	静态平衡,矫正坐姿,培养平衡感	坐在椅子上,抬头挺胸,后背倚靠椅背 双臂自然放在前面的桌子上,身体保持平衡
单脚站立	初步训练在重心偏离常态时的身体平衡感	双手左右侧平举,身体正直,目视前方站稳 一只脚站立,另一只脚抬起,上身保持不动 换脚练习,并逐渐延长站立时间

续表

训练内容	训练目的	训练方法
脚尖站立	训练在小支撑点上的平衡	双脚尖站立,并从1数到10 双脚尖站立平稳后,改为单脚尖练习
利用器具训练身体平衡		在支点较宽的平衡板上站立,目视前方,并从1数到10 训练中逐渐减小质点的宽度,并从1数到20

表 2-22-2　平衡中级训练

训练内容	训练目的	训练方法
顶物走	初步锻炼在动态中平衡	地面上画一直线,儿童头顶一本书或一个枕头站在起点,沿直线走,同时头上的东西不能掉下来; 在练习达到一定程度时,可以将直线改为曲线
跳华尔兹舞	培养在方向不断变化的活动中保持动态平衡能力	地面上画一个大圆圈,围绕着某一垂直的轴转圈,速度逐渐加快
走平衡木	利用器具训练平衡感,使之能够在平衡木上保持平衡;在保持身体平衡的基础上表现某种韵律,为较高级的知觉动作做准备	在平衡木上行走,保持平稳;在以上基础上按节拍或音乐行走
不倒翁	训练旧的平衡状态破坏后建立新的平衡状态的能力	在座位上保持良好的坐姿;坐正后,从一侧推动儿童以破坏其平衡,要求再度保持坐正的体姿; 在推动下要保持平衡,可在其不注意的情况下进行推动,并继续保持平衡

表 2-22-3　平衡高级训练

训练内容	训练目的	训练方法
蒙眼走	发展不依靠视觉的空间平衡知觉能力	开始时两眼睁开站立,并注意地面所画直线的走向;然后闭上眼睛站立,并向正前方行走

续表

训练内容	训练目的	训练方法
倒走	发展平衡知觉能力;从二维平衡感发展到立体平衡感	地面上画一直线,沿直线倒着走; 在平稳的基础上计时,训练速度 上下楼梯时练习倒着上、下台阶
拿横杆走平衡木	利用手持器具练习平衡走动	拿着横杆在平衡木上走动; 横杆的长度可不断加长,两头可挂上物品进行练习
旋转平衡	训练旧的平衡状态破坏后建立新的平衡状态的能力	旋转身体后继续保持平衡;迅速由卧位到站立位,保持平衡

(二) 姿势评估的质量控制

观察人体四个生理性弯曲:颈椎稍向前凸的颈曲,胸椎稍向后凸的胸曲,腰椎较明显前凸的腰曲,骶椎较大幅度后凸的骶曲。脊柱弯曲可以缓冲在行走、跑步和跳跃时的震荡,保护脑和胸腹脏器,维持人体的重心。再从背面观、正面观和侧面观来进行姿态评估(表 2-22-4~ 表 2-22-7)。

表 2-22-4　姿态评估观测内容

观测面	主要观测内容
背面观	重心线有无左右侧倾斜,跟腱和跟骨有无异常,髋关节有无内收和外展;骨盆有无倾斜;脊柱有无侧偏等
正面观	了解足部、足趾位置和足弓有无异常;膝关节和髌骨的位置有无异常;骨盆有无倾斜;肋骨的形态及排列有无异常;头部有无旋转和倾斜
侧面观	看人体重心情况,例如,头的位置是否屈曲或倾斜;脊柱的胸、腰弯曲是否过大;胸廓有无突出或凹陷,其位置是否有压低或升高;腹壁有否明显的膨出;膝关节有否过伸或屈曲;骨盆有否前后倾斜或旋转等

表 2-22-5　背面观姿势检测步骤

步骤	观测内容	观测要点
步骤 1	耳朵高度:耳垂是否等高,颈椎是否右侧弯曲	双侧耳朵不等高;颈椎右侧弯是由于弯曲侧肌肉挛缩导致,右侧斜方肌上部、肩胛提肌、胸锁乳突肌、斜角肌较紧张
步骤 2	头部和颈部是否倾斜:是否有侧弯、歪脖子	注意头部是否倾斜到一边,颈部是否有侧弯;倾斜左侧,代表左侧侧弯肌群都会较紧绷
步骤 3	颈椎旋转:在后方观察两侧脸颊、睫毛是否一样	疼痛可能与同侧斜方肌、肩胛提肌、对侧胸锁乳突肌有关
步骤 4	颈椎排列:在颈后用彩笔在棘突上做标记,偏离此线即椎体有可能错位	观察颈部伸展肌群张力;棘突分叉,站立时棘突间距离太近及颈椎肌肉稳定颈椎,项韧带深厚
步骤 5	测量肩膀高度	右肩胛提肌、斜方肌上部纤维缩短,紧绷可导致右侧肩膀高于左侧
步骤 6	观察肩胛骨内收及外展	观察肩胛骨内侧缘与脊椎的位置是否有内收(后缩)外展(前突);将手放到背后及肩胛骨下缘皮肤上画一水平线,助于观察;前突代表菱形肌、斜方肌下部延长,较弱
步骤 7	肩胛下角:对比两侧肩胛下角高度	可将手放于后背,便于确定下角,但其后手臂要回位,放于身体两侧,彩笔标记,提示斜方肌上部纤维及肩胛提肌较短
步骤 8	胸椎是否有脊椎侧弯的迹象	以触诊棘突,用指甲在棘突上划过,往后退看痕迹是否笔直,偏歪。先天性或受伤、生物力学改变或双脚长度差异易致骨盆倾斜
步骤 9	皮肤褶皱:观察躯干两侧皮肤褶皱是否一样	侧弯时,延长对侧肌肉,并挤压弯曲侧肌肉,加深曲侧皮肤褶皱;腰方肌是脊椎侧弯的主要肌肉,右侧较多褶皱,意味着右侧腰方肌缩短状态
步骤 10	手肘位置是否等高	在鹰嘴窝用彩笔定点,对比双臂内旋,看手肘如何移到外侧;可提示肩膀是否下坠或上抬或侧弯到一侧,肱骨关节是否内旋,内旋时可挤压软组织致肩膀疼痛
步骤 11	测量腰椎是否侧弯	背侧观察可以建立腰椎前突变大或腰椎曲度变直的第一印象,弯曲代表最近受过伤,肌肉痉挛,脊椎侧弯肌力不平衡,单侧骨盆上抬所造成侧弯
步骤 12	骨盆两侧是否等高	坐或蹲于患儿身后,术者双手放其腰部,用力下压然后下移致髂骨嵴,感觉双侧是否等高
步骤 13	髂后上棘:用拇指放在此处观察是否等高	下背与臀部之间有一对凹窝,髂后上棘位于其下方,双侧是否等高
步骤 14	骨盆旋转:手放于骨盆上,能否分辨出骨盆旋转至哪侧离你较近	位于身体的中心轴近
步骤 15	臀线双侧是否等高	用线标注,进行测量
步骤 16	大腿肌肉体积	一侧大腿肌肉体积较大代表一侧侧弯
步骤 17	膝盖后侧	膝盖皱痕深得多,代表弯曲站立;膝盖后侧及腘绳肌有突起,代表膝盖可能过伸及关节炎

表 2-22-6　侧面观姿势检测步骤

步骤	观测内容	观测要点
步骤 1	头部、鼻子是否位于中线,与胸骨及剑突连成一线	如果偏离某一侧,可能有胸锁乳突肌、斜方肌、斜角肌等痉挛,即斜颈症
步骤 2	手臂	外偏角:肱骨和前臂长轴线的夹角,男性正常角度为 5°,女性为 10°~15°,不正常的可能提示有骨折,影响上肢的负重能力
步骤 3	左肩高或右肩高,目测及触诊背面用两手大拇指横贴两侧肩胛冈上,观察左右肩高度	除仪态的不美观外,弯曲的脊柱很容易造成压迫而退化,或是影响神经,让传到内脏的神经信息不完整。另外,心肺功能会不健全,肺活量可能会减少
步骤 4	颈椎向左或向右侧弯曲,正面观测——颈椎左右弯曲,侧面观测——颈椎前引和仰头	受两个重要因素影响:一是颈椎关节活动度不够,会让颈椎关节退化,颈椎弧度变直,造成日后颈部僵硬,甚至长出骨刺。二是颈部肌肉过于绷紧而使头部无法大幅度转动,同时会伴随头晕、失眠等症状
步骤 5	圆肩,侧面观测,头部前引,中背部后曲增加,肩胛骨耸起	肩颈酸痛,严重可压迫颈椎之间的神经,引起头痛和手臂麻痹。颈部曲度减少、僵硬,会引起大脑供血不足,降低大脑功能,容易在体内积累毒素,容易影响消化和营养吸收,造成便秘。圆肩姿势会使横膈膜处于紧张状态,造成对动脉和静脉的压迫,使心脏工作负担加重
步骤 6	摇摆背,侧面观测	除仪态的不美观外,弯曲的脊柱很容易造成压迫而退化,或是影响神经,让传导内脏的神经信息不完整。另外,心肺功能会不健全,肺活量可能会减少
步骤 7	平背,侧面观测	军姿背,脊柱的生理弯曲减少,整个身体是非常紧张的,脊柱的灵活性降低,神经传导容易出现问题,造成脊柱压力等现象
步骤 8	肋骨外翻,侧面观测	颈部压力增加,僵硬,会引起大脑供血不良,降低大脑功能。呼吸不畅,摄入氧气减少,体内废物排出受阻,容易在体内积累毒素,影响消化和营养吸收。造成胸型外扩,影响胸部血液循环,增加胸椎压力后压迫静脉和动脉,使心脏工作负担加重
步骤 9	两侧髂前上棘是否等高	骨盆倾斜造成腰椎弯曲,右侧髂前上棘较高,提示腰方肌缩短,髋关节因内收肌缩短而内收,左侧外展肌(如臀中肌)缩短而外展
步骤 10	骨盆向左或向右倾斜背面和正面观测及触诊背面用两手触及髂后上棘,正面用两手触及髂前上棘是否同一水平线,如果哪边低骨盆向哪边倾斜	长短腿,高低肩,整个身体肌肉力量及肌力失衡,造成脊柱及关节压力失衡出现其他问题。调整站立行走,重心均匀地分担在两条腿上,应养成良好的站姿和坐姿
步骤 11	骨盆前倾侧面观,找一平面墙,将臀部和背部贴在墙上,然后将手掌握成拳状,塞入腰椎和墙壁的空隙,如果拳头放在腰椎和墙壁之间还有些空隙,就表示骨盆可能已经前倾	小腹突出,腰椎的弧度会变大而产生一个抗衡机制,所以会有一个过弯的弧度。胸椎和颈椎改变,出现驼背,颈部前倾,为了取得足够的平衡,有时还会衍生外八字步态的问题
步骤 12	骨盆后倾侧面观测,找一平面墙,将臀部和背部贴在墙上,然后将手掌握成拳状,塞入腰椎和墙壁和空隙,如果拳头放在腰椎和墙壁之间无法塞进去,就表示骨盆可能已经后倾	腰椎的弧度会过于平直,所以受力很直接,容易造成椎间盘的压力,腰部的肌肉也会感到特别吃力,另外腰椎过直,胸椎的弧度会受到影响,胸椎下半段靠近腰椎的地方会比较直,肩胛骨会比较突出,肩颈很容易酸痛,颈部也会特别前倾,驼背,甚至引发头痛。骨盆后倾的人走路会让人觉得没有精神,因为很容易有内八字的步态
步骤 13	骨盆旋转侧面观测,观测髂前上棘是否成一条直线,髂后上棘是否成一条直线,哪边在后侧骨盆向哪侧旋转	造成骨盆旋转的因素非常多,只要骨盆左右两边有受力、协调不对等的状况,就很容易让骨盆旋转,如受伤、摔倒、碰撞,习惯性跷脚,打网球、高尔夫等左右用力不同,这种需要腰部力量旋转的运动,都有可能造成骨盆旋转。骨盆旋转会向上、向下影响到身体骨架的其他部位,往上有可能造成脊柱侧弯、高低肩,往下则有可能导致功能性长短腿、步态失衡等

续表

步骤	观测内容	观测要点
步骤 14	膝内、外翻	双脚并拢站立,内踝尽量靠近。内外翻不仅影响膝关节本身,还对支持它的肌肉造成影响,骨关节炎、半月板退化等都可能发生在压力大的一侧,软组织过度牵拉则发生在对侧
步骤 15	膝关节超伸侧面观,膝关节伸超过10°为超伸	膝关节超早在行走和运动的时候加大膝关节压力容易造成损伤膝关节退行性病变,也会导致前后肌力严重的不平衡,导致腿形的改变,严重者也会造成静脉回流受阻,出现静脉曲张
步骤 16	胫骨	观察双侧的胫骨粗隆是否造成脚部朝外的外展情况;外翻的胫骨可能与骨软化或骨头凹侧压力增加有关
步骤 17	X形腿背面观测,膝关节外翻,两腿呈X形	容易造成功能性扁平足,胫骨外转,内八步态,骨盆外转影响体态美,X型腿的人容易在膝盖内侧发生肌肉拉扯,导致膝盖内发炎及酸痛,膝盖退化,出现骨性关节炎
步骤 18	O形腿背面观测,膝关节内翻,两腿呈O形	胫骨内转,骨盆内旋,过度用内侧脚跟走路;O形腿的危害:只要膝盖往外的角度每增加5°,就会增加膝盖内侧50%的压力,很容易在老年时发生膝盖退化的现象,而且退化现象不只在一个区域,身体上下互相牵制,会让骨盆、腰椎等部位同时发生受力失衡,而进一步引起这些部位的退化或旋转、肌肉协调性失衡等问题
步骤 19	扁平足 - 弓形足	扁平足是内纵弓塌陷、关节退变、创伤、糖尿病、类风湿关节炎、神经性病变、肿瘤、胫后肌腱功能不全导致

表 2-22-7　正面观姿势检测步骤

步骤	观测内容	观测要点
步骤 1	头部是否有前移	头部前移——颈部伸展肌(如肩胛提肌)被延长且较弱,加重颈后软组织拉力导致肩膀和上背痛
步骤 2	颈胸椎连接,是否有驼背症	描述颈7和胸1的隆起,导致椎体变成前倾的楔形改变,此处多脂肪堆积
步骤 3	肩部、胸部、腹部:肩膀与耳朵是否呈一条直线	肩膀前突是最常见姿势,导致胸肌缩短,菱形肌,斜方肌中、下部延长,变弱。同时肱骨内旋 - 内旋肌缩短;肩膀后突:少 - 军姿;胸椎后突加大——胸肌缩短,肋间肌紧绷,胸部容积变小,导致呼吸变浅,上腹部肌肉缩短。背部伸展肌,斜方肌中、下部,菱形肌拉长变弱;腹部:突出——骨盆前倾,腰椎前突角加大
步骤 4	腰椎,前突:是腰椎过伸、前突加大的表现	前突加大——导致腰椎后方椎间盘压力变大,竖脊肌缩短,小关节受影响,腹直肌和髋部的伸展肌拉长变弱,腰部伸展肌缩短,腰椎前突——骨盆前倾,腘绳肌及腰大肌紧绷缩短
步骤 5	是否有骨盆后倾、骨盆前倾	骨盆后倾:是耻骨联合位于髂前上棘之前的表现,髂前上棘位于重心线的后方;骨盆前倾:是耻骨联合位于髂前上棘之后的表现,髂前上棘位于重心线的前方
步骤 6	是否有膝反屈、膝屈曲	膝反屈:是膝关节过伸的表现,踝关节常呈跖屈位,膝关节位于重心线的后方,股四头肌、腓肠肌紧张。膝屈曲:是踝关节背屈位、髋关节屈曲的表现,膝关节位于重心线的前方,股四头肌被拉长
步骤 7	踝背屈	踝背屈角度增大常由膝关节弯曲导致,常会有膝盖疼痛及早期退化
步骤 8	脚掌、脚趾是否正常,有无爪形	脚趾皮肤上的瘢痕暗示鞋子或辅具太紧而压迫局部皮肤,尤其是第一脚趾。左脚外侧压力增加可能是躯干旋转到左侧

（三）平衡检测标准

传统的主观观测法操作简单、方便,且直观快捷,但过于粗略主观,缺乏客观量化标准,只能用于疑有平衡功能障碍患儿的初步筛查;量表法易于量化,便于对照,但操作繁琐耗时,且受人为因素的影响,误差较高;压力平板测试操作简单快捷,但专业性强,费用较高,适宜研究用。

1. 闭目直立试验　又称昂白试验（Romberg's test）。是用来检查前庭平衡功能是否正常的方法。受检者站立稳定,为前庭功能正常者。测试时要求受检者两足并拢直立、闭目,两臂前举,以观察受检者睁眼及闭目时躯干有无倾倒发生;强化 Romberg 检查法要求受检者两足一前一后、足尖接足跟直立,观察受检者睁、闭眼时身体的摇摆情况;单腿直立检查法要求受检者单腿直立,先睁眼,后闭眼,最长维持时间为 30 秒。传统主观观察法操作简单,但也较为粗略和主观,缺乏客观统一的标准,不能判断平衡障碍的类型、特点及严重程度,只适用于临床上对疑有平衡功能障碍的患儿进行初步的粗略筛选与测试。

2. Berg 平衡量表　是由 Katherine Berg 于 1989 年首先报道,共包括 14 个项目:由坐到站、独立站立、独立坐、由站到坐、床 - 椅转移、闭眼站立、双足并拢站立、站立位肢前伸、站立位从地上拾物、转身向后看、转身一周、双足交替踏台阶、双足前后站立、单腿站立。每个项目最低得分为 0 分,最

高得分为 4 分,总分 56 分。BBS 量表按得分分为 0~20 分、21~40 分、41~56 分 3 组,其对应的平衡能力则分别代表坐轮椅、辅助步行和独立行走 3 种活动状态;总分少于 40 分,预示有跌倒的危险性。国外学者 Bateman A 对 BBS 信度和效度做了充分肯定,因此 BBS 量表常用于评定平衡功能障碍患儿的平衡能力水平,例如:评定一些下肢肌肉、骨骼损伤和一些脑病引起的平衡功能障碍等级。更有报道说 BBS 可以预测住院时间及出院去向。

3. 压力平板法　1976 年,Terekhov 首先应用压力平板评定平衡功能,随后北美、西欧、日本等国先后开展了压力平板法,记录人体压力中心在平台上变化的轨迹,反映人体重心的变化,随后又研制了电脑化的平衡测试仪,分静态平衡仪和动态平衡仪两种。静态平衡测试是让受检者静止站立在一个固定不动的平衡台上,平台下的高灵敏度力传感器可以测出人体压力中心的变化情况,再经专用平衡分析软件处理后计算出评价人体平衡的静态值。动态平衡仪是在静态平衡仪的基础上,将固定平板用一种装置控制,使其可以在前后、水平方向,前上、后上倾斜,以踝关节为轴旋转动等,同时还环绕检查者给予或真或假的视觉干扰。动态平衡测试细化程度较高,主要有运动性检测、感觉器官的检测、应变能力测试和稳定性测试。压力平板法操作简单、测试时间短、评价指标多,能定量分析人体平衡能力水平,但也较为昂贵,见表 2-22-8。

表 2-22-8　Berg 平衡量表

评定项目	月	日	月	日	月	日
1. 从坐位到站立位						
指令:请站起来						
4 分:能不用手帮助站起来,而且独立、稳定 3 分:用手帮助能够自己站起来 2 分:需用较小的帮助能够站起来且保持稳定 1 分:用手帮助经过几次努力后能够站起来 0 分:需要中度或较大的帮助才能够站起来						
2. 独立站立						
指令:请尽量站稳						
4 分:能安全地站立 2 分钟; 3 分:能扶持在监护下站立 2 分钟; 2 分:能持续无支持站立 30 秒; 1 分:需要支撑桌子站立 30 秒; 0 分:不能站立 30 秒						

续表

评定项目	月　日	月　日	月　日
3. 独立坐			
指令：请将上肢交叉抱在胸前并尽量坐稳 2 分钟			
4 分：能十分安全地坐 2 分钟 3 分：能在监护下坐 2 分钟 2 分：能坐 30 秒 1 分：能坐 10 秒 0 分：没有支撑则不能坐 10 秒			
4. 从站立到坐			
指令：请坐下			
4 分：用手轻微帮助即能够安全坐下 3 分：需要用手帮助来控制身体重心落下 2 分：需要用双腿后侧抵住椅子来控制身体重心下移 1 分：独立地坐下但是不能控制身体重心下移 0 分：需要帮助才能坐下			
5. 床 - 椅转移			
指令：请从床转移到椅子上			
4 分：用手稍微帮助即能够安全转移 3 分：必须用手帮助才能够安全转移 2 分：需口头指示或监护下转移 1 分：需要一个人帮助 0 分：需要两个人帮助或监护			
6. 闭眼睛站立			
指令：请闭上你的眼睛站立 10 秒			
4 分：能安全地站立 10 秒 3 分：能在监护下安全地站立 10 秒 2 分：能站立 3 秒 1 分：不敢闭眼睛站立 3 秒，但是可以睁眼时站立 0 分：需要帮忙避免跌倒			
7. 双足并拢站立			
指令：把你的双脚并拢在一起站立			
4 分：能独立地双脚并在一起站立 1 分钟 3 分：能在监护下独立地双脚并在一起站立 1 分钟 2 分：能双脚并在一起站立但不能站立 30 秒 1 分：需要帮忙能双脚并在一起站立 15 秒 0 分：需要帮忙双脚并在一起站立，但不能站立 15 秒			
8. 站立位上肢前伸			
指令：将手臂抬高 90°，伸直你的手指并尽力向前伸，请注意双脚不要向前移动			
4 分：能够前伸大于 25 厘米的距离 3 分：能够前伸大于 12 厘米的距离 2 分：能够前伸大于 5 厘米的距离 1 分：能够前伸但需要监护 0 分：当试图前伸时失去平衡或需要外界支持			

续表

评定项目	月　日	月　日	月　日
9. 在站立姿势从地板上取物			
指令：请把你双脚前面的拖鞋捡起来			
4分：能安全且很容易地拾起拖鞋 3分：能拾起拖鞋但是需要监护 2分：不能拾起,但是距拖鞋2~5厘米,而且独立地保持平衡 1分：不能拾起并且当尝试的时候需要监护 0分：不能尝试或需要帮助以避免丧失平衡或跌倒			
10. 转身向后看			
指令：双脚不要动,先向左侧转身向后看,然后再向右侧转身向后看			
4分：转身向后看做得很好 3分：只能从一侧向后看,另一侧重心转移较差 2分：只能向侧方转身,但是能维持平衡 1分：当转身时需要监护 0分：需要帮助,避免丧失的平衡或跌倒			
11. 转身一周			
指令：请转一圈,暂停,然后在另一个方向转一圈			
4分：能在两个方向用4秒或更短的时间安全地转一圈 3分：只能在一个方向用4秒或更短的时间安全地转一圈 2分：能安全地转一圈,但用时超过4秒 1分：需口头指示或密切监护 0分：转身时需要帮助			
12. 双足交替踏台阶			
指令：交替把脚部放在台阶/凳子上,直到每只脚都踏过4次台阶或凳子			
4分：能独立地而且安全地站立且在20秒内完成8个动作 3分：能独立地站,但完成8个动作的时间超过20秒 2分：在监护下不需要帮助能够完成4个动作 1分：需要较小帮助能够完成2个或2个以上的动作 0分：需要帮助以避免跌倒或不能尝试此项活动			
13. 双足前后站立			
指令：将一只脚放在另一只脚的正前方并尽量站稳,如果不行,就将一只脚放在另一只脚前面尽量远的地方,这样前脚后跟就在后脚足趾之前			
4分：能独立地将一只脚放在另一只脚的正前方且保持30秒 3分：能独立地将一只脚放在另一只脚的前方且保持30秒 2分：能独立地将一只脚向前迈一小步且能够保持30秒 1分：需要帮助才能向前迈步,但能保持15秒 0分：当迈步或站立时失去平衡			
14. 单腿站立			
指令：请单腿站立尽可能长的时间			
4分：能独立地单腿站立 >10秒 3分：能单腿站立5~10秒 2分：能单腿站立3~5秒 1分：经过努力能够抬起一条腿,保持时间不足3秒,但能够保持平衡 0分：不能尝试或需要帮助,避免丧失平衡或跌倒			

二、大肌肉群运动技能的干预内容与质量控制

(一) 大肌肉群运动技能的干预内容

通过儿童大肌肉群发展特点,有针对性地结合 ASD 患儿的特征,选择以项目游戏进行分类,通过融合教育实施体适能训练,提高身体素质的同时提高其他适能,课程根据大肌肉群发展特点分成两项:运动位移技能和物体操作技能,又分出 13 级指标。

移动性动作包括跑、立定跳、跨跳步、前滑动、侧滑步和单脚跳。

操作物体技能包括在肩上掷球、脚踢球、接球、挥棒击打球、运球、挥拍击打反弹球、地滚球。从项目中选取合适项目以 10 个月为 1 学年,每周 1 个主题,每周锻炼 5 次,每次 40 分钟。

根据儿童运动动作发展规律,采用游戏式教学方式,逐级递进,将大肌肉群运动干预顺序设计为:先进行位移教学,再进行物体操控运动学习,在位移教学和物体操控教学中设置平衡能力课程内容,练习身体核心稳定性,矫正身体姿态,最后是位移运动与物体操控运动交叉进行综合教学。首先,位移运动干预进行 5 个月(分为 5 个阶段),依次是了解认识阶段、兴趣发展阶段、动作泛化阶段、核心动作训练阶段和动作自动化阶段。每个月教学内容由 3 部分构成:

第 1 部分是爬、走和跑等动作;

第 2 部分是立定跳远和单足跳等动作;

第 3 部分是垫跳步、前滑步和侧滑步等动作。

移动动作发展的目的在于刺激样本的前庭功能、本体感觉和学习感觉能力的改善与提升。

其次,进行物体操控运动干预 3 个月(分为 3 个阶段),包括动作熟习阶段、动作兴趣发展阶段和下肢动作熟习阶段。每个月教学内容由 4 部分构成:

第 1 部分是原地拍球、抛球和传球等动作;

第 2 部分是下手投球和肩上投球等动作;

第 3 部分是击固定球和打反弹球等动作;

第 4 部分是踢球动作。这部分干预的重点在于有针对性地促进样本将动作与感觉统合功能能力发展相结合。

最后,进行综合能力训练 2 个月,在强化物体操控能力的同时进行综合动作练习和同伴协作动作培养,达到全面促进样本感觉统合能力的适应性的目的。课程内容根据易到难的顺序划分为 5 个等级,每天完成 1 个等级,每一等级内容中包括准备部分、基本部分和结束部分,将非位移运动内容设置在每次课的准备部分(热身环节)和结束部分(放松环节)中。基本教学内容设计,主要体现大肌肉群的基本运动技术与发展样本感觉统合能力的契合。

同时在课程内容的安排上要考虑到体适能的五个要素:身体适能、情绪适能、精神适能、文化适能、社会适能。根据实际情况,教授特教教师基本技术,每周两次由特教体育教师传授基本技能,每周 90 分钟进行融合教育,同时进行教学试验评价和反馈。大肌肉群运动干预设计见表 2-22-9。

表 2-22-9 大肌肉群运动干预设计

能力发展	周	大肌肉群运动试验方法	试验目标
第 1 月	1	爬行运动、走、跑等基本练习	以发展基本运动能力、空间位置判断能力、平衡能力、位移基本动作能力结合感觉统合能力为主
	2	立定跳远、单足跳	
	3	快慢节奏、协调绳梯练习	
位移运动能力	4	垫跳步、前滑步、侧滑步	
第 2 月	1	纸巾游戏、纱巾游戏	以位移基本动作为基础,发展视-动觉能力、听-动觉能力
	2	节奏游戏	
	3	沙包搏击、呼啦圈练习	
	4	"太阳伞"组合练习	

续表

能力发展	周	大肌肉群运动试验方法	试验目标
第3月	1	动物模仿	强调位移时的节奏感,发展患儿手脚控制能力和协调能力
	2	节奏舞蹈	
	3	花样翻滚	
位移运动能力	4	亲子舞蹈	
第4月	1	身体姿态练习	熟悉身体重心变化,发展静态平衡能力、动态平衡能力与感觉统合能力的结合
	2	静态平衡练习	
	3	动态平衡练习	
	4	亲子瑜伽	
第5月　物体操控运动能力	1	原地拍球、抛球和接球	通过操作球类运动,强化上肢运动控制能力
	2	上手投球、下手投球	
	3	击固定球	
	4	打反弹球	
第6月　位移运动能力	1	动物模仿跳	发展跳跃能力、下肢协调能力与感觉统合能力的配合
	2	格子跳跃	
	3	九宫格节奏跳	
	4	跨栏跳	
第7月	1	沙包投递	通过韵律舞蹈和持物挥拍动作练习,掌握动作节奏和协调控制
	2	韵律球操	
	3	六棱球练习	
	4	韵律体操棒	
第8月　物体操控运动能力	1	足球球性感知练习	强化下肢运动控制能力与感觉统合能力的结合
	2	移动运球	
	3	传递棒球	
	4	三人足球	
第9月	1	上肢球类+位移接力	发展与强化上下肢物体操控、位移运动与感觉统合能力的结合
	2	下肢球类+位移接力	
	3	持物接力	
综合运动能力	4	13项动作组合	
第10月	1	二人协同游戏	通过同伴介入游戏,发展运动的协同及感觉统合能力的结合

（二）大肌肉群运动技能的质量监控

采用《大肌肉动作发展测试》（第 3 版）（the test of gross motor development-3，TGMD-3） 评估受试幼儿的大肌肉动作发展。TGMD 由 Dale A.Ulrich 始编于 1985 年，2000 年修订形成第 2 版（TGMD-2），2013 年修订形成第 3 版（TGMD-3）。它是专门用于评估 3~10 岁儿童大肌肉动作发展状况的测量工具，分成身体移动性动作与操作物体动作 2 个部分，共 13 题；移动性动作包括 6 个大肌肉动作测试：跑、立定跳、跨跳步、前滑动、侧滑步和单脚跳；操作物体技能包括在肩上掷球、

脚踢球、接球、挥棒击打球、运球、挥拍击打反弹球、地滚球，每项技能由 3~5 个动作技能标准来评估。技能时出现了这个动作，记录"1"，如果没有完成，记录"0"。TGMD-3 的 2 个分量表原始得分范围从 0~54 分，二者合并后得分范围为 0~100 分。得分高者代表更高的大肌肉动作发展水平，得分低者表明某种关键的动作发展不足或缺乏。本研究使用的 TGMD-3 表现出较好的信、效度，适合国内 3~10 岁儿童大肌肉动作发展研究，但由于国内外文化差异，击打球、肩上投球等大肌肉动作发展测试效果不佳，得分偏低。见表 2-22-10~表 2-22-12。

表 2-22-10　位移动作测试要求列表

技巧	准备材料	指南	动作标准
跑	8 米长的空地，2 个圆锥体	放置两个圆锥体相距 15 米，确保两个锥体之外有 2~3 米长的缓冲距离。告诉儿童当你喊"开始"的时候，尽他们的最大努力从一个圆锥体跑到另外一个圆锥体。再次重复测试	手臂移向腿，肘部弯曲； 双脚短暂离地； 在脚跟或脚趾处的狭窄位置落脚； 不支撑的腿弯曲约 90°
前滑步	7.5 米的空地，卷尺，2 个圆锥体	用卷尺或两个圆锥体画出一个 7.5 米的距离。告诉儿童从一边快速跑到另一边。通过从另一边跑到原位置。再次重复测试	双臂弯曲，使腰部腾起； 通过脚后跟向前移动，到与后面的脚的位置相邻或在前面脚的后面； 两脚同时离开地面的时间是短暂的； 保持连续 4 个奔腾的动作节奏
跳	6 米长的空地	告诉儿童用他们首选的脚跳 3 次（特别是在测试开始前），接着用另一只脚跳 3 次。再次重复测试	用摆动方式产生的力支撑摆动腿； 支撑腿的脚保持在身体后方； 连续 3 次腾起和落下选择首选脚； 连续 3 次腾起和落下用另一只脚
前跨步	6 米长的空地，1 个豆袋坐垫，1 把卷尺	将坐垫放在地板上，系一段卷尺在地板上在坐垫边 3 米长的地上平行。让儿童们站在卷尺上快速跑过坐垫。再次重复测试	一只脚起跳，另一只脚着地； 双脚在地板上的时间大于跑的时间； 向前伸出手臂以及对应的脚
立定水平跳远	3 米长的空地，卷尺	在地板上画一条起跳标志线，让儿童在线后起跳。告诉儿童尽力跳得远。再次重复测试	预备动作是双膝弯曲，手臂置于身体后方； 手臂用力的向前伸展，一直伸展到头部上方； 双脚同时起跳，同时落地； 落地期间手臂强行向下
侧滑步	7.5 米长的空地，1 条直线，2 个圆锥体	在地板上将两个圆锥体放在 7.5 米长的直线的两端。告诉儿童从一端滑到另一端。再次重复测试	身体沿直线旋转，肩部方向和地板上的线的方向一致； 用支撑腿随着滑动脚移动到一点。然后换脚； 至少 4 组向左连续的滑步； 至少 4 组向右连续的滑步

表 2-22-11 物体操控动作测试要求列表

技巧	准备材料	指南	动作标准
击打一个静止的球	1 个 10 厘米的轻质量小球,1 个塑料球棍,1 个击球座	在击球座上放置球,位置在儿童腰部的水平线上。告诉儿童用力击球。再次重复测试	优势手击球次数多于非惯用手; 非首选一边的身体朝向二传队员,通过脚步进行移动; 转移身体重量到前脚; 球棒控制球
固定点运球	为 3~5 岁的儿童准备 20~25 厘米的游戏球;为 6~10 岁儿童准备篮球;一个硬质水平地面	告诉儿童不能移动脚并且控球 4 次,必须使用一只手,最后抱住球。再次重复测试	控球的高度大约在腰部位置; 用手指控球(不是手掌) 控制球在合适脚的外面或前面; 坚持原地控制球 4 次,而不是通过脚移动重新控制
接球	1 个 10 厘米的塑料球,4.5 米长的空地,卷尺	标记一条 4.5 米的线,儿童分别站在线的两端。告诉儿童用两个手接球。只能把球抛在儿童的腰部和肩部之间。再次重复测试	准备动作是手在身体前面,肘部弯曲; 球到之后接球时手臂展开; 只有手接触球
踢球	1 个 20~25 厘米的塑料球、游戏球或足球,1 个小布袋,9 米长的空地,卷尺	沿墙标记一个 9 米长的线,另外一个线离墙 6 米,将布袋里的球放在离墙最近的线上,告诉儿童站在线的另一侧。并且跑过来用力踢球到墙上。再次重复测试	快速连续的靠进球; 加大步幅或迅速起跳优先接触球; 不踢球的脚移到球后; 通过更合适的脚踢球
手抛球	1 个网球,墙,6 米长的空地	在靠近墙的位置用卷尺画一条 6 米的线,让儿童面对墙站在线的后面。告诉儿童尽量用力抛球。再次重复测试	挥动球向前 面对墙旋转髋关节和肩部来指向抛出的方向; 重量通过投掷的手和相对的脚转移; 球释放的速度大于对角速度,通过身体移动朝向舒服的一侧
头下抛球	3~6 岁儿童 1 个网球,7~10 岁儿童 1 个软球,2 个圆锥体,6 米长的空地,卷尺	把 2 个圆锥体放在墙边,这样就分成了 4 段。从墙的一边让儿童用力抛球。再次重复测试	来回摆动更合适的手,在胸部对着圆锥体时到达上方; 舒适手的相对脚向着圆锥体跨步; 下半身屈膝; 在接近地板的位置释放球,使球弹起来的高度不超过 10 厘米
击打反弹球	1 个网球,1 个网球拍,2 个圆锥体,卷尺,6 米长的空地	在靠近墙的位置用卷尺画 1 条 6 米长的线,让儿童面对墙站在线的后面	将球从地面弹起; 用球拍击打反弹的球; 将球击打到指定位置

表 2-22-12　大肌肉群运动能力测试量表(TGMD-3)

技能分类	技能	分值/分	测试标准	有	无
移动性动作技能	跑	8	1. 肘关节弯曲,胳膊向相反的腿摆动		
			2. 双脚有短暂的腾空离地		
			3. 脚后跟过渡到前脚掌着地或仅前脚掌着地		
			4. 摆动腿后折叠约 90°,脚跟靠近臀		
	立定跳远	8	1. 起跳前,双膝弯曲,双臂在身后自然伸展		
			2. 蹬地起跳时,双臂有力向前上方摆动		
			3. 双脚同时起跳同时落地		
			4. 双脚落地时,双臂随之向下摆动		
	蹦跳	6	1. 向前跨步,相同脚随之做单脚跳		
			2. 胳膊弯曲向相反方向推摆动产生动力		
			3. 完成 4 次有节奏的双脚交替蹦跳		
	单脚跳	8	1. 跳动时,腾空腿自然弯曲向前摆动产生动力		
			2. 腾空腿的脚保持在跳动腿后方		
			3. 胳膊弯曲向前摆动产生力量		
			4. 惯用的腿完成 4 次连续单脚跳		
	前滑步	8	1. 准备时,肘关节自然弯曲放置于腹部两侧		
			2. 前跨腿迈步,蹬地腿随之向前与前跨腿并步		
			3. 双脚有短暂的并步腾空		
			4. 有节奏的完成 4 次连续前滑步		
	侧滑步	8	1. 身体侧对滑步方向,肩部与地面保持平行		
			2. 一只脚向侧迈步,随动脚滑动步腾空		
			3. 以自己开始习惯的一侧 4 次连续侧滑步		
			4. 转向非习惯一侧 4 次连续侧滑步		
操作性动作技能	双手挥棒击打固定球	10	1. 习惯用的手在非优势上方握棒		
			2. 非优势侧的髋部、肩部面对击球方向		
			3. 挥棒时髋部、肩部随之有转动		
			4. 非优势脚朝向击球方向		
			5. 击打的球向前飞行		
	单手握拍击打反弹球	8	1. 球自然下落时,做先后引拍的动作		
			2. 身体侧对击球方向		
			3. 击出的球向墙面方向飞行		
			4. 击球后,球拍随挥至非握拍手一侧的肩部		
	双手接球	6	1. 接球前,双手自然置于胸前,肘关节弯曲		
			2. 双臂前伸迎接球		
			3. 仅依靠双手按住球		

续表

技能分类	技能	分值/分	测试标准	有	无
操作性动作技能	下手抛球	8	1. 习惯手持球向后下方摆动,置于身体后方		
			2. 球抛出后直接击打墙面,没有在地面弹起		
			3. 与投掷手相反的脚向前上步、朝向墙面		
			4. 投球后,手臂随向前挥动至胸部高度位置		
	脚踢固定球	8	1. 快速助跑去接球		
			2. 准备踢球时,拉长步伐或跨一大步上前踢球		
			3. 踢球时,支撑脚靠近球		
			4. 用优势脚的脚背踢球,不是脚尖		
	原地运球	6	1. 单手运球在腰间的高度		
			2. 用手指运球,而不是全手掌拍球		
			3. 能连续运球四次,脚不移动控制住球		
	肩上投球	8	1. 手与肩向下摆动做挥臂动作		
			2. 转动髋部、肩部,非投掷手一侧面对墙面		
			3. 与投掷手相反的脚朝向墙面		
			4. 投掷后,手臂随挥至非投掷手身体一侧髋部		

三、运动锻炼法干预方法常用的设备与器材

1. **姿势平衡** 平衡板、瑞士球、平衡垫、悬吊带、蹦床、平衡木等。
2. **位移运动** 小栏架、栏杆、体操垫、标志桶、标志带、绳梯、九宫格、跳绳、沙包、皮筋、六棱球、太阳伞、滑溜布等。
3. **物体操控** 纱巾、气球、彩纸、篮球、软式拍球、网球、棒球、沙包、足球、标志杆、泡沫轴、六角球、乒乓球、软式排球等。
4. **设备** 音响、瑜伽垫、泡沫轴、剪刀、彩色绳子、彩纸、报纸、画笔等。

四、运动锻炼法干预的注意事项

1. 对 ASD 患儿进行体育运动干预时应当注重个体差异,制订符合个体特征,以及迎合每个个体需要的运动项目。
2. 实证制订处方前必须进行科学的测量,进行统计验证,才能实施方案。
3. 保证运动中的安全性。
4. 注重参与者的隐私。
5. 注重环境的简单性,避免影响受试者的注意力。
6. 注重合理的饮食和运动中补水。

第四节　运动锻炼法训练孤独症谱系障碍患儿的效果分析和应用体验

通过运动锻炼法来促进 ASD 患儿身体素质和社会能力提高,通过一些实证已经证明取得了一些效果。国外研究中通过循证实践在过去 10 年中发表的英文文献中筛选出 169 篇文章,其中 23 篇文章符合循证实践标准,17 篇采用了实验设计研究,1 篇进行了相关研究,5 篇采用了单一主体设计。以健身为重点的运动 8 篇,水上运动 3 篇,空手道和武术 3 篇,运动技能学习 3 篇,瑜伽 2 篇,舞蹈 2 篇,马术 2 篇,放松训练 2 篇,游戏训练 2 篇,这些文章主要解决 ASD 的社会和行为问题、重复刻板行为、健康技能能力和认知能力等问题。

Anderson-Hanleyetal 通过健身游戏减少刻板重复行为,提高执行功能。Arzoglouetal 通过对 10 名 ASD 患儿进行舞蹈训练提高身体协调能力。

Bahramietal 通过对 30 名 ASD 患儿进行空手道训练,减少了刻板行为。Chanetal 通过对 46 名 ASD 患儿用中国功夫放松肌肉,控制和改善了 ASD 患儿的情绪,调整了行为问题。Movahedietal 通过对 30 名 ASD 患儿进行 14 周的武术训练,提高了其社会能力。Fragala Pinkhametal 通过对 16 名 ASD 患儿进行集体水中项目训练,提高了 ASD 患儿的心肺耐力。Fragala Pinkhametal 通过对 12 名 ASD 患儿进行水上运动学习游泳技能,提高了心肺功能、肌肉耐力和运动技能。Pan 通过对 16 名 ASD 患儿进行 20 周的水上练习,提高了水中技能,改善了社会能力。Goodarziand Hemayattala 通过对 50 名 ASD 患儿进行 6 个月的体重控制,降低了体脂,补充了钙元素。Hawkinsetal 通过对 2 名 ASD 患儿进行骑马运动,提高了 ASD 患儿的协调性、力量、灵敏性。Wuangetal 通过对 60 名 ASD 患儿进行模拟 20 周骑马训练,改善了运动表现和感觉统合能力。Hillieretal 通过对 18 名 ASD 患儿进行 8 周的体育锻炼,改善了患儿的焦虑。Koenigetal 通过对 48 名 ASD 患儿进行 16 周的瑜伽学习,其行为能力明显改善。Rosenblattetal 通过对 24 名 ASD 患儿进行 8 周的瑜伽课程训练,降低了患儿的烦躁情绪。Leeand Porretta 通过对 3 名 ASD 患儿进行 6 周控制运动干预,减少了刻板行为能力。Lourencoetal 通过对 16 名 ASD 患儿进行 20 周的蹦床训练,患儿的执行能力有所改善。

Morrisonetal 通过对 4 名 ASD 患儿进行自行车训练,减少了问题行为。Neelyetal 对 2 名 ASD 患儿进行体育锻炼,减少了刻板行为。Pan 通过对 95 名 ASD 患儿进行 6 周的体育锻炼,证明身体活动与社会互动呈正相关。Panetal 通过对 22 名 ASD 患儿进行 12 周的网球训练,提高了协调性和灵敏性。Pitettietal 通过对 10 名 ASD 患儿进行 9 个月的跑步机训练,患儿的 MBI 值下降。Ringenbachetal 通过对 10 名 ASD 患儿进行自行车训练,提高了认知能力和执行能力。Todd 和 Reid 通过对 3 名 ASD 患儿进行步行及跑步训练,提高了身体素质。

国内学者潘红玲等依据运动发展顺序和大肌肉群运动,进行适应性体育,运用徒手操、类球练习、体能练习,参与团体游戏,进行分组练习和同伴协作练习,证实有计划、有组织的融合体育教育能有效地促进 ASD 患儿参与集体活动,提高身体素质与运动能力,增进其主动沟通行为,稳定情绪,改善问题行为,提高社会交往及社会适应能力。邓淑红、张志勇通过体育游戏,采用各种身体动作,通过故事情节,有竞赛性和娱乐性,表明患儿的主动沟通行为次数显著增加,沟通技能也有所提高。徐云探索体感游戏对 ASD 患儿具有积极的干预效果,可以有效促进 ASD 患儿的肢体协调能力、肌肉力量和耐力等动作技能的发展。裴晶晶通过韵律体操练习对 ASD 患儿的姿势控制能力具有良好的改善作用,尤其是前庭功能、本体感觉的改善效果明显。郭剑华利用体育舞蹈对 ASD 患儿进行康复,结果发现 ASD 患儿的主动沟通行为得到明显改善。林松认为体育活动对 ASD 患儿的心理矫正有突出作用。总之,运动锻炼法是针对 ASD 患儿,通过采用合理的运动方式,科学的评估手段,来增强其身体素质和运动技能,并改善 ASD 患儿不同方面的社会化能力。运动锻炼法在进行运动干预的过程中要与其他各种干预训练方法有效地结合,才能促进 ASD 患儿的全面发展。

(贾飞勇　裴晶晶)

参考文献

［1］AYNE G,耿培新,梁国立. 人类动作发展概论. 北京:人民教育出版社,2016:84-259.

［2］约瑟夫·温尼克. 特殊儿童体育与运动. 南京:南京师范大学出版社,2015:46-425.

［3］张俊梅. 体育运动对孤独症的影响研究进展. 中国运动医学杂志,2017,36(6):552-557.

［4］李芳. 美国自闭症儿童教育中的循证实践及启示. 外国教育研究,2015,24(2):72-78.

［5］Dunn JC,Cairney J,Zimmer C.Perspectives on the Contri-bution of Social Science to Adapted Physical Activity:Loo-king Forward,Looking Back.Quest,2016,68(1):15-28.

［6］吴升扣,姜桂萍,张首文,等.3~6 岁幼儿粗大动作发展特征与体质健康水平的研究. 中国儿童保健杂志,2015,23(2):172-175.

［7］Stockel T,Hughes CML.The relation between measures of cognitive and motor functioning in5-to 6-year-old childre.Psychological Research,2016,80(1):543-554.

［8］耽达,张兴利,施建农. 儿童早期精细动作技能与认知发展的关系. 心理科学进展,2015,23(2):261-267.

［9］ Maeng HJ,Webster EK,Ulrich DA. R eliability for the Test of Gross Motor Development-（TGMD-3）. R e-search Quarterly for Exercise and Sport,2016,87（2）:38-42.

［10］ Hawkins BL,Ryan JB,Cory AL,Donaldson MC.Effects of equine-assistedtherapy on gross motor skills of two children with autism spectrum disorder:a single-subject research study.Ther Recreation J,2014,48（2）:135-149.

［11］ Lourenco C,Esteves D,Corredeira R,et al.Children with autism spectrum disorder and trampoline training. Paleastra,2015,29（4）:20-26.

［12］ Neely L,Rispoli M,Gerow S,et al.Effects of antecedent exercise on aca-demic engagement and stereotypy during instruction.Behav Modif,2015,39（1）:98-116.

［13］ Pan C,Chu C,Tsai C,et al.The impacts of physical activity intervention on physical and cognitive outcomes in children with autism spectrum disorder. Autism,2017,21（2）:190-202.

［14］ Ringenbach S,Lichtsinn K,Holzapfel S.Assisted Cycling Therapy（ACT）improves inhibition in adolescents with autism spectrum disorder.J Intellect Dev isabil,2015,40（4）:376-87.

［15］ 朱瑜.适应性体育运动干预对孤独症谱系障碍儿童视觉工作记忆的影响.中国体育科技,2017,3 :53-61.

［16］ 徐云.体感游戏在孤独症患者干预中的效用.中国临床心理学杂志,2016,4 :762-765.

［17］ 裴晶晶,袁雷,李学恒.大肌肉群运动对孤独症儿童感觉统合功能的影响.天津体育学院学报,2019,34（6）:527-532.

第二十三章

马辅助干预技术在儿童孤独症谱系障碍康复的应用

第一节 概 况

一、马辅助干预技术的起源与发展

(一) 马辅助干预技术的起源

马辅助干预(equine-assisted interventions，EAI)是动物辅助干预(animal-assisted intervention，AAI)的一个重要分支，是运动医学、康复医学、心理学的一个交叉领域。指在治疗过程中将马匹的活动和/或马匹的环境结合在一起的心理及物理治疗方法。马辅助干预可分为马术辅助治疗(equine-assisted therapy，EAT)和马术辅助心理治疗(equine-facilitated psychotherapy，EPT)两大领域。该项干预治疗具有悠久的历史。早在古希腊时期，人们便发现马匹能够提高残疾人的健康状况和生活质量。西方医学之父希波克拉底，是第一个描述马具有康复功能的人，他甚至将骑马称为"万能的康复运动"，马术治疗(hippotherapy)一词就起源于古希腊字的 hippos，意为用马进行治疗。

现代系统性的马辅助干预(EAI)起源于 20世纪上半叶，其康复作用逐渐被医疗人员、社会大众和政府部门所重视。作为一项起源于欧洲的动物辅助治疗，如今马术辅助康复治疗，在瑞典等欧洲国家已是政府基本医疗保障覆盖的治疗项目。自 20 世纪 80 年代以来，大量临床研究结果显示，马术辅助干预能显著促进许多身心疾病及神经损伤的康复，如孤独症谱系障碍(ASD)、脑性瘫痪(cerebral palsy，CP)、注意缺陷多动障碍(ADHD)、脑外伤(brain injuries)、脑卒中(stroke)、多发性硬化(multiple sclerosis)、脊髓损伤(spinal cord injuries)、唐氏综合征(Down syndrome)、平衡障碍等疾病。近年来越来越多的研究和临床实践，将马术辅助干预纳入 ASD 患儿的治疗方案中，究其原因是该治疗相对于传统干预措施具有其独到的优势，能显著提高 ASD 患儿的语言功能、社交能力、行为控制能力等，并且能显著改善患儿的压力紧张、不良行为，以及疾病的严重程度。

(二) 马辅助干预技术发展

1878 年，美国医生杜兰特出版了《从医学角度看骑马》一书。在书中杜兰特分析了骑马对血液循环、消化和精神状况的影响，相比于其他运动方式他更推荐骑马。在《马格纳经典马百科全书》中，D.Magner 描述了骑马的康复功能，包括身体和精神方面的改善作用。

丹麦盛装舞步骑手 Lis Hartel 所获的成就被认为是典型的骑马对神经肌肉疾病的治疗效果。她是一位骑术爱好者，不幸于 1943 年罹患脊髓灰质炎，在接受手术及物理治疗后，可以借助拐杖勉强行走,但却并不放弃她所爱好的骑马活动。通过骑马训练,她发现自己的背肌肌力及下肢的协调性明显改善,并于 1952 年和 1956 年在盛装舞步赛中赢得两枚奥运银牌。

骑马治疗的第一个中心同时在奥尔索和哥本哈根成立,用于治疗脊髓灰质炎和脑瘫等疾病的儿童。英国残疾人骑马协会和北美残疾人骑马协会成立于 1969 年。以瑞典的马术辅助康复发展为例:1957 年,马术辅助治疗在瑞典开始,物理治疗师 Kristina af Geijerstam 将 5 位脊髓灰质炎导致运动障碍的女童放在 Enskede 的骑术俱乐部治疗获得成功;1958 年,Mörner 在乌普萨拉为残障患儿制订马术治疗专业课程;1967 年,创建残障人群马术康复团队治疗;1968 年,开始马术康复师职业教育,用于培训马术辅助治疗的医师和治疗师,并为通过专业考核的人员,颁发学历和执业证书。目前瑞典有 1 000 余所马术俱乐部(马术学校);全国拥有 400 余家专业马术康复机构;2.8 万专业从业人员。

第一届国际治疗性骑马大会于 1974 年在巴黎举行。1980 年,国际残疾人士骑马联合会成立,该联合会旨在促进该领域的国际合作。在德国、奥地利和瑞士发展起来的马术治疗于 20 世纪 80 年代被引入美国马术治疗协会(American Hippotherapy Association,AHA)。20 世纪 80 年代后期,澳大利亚、加拿大、比利时、法国和意大利等国家开始实施治疗性骑马方案。

近十年来,有关马术辅助干预的研究呈指数式增长。研究的样本量及病种明显增多。来自国外的多项研究表明,马术辅助治疗可用于 ASD、ADHD、CP,以及抑郁症、焦虑症、精神疾病、精神创伤等多种身心疾患的辅助治疗,其原理是改善神经系统的功能,促进运动技能,改善协调和感觉处理能力,促进患儿的躯体、心理、认知、社会化及行为障碍等全面康复。

二、马辅助干预的定义

国际职业马术治疗协会(Professional Association of Therapeutic Horsemanship International,PATH)将马辅助干预定义为:马术辅助干预是结合马的活动和 / 或马的环境的治疗。康复目标与患儿的需求和医疗专业人员的执业标准相关联。马术辅助干预可以分为马术辅助治疗(EAT)、马术辅助心理治疗(EFP)。而且在术语的使用方面强调:不是由接受过马辅助治疗特定课程培训的持证治疗师进行的马匹参与的疗程,不能被视为马辅助治疗。

由于术语的使用不一致以及翻译方式的不同,在文献中还有其他一些术语被使用,例如:治疗性骑马(therapeutic horseback riding,THR)、马术治疗(hippotherapy,HT)等。其中马术治疗是马术辅助治疗的一种,该疗法强调通过对马匹运动模式的利用,由有执照的物理治疗师来制订和实施躯体运动、作业、语言治疗的策略。此类 EAT 治疗侧重于姿势、平衡感和移动性的训练;治疗性骑马的应用范围比马术治疗更为广泛。此疗法重点改善躯体、社会性、学习性、感觉和心理方面的功能,通过教授骑乘技术进一步增强患儿的注意力、感觉管理及交流能力。训练时,患儿需要手握缰绳,通过语音命令控制马匹,还会用到其他马术技巧。

马术辅助治疗是在马术辅助活动的基础上,引入相应专业的治疗师,如物理治疗师(physio therapist,PT)、作业治疗师(occupational therapist,OT)、语言治疗师(speech therapist,ST)、心理治疗师(psycho therapist)等,运用马匹所特有的自然运动节律,以及本能的基础交流能力等内在特性,根据神经发育障碍及身心疾病等患儿的不同需求,设定可行的预期目标并制订有效的治疗方案。在专业治疗师、马术指导员、社会工作者,以及家长等多方人员的参与下,实现标准化、系统性、个性化的治疗。国际职业马术治疗协会对马术辅助干预的具体分类见图 2-23-1。

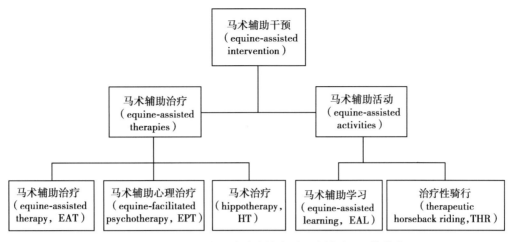

图 2-23-1　国际职业马术治疗协会对马术辅助干预的分类

第二节　马术辅助干预孤独症谱系障碍患儿的机制

目前,有关 AAI 的临床试验研究及机制研究比较有限。国外的研究结果提示:在自然环境中与受过训练的动物(如狗、马等哺乳类)密切接触及互动(抚摸、大面积皮肤接触、眼神交流等)对人体可产生神经生物学的影响。研究发现,动物辅助治疗产生的生理学、心理学,以及行为学上症状的改善,其生理基础是通过神经内分泌系统作用产生的。简而言之,人类通过和动物相互作用能显著降低动脉血压,以及血液中皮质醇的水平,同时能够提高内源性催产素、β 内啡肽、催乳素、苯乙酸,以及多巴胺的水平。尤其是催产素及其受体基因对个体社会认知和社会行为的影响,以及可能的治疗机制受到人们的关注。

一、儿童孤独症谱系障碍与催产素系统

ASD 是一种以神经生物学为基础的神经发育障碍性疾病。患儿在多种场合下存在持续性社交情感互动缺陷,以及在互动中使用非语言交流行为缺陷,且具有一定的生理和遗传基础。早在 1992 年,Modahl 等就提出催产素(oxytocin,OT)缺乏可能是导致 ASD 患儿社会交往障碍的原因。其研究发现,与正常同龄儿童相比,ASD 患儿血浆中催产素水平偏低,且催产素水平降低程度与其社会交往功能障碍程度呈正比。动物实验中也发现,催产素基因敲除小鼠及催产素受体基因敲除小鼠表现出与 ASD 相关的行为异常。催产素受体广泛分布在大脑边缘系统及前脑腹侧,其分布密度及受体活性

可能会影响个体的社会行为。相关研究提示,催产素及其受体基因是 ASD 的可能影响因素之一。而 ASD 个体在言语、交往能力和社会功能上都存在一定的损伤,包括在社交场景中情绪共情的缺失、回避注视面孔的眼区部分等,这些可能与催产素系统的影响有关。

催产素是一种环状九肽分子,由室旁核和视上核的神经元合成,通过垂体后叶进入血液循环作用于外周神经系统,部分投射到边缘系统和脑干影响中枢神经系统活动。近年来,有关催产素对个体神经生物学的研究主要包括两个方面:其一是个体内源性催产素水平与其生理及行为的关系,其二是外源性催产素干预(鼻腔吸入或静脉注射)对个体社交行为的改变。内源性催产素具有促进婴儿参与社会互动意愿的作用;外源性催产素在个体情绪方面具有调节动物的焦虑和恐惧、促进对他人的情绪识别能力、提高男性的情绪共情等;在知觉认知方面可以增加个体对面孔眼区的注意、增加个体知觉;在行为方面可以增加个体对他人的信任促进亲社会行为、调节人类压力等。催产素在增加信任、共鸣、眼神交流、面部记忆,以及社会交流方面起到很重要的作用。

二、动物辅助治疗与内分泌激素

近年来,人类动物关系学在心身疾病的研究受到重视。大量的随机对照临床试验表明,动物辅助治疗可以使肿瘤患儿的情绪及行为稳定,对心血

管疾病、ASD 患儿等疾病亦有显著的辅助治疗作用。在人类与治疗犬的相关研究中发现,当人与治疗犬进行皮肤接触 5~24 分钟后,血浆中催产素水平明显增高。研究还提示,催产素水平的增高程度与人和动物的亲密关系程度有关,如果是心爱的宠物,则这种人与动物的皮肤接触及眼神交流会产生更多的催产素释放。下丘脑是神经内分泌的高级中枢,分泌的释放因子或抑制因子作用于腺垂体,后者分泌的激素再作用于周围靶器官,三者连成具有重要调节功能的神经内分泌轴,即下丘脑 - 垂体 - 肾上腺轴(HPA 轴)。下丘脑、垂体和肾上腺释放的激素分别为:促肾上腺皮质激素释放因子(corticotropin-releasing factor,CRF)、促肾上腺皮质激素(adrenocorticotropic hormone,ACTH)和皮质醇(cortisol)。HPA 轴主要维持内稳态和应激反应的应答。CRF 是机体调节应激反应的关键因子,且与多种精神疾病有关。在一项由 131 名儿童参与的马术辅助课程学习的随机对照研究

中,进行为期 11 周,每周 1 次 90 分钟的马术辅助学习。结果发现实验组的儿童唾液中皮质醇的水平显著下降,通过减少外周皮质醇来起到抗焦虑的作用并改善对应激的应答,研究者认为这是人和马密切接触后催产素水平升高而带来的保护反应。

迄今为止,有关动物辅助治疗 ASD 患儿的机制研究仍在探索中。马辅助干预研究的主要局限性包括:由于成本因素及活体动物的使用导致样本量较小,只有 50% 的研究设置对照组及低标准化等,从而影响研究提供的因果证据,降低了研究的内部效度和外部效度。该项技术在实施中需要多学科参与,研究内容涉及人类动物关系学、马术科学、发育行为医学、康复医学、医学心理学、神经生物学、认知神经科学等。在近十余年间,国际研究和实践领域已经表现出对马辅助干预极大的兴趣,作为一个正在向前发展的新兴领域,我们期待更多的马术辅助治疗循证框架研究。

第三节 马术辅助干预的内容与质量控制

马术辅助干预是以马匹作为一种治疗工具使用,在专业治疗师指导下的综合性康复治疗。马匹及治疗师团队是保证干预效果和安全性的重要因素。

(一)马匹的角色及选择

马匹在辅助干预中承担患儿与治疗师的媒介、辅助者、患儿的动机来源及治疗工具等作用。马匹的选择要考虑品种、气质、外形、步态和温顺性等工作角色的核心特征。按照马的品种的个性与气质,可分为热血马、冷血马与温血马三大类。根据马的体型和特性,温血马通常用来作为骑乘用和马术运动,主要发源地在欧洲。最适合儿童马术辅助干预的是冰岛马,它的体高:1.25~1.33 米(12.3~13.1Hands),虽然个头较小巧,但通常被认为不是小型马。冰岛马聪明、友善、擅长学习。

马步有 5 种步伐(一般的马具有 4 种步伐),其中溜蹄(toelt)是冰岛马特有的步伐,体态特殊,重心集中在后腿,以保证马匹运动的平稳性。马匹经过严格选择后还需要由马术专业人员完成其对马术治疗过程中各种要素的脱敏训

练,当成为治疗马后还需要不断接受训练,以保持马匹整体形态肌肉的对称性及高质量的步态。

(二)马术辅助干预团队及职责

马术辅助治疗团队成员经常包括马术教练员、治疗师(PT、OT、ST)、领马人、伴行者等,负责在实施地面及马背干预过程中马术医疗和保护性服务。

1. **治疗师** 负责评估参加马术辅助干预患儿的运动及认知能力;参与制定阶段性训练目标及计划;负责实施马术训练计划;负责为患儿选择匹配的治疗马(体型大小及步态特征)及佩戴的装备。

2. **教练员** 负责静态马背及骑行过程中的技巧、骑行者注意事项、马匹与团队成员的分工协调、治疗马状态评估、马匹训练和治疗过程安全问题。

3. **领马人** 也称驯马员。负责牵引和控制马匹行进方向和步伐,确保马的行为适应训练活动。

4. **伴行者** 伴行者可以由家长或志愿者承

担。在侧方扶持患儿防止跌落,协助患儿按照治疗师的指示完成训练动作,参与训练中互动环节。

5. 康复医生和心理咨询师 负责诊断适合马术辅助治疗的患儿;负责治疗前后对患儿的运动技能、认知能力、行为特征、心理健康状态及症状严重程度进行测评及量化;负责提供马辅助心理治疗及咨询服务。

(三)干预内容及流程

1. 训练要点

(1)人与动物间亲密关系的建立,包括感觉马匹、抚摸马匹、信任马匹、饲养马。

(2)骑乘过程融合感知觉、平衡功能、对马匹节律性运动的适应及调节能力、言语理解及沟通能力训练。

(3)训练内容从易到难,循序渐进。

(4)训练过程强调团队参与,即家长、患儿、驯马员、马术治疗师及马匹密切配合,立体互动。

2. 训练目标 通过以下方面达到相应治疗作用:

(1)一般选择骑马速度约为每分钟 100~120 步的慢步,相当于正常成年人的步速。三维立体空间运动重塑的试验结果表明,马匹在慢速步行时,呈现出 3 个轴面上的动作:在左右轴上髋关节外展和内收,在前后轴上髋关节屈曲和伸展,在垂直轴上髋关节内旋和外旋。马匹的肌肉运动信息可以通过患儿下肢传导至全身,输入并易化了一种患儿平时没有机会体验的运动模式,促进中枢神经系统将马术治疗过程中来自身体各部位及外部环境对身体刺激的感觉信息加以组织,发展患儿对自身身体的感知,同时也刺激了前庭觉和本体觉的发展。

(2)在骑乘教学过程中,治疗师和助手通过课程设置和教学训练任务,可以帮助患儿提升认知、语言、学习自我控制和注意力控制。

(3)患儿通过不断地观察到发出的指令与马匹行为执行之间的关联,理解外部互动,增强社交主动性。

(4)和马匹的身体接触、日常照料马匹,都能增强患儿与马匹的情感连接,让其更放松、减少焦虑情绪。再通过马匹这个媒介,逐步发展出更多的情感体验,促成与患儿的情感交流。

(5)运动训练促使大脑分泌脑内啡肽,下调多巴胺水平和多巴胺 D_2 受体的表达,可改善 ASD 患儿多动行为和注意力障碍。

3. 训练流程 学习穿戴训练装具。让患儿亲近及抚摸马匹、眼神交流—上马及放松训练—马背平衡及互动能力;骑乘中由治疗师对患儿分别从行为、动作完成、语言能力等方面训练;领取食物喂饲马匹;亲近及抚摸马匹与马道别;整理物品脱下训练装具。见图 2-23-2。

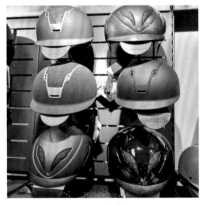 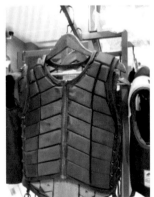 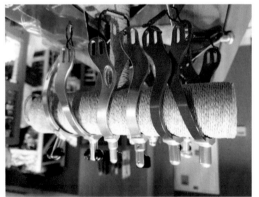

A:头盔 B:防护背心 C:马镫

图 2-23-2 ASD 患儿穿戴的训练装具

4. 训练时长及频次 每次训练时长约 60 分钟,包括地面及马背两部分内容,马背训练时长约 45 分钟;每周训练 1~2 次,12 次一个疗程。

马术辅助干预所使用的马匹见图 2-23-3;ASD 患儿进行马术辅助干预的地面训练和马背训练见图 2-23-4。

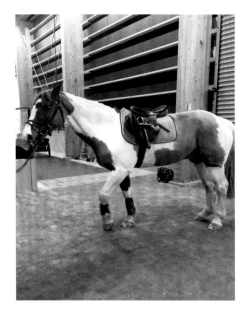
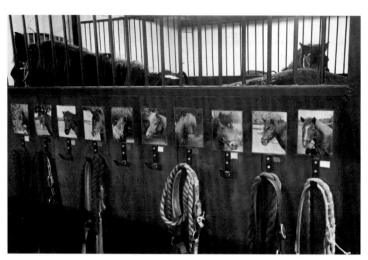

图 2-23-3　马术辅助干预所使用的马匹

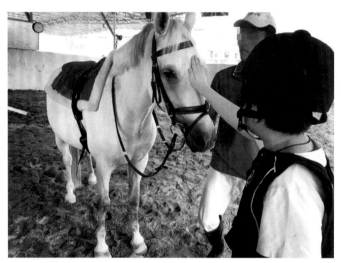

A：地面训练

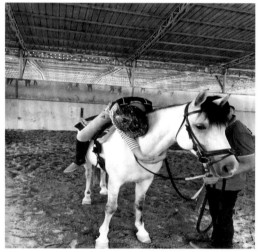

B：马背训练

图 2-23-4　ASD 患儿进行马术辅助干预训练

（四）马术辅助干预的质量控制

1. ASD 患儿病情严重程度评估　对拟采用马术辅助干预的 ASD 患儿使用孤独症儿童行为量表（autistic behavior checklist，ABC）、社交反应量表（social responsiveness scales，SRS）、Achenbach 儿童行为量表（child behavior check list，CBCL）、图片词汇测验-4（peabody picture vocabulary test 4th edition，PPVT-4）、儿童期孤独症评定量表（childhood autism rating scade，CARS）等对患儿的症状严重程度进行评估。以便进行分组及阶段性疗效评估。

2. 现场评估　在马术辅助干预过程中，由治疗师团队对患儿的目标行为进行细致观察并记录。

相关内容包括：面部表情（恐惧紧张/愉悦放松）、对他人发起互动的回应、自发语言、分心行为、依从性、姿势及问题行为等。

3. 治疗团队制定个性化阶段性训练目标及马术训练计划　实施干预训练 4~6 周后进行中期评估。

内容包括：ASD 患儿目标行为改善情况、感觉/认知能力/运动能力水平的评估，以及治疗马状态评估等，制定第二阶段训练目标及计划。

第四节　马术辅助干预孤独症谱系障碍患儿效果分析和应用体验

一、干预效果分析

目前国外发表的 ASD 患儿马术辅助干预研究大部分采取的疗效评价指标,以临床症状评估量表为主要方法。其他有半结构式访谈、录像判读、现场非结构化观察等。研究范围涉及生理、心理、社会化、认知、教育和行为能力,并对治疗的频率、疗程及远期效果进行了探讨。

García-Gómez 等人运用 BASC 儿童行为评估系统对实验对象的社交能力、情感表达、情绪控制等方面进行评估,运用生存质量模型问卷对受试者的生存质量进行评估。其中试验组为 8 名 7~16 岁的 ASD 患儿,另外 8 名与之匹配的 ASD 患儿作为对照组。试验组进行了每周 2 次,为期 3 个月共 24 次马术辅助干预。试验结果显示,马术辅助干预有助于 ASD 患儿攻击性行为的改善,并且有助于患儿人际关系,以及社会融入性两个方面的生活质量提高。

为了研究马术辅助治疗对于 ASD 患儿语言交流能力、社交能力、感觉认知能力,以及躯体行为等全方面功能的影响,Van 等研究者进行了一个包含 60 名 2~14 周岁被确诊为 ASD 患儿的大样本研究。患儿进行了每周 1 次,为期 10 周的马术辅助治疗,运用 CARS 儿童期孤独症评定量表,以及 ATEC 孤独症治疗评定量表,分别在治疗前、治疗过程中及治疗后,对所有 ASD 受试者症状严重程度和功能改变进行全方面的评估。结果显示,10 周的马术辅助治疗对于 ASD 患儿的症状严重程度有显著改善,并且随着马术辅助治疗课程的不断增加,ASD 症状改善越明显,患儿在马术辅助治疗前 ASD 程度越轻干预效果越好。研究者还发现受试者的社交能力,以及感觉认知能力在所有观测指标当中改善最为明显。

Gabriels 等人对 42 名年龄在 6~16 岁的被确诊为 ASD 的患儿,进行连续 10 周,每周 1 次的治疗性骑行马术辅助干预,并筛选了与之年龄、性别,以及疾病程度相匹配的 16 名 ASD 患儿作为对照组。运用 ABC 异常行为检核表对实验对象的自我调节能力进行评估,运用文兰适应行为量表(第 2 版)评估试验对象的适应行为,运用运动能力的测试(第

2 版)(Bruininks-Oseretsky Test of Motor Proficiency 2nd Edition,BOT-2),动作精练度测试检测受试者的动作精练程度。结果发现,试验组患儿在马术辅助干预前后,应激性、嗜睡症、刻板行为、多动、语言表达能力、动作协调,以及听觉执行功能方面有显著改善,并且与对照组相比试验组患儿的自我调节能力有显著提高。

Nelson 等对 3 名患有 ASD 的男童进行了社会行为和异常行为测量。研究过程中,将社会行为定义为对语言反应或声音的模仿,向治疗师发出口头指令或声音,以及自发言语或口头请求。将异常行为定义为哭泣、尖叫、躲藏或逃跑、有意跌倒、抱怨声和击打。通过评估工具和录像带记录以上行为,使用 6 秒间隔系统记录各分类,然后对行为进行评分。结果发现,研究中患儿的社会行为明显增加,异常行为明显减少。

值得注意的是,由 Ayla R 和 Lee A 发表的对 2009 年以来 ASD 患儿马术辅助治疗相关研究实证的文献综述中,有 4 项是采用了随机对照的临床试验。Kern 等研究者采用的是试验前后对照,并且对受试者进行了随访观察。Bass 以及 Gabriels 的研究采用了前后对照试验设计,而 Van 采用的是更为严谨的前瞻性单盲临床试验。Gabriels 等研究者在 2015 年进行了一项 ASD 青少年治疗性骑马的大样本随机双盲临床试验。该项研究一共纳入了 127 名年龄 6~16 周岁,非语言智商高于 85 分(IQ ≥ 85)确诊为 ASD 的患儿,试验对象被随机分为两组,试验组进行为期 10 周的治疗性骑行,对照组进行对应的没有马匹参与鞍马的活动。受试者在试验前 1 个月内,以及试验后的 1 个月内,接受对干预手段盲性的专家评估,同时对非盲性的家长进行问卷调查,在治疗性骑马过程中,家长每周对受试者的行为进行评估。结果显示,从干预的第 5 周开始,试验组患儿相对于对照组患儿,应激性、功能亢进两项指标就有了显著地改善,同时伴有语言总词汇量及新词汇量的显著增加,敏感性分析在调整了年龄、智商及流程分析之后,表现出一致性的结果。这项研究显示了与之前相关的临床试验一致的结果。这些随机对照临床试验结果,具有高度的内在有效性,意味着可以排除混杂因素的干扰,

证明马术辅助干预对于 ASD 患儿症状改善的有效性。同时这些研究是随机双盲的大样本临床试验，具有高度的统计学意义。将来更多的大样本、多中心、不同人种的随机双盲临床试验，可以增加以往试验结论推导到 ASD 患儿人群的效能。

为了研究治疗性骑马对学龄期 ASD 患儿的社交能力及感觉处理能力的影响，Ward 等研究人员对 21 名确诊为 ASD 的小学生设计了治疗性骑马课程，运用 GARS-2 自闭症评定量表，以及 SPSC 感觉统合量表，对受试者的社交及感觉处理能力进行评估。结果发现，治疗性骑马能显著提升受试者的社交活动及感觉处理能力，并且显著改善受试者的 ASD 相关的症状严重程度。此外，研究者们还发现，通过治疗性骑马所获得这一系列变化，在中断骑行 6 周后会逐渐消失，但是一旦重新开始治疗性骑马课程这些变化就会恢复。该项研究对治疗性骑马的在 ASD 患儿康复过程中时效性问题进行了探讨，为将来此类试验和临床实践的课程设计提供了一个新的思考角度。

二、深圳地区开展马术辅助治疗 ASD 的应用体验

1. 问题的提出　4 岁以后 ASD、脑性瘫痪等残障患儿在既往的康复治疗进入瓶颈期。常规的康复治疗及训练方法由于其局限性（重复性、内容较单一、不具备综合训练能力等），难以满足对患儿社会适应能力、感知觉加工、定向注意力、社会交往能力、运动技能、身体平衡能力等目标提供综合训练的要求。而马术辅助康复技术可融合 PT/OT/ST 等综合康复训练课程，在欧洲等发达国家已成为 ASD 患儿非常流行的辅助康复手段。为此，深圳市相关部门近两年组织专业人员开展了对马术辅助干预技术的研究及实践。通过对国外马辅助干预技术的实地考察和学术交流，了解到马术辅助康复训练的几大优势：

（1）ASD 患儿乐于接受与参与：马术辅助干预技术属于动物辅助治疗，患儿接受度高，参与性强，回避行为少，容易建立交流及互动关系；

（2）可促进家庭训练：家长参与整个训练过程，与治疗师密切配合，督促提醒患儿专注训练内容，增强了亲子关系，可促进家庭训练；

（3）动态运动模式治疗：对患儿的肌肉放松、身体控制能力、感觉统合、平衡力有很好的训练作用。

从 2016~2018 年，在深圳举办两次"马术运动与健康国际论坛"，来自瑞典、中国香港、中国台湾等马术训练及治疗专家，以及本地区儿童心理行为康复专家、康复机构治疗师、ASD 家长等近 300 人出席会议，引起各界对马术康复运动的高度关注。

2. 实施临床研究

（1）入组对象：2017 年，在深圳市一所三级专科医院儿童心理门诊，按照美国《精神障碍诊断与统计手册》（第 5 版）的诊断标准，符合 ASD 症状学诊断，目前未接受其他物理治疗及药物、大运动发育达到 4 岁水平具有骑乘能力、临床诊断为中度或以上的 ASD 患儿 20 名（男 16 名，女 4 名），年龄 4.5~18 岁［（8.1±3.4）岁］。入组患儿排除听力障碍及其他神经发育障碍疾病。全部受试患儿均征求家长同意并签署知情同意书后进行马术康复运动训练。

（2）训练场地及训练团队：选择瑞典设立在深圳一所具有马术训练资质的马术学校，训练课程及流程设置由国内发育行为儿科专家、物理治疗师、作业治疗师、语言治疗师组成的团队，参照欧洲马术辅助训练基本内容，结合国内马术训练环境及人员情况制订，并经过瑞典马术康复专家认定。

（3）训练课程安排：全部课程为期 12 周，每周进行 1 次，每次持续 1 小时。

（4）治疗分组：按照语言表达、理解指令、眼神接触、行为是否多动等四个指标，对患儿进行分组。选择病情程度相近的 3~4 名患儿为一组，每位患儿配 1 匹治疗马匹及 1 名驯马员，每组由 1 名瑞典康复治疗师担任主训教师，1 名康复辅助人员协助，家长全程参与训练过程。

（5）疗效评价：在患儿治疗前、治疗后由抚养人分别填写孤独症儿童行为量表（ABC）、社交反应量表（SRS）、Achenbach 儿童行为量表（CBCL）；在马术辅助干预前、后由专业人员对入组患儿进行事件相关电位（event-related potential，ERP）、失匹配负波（mismatch negativity，MMN）和 P50 两项神经电生理指标检测，客观评价患儿干预前、后认知加工和抑制无关刺激功能的变化。

3. 研究结果分析

（1）干预前后临床量表评分变化的比较：SRS 量表用以评价 ASD 患儿的社交功能损害情况，评分越高，症状越重。结果显示，干预后 SRS 总分显著降低。ABC 量表由家长观察的 ASD 患儿症状情况，干预后总分也显著降低。干预前后 ASD 患儿 CBCL 总分及各因子得分均无明显差异。SRS

和 ABC 量表在干预前后的得分减少,经统计学检验有显著性差异,提示马术辅助干预对 ASD 患儿的临床症状,特别是与社交相关的症状改善较明显,具体见表 2-23-1。

表 2-23-1　马术辅助干预前、后患儿临床量表评分的比较($\bar{x} \pm SD$)

参数	干预前	干预后	t	P
SRS 评分	140.2 ± 21.67	121.3 ± 34.29	2.414	0.026
ABC 评分	50.85 ± 28.99	33.55 ± 25.23	2.654	0.016
CBCL 评分	31.15 ± 18.11	28.0 ± 15.39	0.648	0.525

(2)电生理指标改变:本研究中马术辅助康复治疗前,ASD 患儿 MMN 潜伏期在正常范围,但 S2/S1 的 P50 波幅值比值大于 1,提示 ASD 患儿同样存在对无关刺激抑制的功能障碍。经过 12 周训练课程,这两项电生理指标都在干预后表现趋于改善的变化趋势,MMN 潜伏期呈缩短趋势,S2/S1 的 P50 波幅值比值呈减小趋势。变化无统计学显著差异,可能与样本量小有关。

该研究既是国内首家开展的马术辅助康复实验研究,也是对 ASD 患儿进行马术辅助干预的首次报道,同时探索采用 ERP 神经电生理指标评价干预前后的效果。今后将在扩大样本量基础上再做进一步研究。

第五节　马术辅助干预孤独症谱系障碍患儿的注意事项

一、马术辅助干预的适应证

马术辅助干预康复训练可适用于以下疾病:ASD、ADHD、脑性瘫痪、脑外伤、脑卒中、多发性硬化、脊髓损伤、唐氏综合征、应激、感觉统合失调、抑郁障碍、焦虑障碍等。

二、马术辅助干预的禁忌证

常见的马术辅助干预的禁忌证有:骨骼和关节炎症、寰枢椎病变、严重的骨质疏松症、严重的脊柱侧弯、严重的过敏症、严重的心脏病、与治疗场景有关的恐惧症、呼吸系统疾病等。

三、骑行注意事项

1. 马术辅助治疗通常在封闭区域散步　场地要求 ≥ 1 000 平方米。患儿在主要过程中都坐在治疗马上,但不控制马。骑行前根据患儿需求和功能级别来选择自己适合的设备或辅具,例如带手柄或安全马镫的系肚带、躯干或肢体康复辅具。通常不使用鞍座以便患儿皮肤与马匹紧密接触,从马匹的移动中接收最大信息输入。

2. 接近马匹时选择的方位　接近马匹时宜从马的左前方向,注意不能站在马匹后方或从马匹后方行走,避免引起马匹本能的防卫动作而被踢伤。一般建议协助 ASD 患儿从马匹左前方上马,动作避免剧烈,不要从侧后方上马,因为马匹不仅会向后踢,后腿还会向前踢。

3. 侧步行者不可缺少　也称伴行者,多半由抚养人承担并一定在场。侧步行者位于马的两侧,以防止患儿从马匹上跌落,还可以协助患儿按照治疗师的指示进行动作。因疗程活动包括马匹步幅、节奏和方向的变化,例如走蛇形或八字形图案、跨越低高度障碍等,马匹在变换步态时人是最容易被摔下马的,所以要求侧步行者此时需格外警惕,协助调整马背上患儿的位置,保持重心平衡。

4. 骑行辅具的选择　ASD 患儿在骑行前必须穿戴好马术辅助治疗所需的辅具装备,以保障骑行过程中的安全。

(1)头盔:马术头盔一般分为障碍头盔和速度赛盔,障碍头盔适用于日常骑乘。马术头盔要求在一定的冲击力下,要能裂开,以分散撞击力,减少对头部的损伤。头盔的材料通常是化工塑料和玻璃钢,重量轻。骑行前要为患儿选择大小合适的头盔并系好带子,头盔过大容易影响视线,过小则无法起到保护头部的作用。

(2)防护背心:防护背心外形酷似防弹衣,一般由特种塑料泡沫制成。其作用是为了防止 ASD 患儿在骑行中意外坠马时受伤,主要保护患儿躯干、肩颈、胸廓及腹部内脏等部位。

(3)马裤:马裤应具有很好的弹性。胯部宽松、下腿收紧,穿着贴身,骑乘时不妨碍动作。腿的内侧至臀部采用化纤皮加层处理,提高马裤的耐磨性能,避免了在骑乘运动中摩擦可能带来的伤害。

(4)马靴:马靴分为长靴和短靴。马靴通常为牛皮制作,结实耐用。靴头尖,靴跟为方形,这有利于在落马的时候人脚与马镫的脱离。而靴头有硬度是保护人脚在被马蹄踩着时不会受伤。ASD患儿骑乘训练时穿短靴并配上护腿就可以了。

(洪 琦 周奇敏)

参考文献

[1] Heine B,Hippotherapy.A multisystem approach to the treatment of neuromuscular disorders.Aust J Physiother,1997,43(2):145-149.

[2] Lanning BA,Baier M,Ivey-Hatz J,et al.Effects of equine assisted activities on autism spectrum disorder.Journal of Autism and Developmental Disorders,2014,44(8):1897-1907.

[3] Robin L,Gabriels,Zhaoxing Pan,et al.Randomized Controlled Trial of Therapeutic Horseback Riding in Children and Adolescents With Autism Spectrum Disorder.Journall of the American academy of child&adolescent psychiatry,2015,54(7):541-549.

[4] Ajzenman HF,Standeven JW,Shurtleff TL.Effect of hippotherapy on motor control,adaptive behaviors,and participation in children with autism spectrum disorder:a pilot study.Am J Occup Ther,2013,67:653-663.

[5] Jang B.Equine-Assisted Activities and Therapy for Treating Children with Attention-Deficit/Hyperactivity Disorder.J Altern Complement Med,2015,21(9):546-553.

[6] O'Haire ME.Animal-assisted intervention for autism spectrum disorder:a systematic literature review.J Autism Dev Disord,2013,43(7):1606-1621.

[7] García-Gómez A,López-Risco M,Rubio-Jiménez J,et al.Effects of a Program of Adapted Therapeutic Horse-Riding in a Group of Autism Spectrum Disorder Children.Electronic Journal of Research in Educational Psychology,2014,12(1):107-128.

[8] Mapes AR,Rosen LA.Equine-Assisted Therapy for Children with Autism Spectrum Disorder:a Comprehensive Literature Review.Rev J Autism Dev Dis,2016,3:377-386.

[9] Kamioka H,Okada S,Tsutani K,et al.Effectiveness of animal-assisted therapy:A systematic review of randomized controlled trials.Complement Ther Med,2014,22(2):371-390.

[10] Pendry P,Smith AN,Roeter SM.Randomized trial examines effects of equine facilitated learning on adolescents'basal cortisol levels.Human-Animal Interaction Bulletin,2014,2:80-95.

[11] Ward SC,Whalon K,Rusnak K,et al.The association between therapeutic horseback riding and the social communication and sensory reactions of children with autism.J Autism Dev Disorders,2013,43:2190-2198.

[12] García-Gómez A,Risco ML,Rubio JC,et al.Effects of a program of adapted herapeutic horse-riding in a group of autism spectrum disorder children.Electronic Journal of Research in Educational Psychology,2014,12(1):107-128.

[13] 高延,洪琦,罗小杏,等.马术辅助干预孤独症谱系障碍儿童的疗效及应用研究.中国妇幼健康研究,2018,9(7):837-841.

[14] 尚思源,苏彦捷.催产素系统与社会行为-催产素及其基因受体的作用机制,心理技术与应用,2016,4(4):224-235.

[15] 李永刚,林国耀,陈顺森.孤独症谱系障碍的催产素疗法研究新进展,教育生物学杂志,2018,6(1):34-36.

第二十四章

儿童孤独症小肌肉训练方法

第一节 概　述

一、小肌肉训练定义

小肌肉训练即精细动作技巧（fine motor skills）训练，也称手功能训练或手部技巧训练。

小肌肉（手功能、精细动作技巧）是指个体凭借手及手指等部位的小肌肉或小肌群的运动，在感知觉、注意等心理活动配合下完成特定任务的能力，是运用及协调手臂、手掌、手指去接触、探索、认知、控制四周环境的能力，主要包括基础能力和精细操作能力两部分。

小肌肉发展是循序渐进的过程，先由肩部开始，然后是肘部、手腕和手指等部位，因此，儿童首先需要有一个稳定的肩部，才能有效地发展手部的其他功能。良好的基础能力主要包括正确的坐姿、良好的上肢和手部伸展能力、能够抓握及放下物品、基本操作能力、双手协调（hand coordination）和手眼协调（eye-hand coordination）、手指灵活运用并控制力度。精细操作能力主要包括执笔写画、文具操作及日常用品操作。

二、目的

通过对孤独症患儿进行小肌肉训练及小肌肉能力相关影响因素的干预，进一步促进手部技巧发育和基本模式的完善，从而实现使患儿能够完成日常生活活动自理、学习，以及游戏活动的目的。

三、意义

小肌肉在儿童发展和训练的范畴主要是指运用手的能力，是儿童手部精细活动的代表。在儿童体能和认知的发展过程中，常常运用双手进行探索，并且在探索中通过手部操作物品或者玩玩具，逐步建立起日常自理和学习上所需的能力。而 0~6 岁正是儿童小肌肉发展的重要阶段，并直接影响儿童的自理、游戏及学习表现，对他们日后成长影响深远。一旦手功能发生障碍，就意味着几乎人类作业活动的所有领域都要受到影响。

孤独症患儿比较容易出现小肌肉（手功能）问题，以致他们难以完成刷牙、洗脸、进食、学习写字、做手工、搭模型等活动。对有小肌肉问题的患儿来说，治疗人员若能及早给予适当的训练，促进小肌肉的发展，对其日后的成长尤为重要。因此，小肌肉训练对孤独症患儿具有重要意义。

（一）小肌肉发展与学习和游戏技巧紧密相连

通过参与不同的游戏，儿童可以学习到不同的动作协调技巧、智能概念、社交技巧和责任感。

（二）小肌肉发展与自理能力关系密切

儿童必须掌握基础的抓握、双手协调、手眼

协调,以及物件操作等基础能力,才能独立进行日常的自我照顾活动,如用筷子吃饭、刷牙、系纽扣和鞋带等。在日常生活活动(如穿衣服、用餐和如厕等)中,都要涉及手部的小肌肉操作完成,如拉拉锁、系鞋带、扣纽扣、筷子夹菜和挤牙膏等,这些小肌肉活动进而使儿童了解物品的特性,促进其认知、人际互动,以及粗大动作的发展。

(三)小肌肉发展与学习能力有关系

握笔、写字、绘画、手工、运用文具和眼球控制都要求不同的小肌肉技巧。研究表明,儿童于学前阶段小肌肉的发展好坏直接影响到他们入读小学后的读写水平,儿童要具备所需的学前小肌肉技巧,才能完成这些课堂活动。

对于孤独症患儿和其他认知能力、运动发育落后的患儿小肌肉的发展更重要。

第二节　儿童孤独症小肌肉训练的干预机制

手是最复杂、最精细的器官,是认识客观世界、与外界交往的重要器官。由于有一双灵巧的手,才使人和动物有了本质的区别。但是手的这种灵活并非与生俱来,而是要经历一个相当长的发育过程且遵循一定的发育规律。3岁前是小肌肉发展极为迅速的时期。

一、小肌肉发展要素

精细动作技巧的发展过程十分复杂,小肌肉在全身大肌肉发展之后迅速发展,在人体获得了基本的姿势和移动能力发育的基础上发展起来;视觉功能发育也受到姿势和移动能力发育的影响,同时反过来又促进精细动作技巧的发育。因此,姿势和移动、上肢功能与视觉功能三者之间是一个互相作用、互相促进而共同发育的过程。小肌肉发展的要素主要包括以下四个方面。

(一)姿势控制及稳定的上肢控制能力

姿势控制及稳定的上肢控制能力是当个体在不同姿势时具有保持身体平衡、头部控制和躯干控制的能力,是小肌肉发展的首要因素,也是保持上肢稳定性的必备条件。只有具备这些能力,特别是正确的坐姿和稳定的上肢控制能力,儿童才能进行不同的小肌肉活动,才能保持稳定的视线,从而使他们能稳定地注视自己的手和动作的目标。

(二)良好的眼球控制能力

良好的眼球控制能力是视觉分析能力的基础。儿童的眼球控制能力会不断提升,包括凝视(fixation)、追视(eye-tracking)和视线转移(saccade)等眼球运用能力。孤独症患儿由于缺乏视线追踪和凝视学习能力,所以需要引入共享注意(joint attention)的训练内容。

(三)良好的感觉系统

如触觉、本体感觉、前庭平衡觉、视知觉等。能够在感应周围的信息后作出分析及整合,及时回馈身体并做出适当的反应,良好的感觉系统对儿童伸手抓握和放下物品、手的握力、手部精细动作、独立的手指活动,以及对日常用品操作技巧的发展均十分重要。

(四)注意力和认知能力

注意力和认知能力也是小肌肉发展不可或缺的要素之一。当儿童使用小肌肉时,必须从复杂的认知环境中选出最重要且有用的信息并专注其中。要完成这项活动必需了解活动的目的和要求并掌握活动步骤。完成后,大脑将会对活动的过程和结果进行储存和分析,然后形成记忆,从而在下次类似活动中进行计划。儿童这种接收、记忆、归纳、输出的能力属于高级认知神经功能理论中的中央聚合能力(central coherence)。

二、小肌肉发展里程碑

只有手的基础能力逐渐获得并巩固后,儿童才能建立起较复杂的精细操作能力。这些基础能力有明显的发育规律和特征。新生婴儿因为视力还没有发育成熟,所以一般只会本能地舞动双手。当婴儿逐渐长大,就能粗略地向着目标伸手抓握、拾取物品,并且进行简单的操作,随着视力和体能控制的提升,儿童小肌肉的能力表现渐渐趋向精细复杂,手眼协调和双手协调运用的能力就逐渐建立起来。随着年龄的增长,学龄前儿童在掌握基本的手部功能后,就会再进一步建立更复杂的操作技能,执笔写画和文具操作及用品操作是幼儿园和小学日常学习中最常用的技能。

(一) 手的基础能力

1. 伸手抓握和放下物品

(1)伸手抓握和放下物品前的准备:在伸手过程中,要在视觉的引导下判断物品的位置,然后向物品伸手抓握和放下。新生儿期调节晶状体的能力较差,不能准确聚焦,视物成像模糊;婴儿期视觉发展还不成熟,生后6个月是视觉功能发育的关键期,已获得正常的"双眼视觉";幼儿期逐步掌握凝视、追视、视线转移等眼球运用能力。这些能力对伸手抓握物品非常重要。

(2)伸手:即运用上肢的控制将手向目标伸出。伸手除了需要在视觉的引导下判断物品的位置外,还需要肩关节稳定和肘关节活动正常。3~4个月时,婴儿能够粗略地向着一个目标将手伸过去,12~15个月时,手臂已经能够自如地向上下、左右伸展。

(3)抓握物品:大约3个月左右时随着握持反射(图2-24-1)的消失,开始出现无意识的抓握,如无意识抓握襁褓或被褥,抓握亲人或玩具,也抓握自己的手,这标志着手的动作开始发育。

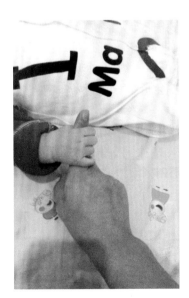

图 2-24-1　握持反射

6个月左右,婴儿注意到手的存在且能随意张开,开始出现随意抓握动作,主要为全手抓握。

7个月开始,随着稳定点由近端关节向远端关节移动,使得手指能够捏住物品。手的抓握动作进一步发展,主要表现在两个方面:一是逐步学会拇指与其余四指对立的抓握动作,二是在抓握过程中,逐步形成眼和手,即视觉和运动觉联合的协调运动。

7~9月,抓握逐渐从全手握移向桡侧,进而变为拇指、示指和中指,以及拇指和示指相对精细的抓握方法。

12个月,可用拇、示指指尖呈钳形捏较小的物品,捏物之后手可以抬起并离开桌面。

(4)放下物品:前提条件是具备张开手的能力,否则无法将物品从手中放下。

6个月时,可以将物品从一只手交换到另一只手上(即一只手放开物品,另一只手取出物品);9个月时,可随意地松开握在手中的物品;15个月时可以准确摆放物品,也可以将小的物品放入杯或瓶中。放开较抓握更为精细,更具有目的性(图2-24-2)。

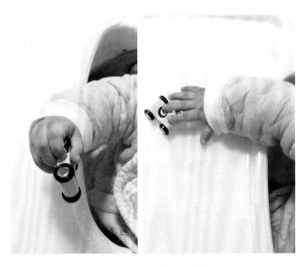

图 2-24-2　抓握与放开

2. 基本操作能力　指操控物品的能力,包括探索、摇晃、敲打、按压、推拉、拿取、翻开、摆放及扭拧等。

(1)探索:婴儿通过初期探索了解外界环境,之后逐渐建立基本的操作能力。3~6个月时可以用手触摸物品,将物品放入口中。

(2)基础性动作:6个月左右开始进行摇晃、拨动、拍打、敲击、推拉、拿取等多种技巧,操作的物品多为玩具。

7个月,可摇晃、敲击玩具,拍打自己镜中的影像;9个月时,用拇指、示指捏物,推动或拉动有绳子的玩具;10个月,双手各握一个物品互相敲击玩耍。

1~2岁,用手掌或手指按压橡皮泥;会按键;从柱子上取下套圈或将套圈套在柱子上;将一件物品放在另一件物品上;用手指转运简单的形状块并放进形板中;可把1个小物品放入杯或瓶中,也可以从杯或瓶中倒出物品;可打开盖子。

2~3岁,可一页一页地翻书;拧开带螺旋的瓶盖并拿下来;扭动玩具发条;扭动玩具钥匙开锁。

3. 双手协调　是指同时使用双手操作物品的能力,主要分为双手互相接触;将物品在双手中传递;双手完成相同的动作;一只手固定,另一只手操作;随双手协调动作的发育,每只手可完成不同的动作。双手协调动作发育规律如下:

4~5个月,能够有意识地控制伸手,可同时向物品伸出双手抓住物品,并保持在身体中线处。

6个月后,能用双手做出相同的动作,如可用双手抓住物品或夹在手指与手掌之间;能根据物品的大小张开手;仰卧位时会抓住自己的脚,再将其放到口中;可抓住给他的一个物品,如果再给他一个,便会扔掉第一个,去接第二个。

7个月后,双手协调动作进一步发展,能同时摆弄两个物品,并用不同的方式来摆弄各种物品,如把小盒子放到大盒子中,对敲两个物品;会拍手。这个阶段也被称为双手开始协调动作阶段。

1~2岁,约1岁左右时,儿童的左右手开始分工,如可以双手同时分别拿着2个物品,双手拉开拼插玩具等。开始用一只手固定容器,另一只手从中取或向其中放物品;一只手固定柱子,另一只手将圆环套上或取下。

2~3岁,会双手拼合玩具;可一只手固定瓶身,同时用另一只手拧开瓶盖;会一只手按住纸,同时另一只手在纸上写画;穿珠子;洗手等。

3~4岁,会扣纽扣和解开纽扣;可将袜子、衣袖等衣物翻过来。

4. 手眼协调　是指在视觉配合下手的精细动作协调性。手眼协调能力的发育随神经心理发育的成熟而逐渐发展起来,标志着发育的成熟度。手眼协调能力的发育是一个缓慢的过程,但是如果平时注意培养训练,手眼协调能力会不断得到提高。手眼协调包括三个基本要素:上肢控制能力(主要指上肢控制的稳定程度,包括肩、臂和手三个主要部位)、眼球控制和视力,以及手和眼的协调动作能力(主要指手眼配合的准确程度)。

(1)手眼协调发育过程:7~9个月,手功能多样化发育阶段。独坐能力的获得解放了婴儿的双手,爬行使得手掌逐渐具备了支撑体重的能力,促进手掌拱形形状的形成以便能稳固地抓住物体,同时也促进手指外展、伸展,以及手掌桡侧和尺侧功能的分离(图2-24-3)。使婴儿双手协调自主控制动作和手眼协调能力得到迅速发育,即进入用视觉引导手的动作、手功能呈现多样化发育阶段。如能自己将饼干放入口中,会模仿对敲物品,能将物品递给他人,可用拇指和示指捏起葡萄干等小物品等。

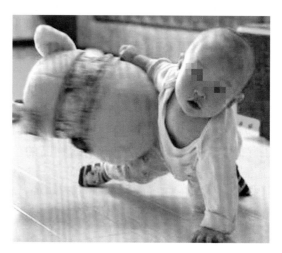

图2-24-3　手掌支撑向左右移动身体

1岁左右:手功能熟练阶段。

1~2岁:用匙取物;会打开盒盖;用小线绳穿进大珠子或大扣子孔;会转动门把手;正确用勺。

2~3岁:手眼协调能力快速发展阶段。会拆装简单拼插玩具;能较准确地把线绳穿入珠子孔,练习后每分钟可穿入约20个珠子;将珠子放入直径5cm的瓶中;会折纸,边角整齐;向杯中倒水,能控制流量。

(2)主要手眼协调技能发育举例

搭积木:15个月,搭2~3块积木;18个月,搭3~4块积木;21个月,搭4~5块积木;24个月,搭6~7块积木;30个月,搭8~9块积木;36个月,搭9~10块积木。

拿取或摆放物品:

6个月:准确地拿取悬垂在胸前的物品。

1~2岁:能用拇指与示指捏较小的物品,单手抓2~3个小物品;从钉板中取出小钉子;会将物品放入容器中并取出另一个;把形状块对准位置放进形状板上;可将钱币放进存钱罐中。

2~3 岁:可将小钉子放进小钉板的孔中。

4~5 岁:准确地将正方形、三角形等简单图形贴在相对应的图案上;可将钥匙插进钥匙玩具内;

5~6 岁:可准确地把星形、多边形等比较复杂的图形贴在相对应的图案上。

(二)精细操作能力

1. 执笔写画　执笔写画所需的基础能力除了小肌肉范畴中的伸手抓握和放下物品、桡侧三指控制、手指灵活运用、双手协调和手眼协调能力外,还需具备姿势和上肢控制的稳定性,以及注意力、模仿、记忆、视觉辨别、基本的空间概念等能力。发育规律如下:

(1)握笔姿势与动作发育:儿童多在 1~1 岁半时开始尝试和认识笔和纸的功能,这个年龄的儿童多用掌心握笔。

掌心向上的握笔动作是最早的握笔动作,表现为握笔时掌心向上,手掌与手指同时活动,还包括手臂的运动(图 2-24-4)。

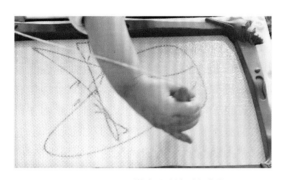

图 2-24-4　手掌向上的握笔动作

手掌向下的握笔动作逐渐取代手掌向上的握笔动作,拇指与其他四指开始在写画动作中起到重要作用(图 2-24-5)。

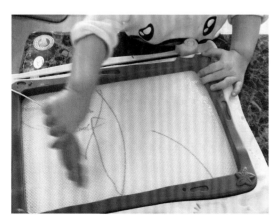

图 2-24-5　手掌向下的握笔动作

手指握笔动作:主要以桡侧三个手指握笔(图 2-24-6),握笔部位逐渐靠近笔尖,上肢动作逐渐减少,从用肩、肘控制笔的运动,最后发展为用手指的活动控制笔的运动。

2~3 岁:开始以桡侧三个手指握笔。

3~4 岁:可静态三指握笔,手作为整体活动。

4~5 岁:可在静态三指握笔和动态三指握笔(可用小指的运动更好地控制用笔)之间变换。

5~6 岁:可灵活握笔,即动态三指握笔。

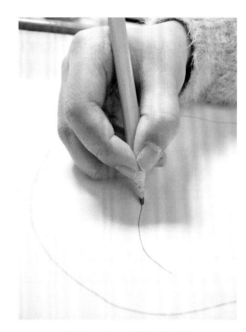

图 2-24-6　手指握笔动作

(2)绘画动作发育:多数儿童在 15~20 个月开始出现无规则、无目的的乱涂、乱画动作。

(3)控笔能力:逐渐从粗略控笔发展到灵活控笔。2 岁半左右,可在特定的范围内画线或涂颜色。

3~4 岁:在 0.5cm 的直线隧道内画线不出界;在 2cm 的曲线隧道内画线不出界。

4~5 岁:在 1cm 的曲线隧道内画线不出界;在边长 2cm 的方格内写字不出界线。

5~6 岁:在 0.5cm 的曲线隧道内画线不出界;可完成点线画(约 10 个点);在边长 1.5cm 的方格内写字不出界线;可完成点线画(多于 20 个点)。

(4)模仿和临摹:模仿是指家长或他人在儿童面前示范,然后儿童用同样步骤进行写画操作,成功与否还依赖儿童的视觉记忆能力;而临摹则是指在没有家长或他人示范的情况下,儿童能把看到的线条或图形自己画出来,成功与否还依赖儿童的视觉辨别能力和认知能力的发展。

24 个月:开始用手指握笔,模仿画垂直线。

30 个月:模仿画水平线、交叉线。

36 个月:模仿画圆形、十字形、长方形或三角形,边角整齐。

4~5 岁:可临摹垂直线、水平线、交叉线、圆形、三角形等;抄写简单汉字如上、中、人等;抄写数字1~9;抄写大写英文字母。

5~6 岁:抄写汉语拼音及小写英文字母;临摹菱形;抄写复杂汉字,如猫、岁、细等;可抄写黑板上的汉字或图案。

2. 文具与日常用品操作

(1)文具和用品操作的基础能力:除了伸手抓握和放下物品、基本操作能力、双手协调、手眼协调等能力外,还需要儿童对所使用的文具和图工用品有所认识。

(2)使用剪刀:只有基本的桡侧三指控制及灵活运用、手指灵活运用、双手协调和手眼协调能力发展完成,空间概念建立,以及姿势及上肢控制具备基本的稳定性,儿童才能正确地抓握剪刀、开合剪刀,并且准确沿着目标线条将纸剪开。

1~2 岁:用双手开合剪刀。

2~3 岁:用一只手拿剪刀,可开合剪刀。

3~4 岁:剪断 5cm 宽的纸条;可将 15cm 宽的纸剪成两半。

4~5 岁:可沿纸上画的直线剪 15cm 长;可剪出三角形和四方形。

5~6 岁:会剪圆形、简单的图形,以及不同质地的物品,如硬纸板、布料等。

(3)折纸:此项能力对视觉辨别和空间概念的要求比较高,儿童首先需要理解纸能折的概念,然后学习折纸的方法。

2~3 岁:粗略地模仿折纸。

3~4 岁:可将毛巾整齐地对折。

4~5 岁:可折出长方形、正方形和三角形。

5~6 岁:在示范后可依照简单的图案完成折纸。

(4)操作其他文具和图式用品:常用的文具包括笔袋、橡皮、尺、转笔刀、订书机、纸夹子、书包等。

2~3 岁:会按笔头的开关;拨开、插上笔套。

3~4 岁:会用橡皮并且不会将纸擦烂;拉开、扣上有扣的笔袋;可打开、盖上铁笔盒。

4~5 岁:擦掉格子中的字;会用尺子画横线和竖线,以及 5cm 长的线条;可用转笔刀削铅笔;可将叠整齐的书本放入书包中;背上书包。

5~6 岁:会用尺子画 10cm 长的线条;会用尺子画斜线;会用活动笔芯的笔;可打开带有不同类型扣子的书包。

三、孤独症患儿常见的小肌肉发展问题

(一)感觉统合障碍 / 感觉信息处理障碍

1. 视觉信息处理障碍　孤独症患儿对环境中的物品或图案的颜色、注视物体的角度、光线等有强烈的个人喜恶,他人不易改变其偏好,他们可能只喜欢看某些环境或特定的事物,而较少注视手部操作的活动。

2. 触觉信息处理障碍　神经细胞布满了全身,使人体触觉的接受能力不断完善,可以准确接收到物件的形状、大小、重量、质地、冷热和疼痛等感觉。孤独症患儿如果出现触觉辨别障碍、感觉(触觉或本体觉)迟钝或感觉(触觉或本体觉)过防御,会影响小肌肉技巧发展,如手部触觉过防御将导致患儿避免接触某些质地的物品,同时就会限制对不同物品的接触;而有些孤独症患儿对疼痛不敏感或喜欢光脚乱跑则是寻求触觉刺激的表现。

3. 本体觉及前庭平衡觉信息处理障碍　孤独症患儿缺少能维持良好的姿势及自如地控制动作的能力。例如,不能安坐进行活动或只会跪坐在椅子上拍打桌子等,因而影响患儿专注于学习手部活动。由前庭平衡觉主要发展出的双侧统合能力,能促进双侧上肢及双手的协调配合完成精细活动,该项感觉功能缺失或低下会导致手部精细动作技巧不足,上肢跨越中线时显得笨拙等。

(二)四肢及手部功能较低

1. 身体肌张力较低　孤独症患儿的四肢常常表现出乏力,肩部也没有足够的稳定能力,因而影响了手功能及其他操作功能的发展。

2. 手部控制力较低　孤独症患儿有时用力太大可能会弄坏正在玩耍的玩具;有时用力太小,甚至不能剥开食物的包装纸。这些可能与其本体感觉调节及控制手指的力度有关。手指力度较弱的患儿,在使用工具时常常会因为手指无力而握不稳工具,导致操作工具困难。

3. 孤独症患儿小肌肉发展落后于同龄儿童。

(三)学习的基础能力较弱

1. 理解指令能力弱　孤独症患儿对个别小肌

肉活动的要求或完成方法欠缺理解能力,以致无法完成整项活动。

2. 模仿能力弱 患儿学习新技巧时往往不能模仿干预者的动作,学习进度比较慢。

3. 注意力不足 患儿常不能持久注视一样事物,影响了他学习新技能的成效。

4. 动作计划能力弱 尽管患儿已经掌握了手部的基础能力,但当学习新事物或较复杂的技巧时,仍然不能自行计划、组织和实施多个步骤的活动。

5. 兴趣狭窄和刻板重复的行为方式 孤独症患儿对事物有强烈的个人偏好,对非生命物品可能产生强烈依恋,如瓶、盒、绳等都有可能让患儿爱不释手,随时携带,常出现刻板重复、怪异的动作,如重复蹦跳、拍手、将手放在眼前扑动和凝视等,而这些会使患儿对于某些小肌肉活动缺乏学习动机;他们常坚持用固定的玩耍玩具的方法,不尝试运用新的小肌肉技巧来学习玩玩具。

第三节　儿童孤独症小肌肉训练的干预内容与质量控制

一、小肌肉训练的干预内容

针对孤独症患儿,对小肌肉的主动运用和有意义的操作活动显得尤为重要。治疗师要能够根据孤独症患儿发育水平和特征,正确运用小肌肉训练方法,以活动和参与的方式,采用个别干预、小组干预、集体干预,以及家庭干预多种干预形式,引导患儿精细技巧的发展,帮助他们提升小肌肉发展水平,并泛化为生活、学习及人际交往等所需要的功能,从而提高他们的独立生活和学习能力。

根据手部小肌肉发展的规律,以及孤独症患儿活动和参与的需要,将小肌肉训练内容分为:伸手抓握和放下物品、双手协调、手眼协调、书写绘画、文具和用品操作、感觉统合能力发展七个方面。

(一) 伸手抓握和放下物品

是小肌肉发展中,最基本、应用最广泛的能力。对此功能进行训练的主要目的是为使孤独症患儿获得更高水平的技巧做准备。伸手取物时,抓握类型不同,操作结果也不同。如穿衣、取毛巾等活动需要维持抓握;打开门锁、组装玩具和折纸等需要有效的侧捏;较小的积木、拼图和食品等,需要指腹及拇指对掌模式。因此,围绕制订的训练目标,才能设计有针对性的活动内容。设计的训练活动可包括:患儿将小珠子或小米粒捏起放进小药瓶、摆搭拼图或积木、从不同方位拿取玩具并放置到不同方位地点等。

提高视觉运用能力的方法:伸手抓握和放下物品与视觉运用能力紧密相关,在训练过程中要注意视觉运用能力的提高,视觉运用包含视知觉辨别能力和运用能力。

1. 提高视觉辨别能力的方法

(1) 将不同形状或不同颜色的玩具放在一起,让孤独症患儿按要求找出其中一种或几种玩具(图2-24-7)。

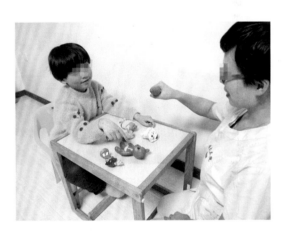

图 2-24-7　找出与指定玩具颜色一样的玩具

(2) 在纸上画出几种物品的线条图,且线条图均有重叠,引导孤独症患儿找出其中的物品(图2-24-8)。

(3) 在孤独症患儿面前的桌上摆放多个同样的小碗(数量依照患儿能力而定),将患儿感兴趣的玩具扣进其中一个小碗中,无规律,以适当的速度调换小碗位置,最后引导患儿找出有玩具的小碗(图 2-24-9)。

2. 促进孤独症患儿视觉运用能力发展的方法

(1) 孤独症患儿与治疗师面对面坐在桌子两侧,在二者之间放一块不透明的挡板,治疗师随机从挡板上方的不同位置抛下一个纸团,引导患儿用勺子或其他工具接纸球(图2-24-10)。

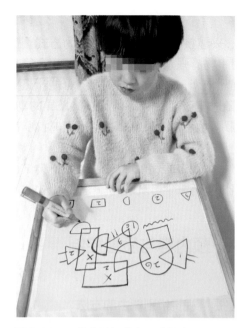

图 2-24-8　找出叠加线条图中指定图形数量

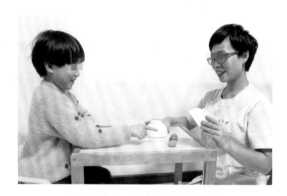

图 2-24-9　找出扣有玩具的碗

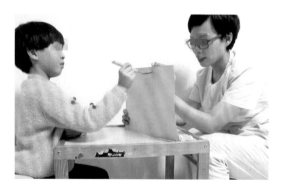

图 2-24-10　用勺子接纸球

（2）引导孤独症患儿将积木（或者雪花片等搭建拼插类玩具）按照摆好的模型或模型图纸完成搭建活动（图 2-24-11）。

（3）治疗师快速做出任意动作，引导孤独症患

儿模仿并做出同样的动作（图 2-24-12）。除此之外，可以让他们临摹字画、折纸等。

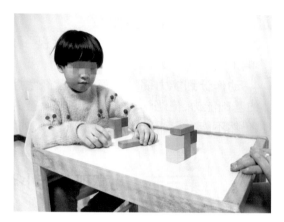

图 2-24-11　按模型搭建积木

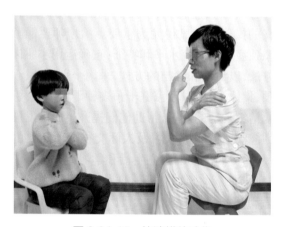

图 2-24-12　快速模仿动作

（二）双手协调

按照双手协调的发展阶段，双手协调训练主要分为五类：双手互相接触；将物品在双手中传递；双手完成相同的动作；一只手固定，另一只手操作；双手完成不同的动作。其中包含了上肢双侧统合的内容。针对提高双侧运用能力，可设计以下小肌肉训练活动。

1. 在拔河绳上随机粘放孤独症患儿喜欢的粘贴，引导患儿左右交替拉拽绳子，每遇到粘贴，可作为奖励取下来送给他们（图 2-24-13）。

2. 孤独症患儿双手拿筷子或笔等柱状工具，治疗师在其一侧柱状工具上放一个套圈，引导他们将双侧柱状工具对准，然后传递套圈到另一侧柱状工具（图 2-24-14）。

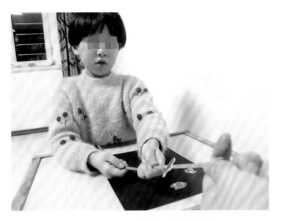

图 2-24-13　左右手交替拉绳

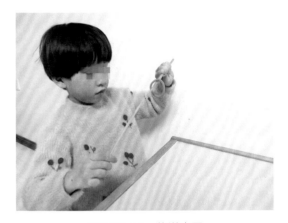

图 2-24-14　传递套圈

3. 放置两个水杯，其中一个水杯装入适量水，引导孤独症患儿用一只手固定水杯，另一只手倒水入杯（图 2-24-15）。

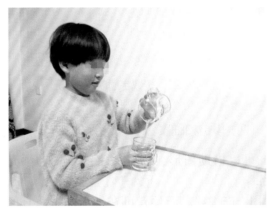

图 2-24-15　交替倒水

4. 鼓励患儿参与涂鸦、系（解）扣子、穿珠子、翻书、双手敲鼓、互相翻绳（图 2-24-16）、拉弹力绳及拧瓶盖等活动。

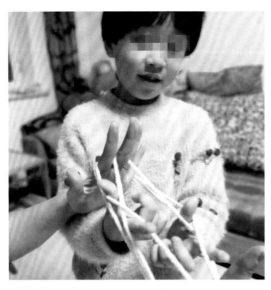

图 2-24-16　互相翻绳

5. 手眼协调活动活动过程中，通过提高上肢控制的稳定度和手眼协调的准确度来提高手眼协调活动的效率。可以设计以下活动：

（1）引导患儿将复杂的图形贴在相对应的图案上，如星形、多角形等（图 2-24-17）。

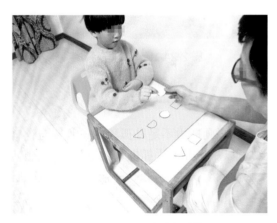

图 2-24-17　贴对应形状

（2）将硬币放进存钱罐中，引导患儿用一只手稳定抓握存钱罐，另一只手将硬币精确地放入存钱罐中（图 2-24-18）。

（3）搭建积木，在这个过程中，可以在手腕处加适当重量的沙袋，通过增加本体觉信息反馈，增加小肌肉操作的稳定性。

（4）使用穿珠子，摆放玩具、物品等活动方式提高手眼协调能力（图 2-24-19）。

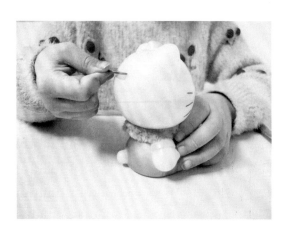

图 2-24-18　捏硬币放入存钱罐

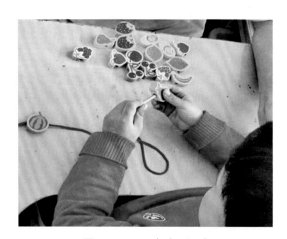

图 2-24-19　穿珠子活动

（三）执笔写画

执笔写画能力不足是孤独症患儿普遍存在的特点，可以从患儿伸手抓握和放下物品、双手协调和手眼协调等执笔写画的基础能力，以及注意力、模仿能力、记忆力、视觉运用等方面，按照患儿执笔写画的发展顺序介入训练。

1. 握笔姿势与动作训练　良好的执笔写画需要正确的握笔姿势和动作，理想的握笔姿势与动作是虎口张开的动态三指握笔（即书写时，虎口形成一个环形，大拇指、中指和示指可以完成最大的屈曲、伸直，以及环转，且流畅）。在训练过程中，可以借助握笔器、三角笔或可塑型笔杆等辅助器具，改善握笔姿势（图 2-24-20），重视培养和鼓励涂鸦，才能连续提高执笔写画活动能力。

2. 控笔能力训练　孤独症患儿掌握笔和纸的功能后，控笔能力表现在从粗略写画发展到精细灵活写画，可以引导他们完成将点按顺序连起来，连

出一个有成就感的图画（图 2-24-21），还可以在竖直方向或者横向画线，鼓励不出界线。

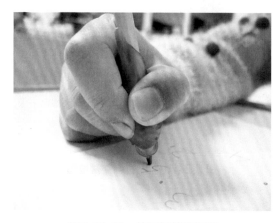

图 2-24-20　使用握笔器握笔

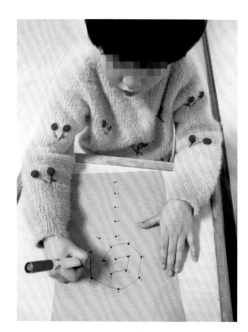

图 2-24-21　按数字顺序连线成形

（四）模仿和临摹

可以借助图形、文字、数字或者主题画介入训练。

1. 连虚线　干预者可在纸上画一条直的虚线，然后示范用桡侧三指执笔将虚线连成直线。然后将纸和笔交给孤独症患儿，让他用桡侧三指执笔将虚线连成直线。训练连线先从直线开始，然后训练十字线、曲线、折线等。当患儿能够掌握这些技巧后，可训练他在虚线上绘简单的图形或图画。

2. 图画模仿　准备两张白纸，在其中一张纸上画上笑脸，每次干预者只示范 1~2 笔后便让孤独

症患儿继续模仿,直至将整张笑脸画完。干预者也可以为笑脸画上不同的装饰物,如帽子、眼镜。

总之,要达到自主执笔写画阶段,需要经由练习、重复、回馈和增强改进等一系列复杂动作技巧,才能逐步完善。

(五) 文具和用品操作

在介入训练的内容中,主要包括使用剪刀、折纸、操作常用文具(如书包、笔袋、橡皮、尺子和转笔刀等)。分析及设计活动如下:

1. 使用剪刀

(1) 剪橡皮泥条:干预者示范将橡皮泥搓成条状,然后抓住橡皮泥条,另一只手用剪刀将橡皮泥条剪成小段,将橡皮泥条交给孤独症患儿,让患儿用剪刀将橡皮泥条剪成小段(图 2-24-22)。

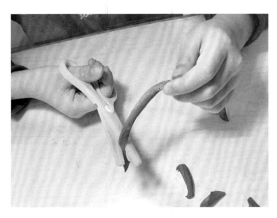

图 2-24-22　剪橡皮泥

(2) 剪图画:干预者示范用剪刀来剪画有不同线条的图画,孤独症患儿学习使用剪刀沿着指定线条剪出形状(图 2-24-23)。

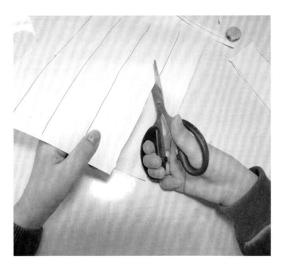

图 2-24-23　沿直线剪

2. 操作常用文具　要选取适合孤独症患儿学习环境的文具,要有实际意义。针对这些患儿,使用新的文具要采用与视觉策略相结合的方法,将使用步骤分解为多个简单易理解和操作的,效果更佳。如将笔和橡皮等整理到文具盒中的活动,可以依次做出每个步骤的图片,引导他们依次完成(图2-24-24)。

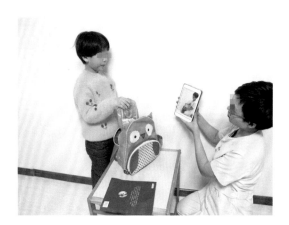

图 2-24-24　文具盒放进书包

(六) 发展感觉统合能力

感觉统合能力发展不足也是限制孤独症患儿小肌肉功能的主要原因之一。感觉统合障碍主要表现在感觉调节障碍,包括手部触觉过防御或触觉迟钝、手部触觉辨别障碍、本体辨别障碍,以及视觉和手部运用能力障碍。

1. 改善手部触觉过防御　手部触觉过防御的孤独症患儿会对某些质地的玩具或物品表现出焦虑、排斥甚至逃避,主要采用循序渐进、脱敏的方式进行干预。可以让患儿先观看该类玩具或物品的图片或视频,观察治疗师的操作过程,然后将这些玩具或物品放在他们喜欢的玩具或物品中;还可以应用在患儿的手指上涂染料作画(图2-24-25)、捏桌子上的一团肥皂泡(图2-24-26)或擦涂护手霜等方法,降低手部触觉敏感度(图2-24-27)。

2. 改善手部触觉迟钝　如果孤独症患儿表现为手部触觉迟钝,甚至触觉寻求,可以大量介入触觉相关游戏活动,满足患儿手部的触觉需求,可以选择下列活动:

(1) 让孤独症患儿将手埋在米池或沙池中,治疗师慢慢抛开米或沙子去寻找他的手。

(2) 在装有适量水的盆中,按节拍拍打水花(水温可以调节)。

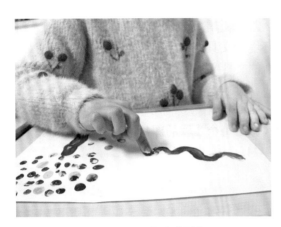

图 2-24-25　手指涂染料作画

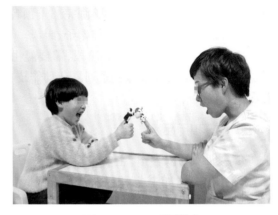

图 2-24-28　手偶游戏

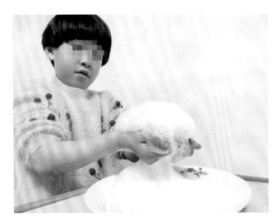

图 2-24-26　触摸肥皂泡

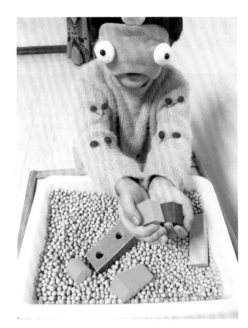

图 2-24-29　谷物中摸出指定形状的玩具

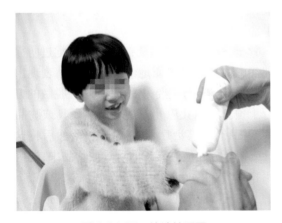

图 2-24-27　擦涂护手霜

（3）与孤独症患儿一起完成手偶游戏（图2-24-28）。

3. 促进触觉辨别发展

（1）可以将视觉系统屏蔽，引导孤独症患儿从谷物池或者沙池中找出指定形状或质地的玩具或物品（图2-24-29）。

（2）可以进行"小壁虎爬到哪儿"的游戏，即将孤独症患儿喜欢且能接受的玩具，轻轻碰触患儿的手指某个部位（拇指或示指指腹等），最后停留在某处，引导他们指出"壁虎"停在哪里"睡觉"（图2-24-30）。

4. 提高本体辨别能力　本体辨别能力、特别是手部本体辨别能力，是孤独症患儿形成身体构象的关键。可以选择下列有效的游戏活动：

（1）上肢及手部模仿活动，即治疗师做出一组动作，引导孤独症患儿模仿做出。

（2）引导孤独症患儿用手指弹开摆放在桌面上的质地不同的小球，还可以规定方向和目的地（图2-24-31）。

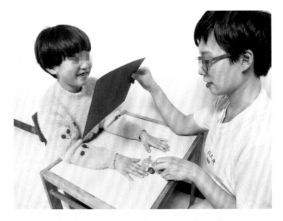

图 2-24-30　屏蔽视觉,碰触手指

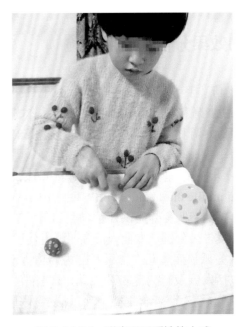

图 2-24-31　弹走不同质地的小球

(3)孤独症患儿面对镜子,利用手指做出治疗师提到的事物,如治疗师说"一朵花",患儿利用镜子里的映出和自己肢体做出花的造型(图 2-24-32)。

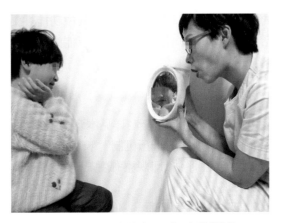

图 2-24-32　在镜中看到摆出的"花"

二、小肌肉训练的质量控制

(一)小肌肉训练的基本原则

进行小肌肉训练时,治疗师除了按照训练目标为孤独症患儿安排活动外,也要遵循各项与小肌肉训练有关的原则,以提升小肌肉的训练水平。

小肌肉训练的五个基本原则:

(1)训练活动必须符合孤独症患儿的注意力及认知发展水平;

(2)要注意小肌肉发展的要素;

(3)要安排患儿感兴趣的活动;

(4)考虑环境的安排;

(5)将训练活动融入日常生活中。

(二)干预团队

小肌肉训练可由孤独症患儿作业治疗师或教师实施,家长或患儿的照顾者可以在专业人员的指导下实施小肌肉的家庭干预。

1. 干预团队首先要熟练掌握孤独症患儿小肌肉发展规律和水平。

2. 能够确认观察评估时和生活中的真实表现。

3. 能够根据孤独症患儿的实际情况制订适合患儿的个别化训练目标;最后能够按照制订的训练目标为患儿设计合适的训练活动内容。

(三)全面评估

仅靠观察不足以明确、了解孤独症患儿小肌肉的发展规律和水平,需要进行包括标准化评估和非标准化评估在内的全面评估。

(四)制订个性化的训练计划

完成评估后,要根据孤独症患儿的小肌肉发展情况、日常生活需要,以及家长对患儿小肌肉发展的期望,科学全面地为他们制订合适而有效的训练计划,提升他们的小肌肉技巧,进而提升他们在自理、游戏和学习方面的能力。

1. 目标分类　目标的制订是选择干预策略和运用干预方法的指导方向,包括长(远)期目标和短(近)期目标。

(1)长(远)期目标:要根据孤独症患儿发展需要、活动参与需要,以及家长和/或患儿的需求期望来制定长(远)期目标。

(2) 短(近)期目标:是为了能够逐步接近长(远)期目标,要依据孤独症患儿小肌肉能力及其他影响因素,将长(远)期目标进行活动分析,围绕长(远)期目标分解为多个短(近)期目标,再根据短(近)期目标选择适当的治疗方法和策略。

2. 目标要求　目标活动标准可测量,活动完成要有时效,目标中的参与活动对孤独症患儿和照顾者有意义。需要按照患儿的实际情况对目标进行适时调整,而且经过一段时间的干预训练,需要再次评估,再次修改目标。

每一个目标具体组成要素包括:规定需要测量的行为活动、解释该行为活动的条件及完成该行为的标准。举例:花花在与其他小朋友围成一圈做游戏的活动中,10 分钟内保持直腰坐;活动时,允许使用辅助物品(合适的坐垫、椅子等);在 2 周内观察 10 次,能有 8 次达标。

3. 活动设计　需要根据训练目标设计多个不同的、有趣的、适合孤独症患儿发展情况的训练活动,来提升患儿的小肌肉能力,达到拟定的训练目标。当然,设计训练活动时更要考虑到患儿姿势控制能力和上肢的稳定性、眼球控制和视觉分析能力、触觉和本体觉分辨能力、注意力和认知能力发展水平,这样才有利于孤独症患儿小肌肉能力的更好提升。

第四节　儿童孤独症小肌肉训练的效果分析和应用体验

一、效果分析

可采用标准化或非标准化评估方法对小肌肉训练效果进行分析。

(一) 标准化评估

(1) Gesell 发育评估量表:适用于 4 周 ~6 岁的儿童。测试内容包括适应性行为、大运动、精细动作、语言和个人 - 社会五个方面,结果用发育商表示婴幼儿的生长发育程度。

(2) 贝利婴儿发育量表:适用于 2~30 个月的婴幼儿,包括 3 个分量表。其中运动量表可测试双手和手指的操作技能。

(3) 丹佛发育筛查测验修正(第 2 版)(Denver developmental screening test revised,DDST-2):适用年龄范围为 0~6 岁,包括人际社会、精细动作、语言发育、粗大运动发育四个领域,是筛选婴儿和儿童动作发展的有效工具。测试的精细动作包括:跟过中线、抓住拨浪鼓、坐着会找毛线团、拇指 - 他指抓握、拇指 - 示指抓握、模仿画“○”形、模仿画“+”字、模仿画“□”等项目。

(4) Peabody 动作发展量表(第 2 版)(Peabody development motor scales,2nd Edition,PDMS-2):适用于 0~6 岁儿童,可以评估儿童的粗大动作及精细动作,精细动作部分包含抓握及视动整合。

(5) 中国香港学前儿童小肌肉发展评估:适用范围 0~6 岁儿童,评估范围包括基本手部技巧(视觉追踪及接收、伸展、抓握、放物和基本手部操作技巧)、手部操作技巧(双手协调、手指灵活性、手眼协调和物件操作等技巧)及写前技巧(执笔、手眼协调和仿画等技巧)三部分,共 87 个评估项目。

(6) 儿童心理教育评核(第 3 版)(psychoeducational profile third edition,PEP-3):适用年龄 2.5~7 岁,不仅为专业人员提供评估项目,还附有《儿童照顾者报告》,分别从专业人员及照顾者角度,详细收集有关孤独症患儿在发展及行为评估方面的资料。包括发展及行为测验和患儿照顾者报告副测验两个分量表,前者含 172 个项目,主要评估的领域为认知、语言表达、语言理解、小肌肉、大肌肉、模仿、情感表达、社交互动、行为特征 - 非语言、行为特征 - 语言;后者主要评估患儿的问题行为、个人自理及适应行为。

(7) 儿童能力评估量表(pediatric evaluation disability inventory,PEDI):包括功能性活动、照顾者的协助程度及改动方式三部分,其中功能性活动包括日常活动能力、移动能力及交流能力。

(二) 非标准化评估

1. 评估内容

(1) 小肌肉发育里程碑:详见本章第二节“儿童孤独症小肌肉训练的干预机制”。

(2) 观察性评估,即观察孤独症患儿在日常生活中的表现。

2. 评估的注意事项

(1) 确保孤独症患儿要保持良好的姿势(如果

患儿不能配合维持,应在评估结果中注明),同时,评估者也不能随便移动身体,以免患儿操作过程中受干扰。

(2)避免因光线、光源及角度问题,导致孤独症患儿视线受影响。

(3)在评估过程中可给予适当的示范、口头提示或动作提示,但不能给予动作辅助。

(4)评估时,患儿1次完成即为通过,如果第一次不能按照要求完成,可让其尝试最多3次,其中有2次完成才视为可以完成。

二、本单位实施的应用体验

(一) 案例的基本情况

奇奇,男,4岁2个月时被诊断为"儿童孤独症",程度为中度,无癫痫病史。入院时缺乏生活自理能力(例如,不会独自穿脱衣,不能独立使用餐具就餐),喜欢看各种形状的玩具和物品,常常拿片状图形类物品并放置在眼前晃动,而且习惯性将手指含在口中;在家里总是喜欢跑来跑去,自己转圈,不能停下来玩玩具,甚至吃饭都不能安静。入院后接受个别干预、小组干预、集体干预及家庭干预相结合的综合康复干预。

(二) 干预前的小肌肉评估

该患儿入院时,治疗师使用PEP-3对其进行评估,其小肌肉的发展水平达到30个月龄,主要表现为手功能基础能力低,精细操作能力落后于同龄儿童水平,生活自理发展水平处于25个月龄。

(三) 问题分析

评估后,发现该患儿在小肌肉方面存在如下问题:

1. 基础能力

(1)抓握物品持续时间较短,会无意识地松开手,将物品掉在地上。

(2)拇指与示指指尖捏物不能完成,无力或放弃使用示指。

(3)双手在探索物品过程中,存在摇晃物品的刻板重复动作。

(4)双手协调性较差,如不能一只手固定瓶身,同时用另一只手拧开瓶盖。

(5)手眼不协调,如无法堆积4块以上积木,无法准确地摆放物品。

2. 精细操作能力

(1)执笔写画方面:仍处在用掌心握笔阶段;不能在特定的范围内画线或涂颜色,不能进行仿画线条。

(2)文具与日常用品操作方面:不能连续开合剪刀,将笔帽带在笔上困难。

3. 感觉统合能力

通过与照顾者面谈和标准化评估(即"儿童感觉统合能力评估量表"),发现存在感觉统合失调问题,即感觉调节障碍和躯体感觉为基础的运用能力障碍,其中主要为前庭觉寻求和触觉迟钝(口内黏膜尤为明显)。

(四) 干预形式

治疗师根据患儿小肌肉发育水平和特征,以活动和参与的方式,采用个别干预、集体干预,以及家庭干预多种干预形式相结合的方式来进行综合康复干预。个别干预以集中促进小肌肉能力发展和感觉统合发展能力为主;集体干预以游戏及活动参与的方式来进行小肌肉训练;家庭干预主要是在生活情境下泛化并巩固个别干预和集体干预过程中所学习的技能。

(五) 干预方法

1. 制订干预计划

(1)设置干预目标

● 远期目标:患儿能够在8~12周内,拿取物品过程中减少摇晃物品的行为;能够用桡侧三指粗略地握笔;能够一只手扶着碗,另一只手用勺子从碗里舀食物;如厕时能够脱下和穿上裤子和内裤;能够脱鞋和穿上鞋子;能够在20分钟内不吃手。

● 近期目标:患儿能够在4~6周内,拿起玩具玩2~3分钟,然后将玩具摆放在玩具箱中,摆放的过程中玩具能够不从手中掉落;用大拇指和示指相向地拾取物品,拾取10次有8次成功;能够使用剪刀剪2厘米的纸条;将笔帽顺利带在笔上,10次能完成8次以上;能够安静用餐10~15分钟,10次能完成8次以上。

(2)设置干预内容:治疗师根据干预目标设计多个不同的、有趣的、适合患儿发展情况的治疗活动,提升患儿的小肌肉能力,达到拟定的干预目标。

(3)设置干预频率:1周至少5天进行康复机构内干预活动,每次干预活动包括至少两种干预形式,每种干预形式每次至少30分钟;每天进行以家长介入为主的家庭干预策略。

（4）设置干预时间：共 4 个月。

2. 实施干预过程　根据设定的干预计划，将奇奇的小肌肉干预分为 3 个阶段，计划 4 个月完成。

（1）第一阶段：基础能力干预——伸手抓握和放下物品练习。

● 个别干预：治疗师准备类型不同的物品，练习用手抓握和摆放物品的意识。治疗师辅助患儿做出抓握东西的动作，并保持 1~2 分钟，然后把玩具放在指定区域，这样循环地干预到 4~5 周，一旦他有意识地放物品，减少摇晃物品的刻板动作，就马上给予其强化。当出现的这种目标行为稳定后，治疗师即可进行下一步放小物品的干预。在干预拿放小物品干预时，治疗师辅助奇奇多使用拇指和示指对捏的方式拿取小物品，提高示指力度。感觉统合方面，治疗师主要使用悬吊类和滑板类器材，引导儿童完成有意义的游戏，满足患儿对前庭觉的需求，促进患儿对移动中身体的运用能力的提高；感觉统合干预过程中，提供给患儿更多的口部运用活动机会（比如，模仿治疗师做出嘟嘴的嘴形）。

集体干预：治疗师以集体游戏的形式开展针对孤独症患儿的小肌肉干预。每周治疗师在集体课上带领患儿练习大拇指和其他手指进行开合的手指操，每日 5 分钟。治疗师设计各种游戏活动来提高他小肌肉的基础能力，如：让患儿用手模仿鳄鱼的大嘴巴做开合的动作，教师手中拿面包或山楂片等食物，引导他用手去夹治疗师手中的食物，提高小肌肉力度的同时增加和同伴、成人之间的互动（图 2-24-33）。

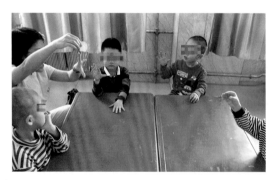

图 2-24-33　手开合训练——鳄鱼来了

● 家庭干预：妈妈在家中让奇奇练习把脏衣服放入到洗衣机内，把洗好的衣服从洗衣机中拿出来，吃饭时让奇奇给家里的每个人发碗和筷

子，练习将袜子拖到脚跟并逐渐将袜子脱下来，当奇奇不能完成时，妈妈给予辅助，并逐步撤销辅助，直到独自完成。多给奇奇吃些硬质地的水果等食物。

（2）第二阶段：双手配合及手眼协调干预。

● 个别干预：前一阶段基础能力的提升为此阶段的干预打下基础，奇奇拿放物品的稳定性提高，治疗师从奇奇喜欢的套圈玩具开始作为此阶段目标的切入点，从开始治疗师辅助奇奇一手固定圈柱，一手拿套圈开始，逐渐撤销辅助，能够将所有圈圈全部套上为止；治疗师提供一个大口的矿泉水瓶，引导奇奇一手固定住瓶子，另一只手用拇指和示指捏大豆放入瓶中，逐渐过渡为小瓶口，捏黄豆放入瓶中，练习 5~6 周（图 2-24-34）。

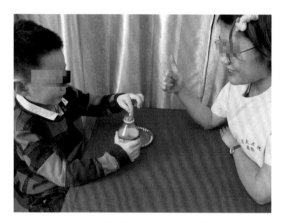

图 2-24-34　一手扶瓶，另一只手用前两指捏黄豆

感觉统合能力方面，引导奇奇自主完成跑跳与停止之间的切换控制，利用奇奇喜欢跑出跑进等行为，且结合奇奇已经能按指令稍微进行静止游戏的现状，可以根据奇奇当下喜好，设计动与静动作变换的游戏活动，更好地促进奇奇对前庭觉自我调节的反应能力发展。

● 集体干预：集体干预时，治疗师引导奇奇和其他小朋友进行轮流用大积木块搭高楼的游戏，在搭高楼的过程中需要一手扶积木保持其稳定性，另一只手摆放积木；同时创设活动"买东西"的情境，引导奇奇付款时将硬币投入存钱罐中，在活动期间，提高了奇奇的双手配合和手眼协调的能力，同时增加了和同伴互动的频率。

● 家庭干预：这一阶段，妈妈引导奇奇一只手用勺子舀碗中的食物，当奇奇舀食物成功时，妈妈给予强化。同时妈妈辅助奇奇将舀好的食物放入口中，妈妈再次给予强化，循环干预 3~4 周。每日晚饭后,妈妈都要和奇奇玩"打保龄球"的游戏,将矿泉水瓶摆成一排,初期奇奇用大皮球击打矿泉水平,逐渐掌握后,妈妈将矿泉水平分若干排摆放,这样缩短了摆放的长度,大皮球用小球来替代,也逐步增加游戏的难度。每日循环练习,坚持 5~6 周(图 2-24-35)。

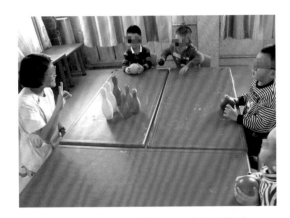

图 2-24-35　手眼协调——击打保龄球

(3)第三阶段:精细操作能力干预

● 个别干预:小肌肉能力方面,经过前两个阶段的干预,奇奇的手指力量增强,双手配合能力有所提高,手眼协调能力增强,为这一阶段的精细操作能力干预打下基础。此阶段,治疗师每日引导奇奇用剪刀剪纸条,纸条由 1 厘米宽逐步增加到 5 厘米宽;同时治疗师引导奇奇能够在特定的范围内涂色,奇奇经过前两个阶段的干预,能够用桡侧三指进行握笔,在规则图形内涂色时,奇奇会大范围地涂出界,治疗师辅助奇奇完成规则图形的四周涂色,然后引导奇奇在界中涂色。坚持 3 周后,奇奇能够完成规则图形的涂色,逐步过渡到不规则图形的涂色,每次涂完色后,奇奇能够用剪刀沿线把图形剪下来,并使用固体胶将图形贴在成就本上。此阶段干预需要 5~6 周。这一阶段的干预,在精细操作能力干预的基础上,还要对已建立的手眼协调动作行为加以巩固。

感觉统合能力方面,主要促进奇奇的运用能力的提高。可以将奇奇特别喜欢的玩具放在远处或高处,引导奇奇想办法,找合适的路径和方法够取到玩具;还可以提供给患儿示范,引导奇奇对统一玩具或器材的不同玩法。这个阶段还可以将奇奇安排在感觉统合集体形式的治疗中,引导他们在互动的方式里,促进感觉整合能力及运用能力的提高(图 2-24-36)。

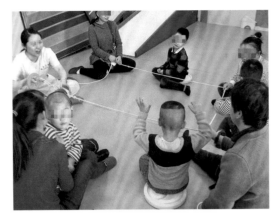

图 2-24-36　小朋友们围绳保持坐位,
配合依次传递体能圈

● 集体干预:此阶段治疗师设计的集体干预内容主要围绕儿童握笔写画和文具的操作使用。以游戏的形式来展开集体干预活动:如第一周的目标是握笔仿画竖线,治疗师创设"给小鸡的家画栅栏"的情境,治疗师在黑板上画上两条横线作为小鸡家的栅栏,可是栅栏没有挡的东西,小鸡会跑掉,所以请小朋友为小鸡家的栅栏画上竖线,这样小鸡就不会跑掉了。在这种情境下,小朋友们参与的积极性特别高,奇奇也能够模仿治疗师在黑板上画上竖线,提高了奇奇仿画的能力,也提高了奇奇的活动参与性。

● 家庭干预:在此阶段,妈妈每天都带着奇奇一起整理书包。如将盖错的水彩笔的笔帽按照颜色重新盖好;将彩纸排整齐放入口袋中;将固体胶、剪刀等体积较小的文具用品放入书包的侧面小口袋中。奇奇在整理书包的同时,也提高了拉拉锁、开关铅笔盒、背书包的技能,同时减少了将手放入口中的行为。

(六)效果分析

经过 4 个月的时间,对奇奇进行的小肌肉的干预取得了一些效果。

1. 在基础能力方面,奇奇已经能有意识地听从对方的指令拿放物品;拇指与示指指尖捏物可以完成;如厕时可以自己脱裤,并在他人的辅助下可以提裤;能够独立用勺子进食,能够一手端水杯喝水;双手协调能力较好,能够一只手固定玩具,同时用另一只手扭动玩具发条;手眼协调能力提升,能够很快地将蘑菇钉插入钉板中。

2. 在精细操作能力方面,奇奇能够用桡侧三指粗略地握笔;能够模拟画线条和简单图形(圆形、正方形);能够在 2.5 厘米直线隧道内画线不出界;能够用固体胶涂抹图形并将图形贴在纸上;能够连续开合剪刀剪断5厘米宽的纸条;能够将笔帽盖在笔上;能够将水彩笔放入笔盒中;能够将书包的拉链拉开和拉严。

3. 在感觉统合能力方面,奇奇能够在适当的场合和时间安静坐下来而不乱跑,同时,也延长了眼神交流时间;增加了动作模仿的频率。这个阶段可以结合结构化教学法,提高患儿安静操作性活动(图2-24-37)。

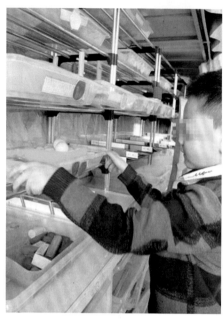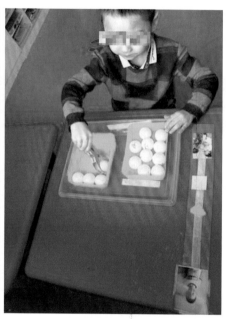

图 2-24-37　结合结构化教学法:增强手指力度——夹乒乓球

第五节　儿童孤独症小肌肉训练常用的设备与器材

一、感觉调节及辨别能力训练器材

1. 触觉方面　剃须膏、杯子、玩具娃娃、大的海绵垫子或较厚的地垫、海洋球池等。

2. 本体觉方面　空纸箱、小球(如乒乓球)、大球(如篮球、排球等)、蹦床等。

3. 前庭觉方面　悬吊类器材(如南瓜秋千、布袋秋千、方形围边秋千、网兜秋千、大内胎秋千)、彩虹筒、滑梯滑板类、攀爬类器材(如攀爬木梯、三行绳梯)等(图2-24-38)。

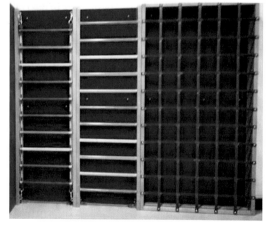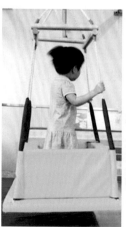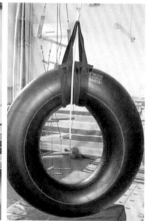

A:攀爬木梯　　　　　B:方形围边秋千　　　　C:大内胎秋千

图 2-24-38　感觉调节及辨别能力训练器材

二、小肌肉发展的基础能力训练器材

1. 伸手抓握和放下物品方面　小珠子和矿泉水瓶、球和篮子、不同形状和不同颜色的小玩具、毛娃娃、衣物类（薄厚质地不同的衣服、裤子）等。

2. 物品操控方面　不倒翁、玩具电子琴、带开关的玩具、套杯等。

3. 双手配合方面　碗和勺子、书、套圈玩具、水果切切乐、带发条玩具、洞洞板、穿珠玩具、带纽扣的衣服。

4. 手眼协调方面　积木、穿珠玩具、蘑菇钉玩具、存钱罐、拼图、图形镶嵌板、形状小粘贴。

三、精细操作技巧训练器材

1. 握笔写画方面　握笔器、三角笔或可塑型笔杆等辅助器具。

2. 文具和用品操作方面　剪刀、书包、笔袋、文具盒、橡皮、尺子、转笔刀、打孔器、订书机等。

第六节　儿童孤独症小肌肉训练的注意事项

1. 必须以经过专业培训、正确掌握小肌肉发展评估和训练方法的专业人员为主进行干预，家长或孤独症患儿的照顾者在专业人员的指导下开展小肌肉发展的家庭干预。

2. 必须符合孤独症患儿的日常生活、学习等实际需要，强调自然情境下、以患儿为中心的小肌肉训练。

3. 根据孤独症患儿的小肌肉发展水平和特征选择小肌肉训练活动，进行活动时，需注意患儿的姿势是否正确，关节活动范围和力度是否是患儿能够承受的范围和力度，要求其使用的力度应由小到大。

4. 共患癫痫的孤独症患儿易受闪光等刺激而诱发癫痫发作，设计和实施小肌肉训练时应注意避免应用此类方法。

5. 必须注意孤独症患儿的安全，避免患儿将训练用的细小组件放入口中或误咽。

6. 干预者可根据孤独症患儿完成小肌肉训练的具体情况确定是否需要给予辅助或提示，并确定辅助和提示的类型。

7. 由于评估的目的是着重测试孤独症患儿的小肌肉功能，并非认知等方面的能力，因此，在一般情况下评估者或给予示范、口头提示或动作提示，但是不能给予任何动作辅助。

（姜志梅　刘晓佩）

参考文献

［1］ Johnson CP, Myers SM.Identification and Evaluation of Children With Autism Spectrum Disorders.Pediatrics, 2007, 120（5）:1183-1215.

［2］ Landa RJ.Efficacy of early interventions for infants and young children with, and at risk for, autism spectrum disorders.International Review of Psychiatry, 2018, 30（1）:25-39.

［3］ Susan L.Hyman, Susan E.Levy, Scott M.Myers. Identification, Evaluation, and Management of Children With Autism Spectrum Disorder.Pediatrics, 2020, 145（1）e20193447.

［4］ 李雪荣 .ASD 诊疗学 . 长沙:中南大学出版社,2018.

［5］ 金萌萌 . 自闭症儿童教育中的团体美术治疗 . 现代特殊教育,2016,24（5）:68-70.

第二十五章

以共读为基础的对儿童孤独症谱系障碍的干预

第一节 概 述

一、什么是共读

共读(shared-book reading)是在发展早期儿童的主要阅读形式。即成年人为儿童阅读图书(如故事书),并经常鼓励儿童与成人进行讨论的活动。学前儿童的阅读是由主要抚养者(一般为母亲)来引导进行,所以共读活动又被称为亲子共读。

2008 年,美国早期读写委员会(National Early Literacy Panel,NELP)明确提出共读是成人与儿童共同进行的阅读活动,其主要特征是成人给儿童读书,鼓励儿童参与讨论,以提升成人与儿童之间的社会性互动的一种活动。共读有很多种形式,包括共读故事、互动式阅读(interactive reading)及对话式阅读(dialogical reading)。

(一) 共读对儿童语言发展的影响

基于共读的研究发现,学前儿童的共读经验与他们的语言发展密切相关。相关研究发现,儿童在家庭中的图画书共读频率与其口语技能具有相关性。在控制父母的受教育程度及儿童非言语智力等变量后,儿童的词汇量也与家庭中亲子共读频率密切相关。实验研究也发现,儿童的图画书共读经验可以促进儿童词汇的发展,对他们的接受性语言和表达性语言均有促进作用。此外,共读的经验也可以提高儿童口语表达的复杂性,对叙事(讲故事)能力也有积极的作用。

(二) 共读及其互动中的谈话对儿童阅读技能的影响

亲子共读多以图画书阅读来展开,为儿童提高对图画书的理解能力提供了机会,从而促进儿童的阅读成绩。与那些很少进行亲子共读活动的儿童相比,在家中每周或每天进行亲子故事书阅读的儿童阅读技能(包括高水平的词汇能力和语音意识)相对更高。儿童在 1~3 岁听成人讲故事的时间与他们 7 岁时的阅读理解能力显著相关。研究者指出,图画书共读使得儿童能够接触到大量在口语交流中很少使用的词汇和概念。图画书除了能够给儿童提供不熟悉的事物的图片表征之外,还能够支持儿童和成人展开超越于图画书中图画和内容的讨论。这种去情境化语言(decontexualized language)在儿童读写能力的发展中起着重要的作用。整体来看,共读能促进儿童的词汇习得、语言表达、综合知识及理解能力的提高。儿童在图画书共读中获得的早期的语言经验最终会转化到早期读写的发展中。

(三) 共读与儿童的情感及社会性发展相关

也有研究表明,共读需要有良好依恋关系为基础来展开,也可以加强儿童与父母的情感纽带,所以它对儿童的积极作用还表现在社会技能的发展和情绪控制上。因此,亲子共读也被广泛地认为与儿童的情感及社会性发展相关。

二、共读中的三要素

儿童与成人进行的图书共读活动从本质上是一种社会性的互动。成人、儿童和图书是构成这种互动的三个要素,这三个要素之间的复杂互动则构成了儿童学习和发展的互动场景。

(一) 成人

成人,包括父母和教师,往往会给儿童的阅读提供支持,引领他们参与阅读活动。这是共读中的重要要素之一。在共读的过程中,父母并不是被动地追随孩子的行为,他们往往会根据自己对孩子语言水平的了解来调整自己在阅读中的行为方式。研究发现,18个月以下婴幼儿的父母往往不会照着图画书中的文字来念,他们经常采用的方式是用手指着图画,命名或者简单地讲解图画。这些方式能抓住他们的注意力,使他们能够专注地参与到阅读中来。但是对于18个月以上的婴幼儿,父母往往会根据图画书的内容给他们提问,延伸图画书的内容,并对图画和故事展开互动讨论。可以看出,父母在共读中的行为在很大程度上是基于他们对自己孩子的语言能力和认知能力的了解。此外,父母通常会给儿童选择各种各样的图书。父母与儿童在共读中也会根据图画书的类型来调整自己的行为。对于包含大量信息和知识的探索类图画书,父母会问儿童更多的问题,请他们命名画面的内容。而对于叙事类的图画书,父母则会更多让儿童描述书中发生了一件什么事情,讲了一个什么样的故事等。

(二) 儿童

共读中的另外一个要素就是儿童。在共读过程中,儿童(特别是低龄儿童)在共读过程中的反应性对提升共读质量发挥着重要作用。比如,当与婴幼儿一起读书时,他们会有一些发声行为。有发声行为多的儿童,往往会问家长更多的问题,也能得到家长更多的反馈。如果父母忽略了婴幼儿这种自发的、主动的阅读行为,可能就会影响共读的质量。儿童自身的语言能力也与他们在阅读中的表现有关。能力低的儿童需要更多的来自于成人的支持和指导,而能力强的孩子则需要成人引发他们更多的认知和语言上的需求。不同的儿童在注意力和阅读兴趣方面会表现出差异,这种差异也会影响共读的质量。共读是成人与儿童共同参与、双方之间达到"共同注意"的活动,也就是在即时场景中共同关注某个物体或者某个事件。如果让儿童自己选择要读的图书,家长配合他们的兴趣,儿童就会有更多主动发起的阅读行为,对阅读也更有兴趣。

(三) 图书

共读中的最后一个要素是图书。如果一本书很难懂,超越了儿童当前的理解水平,就没有太多的潜在价值。图书内容最好是刚刚超越儿童现有的水平,但同时又处在他们的最近发展区域之内的。最近发展区指的是儿童的实际发展水平与在成人或有能力的同伴的支持下所达到的水平之间构成的学习区域。儿童在其最近发展区内能够更有效地学习。所以,选择图书时,父母需要对儿童的语言能力发展状况比较敏感,而这种敏感性是在与儿童长期共同阅读的过程中逐渐建立起来的。与儿童经常进行高质量的阅读活动会提升家长对儿童语言能力发展状况的了解,能够更好地感觉到儿童发展的"上限",从而能够更好地进行互动,给儿童带来更好地挑战。

在共读中,儿童、成人和图书这三个要素之间的"匹配"是很重要的。匹配得好,就能创造出儿童的最近发展区(zone of proximal development,ZPD),共读的质量就高。由于每个要素都有着各自的特点,都会影响到"匹配"的结果。

第二节 以共读为基础的孤独症谱系障碍患儿的干预机制与方法

一、干预机制

孤独症谱系障碍(ASD)患儿与正常发育的儿童相比,在早期语言和读写技能发展上是滞后的。研究表明,这些患儿在语言理解、表达交流和文字概念(print concept)方面都存在不同程度的迟滞。这些早期技能的获得可以预测正规读写的发展。如果这些早期技能得不到发展，则会使后期的学习和发展受到影响。有关 ASD 患儿读写干预方案大多单纯聚焦在书面文字的认知或符号性质上，由于 ASD 患儿所具有的核心缺陷，很多患儿是无法对一般的读写干预方案做出反应的，这就阻碍了患儿们积极参与读写和学习活动，从而影响干预的效果。

（一）孤独症谱系障碍患儿共读干预的理论基础

"由互动到独立读写"模型（interactive-to-independent literacy model）为促进发育障碍患儿或者交流能力严重受损患儿的读写发展提供了一个概念框架模型，其内容包括：

模型的第一层：注重给儿童提供机会，以及支持和帮助他们发展和维持对读写活动（如书或者其他书写材料）的共同注意能力。

模型的第二层：注重在共读的成人 - 儿童平衡的交流中，发展和维持儿童进行互动和交流的常规（routine）。在读写活动中，父母或教师通过各种方式来建构儿童的交流行为。比如，用身体动作来指示或者用言语来说明。成人的作用在于追随和扩展儿童的初始行为。处于这个水平的儿童会发展出诸多技能，如在共读中与成人互动，在共读活动

中发起交流，表现出大量的交往技能，如描述、请求及回应。这个模型强调在读写活动中儿童及成人卷入和参与的重要性，为通过共读活动干预 ASD 患儿提供非常好的理论基础，也是与其他相关干预方案相比所具有的独特优势。

共读是支持儿童早期语言和读写发展的一种重要活动。如上文所述，共读对年幼的正常儿童的语言和读写发展均具有积极的作用。近年，有研究者开始给 ASD 患儿提供共读活动，作为干预手段来支持这些患儿的发展。共读活动需要儿童维持社会性注意，并通过回应问题、提出问题，以及讨论书中内容来与成人共读者进行互动。虽然 ASD 患儿的能力在这些方面有缺陷，但是通过一些方法和技术，可以使他们成功地参与共读活动并从中获益。

如上文所述，与成人的互动是共读的核心成分。成人在共读活动中会主动发起交往，表现出很多一致的共读行为。Zevenbergen 和 Whitehurst 将常见的成人在共读中的行为做了总结（表 2-25-1）。在多年研究的基础上提出了优化成人共读行为的技术——"对话式阅读"来促进儿童读写能力的发展。这种对话式的阅读技术已经在低收入家庭的儿童群体、有语言障碍的儿童群体中得到应用并有了积极的效果。

表 2-25-1　常见的成人在共读中的行为

成人在共读中的行为	定义	例子
停顿	在阅读过程中，成人停下来，目的是给儿童提供"填空"的机会	"我们进了汽车，我们所有人都穿上了_____"
提问	成人使用"什么"、"哪里""何时""谁"或者"怎样"等问题去鼓励儿童回忆和讨论书中的内容	"为什么彼得从学校回来后就待在了家里？"
与儿童的经验建立联系	成人将书中的内容和儿童自己的个人经验结合在一起	"你参加过苏斯去过的游行吗？"
评价	成人对儿童正确的回答表示赞扬，对错误的会给予纠正	"你说对了，它是一辆卡车。"
扩展	成人重复或者补充儿童的话语	在儿童说"卡车"之后，成人说"它是一辆红色的卡车"

（二）对孤独症谱系障碍患儿共读干预表现出比较稳定效果的原因

以共读为基础的干预之所以对 ASD 患儿表现出比较稳定的效果，可能有以下原因：

1. 干预场景自然　共读活动，特别是亲子共

读是家庭亲子互动的常见形式。一些干预方案是家长作为干预者参与的，会使场景更加自然，贴近生活。

2. 共读中包含有大量支持性的因素　如上文所述，共读中的重要要素——成人与图书特别是图画书给患儿的语言学习和社会性学习提供了支持。

图画书中的图画和故事为患儿理解各种场景中的词汇提供了视觉上的支持,更容易理解。通过上下文的猜测,患儿也能更好地理解故事中的内容和各种概念。成人可以给患儿提供各种语言上的引导和互动,也是促进他们学习的重要机制。

3. 社会性互动为患儿的学习搭建了最近发展区　最近发展区指的是儿童的实际发展水平与在成人或有能力的同伴的支持下所达到的水平之间构成的学习区域。儿童在其最近发展区内能够更有效地学习。亲子共读从本质来看是一种社会性的互动,良性的互动需要父母对患儿的语言能力发展状况比较敏感,在共读过程中不断调整互动方式,调整与患儿沟通的内容,契合患儿的发展水平从而能更好地促进他们的学习。此外,如果干预是由父母来执行的,父母与患儿之间的积极情感连接也会提升互动的质量。

4. 患儿的动机调动　ASD患儿在共读活动中在成人的引领下,互动的参与程度提高,愿意并喜欢与图书及成人互动,会成为促进他们不断学习的重要动力。

5. 早期干预的效果更好　亲子共读是低龄儿童最主要的阅读活动。在当前对ASD患儿早发现、早干预的背景下,采用共读形式在家庭中对低龄ASD患儿开展干预能较快地看到效果,也能使干预的效果更好。

二、对孤独症谱系障碍患儿干预的主要方法

(一) 干预基本流程

以共读为基础干预方案实施的基本流程是选择适合不同年龄ASD患儿阅读的图书,可以分别按照学步儿(2~3岁)和学龄前儿童(4~6岁)来选择。之后,干预者(父母、教师或者研究者)在干预前的1个星期,接受2个小时左右的培训。培训的内容是给干预者呈现和示范干预的流程,干预者学习并练习使用根据表2-26-1中的行为来生成的各种互动方法来与ASD患儿互动,开展共读。教练在一旁观察干预者的行为,并给予口头反馈和书面评估。在干预过程中,干预者的行为还会得到教练的反馈。在干预者掌握了各种互动方法之后就开始正式干预。

(二) 对话式阅读技巧

以表2-26-1中成人的共读行为为基础,

Zevenbergen和Whitehurst正式提出了"对话式阅读"这个概念,特指在图画书阅读的情境中,基于使用语言、反馈和适宜的支持来促进亲子互动的一种特定技术,旨在与书本互动的过程中,逐步使儿童变成一个积极的讲述者。

对话式阅读的开展流程被概括为PEER(prompt evaluation expansion repetition,PEER)流程。其中:

Prompt(促进)指的是促使儿童说说书中的内容或者故事,如"故事中都有谁啊?""都有什么小动物?""故事中发生了哪些事情?"等。

Evaluation(评价)指的是对儿童的回答进行反馈,如"嗯,你说得对!""欢呼这个词说得真好!""嗯,好像不是这样的,你再想一想。"

Expansion(扩展)指的是重复儿童的话并增加新信息,如当患儿回答成人的问题时只说了"牛",成人可以进行扩展说:"对,它是一头牛"。

Repetition(重复)指的是请儿童重复扩展后的语句。在扩展之后,请患儿再重复一遍:"它是一头牛。"

"促进"患儿多说的具体策略被研究者概括为CROWD(completion recall open-ended what/where/why distance,CROWD)策略:

Completion指的是填空式的提问(如"小牛为什么要洗澡? 因为……");

Recall是请患儿回忆书中的内容(如"刚才的故事中都有几个小动物"?);

Open-ended指用开放式的问题鼓励患儿用自己话来说说书中的内容(如"这幅画中都画了什么?""你觉得后来又发生了什么?");Wh-指的是问What(什么)、Where(哪里)和Why(为什么)之类的问题(如"小男孩手里拿的是什么?""他们都去哪里找小青蛙了?""为什么小青蛙会从罐子里逃跑?");

Distance指的是讲书中内容与书本外的儿童的生活经验建立联系(如"如果你是小男孩,会去森林里找青蛙吗?""你上次丢了什么东西? 是怎么找到的?")。

2017年,Fleury和Schwartz两位研究者采用改良的对话式阅读方式对学龄前ASD患儿进行了干预。在研究中,他们增加了特定的"促进"策略。如果患儿在干预过程中不能对传统的促进策略进行反应,干预者就要接着问一个问题去帮助患儿回答之前的问题。这些特定的策略是:

- 给患儿提供两个选择答案来让他进行选择（如"它是一头牛还是一匹马？"）；
- 让患儿用是或否来回答问题（如"它是一头牛吗？"）；
- 让患儿来重复答案（如"说牛"）；
- 请患儿来指出正确的图像（如指一指牛），如果患儿指错了，成人可以指出正确答案。
- 这些特定的策略按照从少到多的方式逐步使用。

（三）ASD 患儿干预的频率和时长

以往的 ASD 患儿干预研究的时长以 4~9 周居多，也有 20 周或 30 周的。在 2017 年发表的一篇名为"利用改良后的对话式阅读方法"对 9 名轻、中和重度孤独症患儿干预的研究中，干预时间为 5 周，每周读 4 次，一共读了 10 本书。结果发现效果良好，说明短期的、密集干预是有效可行的。

第三节 以共读为基础的孤独症谱系障碍患儿干预效果评估

近期一项对 11 个针对 ASD 患儿共读的干预研究的元分析表明，共读干预对 ASD 患儿的不同方面的能力均有不同程度地提升。整体看，干预效果的效应量是中等的，但是在有些研究中，干预的效应量要更强一些。在这项元分析所涉及的研究中，患儿的年龄为 2~14 岁。共读干预的积极效果在这些患儿身上都能观察到，说明共读干预可以在较广泛的年龄群体中使用。具体来看，共读干预的效果表现在以下几个方面：

一、语言能力

（一）听力理解

共读对 ASD 患儿听力理解的积极效应对于这些患儿来讲是特别值得鼓励的结果。在所分析的研究中，这个积极的效果在大多数（93%）的患儿身上和阅读不同的图书时都能观察到。这就预示着共读干预之后，也可能会对听力理解产生积极的影响。已有研究发现，阅读理解的干预研究对 ASD 患儿有积极的影响。而共读干预的研究结果拓展了已有的发现，说明在 ASD 患儿学习阅读之前的干预也会对他们语言能力发展具有积极影响。此外，以采用言语作为主要交流手段的患儿经过干预，在听力理解方面的获益会更大。

（二）词汇学习

在 2017 年 Fleury 和 Schwartz 两位研究者的研究中，研究者对 ASD 患儿在干预过程中对所阅读的图画书中的词汇的掌握情况进行了测量。研究者根据图画书中的词汇制作了一个词汇清单，并制作了与词汇所对应的图片。每周测查 ASD 患儿

两次，让他们根据图画说出图画的名称。结果表明，与干预之前的基线水平相比，参与干预的患儿学习到了更多词汇。在干预前、在共读了同一本图画书之后的一个星期，患儿平均学会了 0.5 个新单词。而在实施对话式阅读干预的过程中，在共读了同一本图画书之后的一个星期，患儿平均学会了 1.7 个新单词。这种模式在症状严重程度不同的患儿中是一致的。

二、交流性行为与交往参与性

共读中患儿的交流性行为通常包括回答问题、重复故事情节和模仿。

交往参与性（非交流性行为）包括患儿打开或合上书页，将视线移动到书本或成人身上等。这些行为，特别是交流性行为，可以映射到儿童的社会交往能力上，比如如何参与社会性的互动等。这对于 ASD 患儿来说是特别重要的。对 ASD 患儿在共读中的参与性（即非交流性行为）的研究发现，共读能够鼓励患儿与图书进行互动（如翻页），也能增加与成人的互动（直接的目光注视）。将患儿在交流行为和非交流行为整合起来看，所有研究中都表明共读对 ASD 患儿都有积极的影响。

ASD 患儿共读干预后在听力理解和表达性交流方面的变化，说明共读可以与其他侧重在语言和读写学习的干预方案共同使用。

三、共读能为孤独症谱系障碍患儿提供一种强有力的干预手段

研究还发现，共读中不同类型的成人也会对干预的效果产生影响。对听力理解来说，研究者作为干预者的积极效果是中等的，但是父母和教师作

为干预者的积极效果则更明显。对于表达性交流来说，父母和教师作为干预者的积极效果很小，而研究者作为干预者的效果是中等的。对于共读中患儿的参与性（非交流行为）来说，研究者作为干预者的效果是中等的。而对于患儿的复合交流行为来说（交流与非交流行为），父母、研究者和老师作为干预者的效应都是非常大的。这说明，共读能为 ASD 患儿提供一种强有力的干预手段。同时也说明，父母/教师与儿童之间的信任关系可能在其中发挥着作用。

四、共读的次数与积极的效应

在干预过程中，成人与 ASD 患儿共读的次数 4~30 次（每次共读的时间不是所有的研究都有报告，只有一项研究报告的时间是 2.8~6.7 分钟）。但是元分析结果表明，不论次数多少，积极的效应都处在相同的水平，说明即使是次数不多的干预，也能很有效。这些重要的研究结果对探索提升 ASD 患儿参与共读的具体方法非常重要。

第四节　未来开展以共读为基础的干预研究方向

以共读为基础的干预方案由于其操作较为简单，实施方便，得到了很多研究者和实践者的关注。共读活动是开展家庭早期阅读活动的主要途径，其性质是一种社会性的互动。通过共读的干预方案能兼顾 ASD 患儿的语言和阅读发展能力的促进和交流能力的提升。加之情境自然，较容易在日常养育实践中所应用。

一、未来开展以共读为基础干预的研究方向

共读干预中的成人主体通常为父母，以往研究已经发现父母作为干预者对干预的效果在表达性交流方面会更有优势。当前，早期阅读的观念已深入人心，我国 ASD 患儿的干预若能很好地调动父母的积极性，做好父母的培训，将会对这些患儿的康复起到极大地帮助作用。

二、深入开展孤独症谱系障碍患儿在共读中的行为特征研究

以往以共读为基础的干预研究，特别关注的是成人与患儿的互动方式。修改后的对话式阅读干预增加了一些针对 ASD 患儿的提问方式。如何生成能与患病程度不同的 ASD 患儿在共读中展开对话的策略和方法，是需要以这些患儿在共读中的行为特征为基础的。但在这一方面的实证研究还不多，针对这个问题的研究将会为提出有效的干预策略提供重要的实验证据。

三、形成以父母为干预者的干预方案开展干预研究

以上述研究为基础，形成以父母为干预者的干预方案，开展干预研究。

第一，在干预方案的设计中，首先要围绕 ASD 患儿的核心缺陷，以及他们在共读中的行为特征，选择有针对性的图画书作为干预材料。

第二，针对干预材料，形成开展干预的流程及对干预过程进行评估的方法。

第三，实施干预研究，检验干预的材料、方法、强度对干预效果的影响。

四、在临床实践中不断优化方案

以干预研究为基础，可以修正和优化 ASD 患儿的干预方案。之后便可形成在家庭中推广和使用的干预方案，并与医疗机构进行对接，在临床实践中不断调整和优化方案。可以在诊断后作为治疗方法将干预方案提供给家长，并以随访的方式来监控干预的效果，这些都将为不断优化干预方案提供源源不断的积极反馈。

（李　甦）

参考文献

[1] Arnold DS, Lonigan CJ, Whitehurst GJ, et al. Accelerating language development through picture book reading: Replication and extension to a videotape training format. Journal of Educational Psychology, 1994, 86 : 235-243.

［2］Blewitt P，Rump KM.Shared Book Reading：When and how questions affect young children's word learning. Journal of Educational Psychology，2009，101（2）：294-304.

［3］理查德·P. 乔利 . 儿童与图画 . 李甦，译 . 广西美术出版社，2018.

［4］Read K，Macauley M，Furay E.The Seuss boost：Rhyme helps children retain words from shared storybook reading.First Language，2014，34：354-371.

［5］Fleury VP，Herriott-Miramontez S，Hudson R，et al.Promoting active participation in book reading for preschoolers with autism spectrum disorder：A preliminary study.Child Language Teaching & Therapy，

2014，30：273-288.

［6］Flores MM，Nelson C，Hinton V，et al.Teaching reading comprehension and language skills to students with autism spectrum disorders and developmental disabilities using direct instruction.Education and Training in Autism and Developmental Disabilities，2013，48：41-48.

［7］Tipton LA.The Parent's Role：Shared Book Reading and the Child with ASD.Dissertations & Theses-Gradworks，2014.

［8］茅荣杰，汪作为，杜亚松 . 孤独症语言障碍干预策略研究进展 . 临床精神医学杂志，2017，27（3）：210-212.

第二十六章

孤独症谱系障碍的社交技能训练和促进项目

第一节　概　　述

孤独症谱系障碍(ASD)是一组起病于婴幼儿时期,以社交障碍、重复刻板的兴趣爱好为核心症状的神经发育性障碍。青少年 ASD 患者仍然存在明显的社交问题,仍需要得到相关训练与支持。而国内现有的训练方法多是针对儿童 ASD,缺乏针对青春期 ASD 社交技能的一套训练方案。

在美国加州大学洛杉矶分校的 Elizabeth Laugeson 博士开发了一套针对青少年 ASD 的训练项目,即社交技能训练和促进项目(program for the education & enrichment of relational skills, PEERS®),旨在对社交能力不足的儿童和青少年进行社交技能训练方法,主要适用于青少年 ASD,亦适用于注意缺陷多动障碍(ADHD)、焦虑障碍、抑郁障碍、社交焦虑障碍等社交情绪问题的儿童和青少年。Laugeson 博士进行了多项研究证实其有效性和实用性,包括通过量表评定的症状和行为学、生物学指标的评估。同时 PEERS® 被翻译为多种语言,在不同文化背景下进行了相关研究,国内杜亚松教授首先引进了 PEERS®,完成了中文版的翻译,并进行了相关培训。

PEERS® 分为针对家长的课程和针对学校专业人员的课程。分别为 PEERS® 治疗手册(social skills for teenagers with developmental and autism spectrum disorder, the PEERS® Treatment Manual)和 PEERS® 课程(social skills training for adolescents with autism spectrum disorder, the PEERS® curriculum for school-based professionals)。本章将对如何进行 PEERS® 训练进行描述。

第二节　社交技能训练和促进项目的家长课程设置

社交技能训练和促进项目的家长课程包括家长课堂和青少年课堂,共 14 次,每周 1 次,每次时间为 90 分钟。青少年课堂着重相关社交技能学习和训练,家长课堂着重教家长如何训练青少年。

一、PEERS® 家长课程的成分

在青少年课堂和家长课堂分别设置一个治疗师,一般 PEERS® 小组的治疗师是由精神卫生学科的工作人员担任(如心理学家、精神医生、社工、婚姻和家庭治疗师),但是老师 / 教育家带领的小组同样也能够成功。青少年小组的治疗师应拥有与青少年相处的工作经验和高功能孤独症的相关知识,才能更好地带领这些青少年 ASD。同时,青少年课堂需要 1~2 个训练师来帮助青少年 ASD 进

行行为训练。在课程开始之前,训练师需要接受每个角色扮演的培训,这样可以帮助他们更好地进行相关训练。每一课时分别是对前一课时的总结和

本课时内容的学习。对 14 次课时构成的介绍见表 2-26-1。

表 2-26-1　PEERS® 家长课程的课时构成

课时	讲义内容	复习家庭作业	青少年活动	所需材料	布置家庭作业
1	对话技巧 I:交换信息	无	问答	白板、记号笔、姓名标签、答题纸、橡皮擦、钢笔	1. 组内电话 2. 与家长一起练习交换信息
2	对话技巧 II:双向会话	1. 组内电话 2. 与家长一起练习交换信息	问答	白板、记号笔、姓名标签、答题纸、橡皮擦、钢笔	1. 组内电话 2. 与家长一起练习交换信息
3	对话技巧 III:利用电子设备进行交流	1. 组内电话 2. 与家长一起练习交换信息	问答	白板、记号笔、姓名标签、答题纸、橡皮擦、钢笔	1. 组内电话 2. 与家长一起练习打电话 3. 朋友的来源 4. 个人信息条目
4	选择合适的朋友	1. 组内电话 2. 与家长一起练习打电话 3. 朋友的来源 4. 个人信息条目	交换信息:个人信息条目	白板、记号笔、CD 播放器、演说者、耳机、杂志	1. 组内电话 2. 组外电话 3. 朋友的来源 4. 个人信息条目
5	合适的使用幽默语言	1. 组内电话 2. 组外电话 3. 朋友的来源 4. 个人信息条目	交换信息:个人信息条目	白板、记号笔、CD 播放器、演说者、耳机、杂志	1. 组内电话 2. 组外电话 3. 朋友的来源 4. 幽默反馈 5. 个人信息条目
6	加入同龄人对话 I:进入会话	1. 组内电话 2. 组外电话 3. 朋友的来源 4. 幽默反馈 5. 个人信息条目	交换信息:个人信息条目	白板、记号笔、CD 播放器、演说者、耳机、杂志	1. 进入对话 2. 组内电话 3. 组外电话 4. 幽默反馈 5. 个人信息条目
7	加入同龄人对话 II:退出会话	1. 进入(对话) 2. 组内电话 3. 组外电话 4. 幽默反馈 5. 个人信息条目	交换信息:个人信息条目	白板、记号笔、CD 播放器、演说者、耳机、杂志	1. 进入对话 2. 组内电话 3. 室内游戏
8	聚会	1. 进入(对话) 2. 组外电话 3. 室内游戏	聚会	白板、记号笔、室内游戏	1. 聚会 2. 进入对话 3. 室内游戏
9	好队友	1. 聚会 2. 进入(对话) 3. 室内游戏	聚会和好的运动精神	白板、记号笔、室内游戏	1. 聚会 2. 做一个好队友 3. 进入对话 4. 室内游戏
10	拒绝 I:应对取笑和令人尴尬的反馈	1. 聚会 2. 做一个好队友 3. 进入(对话) 4. 室内游戏	聚会和好的运动精神	白板、记号笔、室内游戏	1. 聚会 2. 做一个好队友 3. 处理取笑 4. 户外运动器材

课时	讲义内容	复习家庭作业	青少年活动	所需材料	布置家庭作业
11	拒绝Ⅱ: 欺凌和坏名声	1. 聚会 2. 做一个好队友 3. 处理取笑 4. 室外运动器材	好的运动精神和室外活动	白板、记号笔、室外装备	1. 聚会 2. 处理取笑 3. 处理欺凌/坏名声 4. 户外运动器材
12	处理争议	1. 聚会 2. 处理取笑 3. 处理欺凌/坏名声 4. 室外运动器材	好的运动精神和室外活动	白板、记号笔、室外装备	1. 聚会 2. 处理取笑 3. 处理欺凌/坏名声 4. 处理争议 5. 室外装备
13	流言蜚语	1. 聚会 2. 处理取笑 3. 处理欺凌/坏名声 4. 处理争议 5. 室外运动器材	好的运动精神和室外活动	白板、记号笔、室外装备	1. 聚会 2. 处理流言蜚语 3. 处理取笑 4. 处理欺凌/坏名声 5. 处理争议
14	毕业和结束	1. 聚会 2. 处理流言蜚语 3. 处理取笑 4. 处理欺凌/坏名声 5. 处理争议	毕业派对和典礼	毕业证书、食物、饮料、装饰品、电影、电视、DVD播放器、CD播放器、毕业奖品	无

二、家长课堂的课程结构

在家长课堂结构中,包括以下几个部分:

需要告知治疗师在家长课堂的指导原则、具体流程,这些内容在此做简单描述。

(一) 家长课堂的指导原则

每个课时都有很多的材料。这个课堂的主要目的是帮助治疗师把重点放在最重要的内容上和解决课程中的问题。

(二) 复习家庭作业

将复习家庭作业放在课时开始的部分,强调完成家庭作业的重要性,并给予充分的时间解决家庭作业中的疑难问题。在这个部分,将会针对每个家庭的需要实现个体化干预治疗。这个部分占了50~60分钟(整个课时为90分钟)。

(三) 布置家庭作业

这个部分中,提供家长课的主要结构,详细说明了家长的部分家庭作业,也复习了青少年的讲义课程。以及接下来几周的家庭作业。在家长课堂上,治疗师提供和说明"家长讲义",家长讲义回顾了家庭作业和这一周的课程内容。这个部分一般占20~30分钟(整个课时为90分钟)。剩下的10~20分钟用来与青少年重新集合和讨论家庭作业。

三、青少年课堂的课程结构

青少年课堂的主要课程构架如下:

(一) 复习规则

这一部分对小组规则做了简短的概览,只有在小组成员经常打破规则的情况才在后面的课时(第一次课时会讲述规则)复习规则。

(二) 复习家庭作业

像家长讲义一样,在课时开始时复习家庭作业,强调完成家庭作业的重要性,并给予充分的时间解决家庭作业中的疑难问题,从而对每个青少年的需要实现干预治疗的个体化。这个部分一般占20~30分钟(整个课时为90分钟)。

(三) 讲义课程

青少年的讲义材料经常通过苏格拉底问答法或者角色扮演/练习呈现,从而让ASD青少年能够集中注意力,让他们相信自己(至少从集体而言)

已经对材料有充分的了解,并且建立规则。这个部分一般占整个 90 分钟课时中的 30 分钟。

(四) 行为演练

青少年将材料运用于生活的一个方法是:在课时练习学到的新技能,并接受小组长和教练的反馈意见。行为演练部分包含对指导练习的建议,来促进社交技能的广泛使用。

(五) 布置家庭作业

在这个部分,青少年组的训练师简要说明下一周家庭作业的概览。通过每周布置的家庭作业,青少年组的治疗师宣布:青少年将会在课时外的生活中运用学到的新技能。

(六) 青少年活动

在很大程度上,青少年应该可以自己选择是否继续参加小组学习。如果他们发现课程没有乐趣和意义,他们很可能会退出。青少年活动不仅是课程中有趣的部分,也不同程度为练习新技能提供了更多的机会。"青少年活动规则"在每个章节青少年部分的最后。这个部分一般占整个 90 分钟课时中的 20 分钟。

(七) 重新集合

在每一次课程的最后,青少年和家长聚在同一个房间里。青少年组的小组长通过"专业术语"(这里指的专业术语是 PEERS® 课程中定义的专业名词)帮助青少年复习他们在课时上所学的内容。这些关键词以简写形式呈现给家长和青少年,用以讨论每个课时的重要内容。课程和专业术语复习后是小组长正式布置下一周的家庭作业。治疗团队(包括组长和教练)用简洁的、一对一的方式,与每一个青少年和家长商量怎样合作以保证可以完成作业。这个部分一般占整个 90 分钟课时中的 10~20 分钟。

(八) 计算得分

青少年每周都会在课程中得到相应的分数,这些分数最终用来作为毕业典礼上的奖励。分数可以通过完成家庭作业、参与小组活动、遵守规则等方式得到。青少年课堂的训练师需要计算每个课时的个人得分和小组得分。得分的计算应该让青少年自己知晓,但是不要公开个人得分和小组得分。

四、加入小组前的准备

在加入 PEERS® 小组治疗之前,建议先进行面谈,面谈一般约 50 分钟。推荐的访谈模式包括问候家长或者监护人和青少年 5 分钟,与青少年单独访谈 20 分钟。当青少年完成了治疗前的评估,与家长或者监护人单独访谈 20 分钟,与家长或者监护人与青少年一起总结一下谈话内容 5 分钟。在面谈过程中等待的时候,可以让家长或者监护人与青少年完成一些未完成的治疗前问卷。在访谈过程中,简要介绍 PEERS® 项目,同时要了解青少年 ASD 是否具备足够的语言能力来确保他们能够参加课程,并保证他们能积极参与,同时不会有其他的行为问题,比如暴力行为等;也需要确保家长同意完成家长课堂的家庭作业。如果无法进行面谈,建议进行电话会谈。在确定可以入组之后,可以以"邀请信"的形式通知到 ASD 青少年和他们的家庭,告知一些相关信息,包含 PEERS® 项目开始的详细日期、时间,小组的位置、驾车和停车信息、教导技能的简短清单。建议告知所有家庭,规律出席和按时到达对于项目的成功非常必要。在我们的训练当中,我们同样发现规律出席和按时参加是非常重要的,所以建议反复强调这一点。通知家长或监护人,他们需要确认参加课程时不要带其他青少年。

五、小组的构成

推荐的 PEERS® 小组应该是每组 7~10 个青少年。每一个特定小组的青少年的症状,需要限制在一定范围之内。通过 Laugeson 博士团队对 PEERS® 社交技能小组里面的青少年进行反复观察,发现这些青少年与同样伴有 ASD 的青少年最容易相处,似乎社交技能训练效果也更好。因此,建议参加同一个小组的成员都是伴 ASD 的青少年。经观察,伴多动的 ASD 和其他社交行为障碍的青少年,在小组中更不容易接受伴 ASD 的青少年,因此,把伴 ASD 的青少年单独分在一组可以减少脱落率。关于年龄和年级,小组可能放宽对年龄、年级范围的限制,但每个年龄段至少要多于 1 个人。女青少年和男青少年一起参加一个小组是没有问题的。但根据 Laugeson 博士的培训经验,男青少年更倾向于参加社交技能治疗,所以小组里的女青少年可能会很少。我们应避免出现小组里只有一个女青少年的情况,除非家庭自愿同意。

六、所需设施

为家长课堂和青少年课堂的讲义课程创造一个教室的氛围,对于课程是非常有帮助的。青少年教室应该有一个白板和记号笔,青少年可以坐面朝白板的桌子和椅子。家长教室的椅子应该围成一个大圈,并且有足够的空间让所有的家长同时入座。青少年的第11~13课时在室外游戏场所进行,教导他们户外游戏和运动技能,尽可能地让场地看起来像学校运动场。场所应该有运动设备,如篮球架、足球网、网球网,而且设备都应该很坚固,要保证 ASD 青少年的安全。如果没有这些户外运动设备,青少年的第11~13课时就需要改为室内游戏,如第8~10课时中描述的那样。家长和青少年的教室和户外游戏场所应该尽可能靠近,让青少年可以在每个课时中快速转移场所。

七、需要的其他材料

下面的材料在小组中会需要用到:

(一) 电话簿

"电话簿"记录了每个参与者的名字和电话号码,小组成员可以很方便地用它完成组内打电话的作业。电话簿应该在小组的第一课时发给家长。家长需提供正确的电话号码,并同意将号码信息发给其他的小组成员。这里务必提醒每位家长提供正确的电话号码。

(二) 请假条

"请假条"应该在第一课时发给家长,并由青少年家长填写他们将缺席哪个课时。请假条上不应该有讲义课程的信息,以防家长刻意选择他们想要参与的课时。

(三) 组内打电话作业

"组内打电话作业"记录表在1~6课时用来记录青少年电话作业情况。仔细记录哪些青少年给其他人打电话了,可以帮助训练师变换"打电话者"和"接电话者"的顺序,保证青少年可以给不同的小组成员打电话。

(四) 每周得分记录表

"每周得分记录表"记录每周青少年课时的个人和小组得分。记录表应该包括每个青少年的名字、个人得分及小组总分,这些得分对应的奖品是作为毕业奖励发给大家的。

(五) 好队友得分记录表

"好队友得分记录表"在9~13节课时中将会用到,用来记录青少年在室内游戏和室外运动中尝试做一个好队友。得分记录表的数量由青少年小组的人数决定。青少年小组的每个成员应该通过练习好的运动精神使自己所在的小组成为特别好的小组。

(六) 家庭作业合格记录表

"家庭作业合格记录表"用来记录青少年每周的进步和家庭作业完成情况。记录表可能由家长组的治疗师和青少年组的训练师在课时中完成。它们应该包括家长和青少年的名字及相关信息,年龄、年级、诊断、学校地址等对治疗师来说都是有用的信息。这些记录表应该存档作为将来的参考,并在每周的病例讨论会上用以追踪治疗依从性。

(七) 基本用品及其他材料

可涂擦白板和一支记号笔,是青少年小组教室最基本的用品,用来记录青少年个人得分、写"专业术语"和相关课程得分。

青少年课时活动需要的其他材料在每个课时最后的"青少年 ASD 活动规则"中有提供。

第三节 社交技能训练和促进项目的课程的内容

PEERS® 家长课程包括家长课堂和青少年课堂,共14次。现将每一次的内容进行介绍如下。

一、对话技巧 I:交换信息

第一次课程的内容是关于 PEERS® 的详细介绍和对话技巧。

（一）交换信息

家长课堂：

首先介绍 PEERS®，解释 PEERS® 小组的目的：PEERS® 是一个帮助青少年建立和维持友谊的社交技能小组。

1. 重点培训的技能

（1）如何进行好的交流。

（2）如何恰当地使用电子交流工具（如电话、短信、微信、电子邮件、互联网）。

（3）如何进入和退出与同伴的交流。

（4）如何选择合适的朋友。

（5）如何恰当地使用幽默语言。

（6）如何成功地组织与朋友们的聚会。

（7）如何成为一个好队友。

（8）如何处理取笑和欺凌。

（9）如何改变坏名声。

（10）如何处理和朋友间的争论和分歧。

（11）如何处理流言蜚语。

将在接下来的 14 周每周见面 1 次，每次 90 分钟课时。家长课堂和青少年课堂将会分别在同一时间、不同教室见面。每一次都告知家长在青少年课堂讨论的内容是什么。家长将会和青少年交流并帮助青少年如何使用这些在 PEERS® 学到的技能。在第 14 周结束的时候，将会组织一个毕业派对和典礼。

家长解释课堂的构成，每一课时都从回顾上一课时的家庭作业开始（50~60 分钟）。

2. 家长课堂构成

（1）家长和青少年在每周的课程中都将会有家庭作业以练习新学的技能。

（2）家长参与作业的程度应该取决于青少年没有感觉到明显压力为宜。这将会在每次课时结束前与治疗师商谈统一意见后决定；家长必须至少与青少年讨论一下家庭作业。

（3）我们要将重点放在完成家庭作业上。这意味着即使家长没有完成作业，训练师也不会花时间讨论为什么没有完成作业，除非是需要解决什么问题。培训是否成功依赖于家庭作业的完成情况。完成家庭作业对于训练结果是非常重要的，在整个训练中会反复强调。

（4）接下来的一部分内容主要是讨论下周的作业（20~30 分钟）。

1）家长每周都将获得家长讲义，同时包括家庭作业和课时内容的简单介绍。

2）我们建议家长保留好这些讲义，最好将它们储存在活页夹内（在训练的时候，统一发放活页夹给家长）。

3）我们也鼓励家长将这些讲义与可能运用社交技能帮助青少年的其他家庭成员分享。

在每一次课程结束时，我们会将组织家长和青少年重新团聚，一起复习课时内容并确保家长和青少年在下课前对完成家庭作业获得一致意见（10~20 分钟）。

3. 青少年课堂的构成 完成前一部分之后，简单解释青少年课堂的构成情况。

每次青少年上课时都是以复习上次的家庭作业开始，包括解决完成作业过程中遇到的问题（20~30 分钟）。然后是这周课时的讲义内容（30 分钟）。接着是青少年对课时新学内容的行为演练，包括：社交活动、室内游戏、户外游戏和体育运动。

在课时结束时，组织家长和青少年重新团聚，一起复习课时内容并确保家长、青少年和治疗组成员在下课前对完成家庭作业情况进行讨论并获得一致意见（10~20 分钟）。

解释在 PEERS® 中可以学到的内容，包括可以学到的内容和不能学到的内容：

（1）从小组中期待学习到的内容

1）帮助 ASD 青少年学习如何建立和维持友谊。

2）帮助和支持 ASD 青少年更有效地寻找合适朋友。

3）帮助和支持 ASD 青少年更有效地提高认识熟人和发展好朋友的能力。

4）帮助和培养 ASD 青少年在他或她的社交关系中的独立性。

（2）学习方法

1）每次青少年课时都会有关于 ASD 青少年如何处理棘手的社交问题的简单介绍。

2）ASD 青少年将需要在每次的课堂做简要汇报。

3）每次青少年课堂，他们都将会练习培训中教的新技能。

4）为了练习这些新教的社交技能，家长和 ASD 青少年每周都会有需要在家里和学校完成的家庭作业。

5）每次家长课堂和青少年课堂都会复习前一次的作业。

6）家长在小组里面有以下两个重要的事情需要完成：帮助 ASD 青少年参与到他或她可以认识其他青少年的活动中去；帮助 ASD 青少年组织和朋友们的聚会。

（3）不能从小组中期待获得的内容（这部分内容也是需要强调的）

1）这不是支持性小组，小组不能帮助家长寻找有关心理或发育性障碍的内容。

2）如果家长不规律、不能准时参加课时，ASD 青少年将不会在社交技能方面获益。

3）ASD 青少年只有每次都试图完成家庭作业才能获益。

4）ASD 青少年可能不会与小组里面的其他青少年保持长久的友谊。这是社交技能训练小组，而不是"友谊配对"小组，因此不允许家长在小组培训期间和小组里的其他成员进行社交活动（要求家长口头同意：在治疗期间不会和小组其他成员保持社交联系）。

5）训练师不会处理 ASD 青少年的所有问题，而是只处理针对交朋友的问题。

4. 介绍如何交换信息　第一个课堂，青少年要学习的是如何交换信息（trade information）（这是第一个专业术语）。交换信息是人们在交谈中自然发生的，包括分享和交换想法、主意和兴趣。交换信息最重要的目标是寻找共同的兴趣爱好，这样就可以发现青少年之间是否有什么共同的话题可以一起谈论或共同想做的事情可以一起做。

（1）介绍良好友谊的特征

1）共同的兴趣爱好，即相似的兴趣、爱好、业余爱好（例如：你们有共同点）。

2）自我揭露／分享秘密，分享内心的想法、感情、故事时感觉自在（例如：分享秘密的时候感觉自在）。

3）相互理解（例如：你们之间都可以相互理解）。

4）冲突化解，可以解决潜在的争论和冲突，而不会伤及友谊（例如：当你们有争论或分歧的时候，你们可以和好，仍然是朋友）。

5）彼此的／共享的／平等的，相互分享的友谊在本质上是互惠的（例如：你们都是平等的；两个人一起分享友谊；没有一个人支配另外一个人的情况）。

6）喜爱／关心，友谊是基于相互之间的喜爱、热情、关心（例如：你们两个人之间都相互关心对方）。

7）承诺／忠诚／信任，友谊是基于忠诚、忠贞和信任（例如：你们相互忠诚于对方，相互可以信任）。

（2）交换信息的规则：和家长一起讨论交换信息的规则，具体内容如下：

1）询问对方关于他／她自己的问题（例如：他们的兴趣、爱好）。

2）当对方讲完时，回答自己的问题：分享关于自己的一些内容（例如：你的兴趣、爱好、业余爱好）。

3）发现共同的兴趣爱好：寻找可以一起谈论的内容；寻找可以一起做的事情；发现对方不喜欢做的事情——那样就可以避免做这些事情。

4）共享对话：给对方问问题或做出评论的机会。

（3）评估对方是否对交谈的内容感兴趣：偶尔的停顿，让对方引导对话，如果对方没有说话，接着说下一个问题或做出评论。你可能需要评估对方是否对交谈的内容感兴趣：

1）对方是否参与了对话（与你说话，问你问题）？

2）对方是否和你有眼神交流？

3）对方是否试图离开？

4）对方的肢体语言如何？ 例如：他们是否面向你或背对你？

第一次交谈时，不要谈及太私人的话题：这可能会让对方觉得不自在；可能让对方以后不愿意和你交谈。

之后布置家庭作业，这次课的家庭作业有：安排青少年进行交换信息的练习，即和小组内的成员打电话。告知家长应该在打电话前、打电话时和打电话后都进行相应的训练。

5. 打电话

（1）打电话前：离开小组前，家长应该安排 ASD 青少年给另一位小组成员打电话，以练习交流技能。

1）青少年组的组长每周会安排打电话任务，并且会在重聚的时候说出打电话的任务分配情况。

2）准备好某一天的某一个时间打电话。

3）讨论打电话的时候家长将会在哪里。

4）在打电话前和 ASD 青少年复习交换信息的规则。

（2）打电话时

1）ASD 青少年在打电话时需要交换信息。

2)寻找共同的兴趣爱好,在小组课时汇报。

(3)打电话后:家长应该和ASD青少年一起讨论打电话的情况,寻找共同的兴趣爱好,解决可能的问题。

【青少年课堂】

在青少年课堂,需要先告知课堂规则,可以将规则写在白板上,让青少年自己解释什么是对应的规则。

1. 青少年课堂的规则

(1)认真听小组内的其他成员说话,当别人说话的时候不要说话。

(2)遵守指示。

(3)举手发言。

(4)尊重他人,不允许嘲笑他人或开他人玩笑,不允许诅咒。

(5)不允许触摸他人,不允许撞击、踢、推、拥抱等。

之后,简要介绍PEERS®,内容同前。告知课程的构成,每次课程均以回顾家庭作业开始,20~30分钟;之后学习当天的内容,30分钟;然后对学习的内容进行行为练习;在结束之前,会和家长聚在一起,复习当天的内容和本周的作业,10~20分钟。

另外,要解释积分的获得方法,包括遵守规则、完成家庭作业、上课时积极参与、练习新的技能等。之后进行良好友谊特征的学习。

关于交换信息的规则同家长课程,在学习交换信息规则之后,训练师要进行角色扮演,展示给ASD青少年看,之后让他们参与练习(务必让每一个人都参与练习)。练习结束之后要布置家庭作业,同家长课堂:

● 和家长一起练习交换信息,并找出共同的兴趣爱好。

● 打电话给小组里的另外一名成员:打电话时间至少5~10分钟;ASD青少年需要找到共同的兴趣爱好,并在下次小组会时进行汇报。

● 布置家庭作业之后,可以进行一些有趣的游戏,比如挑战者游戏。

2. 挑战者游戏的规则　ASD青少年需要在活动开始前完成挑战者游戏答题纸:在小组课时开始前,大家在走廊内就完成这些表格的填写,可以节省时间。挑战者游戏答题纸见表2-26-2。这部分内容可以根据你所在小组的情况进行适当修订。

表2-26-2　挑战者游戏答题纸

"学校"校风 答案是: 某某 ＿＿＿＿＿＿ 学校的名字 　　（名字） 问题是: ＿＿＿＿＿＿ 是什么? （你的学校名字）	"家",甜蜜的家 答案是: 生活的城市是 ＿＿＿＿＿＿ 　　　　（名字） 问题是: ＿＿＿＿＿＿ 是什么? （生活的城市的名字）
"体育"和休闲 答案是: 某某 ＿＿＿＿＿＿ 最喜欢的体育运动 　　（名字） 问题是: ＿＿＿＿＿＿ 是什么? （最喜欢的体育运动）	"游戏"时间 答案是: 某某 ＿＿＿＿＿＿ 最喜欢的游戏 　　（名字） 问题是: ＿＿＿＿＿＿ 是什么? （最喜欢的游戏）
电影、电影、电影 答案是: 某某 ＿＿＿＿＿＿ 最喜欢的电影 　　（名字） 问题是: ＿＿＿＿＿＿ 是什么? （最喜欢的电影）	"TV"时间 答案是: 某某 ＿＿＿＿＿＿ 最喜欢的电视节目 　　（名字） 问题是: ＿＿＿＿＿＿ 是什么? （最喜欢的电视节目）

(1) 大家需要在挑战前交换信息,练习提问问题:在黑板上写下主题,然后将 ASD 青少年分为 2 人或 3 人一组;让他们花 2~3 分钟,完成与大多数小组成员的交换信息后,重新集合开始玩挑战游戏。

(2) ASD 青少年相互竞争,通过正确回答交换信息练习中的问题而获得积分:首先举手的人第一个回答问题;如果回答错误,其他人(第二个举手的人)有机会回答问题;每个问题只有一次猜测机会;不要给青少年们提示。

(3) 在游戏过程中,鼓动大家为彼此鼓掌。

(4) 使用不同颜色的记号笔在黑板上记录得分。

(5) 游戏结束时,得分最多的人就是冒险挑战获胜者。

最后,将 ASD 青少年和家长聚在一起,确保他们都站在或坐在他们的家长旁边;确保大家在重聚开始前都保持安静和集中注意力。对当天学习的规则进行回顾,同时宣布游戏的获胜者,表扬 ASD 青少年的努力,再则,要复习为下周课时准备的家庭作业:

● 确定在家长面前宣读小组内打电话的作业分配。

● 提醒家长记录给谁打的电话。

● 分别和每个家庭讨论打电话时家长会在哪里。

● 要记录每个 ASD 青少年的得分。之后的每一次课程均要记录每个人的得分,作为毕业典礼的奖励使用。

这是一次完整的课程,在后面的课程中会不断重复这些流程,即家长课堂和青少年课堂分别进行,复习上一次课程的家庭作业,学习新的规则,布置这一周的家庭作业,之后 ASD 青少年有相应的活动;接着家长和 ASD 青少年聚在一起,所以在接下来的课程中,只着重规则的描述,以及不同的家庭作业、ASD 青少年活动的描述;不再强调青少年课堂和家长课堂。

(二) 会话技巧Ⅱ:双向对话

课程开始之前,先复习家庭作业,然后学习这节课的内容,即双向对话。讨论朋友的来源和双向对话的规则。

关于朋友的来源,可以和家长、ASD 青少年分别讨论有哪些可能的来源。见表 2-26-3。这部分内容同样可以根据实际情况进行修改。

表 2-26-3　朋友的来源

青少年的兴趣爱好	相关的活动
计算机	加入一个电脑俱乐部,参加电脑露营活动,参加电脑课程,与朋友一起开始建立网站
电子游戏,计算机游戏	加入一个游戏俱乐部,和朋友一起玩电子游戏,和朋友一起去游戏厅玩
象棋	加入一个象棋俱乐部,和朋友一起下象棋,参加象棋露营活动
电影	参加一个电影俱乐部,和朋友一起看电影,和朋友一起看 DVD 影碟,参加音像俱乐部
电视	和朋友一起看喜欢的电视节目,参加音像俱乐部
漫画书	参加漫画书签书会,和朋友一起分享、交换和阅读漫画书,和朋友一起去漫画书书店,参加美术课
运动	参加一个体育队(校队、第二队、校内的、校外的),在娱乐中心参加体育活动,加入初中联赛球队,和朋友一起看电视上的体育比赛节目,和朋友一起去观看体育比赛(例如:高中、大学、职业比赛),参加运动露营活动
汽车	和朋友一起去看车展,去汽车商店,和朋友一起阅读汽车杂志
音乐	和朋友一起去听音乐会,和朋友一起听音乐,和朋友一起看音乐碟,和朋友一起分享、阅读音乐杂志,加入学校乐队 / 管弦乐队,参加音乐课,和朋友一起组建一个乐队
科学	加入一个科学俱乐部,参加科学露营活动,和朋友一起参观科学博物馆,参加科学课程
摄影	加入摄影俱乐部,作为志愿者参加年鉴编撰,参加摄影报道 / 新闻摄影课程,和朋友一起照相,和朋友一起开始建立一个照片网站

1. 双向对话的具体规则

(1) 交换信息。

(2) 回答自己的问题。

(3) 发现共同的兴趣爱好。

(4) 共享对话。

(5) 第一次交谈时,不要谈及太私人的话题。

(6) 问开放性问题。

(7) 问跟进的问题。

(8) 不要成为话痨。

(9) 不要像个采访者。

(10) 不要重复说。

(11) 倾听对方说。

(12) 不要批判或取笑。

(13) 稍微严肃一点儿。

(14) 使用合适的音量。

(15) 保持合适的身体界限。

(16) 眼神接触。

在学习相关规则时,可以进行相关问题的角色扮演,让 ASD 青少年认识到为什么要遵守这些规则,之后,要让每一个人进行行为演练。在整个课程中,要记录他们每一个人的积分。

ASD 青少年活动和上周一样,即"挑战者游戏"。

本周的家庭作业是和 ASD 青少年一起练习交换信息和双向对话。家长这周应该和 ASD 青少年一起练习交换信息和双向对话。

在练习前,与 ASD 青少年一起复习双向对话的规则。寻找一个共同的兴趣爱好。

2. 小组内打电话

(1) 打电话前

1) 离开小组前,家长应该安排好 ASD 青少年给小组的另外一位成员打电话,以练习交谈技能。

2) 准备好某一天的某一个时间打电话。

3) 讨论打电话的时候家长将会在哪里,以及如果没有追踪作业的话,家长扮演什么角色。

(2) 打电话时

1) ASD 青少年在打电话时需要交换信息和双向对话。

2) 寻找共同的兴趣爱好,在小组课时汇报。

(3) 打电话后:家长应该和孩子们一起讨论打电话的情况,寻找共同的兴趣爱好。

(三) 会话技巧Ⅲ:利用电子设备进行交流

复习上周的家庭作业,之后开始课程讲授——电子通信交流。制定详细的规则。

1. 关于打电话的规则

(1) 开始电话交谈

1) 报出 ASD 青少年要找的人的名字,例如:"你好,麻烦你请小明接电话"。

2) 报出自己的名字,例如:"小明你好,我是小丽"。

3) 询问接电话的人是否方便谈话。

4) 用一个托辞(打电话的原因)解释自己为什么要打电话?

例 1:我就是看看你在忙什么?

例 2:你能不能告诉我今天的作业是什么?

(2) 结束通话:等一个比较长的谈话停顿/空档(例如切换话题的时候):有些家长会过度关注 ASD 青少年在朋友面前的能力。家长可能会误认为孩子们不会将停顿看作是对话结束的标志。训练师可以鼓励家长:我们看看他们现在能不能做到;我们可以准备一个备用方案,在孩子做不到的时候适当介入。

1) 给出适当的托词结束通话,家长要帮助 ASD 青少年找到适当的托词。

例 1:我要吃饭了,得挂电话了。

例 2:我要去写作业了,先挂了。

2) 告诉对方跟他通话很愉快。

3) 告诉他以后再聊。

4) 说再见。

2. 打电话、发短信、发电子邮件的规则

给不太熟悉的人发短信、即时信息和电子邮件时,要使用"托词"。跟很亲近的朋友联系时,不需要"托词"。如果是初次联系,最好有一个"托词"。

举例:

- 想知道你最近在忙什么?
- 想问你周末做什么?
- 想问你想不想去玩游戏?
- 不要打"陌生电话"。

(1) 如果对方没有留下电话号码、电子邮件地址或者网名,不要跟对方联系。

(2) 留下电话、电子邮件地址或者网名代表你同意对方联系你,ASD 青少年可以从学校通讯录或者网络通讯录找到别人的电话号码,但这些人并没有同意可以跟他联系。

(3) 在打电话之前询问对方的联系方式。

(4) 得到电话号码代表得到打电话给对方的许可。

【举例】

● 我们有空可以一起玩，能给我你的电话吗？

● 你玩微信吗？我可以加你为好友（要观察对方的反应来判断其兴趣）。

● 如果你试图在微信或者其他社交网站上加某人为好友，你得先认识他。

● "加某人为好友"就是要把他加进你主页联系人名单里。

● 你得先认识他们才能在网上加他们为好友，遵从"两条信息法则"（two-message rule）。

● 如果对方没有回应，不要连续给对方留下两条以上加好友请求，这可能会让对方觉得很烦，让对方拒绝你的请求。

● "两条信息法则"的例外：当你试图在社交媒体上加某人为好友，对方有"同意""忽略"两个选项。

● 如果对方第一次忽略掉你的请求，就不要再次发送请求。

● 继续寻找（move on）认识的其他朋友，并向他们发送加好友请求，交流内容不要太过私人。

（5）在电子设备交流中，避免过度私人化，即使你跟他很熟悉也不行。

（6）很多人都能看到这种对话，尤其是在网络社交媒体。

（7）如果交流内容太过私人，你可能会让对方很尴尬。

3. 使用互联网的规则　说明 ASD 青少年使用的互联网社交工具有哪些：比如微信朋友圈，ASD 青少年不应该使用网络结交新的朋友。

（1）不可以将自己的个人信息告诉网上的陌生人。

（2）不能同意与陌生网友的见面。

（3）不能接受微信或其他社交网络的陌生人加为好友的请求。

（4）家长应该帮助 ASD 青少年在微信等其他网络上进行隐私设置，以防陌生人可以入侵他们的个人账户，网络的最佳作用是增进与真实生活中朋友之间的友谊。

（5）可以利用网络交换信息，计划聚会，家长应该小心监督 ASD 青少年的社交网站以保证他们的安全和可靠。

（6）关注 ASD 青少年的社交网站也可以帮助家长了解哪个朋友是比较合适的朋友。

（7）ASD 青少年要避免网络欺凌。

（8）不要取笑他人。

（9）如果有 ASD 青少年正在遭受网络欺凌现象，找人参与为他辩护是有效的方法。

（10）如果网络欺凌发生而且人身安全受到威胁，ASD 青少年要告知成人。

（11）家长要与学校保持信息相通。

（12）家长需要联系网络专家。

在学习规则的时候，治疗师和训练师进行错误和正确的角色扮演，让 ASD 青少年来识别相应的规则，比如："在刚才的练习当中，治疗师做错了 / 做对了什么？"之后，进行练习。

ASD 青少年活动依然是"挑战者游戏"。

4. 本周家庭作业

（1）朋友的来源。

（2）家长找一个托词和 ASD 青少年练习打电话。

（3）小组内部电话联系。

（4）带一件个人物品来课堂。

5. 朋友的来源　不要跟 ASD 青少年一起完成这个任务。

（1）家长要根据 ASD 青少年的个人兴趣，为他们找到和调查至少一个课外活动。

（2）家长要明确自己的 ASD 青少年试图融入哪一个团体；他们认为哪个团体是孩子最适合的。

（3）家长要用一个托词跟青少年练习打一个电话，回顾打电话的规则，包括使用托词在内；跟 ASD 青少年交换信息，找到一个共同的兴趣。

6. 组员之间电话联络

（1）通话之前

1）在结束之前，家长要给自己的 ASD 青少年安排好给另一个组员打电话，练习对话技巧。

2）定好打电话的时间。

3）协商打电话过程中家长在哪里，家长要做什么。

4）家长要和青少年练习开始和结束打电话。

（2）通话过程中

1）ASD 青少年要交换信息。

2）找到一个共同兴趣，在下一次课上讨论。

3）遵守开始和结束通话的规则，包括使用托词在内。

（3）通话结束之后

1）家长和青少年要讨论通话内容并讨论：共同兴趣、托辞、通话是怎样开始和结束的。

2)家长要帮助青少年发现并解决通话中出现的困难。

7. 带一件个人物品来课堂

(1)让 ASD 青少年带来最喜欢的物品与其他人分享,比如 CD、杂志、游戏、书、图片,团体老师要与每一个 ASD 青少年及家长协商。

(2)做好准备与小组成员对这件物品进行一对一的信息交换。

二、选择合适的朋友

回顾上一周的家庭作业,这次课程的主题是朋友的来源,通过讨论让 ASD 青少年知道拥有自己朋友圈的重要性,让家长了解自己需要做什么,同时也让孩子发现适合自己的团体或小组。

(一)家长需要做的事情

1. 鼓励孩子与学校中的其他同学交朋友,如上学前或者放学后,在课间时间,在午餐时间等。

2. 帮助孩子在学校发展爱好或者特殊兴趣,这些爱好或兴趣要有包含其他人的可能性(你可以通过打电话询问学校或者网上搜寻得到学校俱乐部的名单),如棋类俱乐部、电脑俱乐部、科学俱乐部等。

3. 鼓励孩子参与适合的课外活动,如运动队、学校戏剧社(舞台策划、设计、表演等)、乐队、合唱团、社区服务项目等课外活动。

4. 鼓励孩子加入社区中的娱乐活动和休闲活动,特别是当孩子在学校里声誉不太好的时候,可以在社区青年运动队、青少年活动中心、社区俱乐部、青少年读书俱乐部(公共图书馆、书店、咖啡书屋)等地方进行。

5. 带孩子去可以跟其他 ASD 青少年接触的地方(去之前确保要检查这些地方,确保没有帮会活动)。如娱乐中心、公园(篮球场等)、社区游泳池、公共图书馆(在青少年活动期间)等。

6. 向家长说明 ASD 青少年参与可以与其他 ASD 青少年接触的活动是非常重要的。我们建议 ASD 青少年每次只参加 1~2 个课外活动,一个活动结束,再进行第二个活动。

7. 提醒家长本周要开始跟 ASD 青少年讨论并决定他们要参加的课外活动,这些活动要建立在孩子自己的兴趣上。家长要帮助孩子报名参加这些活动,如果孩子不想参加这些活动时,一些家长需要稍微强制孩子参加这些活动,另一些家长则需

要强烈建议孩子参加活动,当家长们发现一些新活动时,要问孩子"你想参加哪个活动?"而不是"你想不想参加这个活动?"。

(二)给 ASD 青少年提供不同的选择

选择加入哪些活动是可以协商的活动,参加活动不可以讨价还价。

1. 青少年课堂

(1)帮助 ASD 青少年识别一个人属于哪个团体 / 小组的方法。

说明:我们知道学校里有很多的团体 / 小组。你怎样分辨他们属于哪个团体 / 小组?

答案:衣着、发型、形象、兴趣、他们跟谁玩、他们参加的课外活动等。

(2)讨论 ASD 青少年如何能识别被某个团体 / 小组接受的方法。

组内其他成员的反应,比如:

- 小组成员给出了他们自己的电话号码,邮箱地址和网名;
- 小组成员给你打电话,发邮件或短信息来聊天;
- 小组成员邀请你一起活动;
- 小组成员接受你的邀请;
- 小组成员在网上加你为好友;
- 小组成员跟你商量一起活动。

(3)讨论 ASD 青少年如何能识别没有被某个团体 / 组织接受的方法。

组织其他成员的反应,比如:

- 小组成员嘲笑你或者开你的玩笑;
- 小组成员不给他们的微信账号、电话号码、邮件地址等;
- 小组成员从不给你打电话;
- 小组成员不接你的电话;
- 小组成员不接受你的邀请;
- 小组成员取消你的邀请(小组成员可能会说:"改天再说",但不会有后续行动);
- 小组成员不接受你们在社交网络上的加好友申请;
- 小组成员不邀请你一起活动。

2. 帮助 ASD 青少年识别群体都在哪里汇集

问题:你在哪里可以找到这些群体?

回答:

- 电脑爱好者会在电脑室;
- 游戏玩家玩游戏,而且他们的衣服上通常

会有游戏图案;

● 喜欢看书的人待在图书馆,常常读书;

● 乐队爱好者会玩音乐,常常带着他们的乐器;

● 运动员参与运动,常常穿运动衫或者有号码的衣服。

3. 让 ASD 青少年指出 2~3 个自己可能适合的群体

问题:我们前几周花了很多时间交换信息,讨论你们喜欢做的事。根据你们的兴趣,你们认为自己最适合的群体是什么? 你们要轮流回答,我希望每个人都能根据自己的兴趣说出 2~3 个你们认为自己适合的群体。

问 ASD 青少年之前有没有试过跟他们一起玩?

如果青少年说有尝试过跟其他人一起玩,问问他们是否被群体接受;如果他们说自己被接受了,让他们举出例子证明他们如何知道自己被接受了。在这里,治疗师要判断 ASD 青少年是否被群体接受。如果有被群体排斥的他们,治疗师要提供反馈,帮助他们找到新的更适合的组织。

4. 关于 ASD 青少年选择不适合小组的应该怎么办

举例:如果一个 ASD 青少年认为偷懒的人是自己适合的群体,那么问问其他人,如果选择偷懒的人作为自己的小团体会有什么结果?

不要让 ASD 青少年选择"漂浮人(边缘人)"(游走在各个组织的人)或孤独的人作为一个群体。确保将 ASD 青少年说出的群体写在白板上,在与家长集合的时候展示给家长。

5. 问 ASD 青少年如果不被接受,他们可以做什么

回答:找一个新的可以接受自己的群体。

之后,ASD 青少年将现场练习相关内容,之后进行青少年活动环节,活动的内容是"交换信息"。

(三) 游戏规则

1. ASD 青少年两两分组。

2. 让 ASD 青少年根据自己的个人物品交换信息。

3. 鼓励 ASD 青少年在交换信息的过程中发现共同兴趣。

4. 鼓励 ASD 青少年在适合的时候问问题。

5. 大约每 5 分钟交换交流对象。

6. 如果可以女生和女生配对,男生就和男生配对。

7. 如果总人数是单数,可以有 3 人小组。

8. ASD 青少年做到交换信息就加分。

9. 在最后 5 分钟回顾总结。

10. 让 ASD 青少年轮流报告交换信息过程中对对方的了解。

11. 让 ASD 青少年回答共同的兴趣。

12. 回答正确的 ASD 青少年可以得分。

(四) 本周家庭作业

1. 朋友的来源。

2. 组内成员打电话。

3. 给小组以外的成员打电话。

4. 带一件个人物品。

(五) 恰当地讲笑话

回顾上周的家庭作业,其中,给组内成员打电话和带个人物品不需要太多时间,应该花大量时间在关于朋友的来源和给小组以外的成员打电话这两项家庭作业上。本周学习讲笑话的规则。

1. 讲笑话的规则

(1)刚认识某人的时候,保持一点点严肃,因为对方也许不能理解你的笑话,对方也许认为你在嘲笑他们,也许认为你很奇怪。

(2)一旦 ASD 青少年对对方了解了,就可以稍微放开一些。

(3)不要反复讲一个笑话,永远不要在同一个人面前讲一个笑话多于一遍。避免重复大家已经听过的笑话,就算团体中大多数人从没听过这个笑话,也要遵守这个规则。例外情况,某人虽然听过这个笑话,但让你再讲一遍确不能讲出笑话的内容。

(4)笑话需要与年龄相适应:需要避免对别人讲幼稚的笑话。

(5)避免"冒犯的笑话"。

(6)不要讲损人的笑话:因为这样也许会让对方伤心,会让对方觉得你看起来很冷血,人们不会想和你做朋友。尽管 ASD 青少年讲笑话的这个对象没有被冒犯到,但其他偶然听到这个笑话的人会感到难过。讲冒犯性的笑话是一个快速损坏名声的方法,而且让别人不想和你做朋友。

(7)不要讲关于种族、民族或宗教的笑话:很多人觉得这种笑话有攻击性,尽管他们不是来自目标群体。

(8) 避免对可能不了解情况的人讲"内部笑话"：内部笑话是只有少部分人会懂的笑话，在某些特定情形下才会好笑，而且只能在小范围朋友圈内分享的笑话。不要与不懂这部分内容的人讲内部笑话，除非你想要跟他们解释。要注意的是，需要解释的笑话对接收者一般来说是不好笑的。

(9) 避免"黄色笑话"：黄色笑话一般是与性相关的。黄色笑话不适合 ASD 青少年的年龄段。黄色笑话经常让其他人感到不舒适，并给他们带来坏名声。

2. 考虑讲笑话的时机是否合适

(1) 合适的时机：比如聚会、联欢会。

(2) 错误的时机：比如上课时、老师在讲话时、时间比较短的情况下（别人正着急赶路时）。

3. 关注听笑话的人的反应　如果 ASD 青少年试图去做个讲笑话的人，需要观察听笑话的他人是否觉得有趣，听笑话的人可能有以下表现：

(1) 听笑话的人不觉得你有趣的信号或者他们觉得你无聊。

(2) 听笑话的人不笑或者他们出于礼貌地笑：出于礼节地笑是为了表示有礼貌，而不是认为你有趣。

(3) 听笑话的人看起来很困惑。

(4) 听笑话的人侮辱你或你的笑话，例如翻白眼，做一个讽刺的评论。

(5) 听笑话的人走开。

(6) 听笑话的人嘲笑你。

注意到听笑话的人是嘲笑还是和你一起笑，这一点很重要。这一点在课堂上要教会 ASD 青少年，此外，家长也要对 ASD 青少年进行相应训练。

为了能做到这点，必须观察听笑话的人的反应。若简单地通过听笑话的人有没有笑，不足以判断你讲的笑话是不是好笑。关于这些规则以提问的形式讲给大家，之后，让每一个青少年和训练师练习，并让其他青少年来练习关注讲笑话时别人的回应。

这周的 ASD 青少年活动和上周一样，依然是针对他们带来的个人物品进行交换信息。

4. 本周家庭作业

(1) 讲笑话。

(2) 朋友的来源。

(3) 组内成员打电话。

(4) 给小组以外的成员打电话。

(5) 带一件个人物品。

（六）加入同龄人对话 I：进入会话

回顾上周的家庭作业，本周的学习内容是加入对话。自然地加入同龄人对话的步骤：

1. 观察 / 倾听

(1) 当 ASD 青少年试图加入之前，要观察和倾听这个对话。

1) 在 ASD 青少年加入之前，需要知道他们在讲些什么。

2) ASD 青少年需要知道自己是否能够参与到这个对话之中。

3) 如果 ASD 青少年在不知道人们讨论什么的情况下，试图加入这个对话，就只能是在打扰这个对话。

(2) 观察一下，ASD 青少年是否认识其中的某人。

1) 如果 ASD 青少年认识至少其中的一个人的话，那么加入对话就变得容易很多。

2) 他们更容易接纳 ASD 青少年到对话中来。

(3) 走近一些（不是特别近）去观察这个活动 / 对话，来发现自己是否想要加入。

(4) 倾听，并确保他们友善地在讲话：如果他们互相不友善，那就尝试另一个团体；确保他们谈话内容不高于你的范畴（例如，太高深）。

(5) 在对话中找到一个共同的兴趣，在团体中展示兴趣。

(6) 在相关的时候轻轻地笑或微笑；在同意的时候点头。

2. 尝试完成周期性的眼神接触　不要一直盯着，这会看起来像是偷听别人的讲话。

3. 等待　等待下面三种情况的发生：

(1) 等待对话中有短暂的停顿或暂停。

(2) 如果没有停顿，等待正确的时机（例如，一个过度的时间），这时你不会打扰太多。

(3) 等待一些团体接纳你的一些信号（例如，他们会朝你看过来并微笑）。

4. 加入

(1) 有一个加入这个对话的原因（例如，对它有所帮助）。

(2) 走得近些（一臂长的距离），但是不要太近。

(3) 做出一个评论，问一个问题，或者是带来一个和话题相关的物品。

(4) 不要谈论过于私人的问题。

（5）获得个人或团体的接纳，可以问自己如下几个问题。

1）他们有没有和你有眼神接触？

2）团体中的评论是否直接关于你？

3）团体成员是否更朝向你了（例如，他们"打开了圆"）？

4）使用避免凝视（这会保护你远离可能的拒绝）：不要盯着别人看。随意地看着团体；其他时间看别的地方。

（6）不要做一个话唠，应当在你说话之前多倾听。

（7）如果他们忽略 ASD 青少年或是不想让 ASD 青少年加入对话，那就继续找别的人。

5. 本周家庭作业　这次课程的 ASD 青少年活动是在练习交换信息时加入别人的对话。家庭作业如下。

（1）ASD 青少年需要与 2 名或以上的人打电话，并让她 / 他感到舒服，这样 ASD 青少年的练习不知不觉地进入了对话。

（2）给小组内成员打电话。

（3）给小组外成员打电话。

（4）幽默反应的练习。

（5）带一个个人物品。

（七）加入同龄人对话 Ⅱ：退出会话

1. 退出对话的步骤　回顾上周的家庭作业之后，开始学习离开对话，首先要学习评估听话人的兴趣，之后学习退出对话的步骤。

（1）保持冷静。

（2）看向别处。

（3）等一个停顿。

（4）给出一个简短的托词。

这周课程中的 ASD 青少年活动是在交换信息时练习加入和退出对话：提示患儿要在利用个人物品交换信息时练习加入和离开对话。

2. 分组　将 ASD 青少年分成 3 人小组或者 4 人小组，尽量做到女生跟女生一组，男生跟男生一组；这条规则与入组时的规则一致，尽量不要让一个小组中只有一个女孩。准备一些杂志以防有人没有带来个人物品，如果有人成功加入或离开对话，给他 /（她）们奖励并得分，让他们在小组之间练习加入对话然后离开这个对话。

3. 告诉另一组成员必须允许对方加入对话（不要让小组成员在加入的时候遭受拒绝）。

4. 在 ASD 青少年加入对话的时候口头回顾加入对话的步骤。

5. 一旦他成功加入对话，将他带到一边跟他说：做得好！现在假装他们拒绝了你，可能的原因是什么？

（1）让 ASD 青少年自己想出一些办法，问他们未来可以做哪些改进。

（2）在离开对话之前让他口头复述离开对话的步骤。

6. 让 ASD 青少年模拟他要离开这个对话。

7. 训练师和教练要在 ASD 青少年完成加入和离开对话尝试后及时给予表现反馈。

（1）表扬做得好的人。

（2）如果有人做法不同，给予建议。

（3）如果有人做得不对，让他们重新做。

8. 每个 ASD 青少年都要练习加入和离开对话，鼓励他们为其他完成的同学鼓掌。

9. 本周家庭作业

（1）练习加入一个对话。

（2）给小组外成员打电话。

（3）带一个能室内玩的游戏。

接下来的第 8~10 次课程均会要求带室内玩的游戏以供 ASD 青少年进行训练。

（八）聚会

回顾家庭作业的完成情况，这次是关于聚会的内容，在家长课堂告知家长需要做哪些准备工作。

1. 聚会应该以活动为主

（1）活动是聚会的托词。

（2）活动可以减少时刻需要保持交谈的压力（避免没有话说的尴尬），初次聚会应该保持在两小时之内（根据活动有所变化）。

（3）当 ASD 青少年变成更好的朋友时，聚会时间可以有所延长。

（4）如果活动内容是看电影或者看体育比赛，聚会时间会较长；至少一半的时间应该用于聊天和交换信息。

（5）聚会是 ASD 青少年跟客人发展更加亲密的友谊的机会。

（6）如果 ASD 青少年不聊天，他们更加不会了解对方，也不会发现其他的共同兴趣。许多青少年（特别是男孩）想要玩电脑游戏或看电影、电视。

（7）家长在聚会之前需要提醒 ASD 青少年，要将至少一半的时间用在交换信息上；家长要限制他们玩电子游戏的时间；如果 ASD 青少年的计划是看电视或者看电影，要确保在节目或电影结束之后花一半的时间交换信息。一起吃饭或者讨论下一次活动非常有好处。

2. 家长在聚会的过程中需要做的事　在家里提供一个安全和舒适的环境。

（1）允许 ASD 青少年和朋友们在家里有一个私人相处的环境。

（2）在送食物、饮料的时候检查对话内容：在不显眼的情况下观察；除了在送食物的时候不要介入对话（提示：适当的情况下送进房间食物，可以做到不留痕迹地监督这个聚会）。

（3）不要允许兄弟姐妹加入聚会，因为 ASD 青少年的兄弟姐妹可能是很擅长社交的，如果他们加入聚会，很容易把其他客人吸引过去。

（4）帮助 ASD 青少年组织活动，这个活动要基于青少年和朋友的共同兴趣。聚会之前要提示孩子至少一半的时间要用在对话和交换信息上，将第一次聚会控制在 2 小时之内（根据活动内容可以调整）以此减轻他们的压力。

（5）最好留些余地让他们期待下一次，而不是让彼此感到对方无聊。

帮助孩子想出一个结束聚会的托词，例如："是时候说再见了，我们要吃饭了"。

3. ASD 青少年课堂需要学习的内容

（1）聚会之前：事前跟朋友商量好聚会要做的事情，以及参与的人（即：人物、事件、地点、时间）。

1）做好活动准备：比如光碟、录像带、电子游戏、电脑游戏、纸牌游戏、运动器械。

2）将 ASD 青少年不想跟朋友分享或者不想让他们看到的物品收好。

3）确保房间整洁。

（2）聚会开始时，ASD 青少年要做到以下几点。

1）问候客人。

2）让客人进门（让出通道，客人可以进门）。

3）为客人介绍他不认识的人。

4）如果客人是第一次到访，带客人参观你家（你的房间、厕所、客厅）。

5）问客人要不要吃点东西或者喝饮料。

6）询问客人先要做什么（就算已经事先决定好要做什么也要问）。

（3）聚会进行时，ASD 青少年要做到如下几点。

1）在 ASD 青少年家时，让客人决定活动内容：这是因为作为主人的任务是确保客人过得开心；如果客人想做的事情非常危险或者不适合，可以拒绝；如果客人是 ASD 青少年，你可以跟着主人的想法来（并不是所有的人都知道要让客人决定活动内容）。

2）鼓励你的朋友。

3）称赞你的朋友。

4）保持运动风度。

5）忠实于朋友：不要跟朋友争执；不要批评或嘲笑你的朋友；如果有人嘲笑你的朋友；要支持朋友；不要忽略朋友跟别人说话。

6）如果有人打来电话，发来短信或者上门拜访：不要邀请来访的人加入；不要忽略朋友，跟来访的人聊天；告诉来访的人自己正在忙，回头再跟她说。

7）不要发短信、写邮件或者发即时信息（除非是朋友建议这么做）。

8）如果觉得无聊或者累了，建议换一个活动：如果你觉得无聊，你可以说："我们换一个游戏玩怎么样？"如果你朋友不同意你的建议，让朋友决定下一个活动是什么。

9）至少一半的时间应该花在交谈和交换信息上。

（4）聚会结束时，ASD 青少年要做到如下几点。

1）给出离开或者结束聚会的托词（例如："我要走了"或者"我还有作业要做"）。

2）将朋友送到门口。

3）感谢朋友能来。

4）如果过得很开心，告诉朋友。

5）告别并相约下次再见。

在青少年活动中练习聚会。将全班分成小组，分别轮流扮演客人和主人；分组同前；确定主人和客人；让每个人都作为主人练习一次开始聚会；让每个人都练习分别扮演主人和客人；ASD 青少年要在练习聚会的时候玩室内游戏；游戏要从 ASD 青少年带来的适当的游戏和其他准备的游戏中选择。

（5）ASD 青少年在如下情况可以得分。

1）交换信息。

2）夸奖别人。

3）称赞别人。

4）保持风度。

在课堂结束时，ASD 青少年要练习如何结束聚会。确定主人和客人；让每个人作为主人练习结束聚会；让每个人都分别扮演主人和客人。

（6）家庭作业。

1)ASD 青少年要邀请另一个同龄人聚会。

2)练习加入一个至少有两个人参与的对话。

3)带一个能室内玩的游戏。

(九) 好队友

1. 学习做好队友的规则 回顾家庭作业,学习做好队友的规则。

(1)ASD 青少年可以表扬她／他的朋友,在一个游戏中表扬的例子有:"移动的漂亮""不错的尝试""好球""干得好",击掌,竖大拇指。

(2)ASD 青少年在游戏中不要做裁判,不要试图去指导或者指挥别的队友,因为大家不喜欢与指挥他们的人一起玩。

(3)ASD 青少年不要像教练一样,除非对方问你,不要试图通过提供建议"帮助他们",即使 ASD 青少年可能只是想试图帮助,但是看起来是飞扬跋扈的,正常青少年不想与告诉他们做什么的人一起玩。

(4)分享和轮流,如果 ASD 青少年在玩一个视频游戏,就要学习与朋友分享游戏,如果不分享和轮流的话,没有人想和你玩;对别人来说是无趣的。

(5)如果你觉得无聊,建议换一个。

(6)不要在游戏中间走开或者说"无聊",因为这样可能会伤害其他人的感受;别人可能认为 ASD 青少年是一个差的队友。如果 ASD 青少年觉得无聊,会说:"我们玩完这一局,换别的怎么样?"

(7)如果 ASD 青少年赢了,不要得意忘形或幸灾乐祸,表现赢了也不是什么大事;如果 ASD 青少年幸灾乐祸,会让别人感到不舒服;他或她可能不想再和你玩了。

(8)如果 ASD 青少年输了不要郁闷或者生气,如果 ASD 青少年郁闷或者生气,别人会把你当成一个差的队友,其他人可能不想再和你玩了。

(9)在游戏结束时说:"好的游戏"。

这么说会让 ASD 青少年看起来是一个有风度的人;会让别人感觉好一些。告知 ASD 青少年这周的活动将要练习小组聚会:将青少年分为几个小组,分组同前,让青少年练习做主人和客人。每一个青少年练习作为一个主人开始聚会;给每一人做主人和客人的机会;青少年在练习小组聚会的时候将练习玩室内游戏;游戏选自青少年带来的恰当的室内游戏和其他可能的游戏;青少年可以得到积分,在游戏中练习做一个有风度的人的时候:

1)表扬。

2)不要做裁判。

3)不要做教练。

4)分享和轮流。

5)如果觉得无聊,建议换一个。

6)如果赢了不要幸灾乐祸。

7)如果输了不要郁闷或者生气。

8)在游戏结束的时候说:"好游戏"。

2. 练习结束聚会 在治疗结束的时候,ASD 青少年应该练习结束聚会。

(1)分配主人和客人:让每一个 ASD 青少年练习作为一个客人结束聚会。

(2)给每一个人做主人和客人的机会。

3. 本周家庭作业

(1)聚会。

(2)做一个好队友。

(3)练习加入至少两个青少年之间的对话。

(4)带一个能室内玩的游戏。

(十) 拒绝 I:应对取笑和令人尴尬的反馈

1. 学习应对取笑和令人尴尬的反馈技巧 回顾家庭作业,学习应对取笑和令人尴尬的反馈技巧。应对取笑的技巧有如下几点。

(1)ASD 青少年要表现出对取笑他的话并没有困扰到自己,对男性取笑者,可以表现出你不在乎,就像他们说的很无聊或者枯燥的话。对女性取笑者要有态度表现,就像她们刚刚的说话都是愚蠢的或者没有意义的。

(2)对取笑你开玩笑的话,不要再对取笑者开玩笑!这只会给自己找麻烦。

(3)ASD 青少年要简单回应取笑—取笑。

保持取笑—取笑是简短的。如果说太多,对方会认为 ASD 青少年是很在乎的。

例子:"随你""无论如何……""大不了!""怎样!""谁在乎呢?""是的,怎样?""那么你的点在哪里?""告诉我你什么时候想到有趣的部分?""我应该在乎吗?""这应该是好玩的吗?""那么,我为什么在乎?"。

(4)ASD 青少年也可以做一些看起来不在乎的事:耸肩、摇头和走开。翻白眼并走开。

(5)ASD 青少年要让取笑者觉得并未困扰到自己之后再走开,因为这样可以让取笑者认为 ASD 青少年不是逃走。否则取笑者可能跟在 ASD 青少年后面,继续取笑。

(6)不要对有身体攻击行为的人使用取笑—取笑(处理这一类欺凌的策略在下一个部分)。这种类型的令人尴尬的可能会让欺凌者想要进一步攻击报复。

(7)永远不要对家长、老师或者成人使用取笑—取笑。

2. 令人尴尬的反馈的应对方式　建议 ASD 青少年利用令人尴尬的反馈而做相应的改变,具体见表 2-26-4。训练师和家长可以对这部分内容进行扩展,想其他的例子和应对方式,应对方式一定是要训练师和家长认为恰当的。

表 2-26-4　令人尴尬的反馈的应对方式

令人尴尬的例子	ASD 青少年可以做的改变
"你穿得太搞笑了!"	改变你的穿着;试着遵守学校的服装规范
"你好臭!"	使用更多除臭剂;多洗澡;少使用一些香水
"你头发真油!"	多洗头;少使用发胶
"是有雪在你的肩膀上吗?！"(头皮屑)	使用去屑型洗发水
"你有口臭!"	在吃东西之后使用口气清新剂;经常刷牙;使用漱口水;嚼口香糖
"你的这个游戏过时了!"	与水平差一点的青少年玩游戏
"说话,不要喷!"(说话的时候喷口水)	说话的时候注意不要喷口水(说话的时候多咽口水)
"你的牙齿之间有东西!"	吃饭之后刷牙;吃饭之后嚼口香糖;多使用牙线
"停止喊叫!""你说话声音太大!"	讲话平和一些
"我听不到你说什么!"	讲话大声一些
"你一点都不好玩!"	注意你讲笑话时别人的反馈,考虑做一个听笑话的人

这一部分是让 ASD 青少年练习聚会和与朋友做好队友,要让 ASD 青少年练习学到的回应取笑的方式,不要让青少年想其他的应对方式。

3. 本周家庭作业

(1)与一个或者更多的朋友一起聚会。

(2)练习做一个好队友。

(3)如果 ASD 青少年这周被取笑了,练习使用取笑—取笑,可以使用上面提到的回应方式。

(4)带户外运动装备。接下来的 11~13 周需要练习户外运动,但是如果在现实中不可行的话,可以改为室内运动。

(十一) 拒绝Ⅱ:欺凌和坏名声

回顾上一周的家庭作业,学习应对欺凌和改变坏名声的方法。

1. 应对欺凌的方法

(1)保持低调:保持低调／避免引人注意;不要吸引别人注意自己。

(2)回避欺凌者。

(3)远离欺凌者:不要试图和欺凌者交谈;不要试图和欺凌者交朋友。

2. 不要招惹欺凌者　不要对欺凌者使用蔑视言语攻击,这样只可能更加激怒欺凌者。家长需要帮助 ASD 青少年弄清楚什么时候可以使用蔑视言语攻击。面对言语侮辱的人要学会使用蔑视言语攻击。面对身体欺凌者,不要使用蔑视言语攻击。

(1)不要逗弄欺凌者。

(2)不要嘲笑欺凌者。

(3)不要告发欺凌者,以免为自己惹上麻烦。只有当受到严重伤害时再告发,此时最好悄悄地做,以免让同伴知道后欺凌者报复你。

(4)欺凌者喜欢选择单独或没有被保护的人作为攻击对象,因此不要单独一个人和别人出去玩。

(5)要告知 ASD 青少年,如果身处危险时,要及时寻求大人的帮助(例如:家长、老师、校长、主任)。

3. 改变坏名声的小窍门

(1)保持低调,避免引人注意。不要吸引别人注意自己。

(2)随大众,试图与大家相处融洽。这涉及展现良好的行为,从而常常产生友谊(例如:表现出与其他 ASD 青少年相似的兴趣爱好,有礼貌的行为举止)。

(3)试图不要鹤立鸡群/别具一格,这是指某些不寻常的方式,使得自己比别人更显眼,包括从事一些被认为不好的、可能会让自己惹上麻烦的行为(例如:过度情绪化或咄咄逼人的行为,因轻微冒犯而告发同伴);着装和同伴的主流着装不一样或过度谈论不寻常的兴趣爱好。

(4)通过改变ASD青少年的外表来改变名声:让别人知道ASD青少年不再做那些影响你名声事情的最快方式就是改变外貌。这可能需要改变自己本来的样子,以和其他同龄人相适应。寻找一种可以反映自己想要成为的人的着装方式。避免大胆时尚的表现,而与众不同。ASD青少年可能需要改变发型,以和同龄人相适应。通过改变外观,注意到自己正性的改变(保持低调一段时间后),也让别人知道一个更好的、全新的ASD青少年。

(5)ASD青少年需要承认自己以前的名声,承认任何关于自己以前的坏名声的事实。ASD青少年让别人觉察到已经改变了,想要一个证明这一点的机会。别人谈论ASD青少年坏名声的反应,ASD青少年可以说:"我知道别人以前是这么看待我的,但是我现在不同了。"

(6)寻找一个新的团体或群体,ASD青少年的名声通常是(和他们一起玩的)自己所在的那一团体或一群人决定的。寻找不知道或不关心ASD青少年之前的名声的朋友。这周的活动是练习做好队友和户外活动。ASD青少年将在玩耍区域内玩户外游戏或进行户外运动。从自己携带的合适的户外体育用品或从治疗小组提供的户外装置中选择户外游戏。只要不是攻击性或危险性的游戏,允许ASD青少年自己选择想要玩的活动。但不允许单人玩或做一些独自行动的活动。

4. 获得积分 ASD青少年在练习做一个有风度的人的过程中获得积分:表扬;不要裁判;不要指导;分享和轮流;如果有ASD青少年感到不好玩,建议改变活动;如果ASD青少年赢了,不要沾沾自喜;如果ASD青少年输了,不要生气或发怒;在活动结束时说:"精彩的活动"。

5. 家庭作业

(1)练习聚会。

(2)如果出现言语欺凌,练习一下如何应对。

(3)带户外体育用品。

(十二) 处理争议

回顾上周的家庭作业,让ASD青少年学习处理争执的方法,具体步骤为:

(1)保持冷静,保持镇定,不要感到不安。

(2)先听对方说:先听对方的说辞。这可以帮助ASD青少年明白到底出现了什么分歧。交流的一个重要方面就是倾听,以帮助他们了解对方的观点。

(3)重复对方说了什么:试图重复对方对ASD青少年说的内容,让他或她知道,ASD青少年在听他或她说话。重复通常可以这样开始:"听起来…你感到不安?""你生气了?""你受伤害了?"

例子:

"当你对我开玩笑时,我感到不舒服。"

回答:"听起来,我让你感到不安了。"

"当你取笑我的时候,我感到不舒服。"

回答:"听起来,我刚说的话让你觉得不舒服。"

(4)解释ASD青少年的想法:如果存在误会,应解释ASD青少年的想法。避免告诉别人,他或她是错的:这样只会让对方更不高兴,导致争论升级。冷静地解释你的想法。

(5)说对不起:当对方感到生气、伤心或不安时,说对不起是很有帮助的。说对不起并不是指你承认自己做错什么了。让ASD青少年认识到这一点非常重要。可以简单地说:"你有那种感觉,我感到很抱歉"。

(6)尝试解决问题:告诉对方,你将不会那样做了。

例子:

"我会尝试不再让你感到不安。"

"我会尝试不再对你开玩笑。"

"我会尝试不再让你感到尴尬。"

问对方想要你如何做。

例子:

"我做什么,可以让你觉得好受点呢?"

"你想要我做什么呢?"

"我做什么,可以弥补这个呢?"

建议你想要对方做什么(如果对方让你感到不高兴)。

例子:

"如果你不再这样做,我会高兴些。"

"我希望你不要再像那样,让我觉得尴尬。"

"如果你不再取笑我,我会高兴些。"

如果你不能解决问题:试图保持冷静;不要期望对方承认他或她做错了。你的目标不是让他或她向你道歉,或承认做错了。你的目标是想要终止分歧。针对上述内容进行角色扮演,让青少年意识到按照步骤解决不一致的意见,之后每一个人都要进行行为演练。ASD 青少年活动同上一周的内容一致。告知家长和青少年们毕业典礼还有两周了。这周的家庭作业是:

1. 练习聚会。

2. 如果刚好发生言语欺凌,练习一下如何应对。

3. 如果刚好发生欺凌或坏名声,练习应对欺凌或改变坏名声。

4. 带户外体育用品。

5. 如果刚好发生分歧,练习一下如何处理。

(十三) 流言蜚语

复习上周的家庭作业完成情况,之后学习应对流言蜚语的技巧。相应的步骤为:

1. 如何避免成为谣言的目标

(1) 避免与爱八卦的人做朋友(这包括休闲社交),爱八卦的人就是喜欢讲谣言和散布其他人流言蜚语的人。

(2) 不要刺激爱八卦的人。不要将秘密告诉爱八卦的人和他们的朋友,不要讲他们的八卦或者开他们的玩笑,这将会刺激他们报复。

(3) 不要散布其他人的谣言。避免报复这些已经在散布关于你的流言的人。一般避免散布别人的谣言,因为:这是伤人的;人们将不会想要和你做朋友。那么,当你已经是流言蜚语的目标的时候,要做什么?

(4) 不要表现你烦乱了。

(5) 不要对质流言蜚语的来源。

(6) 避免流言蜚语的来源。

(7) 表现惊讶的。

例子:

"真不能相信竟然会有人相信……太傻了"。

"真不能相信人们说……那是个玩笑"。

"竟然有人会相信,太不可思议了。这些人需要别的生活"。

(8) 散布关于你自己的谣言。

例子:

"你们听说关于我的谣言了吗? 那是多么愚蠢"。

"你听到其他人说关于我的什么事了吗? 有些人竟然相信,一定是疯了"。

"你能相信关于我的谣言吗? 这话太可笑了"。

角色扮演和行为演练。ASD 青少年活动同上一周内容,详见第 11 周。

2. 家庭作业

(1) 如果这周有关于流言蜚语的事,要告知 ASD 青少年学着处理。

(2) 完成聚会。

(3) 如果 ASD 青少年被取笑的话,练习取笑—取笑技巧。

(4) 如果 ASD 青少年受欺凌或者有坏名声的话,练习一下。

(5) 如果有发生不一致的意见,练习处理。提示:毕业典礼在下一周。

将下述内容解释给 ASD 青少年听:提醒他们是下一周毕业;解释毕业典礼是为 ASD 青少年准备的,将在他们房间举行;鼓励家长为毕业联欢会带一些招待的东西以增加气氛;招待的东西一般放在 ASD 青少年的房间(同时也欢迎其他家长为了家长组带零食)。

PEERS® 团队应该提供正餐和饮料(经常是披萨和苏打水)。治疗团队应该有安全级的影片给 ASD 青少年在聚会中观看。治疗团队也应该有游戏以供他们选择来玩。

ASD 青少年选出他们将要做的事情或观看哪部电影,他们应该在毕业联欢会上收到毕业奖励。

家长课堂:家长将参加常规的家长部分,家长组治疗师将回顾能从这里带走的建议。

毕业典礼将在家长房间举行(或者最大的房间),欢迎家长和家庭成员来参加毕业典礼,ASD 青少年应该在毕业典礼上接受证书。

为了保护隐私,不可以使用照相机或者摄像机。要求来参加毕业典礼的其他家庭成员在走廊等待,直到典礼开始。

(十四) 毕业和结束

这是最后一次课程了,家长课堂仍然是先回顾在 PEERS® 学到的内容,也就是从这里走向哪里。在 ASD 青少年课堂,进行简短的作业回顾。之后将家长和孩子们聚在一个大的教室里,举行毕业典礼,颁发奖品,奖品是基于之前课堂中获得的积分,给每个 ASD 青少年颁发一张毕业证书。

PEERS® 学校课程共 16 次,在学校中进行。课程的内容基本等同于家长手册的内容,只是训练师为学校的老师。课程内容分别是介绍 PEERS® 和交换信息、双向交流、电子通信交流、选择恰当的朋友、恰当使用幽默、开始和加入对话、退出对话、好的运动精神、聚会、处理不一致意见、改变坏名声、处理取笑和令人尴尬的反馈、处理躯体欺凌、处理网络欺凌、流言蜚语的处理和毕业典礼。

PEERS® 学校课程设置为每周 5 次课,周一的课为上一周的家庭作业回顾,周二的课为本周的讲义课程学习和角色扮演,周三的课程是回顾本周的讲义课程、角色扮演、行为演练、布置家庭作业和发放家长手册,周四和周五的课程是总结、ASD 青少年活动和家庭作业布置。

除了针对 ASD 青少年的训练课程之外,Laugeson 博士还编制了针对成人早期 ASD 患者的社交训练课程,其中包含了如何进行约会、工作面试等相关内容。

在整个 PEERS® 过程中,家长和 ASD 青少年能够按时参加每一次的课程和积极完成家庭作业是第一步,对于提高社交技能是至关重要的;但是整个课程需要 14 周的时间,对于家长和青少年来说实属不易,为了保证家长和患儿能准时参加,建议在课程开始之前电话提醒家长。其次,课程最好安排在周末,这在一定程度上能够为家长和患儿参加提供便利。学习 PEERS® 之余,告知家长参加 PEERS® 家长课程只是起点,其目的是教会父母社交技能训练的方法,才能在日常生活中不断地对患儿进行训练,以提高患儿的社交技能。

(李改智　杜亚松)

参考文献

[1] Social Skills for Teenagers with Developmental and Autism Spectrum Disorders:The PEERS® Treatment Manual,Routledge,2010.

[2] Laugeson EA,Frankel F.The PEERS® Curriculum for School-Based Professionals:Social Skills Training for Adolescents with Autism Spectrum Disorder,Routledge,2014.

[3] Laugeson,The Science of Making Friends:Helping Socially Challenged Teens and Young Adults,Jossey & Bass,2013.

[4] 李改智,杜亚松.社交技能教育和促进项目对 ASD 青少年社交技能的提升作用研究进展.中国儿童保健杂志,2017,25(9):917-920.

[5] 杜亚松.孤独谱系障碍治疗、康复的研究进展.中国儿童保健杂志,2015,23(12):1233-1235.

第二十七章

儿童孤独症谱系障碍的经颅磁刺激治疗

第一节 概　　述

一、经颅磁刺激技术的发展史

经颅磁刺激技术（transcranial magnetic stimulation，TMS），是一种无痛、无创的绿色治疗方法。1985 年，Anthony Barker 发明了经颅磁刺激技术，用连续的磁力线刺激人的运动皮层，首次提供了一种非创伤性、安全、无痛的神经学研究手段。

经颅磁刺激技术是根据法拉第电磁感应定律建立起来的一种皮层刺激方法，通常将一个线圈，如常用的"∞"形线圈放在被试者的头上，短电流脉冲通过这个线圈产生磁力线。瞬变的磁场会在头部组织处产生一个微弱的电场，从而刺激了脑皮层神经元。主要设置是储备能源的电容和传递能量的线圈感应器，当电容器内的电荷迅速释放形成脉冲电流时，能使线圈表面产生脉冲磁场，在颅内大脑皮层产生逆向的可传导感应电流。当电流强度超过神经元的兴奋阈值时，可引起局部大脑神经细胞的去极化，产生诱发电位及一系列的生理生化反应，如改变神经细胞功能，引起神经网络激活，促进神经递质释放等。经颅磁刺激技术关键的特点是它可以无创伤地激活脑神经元，并且呈现某种因果关系，这是其他成像技术无法实现的。

1985 年，Barker 成功研制出第一台经颅磁刺激仪，并率领研究小组成立英国磁刺激公司。1988 年，华中科技大学同济医院廖家华成功研制出中国第一台经颅磁刺激仪。1992 年，美国公司推出了第一台重复经颅磁刺激治疗仪。2005 年，中国研制出第一台重复经颅磁刺激治疗仪。2006 年，北京安定医院、北京大学第六医院相继启动了经颅磁刺激治疗精神病。2010 年，北京市科学技术委员会牵头正式成立世界首个"经颅磁刺激临床治疗精神障碍规范"研究课题。

二、经颅磁刺激技术对人体的作用

经颅磁刺激技术不仅可以刺激人体大脑运动皮层，还影响到中枢神经活动。经颅磁刺激技术广泛应用于神经生理学、神经病理学、神经认知科学、精神病学和心理学等学科，不仅在基础科学领域有研究价值，而且具有临床治疗的前景。

经颅磁刺激技术作为新的神经电生理技术，与肌电图诱发电位仪结合新开辟的检查项目有：

1. 运动诱发电位（motor evoked potential，MEP）是刺激运动皮质在靶肌记录到的肌肉运动复合电位；检查运动神经从皮质到肌肉的传递、传导通路的整体同步性和完整性。

2. 中枢运动传导时间。

3. 运动阈值（motor threshold）是指在靶肌记录到大于 20uV MEP 时最小头部磁刺激强度，反映中枢运动神经兴奋性。

4. 成对刺激和皮质间的抑制和易化。

5. 中枢静息期。

在经颅磁刺激技术研究中，集中关注于刺激以下皮层：运动皮层、感觉皮层、视皮层、前额叶及运动前区域；而绝大多数对经颅磁刺激技术的了解

来源于运动皮层的刺激研究。经颅磁刺激技术与其他脑功能研究技术，如 fMRI 和 PET 的结合是一种很有价值的研究方法，这结合了成像技术的高空间分辨率的优点，但这些技术在时间分辨率上的缺陷，使得它们无法追踪经颅磁刺激技术诱发出来的神经元的瞬态变化，而 EEG 的高时间分辨率正好弥补了这一缺陷，研究已经证明 EEG 对经颅磁刺激技术条件下的大脑反应具有很高的敏感度。因此经颅磁刺激技术和 EEG 两者结合是一个很有意义的研究方向。目前利用经颅磁刺激技术的研究多数涉及皮层间联系、脑半球间联系、皮层反应和注意选择等。

三、经颅磁刺激的刺激模式

根据经颅磁刺激技术刺激脉冲不同，可以将经颅磁刺激技术分为三种刺激模式：单脉冲 TMS（single TMS，sTMS）、双脉冲 TMS（paired TMS，pTMS）、重复性 TMS（repetitive TMS，rTMS）。sTMS 由手动控制无节律脉冲输出，也可以激发多个刺激，但是刺激间隔较长（例如 10s），多用于常规电生理检查。sTMS 可以检测运动阈值，有助于确定皮质运动纤维从出生到早期的正常演变。

单脉冲刺激收缩肌肉的运动皮质支配区时不能引起相应的肌肉收缩反应，而是表现为肌肉收缩力的下降，这种现象被称为皮质静息期（cortical silent periods，CSP），运动皮质内的抑制性中间神经元被认为在皮质静息期中起主要作用，主要反映了发育中脑的皮质抑制性中间神经元的成熟度。但是，与年龄相关的皮质静息期改变的特点还没有很好地建立起来。有人研究了 6~15 岁儿童 CSP 发育的特点，相似刺激技术下皮质静息期的变化范围较广，为 3.5~207ms，因此，这种儿童期相对多变的特点是目前限制其应用的原因。

双脉冲 TMS（pTMS）以极短的间隔在同一个刺激部位连续给予两个不同强度的刺激，或者在两个不同的部位应用两个刺激仪，又称作成对脉冲方法（double-coil TMS，dTMS），多用于研究神经的易化和抑制作用。

成对脉冲刺激可以检测皮质内的兴奋和抑制，先给予阈值下强度的条件刺激，再给予阈值上强度的试验刺激来检测。第一个条件刺激对第二个试验刺激诱发的运动诱发电位的影响取决于两个刺激的强度、间隔和条件刺激作用的位置。如果条件刺激和试验刺激的间隔为 1~5ms，则短间隔

皮质内抑制（short interval intracortical inhibition，SICI）会被激发。有研究表明，SICI 水平下降可能是儿童神经可塑性增强的神经生理机制。

rTMS 是经颅磁刺激技术中的一种刺激模式即重复经颅磁刺激，是根据物理学电磁相互转换原理研发而成的一种新型、无创性研究和治疗手段，为改变大脑的兴奋性提供了一种无损的方法。重复经颅磁刺激引起的可塑性的量级和趋势依赖于刺激的参数（强度、频率、刺激的数量）和受到经颅磁刺激的脑皮层的功能状态。由于重复经颅磁刺激的作用不只限于受到刺激的皮层，同时，也可以引起相互连接的皮层区域之间结构和功能的功能性改变，因此在分布式功能神经网络中对于神经可塑性的研究重复经颅磁刺激是很适合的工具。

重复经颅磁刺激分为高频和低频两种，则需要设备在同一个刺激部位给出慢节律低频或快节律高频 rTMS。频率 ≥ 5Hz 为高频刺激（快刺激），频率 ≤ 1Hz 为低频刺激（慢刺激）。SPECT 和 PET 扫描证实，重复经颅磁刺激的作用不仅仅局限于刺激局部，还可经突触传递到远隔部位皮质和皮质下结构产生作用。

经颅磁刺激作为一种新的电生理技术，近十年来在神经病学的诊断和治疗中有较大的进展，并逐步应用于神经精神疾病的评估和治疗。

四、经颅磁刺激的应用

1994 年，重复经颅磁刺激（rTMS）开始被应用于抑郁症（major depressive disorder，MDD）治疗，主要是通过改变它的刺激频率而分别达到兴奋或抑制局部大脑皮质功能的目的。高频率、高强度重复经颅磁刺激，可产生兴奋性突触后电位总和，导致刺激部位神经异常兴奋，低频刺激的作用则相反，通过双向调节大脑兴奋与抑制功能之间的平衡来治疗疾病。对重复经颅磁刺激的局部神经通过神经网络之间的联系和互相作用对多部位功能产生影响；对于不同患儿的大脑功能状况，需用不同的强度、频率、刺激部位、线圈方向来调整。重复经颅磁刺激的持续作用为研究多种疾病病理学的动态方面提供了新的可能性，同时重复经颅磁刺激或许对于一些精神障碍有潜在的治疗作用。

磁信号可以无衰减地透过颅骨而刺激到大脑神经，实际应用中并不局限于头脑的刺激，外周神经肌肉同样可以刺激，因此都叫它为"磁刺激"。随着技术的发展，具有连续可调重复刺激的经颅磁

刺激出现,并在临床精神病、神经疾病及康复领域

获得越来越多的认可(图 2-27-1)。

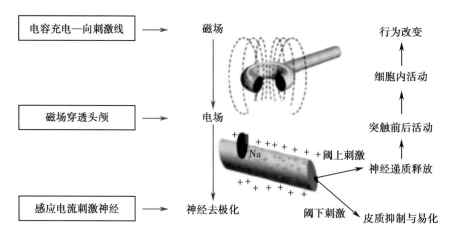

图 2-27-1　经颅磁原理示意图

经颅磁刺激技术主要通过不同的频率来达到治疗目的,高频(≥ 5Hz)主要是兴奋的作用,低频(≤ 1Hz)则是抑制的作用。因其无痛、非创伤的物理特性,实现人类一直以来的梦想——虚拟地损毁大脑探索脑功能及高级认知功能。有研究显示,高频重复经颅磁刺激可以促进海马神经元的活性,改善记忆功能;促进神经干细胞的增殖和分化,促进不同脑区神经元的连接,增进神经网络的建立。重复刺激的经颅磁刺激与 PET、FMRI、MEG 并称为"21 世纪四大脑科学技术"。

近期研究表明,大脑皮层"微型柱"结构异常可能是 ASD 的神经病理学重要机制,微型柱是大脑皮层的基本生理和结构单元,被神经纤维网包围。ASD 患儿神经纤维网的空间明显变小,微型柱宽度窄、体积小,该变化在额叶皮质区最为明显。外围神经纤维网在微型柱外围提供抑制作用,其空间变小可使外围抑制作用减弱。抑制减弱影响患者对重复刺激的习惯化和模式化适应,临床上可出现刻板行为、感觉过敏、社会交往障碍等症状。另外,抑制作用减弱使大脑皮质的兴奋 / 抑制比例增加,影响大脑皮质的功能性联系,阻碍相关皮质区域的联系,使得微型柱局域性活化活动增加而形成兴奋性活化岛,前额皮质区的执行功能可受到明显影响,使患儿无法识别任务相关信息及干扰,处理信息能力下降。经颅磁刺激可作用于患儿异常的微型柱结构,调节大脑皮层兴奋性,改善患儿因皮层兴奋性失衡所致的临床表现。

经颅磁刺激技术作为一种实验性工具,在一系列的儿科神经病理学(如:孕周卒中、抑郁、Tourette 综合征和 ASD)中都有实际效用。从遗传

连锁研究到动物模型的多行证据表明,在 ASD 和脆性 X 综合征(fragile X syndrome,FXS)的病理生理学中存在异常皮质可塑性和突触再塑性。经颅磁刺激是一种非侵入性的工具,专门用于探测皮质的可塑性,Oberman 等将一组 40s 的连续性 θ 短阵快速脉冲刺激程序(continuous theta burst stimulation,cTBS)应用于初级运动皮层(M1),ASD 或 FXS 和正常对照组进行研究,测量了在运动诱发电位(MEPs)中,cTBS 诱导的调节。每个参与者连续 2 天完成相同任务,第 1 天 cTBS 后 MEPs 的调制程度被评价为皮质可塑性的假定指标,根据第 1 天的影响,检查 cTBS 对第 2 天影响的变化,并根据病史信息,提供了一种再塑性的指数,或是对某个皮质区域发生可塑性变化的倾向。经过 40s 的 cTBS 训练后,ASD 患儿的 MEP 振幅抑制时间明显较健康对照组明显延长,而 FXS 的患儿持续时间明显缩短。24 小时后,在 cTBS 的第 2 次训练后,ASD 组与对照组没有区别,而 FXS 组的 MEPs 则由 cTBS 促进。这些发现为 ASD 和 FXS 的病理生理学提供了深刻的见解,特别是提供了直接的实验证据,证明了这些在人类患儿可塑性和突触再塑性方面有明显的改变,这与动物模型的发现是一致的。如果在更大的测试复试研究中证实,重复的 TMS 的可塑性和再塑性能力可以为 ASD 提供一种有价值的生理表型。

经颅磁刺激技术用于研究正常发育神经生理学已超过 20 年,目前认为,是了解从出生到成年皮质脊髓束正常成熟演变的最好方法之一,可以提供运动皮质成熟的客观证据。成对脉冲刺激可以检测皮质 - 皮质间连接和半球间抑制,以及皮质内运

动系统和它们在儿童执行运动任务中的作用,主要通过两种方式进行研究:皮质静息期和成对脉冲方法。

单脉冲刺激收缩肌肉的运动皮质支配区时不能引起相应的肌肉收缩反应,而是表现为肌肉收缩力的下降,这种现象被称为皮质静息期,运动皮质内的抑制性中间神经元被认为在皮质静息期中起主要作用,主要反映了发育中脑的皮质抑制性中间神经元的成熟度。但是,与年龄相关的皮质静息期改变的特点还没很好地建立起来。有人研究了6~15岁儿童皮质静息期发育的特点,相似刺激技术下皮质静息期的变化范围较广(3.5~207ms),因此,这种儿童期相对多变的特点是目前限制其应用的原因。成对脉冲刺激可以检测皮质内的兴奋和抑制,先给予阈值下强度的条件刺激,再给予阈值

上强度的试验刺激来检测,第一个条件刺激对第二个试验刺激诱发的运动诱发电位的影响取决于两个刺激的强度、间隔和条件刺激作用的位置。如果条件刺激和试验刺激的间隔为1~5ms,则短间隔皮质内抑制会被激发。有研究表明,短间隔皮质内抑制水平下降,可能是儿童神经可塑性增强的神经生理机制。

Cole等使用TMS诱导的运动诱发电位(MEPs)和脑电图(electroencephalogram,EEG)检查成年ASD的非典型镜像系统活动,脑电图数据显示,左侧较高频率的mu抑制(8~10赫兹)与心智表现有关,而减少右侧镜像系统活动会影响ASD患儿心智化,TMS诱导的MEPs和mu抑制测量镜像系统功能的不同方面,提示镜像系统直接参与推断意图活动。

第二节　经颅磁刺激技术治疗儿童孤独症谱系障碍的作用机制

一、神经电生理机制

经颅磁刺激技术的神经电生理效应是公认的主要作用机制,对突触可塑性的调节可能是最重要的机制,调节方式类似于长时程抑制(long-term depression,LTD)/长时程增强(long-term potentiation,LTP)或长时程易化效应。重复经颅磁刺激对神经元兴奋性的调节和LTP对突触可塑性的调节在诱导方式和兴奋性改变方面具有类似特点(图2-27-2)。

当强直性电刺激频率有序改变导致神经元突触从LTD变成LTP时,其频率-效应函数是一条平滑曲线;这种非线性的趋势也见于重复经颅磁刺激的频率次第改变时,而2种现象可能都依赖于突触后膜的去极化和钙离子内流。

重复经颅磁刺激还有一些独特的神经电生理效应,如类似于宏可塑性和启动效应的特点。宏可塑性是指一种调节突触可塑性的活动-依赖性机制,即发生在前面的突触或神经元动作电位决定突触目前的可塑性,N-甲基天冬氨酸和谷氨酸受体可能涉及其中。宏可塑性和突触可塑性具有一些类似发生机制,前者导致在前一刺激的性质不明时,下一刺激产生的效应无法预测。启动效应是指靠前的大脑电刺激可以调节靠后刺激产生的兴奋性水平。易化(抑制)性的启动效应容易诱导出后面刺激的抑制(易化)性效应。例如,在经过抑制性的经颅电刺激预处理后,低频rTMS可以增加大脑皮层的兴奋性,这和低频重复经颅磁刺激的通常效应正好相反。

有关重复经颅磁刺激的电生理机制还包括离子通道、静息电位或阈电位修饰后而改变胞膜兴奋性的假说,降低静息态皮层兴奋性的假说,瓦解皮层抑制性的假说,升高脊髓兴奋性的假说,点火机制假说和脑电图α波引导的αTMS假说等。

较为常用的典型输出方式和刺激模式有3种:

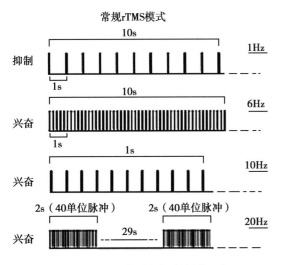

图2-27-2　不同模式经颅磁刺激示意图

单脉冲、双脉冲和重复连续脉冲(图2-27-3)。

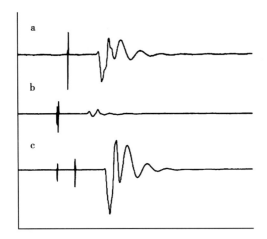

图 2-27-3　单脉冲与成对脉冲刺激
a. 单个刺激;b. 间隔为 1ms 的短间隔成对刺激引起抑制;
c. 间隔 15ms 的长间隔成对刺激引起易化

单脉冲是每次输出一个脉冲,当高于运动阈值的单个 TMS 刺激初级运动皮层时,可以激活皮质脊髓的输出,从而使外围肌肉产生了抽动,被称为运动诱发电位(作为皮质脊髓兴奋性的指标),因而单脉冲 TMS 刺激可以用于测定皮层的兴奋性基线水平、调节皮层的兴奋性。

双脉冲是同一个线圈产生 2 个连续的脉冲,不同的脉冲间隔可以对皮层的抑制和易化过程进行调节和检测。当 2 个脉冲的时间间隔为 1~6s 会产生抑制的结果;当时间间隔为 10~25s 则产生易化。重复连续脉冲又称为重复经颅磁刺激,是指每次输出 2 个以上成串的 TMS,可以长时间持续影响皮层兴奋性(单脉冲和双脉冲刺激的影响效果非常短暂,处于毫秒级别)。不同频率和模式的重复经颅磁刺激脉冲串会对目标脑区的活动产生持续的调控,一个重复经颅磁刺激脉冲串刺激结束后对皮层的影响效应持续时间可能是几分钟。一系列连续的重复经颅磁刺激刺激后,影响效应则可能维持几天至几个月不等,故重复经颅磁刺激可用于测量皮层的可塑性。

研究显示,患有 ASD 的患儿存在事件相关电位(event-related potential,ERP)的异常。在一个怪球范式实验中发现,ASD 患儿额 - 中央区域事件相关电位的 N100 成分潜伏期变短,而幅值变大。与正常儿童相比,在标准 Oddball 任务中,ASD 患儿的异常主要出现在事件相关电位的 P300 成分中。

Kemner 在文献里指出,在视觉刺激下,ASD 患儿对靶刺激的反应中存在一个枕部异常偏小的 P3b。另一篇文献中也发现 ASD 患儿对于视觉刺激的反应中存在一个幅度较低的额部 N450,在对于 ASD 的研究中一致和频繁出现的是在听觉刺激下的 P3b 振幅的异常衰减。对 P3b 幅度变小的解释是其反映了在接受刺激时注意力分配方面缺陷。ASD 患儿在听觉刺激下 P3b 成分幅度衰减比在视觉刺激下更明显。需要在感觉模块、空间定位和客观特征之间进行注意力转换的行为任务,能够确定 ASD 患儿在注意力快速转换方面存在缺陷。事件相关电位研究揭示,即使 ASD 患儿产生了正常的行为输出,也是在异常的生理意义驱动下进行的。这些研究结果对 ASD 患儿的行为学特征进行了解读,ASD 患儿感知过滤系统似乎以全或无的方式对信息和感知进行过滤,对于刺激定位,行为相关性甚至对刺激的感觉模式都没有特异性。ASD 患儿的注意力似乎是建立在对大量干扰的粗略控制基础上,而不是建立在特定感知系统选择性的激活上。

二、神经网络认知集成机制

近来,大多数理论强调用认知集成机制缺陷来解释与 ASD 相关的广泛认知功能障碍。大量研究表明,像视觉寻找和辨别隐藏图形这样的需要细节识别和对小元素专注的任务中要求具备高级执行能力。ASD 患儿在整合各个元素来达到相关认知方面能力的降低不只体现在视觉感觉中,也出现在听觉信息处理过程、语言语境和社会环境中。

当前的理论和实验数据集中显示,ASD 集成机制功能失调可能是由于神经振荡同步减少而造成。近来的 fMRI 和 EEG 研究支持这一观点。通过测量高功能 ASD 患儿在进行句子理解时的 BOLD 信号协方差来验证其脑神经功能连接性。该研究表明在脑激活区域分布和功能连接性方面,受试组和对照组存在系统的差异。同对照组比较,ASD 患儿的整个皮层语言系统功能连接性明显减少,而皮层语言系统对于理解句子起着至关重要的作用。另外,同对照组相比较,ASD 患儿表现出左额下回活性降低,而左上后颞回活性增强。这些脑激活区域功能连接性失调也部分解释了孤独症患儿言语功能受损情况,ASD 患儿或许能单独理解词语的意思,但是很难组句或处理概念信息。大量的 fMRI 研究支持 ASD 功能连接性减少这一概念。

通过 fMRI 对于社会认知记忆和视觉运动协调性的研究进一步支持了减少的功能连接性造成孤独症大范围认知缺陷的这一说法。

ASD 镜像神经元功能障碍（autistic mirror neuron dysfunction，AMND）假说是由 Williams 等于 2001 年提出的，镜像神经元（mirror neuron，MN）是一组能在大脑中重现"观察"对象的执行动作的神经元，主要分布在顶下叶、额下回及颞上沟等部位，三者联合起来被称为人类的镜像神经系统（mirror neuron system，MNS）。ASD 患儿普遍存在的社会学习障碍与 MNS 的激活密切相关。ASD 患儿普遍存在的社交损害和行为灵活性损害（刻板行为）被认为是 MNS 功能障碍的结果，患儿在模仿能力、联合注意、情感分享、目标理解及语言和游戏的社交用途等方面都有损害，最终使得 ASD 患儿社会交往中三项核心能力损害或缺失。

研究者认为镜像系统的损伤，导致 ASD 个体不能理解他人的心理状态，因而导致社交缺陷等核心症状的出现。研究中让 ASD 患儿观看手和物体互动或者手部疼痛的视频，运用 TMS 比较运动诱发电位的变化。研究发现，ASD 个体基线水平的运动诱发电位没有显著的异常，但在观看视频过程中，相比典型发育个体，ASD 个体运动诱发电位显著降低，这种降低与 ASD 的社交缺陷呈正比。Minio 发现 ASD 个体对他人疼痛的反应只与自我唤醒水平相关，证明了 ASD 患儿中存在非广泛性的镜像系统损伤。Rubenstein 等指出，微型柱所导致的皮层兴奋性和可塑性的异常只出现在某些孤独症患儿中，这可以较好的解释现有研究中出现的异质性结果。由于 ASD 是一种谱系障碍，个体之间的差异很大，很难获得一致的结果。但是根据经颅磁刺激技术的现有研究证明 ASD 个体确实存在局部的皮层兴奋性和可塑性的异常。因此，之后的研究应该明确皮层兴奋性和可塑性的生理基础，关注哪些因素会影响 ASD 皮层兴奋性，希望能够了解部分 ASD 个体的病理学机制。

重复经颅磁刺激的工作原理是双束细胞的间隔形成了功能柱的具有抑制作用的外周神经纤维网空间，未进行重复经颅磁刺激干预时，功能柱周围抑制空间中侧抑制功能较弱；重复经颅磁刺激干预时，外部的磁场刺激产生了平行电流，其功能柱周围抑制空间中侧抑制功能增强；而且外部磁场的

作用效果会随着距离的增加出现效应递减，因而重复经颅磁刺激对大脑皮层的表面和脑沟的外侧影响最大。

事件相关电位结论和诱发 Gamma 振荡结论可以理解为多重经颅磁刺激治疗后 ASD 患儿对于靶刺激的关注度提高，对于非靶刺激和靶刺激的区分能力有所增强。这表明多重经颅磁刺激对于 ASD 大脑功能性连接有短时重组的功能，与视觉处理相关的脑区皮层内信噪比有所提高。

三、神经生化机制

TMS 能够调节生物体大脑的多种生化递质、酶的代谢及递质受体结合力等，尤其是作用于与精神分裂症发病机制有关的多巴胺、多巴胺受体、5-羟色胺（5-HT）及 γ- 氨基丁酸（GABA）而产生一定疗效。

目前公认的中枢多巴胺功能紊乱与多种精神障碍有关，例如精神分裂患者的阴性症状与大脑前额叶部位的多巴胺代谢功能低下有关。而针对前额叶的经颅磁刺激技术还可以介导海马、纹状体及伏隔核等部位的多巴胺释放增加。此外，经颅磁刺激技术也具有增加海马部位的 5-HT 及 5- 羟吲哚乙酸释放的作用。另据报道，重复经颅磁刺激可以改变个体大脑的兴奋 / 抑制性递质水平，也能直接调节 GABA 类神经元相关运动中枢的兴奋性，这些研究在一定程度上解释了经颅磁刺激技术对精神分裂症患者阴性症状的疗效。

功能柱发育异常理论认为，大脑的功能柱以及细胞内 GABA 的病变或畸形可能是造成 ASD 的原因。一方面，在前额叶皮层和颞叶等脑区，ASD 个体的功能柱发生了变异，主要表现为功能柱的数量增多、形状变小、细胞分散排列，以及外周神经纤维网空间变小等。另一方面，ASD 个体的 GABA 能受体的个数明显减少，合成 GABA 的酶类也相应地减少。GABA 是大脑内重要的抑制性神经递质，GABA 能神经元诱导的侧抑制的功能可以锐化功能柱的边缘，提高功能柱的轮廓清晰度，进而可以对不同的功能柱进行区分。侧抑制可确保个体功能柱的离散性和正常发育，促使与相邻的功能柱建立联结。如果功能柱的侧抑制功能降低或消失，则可能改变大脑信息输入和聚合的模式，影响大脑区分不同信息的能力，进而影响大脑的正常功能。

在个案研究中,有研究显示,ASD 患儿存在 5-HT 能系统功能异常,而长期重复经颅磁刺激,可以导致大鼠大脑神经元突触前 5-HT 能自身受体的低敏感性,这为重复经颅磁刺激治疗孤独症提供了一种理论基础。

四、内分泌机制

经颅磁刺激技术的内分泌作用机制是围绕其抗抑郁疗效而进行的,目前已知人体下丘脑 - 垂体 - 肾上腺轴和下丘脑 - 垂体 - 性腺轴的代谢产物可能在重度抑郁症的产生及缓解中都有一定作用。例如,经颅磁刺激技术可以改变应激或心理诱导的动物模型血浆促肾上腺皮质激素和类固醇激素的水平,这表明经颅磁刺激技术可以降低应激诱导的下丘脑 - 垂体 - 肾上腺轴过度活动,而后者正是抗抑郁药物发挥作用的途径之一,这可能是经颅磁刺激技术抗抑郁作用的内分泌机制之一。

不同类固醇激素对皮层兴奋性的作用存在相互拮抗的关系。Huang 等发现,个体雌激素 / 睾酮水平可以预测重复经颅磁刺激的抗抑郁疗效;在育龄期女性月经期间,当体内雌激素水平处于高峰时,个体左侧大脑半球第一运动区的兴奋性升高;而雌激素水平降低可能导致皮层兴奋性相应降低,并可能使重复经颅磁刺激抗抑郁作用失效。此外,重复经颅磁刺激的抗抑郁疗效还可以通过重塑大脑半球间的功能联络和恢复左、右侧半球间的功能平衡来实现,并取决于类固醇激素的作用。据此推测,类固醇激素可能通过提高左侧前额叶的皮层兴奋性以促进重复经颅磁刺激的疗效,它还可能通过维持、恢复大脑半球的功能联络、平衡来影响重复经颅磁刺激的疗效。

五、遗传机制

原癌基因 c-Fos 和锌指蛋白 268(zinc finger protein 268,Zif268)基因表达在 LTP 的诱导中具有一定作用,而不同频率的重复经颅磁刺激可以影响这 2 种基因表达。例如,与"安慰剂"治疗相比,1Hz 和 10Hz 的重复经颅磁刺激可以增加额叶、第一运动区和顶叶等部位 c-Fos 的表达。周期性 θ 短阵快速脉冲刺激(intermittent theta burst stimulation,iTBS)可以增加大鼠大脑边缘系统的 Zif268 表达,而后者在诱导和维持突触的 LTP 中具有关键性的作用。这就提示,重复经颅磁刺激可以通过改变相关基因表达来调节突触可塑性。

脑源性神经营养因子(brain derived neurotrophic factor,BDNF)对调节突触可塑性具有关键性作用,其基因多肽性对重复经颅磁刺激的效应也显示一定影响。对部分个体而言,BDNF 的编码基因有相同的单核苷酸多肽性,该多肽性导致在密码子 66 上,缬氨酸(valine,Val)替代 1 个甲硫氨酸(methionine,Met)分子。据报道,该多肽性可以导致皮层形态学的异常改变、记忆损害和内侧颞叶的兴奋性降低等,并且携带 *Val66Met* 基因型的个体大脑运动皮层的刺激 - 依赖性的可塑性降低。有学者发现,在经过 iTBS 和连续性 θ 短阵快速脉冲刺激(continuous theta burst stimulation,cTBS)后,与携带 1 个或 2 个 Met 等位基因的 Val/Met 杂合子相比,Val/Val 纯合子个体的 MEPs 幅度明显改变。该结果进一步证实重复经颅磁刺激的突触可塑性效应,并且也可以在一定程度上解重复经颅磁刺激效应的个体间差异。

另有报道,慢性重复经颅磁刺激还可以改变某种与抗抑郁药物疗效相关的单胺类递质转运体基因的 mRNA 表达,并加快突触间隙 5- 羟色胺、多巴胺和去甲肾上腺素的再摄取而影响单胺类神经元的传递效能。

此外,经颅磁刺激技术还显示一定的神经营养作用,例如,慢性经颅磁刺激技术刺激使实验动物海马部位 BDNF 的 mRNA 和蛋白表达增加,而后者与抑郁症状的改善相关。这也提示经颅磁刺激技术具有神经保护和可塑性机制,例如,慢性经颅磁刺激技术刺激还可以使大鼠海马部位的苔状纤维数量增加,这提示了经颅磁刺激技术改善认知功能的作用机制。

虽然目前重复经颅磁刺激已经对多种精神障碍显示一定疗效,但是其确切作用机制仍不明了。从现有研究来看,重复经颅磁刺激对突触可塑性的调节可能是其最重要的作用机制,其作用类似于长时程抑制和长时程易化。另外,重复经颅磁刺激对生物体神经生化、内分泌及遗传等方面的影响也进一步拓宽了其潜在的应用范围。

第三节　重复性经颅磁刺激技术治疗的理论基础

研究发现，ASD 患儿其大脑皮层兴奋性和可塑性与正常儿童存在一定的差异，主要表现为大脑局部皮层的连接性高于皮层间连接性，且以左侧大脑半球为主，从而导致信息进入大脑后选择性降低，无法区分有用信息和干扰信息。但正常儿童由于神经元存在一定的可塑性，可以通过结构和功能上的改变来进一步提高信息输入及辨别能力，从而保持其兴奋水平。Oberman 等研究发现 ASD 患儿其皮层可塑性较正常儿童表现得更为异常，因而通过改变局部皮层的兴奋性和可塑性成为治疗 ASD 的新选择。

目前行为学、尸体解剖及影像学等研究发现，ASD 患儿额叶区存在明显的结构与功能异常，临床研究同样证实，额叶功能受损患者其临床症状表现为执行功能和认知功能障碍，从而提示 ASD 患儿社交障碍可能与额叶发育异常有关，而这一研究发现，为 ASD 患儿的治疗提供了新的思路。

考虑到常规康复训练无法直接作用于大脑局部皮层，仅能起到"治标"的作用，而经颅磁的相关研究证实，经颅磁刺激有深部刺激的特点，可直接作用于背外侧前额叶区域，诱发大脑皮层兴奋性，改善孤独症症状，从而在 ASD 的治疗手段上找到一种新的方法。

不同的经颅磁刺激技术刺激模式有不同的用途。经颅磁刺激技术在刺激大脑皮层时具有定位功能，因而单脉冲和双脉冲的刺激模式适用于神经系统疾病所致的异常神经生理的研究，如采用经颅磁刺激技术的单脉冲或者双脉冲模式来探索 ASD 产生的神经生理基础。重复经颅磁刺激与皮层的可塑性机制相关。皮层的可塑性是皮层神经元突触连接的变化，这些变化是对外界环境的刺激做出响应，包括结构改变和功能重组等。重复经颅磁刺激后可以持续影响皮层神经元间的突触连接的有效性，也可以理解为皮层兴奋性的变化程度依赖于外界重复经颅磁刺激连串的刺激。因此，重复经颅磁刺激不仅适用于 ASD 的神经生理基础研究，对孤独症有一定的治疗潜力。近年来，孤独症的功能柱发育异常理论得到越来越多研究者的认同。

ASD 与皮层细胞结构的异常相关。ASD 脑结构中神经纤维网空间（基本功能柱外围）变小，在这个变小的空间内侧抑制使基本功能柱的边缘变尖锐同时增强了细胞基本功能柱的轮廓。双束细胞的轴突束可能是侧抑制效应的最初来源。双束细胞的轴突以重复形式排列根据检测到的皮层区域不同，其宽度在 15~30μm 之间变化。

功能柱是大脑皮层用于信息加工的基本单元，含有锥体神经元、中间神经元等细胞，以及大量的轴突、树突、神经纤维和突触等。功能柱的抑制性外周神经纤维网垂直于软脑膜的表面，双束细胞的轴突相互交织成马尾状的轴突束，形成了功能柱周围的抑制空间，轴突的数目、长度，以及在大脑皮层的几何定向表明了它们对经颅磁刺激技术比较敏感，尤其是对较低频率的重复经颅磁刺激为敏感。

就像在 ASD 患儿较小的基本功能柱内看到的，抑制中间神经元数量和类型的增加导致基本功能柱更丰富的多样性和更加细微的差别。基本功能柱外围神经纤维网空间里的双束细胞提供一种环绕基本功能柱的"垂直的负性抑制流"，基本功能柱中其他 GABA 能细胞具有切向延伸至数百微米附属突起以"大功能柱"规模为环绕的基本功能柱提供侧抑制。一个基本功能柱中或者基本功能柱簇中产生的兴奋性行为可以用一个柱形图或者三维钟形体来描绘，同时环绕基本功能柱的侧抑制空间也可以用一个有较低的大值和较大范围的柱状图表示。从前者中减去后者，产生一个如"墨西哥帽"形状的拓扑图。该形态表示由兴奋性区域和抑制性区域交互作用产生的"实际"兴奋性或者抑制性行为。这种情形产生的中央 - 周边形态过滤掉无关的信息和噪声，从而在相互竞争的大功能柱区域产生一个对比度增强的边界。从而以组合方式互动的侧抑制重叠区域提供基础来影响网络中各基本功能柱的兴奋性输出。

低频的重复经颅磁刺激可以产生相应的诱发电位，影响脑组织的代谢，进而改变大脑内 GABA 能的神经传输等。Hoffman 和 Cavus 的研究发现低频 rTMS（0.3 ~1Hz）具有长时程抑制和长时程去增强的作用，可以增强大脑的抑制功能。同时，低频的重复经颅磁刺激可以提高神经系统中抑制回路的激活水平。如低频重复经颅磁刺激可以显著提高高频振荡,高频振荡(如 Gamma 振荡)是脑内抑制神经元活动的结果;低频重复经颅磁刺激可以诱发较高的 N100 和 P60(二者主要由 GABA 调节的抑制性突触后电位产生),提高大脑皮层的抑制性水平,并且这种效果在刺激消失之后依然存在。这些结果说明,低频重复经颅磁刺激可以通过刺激抑制中间神经元来影响大脑皮层的兴奋性。

研究者发现经颅磁刺激技术可以通过快速变化的颅外磁场诱发足够大的局部颅内电流,从而使脑内部分神经元去极化,进而引起大脑皮层神经元的短期功能性重组,并造成相互连接的大脑皮层之间结构和功能的暂时性改变。2014 年,研究者们在"孤独症经颅磁技术疗法"的国际会议上共同讨论了经颅磁刺激技术用于 ASD 治疗过程中的参数设置等问题,并计划在未来的一段时间里提出完整的治疗方案,这意味着,经颅磁刺激技术作为一种非侵入性的、安全的局部脑刺激技术,有望成为干预 ASD 的新方法。

第四节　重复性经颅磁刺激技术在孤独症谱系障碍患儿中的应用

重复经颅磁刺激干预研究已成为热点,但是国内外相关研究的总体数量仍相对较少。

一、rTMS 治疗孤独症的效果

Enticott 等应用深度重复经颅磁刺激治疗 28 例成人高功能 ASD 及 Asperger 综合征患者,研究者采用低频的重复经颅磁刺激,频率为 0.5Hz 或者 1Hz,刺激强度为 70%、90% 或者 100% 的运动阈限,每次干预的刺激序列有 150 个或者 180 个脉冲,每次干预含有若干个训练,每个训练之间的时间间隔为 20~30 秒,每周进行 1 次或者 2 次干预。结果发现,重复经颅磁刺激对 ASD 患儿的社交相关损害及社交所引起的焦虑有很好的改善作用。但也有研究者选用高频的重复经颅磁刺激进行干预,并取得了一定的效果。然而这些研究却具有一定的特殊性,其干预对象为成人 ASD 个体。重复经颅磁刺激干预 ASD 的刺激方案是否与被试年龄有关,目前尚未见相关报道。此外,研究发现,高频重复经颅磁刺激干预容易引起癫痫发作。

根据 ASD 成因的功能柱理论,ASD 主要与额叶有关,因而研究者将重复经颅磁刺激的刺激靶点选择为额叶的不同区域,以此来考察重复经颅磁刺激后对 ASD 症状的影响。研究发现,当重复经颅磁刺激干预内侧前额叶皮层时,ASD 患儿的社会功能有所改善;当干预额下回三角部时,ASD 患儿的语言能力发生良好的变化;当干预感觉运动区时,ASD 患儿的行为抑制功能有所提升。此外,路易斯维尔大学的研究者将刺激靶点选择为背外侧前额叶皮层,同时记录 ASD 患儿在完成 Kannizsa 错觉图形中的怪球任务时的事件相关电位数据,结果发现,重复经颅磁刺激干预后 ASD 个体的 ERP 波形出现常态化的变化,并且完成实验任务的反应时间和正确率与干预前有显著的差异,表明重复经颅磁刺激干预后 ASD 患儿的执行功能有所改善。

经过重复经颅磁刺激干预后,ASD 患儿的行为、脑功能及自主神经系统(autonomic nervous system,ANS)均出现了一定程度的改善。如进行数周的重复经颅磁刺激干预治疗后,ASD 个体典型的行为症状有所改善,如高活动性、易激惹性、刻板及强迫行为等症状明显减少;脑功能的变化主要表现在静息态脑电和与实验任务相关的 ERP 等脑内电信号的改变。

Sokhadze 等采用能与经颅磁刺激技术兼容的 EEG 系统直接记录了有经颅磁刺激技术诱发的运动电位,研究了低频重复经颅磁刺激对 13 例 ASD 患儿行为、社会功能及干扰刺激处理的影响。该研究假设低频重复经颅磁刺激作用于背外侧前额叶皮质可以通过激活抑制性 GABA 能中间神经元来改变皮质兴奋/抑制的平衡,进而期望发现经颅磁刺激技术刺激后 ERP 幅度、早期和晚期潜伏期的变化。重复经颅磁刺激后,顶枕叶 P50 幅度在干扰刺激出现时降低,目标刺激时无变化;额叶 P50 在目标刺激时幅度和潜伏期增加,而非目标刺激时则降低。低频重复经颅磁刺激使皮质早期对无关刺激的反应降低至最小,而增加对相关刺激的反应。结果发现 1Hz 的重复经颅磁刺激可以增强 N100 和 P60,进而影响个体的行为抑制功能;提示重复经颅磁刺激后,目标刺激和干扰刺激出现时,额叶、中央顶叶及顶枕叶的 ERP 早、中、晚潜伏期有明显改变,结果表明,重复经颅磁刺激可能是研究或治疗 ASD 患儿刺激过度敏感特点的一种手段,且患儿的自主神经系统在经颅磁刺激技术干预后也有所改善。

ASD也经常出现自主神经系统功能异常的症状,他们的交感神经分支在副交感神经活动缺陷的背景下表现出过度活跃,形成了自主的不平衡状态,心跳加速的速度变化不大,而增加了电皮肤活动。有学者重复应用经颅磁刺激对ASD患儿的ANS功能进行测评,Wang等对ASD患儿进行12个疗程的0.5Hz重复经颅磁刺激,以探讨心率变异性和皮肤传导率对背外侧前额叶皮层(dorsolateral prefrontal cortices,DLPFC)的影响。检测结果显示,ASD患儿心跳间隔的变化量显著增加而皮肤电导水平减少,这表明了心脏迷走控制的增加并降低了交感神经兴奋的程度。

如ASD患儿在经过18次低频rTMS干预背外侧前额叶皮层后,显著提高了心率变异性、降低了皮肤电水平,这些变化可以提升心脏迷走神经的控制能力,降低交感神经的唤醒程度。

2007年党卫民等对ASD患儿进行重复经颅磁刺激治疗并做初步研究。重复经颅磁刺激治疗分两个阶段:

- 第一阶段:连续4周共20次治疗,每周5次(周1~周5)。
- 第二阶段:视患儿情况,调整为隔日1次,连续6次;再改为每周2次,共4次,之后为每周1次,效果稳定后改为长期维持治疗,每月1~2次;治疗期间均未合并教育训练等其他任何治疗。运动域值测定与成人方法相同,由于儿童和成人脑电频率的差异,实际刺激频率低于成人精神分裂症治疗频率。线圈为"8"字形迷散性刺激线圈,刺激范围20em×7em,刺激强度最高位置在双线圈中央(相切点),其次是线圈外缘。本实验将线圈置于中央前额叶(EEG对应位置),长径外缘约在47和9脑区,即背外侧前额叶附近,所以治疗是双侧同步进行。治疗刺激位点选择双侧背外侧前额叶,依据患儿脑电图alpha峰频确定治疗刺激频率,强度为100%运动阈值(治疗第1天的治疗强度为患儿运动周值的80%),磁刺激器的弥散性蝶型线圈安放于双侧背外侧前额叶。每次治疗20分钟。每分钟连续刺激4s,间歇56s。

结果显示,所有患儿在治疗过程中,均未见明显不良反应,重复经颅磁刺激对患儿的情绪有稳定作用,个别个案曾出现一过性的情绪兴奋的表现,结合治疗观察,考虑可能与重复经颅磁刺激的治疗频度有关。

王瑶等针对ASD核心异常,对将重复经颅磁刺激和神经反馈技术(neurofeedback,NFB)应用于孤独症康复的作用机制和效果进行了深入研究。首先利用视觉认知任务,结合量化脑电(qEEG)分析方法,对与高级认知机制密切相关的皮层Gamma脑电节律在ASD组和正常组之间进行比较和分析,进一步开展重复经颅磁刺激调控Gamma节律的效果和机制研究;同时,利用ERP视觉实验任务,对ASD组和正常组的视觉认知机制进行比较研究,并在此基础上开展利用重复经颅磁刺激调控孤独症视觉认知机制的研究;基于ASD存在脑电Gamma节律异常的这一特征,进一步开展了以"40Hz Gamma"脑电信号为操作条件的ASD神经反馈干预研究。通过设置神经反馈方案,来训练ASD被试对Gamma节律脑电活动的自我控制和调节能力,通过强化和维持Gamma节律脑电活动来改善ASD患儿的高级认知功能。研究结果表明,重复经颅磁刺激和NFB能够以无损伤的方式,实现对ASD患儿异常认知和生理机制的调控,改善ASD异常脑功能,进而减少ASD患儿的行为异常。

吴野等对ASD患儿进行联合康复训练,采用高频重复经颅磁模式刺激左侧背外侧前额叶区,治疗过程中选用Rapid 2型经颅磁刺激治疗仪,刺激部位按照国际10/20系统定位为F3点,治疗模式选取高频重复刺激,通过检查患儿脑电图alpha峰频来确定治疗频率,治疗强度依据患儿个体运动诱发电位强度的100%来确定,常规治疗每天1次,刺激时间为20min,连续10天为1个疗程,每疗程间隔10天,6个疗程后再次对治疗效果进行1次评估。结果显示,治疗组治疗后较治疗前均有改善,差异有统计学意义,高频经颅磁刺激(≥5Hz)可产生兴奋性突触后电位,改善局部的兴奋性,增加局部脑灌注,影响脑细胞代谢和神经电活动,并可以提高皮层长时程的可塑性调节。同时重复经颅磁刺激不仅刺激作用于局部,还能经神经突触传递,从而使远隔部位同时产生作用,并进一步引起神经环路的兴奋性改变,增加神经间的连接而改善大脑的认知功能。高频重复经颅磁刺激左侧背外侧前额叶区联合康复训练对ASD患儿的症状改善有一定的促进作用及临床实用价值,尤其对非语言障碍引起的交往障碍与躯体运动障碍治疗有效。

2010年,Baruth等对成人ASD患者进行一项开放性试验,结果显示,对患者进行重复经颅磁刺激治疗,先后针对左/右侧背外侧前额叶皮层(DLPFC)的低频(1Hz)、90%MT、每天150脉冲,治疗时程为连续12天,改善了高功能性ASD患儿的易激惹、重复及刻板症状。

Casanova等对18例平均年龄为13岁的高功能ASD患儿进行重复经颅磁刺激治疗,被试中有14例男童,4例女童,研究采取治疗前后比较的方法。重复经颅磁刺激治疗采取低频刺激,治疗时间共18周,每周1次;刺激部位为双侧背外侧前额叶(DLPFC),其中前6周的刺激部位在右侧DLPFC,中间6周在左侧DLPFC,而最后6周则刺激双侧DLPFC。结果发现,被试在刺激后的孤独症行为量表(aberrant behavior checklist,ABC)评分和重复行为量表(repetitive behavior scale,RBS)评分均有明显下降。

Enticott等应用深度重复经颅磁刺激治疗28例成人高功能ASD及Asperger综合征患者,采用随机双盲对照研究,历时2周,每个工作日治疗1次,刺激部位为双侧背内侧前额叶(dorsomedial prefrontal cortex,DMPFC),每次刺激时间为15分钟。分别在治疗前、治疗后和治疗后1个月对被试进行评估。结果发现,重复经颅磁刺激对ASD患者的社交相关损害及社交所引起的焦虑有很好的改善作用。

另一项开放性试验显示,针对双侧DLPFC,100% MT,5~50天的重复经颅磁刺激改善了7例孤独症患儿的核心症状。

此外,也有重复经颅磁刺激改善抑郁症患者睡眠的相关报道,研究发现在重复经颅磁刺激干预之后,部分患者经过重复经颅磁刺激治疗后当晚睡眠即有明显改善,快速眼动睡眠实验(rapid eye movement,REM)提示重复经颅磁刺激能延迟抑郁障碍患者的第一段REM时间、延长非REM-REM周期,从而影响昼夜生理节律,改善患者睡眠质量,使患者睡眠后情绪明显好转。

段华林等运用重复经颅磁刺激方法,探讨重复经颅磁刺激对ASD患儿睡眠障碍的影响。采用某公司生产的经颅磁治疗仪(儿童型治疗帽)。治疗帽共6个磁头,分布于正前额(1个)、两侧颞部(2个)、后枕部(2个)、头顶(1个)。每天1次,每次20min,每周6次,连续3个月,共3疗程,每疗程间隔5~7天。磁场强度为弱档(3.5±1)mT,频率范围为0.5、1、3、5、7、9Hz自动变频。经颅磁刺激产生的交变磁场以很小的衰减穿过头皮、颅骨及脑组织,并在脑内产生反向感应电流,刺激脑干网状结构系统睡眠控制区域的神经元,引起神经递质的传递等电生理和生物化学变化,干扰和抑制异常脑电的发生和传播,使脑电活动趋于生理平衡,增强大脑神经皮质对自主神经中枢的调节作用,并对大脑睡眠活动区域加以有效诱导,来控制睡眠过程,改善睡眠障碍,促进其体格和神经系统的发育,使大脑蛋白质合成加快,新的突触联系成熟与建立,有助于促进学习和记忆活动。从而促进其认知模仿功能,改善ASD患儿的临床症状,并能有效改善患儿的睡眠障碍。

重复经颅磁刺激可能并不会改变ASD患儿全部的行为或生理症状,然而它却可以改善与其干预的特定皮层或脑区相关的症状。

李新剑等比较不同部位经颅重复高频磁刺激联合康复训练治疗小儿ASD的效果,经颅重复高频磁刺激:采用Rapid2型经颅磁刺激治疗仪,治疗模式为高频重复刺激,A组患儿治疗部位选取左侧Broca区(采用国际EEG10-20标准的T3-Fz与F7-Cz两连线的交叉点),B组选取部位为左侧背外侧前额叶(采用国际EEG10-20标准的F3点),两组治疗频率按患儿脑电图检查结果的alpha峰频确定,依据每位患儿运动诱发电位强度的100%确定治疗强度,每天治疗1次,每次20分钟,连续10次为一个疗程,休息10天后继续治疗,4个月共计6个疗程。结果显示经颅重复高频磁刺激Broca区、背外侧前额叶联合康复训练对孤独症患儿的症状改善均有一定的促进作用,且高频经颅磁刺激Broca区在言语和交往恢复方面较背外侧前额叶有一定的优势,而高频经颅磁刺激背外侧前额叶则在躯体运动方面优于Broca区。

二、治疗的安全性

经颅磁刺激技术的安全性一直都是备受关注的问题。经颅磁刺激技术的安全性主要反映在干预后被试可能会出现的副作用,比如一些轻微的不适症状。这些ASD患儿出现的症状与重复经颅磁刺激干预抑郁症、脑瘫及强迫症等其他类神经和精神类疾病时出现的负面效应类似,并没有特异性。

对经颅磁刺激技术设备的审查表明,单个或成对脉冲对脑组织的损伤是不太可能的。经颅磁刺激技术的最强磁场是1.5~2T,远远低于MRI和其他临床研究扫描的 3T 的磁场强度。

Krishnan 等总结了对低龄的儿童青少年患儿进行重复经颅磁刺激干预发现,在这些被试(513 名,2.5~17.8 岁)中,重复经颅磁刺激干预后引起了头痛(11.5%)、头皮不适(2.5%)、抽搐(1.2%)、情绪改变(1.2%)、疲劳(0.9%)、耳鸣(0.6%)等轻微的、暂时的不良症状,被试者认为这些症状尚可接受,且不良反应都是一过性的,未经医学处理便自行消失,并没有出现严重的症状反应。同时,癫痫可能是重复经颅磁刺激引起的最严重的副作用。研究发现,癫痫主要由高频重复经颅磁刺激诱发,低频的重复经颅磁刺激不仅不会诱发癫痫,反而可以抑制癫痫的发作。因此,研究者认为在遵循安全使用指南的条件下,低频的重复经颅磁刺激是一种相对安全的颅内刺激技术,风险性非常小,在儿童青少年患儿的治疗中具有较好的耐受性和较高的安全性,可以很好地用于儿童、青少年等较低年龄段的 ASD 患儿。

Wassermann 首先在美国马里兰州的"经颅磁刺激技术安全使用研讨会"上起草了《经颅磁刺激技术安全使用指南》。之后,国际经颅磁刺激技术协会也为经颅磁刺激技术的安全使用达成了以下 4 条协议。

1. 经颅磁刺激技术需在医师指导下使用。

2. 经颅磁刺激技术操作人员能够及时处理可能出现的突发状况。

3. 被试者享有对可能出现的危险的知情权,主试人员须告知。

4. 刺激参数需要在安全条例规定范围内。

2014 年 5 月,国际性"孤独症经颅磁刺激技术治疗共识会议",讨论了从经颅磁刺激技术的基本机制、临床安全、ASD 的病理生理学、经颅磁刺激技术在 ASD 研究和临床上的应用等问题,Wassermann 指出,尽管经颅磁刺激技术会导致一些副作用,表现为暂时的头痛、听阈提高等,严重的出现癫痫,但是目前暂未发现经颅磁刺激技术会导致 ASD 特异性的副作用,大部分研究并未报告副作用。经颅磁刺激技术在 ASD 临床应用中的几个关键要素:包括识别有效和可靠的结束点;双盲评估,可靠的控制条件,有效的刺激参数;与功能改变相关的脑电的改变;寻找合适的生物标记分组被试,减少异质性等。

任何给定的经颅磁刺激技术范式都有可能对人产生不同程度和不同趋势的影响,会有一定的副作用,尤其对于那些具有神经、精神障碍的人群,必须引起我们的重视。目前,针对经颅磁刺激技术用于 ASD 的干预研究中还存在一个不足,即在已发表的论文中缺乏对相关副作用做出系统地鉴别、跟踪及报道,这样很可能会导致经颅磁刺激技术的副作用被我们低估,尤其是儿童、青少年等这类脆弱群体。此外,考虑到患儿大脑的发育尚未完善,重复经颅磁刺激技术可能会对他们的神经发育产生明显的、不可预料的,也有可能是影响深远的效果,这些影响可能是治疗的目的,也有可能是未预料的副作用。因此,系统地评估重复经颅磁刺激干预后 ASD 的行为、认知指标,以及刺激的副作用非常重要,干预后对被试进行定期随访评估也很有必要。

从现有的研究来看,并没有发现 ASD 广泛性的皮层兴奋性和可塑性的损伤,由于 ASD 作为一个谱系障碍,行为症状、生理病理学机制和基因等都有较大的差异,目前的研究尚未有定论,因此要解释起来存在较大的困难。现有研究的水平还不是很高,主要是缺乏高质量的大样本随机对照双盲研究。

到目前为止,大部分研究的被试样本都较少(20 例以下),许多为个案研究,因此研究结果也存在很大的差异。考虑到安全因素,以及经颅磁刺激技术对幼儿大脑的影响,因此被试年龄较大,基础研究的被试年龄甚至都在 15 岁以上,对 ASD 皮层兴奋性的发展缺乏必要的研究。而治疗研究的被试年龄也在 10 岁左右,并不符合公认的"早发现,早干预"的原则。现有经颅磁刺激技术研究已经可以应用于 2 岁左右的患儿,重复经颅磁刺激技术的应用还未有定论,如何能够有效安全的应用于 ASD 患儿,还需要研究者更多的努力。

目前已经发表研究都采用相似的实验模式,尤其是治疗研究基本上借鉴了抑郁症的治疗模式,但是核心的社交障碍没有显著提高,一个原因可能是干预的时间较短,干预的效果尚未明显地表现在行为上。

Enticott 的两个研究都发现,被试在接受重复经颅磁刺激技术干预后,行为并没有立刻改变,在 2 周 /1 个月后社交行为才有所提高,这是研究者需要注意的。另一个改善的方向是尝试不同的刺激参数。当前的治疗研究以背外侧前额叶为关注焦点,而对于大脑其他区域却没有相应的研究。研究发现,重复经颅磁刺激技术显著降低了眼睛区域的注视点数量。考虑到颞上回对社会认知过程的重要意义，以及 ASD 个体颞上回的异常，颞上回区域的重复经颅磁刺激技术将具有治疗的潜能。新的刺激范式如今越来越多的重视，如前面已经提及的短阵快速脉冲刺激范式，可用于测量皮层可塑性，也有研究者将其用于抑郁、运动障碍等疾病的干预的研究，取得了一定的成果，可以成为 ASD 干预未来探索的一个方向。除了实验设计方面存在的不足之外，现有研究中的因变量指标比较简单。当前的基础研究，主要的方法是利用经颅磁刺激技术作用于运动皮层，以手部肌肉测量到的运动诱发电位作为指标，来反映大脑皮层的兴奋性和可塑性，忽略了对大脑皮层变化的直接测量，尤其是大脑未直接刺激的部位也会受到影响，产生的效应就无法有效的测量了。而在临床干预研究中，主要依靠问卷、量表、自我报告和访谈，缺乏实证客观的数据。现在一部分研究者同时使用经颅磁刺激技术和脑电图，以获取经颅磁刺激后，大脑皮层变化的实时数据，取得了一定的成果。同时充分利用事件相关点位、眼动等仪器，设计相关的实验任务，综合被试的行为表现、大脑激活模式和眼动模式，可以为研究提供更多的数据。

重复经颅磁刺激在 ASD 患儿干预中的应用尚处于初步的探索阶段，仍然存在很多亟须解决的问题。现有研究的水平还不是很高，主要是缺乏高质量的大样本随机对照双盲研究。到目前为止，大部分研究的被试样本都较少（少于 20 例），其他是个案研究，因此研究结果也存在很大的差异。考虑到安全因素，以及经颅磁刺激技术对幼儿大脑的影响，因此被试年龄较大，基础研究的被试年龄甚至都在 15 岁以上，对 ASD 皮层兴奋性的发展缺乏必要的研究。而治疗研究的被试年龄也在 10 岁左右，并不符合公认的"早发现，早干预"的原则。现有经颅磁刺激技术研究已经可以应用于 2 岁左右的儿童，重复经颅磁刺激的应用还未有定论，如何能够有效安全的应用于 ASD 患儿，还需要研究者更多的努力。

任萍等认为，首先如何建立针对 ASD 患儿的重复经颅磁刺激干预体系，建立系统而科学的参数设置，比如，重复经颅磁刺激的合适"剂量"是多少、最佳刺激参数是多少、最佳刺激部位是什么、治疗疗程（重复经颅磁刺激的临床目标设定情况、参与者的选定标准），以及功效评估（是否需要对治疗效果设定预设值）等，仍需要大规模的、随机的试

验数据作为支撑。

其次，缺少期纵向追踪研究报告，虽然横断研究表明重复经颅磁刺激可以改善 ASD 患儿的某些不良行为，但是这种行为的改善是长期还是短暂的目前尚未定论，因而亟须长期纵向追踪研究的数据支持，为每个 ASD 患儿建立一个长期追踪方案是下一步需要解决的问题。

除了实验设计方面存在的不足之外，现有研究中的因变量指标比较简单。当前的基础研究，主要的方法是利用经颅磁刺激技术作用于运动皮层，以手部肌肉测量到的运动诱发电位作为指标，来反映大脑皮层的兴奋性和可塑性，忽略了对大脑皮层变化的直接测量，尤其是大脑未直接刺激的部位也会受到影响，产生的效应就无法有效的测量了。而在临床干预研究中，主要依靠问卷、量表、自我报告和访谈，缺乏实证客观的数据。现在一部分研究者同时使用经颅磁刺激技术和脑电图，以获取经颅磁刺激后，大脑皮层变化的实时数据，取得了一定的成果。

三、未来需要解决的问题

未来的研究还应该关注其他对重复经颅磁刺激效应有主要影响的变量，如优化线圈设计、刺激部位、刺激强度、刺激频率、刺激持续时间等；受刺激前大脑的生化递质、活性水平等。同时结合神经影像／电生理学技术，如功能磁共振成像、脑电图等，我们还能够深入研究重复经颅磁刺激对脑功能的全面影响，这就可能实现重复经颅磁刺激的个体化刺激，以进一步改进其临床疗效。

经颅磁刺激技术干预可以提供更为客观的临床数据和指标，并可取得良好的效果。同时，经颅磁刺激技术还可以与多种认知神经科学的技术相结合，例如眼动、ERP、EEG 等方法，更好地揭示 ASD 个体的行为、眼动模式及大脑皮层在干预后出现的变化。充分利用事件相关点位、眼动等仪器，设计相关的实验任务，综合被试的行为表现、大脑激活模式和眼动模式，可以为研究提供更多的数据。

综上所述，经颅磁刺激技术作为一种新型的神经电生理技术，正逐渐应用于儿童神经发育障碍疾病，并且已有大量研究表明其可作为儿童中枢神经系统的评估手段，包括皮质脊髓束的完整性、运动皮质的可塑性、皮质功能的重塑、皮质抑制等，研究方法包括自身前后对照及随机对照研究，但样本量均不大。经颅磁刺激技术在 ASD 的研究中具有

很大的潜力,当前的研究尚处于较初级的阶段,还存在着许多的问题,因此还需要更多大样本的随机对照组研究,为 ASD 患儿经颅磁刺激技术的基础研究和临床干预提供更多的信息,更好发挥经颅磁刺激技术的潜能。

(刘 漪 杜亚松)

参考文献

[1] 杜亚松.孤独谱系障碍治疗、康复的研究进展.中国儿童保健杂志,2015,23(12):1233-1235.

[2] 赵琴,邵智.经颅磁刺激在孤独症谱系障碍康复治疗中的研究进展.中国儿童保健杂志,2017,25(9):907-909.

[3] Hameed MQ,Dhamne SC,Gersner R,et al.Transcranial Magnetic and Direct Current Stimulation in Children. Curr Neurol Neurosci Rep,2017,17(2):11-18.

[4] Oberman LM,Ifert-Miller F,Najib U,et al.Abnormal Mechanisms of Plasticity and Metaplasticity in Autism Spectrum Disorders and Fragile X Syndrome.J Child Adolesc Psychopharmacol,2016,26(7):617-624.

[5] 张丽华,郄淑燕.经颅磁刺激在儿童康复中的应用研究进展.中国康复医学杂志,2015,30(7):735-739.

[6] 任萍,秦幸娜,李小俚.经颅磁刺激干预自闭症的理论基础和应用.中华神经医学杂志,2017,16(6):643-648.

[7] Casanova MF,Sokhadze E,Opris I,et al.Autism spectrum disorders:linking neuropathological findings to treatment with transcranial magnetic stimulation.Acta Paediatr,2015,104(4):346-355.

[8] Wang Y,Hensley MK,Tasman A,et al.Heart Rate Variability and Skin Conductance During Repetitive TMS Course in Children with Autism.Appl Psychophysiol Biofeedback,2016,41(1):47-60.

[9] 王瑶,李小俚,欧阳高翔,等.孤独症脑调控康复与效果评估研究.北京师范大学学报(自然科学版),2016,52(6):773-780.

[10] 吴野,李新剑,金鑫,等.高频经颅磁刺激背外侧前额叶联合康复训练对孤独症谱系障碍儿童的治疗作用.中国医药导报,2016,13(27):119-122.

03

第三篇
儿童孤独症谱系障碍的
传统中医治疗与干预

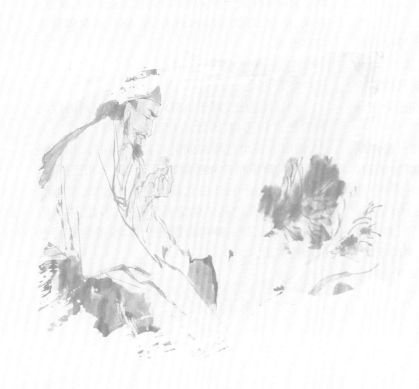

第一章

儿童孤独症谱系障碍的中医药治疗

第一节 概　述

一、儿童孤独症谱系障碍中医干预方法编制

儿童孤独症谱系障碍（ASD）的病因至今仍不明，目前治疗主要是以干预训练为主。刘振寰教授团队从事儿童康复医学 30 多年，在总结综合治疗小儿脑性瘫痪、小儿智力低下临床应用的基础上，开始从事 ASD 患儿的中西医结合康复工作，上海精神卫生中心及国内其他医院先后开展了 ASD 患儿的中医治疗，经过 20 余年临床应用，总结了一套 ASD 患儿针灸治疗和中医康复干预方法。

二、中医病位、病因、病机

ASD 患儿属于中医"五迟""脏燥"等疾病范畴。妊娠期长期用药史、感染史、先兆性流产、胎儿窘迫、分娩过程、抽搐史及新生儿缺血缺氧性脑病等均为该病的高危因素，其中母亲妊娠期感染被认为是导致其发生的重要危险因素之一。

ASD 患儿病位在脑，同心、肝、肾、脾有密切联系。脑居颅内，由髓汇而成，《素问·五脏生成篇》云"诸髓者，皆属于脑"。脑的功能正如《素问·脉要精微论篇》所说："头者，精明之府。"至明代李时珍更是明确提出"脑为元神之府"。谓"脑实则神全，神全则气全，气全则形全，形全则百关调于内，八邪消于外"。王清任在《医林改错·脑髓论》中也说"灵机记忆不在心在脑"。可见，古人早已经认识到脑与精神活动的密切关系，脑主宰生命活动，人的视、听、言、动及思维感觉记忆等均与脑的功能有关。

先天不足，肾精亏虚，脑髓失养；在此基础上，痰瘀内闭，神明蒙蔽，心窍不通；肝失条达，升发不利，致神失所养。从而出现神乱、少神、目滞、不语等神志异常，以及出现触觉过于敏感或迟钝的反应。

在中医基础理论指导下，通过脏腑、六经、八纲、三焦等辨证分析其病因病机，通过药物、食疗、针灸、推拿、耳针等标本兼治，使 ASD 症状得到缓解和改善。

三、治疗

到目前为止，对于 ASD 患儿仍未找到治疗此病的靶点和药物，因此治疗此病仍以行为疗法为主，辅以非典型抗精神病的对症药物治疗，用以解决伴随的严重精神和睡眠障碍等问题。相比而言，中医辨证论治 ASD 患儿具有一定的优势，其能够根据每个患儿的具体病情灵活处理，因此，中医治疗 ASD 患儿是一种可以做到个体化、非常有特色的治疗方法。

第二节 孤独症谱系障碍患儿的传统中医辨证施治

一、从中医"气"和"神"的角度看孤独症谱系障碍患儿

中医的"气",就是指我们的能量。当人的能量比较低的时候,精神和身体运作的流畅度都会下降,就会出现各种层面的问题,比如健康问题、情绪问题等。而 ASD 患儿的心理问题、教育问题、沟通问题、学习困难、注意力不集中等都是能量不够的表现。

中医的"神",它与平常所说的"精神"类似。从婴幼儿的精神状态来说,可以分成两种,一种是"定"的状态,一种是"散"的状态。神定的人比较容易放松,神气往往比较饱满,往往考虑问题比较周全,身体也比较健康,情绪也比较稳定。而神散的人总是容易紧张,总是精神萎靡不振,做事总是没有足够的专注力,情绪波动比较大。除了神的"定"和"散",我们也要留意精神是处在相对"清"还是"浊"的状态。神浊的人其思维、眼光都是昏昏的、迷迷糊糊的,身体是"浊"的状态,情感、思想也自然处于"浊"的状态。而神清的人思维敏捷,眼光清澈有神,身体舒畅,情感好,思想也舒畅。而 ASD 患儿的表现属于神散、神浊的范畴。也就是说,ASD 患儿的精、气、神都不足,治疗方面要注意调养患儿的精气神,还要给其饱足的情感。

二、先天不足,脑髓失养

脑为"元神"之府,《灵枢·海论》曰:"脑为髓之海"。肾主骨藏精生髓,为先天之本,若先天不足,肾精亏虚,不能化髓充脑,则神明之用不足,元神得不到滋养,而表现为神智、动作发育异常,ASD 患儿多自幼神智、动作发育落后,故与先天禀赋不足、脑髓失养有很大关系。

三、痰浊内生,神明蒙蔽

ASD 患儿有不同程度的智力障碍、动作笨拙、反应迟钝等症状。本病表现复杂怪异,当责之于"痰"。脾为生痰之源,脾健则化源充足,五脏安和,九窍通利,清阳出上窍而上达于脑,故耳聪目明、神智清晰,正如《医方辨难大成》所云:"人身之阳气上升而无阻滞之为害,则一切空虚之窍有宣畅透发之乐"。若脾虚运化水湿功能失健,痰浊内生,蒙蔽清窍,元神失用,心神失养,则语言、智力、动作皆出现障碍。

四、肝失条达,升发不利

肝主疏泄,具有调畅气机和调畅情志的作用。肝失疏泄,则肝气郁结,情志失畅。ASD 患儿的智力及动作等发育较正常儿童缓慢,病本在于肾精不足,而"肝肾同源",故肾精不足则肝失滋养,肝阴不足,肝阳上亢,性情急躁易怒;肝失疏泄,升发失利,不能助脾升清,清阳不能充实上窍,目为肝之窍,故表现为患儿目光回避不对视,脑窍失养则"精明之腑"失常,出现智力、动作、发育迟缓。

五、气血失荣,脑络瘀阻

中医学认为,人身脏腑功能的正常发挥依赖于气血的滋养和健运。气血亏虚或痰浊蒙蔽,致气血运行不畅,则脑络瘀阻,脑窍、心神失养,元神失聪,出现各种发育延迟或异常。有研究发现,本病发病早期主要表现为大脑皮质血液灌注异常,而头颅磁共振成像未见异常,对 ASD 患儿的脑灌注显像研究亦显示,患儿发病早期存在大脑血供不足,导致脑神经网络发育延迟与异常发育。

第三节 孤独症谱系障碍患儿的中医常见辨证分型与中药调理

一、肾精不足证

(一) 表现

语言发育迟缓,少语,行为孤僻,反应迟钝,刻板动作,伴有运动发育迟缓,身材矮小,筋骨痿软,动作笨拙,舌淡红,脉细弱,指纹沉而色淡。

(二) 治法

滋补肝肾,填精益髓。

（三）主方

六味地黄丸（《小儿药证直诀》）合菖蒲丸（《普济方》）加减。

（四）常用药

山药、熟地黄、牡丹皮、茯苓、泽泻、山茱萸、龟甲、鳖甲、益智、石菖蒲等。

（五）加减

1. 形寒肢冷者，加熟附子、肉桂。
2. 身材矮小者，加骨碎补、杜仲。
3. 智力明显落后者，加远志、茯神。
4. 四肢萎软无力者，加狗脊、川断。
5. 发育迟难长者，加何首乌、肉苁蓉。

二、痰蒙心窍证

（一）表现

喃喃自语，语义不清，行为孤僻，刻板动作，目不视人，表情淡漠，神情呆滞，对指令视而不见、充耳不闻，舌质淡，舌体胖大，苔腻，脉滑，指纹淡紫。

（二）治法

豁痰宁心，醒脑开窍。

（三）主方

涤痰汤（《济生方》）加减。

（四）常用药

半夏、陈皮、茯苓、竹茹、胆南星、石菖蒲、白术、远志、礞石、栝楼等。

（五）加减

1. 有抽搐者，加全蝎、僵蚕。
2. 纳呆、便秘者，加枳实、连翘。
3. 精神抑郁者，加柴胡、郁金、合欢皮。

三、心肝火旺证

（一）表现

不语或少语，时有尖叫，声音高亢，刻板动作，或行为孤僻，目光回避，伴有急躁易怒，多动、注意力不集中，情绪不宁，跑跳无常，不易管教，少寐或

夜寐不安，时有便秘溲黄，舌质红或舌边尖红，苔薄黄，脉弦或数，指纹紫滞。

（二）治法

清心平肝，安神定志。

（三）主方

龙胆泻肝汤（《医方集解》）、合安神定志丸（《医学心悟》）加减。

（四）常用药

龙胆草、栀子、当归、生地黄、黄连、柴胡、石菖蒲、珍珠母、龙齿、龙骨、远志、茯神等。

（五）加减

1. 不易入睡、夜眠不安者，加酸枣仁、夜交藤、五味子。
2. 便秘者，加生地、枳实。
3. 伴癫痫发作者，加钩藤、全蝎。

四、心脾两虚证

（一）表现

少语或不语，语言重复，行为孤僻，刻板动作，伴神疲乏力，少气懒言，胆怯易惊，夜寐易醒，肢冷或有自汗，面色少华，纳差，舌淡，苔薄白，脉细弱，指纹色淡。

（二）治法

健脾益气，养心安神。

（三）主方

归脾汤（《正体类要》）、合养心汤（《古今医统》）加减。

（四）常用药

龙眼肉、人参、山药、白术、酸枣仁、黄芪、茯神、远志、柏子仁、当归、五味子等。

（五）加减

1. 闷闷不乐、沉默少语者，加川楝子、柴胡。
2. 食少、纳呆者，加茯苓、生麦芽、谷芽。
3. 泄泻者，加炮姜炭、煨葛根。
4. 四肢不温者，加肉桂、熟附子、煨姜。

5. 久病气血亏虚者,加熟地黄、黄精。

第四节　孤独症谱系障碍患儿常用的中医食疗方

一、百合熟地龙齿汤

(一) 功效

滋补肝肾,适用于烦躁易怒,好冲动的 ASD 儿童。

(二) 配方

百合 15g,熟地 15g,玉竹 12g,龙齿 15g,炒黑芝麻 25g,核桃肉 15g。

(三) 用法

龙齿先煎 40 分钟,再加其他煮取汁饮,每周 1~3 次。连用 3~4 周。

二、核桃乌鸡汤

(一) 功效

养血固肾,补髓益智。

(二) 配方

核桃 10g,乌鸡 50g。

(三) 用法

一起炖服,每 3~5 天一次。消化良好时可以经常饮用。

三、开心解郁菊楂决明饮

(一) 功效

疏风平肝,安神益脑。主要适合烦躁、多动、不安且易发脾气、情绪障碍、睡眠障碍。

(二) 配方

菊花 5g,合欢花 5g,生山楂片 15g,桂圆 10g,枸杞 10g,草决明子 5g,乌梅 10g,冰糖 10g。

(三) 用法

将决明子打碎,与其他同煮 5~10 分钟取汁,可加适量红糖,代茶饮,不拘时。每周 1~2 次,连用 2~3 周。

(四) 猪心大枣汤

1. 功效

改善注意力,改善焦虑,镇静安神,助睡眠。

2. 配方

猪心半个,大枣 5 个,小麦 60g,甘草 3g,炒柏子仁 15g,石菖蒲 10g,石决明 25g,生龙齿 20g,生牡蛎 25g,钩藤 20g(后下)。

3. 用法

先煲贝壳类 2 小时再将其他配料一起煲 1~2 个小时,每次饮汤一小碗,吃猪心一小块,每周 2~3 次,连用 3~4 周。

(五) 六君子汤

1. 功效

益气健脾,燥湿化痰。

2. 配方

党参 10g,白术 10g,茯苓 10g,陈皮 3g,半夏 5g,炙甘草 6g。

3. 用法

本方适用于脾胃气虚而致面色萎黄,肌肉萎软无力,语声低微,乏力少食者。水煎,取汁 150~250ml,每日一剂,视患儿年龄大小,分多次喂服,宜食前温服。当面色转红润,当停服。

第五节 孤独症谱系障碍患儿常用的中成药

一、龙胆泻肝丸

(一) 成分

龙胆,柴胡,黄芩,栀子(炒),泽泻,木通,车前子(盐炒),当归(酒炒),地黄,炙甘草。每100粒重6g。

(二) 建议用法用量

口服,<1岁1g、1~3岁2g、3~5岁3g、>5岁3~6g,1日2次。用于心肝火旺证。

二、苏合香丸

(一) 成分

苏合香,安息香,冰片,水牛角浓缩粉,人工麝香,檀香,沉香,丁香,香附,木香,乳香(制),荜茇,白术,诃子肉,朱砂。每丸重3g。

(二) 建议用法用量

口服,<1岁1/6丸、1~3岁1/4丸、3~5岁1/3丸、>5岁1/2丸,1日2次。用于痰蒙心窍证。

三、归脾丸

(一) 成分

党参,白术(炒),炙黄芪,炙甘草,茯苓,远志(制),酸枣仁(炒),龙眼肉,当归,木香,大枣。每瓶装60g。

(二) 建议用法用量

口服,<1岁1g、1~3岁2g、3~5岁3g、>5岁4g,1日2次。用于心脾两虚证。

四、六味地黄丸

(一) 成分

熟地黄,山萸肉,牡丹皮,干山药,白茯苓,泽泻。浓缩丸,每瓶200粒。

(二) 建议用法用量

口服,<1岁1~2丸、1~3岁2~3丸、3~5岁3~4丸、>5岁4~6丸,1日2次。用于肾精不足证。

五、左归丸

(一) 成分

熟地黄,菟丝子,牛膝,龟甲胶,鹿角胶,山药,山茱萸,枸杞子。每瓶45g。

(二) 建议用法用量

口服,<1岁1~2g、1~3岁2~3g、3~5岁3~4g、>5岁4~6g,1日2次。用于肾精不足证。

(刘振寰 钱红涛)

参考文献

[1] 刘振寰.让脑瘫患儿拥有幸福人生.北京:中国妇女出版社,2019:324-350.

[2] 肖宇硕,卢金清,蔡佩,等.中西医治疗儿童自闭症的研究概况.湖北中医杂志,2014,36(9):80-82.

[3] 丁一芸,卫利,王素梅.自闭症中西医研究进展及中医研究思路浅析.世界中医药,2014,8(6):820-823.

[4] 中国康复医学会儿童康复专业委员会.小儿脑性瘫痪的定义、分型和诊断条件.中华物理医学与康复杂志,2007,29(5):309.

[5] 李诺,刘振寰.中医对自闭症的认识及治疗现状.中国中西医结合儿科学,2009,1(2):150-152.

[6] 郭佳.儿童孤独症与"肝"的关系初探.现代中西医结合杂志,2011,20(30):3847-3848.

第二章

儿童孤独症的中医针灸治疗

第一节 针灸治疗儿童孤独症的机制

儿童孤独症发病机制本身就非常复杂,尚无确切定论。近年来,针灸治疗儿童孤独症的疗效研究越来越多,众多的临床研究提示,针灸治疗孤独症的确有效,尤其体现在语言功能、自理能力、社会适应能力、认知功能、智力及学习记忆能力等方面。虽然目前的相关研究基本支持有效的观点,但目前针灸治疗孤独症患儿仍是一种试验性治疗。疗效机制处于推测阶段,可能是通过针灸干预引起的神经化学改善,导致脑血流量增加和脑的功能活动增强,促进神经纤维生长发育等产生治疗作用。

一、神经化学机制

脑精氨酸加压素(argipressine,AVP)和催产素(oxytocin,OXT)水平能参与哺乳动物的社会行为调控。相关研究提示,电针治疗可提高孤独症患儿脑 AVP 和 OXT 水平,这可能是电针介导的患儿被动和冷漠行为改善的重要机制之一。缝隙连接蛋白(connexin,CX)是构成细胞间缝隙连接通道的基本结构和功能的一大类膜蛋白,参与细胞间物质交换的代谢耦联和电信号传递的电耦联,进行细胞间信息传递,从而在神经细胞的生长、分化、生理功能的调节中发挥作用。

二、针灸明显提高孤独症大鼠的学习记忆能力

有研究显示,针灸(长强穴,GV 1)可以明显提高孤独症大鼠的学习记忆能力,这可能与针灸引起额叶皮质的 CX43、CX32 和 CX36 蛋白表达能力上调有关。突触后致密蛋白 -95(postsynaptic density-95,PSD-95)是在兴奋性突触后密集区中纯化鉴定出的一种脚手架蛋白。PSD-95 的功能异常与神经精神类疾病密切相关。Zhang XJ 等的研究指出,分别针灸 GV 1 和 GV 20(百会穴)均可提高孤独症大鼠的学习记忆能力,其作用机制可能与针灸调节 PSD-95 表达有关。

三、改善脑循环

由于单光子发射计算机断层成像(single photon emission computed tomograp,SPECT)所示的脑血流灌注和功能异常区与临床上表现出的认知、语言和情感障碍的功能定位一致,而且其特征的许多方面和缺血性脑血管病酷似,特别是前期的研究已经证明,针刺治疗可以改善病变区域的脑血流灌注和激发脑细胞的功能活动。孙雯等应用 SPECT 分子影像技术探讨 ASD 患儿针刺疗程效果,55 例患儿治疗前 SPECT 显像见 226 处局灶性脑血流灌注和功能低下区,其中 48 例患儿同时显现左侧(或双侧)额前、左侧语言运动区(Broca 区)和左侧(或双侧)颞叶异常,占患儿总数的 87.27%;针刺治疗 12~48 个月,平均治疗(17.89 ± 8.09)个月;治疗后,视觉分析示第 1 次 SPECT 显像所示的 226 处病灶区的脑血流灌注和功能部分(或明显)改善;定量分析,左额前、右额前、左 Broca 区、左颞叶、右颞叶 Fe 和 Fb 比较差异显著($t=5.01$, $t=2.32$, $t=5.82$, $t=4.54$,

t=2.90,P 均 <0.05）。

四、对神经功能重塑的作用

实验结果表明，电针后海穴对孤独症模型大鼠的学习和记忆能力有改善作用，其作用机制可能与电针调控突触可塑性相关。神经元的突触可塑性包括功能可塑性和结构可塑性两大部分，与学习和记忆密切相关。针刺后海穴可通过促进脑源性神经营养因子的分泌并发挥其功能，从而调节神经突触的强度和神经递质的释放，影响孤独症模型大鼠大脑突触可塑性，达到大脑功能重组和代偿，进而使其学习和记忆能力得到改善。韩平等研究针刺长强穴对 $FMR1$ 基因敲除小鼠海马 CA1 区脑源性神经营养因子（BD-NF）与突触素（SYN）的表达提示，$FMR1$ 基因敲除小鼠长强穴组 BDNF 的表达明显高于非穴组和空白组，$FMR1$ 基因敲除小鼠海马区 SYN 的表达低于野生型小鼠；$FMR1$ 基因敲除小鼠长强穴组 SYN 的表达明显高于非穴组和空白组，认为针刺长强穴能上调 $FMR1$ 基因敲除小鼠海马 CA1 区 BDNF 和 SYN 的表达。在功能方面，张全明等研究表明，针刺能有效地缩短孤独症患儿无任务 P3 潜伏期，活跃 P3 波幅，提高其认知能力。

第二节　儿童孤独症的针灸疗法

一、体针疗法

（一）目的与治则

具有疏通经络、运行气血、调节阴阳的作用。

（二）适应证

孤独症患儿的语言障碍、社交障碍及情绪障碍等。穴位配伍原则：

1. 肝肾亏虚者补益肝肾，针刺为主，补法。
2. 肝郁气滞者疏肝理气，针刺为主，平补平泻。
3. 心肝火旺者，清心肝之火，泻法。心脾两虚者，健脾、养心安神，针灸并用，补法为主。

（三）穴位配伍原则

1. 主穴　四神聪（图 3-2-1）、太冲、太溪、绝骨、哑门、内关（图 3-2-2）、通里。

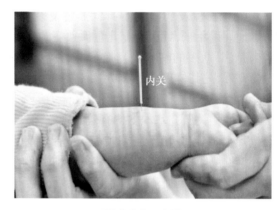

图 3-2-2　内关

2. 辨证取穴
（1）心肝火旺加行间、少府。
（2）心脾两虚加三阴交、神门。
（3）智能障碍者可加醒脑开窍针刺法、手智三针（图 3-2-3）、足智三针（图 3-2-4）等。

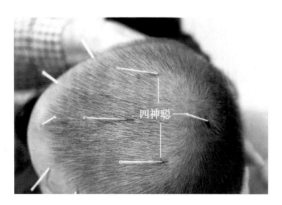

图 3-2-1　四神聪

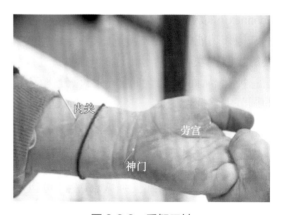

图 3-2-3　手智三针

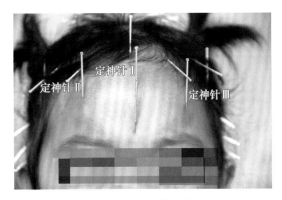

图 3-2-4　定神三针

（4）情绪急躁、多动不安者，可加开四关、劳宫、内庭等。

（5）伴癫痫者，可加内关、神门、申脉、照海、丰隆等。

3. 方义

（1）四神聪位于巅顶，可升举阳气、醒脑开窍。

（2）太冲、太溪分别为足少阴与足厥阴之原穴，合髓会绝骨，可补益肝肾。

（3）哑门为督脉穴，通里为手少阴经络穴，可启音发语。

（四）针刺方法与疗程

四神聪向百会方向平刺 0.5~0.8 寸；其余穴位直刺进针 0.5~1 寸。留针 30 分钟。隔日 1 次。10 次为 1 小疗程，3 个小疗程为 1 大疗程。

（五）注意事项

选穴不宜过多，部分反应强烈患儿可不留针。

二、头皮针疗法

（一）目的与治则

具有疏通经络、运行气血、调节阴阳的作用，能反射性地增加脑部的血流量，改善脑部的血液循环，改善皮层缺血缺氧状态，促进脑细胞的代谢。

（二）适应证

孤独症患儿的语言障碍、社交障碍及情绪障碍等。

（三）穴位配伍原则

根据头皮解剖局部取穴为主。

1. 主穴　语言 1 区、语言 2 区、语言 3 区，见图 3-2-5。情感障碍区。

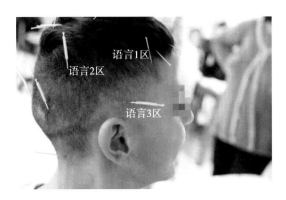

图 3-2-5　语言 1、2、3 区

2. 配穴　智力低下者，加智七针 / 智九针、颞三针；听力障碍者，加晕听区、耳前三穴、颞后线；视觉障碍者，加目窗、视区；精神行为障碍者，加情感区、心肝区；平衡协调功能障碍者，加平衡 1 区或脑三针；精细动作差者，加运用区；伴癫痫者、加天柱透玉枕；表情淡漠、注意力不集中者，加额五针、定神三针，见图 3-2-6。

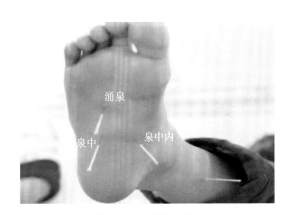

图 3-2-6　足智三针

（四）针刺方法与疗程

线状穴选用直径 0.30mm，长 40mm 盘龙针，点状穴选用直径 0.30mm，长 25mm 毫针，针体与头皮呈 15°~30° 角快速进针，刺入帽状腱膜下，快速捻转 3~5 次，留针 30min。隔日 1 次。10 次为 1 小疗程，3 个小疗程为 1 大疗程。

（五）注意事项

选穴不宜过多，部分反应强烈患儿可不留针。

三、耳穴疗法

(一) 目的与作用

耳穴疗法是用王不留行籽或磁珠等丸状物在耳郭相应穴，为实施刺激以诊治疾病的一种疗法。具有疏通经络、运行气血的功能，可调节脏腑和器官功能活动，从而治疗疾病。

(二) 适应证

孤独症患儿的情绪及睡眠障碍等。

(三) 穴位配伍原则

1. 主穴　脑点、神门、肝阳、肾、脾、心、皮质下。

2. 配穴　注意力不集中者：可加内分泌、交感等；好动者：可加胆、肝等；睡眠障碍者：可加枕、内分泌、耳背心等；免疫力低下、易患呼吸道感染者：可加脾、肺等；脾胃虚弱、不欲进食者：可加脾、胃、小肠、口等，见图3-2-7。

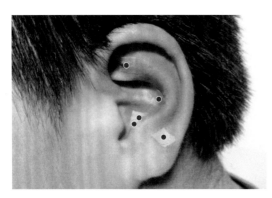

图 3-2-7　脑点、神门、肝阳

(四) 操作方法及疗程

帮助患儿选好体位，使要操作的耳朵朝向医生，严格消毒耳郭，并令其干燥。以镊子夹取备好的贴敷材料，准确贴压于所定耳穴表面，每次选穴应力求少而精，一般每次应用5~10穴。贴压完毕，嘱家长每天按压药丸或磁珠3次，每次每穴按压5~10秒，不能揉动，24小时后取下，并对局部皮肤清洁；局部皮肤破损及时到医院处理。注意事项：对于耳郭上有湿疹、溃疡、冻疮、局部皮肤破损等病变的患儿禁用。按压时避免用力过度，造成皮肤破损，难以愈合。

四、电针疗法

电针疗法是指在刺入人体穴位的毫针上，用电针机通以微量低频脉冲电流的一种治疗方法。电针疗法在穴位选择上可按传统针灸理论，循经选穴，辨证施治，也可用阿是穴作为电刺激点，还可结合神经的分布选取有神经干通过的穴位及肌肉神经运动点。在选穴时要注意电流回路要求，做到邻近配对取穴。

电针疗法属于针灸发展创新的一部分，较传统针灸刺激强度大、疗程短，对于穴位的选取和补泻手法要求不严。但电针治疗注意事项多，风险稍大，不适宜心脏病和癫痫患儿。

王春南等运用电针配合行为疗法治疗孤独症，将60例孤独症患儿随机分为电针行为疗法组(30例)和行为疗法组(30例)。两组均进行常规行为疗法，电针行为疗法组在此基础上穴取百会、四神聪、神庭、本神、印堂、脑户、脑空、内关及头针语言一区、语言二区、语言三区进行电针。结果示电针行为疗法组总有效率达86.17%，优于行为疗法组的56.17%，在感觉、交往、躯体、自理能力方面均较治疗前有显著性提高，在感觉、躯体及自理因子方面优于行为疗法组。两组PPVT治疗后分值无明显改善。

贾少微等选取34例孤独症患儿，ABC行为量表得分大于57分。电针穴位为双侧合谷、曲池、足三里和三阴交穴。采用双探头单光子发射计算机断层成像术系统，对针刺影像进行视觉和定量分析。视觉分析显示，34例患儿针刺前可见114处局灶性脑血流灌注和功能低下区，其中28例同时显现左侧(或者双侧)额叶前部、左侧语言运动区(broca)和左侧颞叶听语言区(wernicke)异常，占患儿总数的82.4%。电针时上述病灶区皆有不同程度的增高。定量分析显示，针刺前病灶 Ff(针刺前局部脑与全脑血流的比值)和镜侧 Ff 差异显著；针刺前病灶 Ff 和电针时病灶 Fe(电针中局部脑与全脑血流的比值)差异显著。脑血流灌注和脑功能改善情况显示，电针显效为78.95%。

五、舌针疗法

舌针疗法是针刺舌体上的一些特定穴位，以治疗疾病的一种针刺方法。

(一) 选穴原则和配穴方法

1. 选穴原则　经脉所过，主治所及，体舌相应,循经定穴。

2. **主要配穴方法**　单独配穴法、内外配穴法、上下配穴法和左右配穴法。

（二）治疗孤独症患儿常选穴位

1. **主穴**　取脑中穴、脑枢穴、脑源穴、襞中穴、心穴等；

2. **配穴**　随证配取肝穴、肾穴,多动、情绪不稳加刺传统针灸的内关穴等。

孙介光等的舌针介绍,明确表示舌针治疗孤独症是有效的。真假舌针单盲随机对照试验研究提示,治疗组和对照组 ASD 患儿症状均有所改善,但治疗组疗效更明显,其中唯有儿童功能独立性测评（functional independence measure for children, FIMC）的自理能力和认知范围两组差异有统计学意义（$P<0.05$）,指出短程舌针治疗可以改善 ASD 儿童的发展和行为能力,长期疗效评价仍需进一步研究。

（刘振寰　杨润娜）

参考文献

[1] 王海丽,吴九伟,林学俭,等.林学俭运用头皮针治疗部分脑源性疾病经验.中国针灸,2005,25(10):729-732.

[2] 刘刚.袁立霞.针刺治疗儿童孤独症儿童孤独症临床研究.辽宁中医杂志,2008,35(2):273-274.

[3] 刘振寰,张宏雁,张春涛,等.头针治疗小儿孤独症疗效观察.上海针灸杂志,2009,28(11):637-638.

[4] 李诺,金炳旭.头针疗法治疗自闭症.中国针灸,2011,31(8):692-696.

[5] 刘振寰.实用儿童针灸学.北京:北京大学医学出版社,2019:283-292.

[6] 袁青,刘祎思,俞裕天,等.头穴留针配合行为训练治疗儿童孤独疗效观察.中国针灸,2013,33(7):609-613.

[7] 袁青,吴至凤,汪睿超,等.靳三针治疗儿童孤独症不同中医证型疗效分析.广州中医药大学学报,2009,26(3):241-245.

[8] 严愉芬,雷法青.加味温胆汤配合教学训练矫治儿童孤独症异常行为25例.中医杂志,2007,48(3):244-246.

[9] 李爱武,成云水,朱淑然,等.吕英教授从先天禀赋论治小儿自闭症1例体会.中医药导报,2012,18(5):111-112.

第三章

儿童孤独症的推拿按摩疗法

一、推拿按摩与按摩捏脊的作用机制

推拿按摩与按摩捏脊是以中医基础理论为指导,运用提、拿、捏、推手法刺激人体背部皮肤,从而防治疾病的一种外治方法。捏脊法主要循督脉和足太阳膀胱经操作,有调阴阳、培元气和脏腑的作用,尤善健脾,能明显改善胃肠的消化吸收功能,故又被称为"捏积法"。用捏脊法可调阴阳、理气血、和脏腑、通经络、培元气,具有强健身体的功能,是小儿推拿主要手法之一。

(一) 疏通经络,行气活血,平衡阴阳

推拿手法作用于经络腧穴,行气活血,散寒止痛。其中的疏通作用有两层含义。首先,通过手法对人体体表的直接刺激,促进了气血的运行。其次,通过手法对机体穴位点按,产生穴位刺激热效应,从而加速了气血的流动。《素问·血气行志》:形说惊恐,经络不通,病生于不仁,治之以按摩。《素问·举痛论》:寒气客于背俞之穴则泣,脉泣则血虚,血虚则痛,其俞注于心,故引而痛,按之则热气至,热气至则痛至矣。

(二) 理筋整复,滑利关节

筋骨关节受损,必累及气血,致脉络损伤,气滞血瘀,从而影响肢体关节的活动。推拿具有理筋整复、滑利关节的作用,具体表现在三个方面。

1. 手法操作促进气血运行,消肿祛瘀,理气止痛。

2. 推拿的整复手法可以通过力学的直接作用来纠正筋出槽、骨错缝,达到理筋整复的目的。

3. 适当的被动运动手法可以起到松解粘连、滑利关节的作用。《灵枢·本藏》:是故血和则经脉流利,营复阴阳,筋骨劲强,关节清利也。

(三) 调整脏腑功能,提高抗病能力

推拿手法作用于人体在体表上的相应经络腧穴,可以改善脏腑功能,增强抗病能力。手法对脏腑疾病的治疗有三个途径。

1. 在体表的相应穴位上,施于手法,是通过经络发生作用的。

2. 脏腑的器质病变,是通过功能调节来发生作用的。

3. 手法对脏腑功能具有双向调节作用,手法操作要辨证得当。

推拿手法通过对脏腑功能的调整,使机体处于良好的功能状态,有利于激发机体内的抗病因素,扶正祛邪。《素问遗篇·刺法论》:正气存内,邪不可干。《素问·评热病论》:邪之所凑,其气必虚。

二、推拿按摩目的

推拿按摩与捏脊治疗总的目的是改善孤独症患儿的核心症状,促进语言发育,促进社交能力,纠正刻板行为,提高认知能力及改善共患症状。足底反射区按摩着重头部反射区、失眠点、脑垂体、肾上腺、甲状旁腺反射区按摩治疗。

捏脊法是以中医基础理论为指导,运用提、拿、捏、推手法刺激人体背部皮肤,从而防治疾病的一种外治方法。捏脊法主要循督脉和足太阳膀胱经操作,有调阴阳、培元气、和脏腑的作用,尤善健脾,能明显改善胃肠的消化吸收功能。用捏脊法可

调阴阳、理气血、和脏腑、通经络、培元气,具有强健身体的功能,是小儿推拿主要手法之一。通过捏脊法可使患儿解除恐惧感;还能使大脑释放出"内啡肽",能减轻痛苦,可增强大脑右半球的功能,增强空间想象力和创造力。推拿后背的华佗夹脊穴及督脉,可调阴阳、理气血、和脏腑、通经络、培元气,具有填精益髓、强身健体的功能。

三、治疗方法

补肾生精,补髓益智,养心安神,调理气血,通督升阳。

捏脊法选择俯卧位,操作者双手拇指和示中二指相对提捏脊柱皮肤,双手拇指螺纹面顶住,示指、中指前按,双手交替前移,边捻边推,从长强穴开始,顺着督脉上移至大椎穴,重复5遍;第6遍时操作"捏三提一"法,每捏3次向上提拿1次,重复3遍;共捏脊8遍。随后轻揉患儿背部,帮助放松其背部肌肉。

四、常见推拿方法

(一)社会交往障碍的小儿推拿方法

1. **治疗原则** 通督醒脑、安神益智。
2. **处方** 开天门、推坎宫各100次,掐揉人中、十宣各1分钟,揉按印堂、神庭、百会、风府、长强、合谷、内关、大陵、劳宫、长强、太冲各1分钟。

(二)语言障碍的小儿推拿方法

1. **治疗原则** 益气养阴,健脑益智。
2. **处方** 补脾经、补肾经各3分钟,鸣天鼓左右各36次,掐揉人中、承浆各1分钟,揉按廉泉、地仓、颊车、翳风、天突、膻中、风池、哑门、肺俞、合谷、通里各1分钟。

(三)兴趣狭隘刻板行为的小儿推拿方法

1. **治疗原则** 补肾生精、通督升阳。
2. **处方** 补肾经、揉二人上马各3分钟,揉按肺俞、心俞、肝俞、脾俞、肾俞、太溪、太冲、涌泉、三阴交各1分钟,轻叩百会、大椎、长强、涌泉各36次。

(四)视线交流障碍的小儿推拿方法

1. **治疗原则** 行气活血,安神益智。
2. **处方** 开天门、推坎宫各100次,揉按睛明、攒竹、鱼腰、太阳、四白、阳白、风池、风府、合谷、太冲、光明、涌泉各1分钟。

(五)智力障碍的小儿推拿方法

1. **治疗原则** 补肾生精,开窍益智。
2. **处方** 揉二人上马10分钟,补脾经10分钟,开天门、推坎宫各100次,顺时针摩头5分钟,双掌对搓1分钟,捏揉耳垂、对耳屏3分钟,点揉涌泉、劳宫各1分钟,掐十宣各10秒。以上方法20天一个疗程,每天1~2次。图3-3-1~图3-3-3为常使用的推拿方法。

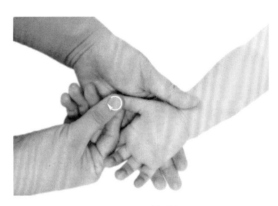

图3-3-1 补脾经

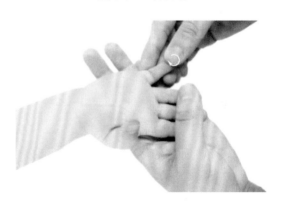

图3-3-2 补肾经

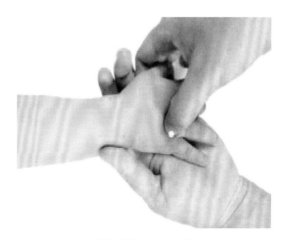

图3-3-3 二人上马

（六）其他疗法

1. 穴位注射 穴位注射又称水针疗法。通过药物和针刺的双重作用，激发经络穴位之气，从而调整和改善机体的功能与病变组织的病理状态，穴位注射明显提高血药浓度，提高靶器官对药物的反应性、敏感性。

（1）常用药物：鼠神经生长因子注射液、复方麝香注射液、黄芪注射液，维生素 B_1、维生素 B_{12}，胞磷胆碱钠注射液等。

（2）选取穴位：风池、哑门、足三里、三阴交、内关、支沟、肝俞、肾俞等。

2. 穴位埋线 穴位埋线是使用埋线针具将可吸收羊肠线埋入穴位中，进而治疗疾病的一种中医疗法。参照孤独症中医治疗指南及中医临床路径，根据患儿所属证型辨证选取的穴位中，穴位埋线治疗孤独症常选穴位有：心俞、肝俞、肾俞、内关、三阴交、足三里等。

五、注意事项

1. 以上方法在饭后半小时或睡前 1 小时操作。

2. 要注意收摄身心敛神，不能耗神太多。如患儿经常睡不好、处在焦躁的状态，必须避免看电视及玩电脑游戏，尽量少用手机。

3. 避免打骂，包括对孤独症患儿的体罚和言语攻击。

（刘振寰　高武红　黄彦科）

参考文献

［1］刘振寰.儿童音乐疗法配合针灸推拿对自闭症儿童行为心理康复的干预.第四届中医药现代化国际科技大会，2013.

［2］郭麒竹，张红林.儿童自闭症的中医认识及其疗法研究综述.首都医药，2012，22（5）：8-11.

［3］杨颖.三针组穴以调任通督为法治疗自闭症的临床研究.南方医科大学，2012：10-15.

［4］袁青，吴至凤，汪睿超，等.靳三针治疗儿童自闭症不同中医证型疗效分析.广州中医药大学学报，2009，26（3）：244-248.

［5］刘建邦，张雅菁，罗桂青，等.小儿推拿结合针刺治疗自闭症临床研究.新中医杂志，2017，48（8）：122-125.

［6］赵伊黎，李诺，刘振寰，金炳旭.耳穴贴压配合头针治疗儿童自闭症 24 例.中医儿科杂志，2011，6（4）：51-53.

第四章

儿童孤独症的音乐疗法进展和中医五行音乐疗法

通过中医五行音乐来调理儿童孤独症，以徵音养心安神，达到改善语言沟通，调节人际交流。通过角、羽音来补肾水，养肝阴，五音可以条畅情志，疏肝理气，使肝气疏泄，气机条畅，功能正常，心情开朗；以改善孤独症患儿目不视人，主动回避眼神的表现，促进患儿的目光、眼神交流。

常用于孤独症患儿的音乐有：中医五行音乐、佛经音乐、斯美塔那的《伏尔塔瓦河》、亨德尔的《水上音乐》、肖邦小调夜曲、舒伯特摇篮曲，每天聆听4~6次，每次30~45分钟。每天听五行音乐或佛经1~2小时，每天参加打击乐器，如敲鼓、弹钢琴、奥尔夫音乐等，常带患儿到高能量场所如寺庙、教堂等。每天花1小时和患儿对视交流，常陪他们聊天、玩耍。

第一节　音乐治疗儿童孤独症的原理

一、神经内分泌学说

音乐通过听觉传导路传入大脑皮质相关中枢（经典认为位于右侧颞叶与海马及边缘系统），使局部皮质兴奋，并将冲动传至脑干网状结构及其他部位进行整合加工，通过传导纤维影响下丘脑、垂体等结构的内分泌功能，促使其分泌一些有利于健康心理行为的多巴胺神经递质、激素、酶等活性物质，调节局部血流量，提高细胞兴奋性，改善神经、心血管、消化及内分泌等系统的功能，维护正常生理节律和心理平衡。如有研究表明，音乐能提高人体内啡肽（一种天然止痛镇定剂）和免疫球蛋白（增加免疫力）含量，对改善患儿术后疼痛及提高抗感染能力具有重要意义。

二、共振学说

音乐是一种和谐的声波振动，可使颅腔、胸腔、腹腔及其内部的脏器组织产生共振，进而影响人体的脑电活动、心律及呼吸节律等。亦有学者认为，人体的各个细胞时刻都在进行着微小的振动，音乐作为一种外源性振动，可通过共振使这些细胞的振动更为和谐，产生类似细胞按摩的作用，调节了机体细胞的兴奋或抑制程度，最终达到改善孤独症患儿大脑的神经突触与传导功能。

三、心理学机制

随着现代社会生活节奏的加快，工作学习压力越来越大，心身疾病越来越多。现代医学心理学认为，这些疾病的发生主要是由于情绪过分受到压抑而失去平衡所致，自我情感的宣泄是解决这一问题的有效手段。音乐恰好具备了这种需求，为孤独症患儿提供了一种情绪宣泄的音乐方式。音乐疗法营造了各式各样的情感意境，可根据患儿的需要选择不同的音乐方式，在参与音乐活动的过程中，

空间和时间感随之消失或改变，为患儿带来良好的

心理状态，起到调节情绪的良好作用。

第二节　音乐对儿童孤独症的治疗作用

一、音乐能广泛地改善儿童孤独症身心功能及调节情绪

音乐能广泛地作用于人类的生理、心理，从而改善人们的身心功能。音乐刺激能影响大脑某些递质如乙酰胆碱和去甲肾上腺素的释放，从而改善大脑皮层功能。音乐能直接作用于下丘脑和边缘系统等人脑主管情绪的中枢，能对人的情绪进行双向调节。如当儿童的情绪障碍时会出现"紧张状态"或"应激反应"，机体会分泌肾上腺素增加、心律呼吸加快、血压升高、血糖量增加等变化。音乐能使儿童情绪放松，紧张消退。通过五行音乐放松治疗，可以缓解应激后的血压下降、呼吸心律减缓、皮温增高、肌电下降、血容量增加、脑电反应 r 波增多，人的内稳态恢复。

而对另一种孤独症患儿常见的障碍，注意力不集中、反应迟钝、食欲缺乏、语言表达沟通力降低的情绪低落状态，音乐也起到很好的调节作用。证据表明，音乐疗法可改善包括 ASD 在内的神经发育障碍儿童的注意力，使患儿的注意力集中时间延长、注意广度增宽；同时有证据表明音乐疗法可以帮助患儿提高其主要结局领域的技能，这些领域是疾病的核心，包括社交互动、言语交流、行为举止和社交情感互惠。音乐疗法也可能有助于增强治疗环境中的非语言交流能力。

轻松愉快的音乐能使患儿兴奋起来，因为音乐能作用于人的脑干网状结构，脑干网状结构接受了音乐刺激，促进大脑皮层觉醒，音乐能使人精神焕发，消退低落的情绪。情绪活动的中枢下丘脑、边缘系统及脑干网状结构与自主神经系统密切相关，音乐能调节人的情绪，也能帮助治疗心身疾病。

二、音乐有镇痛作用

大脑听觉中枢与痛觉中枢同处在大脑颞叶，音乐刺激听觉中枢对疼痛有交互抑制作用；同时音乐可提高垂体脑内啡肽的浓度，脑的内啡肽能够抑制疼痛，所以音乐有镇痛作用。

三、音乐有助于提高记忆力及大脑的发育

加拿大安大略省汉密尔顿市麦克马斯特大学的研究人员进行的一项研究显示，儿童尽早接触音乐有助于提高记忆力。研究人员在一年里对两个小组年龄在 4~6 岁的儿童进行了 4 次测试，其中一个小组的儿童在幼儿园放学之后上音乐课，另一个小组的儿童则不上音乐课。结果发现在 4 个月时，两个小组的儿童在记忆力方面就有区别了。接触音乐的儿童被问及有关曲调、节奏及音调等音乐常识，然后研究人员让他们听一系列的数字、记住这些数字并重复出来。尽管此前有研究显示，那些接触音乐的儿童会比仅接触戏剧的儿童智商更高，但这项研究却首次显示出了儿童接触音乐后整个大脑的发育都在进步。

四、改善炎症因子水平

有研究选取孤独症患儿 70 例作为研究对象，随机分为 2 组。对照组给予康复训练治疗，观察组联合音乐治疗。连续观察 3 个月，结果显示患儿采用音乐治疗时有助于改善患儿炎症因子——组织型纤溶酶原激活剂（tPA）、纤溶酶原激活物抑制因子-1（PAI-1）水平和脑源性神经营养因子（BDNF）水平。

有证据表明：tPA、PAI-1 水平和 BDNF 在儿童孤独症的发生、发展中均发挥了重要的作用。其中 tPA 广泛存在于机体神经中，神经元的生长锥、轴突末梢等均可以分泌。神经突触能塑性中的后期长时程提高，有助于诱导 tPA 在海马体中的表达水平。PAI-1 为 tPA 的自然调节器。研究表明，孤独症患儿大脑中皮质层状结构发育存在不同程度的紊乱，从而形成局灶性的斑块。同时，孤独症患儿大脑血管、神经通路存在联结情况。有证据表明，BDNF 表达水平与神经营养因子对基底前脑胆碱能神经元发育有协同作用。实验结果表明：刺猬蛋白 Shh 属于是一种信号蛋白，是重要的胚胎发育信号，并且其表达水平对儿童孤独症能发挥良好的保护作用。因此，临床上孤独症患儿采用音乐治疗时能改善患儿症状，激发患儿随乐而动，积极参与

到音乐治疗中,从而能降低炎症因子水平,促进患儿早期恢复。

第三节 儿童孤独症音乐治疗的流程和音乐疗法进展

一、儿童孤独症音乐治疗的流程

根据近年来的研究和实践经验,国际著名儿童音乐治疗大师美国纽约大学音乐治疗系创始人罗宾斯教授总结了对孤独症患儿音乐治疗的流程,认为应包括以下10个阶段。

1. 申请或转介音乐治疗。由家长、学校教师或医护人员把需要进行音乐治疗的孤独症患儿,转介给音乐五行治疗部/音乐治疗师。

2. 了解患儿的情况。音乐治疗师与孤独症患儿首次见面,相互认识,初步建立起"师生"关系,对其身心功能状况有初步的观察,对其音乐兴趣、偏爱及能力也做初步了解。

3. 能力评价。对患儿的能力给予评价,包括语言交流能力、认知能力、感觉-运动能力、音乐能力、心理-社会、情绪、行为表现。

4. 设定音乐治疗目标、需要改变或培养的靶行为。

5. 观察和分析有关靶行为的表现,并作相应记录。

6. 拟订音乐治疗策略。根据情况选择以下其中1种或1种以上的做法。

(1)与行为治疗相结合,把患儿喜欢的音乐活动或音乐体验作为正性加强物予以奖赏,或作为负性的加强物不予以"享受"以作惩罚。

(2)与语言治疗相结合,通过音乐活动,从旋律的因素入手,改善语音和表达能力。

(3)与社会康复相结合,除单个一对一辅导外,有时也要参加集体性的音乐活动。

7. 制订音乐治疗计划。音乐治疗计划为治疗过程展示了一份可行的方案。有序的目标层级为诊疗计划,设立过程中的行为标记提供了一份治疗指导图。

8. 实施音乐治疗计划。在治疗过程中不断评估,目标修正,技术采用,一步步实现各层级的目标。

9. 评估音乐治疗效果(治疗是否成功,主要目标是否已达到,有无副作用,对未来音乐治疗的建议)。

10. 结束音乐治疗(如治疗目标已达到,或患儿无法继续治疗,或未得到音乐治疗好处,此时可由音乐治疗师提出终止音乐治疗)。

二、儿童孤独症常用的音乐疗法

孤独症患儿的音乐疗法要以多样性、即兴性为主。目前在国内发展比较成熟的适合孤独症患儿治疗的音乐疗法有以下几种。

(一)RBT音乐疗法

基于节律的治疗(rhythm-based therapy,RBT)音乐疗法是以节奏为基础的音乐疗法,帮助孤独症患儿重建有节奏的运动方式。在进行RBT时,很重要的一点就是音乐治疗师要探索每一个孤独症患儿所适应的、所需要的具体的节奏,这个节奏不但能使他/她的运动快慢适中,活动协调,不会因太急促而不知所措,也不会因太慢而致无所作为,而且这个节奏还是他/她的生活方式的一个组成部分,外在的音乐节奏如果与他/她内在的身心活动节奏相一致、相融合时,这个患儿就会接受这样的节奏,并能自动地以这样的节奏来协调生活,显得比较适意自在,这一点已为一些有经验的音乐治疗师所证实,因此,要耐心探寻适宜于患儿的节奏及相应的音乐。

【实例1分析】

心心,女,3岁2个月,诊断为儿童孤独症。

● 问题行为分析:患儿无目光交流,常自言自语,理解能力差,仅能理解日常生活用语及语言沟通,主动性差,注意力不集中,表情呆板,四肢运动协调差。患儿行为较孤僻,不能听指令,表达能力差,音乐反应差。身体协调性欠佳,认知欠佳,行为退缩,交流欠佳,注意力集中欠佳。出现后果:情绪欠佳,交流障碍,理解及表达能力差,无目光交流,情绪障碍。行为发生诱因,行为反应,确定靶行为:改善交流,提高理解及表达能力。

● 训练目标:长期目标以促进表达及交流能力,提高智力。

● 短期目标

音乐活动内:尽量完成整首儿歌表演,训练听节奏敲打乐器,训练节奏感,多和患儿交流。

音乐活动外:训练目光交流,注意及时鼓励患儿,对良性行为进行强化,注意调动课堂积极性及集中注意力。

● 治疗方法:歌曲欣赏《小星星》《世上只有妈妈好》。

● 歌曲表演:《数小鸭》《两只老虎》《向左向右》。

● 乐器表演:《一起来打鼓》《铃儿响叮当》《小白船》。

患儿在首次进入音乐治疗室,面部表情呆板,行为缓慢,反应迟钝,对乐器和儿歌缺乏兴趣,和治疗师无目光交流。

老师放《小星星》歌曲,然后和患儿面对面坐下来,老师一边唱歌一边做动作,试图让患儿放松,同时也希望引起患儿的注意,慢慢的老师对患儿说:"一起拍手,好吗?",患儿就跟着老师一起拍手。接着,老师跟患儿表演《数小鸭》,患儿跟着拍手,但是不做其他的动作,可以和老师有目光交流。老师把小鼓拿给她,她自己接过了小锤,在老师的引导下可以有规则地敲鼓,整节课情绪欠佳,注意力不集中。

经过两周的治疗,患儿可以对乐器进行简单的演奏,进入治疗室后主动走到鼓跟前然后坐下,在老师的要求下可以和老师握手,可以和治疗师有一些目光交流。老师慢慢用钢琴弹《数小鸭》,患儿可以跟节奏拍手。在老师慢慢引导下可以做动作,但是记忆力差,每次都不能独立完成,而且速度很慢,听音乐可以独立完成"嘎嘎嘎""数不清到底多少鸭"(挥自己的右手)、"胡子白花花"(两个手交替摸自己的下巴)、"快快上学校"(两手向右侧上举)。可以点头回答治疗师的简单问题,例如在敲鼓时,问患儿要不要敲鼓,患儿可以"点头或摇头"表示"要或不要""好或不好"。在进行下一项要铃铛时,对患儿说:"换一个乐器好不好?",她也会自己主动表示,在要铃铛时,老师手拿铃铛一会儿上、一会儿下,一会儿左、一会儿右,患儿可以跟老师一起做,同时老师明确唱出"叮叮当,叮叮当,铃儿响叮当,左摇摇,右摇摇,双手摇一摇;叮叮当,叮叮当,铃儿响叮当,上摇摇下摇摇双手摇一摇",慢慢加入"左右意识",在歌曲中患儿反应较慢。

经过 2 个月的治疗后,患儿情绪有很大改善,可以主动跟治疗师说你好,可以跟治疗师的简单节奏(如四二拍的节奏)独自敲鼓或摇沙锤,对节奏的变化有反应,主动性有所增强,可以跟着治疗师一起完成整首儿歌的大部分动作表演,例如,可以完整表演《数小鸭》《两只老虎》,情绪较前明显改善,对简单指令可以独立完成,理解力有所提高。在敲鼓结束时可以帮老师把鼓放回原处,在治疗结束时可以跟治疗师说再见。

【实例 2 分析】

王××,男,2 岁 5 个月,诊断为婴幼儿孤独症。

● 问题行为分析:语言 DQ=45.2,个人社交 DQ=34。患儿无目光交流,理解能力差,主动性差,注意力不集中,易紧张。反应迟钝,模仿能力差,学习能力差,易冲动,爱发脾气,哭闹,对音乐有反应。患儿行为发生诱因为小儿反应迟钝,理解力差。不能独立完成治疗,依赖性强,理解及表达能力差,情绪不稳定,交流差。

● 确定靶行为:改善哭闹情绪,使其主动参与活动,促进交流。

● 训练目标

音乐活动内:训练节奏感,培养主动抓物,改善情绪,多和患儿有目光交流。

音乐活动外:加强交流,提高理解力,加强注意力的训练,发展肢体语言。

● 治疗方案:治疗以歌曲欣赏《世上只有妈妈好》《生日快乐》。

● 歌曲表演:《小星星》《小老鼠》《小手拍拍》。

● 乐器演奏:《小鼓响咚咚》《叮叮当》《苹果树》。

患儿认知能力差,但对音乐有反应,刚开始注意力容易分散,对乐器乱丢,治疗师就观察患儿在每个乐器上停留的时间,而且根据乐器发声的不同选用不同的音乐、力度、强弱及不同的相对简单的节奏来与之配合,慢慢发现患儿对鼓和铃铛研究的时间相对其他乐器长,治疗师开始用音乐引导患儿,试图使患儿对这些乐器感兴趣。音乐突然停止,患儿会抬头寻找,治疗师再次给以音乐,患儿会有高兴的表情,课堂中有哭闹情绪。

经过 3 周治疗,患儿的情绪有所改善,哭闹减少了,在治疗师的帮助下可以短暂握鼓槌和沙锤进行乐器演奏,对鼓很有兴趣,可以和治疗师有目光交流,紧张有所缓解。

接下来,治疗师适当的使其进入到集体课中来,刚开始对很多小朋友在一起上课感到烦躁,发脾气。经过两个月的治疗,患儿慢慢适应了集体课,情绪得到改善。在大家一敲鼓时可以安静配合,而且渐渐有了节奏感,每当叫到他的名字时,他会配合敲鼓,在课堂上很开心,慢慢可以和小朋友融合在一起,紧张也降低了很多。脾气也渐渐变小了,可以理解治疗师的简单问话,可以点头表示"是",下课可以抬手做"拜拜"及飞吻动作。做其他康复治疗也减少了很多抵触情绪。

在治疗结束后,治疗师一般会跟家长布置相应的家庭作业,可以不断复习在课堂上的知识,并且生活化。同时治疗师也会建议家长给患儿听相应的音乐,因为聆听对患儿也很重要。例如:海顿——《小夜曲》;莫扎特——《弦乐小夜曲》第二乐章;舒伯特——《小夜曲》;斯美塔娜——《伏尔加瓦河》;莫扎特——《第八钢琴奏鸣曲》之如歌的行板;享德尔——《水上音乐组曲》;享特尔——歌剧《阿尔齐娜》,进入愉快梦境;德彪西——《梦想》。中医五行治疗音乐——心 CD、肝 CD、肾 CD;每次聆听背景音乐 25 分钟,每日 6~8 次。

音乐治疗对患儿的康复作用还有很多,在培养自我意识、对身体的感知、发展社交和游戏技能、发展语言和非语言交流能力,以及各感官接受分析能力的提高都有很大的作用。

(二) 诺道夫 - 罗宾斯创造性音乐疗法

诺道夫 - 罗宾斯创造性音乐疗法是美国著名音乐治疗大师罗宾斯等人创立的,也称接受式音乐治疗。2007 年 7 月罗宾斯在广州某医院进行 7 天的专题讲座与音乐技术操作培训。罗宾斯主张,治疗师应具备根据孤独症患儿的现场表现作针对性的即兴表演和创作音乐作品的能力,其中在他推荐的患儿打击乐中,还增加了新产品——手中琴,目前在此医院儿童康复中心运用于孤独症患儿和智力障碍患儿,取得了良好的效果。

【实例 3 分析】

婷婷,女,7 岁 9 个月,诊断为小儿孤独症。

- 行为反应:语理理解尚可,不能进行简单的对答与交流,语言表达能力差。视线交流障碍。身体协调性欠佳,反应迟钝,急躁,语言表达能力差;行为不主动,协调不好。

- 确定靶行为:改善情绪,缓解紧张,促进身体协调,发展肢体语言。

- 训练长期目标:为提高智力,促进语言发展及表达能力。

- 训练目标

音乐活动内:运用节奏训练敲打乐器,训练节奏感,缓解紧张,选择节奏简单的儿歌,发展语言及肢体语言,多和患儿交流。

音乐活动外:加强肢体的协调性,改善情绪,加强注意力及自我表达的训练。

- 治疗方法:歌曲表演:《上学歌》《幸福拍手歌》《老师爱小孩》,乐器演奏:《大家一起来打鼓》《小鱼游游》《向左向右》《小星星》,患儿本身喜欢音乐,听到音乐就很高兴,同时也容易紧张,因此治疗师选择合适的音乐对患儿很重要。

第一次上课,患儿参与音乐活动积极性强烈,治疗师运用 X X | X X 的节奏,训练患儿敲鼓,一开始要求患儿双手一起敲,患儿对节奏难以把握,治疗师放慢速度,以患儿的节奏为主进行训练,慢慢的患儿可以和治疗师的节奏融合在一起。在儿歌表演里,治疗师选用《老师爱小孩》这首歌,跟患儿一边唱、一边进行肢体表演,患儿很高兴,做动作也很积极,虽然发音不清晰,但是患儿很努力,整节课注意力好,听指令好。经过 2 周的治疗后,患儿可以在 X X | X X 的节奏下敲鼓,紧张有所缓解,治疗师教患儿在木琴上演奏《小星星》,刚开始患儿在琴上乱敲,后来可以在老师的指导下慢慢地敲第一句,但是注意力不够集中。可以基本完整唱《老师爱小孩》这首歌,而且对肢体动作可以完成,可以用示指表示"你",拍自己的胸脯表示"我",用大拇指表示"他",但是在唱歌时动作难以完成,或在做动作容易忘记歌词,需要老师不断地提示。在《上学歌》里,患儿也可以在老师的提示下完成动作,在治疗中患儿情绪好,积极配合,上肢协调有所改善。2 个月后,患儿可以唱 3 首节奏简单的儿歌,把双手举起来。在敲鼓和摇铃铛时,可以左右很好的转换,而且左右意识很强,节奏感强,可以跟随治疗师节奏的变化而变化。在音乐中治疗师可以和患儿很好地融合,每个动作也可以和音乐很好地融合。

对于残障患儿音乐治疗来说,鲁道夫和克莱夫·罗宾斯创立的"创造性音乐治疗"被我们所广泛应用。它是以音乐即兴演奏为主要手段,针对残疾儿童的个体治疗方法。这一方法的核心观念是治疗对象通过即兴乐器演奏的方式,唤起和使用自己的内部力量,而不是通过外部干预来达到治愈或康复的目的。

音乐作为治愈的基本媒介,激发治疗对象的内部资源。在创造性音乐治疗中,残疾患儿把自己内部的冲动转化为合理的音乐活动,并使其处于意识的控制之中。患儿通过音乐活动发现自己及周围世界的最深层的感受,消除恐惧、压抑和不健康的自我控制,体验自我的自由表达和人际互动的感受,发现新的自我,改变旧的自我,增强自信和独立,从而逐渐改善内部自我的健康状态。患儿通过音乐活动,以及与治疗师的良好关系来学习如何在现实生活世界中与他人相处。

(三) 奥尔夫音乐疗法

奥尔夫音乐疗法的特点是将唱、动、奏三种音乐表现融为一体,形成一种音乐游戏的模式。在特殊儿童音乐教育中,对奥尔夫音乐教学法的运用主要强调手段的丰富性、灵活性、生动性,淡化技巧的深度训练,其中让孤独症患儿在音乐伴奏下即兴表演的启发式教学形式,十分适合发展水平参差不齐的患儿共同体验音乐。

目前,奥尔夫教学体系在我国已经发展的比较成熟,每年在某音乐学院音乐教育系等地都有奥尔夫学会专家组织的定期培训班,并有相关的理论书籍、音乐光盘及儿童敲打乐出售。

(四) 群体的音乐治疗

群体音乐治疗的对象,是各种各样的具有发展方面的残障问题和多种残障的儿童和成人,组织形式为群体,治疗使用经过专门选择、创作、改编或即兴的音乐活动。每一种活动,不论是一首乐器编曲、一首歌曲、一段音乐游戏,还是音乐剧,或者某种形式的动作,其选择都要适于患者群体的成熟水平,能够唤起群体中尽可能多的患者的兴趣。每一种作品的设计,都要能够激发患者对治疗愉快和满足的参与。当群体的活动融为音乐性上生动的和有意义的活动,每位个体的投入才能得到最为有效的实现和回报。

治疗的活动是通过各种呈示的方法带给群体的成员的。其目的旨在唤起他们对活动的兴趣和融合他们的合作和参与,实现每一种活动的潜在的体验。这些贯彻一致的、循序发展的活动,一方面强调患儿在群体取得成就的过程中,拓展和丰富他们整体个人的、音乐的和社会交往的发展,另一方面旨在鼓励他们在反应力方面的发展。

当治疗师感觉到一个群体已经准备好去迎接一首新歌或一种新的乐器活动的时候,他/她会为这个特定的群体即兴创作出新的活动。即兴活动也可以被用来适应并包含群体的主意、观念、心境、感觉和需要。在此类情境中,可以利用即兴的音乐作支持,鼓励组员向群体表达个人的想法和关注的问题。在这首歌曲形式中,又可以帮助群体对这位组员作出回应,再将自己的想法和感受分享给每位组员,并鼓励把这种交流的延伸。

群体音乐活动的一般当治疗目的,着眼于培育情绪成熟和社会能力的发展,以及助长以下能力的增长:知觉力、集中力、注意力的维持;自信心和取得成就的满足感;言语和语言能力;减轻退缩、歇斯底里症和其他情绪障碍。群体活动分为以下四类要点:

1. 歌曲和歌唱　个体的音域,歌曲的音高范围,转调;无词语歌唱;内容和歌词的选择;歌词在旋律和节奏上的配合;旋律的音程及和声;心境的性质和对比;有助于歌唱的速度和句法结构;用于学习目的的歌曲;用于发展言语和语言的歌曲;歌曲中个人的和社会的含义;歌唱中的自信心;能够唤起并有助于个体融入群体的歌唱;能够创设特定的社会交往情境的歌唱。

2. 乐器活动　现场音乐和工作上的关系;各种不同的适合的乐器——从简单的打击乐器到手铃;乐器活动的音乐的特点;乐器的编曲准备,设计音乐情境中的各个乐器的部分;乐器活动中的各种不同情绪的体验;使用乐器的音乐故事;个体能力与乐器部分复杂性的相对;弹奏、领导和指挥的技巧;团体作业;发展数概念的乐器作品;利用乐器弹奏为发展协调感和身体控制力的途径。

3. 彼夫帕夫波尔特里尔(Pif-Paf-Poltrie)游戏疗法　该疗法为一种工作游戏;群体要求,实际的需要;游戏的介绍、导入;以言语残障为对象;扫地的重要性、目的和其支持;集中力;言语与动作——领导者的角色;心境、音乐和歌曲——钢琴者的弹奏;游戏的内容;儿童经验的整体性、个体的主动性;重复、参与能力的发展。

4. 音乐剧本和故事　对个体和整体环境的效果、影响;与个体的能力及成熟水平相适应的主题、内容和心境;角色分配;音乐支持下的对话和动作;表达心境和内容及描述人物所需的歌曲;音乐的戏剧性和结构性的运用;促进言语发展;言语合唱的角色;服饰;乐器活动和戏剧活动的结合;经验的积累;排演技巧;编剧和制作。讲座结合学员的参与,可使用录像和幻灯。

三、个体的音乐治疗

诺道夫-罗宾斯治疗法的个体音乐治疗的要点,乐器即兴和声乐即兴在治疗师与各种残障儿童和成人开始接触,以及后来发展关系和互相交往过程中所扮演的角色;全面的文献档案的重要性;视听录影治疗过程的必要性。

(一)创造性音乐治疗

创造性音乐治疗是多方面的。这个专业是由共同的原理、过程和动力组织而成,但同时亦是广泛和多变的。由于这当中包含着极为不同的个性、条件、需要、能力、残障和状况,再加上在临床实践中有着大量音乐资源供选择,因而产生了极为广泛的教学材料。在每次讲座中,演示的是各种各样的视听录制品。这些材料取自保罗·诺道夫与克莱夫·罗宾斯、卡罗尔·罗宾斯与克莱夫·罗宾斯,以及一些曾接受诺道夫-罗宾斯音乐治疗法培训的音乐治疗师的临床工作经验。从这些材料中可以看到创造性音乐治疗方法在临床、理论和哲学方面的含义。

(二)音乐聆听法

即在音乐治疗师的指导下,通过聆听特定的音乐以调整人们的身心,达到祛病健身的目的。当今因各国不同的文化传统,形成了不同的聆听治疗技术和方法。

1. 聆听讨论法 这是美国常用的方法,包括歌曲讨论和编个人"音乐小传"等。由治疗师或求治者选择歌曲,在聆听后按治疗师指导进行讨论;聆听这些音乐的同时回忆往昔的情景,常引起强烈的情绪和身心反应。一般用语言回忆往事,患者比较客观、冷静,而有恰当的音乐相伴的回忆就富于强烈的情感色彩。

2. 音乐冥想法 音乐冥想法聆听是思想、精神、意识达到深度放松的治疗方法。该法在当今日本运用广泛。音乐治疗家度边茂夫所著的《新音乐疗法》对该法有详细介绍。该法吸收了古瑜伽修行的"冥想"技术。"冥想"即指深沉的思索和想象。他认为音乐可成为开发"自我治愈力"最安全、最简易的手段。音乐冥想法是按照音乐的功能,选

择不同乐曲编制特定的音乐带,进行聆听加冥想。这些乐曲分别用于人的起居和情绪调节的各个方面,如:应用于起居的"早晨的音乐""催眠音乐",调节情绪的"焦虑不安时的音乐""怒气不息时的音乐""悲伤时的音乐",用于治疗疾病的"血压升高时的音乐""肠胃不适时的音乐"等。编制的乐曲主要是西欧古典音乐或现代音乐,也有专门制作的音乐。如用于焦虑不安的乐曲有里姆斯基的《野蜂飞舞》、斯特拉文斯基的《火鸟》等。实施音乐冥想时有一定的程序,如:"进入冥想""退出冥想",聆听时也有规定的姿势。日本的音乐冥想法有专门的唱片发行。

3. 积极聆听法 国内曾将聆听法归为"被动式"。其实有意识的聆听并非被动。在《莫扎特效应》一书中,提出积极聆听概念。通常"听"是消极的随意听,不是用心地听。聆听则指的是一种能过滤声音、选择性集中并形成记忆和持续反应的能力。《莫扎特效应》介绍了治疗专家为培养积极聆听能力治疗训练技术,发明了"电子耳"能让听者听已滤除低频的音乐,这些滤频的音乐已失去了原有的音乐性,并不动人,主要是利用音乐中保留的中频和高频,以刺激和锻炼中耳的镫骨肌,达到改善听力的目的。"听力体操"可用来强化耳内肌肉。它的治疗机制是基于耳朵带动大脑成长的理论。耳朵相当于电脑的中央处理器,起到自动调节的作用,是人神经系统的总指挥,能整合声音信息,组织语言,控制声音,还具有感觉水平和垂直的能力,良好的听力可以呈现出人良好的外在气质。

(三)音乐联想法

这是在美国得到较大发展的一种音乐疗法。由治疗师诱导患者进入放松状态,在特别编制的音乐背景下产生想象,想象中会出现视觉图像,图像的象征意义与患者潜意识中的矛盾有关。在听音乐过程中,治疗师引导患者诉说产生的想象,音乐结束后与患者讨论想象内容的意义。这种疗法在20世纪70年代还形成了一套完整系统的技术,称"引导意象和音乐"(guided imagery and music,GIM)。对于GIM这一治疗方法,必须提到七种音乐模式:"积极肯定音乐""死与复活音乐""体验音乐""分析抚慰音乐""感情疏导音乐""想象音乐""集体体验音乐"。每一种音乐模式分不同的阶段,每一阶段又运用不同的乐曲,如积极肯定音乐中,就分六个阶段:准备阶段、进入阶段、建立阶

段、目的阶段、安慰阶段和回归阶段。这些阶段包括如何使听者进入交替意识层,如何到达交替意识层,如何作用于交替意识层,最后如何引导听者从交替意识层回到意识中来。

(四) 体感振动音乐疗法

体感振动音乐疗法(vibroacoustic therapy)是挪威专家 Olav Skille 从治疗脑瘫儿开始开创了体感振动音乐疗法。他利用体感音乐床垫进行脑瘫患儿康复理疗,患儿不但表情明显,还表现出愉悦感,肌肉痉挛也很大程度地得到缓解放松。因此,他在国际上第一次提出"体感音乐疗法"的概念。其后,欧、美、日各国相继开展了利用体感音乐疗法对于脑损伤所导致的重度运动障碍患者的康复治疗。主要目的是改善肌肉紧张痉挛、减轻疼痛、改善脑功能等。

音乐疗法能通过音乐的物理作用,直接对体内器官产生共振效果。在正常情况下,声音是以气传导为主的。正常的听觉范围内的声压级在 30 分贝左右,这个声压级别的声波的物理作用是很弱的,对于人的生理影响很微弱。只有在声压级高达 100 分贝的迪厅内,人才能开始感觉到声波引起的体感振动。在迪厅里震耳欲聋的声响气氛中,人们可以感觉到身体被音乐震感。其实,如果使用频响宽、声压级高的音乐播放器材,在扬声器附近的声压级达到 100 分贝左右的话,人都会感觉到很舒服。这就是因为音乐声波引起体感振动的效果所致。不过,人的耳朵长时间处在 90 分贝以上的声场中会受到损害,所以在空气中利用提高声压级来感受体感振动是不可取的。

而采用骨传导方式可以改变其不足。体感振动音响技术,是将乐曲中 16~150Hz 的低频部分电信号分拣出来,经过增幅器放大,通过换能器转换成物理振动,然后透过特制的床垫或椅垫,将振动传导到人体起到治疗作用。因为 16~150Hz 的低频部分的重低音感大大增强,伴随着振动感和冲击感,不但给人以极其强烈的临场感,还能够给人的心理和生理带来愉悦的快感和陶醉感,迅速地使人达到最佳的精神放松效果。

体感振动音乐治疗是由体感振动音乐、治疗方案和体感音响设备三方面组成。体感振动音乐是一类特殊制作的、富含低频、以正弦波为主的治疗性乐曲。治疗目的不同,体感音乐乐曲有所差别。治疗方案是在临床研究的基础上确定。内容包括治疗对象身心状态评估、体感振动音乐的选择和确定音量、振动强度和治疗时间及疗程等。体感音响设备主要形式为体感振动音乐治疗床、垫、台和沙发等。其效用是使人在聆听音乐的同时身体也能感受到音乐声波振动。体感音响设备不同,音乐声波频率范围和振动强度有所差别。

传统的聆听式音乐治疗是利用音乐对人情绪的影响来降低和解除疾病的痛苦。体感振动音乐疗法是在此基础上,附加低频音乐振动的生物学效应,以强化人体音乐感知,提高音乐治疗效果。在临床应用方面,聆听式音乐治疗侧重于情绪和心理上的调整,如减轻患者的恐惧、不安和疼痛。而体感振动音乐治疗可增强聆听式音乐治疗的效果,在短时间内使人平静和放松,同时,其低频音乐振动可使横纹肌肌肉放松,血流速度加快,改善微循环及胃肠不适症状等。在国外,体感音乐治疗多用于脑损伤所致运动语言和认知障碍、抑郁焦虑状态、睡眠障碍、便秘、肠易激综合征、胃肠功能障碍等。据报道,用于痉挛性脑瘫儿童,体感振动音乐治疗对骨骼肌的松弛作用,优于单用音乐疗法。

第四节　儿童孤独症五行音乐疗法

中医五行音乐在孤独症患儿中的应用

中医音乐疗法可以追溯至春秋战国时代,其中以《乐记》的音乐理论和《内经》的五音学说为集中代表,形成早期中医音乐疗法的思想体系。《乐记》把五音(角、徵、宫、商、羽)的理论确定下来,并探讨了音乐的作用。《乐记》云:"乐者乐也,琴瑟乐心;感物后动,审乐修德;乐以治心,血气以平",从中可透视出音乐与心身调理的关系。《内经》中指出:肝属木,在音为角,在志为怒;心属火,在音为徵,在志为喜;脾属土,在音为宫,在志为思;肺属金,在音为商,在志为忧;肾属水,在音为羽,在志为恐。把五音阶中的宫、商、角、徵、羽与人的五脏(肝、心、脾、肺、肾)和五志(怒、喜、思、忧、恐)用五行学说有机地联系在一起。

中医的音乐疗法的五行归类,就是根据宫、商、角、徵、羽(分别对应1、2、3、5、6)这五音的表现为基础,以五调式来分类,力求准确地符合五脏的生理节律和特性,结合五行对人体体质人格的分类,分别施乐,从而达到促进人体脏腑功能和气血循环的正常协调。

(一) 土乐

以宫调为基本,风格悠扬沉静、淳厚庄重,给人有如"土"般宽厚结实的感觉,根据五音通五脏的理论,宫音入脾,对中医脾胃功能系统的作用比较明显。

(二) 金乐

以商调为基本,风格高亢悲壮、铿锵雄伟、肃劲嘹亮,具有"金"之特性,商音入肺,对中医肺功能系统的作用比较明显。

(三) 木乐

以角调为基本,风格悠扬、生机勃勃,有生机盎然的旋律,曲调亲切爽朗、舒畅调达,具有"木"之特性,角音入肝,对中医肝功能系统的作用比较明显。

(四) 火乐

以徵调为基本,旋律热烈欢快、活泼轻松,构成层次分明、情绪欢畅的感染气氛,具有"火"之特性,角音入心,对中医心功能系统的作用比较明显。

(五) 水乐

以羽调为基本,风格清纯、凄切哀怨、苍凉柔润,如天垂晶幕、行云流水,具有"水"之特性,角音入肾,对中医肾功能系统的作用比较明显。

中国音乐学院编制的中国天韵五行音乐,是比较符合中医五行理论的一套音乐。该音乐每一类别分阴阳二韵,可用于辨证施治。如水乐归肾,阳韵为《伏阳朗照》,有温补肾阳、固精益气的作用,适用于腰膝酸软、畏寒肢冷者,阴韵为《冰雪寒天》,有清心降火、滋肾定志的作用,适用于心烦意乱、眩晕耳鸣者。这在脑瘫儿音乐治疗中有一定的指导意义。如脾肾不足型脑瘫儿可选用土乐和水乐中属阳韵的音乐,有利于健脾益肾。

古老的中国音乐表达朦胧、超越的艺术意境,与人类精神心理世界紧密相连,而其中音乐与情绪的相关性是比较容易把握的。中医认为人的各种情志之间具有相互滋生和相互制约的动态关系,针对情绪过激变化,中医提出了情志相胜理论。《素问·阴阳应象大论》:怒伤肝,悲胜怒;喜伤心,恐胜喜;思伤脾,怒胜思;忧伤肺,喜胜忧;恐伤肾,思胜恐。当某种情绪过甚时,可以用另一种"相胜"的情志来制约、平衡它。举例说明:如肝阳上亢类型的脑瘫儿,多表现为易怒、脾气暴躁,可应用"悲胜怒"的方法,给予有商调式或悲伤色彩较浓的音乐聆听,如《小胡笳》《江河水》《汉宫秋月》《双声恨》《病中吟》等,能有制约愤怒、稳定情绪的作用。又如肾气不足的脑瘫儿,多表现为易惊,可应用"思胜恐",给予宫调式音乐聆听,如《关山月》等,具有发人幽思的十分强烈的感染力,从而制约其恐惊的情绪。

孤独症患儿是一种慢性疾病,需要进行长期的不间断的康复治疗,治疗过程中难免出现焦虑、紧张、自卑等负面情绪,音乐疗法能平衡身心、调和情绪,无副作用,能融合于其他康复治疗之中,因此在辅助治疗孤独症患儿方面具有广阔的前景。可按以下治则制定五行音乐的具体方案。

1. **肝肾亏损型** 可选用《碧叶烟云》《冰雪寒天》《伏阳朗照》以滋养肝肾、强壮筋骨。

2. **脾肾虚弱型** 可选用《黄庭骄阳》《伏阳朗照》以补益脾肾。

3. **心肾不足型** 可选用《荷花映日》《黄庭骄阳》以补肾养心。

疗程:五行音乐治疗每天可进行4~6次,每次20~30分钟,可配合脑瘫康复治疗进行,2个月为1个疗程。

第五节　家庭音乐疗法及注意事项

一、家庭音乐疗法的选曲

根据患儿不同的兼症应选取不同的曲目以更好地使家庭音乐治疗达到最好的效果。

(一) 语言沟通障碍儿童的选曲

伴有沟通障碍的孤独症患儿能以多种方式在音乐治疗中得到改善。歌唱包括演说和语言,更具体的还有听觉记忆,音调的和谐与流畅。声音和管乐器训练为患儿具体的练习提供了创造性的环境。它可以与语言治疗结合使用。

治疗的目的包括发音、音调变化、呼吸和语速的改善。

不具备语言的患儿更适合音乐治疗。他们没有我们所使用的众多的沟通方式,需要学习其他的方法表达自己。音乐治疗可以提供加强沟通的方法,以及电脑辅助的音乐方法,使这些患儿通过音乐表达他们的感情和想法。

伴有感觉损伤的患儿可能会有视觉、听觉或者二者兼有的障碍。音乐感觉刺激和有震动感韵律的暗示性音乐,可以帮助有听觉损伤的患儿在演说和身体运动方面的能力。当视觉损伤的患儿发展他们的听觉和音乐能力时,从音乐治疗中受益,通过音乐的调节,使不确定的或者僵硬的动作变得更加灵活和自然。患儿在集体课中,作为一种群体导向的干涉因素,音乐治疗适用于不同程度和能力的患儿,使每个参与者都能展现出他最好的一面。当患儿在集体教室中一起学习时,音乐治疗使孤独症患儿在教室里有积极的互动行为。在家庭音乐治疗父母作为伙伴的配合或邀请邻居共同参与的小音乐聚合,也可起到明显的治疗效果。父母可以选择适合有沟通障碍患儿适宜聆听的治疗性乐曲如莫扎特的第 21 号《钢琴协奏曲》第一乐章、莫扎特的《第三小提琴协奏曲》第一乐章、莫扎特的《嬉游曲》、莫扎特的《土耳其进行曲》及中医五行治疗音乐——心 CD、脾 CD、肾 CD 等。

(二) 孤独倾向儿童的选曲

孤独症患儿从出生就把自己心灵的窗户紧紧地关闭,不与别人(包括自己的父母)说话,不对自己周围的事物给予注意和理会,更不要说发生兴趣了。这世上仿佛就是只有他／她一个人,所以这种病症又叫"孤独症"。孤独症一般在 3 岁便可明确诊断,在明确诊断之前,有孤独倾向的患儿应予积极的干预治疗和引导。临床已证明了通过音乐治疗可以帮助孤独症患儿走出孤独,回到家人爱的氛围中,回到这个充满爱的世界。英国著名音乐治疗家阿尔文(J.Alvin)女士曾经报告她治疗几个孤独症患儿的

宝贵经验。她教孤独症患儿从小听音乐,唱歌、弹奏乐器(如击鼓、弹木琴),更重要的是让家长长期参与音乐治疗过程,让美妙的音乐作为媒介,把患儿和家人联系起来,让音乐的经验成为黏合剂,把患儿和家人黏紧,彼此亲密无间地交流和沟通。她发现孤独症患儿喜欢听温柔的、亲切的、连续不断地流淌的、节奏较明显的音乐,像斯美塔娜的《伏尔塔瓦河》、亨德尔的《水上音乐》都对孤独症患儿的心灵有较好的影响。如果能引导孤独症患儿在听音乐时配合做些运动,效果更佳,可以帮助他们打开心灵的窗户,释放内心的感觉,扩展内心的空间,接纳亲人,接纳身边的事物。父母可以选择适合有孤独倾向患儿适宜聆听的治疗性乐曲如斯美塔娜:伏尔塔瓦河(交响诗《我的祖国》No.2),亨德尔:《水上音乐组曲》,舒伯特:《摇篮曲》,巴赫:《小步舞曲》等以安抚含有孤独倾向儿童的心智,开启心灵之门。此外,近年来还发现,由音乐治疗师或由家长编出"音乐故事"(即带乐韵的故事)唱说给孤独症患儿听,能增加他们的语言交流、人际互动的兴趣,值得一试。

(三) 共病多动、注意力不集中的选曲

国内以前通称此症为注意缺陷多动障碍(attention deficit hyperkinetic disorder,ADHD),是儿童孤独症最常见的共病之一。该症以注意力不集中、活动过度、情绪冲动和学习困难为特征,属于破坏性行为障碍,颇为常见。该症在 ICD-10 中称为多动障碍(hyperkinetic disorder),在 DSM-4 中称为注意缺陷多动障碍,我国的 CCMD-3 中称之为儿童多动症。目前该症在国内儿童精神科和儿童保健科门诊病例中几乎居第一、二位。家庭音乐治疗中父母应该选择能安定情绪、放松的音乐让脑瘫伴多动、注意力不集中的患儿聆听。选择适合 ADHD 患儿的音乐如海顿的《小夜曲》,莫扎特的《弦乐小夜曲》第二乐章、舒伯特的《小夜曲》、斯美塔娜的《伏尔加瓦河》、莫扎特的《第八钢琴奏鸣曲》之如歌的行板、亨德尔的《水上音乐组曲》、亨德尔的歌剧《阿尔齐娜》——《进入愉快梦境》、德彪西的《梦想》等以安定合并多动、注意力不集中脑瘫儿的情绪放松,中医五行治疗音乐——心 CD、肝 CD、肾 CD 也可以应用。

二、注意事项

(一) 适度听音乐

大多数父母以为让婴儿长期听音乐,一方面

可以安抚婴儿,另一方面可以培养婴儿温和的个性。但如果婴儿常听音乐,可能会养成沉默、孤僻的个性,还会丧失学习语言的能力。所以,在婴儿咿呀学语的时候,父母不能每天长时间给婴儿听音乐,否则,会丧失学习语言的环境,久之,就会失去学习语言及说话的兴趣,反而养成沉默、孤僻的个性。

(二) 不要给幼儿听立体声音乐

加拿大著名儿科专家卡迪里安教授反复告诫:不要给9岁以下的儿童,特别是婴幼儿听立体声音乐,因为9岁以下儿童的听觉器官正处在快速发育阶段,鼓膜、中耳听骨及内耳听觉细胞都很脆弱,听觉器官容易受到严重的损害。儿童对声波的敏感度很强,而对声音的辨别力较弱,很容易发生听觉疲劳,若给儿童戴上立体声耳机收听音乐,由于音量较大,耳机闭塞外耳道口,立体声音乐进入耳道内没有丝毫的缓和与回旋余地,声压传递到很薄的鼓膜上,可直接刺激听觉器官,引起听神经异常兴奋,时间一久,儿童的听力就会受到影响,产生疲劳现象。另外,音量较大的立体声音乐也是一种噪声,儿童长时间接触这种有害的声音,容易对身体造成伤害,加上内耳耳蜗听神经末梢细胞在长期的高音刺激下会发生萎缩,也会因此而逐渐导致听力减弱。

(刘振寰　赵　刚)

参考文献

[1] 苏珊尼,B.汉瑟.苏琳.音乐治疗师手册.2版.北京:人民音乐出版社,2010.

[2] 刘振寰,张丽红,尹鲜桃,等.音乐疗法治疗自闭症儿童的临床研究.中医儿科杂志,2011,7(6):17-19.

[3] 王冰.奥尔夫音乐治疗方法对孤独症患儿的实践研究.医学与哲学(B),2017,1(1):74-76.

[4] 聂曼蒂,李霞.音乐疗法对儿童孤独症康复训练的影响.中国继续医学教育,2017,8(1):192-193.

[5] 安恒晨.谈自闭症儿童音乐治疗的价值.艺术科技,2016,2:40.

[6] 随广红.音乐治疗对儿童孤独症的疗效研究.天津:天津医科大学,2017.

[7] 石志敏,林桂红,谢清.音乐疗法对自闭症患儿情绪、语言、行为、社交能力影响的 Meta 分析.护理研究,2016,30(3):922-926.

[8] 王悦,雷晓梅,杨媛媛,等.音乐疗法对孤独症谱系障碍患儿干预效果的 Meta 分析.中国儿童保健杂志,2019,27(1):66-72.

[9] Sharda M,Silani G,Specht K,et al.Music therapy for children with autism:investigating social behaviour through music.Lancet Child Adolesc Health,2019,3(11):759-761.

[10] Crawford MJ,Gold C,Odell-Miller H,et al. International multicentre randomised controlled trial of improvisational music therapy for children with autism spectrum disorder,Health Technol Assess,2017,2(59):1-40.

[11] Yoo GE,Kim SJ.Dyadic Drum playing and social skills:implications for rhythm mediated intervention for children with autism spectrum disorder.J Music Ther,2018,55(3):340-375.

[12] Geretsegger M,Elefant C,Mosssler KA,et al.Music therapy for people with autism spectrum disorder. Cochrane Database Syst Rev,2014,17(6):CD004381.

[13] LaGasse AB.Social outcomes in children with autism spectrum disorder:a review of music therapy outcomes.Patient Relat Outcome Meas,2017,8:23-32.

[14] Mossler K,Gold C,Aβmus J,et al.The therapeutic relationship as predictor of change in music therapy with young children with autism spectrum disorder.J Autism Dev Disord,2019,49(7):2795-2809.

[15] Silani G,Lamm C,Ruff CC,et al.Right supramarginal gyrus is crucial to overcome emotional egocentricity bias in social judgments.J Neurosic,2013,33(39):15466-15476.

[16] Simpson K,Keen D.Music interventions for children with autism:narrative review of the literature.I Autism Dev Disord,2011,41(11):1507-1514.

[17] LaGasse AB,Manning RCB,Crasta JE,et al.Assessing the Impact of Music Therapy on sensory gating and attention in children with autism:a pilot and feasibility study Journal of Music Therapy.2019,56(3):287-314.

[18] A Blythe LaGasse. Effects of a music therapy group intervention on enhancing social skills in children with autism.J Music Ther,2014,51(3):250-275.

04

第四篇
孤独症谱系障碍常用的
筛查诊断量表

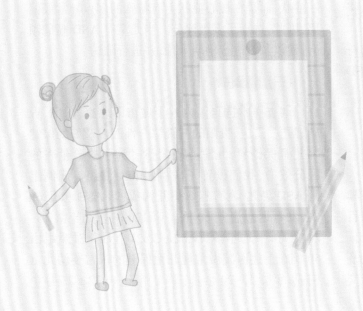

第一章

中国婴幼儿孤独症谱系障碍筛查量表

一、概述

中国婴幼儿孤独症谱系障碍筛查量表（The Checklist for China's Infants with Autism，CHCIA）是重庆市第九人民医院重庆市儿童 ASD 康复治疗中心邵智教授对全国多中心临床样本测试研究的结果而编制完成。

量表编制完成后，通过在国内华北、华南、华西、华东、西南地区的北京、深圳、青岛、西安、重庆、贵阳 6 个城市的三级综合性医院及妇幼保健院儿童保健科，对 5 396 名婴幼儿进行评定，后又对量表总分高于筛查界限分值的婴幼儿进行随访。为检验该量表的校标效度，除随访了量表总分高于筛查分的婴幼儿之外，还随机抽取了 5% 的正常儿童进行随访。至儿童 2 岁以上时，由两名副主任医师以上职称的医生依据《美国精神障碍诊断与统计手册第 5 版（DSM-5）》诊断标准进行临床诊断，将诊断结果作为校标，用于评价量表的校标效度。

CHCIA 量表设计较合理，信效度均较理想，符合量表的编制要求，能够较好地用于婴幼儿 ASD 的早期筛查和诊断。

二、量表的结构及评分标准

（一）量表的内容及结构介绍

该量表划分为社交互动、沟通交流、局限而异常的兴趣行为模式等三个测评维度，包含指向目标、假扮行为、交互性注意、听从指令等 20 个条目。量表题目的确定，首先根据文献资料、现有量表及临床经验分析量表各维度的核心成分，例如社交互动性核心成分包括：共同性注意、假想行为、听从指令、模仿行为等。其次，根据核心成分编制相关题目。

题目来源途径主要包括借鉴、改编国内外现有测量 ASD 的工具；基于开放式问卷中专家的补充和建议；临床诊断经验。

量表测试由专业人员现场观察婴幼儿行为反应的方式施测，被观察婴幼儿的主要带养人需在现场配合观察。整个测试完成需 15~20 分钟。主试需具有医学、心理学或教育学学历背景，并经过对该量表操作使用的专业培训。

（二）评分标准及结果分析

考虑到既往研究结果，即婴幼儿的临床症状并非儿童 ASD 所特有，而是以较轻的程度出现于非 ASD 婴幼儿中；儿童 ASD 所特有的不是哪个单一症状，而是在核心症状上有特殊的多点异常或偏离，因此，选择了多级评分。当儿童有 ASD 高危倾向，建议及时进行早期干预，并进行随访。

（三）常模资料

调查样本选自国内 6 个城市即北京、深圳、青岛、西安、重庆、贵阳的三级综合性医院及妇幼保健院儿童保健科、儿童心理门诊。为了检验量表的区分效力，我们设置了病例组和对照组。病例组由 ASD 患儿、发育迟缓患儿构成，即 ASD 患儿 60 例，发育迟缓患儿 60 例。该 120 例患儿年龄 13~20 个月，平均年龄（16.52 ± 2.82）个月。对照组由 60 例在上述医院做常规儿童保健的正常婴幼儿童构成，年龄 13~20 个月，平均年龄（16.72 ± 2.74）个月。数据分析共包含 180 名儿童。

(四)量表信、效度的检验方法及信效度分析

1. 量表信、效度的检验方法

(1)选取所有研究对象(病例组和对照组)。

(2)两名经过专业训练的心理评估人员对儿童按照评估员观察量表中 20 个题目的描述对婴幼儿进行观察评定,然后给出分数,以获得各个题目分及总分评分者信度。

(3)一周以后,对所有研究对象进行复测,以确定量表的重测信度。

(4)患儿年龄大于 24 个月以上时,对儿童进行随访,并依据 DSM-5 诊断标准最终确诊。

2. 量表的信度分析

(1)评定者信度

1)各维度的评定者信度:社会互动维度、沟通交流维度、兴趣与行为维度的评定者信度分别为 0.93、0.96、0.97(P 均 <0.01)。

2)量表总分的评定者信度:量表总分的评定者信度为 0.93(P<0.01)。

(2)重测信度

1)各维度的重测信度:各维度前后两次评分的重测信度分别为 0.96、0.96、0.97(P 均 < 0.01)。

2)量表总分的重测信度:量表总分的重测信度为 0.96(P<0.01)。

3)内部一致性信度:通过量表项目间的一致性程度来刻画量表的内部一致性信度。克龙巴赫 α 系数为 0.906(P<0.001),说明该量表内部一致性较好。

3. 量表的效度分析

(1)内容效度:由 8 名相关领域的 ASD 方面专家对量表内容进行评估,其中 6 名为发育儿科学专家、1 名为发展心理学专家、1 名为心理测量学专家。评估为三点评分量表。最终 ICIV 值为 0.94,具有良好的内容效度。

(2)区分效度

1)各条目的差异分析:对三组婴幼儿在各条目上进行比较,除兴趣行为和感知觉反应外,其他条目三组婴幼儿的得分均存在显著性差异。

2)各维度的差异分析:对三组儿童在各维度及总分上进行单因素方差分析,在社交互动维度、沟通交流维度、兴趣与行为维度及总分上,三组婴幼儿的得分均存在显著性差异。

3)各组的事后比较:为了得知差异发生的具体位置,对 ANOVA 结果进行了事后比较,在社交互动、沟通交流维度及总分上,三组婴幼儿在两两组之间均存在显著性差异。在兴趣与行为维度上,ASD 组和发育迟缓组之间不存在显著性差异(P >0.05),其他两两之间仍存在显著性差异(P < 0.05)。

4. 量表界限分和灵敏度、特异度、阳性预测值 正常婴幼儿组的总分最高分为 11 分,ASD 组总分最低分为 15 分;发育迟缓组最低总分为 10 分。当界限分设定为 J 值时,该量表的灵敏度为 1,特异度为 0.84,阳性预测值为 0.65;界限分设定为 Z 值时,灵敏度为 0.73,特异度为 0.97,阳性预测值为 0.94。因此,本研究基于 ASD 组和发育迟缓组的灵敏度和特异度取值情况,最终确定量表的筛查界限分为 J 值,诊断界限分为 Z 值。此时,对于 ASD 组,与临床诊断的符合率为 100%,漏诊 0 例。

三、量表的临床意义及社区应用情况

1. 量表的临床意义 ASD 作为一种严重的儿童神经发育障碍,早期识别及早期干预能明显影响患儿的预后。采用 CHCIA 量表进行筛查能较好地实现该目标,其临床意义与应用价值主要体现在如下几方面。

(1)目前常用的 ASD 筛查和评定量表适用年龄均大于 18 月龄的婴幼儿。CHCIA 筛查量表适用于 12~24 个月龄婴幼儿,将有助于促进儿童 ASD 的早期识别和早期干预工作。

(2)目前常用的 2 岁内低龄儿童 ASD 筛查量表多是家长访谈问卷,其敏感度不高,使得临床漏诊率较高。CHCIA 筛查量表是医护人员的专业评定量表,在确定量表临界分时,综合考虑了灵敏度、特异度和阳性预测值,选取了使灵敏度和特异度都较高的临界分,能有效地降低筛查的漏诊率和误诊率。

(3)根据儿童保健门诊应用情况的结果反馈可知,该量表具有较好的效标效度。CHCIA 评定量表设计合理,使用方便,非常适合广大医疗机构开展儿童 ASD 筛查工作。

2. 量表的社区应用情况 将编制出的 CHCIA 筛查量表用于中国 6 个城市中的 8 家三甲医院的儿童保健科门诊,对 5 396 名婴幼儿进行了评定。随访结果发现,筛查时量表总分大于或等于高危标准的婴幼儿共 15 例,随访至 2 岁以上时,根据 DSM-5 诊断标准,该 15 例婴幼儿均被临床诊断

为 ASD;量表总分等于或高于低危标准而低于高危标准的婴幼儿 30 例,随访至 2 岁以上时有 21 例最终确诊为 ASD,有 6 例诊断为发育迟缓,其余 3 名为正常儿童。而随机抽取的 5% 的正常儿童均未被诊断为 ASD。通过试用情况可以看出,该量表具有较好的临床效果。

目前,CHCIA 筛查量表已经应用于国内多家三级医院的儿童保健门诊,扩大了儿童保健的服务内涵,同时也有助于 ASD 儿童的早期识别和早期干预。

(邵 智)

参考文献

[1] 邵智,张雅如等.中国婴幼儿期 ASD 筛查量表的编制及信效度检验.中国儿童保健杂志,2019,1(27):15-18.

[2] Carpenter LA,Boan AD,Wahlquist AE,et al.Screening and direct assessment methodology to determine the prevalence of autism spectrum disorders.Annals of Epidemiology,2016,4(26):395-400.

[3] Sun X,Allison C,Auyeung B,et al.Service provision for autism in mainland China:A service providers perspective.Research in Developmental Disabilities,2013,34(1):440-451.

[4] Huang AX,Jia M,Wheeler JJ.Children with Autism in the People's Republic of China:Diagnosis,Legal Issues,and Educational Services.Journal of Autism and Developmental Disorders,2013,43(9):1991-2001.

[5] Khowaja MK,Hazzard AP,Robins DL. Sociodemographic barriers to early detection of autism:screening and evaluation using the M-CHAT,M-CHAT-R,and follow-up. Journal of Autism and Developmental Disorders,2015,45(6):1797-1808.

[6] Gray a PH,Edwards DM,O'Callaghan MJ,et al. Screening for autism spectrum disorder in very preterm infants during early childhood.Early human development,2015,91(12):271-276.

婴幼儿孤独症谱系障碍筛查量表
(The Checklist for China's Infants with Autism,CHCIA)

指导语:本量表共有 20 个条目,全部为测试员行为观察评定项目。每项均为多级评分,根据儿童的行为表现,在相应的评分上做出判断。

项目	评分		
	A	B	C
1. 目光接触			
2. 唤名反应			
3. 假扮行为			
4. 指向目标			
5. 儿童的身体姿势			
6. 兴趣与行为			
7. 交互性注意			
8. 游戏技巧			
9. 社会性微笑			
10. 听觉反应			
11. 听从指令			
12. 反应性注意			
13. 模仿行为			
14. 分离焦虑			

项目	评分		
	A	B	C
15. 口语表达			
16. 非语言交流			
17. 手势运用			
18. 感知觉反应			
19. 转换能力			
20. 交流行为			

第二章

孤独症谱系障碍红色预警信号系统观察量表

一、概述

孤独症谱系障碍红色预警信号系统观察量表(Systematic Observation of Red Flags, SORF)是2004年由佛罗里达州立大学的 Amy M Wetherby 博士牵头编制的一种观察性方法,是为社交沟通象征行为量表(CSBS)测试的儿童设计的辅助评估孤独症谱系障碍(ASD)临床表现的二级筛查量表。目前使用的是2016年修订版本。CSBS 是一个标准化的常模参照的工具,主要是用于评估儿童早期的社交沟通技能(SC),并不是专门 ASD 患儿的评估工具,但是整个评估的过程提供了理想的 ASD 患儿评估的行为样本,提供了一个系统的结构化或者半结构化的反映社交技能和重复刻板的行为样本。SORF 同时评估这些行为资料用于发现生后第二年的孤独症谱系障碍红色预警信号。

二、SORF 的结构

SORF 需由经过培训的专业人员进行评估,通常耗时15~20分钟。SORF 量表主要有22个 ASD 红色警示条目,这些条目是依据2013年5月美国精神病学会发布的《精神障碍诊断与统计手册第5版》(diagnostic and statistical manual of mental disorders 5th ed, DSM-5)的诊断标准编制的。

SORF 分为两个能区:一个是社会沟通技能(SC),一个是重复刻板行为(RRB),每个能区11个条目。每个条目有0~3分四个评分等级,0分是指无相应的症状表现,3分是指表现出比较严重的症状。通常能够有效的区分 ASD 和广泛发育障碍的婴幼儿。与既往的工具和研究相一致,RRB 重复刻板行为打分并不能够单独有效筛查出 ASD 婴幼儿。部分 ASD 特有的行为表现不能有效预测 ASD 的严重程度,因此在量表中有五项并未记入总分和分量表分的计算中,包括:7,13,18,20,21。但是这些条目并未从量表中剔除,因此为可为临床医生提供基于 DSM-5 的诊断标准的症状学特征。

三、SORF 的信、效度

SORF 可用于16~24月龄的婴幼儿进行早期的 ASD 筛查。常模和信、效度的研究来源于247名美国佛罗里达州的16~24月龄的婴幼儿,其中130名 ASD 患儿,61名发育落后儿童,56名正常发育儿童,依据统计学分析有一个建议截点分,可以较好地区分 ASD 患儿和非 ASD 儿童,曲线下面积为0.84~0.87。量表内部相关系数0.60,总体量表信度0.86,两个能区信度分别为0.84、0.76。见表4-2-1。

表 4-2-1　SORF 的信、效度

SORF	曲线下面积（AUC）	灵敏度	特异度
预警信号条目	0.86	0.79	0.75
SC 社交沟通分	0.85	0.80	0.72
RRB 刻板行为分	0.79	0.79	0.66
总分	0.87	0.80	0.78

四、SORF 的应用和评价

SORF 与诊断性评估相比较具有更好的实用性,而优于其他筛查量表的特征是不仅能够进行二级筛查,还能够判断症状的严重程度。与 M-CHAT 相比,SORF 能够更好地筛查出高功能 ASD 患儿。SORF 阳性的患儿需要进一步转诊至专科门诊进行诊断性的评估。

在使用 SORF 如不能配合 CSBS 工具的行为样本使用,也可应用于其他行为样本,但是建议较长时间(10 分钟以上)的行为观察和 / 或较多内容的行为反应观察才能够有效地进行评估。

（徐明玉）

参考文献

[1] Deanna D, Whitney G, Sheri TS, et al.Psychometric analysis of the Systematic Observation of Red Flags for autism spectrum disorder in toddlers.Autism,2017,21 (3):301-309.

[2] Wetherby A, Woods J, Allen L, et al.Early indicators of autism spectrum disorders in the second year of life. Journal of Autism and Developmental Disorders,2004, 34 :473-493.

[3] 邵智,张雅如.中国婴幼儿期 ASD 筛查量表的编制及信效度检验.中国儿童保健杂志,2019,1 (27):15-18.

[4] Carpenter LA, Boan AD, Wahlquist AE, et al.Screening and direct assessment methodology to determine the prevalence of autism spectrum disorders.Annals of Epidemiology,2016,4(26):395-400.

孤独症谱系障碍红色预警信号系统观察量表
（Systematic Observation of Red Flags, SORF)

每一项目前面都有四个数字(0,1,2,3),如非常担心孩子的此表现,圈 3;如比较担心孩子的此表现,圈 2;如轻度担心此表现,圈 1;如无此担心,圈 0。

A. 社会交流和社交互动的异常				
1)缺乏社交情绪互动				
0	1	2	3	1. 很少分享热情,愉悦的表达 *
0	1	2	3	2. 感情淡漠或者面部表情较少 *
0	1	2	3	3. 很少分享兴趣 *
0	1	2	3	4. 对叫名字或者社交信号缺少反应 *
2)缺乏用于社交活动的非言语交流				
0	1	2	3	5. 很少面部的眼神注视 *
0	1	2	3	6. 很少常见手势,如出示和指点 *
0	1	2	3	7. 使用他人的手或身体作为工具,但缺乏眼神注视
0	1	2	3	8. 在使用声音进行交流时很少使用辅音 *
0	1	2	3	9. 很少协同非言语交流 *
3)缺乏和照养者之外他人的关系				
0	1	2	3	10. 对人的兴趣小于对物品的兴趣 *
0	1	2	3	11. 很好地共享社交互动游戏 *
B. 重复刻板的动作,兴趣或活动				
1)重复刻板的行为				
0	1	2	3	12. 反复移动物体 *
0	1	2	3	13. 重复的身体运动或姿势

续表

0	1	2	3	14. 重复的声音或语调 *
2)过度坚持常规和仪式化行为				
0	1	2	3	15. 行为的仪式化模式 *
0	1	2	3	16. 对于改变的过度痛苦反应 *
3)刻板,固定的异常兴趣				
0	1	2	3	17. 对某种物品、动作、活动的过度兴趣 *
0	1	2	3	18. 抓紧特别的物品
0	1	2	3	19. 对物品过度的注意 *
0	1	2	3	20. 对物品部件(部分)的固定兴趣
4)对感觉刺激的过高或过低反应				
0	1	2	3	21. 对特殊声音、质地或其他感觉刺激缺乏反应或者不良反应
0	1	2	3	22. 过度寻求感觉刺激,或者对环境中的感觉刺激特别有兴趣 *
预警信号数目		社交沟通分 *		刻板行为分 *　　　　　总分 *

注:仅 * 星号项目计入分数

第三章

改良婴幼儿孤独症量表（中文修订版及中文简化版）

一、概述

儿童孤独症是广泛发育障碍中最具代表性的疾病，早期筛查和诊断该障碍对早期干预该障碍、改善其预后具有重要意义。孤独症早期筛查和诊断的两个核心症状为相互注意协调能力（joint attention）及象征扮演游戏能力（pretend play）的缺陷。婴幼儿孤独症量表（the Checklist for Autism in Toddlers，CHAT）是 Baron 等根据这两个核心症状设计的，用于 18 个月大孤独症患儿的筛查。改良婴幼儿孤独症量表（the Modified Checklist for Autism in Toddlers，M-CHAT）是由美国的 Robins 等根据本国实际情况及为了增加量表的灵敏度，经由 CHAT 原作者同意，将 CHAT 改编而成，可用于 18~24 月龄婴幼儿孤独症的筛查。香港的 Virginia Wong 等将 CHAT 和 M-CHAT 翻译成中文并组合修订成 CHAT-23，该量表也用于筛查智龄 18~24 月的孤独症患儿。北京大学第六医院的刘靖教授与其团队等经原作者同意后翻译引进了改良婴幼儿孤独症量表（M-CHAT），对该量表条目及评分方法未作任何修改，形成了 M-CHAT 中文版，并运用于孤独症的早期筛查研究。

研究过程中，研究者发现 M-CHAT 中文版的灵敏度高，但特异度低；评分过程中，需要区分核心条目与非核心条目、逆向与正向条目、两种不同的诊断标准，评分方法复杂；条目为是 / 否二分法，不利于体现症状的严重程度，故对 M-CHAT 中文版进行了修订。修订后的量表为 M-CHAT 中文修订版，较原 M-CHAT 中文版评分方法更简便：根据总分就能判断筛查结果。

在分析 M-CHAT 中文修订版的研究结果中，研究者发现有部分条目的效度或信度欠佳，故在删除了 5 个条目之后、形成了一个包含了 18 个条目的 M-CHAT 中文简化版量表，并进一步研究该量表的信、效度，发现该量表具有更好的信、效度。

二、量表的结构及评分标准

M-CHAT 中文版为 M-CHAT 翻译的量表，条目与评分方法与原英文版一样。M-CHAT 中文版及 M-CHAT 中文修订版均保留了 M-CHAT 的 23 个条目，其中 M-CHAT 中文版延续了原来的"是 / 否"评分方法，评分标准与原 M-CHAT 相同：

标准一：23 个条目中，≥ 3 个条目为阳性即判断为筛查阳性；

标准二：6 个核心条目中，≥ 2 个条目为阳性即判断为筛查阳性；只要符合上述两个标准中任何一个，均可判断为孤独症筛查阳性。

M-CHAT 中文修订版的条目与 M-CHAT 中文版一样，但评分方法与 M-CHAT 中文版不同：除了条目 16 仍为"是 / 否"评分、分值为"0、1"，其余条目的评分方法改为"从不、偶尔、有时、经常"，分值相应设定为"3、2、1、0 分"（逆向条目分值则为 0、1、2、3 分）。根据所有条目得分的总分即可得出筛查结果。

具体判定方法：量表总分 ≥ 17 分为筛查阳性。M-CHAT 中文修订版明显简化了筛查结果判断，使量表的评分方法变得简单便捷，有利于临床应用和推广。

三、M-CHAT 中文简化版的修订

M-CHAT 中文简化版是把 M-CHAT 中文修订版中信度或效度欠佳的 5 个条目删除后形成,具体删除的条目包括条目 1、3、11、16 及 18,剩下的 18 个条目进行重新排序。筛查结果也是根据总分判断:量表总分 ≥ 13 分为筛查阳性。

四、量表的信、效度及临床应用研究

刘靖等研究显示:M-CHAT 中文版总分的评分者信度和重测信度分别为 79% 和 77%,灵敏度高(96%),但特异度低(60%)。

M-CHAT 中文修订版总体的信度较原评分方法提高:总分的评分者信度和重测信度分别为 89% 和 83%;取筛查界限分为 17 分时,量表的灵敏度为 91%,特异度为 81%。

M-CHAT 中文简化版的筛查阳性界限分为 13 分,其灵敏度和特异度分别为 92% 和 83%,阳性和阴性预测值分别为 82.7% 和 89.2%,内部一致性检验 Cronbach α 系数为 0.94。

至此,刘靖教授团队对 M-CHAT 量表的引进、修订和简化已经完成,但目前在国内推广应用、进一步检验的工作尚未完成,需在今后的科研和临床工作中进一步检验。

五、量表修订者的联系方式

刘靖,北京大学第六医院,ljyuch@163.com。

(刘 靖 龚郁杏)

参考文献

[1] 龚郁杏,刘靖,李长璟,等.改良婴幼儿孤独症量表中文修订版的信效度.中国心理卫生杂志,2012,26(6):476-480.

[2] 龚郁杏,刘靖,郭延庆,等.改良婴幼儿孤独症量表中文简化版的效度和信度.中国心理卫生杂志,2015,29(2):121-124.

[3] 杨玉凤.儿童发育行为心理评定量表.北京:人民卫生出版社,2016:198-199.

[4] 沈继英,肖婷,肖湘,等.改良婴幼儿孤独症量表与婴幼儿孤独症量表临床应用比较.中国心理卫生杂志,2012,26(5):340-344.

[5] 中华医学会儿科学分会发育行为学组.孤独症谱系障碍儿童早期识别筛查和早期干预专家共识.中华儿科杂志,2017,55(12):890-897.

改良婴幼儿孤独症量表(中文修订版)
(the Modified Checklist for Autism in Toddlers,M-CHAT 中文修订版)

儿童姓名:_____ 填写人姓名:_____ 与儿童的关系:_____

填写日期:_____

请在符合您孩子真实情况的答案上打"√",不要遗漏任何问题。

1. 您的孩子喜欢被您放在膝上做摇摆、蹦跳之类的事情吗?	从不 3	偶尔 2	有时 1	经常 0
2. 您的孩子对其他孩子有兴趣吗?	从不 3	偶尔 2	有时 1	经常 0
3. 您的孩子喜欢爬上爬下,想上楼梯吗?	从不 3	偶尔 2	有时 1	经常 0
4. 您的孩子喜欢藏猫猫或者捉迷藏的游戏吗?	从不 3	偶尔 2	有时 1	经常 0
5. 您的孩子会假装做事吗? 如:打电话或照顾洋娃娃,或者假装其他别的事情?	从不 3	偶尔 2	有时 1	经常 0
6. 您的孩子曾用示指指着东西,要求要某样东西吗?	从不 3	偶尔 2	有时 1	经常 0
7. 您的孩子曾用示指指着东西,表示对某样东西有兴趣吗?	从不 3	偶尔 2	有时 1	经常 0
8. 您的孩子会正确玩小玩具(例如车子或积木),而不是把它们放在嘴里、随便乱动或是把它们丢掉?	从不 3	偶尔 2	有时 1	经常 0
9. 您的孩子曾经拿东西给您(父母)看吗?	从不 3	偶尔 2	有时 1	经常 0
10. 您的孩子看着您的眼睛超过一两秒钟吗?	从不 3	偶尔 2	有时 1	经常 0
11. 您的孩子曾经看起来像对噪声特别敏感吗(比如捂住耳朵)?	从不 0	偶尔 1	有时 2	经常 3
12. 您的孩子看着您的脸或者您的笑容时,会以微笑回应吗?	从不 3	偶尔 2	有时 1	经常 0

续表

13. 您的孩子会模仿您吗?（例如您做鬼脸,您的孩子也会模仿吗？）	从不 3	偶尔 2	有时 1	经常 0
14. 当您叫孩子的名字时,他 / 她会有反应吗?	从不 3	偶尔 2	有时 1	经常 0
15. 如果您指着房间另一头的玩具,您的孩子会看那个玩具吗?	从不 3	偶尔 2	有时 1	经常 0
16. 您的孩子会走路吗?	是 0			否 1
17. 您的孩子会看您正在看的东西吗?	从不 3	偶尔 2	有时 1	经常 0
18. 您的孩子会在他 / 她的脸附近做一些不同寻常的手指动作吗?	从不 0	偶尔 1	有时 2	经常 3
19. 您的孩子会设法吸引您看他 / 她自己的活动吗?	从不 3	偶尔 2	有时 1	经常 0
20. 您是否曾经怀疑您的孩子听力有问题?	从不 0	偶尔 1	有时 2	经常 3
21. 您的孩子理解别人说的话吗?	从不 3	偶尔 2	有时 1	经常 0
22. 您的孩子有时候会无目标地凝视或者无目的地走来走去吗?	从不 0	偶尔 1	有时 2	经常 3
23. 您的孩子碰到不熟悉的事物时会看着您的脸,看看您的反应吗?	从不 3	偶尔 2	有时 1	经常 0

改良婴幼儿孤独症量表(中文简化版)
(the Modified Checklist for Autism in Toddlers,M-CHAT 中文简化版)

儿童姓名:_____填写人姓名:_____与儿童的关系:_____

填写日期:_____

请在符合您孩子真实情况的答案上打"√",不要遗漏任何问题。

1. 您的孩子对其他孩子有兴趣吗?	从不 3	偶尔 2	有时 1	经常 0
2. 您的孩子喜欢藏猫猫或者捉迷藏的游戏吗?	从不 3	偶尔 2	有时 1	经常 0
3. 您的孩子会假装做事吗？如:打电话或照顾洋娃娃,或者假装其他别的事情?	从不 3	偶尔 2	有时 1	经常 0
4. 您的孩子曾用示指指着东西,要求要某样东西吗?	从不 3	偶尔 2	有时 1	经常 0
5. 您的孩子曾用示指指着东西,表示对某样东西有兴趣吗?	从不 3	偶尔 2	有时 1	经常 0
6. 您的孩子会正确玩小玩具(例如车子或积木),而不是把它们放在嘴里、随便乱动或是把它们丢掉?	从不 3	偶尔 2	有时 1	经常 0
7. 您的孩子曾经拿东西给您(父母)看吗?	从不 3	偶尔 2	有时 1	经常 0
8. 您的孩子看着您的眼睛超过一两秒钟吗?	从不 3	偶尔 2	有时 1	经常 0
9. 您的孩子看着您的脸或者您的笑容时,会以微笑回应吗?	从不 3	偶尔 2	有时 1	经常 0
10. 您的孩子会模仿您吗?（例如您做鬼脸,您的孩子也会模仿吗？）	从不 3	偶尔 2	有时 1	经常 0
11. 当您叫孩子的名字时,他 / 她会有反应吗?	从不 3	偶尔 2	有时 1	经常 0
12. 如果您指着房间另一头的玩具,您的孩子会看那个玩具吗?	从不 3	偶尔 2	有时 1	经常 0
13. 您的孩子会看您正在看的东西吗?	从不 3	偶尔 2	有时 1	经常 0
14. 您的孩子会设法吸引您看他 / 她自己的活动吗?	从不 3	偶尔 2	有时 1	经常 0
15. 您是否曾经怀疑您的孩子听力有问题?	从不 0	偶尔 1	有时 2	经常 3
16. 您的孩子理解别人说的话吗?	从不 3	偶尔 2	有时 1	经常 0
17. 您的孩子有时候会无目标地凝视或者无目的地走来走去吗?	从不 0	偶尔 1	有时 2	经常 3
18. 您的孩子碰到不熟悉的事物时会看着您的脸,看看您的反应吗?	从不 3	偶尔 2	有时 1	经常 0

第四章

孤独症行为量表

一、概述

孤独症行为量表（Autism Behavior Checklist, ABC）是由 Krug 等于 1978 年编制，适用于 18 个月至 35 岁孤独症患者的筛查、辅助诊断。原作者使用的样本年龄段从 8 个月到 28 岁。原作者研究显示，该量表的评定者信度为 94%、重测信度为 95%；当筛查界限分定为 53 分、诊断分定为 68 分时其阳性符合率为 85%。我国于 1989 年引进 ABC 量表，试用后发现该量表在不同年龄段、不同性别的使用方面无差异。

二、量表的结构及评分标准

ABC 共有 57 个条目，涉及孤独症患儿的感觉、行为、情绪、语言、生活自理等多方面的症状，可总结为 5 个因子：感觉 S（9 个条目、共 30 分）、交往 R（12 个条目、共 35 分）、躯体运动 B（12 个条目、共 28 分）、语言 L（13 个条目、共 31 分）和生活自理 S（11 个条目、共 25 分）。每个条目根据其在量表中不同的负荷给予不同的分数，从 1 分到 4 分不等；任何一个条目，患儿只要有该项表现，不论症状轻重，就可得该项分数，最后根据所有条目的总得分评定结果。

评定结果的方法：当量表总分 ≥ 31 分时，可以作为孤独症筛查阳性界限分，总分 ≥ 62 分时可作为孤独症辅助诊断、鉴别诊断的界限分。量表总分越高，孤独症行为症状越严重。量表由患儿的父母或者与其共同生活达 2 周以上的人进行评定，评定需要 10~15 分钟。

三、量表的信、效度及临床应用研究

Marteleto 等研究显示，ABC 量表判断孤独症的准确率为 81.6%，当界限分为 68 分时，灵敏度为 57.9%，特异度为 94.7%；而降低界限分至 49 分时，ABC 的灵敏度为 92.1%，特异度为 92.6%，故建议临床应用时降低其界限分。Juneja 等用 ABC 评估了 51 名孤独症患儿，结果显示：当 ABC 量表的界限分为 67 分时，只有 40 名被评定为孤独症的患儿；当减低其界限分至 45 分时，灵敏度可升至 98%，故认为 ABC 量表在临床运用中应适当降低其界限分。

北京大学第六医院的杨晓玲、贾美香等运用该量表对国内 60 名孤独症患儿、157 名精神发育迟滞患儿及 108 名正常儿童进行测试，研究显示，当 ABC 量表总分 ≥ 31 分时为孤独症筛查阳性界限分，ABC 量表总分 ≥ 62 分作为临床诊断及鉴别诊断的界值分时，其信、效度均为 1。

ABC 量表在我国多年的临床应用均显示出较好的信度和效度。孤独症诊断的阳性符合率达 80%。目前一直广泛用于孤独症的筛查诊断、病情严重程度、治疗效果及鉴别诊断评估等方面，当总分 ≥ 62 分时，对诊断与鉴别诊断有较好的阳性率。是最为常用的儿童孤独症评估量表之一。

（贾美香　龚郁杏）

参考文献

[1] Krug DA, Arick JR, Almond PJ. Autism screening Instrument for Education Planning: Background and Development. In J.Gillam (Ed.), Autism: Diagnosis, Instruction, Management and Research. Austin (Texas): University of Texas Press, 1978.

[2] 杨晓玲,黄悦勤,贾美香,等.孤独症行为量表试测报告.中国心理卫生杂志,1993,7(6):279-280.

[3] 杨玉凤.儿童发育行为心理评定量表.北京:人民卫生出版社,2016:203-206.

[4] 中华医学会儿科学分会发育行为学组.孤独症谱系障碍儿童早期识别筛查和早期干预专家共识.中华儿科杂志,2017,55(12):890-897.

[5] 刘燕玉,肖志平.团体心理治疗对慢性精神分裂症患者认知功能的影响.上海医药,2019,40(12):60-62.

孤独症行为评定量表(ABC量表)
(Autism Behavior Checklist, ABC)

患儿姓名:＿＿＿＿＿ 性别:＿＿＿＿＿ 年龄:＿＿＿＿＿ 填报表人:＿＿＿＿＿ 与患儿关系:＿＿＿＿＿

(注:填报人指患儿父母或与患儿共同生活达两周以上的人)

本量表共列出患儿的感觉、行为、情绪、语言等方面异常表现的57个项目,请在每项做"是"与"否"的判断,判断"是"就在每项标示的分数打"√"符号,判断"否"不打号,不要漏掉任何一项[注:感觉能力(S)、交往能力(R)、运动能力(B)、语言能力(L)和自我照顾能力(S)]。

内容	S 感觉能力	R 交往能力	B 运动能力	L 语言能力	S 自我照顾能力
1. 喜欢长时间的自身旋转。					
2. 学会做一件简单的事,但是很快就"忘记"。					
3. 经常没有接触环境或进行交往的要求。					
4. 往往不能接受简单的指令(如坐下、来这儿等)。					
5. 不会玩玩具等(如没完没了地转动或乱扔、揉等)。					
6. 视觉辨别能力差(如对一种物体的特征——大小、颜色或位置等的辨别能力差)。					
7. 无交往性微笑(无社交性微笑,即不会与人点头、招呼、微笑)。					
8. 代词运用的颠倒或混乱(如把"你"说成"我"等)。					
9. 长时间的总拿着某件东西。					
10. 似乎不在听人说话,以致怀疑他/她有听力问题。					
11. 说话无抑扬顿挫、无节奏。					
12. 长时间的摇摆身体。					
13. 要去拿什么东西,但不是身体所能达到的地方(即对自身与物体距离估计不足)。					
14. 对环境和日常生活规律的改变产生强烈反应。					
15. 当他和其他人在一起时,对呼唤他的名字无反应。					
16. 经常做出前冲、脚尖行走、手指轻掐、轻弹等动作。					
17. 对其他人的面部表情或情感没有反应。					
18. 说话时很少用"是"或"我"等词。					
19. 有某一方面的特殊能力,似乎与智力低下不相符合。					
20. 不能执行简单的含有介词的指令(如把球放在盒子上或把球放在盒子里)。					

续表

内容	S 感觉能力	R 交往能力	B 运动能力	L 语言能力	S 自我照顾能力
21. 有时对很大声音不产生吃惊的反应(可能让人想到患儿是聋子)。					
22. 经常拍打手。					
23. 发大脾气或经常发脾气。					
24. 主动回避与别人进行眼光接触。					
25. 拒绝别人接触或拥抱。					
26. 有时对很痛苦的刺激如摔伤、割破或注射不引起反应。					
27. 身体表现很僵硬、很难抱住(如打挺)。					
28. 当抱着他时,感到他肌肉松弛(即他不紧贴着抱他的人)。					
29. 以姿势、手势表示所渴望得到的东西(而不倾向用语言表示)。					
30. 常用脚尖走路。					
31. 用咬人、撞人、踢人等来伤害他人。					
32. 不断地重复短句。					
33. 游戏时不模仿其他患儿。					
34. 当强光直接照射眼睛时常常不眨眼。					
35. 以撞头、咬手等行为来自伤。					
36. 想要什么东西不能等待(一想要什么东西就马上要得到)。					
37. 不能指出 5 个以上物体的名称。					
38. 不能发展任何友谊(不会和小朋友来往交朋友)。					
39. 有许多声音的时候常常盖着耳朵。					
40. 经常旋转碰撞物体。					
41. 在训练大小便方面有困难(不会控制住小便)。					
42. 一天只能提出 5 个以内的要求。					
43. 经常受到惊吓或非常焦虑、不安。					
44. 在正常光线下斜眼、闭眼、皱眉。					
45. 不是经常帮助的话,不会自己给自己穿衣。					
46. 一遍一遍重复一些声音或词。					
47. 瞪着眼看人,好像要"看穿"似的。					
48. 重复别人的问话和回答。					
49. 经常不能意识所处的环境,并且可能对危险情况不在意。					
50. 特别喜欢摆弄并着迷于单调的东西或游戏、活动等(如来回地走或跑,没完没了地蹦、跳、拍、敲)。					
51. 对周围东西喜欢触摸、嗅和 / 或尝。					
52. 对生人常无视觉反应(对来人不看)。					
53. 纠缠在一些复杂的仪式行为上,就像缠在魔圈子内(如走路一定要走一定的路线,饭前或睡前或干什么事以前一定要把什么东西摆在什么样的地方或做什么动作,否则就不睡、不吃等)。					
54. 经常毁坏东西(如玩具、家里的一切用具很快就弄破了)。					
55. 在两岁半以前就发现该患儿发育延迟。					
56. 日常生活中至今仅会用 15 个但又不超过 30 个短句来进行交往。					
57. 长期凝视一个地方(呆呆地看一处)。					

总分:S+R+B+L+S=(　　)

第五章

儿童期孤独症评定量表

一、概况

儿童期孤独症评定量表(Childhood Autism Rating Scale,CARS)由Schoplen等于1988年编制,卢建平、杨志伟等人修订。CARS是临床医生用于孤独症患儿言语、行为、感知觉等方面的观察评定工具。

二、应用评价

卢建平、杨志伟等应用报告,CARS量表内部一致性信度Cronbach α系数为0.735。15个项目与总分的相关系数在0.569~0.935之间,15个评定项目之间的相关系数在0.278~0.808之间。总分与ABC量表5个因子分(感觉、交往、躯体运动、语言、生活自理)的相关系数分别为0.449、0.420、0.178、0.328和0.360。CARS量表总分与ARS量表总分的相关系数为0.502。总分与ATEC量表的4个分量表相关系数为0.514、0.412、0.517和0.245,与ATEC量表总分相关系数为0.572。

根据量表作者提供的划界分,CARS量表对临床确认病例的阳性率为97.7%,对临床疑似病例的阳性率为84.6%。王喻等对临床诊断的22例孤独症患儿进行CARS评定,阳性率为95.5%。

三、CARS的临床应用

量表由15项内容组成,由检查者使用评定。该量表每项按1~4级评分,4级为最重一级,每级评分意义依次为"与年龄相当的行为表现""轻度异常""中度异常""严重异常"。每一级评分又有具体的描述说明,使不同的评分者之间尽可能一致。量表最高分为60分。总分低于30分则评为非孤独症;总分等于或高于36分,并且至少有5项的评分高于3分,则评为重度孤独症;总分在30~36之间,并且低于3分的项目不到5项,则评为轻-中度孤独症。

四、量表编制者联系方式

杨志伟,深圳市康宁医院。

(杨志伟　杨玉凤)

参考文献

[1] 李雪荣.现代儿童精神学.长沙:湖南科学技术出版社,1994:180-184.

[2] 卢建平,杨志伟,舒明耀,等.儿童孤独症量表的信度、效度分析.中国现代医学杂志,2004,14(3):119-121.

[3] 张勤良,张俊,刘凤琳,等.结构化教学法对孤独症谱系障碍儿童康复效果的影响研究2019,27(1):81-83.

[4] 杨玉凤.儿童发育行为心理评定量表.北京:人民卫生出版社,2016:206-208.

[5] Gray a PH,Edwards DM,O'Callaghan MJ,et al. Screening for autism spectrum disorder in very preterm infants during early childhood.Early human development,2015,91(12):271-276.

儿童孤独症评定量表
（Childhood Autism Rating Scale，CARS）

1. 人际关系
1分　与年龄相当：与年龄相符的奋进、自卫及表示不同意。
2分　轻度异常：缺乏一些眼光接触，不愿意，回避，过分害羞，对检查者反应有轻度缺陷。
3分　中度异常：回避人，要使劲打扰他才能得到反应。
4分　严重异常：强烈地回避，儿童对检查者很少反应，只有检查者强烈地干扰，才能产生反应。

2. 模仿（词和动作）
1分　与年龄相当：与年龄相符的模仿。
2分　轻度异常：大部分时间都模仿，偶尔在督促下或延迟一会儿能模仿。
3分　中度异常：在检查者极大的要求下才有时模仿。
4分　重度异常：很少用语言或运动模仿别人。

3. 情感反应
1分　与年龄相当：与年龄、情境相适应的情感反应（愉快不愉快）和兴趣，通过面部表情、姿势的变化来表达。
2分　轻度异常：对不同的情感刺激缺乏相应的反应，情感可能受限或过分。
3分　中度异常：不适当的情感的示意，反应相当受限或过分，或往往与刺激无关。
4分　严重异常：极刻板的情感反应，对检查者坚持改变的情境很少产生适当的反应。

4. 躯体运用能力
1分　与年龄相当：与年龄相适应的利用和意识。
2分　轻度异常：躯体运用方面有点特殊，如某些刻板运动，笨拙，缺乏协调性。
3分　中度异常：有中度特殊的手指或身体姿势功能失调的征象，摇动旋转，手指摆动，脚尖走。
4分　严重异常：如上述所描述的严重而广泛地发生。

5. 与非生命物体的关系
1分　与年龄相当：适合年龄的兴趣运用和探索。
2分　轻度异常：轻度的对东西缺乏兴趣或不适当地使用物体，像婴儿一样咬东西，猛敲东西，或者迷恋于物体发出的吱吱声或不停地开灯、关灯。
3分　中度异常：对多数物体缺乏兴趣或表现有些特别，如重复转动某件物体，反复用手指尖捏起东西，转轮子或对某部分着迷。
4分　严重异常：严重对物体不适当的兴趣、使用和探究，如上述发生的情况频繁地发生，很难使儿童分心。

6. 对环境变化的适应
1分　与年龄相当：对改变产生与年龄相适应的反应。
2分　轻度异常：对环境改变产生某些反应；倾向维持某一物体活动或坚持相同的反应形式。
3分　中度异常：对环境改变出现烦躁、沮丧的征象，当干扰他时很难被吸引过来。
4分　严重异常：对改变产生严重的反应，假如坚持强制性迫使其改变，儿童可能生气或极不合作，以暴怒作为反应。

7. 视觉反应
1分　与年龄相当：适合年龄的视觉反应，与其他感觉系统是整合方式。
2分　轻度异常：有时必须提醒儿童去注意物体，有时全神贯注于"镜像"，有的回避眼光接触，有的凝视空间，有的着迷于灯光。
3分　中度异常：经常要提醒他们正在干什么，喜欢观看光亮的物体，即使强迫他，也只有很少的眼光接触、盯着看人或凝视空间。
4分　严重异常：对物体和人时有广泛严重的视觉回避，着迷于使用"余光"。

8. 听觉反应
1分　与年龄相当：适合年龄的听觉反应。
2分　轻度异常：对听觉刺激或某些特殊声音缺乏一些反应，反应可能延迟，有时必须重复声音刺激，有时对大的声音敏感或对此声音分心。
3分　中度异常：对听觉不构成反应，或必须重复数次刺激才产生反应，对某些声音敏感（如很容易受惊，捂上耳朵等）。
4分　严重异常：对声音全面回避，对声音类型不加注意或极度敏感。

续表

9. 近处感觉反应

1分 与年龄相当:对疼痛产生适当强度的反应,正常触觉和嗅觉。

2分 轻度异常:对疼痛或轻度触碰、气味、味道等缺乏适当的反应,有时出现一些婴儿吸吮物体的表现。

3分 中度异常:对疼痛或者意外伤害缺乏反应却比较集中于触觉、嗅觉、味觉。

4分 严重异常:过度地集中于触觉的探究感觉而不是功能的作用(吸吮、舔或摩擦),完全忽视疼痛或过分地做出反应。

10. 焦虑反应

1分 与年龄相当:对情境产生与年龄相适应的反应,并且反应无延长。

2分 轻度异常:轻度焦虑反应。

3分 中度异常:中度焦虑反应。

4分 严重异常:严重的焦虑反应,儿童可能在会见的一段时间内不能坐下,或很害怕,或退缩等。

11. 语言交流

1分 与年龄相当:适合年龄的语言。

2分 轻度异常:语言迟钝,多数语言有意义,但有一点模仿语言。

3分 中度异常:缺乏语言或有意义的语言与不适当的语言相混淆(模仿言语或莫名其妙的话)。

4分 严重异常:严重的不正常语言,实质上缺乏可理解的语言或运用特殊的离奇的语言。

12. 非语言交流

1分 与年龄相当:与年龄相符的非语言性交流。

2分 轻度异常:非语言交流迟钝,交往仅为简单的或含糊的反应,如指出或去取他想要的东西。

3分 中度异常:缺乏非语言交往,儿童不会利用或不会对非语言的交往作出反应。

4分 严重异常:特别古怪的和不可理解的非语言的交往。

13. 活动水平

1分 与年龄相当:正常活动水平,既不多动也不少动。

2分 轻度异常:轻度不安静或有轻度活动缓慢,但一般可控制。

3分 中度异常:活动相当多,并且控制其活动量有困难,或者相当不活动或运动缓慢,检查者很频繁地控制或以极大努力才能得到反应。

4分 严重异常:极不正常的活动水平,要么是不停,要么是冷淡,很难得到儿童对任何事件的反应,不断地需要大人控制。

14. 智力功能

1分 与年龄相当:正常智力功能,无迟钝的证据。

2分 轻度异常:轻度智力低下,技能低下表现在各个领域。

3分 中度异常:中度智力低下,某些技能明显迟钝,其他的接近年龄水平。

4分 严重异常:智力严重障碍,某些技能表现迟钝,另外一些在年龄水平以上或不寻常。

15. 总的印象

1分 与年龄相当:不是孤独症。

2分 轻度异常:轻微的或轻度孤独症。

3分 中度异常:孤独症的中度征象。

4分 严重异常:非常多的孤独症征象。

第六章

阿斯伯格综合征筛查量表

一、概述

阿斯伯格综合征（Asperger's syndrome, AS）是儿童孤独症（autism）的一个类型，表现症状和特征较典型孤独症要轻，主要以社会交往障碍、局限而异常的兴趣行为模式，但具有与年龄相符的基本语言和认知功能，目前归于孤独症谱系障碍（ASD）范畴。由于这类儿童早期并无明显的语言和认知发育落后，为临床早期识别带来一定困难，现实中AS的误诊、漏诊率相当高，甚至有专家学者发现大约50%的AS一直到成年都未被诊断和评估过。AS儿童通常持续存在社会认知方面的问题，在学校或团体当中容易遭受排斥和欺负，很多AS容易合并各种情绪和行为问题，部分还可能出现抑郁症状甚至自杀；青春期以后的AS可能表现反社会行为、品行障碍、情绪障碍，甚至发展为分裂样精神障碍，故此早期识别诊断和指导训练尤其重要。早期识别也易于得到社会及家庭的接纳和认识，对AS患儿的教育成长具有重要而深远的意义。为此，修订者根据量表研制原理编制一套符合中国文化特点、适用于主流教育小学生群体（5~12岁）中筛查AS及其相关社会-沟通困难问题儿童的量表《阿斯伯格综合征筛查量表》（Asperger's Syndrome Screening Scale, ASSS）。

该量表以目前精神医学界对儿童AS的临床表现和诊断认识为基础，以AS的核心症状，首先确定三个维度，包括社会性障碍、沟通障碍和局限而异常的兴趣行为模式，辅以在临床诊断工作中所认识到的AS特征性表现为补充，增加特殊的认知和运动感知觉功能两个维度，共五个维度。

测量模式使用利克特量表（Likert Scale）模式，选项按照条目所描述的行为特征与患儿日常行为表现的符合程度采用四点式分等，形成量表框架。

条目的设置则参考国外编制和运用较为成熟且基本维度的确定和编制基础与本研究相匹配的相关量表如阿斯伯格诊断量表（Asperger's Syndrome Dagnostic Scale, ASDS）来研制出本量表的条目池，经预实验剔除了权重低的条目，保留了在AS患儿中出现频率相对高、家长易于理解、易于观察、易于评定的项目；同时根据临床诊疗工作中常见的AS行为表现，针对核心的三个维度和补充的两个维度编写条目，形成自编条目池；按每个纬度6~15个项目配比纳入条目，编制成量表的初版，共44个条目。

量表终稿经由相关领域专家从内容选样的适当性、条目的思想性和表述的清晰性等方面对量表结构和条目进行评价分析，达到无歧义、无逻辑或语法错误。

修订时充分考虑了检验指标，如根据社会心理学量表编制和信、效度分析理论基础，对量表进行检验，主要指标包括：①项目分析：区分度和适宜性；②信度：重测信度、内部一致性；③效度：表面效度、效标效度、结构效度、实证效度；④ROC曲线确定分界分。

量表可由不同受教育程度、职业范畴的父母或主要养育者单独填写，用时10~15分钟。进行主流教育学校适龄儿童样本的收集时，问卷回收率和有效率均可接受。家长一般根据条目内容对应儿童实际表现进行"完全不符合""有些符合""基本符合""完全符合"四个等级评价,10~15分钟即可完成。使用全量表总分对 AS 患儿进行筛查,ROC 曲线下面积为 0.98(P<0.01),划界分为 49 分,筛查特异度较理想。

二、信度与效度

(一) AS 的信度

本量表研制完成后在广州地区选择了 843 名年龄 5~12 岁的正常儿童(男童 463 名,女童 380 名),并按照 DSM-4 于 AS 的诊断标准确诊的 76 名 4~12 岁的 AS 患儿(男童 74 例,女童 2 例)进行了测试分析,进而做了信、效度检验。为检验其区分度情况,又按照 DSM-5 关于注意缺陷多动障碍(ADHD)的诊断标准选择了 5~11 岁的 ADHD 患儿 50 名(男 49 例,女 1 例)进行了评定分析。

结果显示:该量表的重测信度,总分复测相关系数 r 为 0.93,各条目复测相关系数 r 均在 0.70 以上;内部同质性检验:Cronbach α 系数为 0.94。

(二) 效标效度

以 DSM-5 为"金标准",量表筛查结果与其的关联系数 r 为 0.72;结构效度:探索性因子分析示 KMO 值为 0.95,析出 6 个因子可解释总变异的 50.00%;实证效度:AS 组、ADHD 组合正常儿童组各条目等级分布(除外第 31 和 40 项)有显著性差异(P<0.05),各因子分和总分上 AS 组显著高于 ADHD 组和正常儿童组。

(三) AS 的划界分

阿斯伯格综合征筛查量表的划界分:使用全量表总分对 AS 患儿进行筛查,ROC 曲线下面积为 0.98(P<0.01),划界分为 49 分,筛查能力最好。

阿斯伯格综合征症状和表现的定量分析表明,不同年龄 AS 患儿的量表得分不同,5 岁组、6 岁组、7 岁组三个年龄段 AS 儿童分别占 11.84%、14.47% 和 15.79%,且量表总分较高,分别为(74.6±5.1)分、(77.6±4.3)分和(76.6±5.7)分;AS 儿童 90% 以上存在一些症状和表现,可作为临床诊疗工作的参考。

(静 进 王 馨 金 宇)

参考文献

[1] Campbell JM.Diagnostic assessment of Asperger's disorder:a review of five third-party rating scales.J Autism Dev Disord,2005,35(1):25-35.

[2] Khouzam HR,El-Gabalawi F,Pirwaniet N,et al.Asperger's disorder:a review of its diagnosis and treatment. Compr Psychiatry,2004,45(3):184-191.

[3] Goldstein S.Review of the Asperger Syndrome Diagnostic Scale.J Autism Dev Disord,2002,32(6):611-614.

[4] 杨玉凤.儿童发育行为心理评定量表.北京:人民卫生出版社,2016:214-218.

[5] 静进.孤独症谱系障碍儿童康复教育现状及趋势.中国儿童保健杂志,2016,24(12):1233-1236.

阿斯伯格综合征儿童筛查量表
（Asperger's Syndrome Screening Scale，ASSS）

基本资料

儿童姓名：_____ 年龄：____岁____月 性别：□男 □女

出生日期：_____年___月___日 填表日期：_____年___月___日

是否独生：□是 □否_____（若选"否"请注明其他孩子情况）

就读学校/幼儿园：_____

填表人与儿童的关系：□母亲 □父亲 □(外)祖父母 □教师 □其他_____ 联系电话：_____

孩子出生时父亲的年龄：_____岁 母亲的年龄：_____岁

父亲的受教育程度：□文盲 □小学 □初中 □高中/中专 □大学/大专 □研究生及以上

母亲的受教育程度：□文盲 □小学 □初中 □高中/中专 □大学/大专 □研究生及以上

父亲的职业：□干部 □技术人员 □个体 □工人 □农民 □军人 □待业 □其他_____

母亲的职业：□干部 □技术人员 □个体 □工人 □农民 □军人 □待业 □其他_____

填表说明：

1. 以下问题与您的孩子或您照顾的孩子有关，请父母或长期与孩子生活在一起、熟悉孩子情况的其他成人填写；如果您不确定孩子是否有某一行为，请询问其他熟悉孩子的成人后再予以填写；

2. 请根据您在日常生活中所观察到孩子的行为进行填写，选择最符合您孩子情况的一项，在相应的格子里画"√"；其中完全不符合代表您的孩子有 25% 以下的情况会出现条目所描述的行为，有些符合代表 25%~50% 符合，基本符合代表 50%~75% 符合，完全符合代表 75% 以上符合。

　　请务必完成每一道题，不要遗漏，谢谢合作。

	项目	完全不符合	有些符合	基本符合	完全符合
1	想交朋友但是方法不得当，总是没有或很少有朋友。				
2	重复做某件事或只喜欢做自己感兴趣的事。				
3	我行我素，不能理解或遵守规则，破坏课堂纪律或游戏规则。				
4	说起自己感兴趣的话题就滔滔不绝，难以打断，不理会他人的感受。				
5	对某一方面的东西特别感兴趣，甚至着迷或有所钻研。				
6	难以融入同龄儿的群体，表现得不合群。				
7	会注意到一般人不易留意到的细节问题，喜欢挑别人的毛病。				
8	与他人缺少眼神接触或目光对视。				
9	过分刻板地遵守规则而不懂得变通和灵活。				
10	说话缺乏感情色彩，声调单一。				
11	有很好的机械记忆（对不需要理解的东西记忆很好）。				
12	坐不住或过分好动。				
13	会重复说一件事或者反复询问一个问题。				
14	很难理解他人的感受、想法或意图。				
15	不服从指令，听而不闻。				
16	注意力不集中，但对于自己感兴趣的事情除外。				
17	有不合时宜或不和场景的行为（如在图书馆里大声说话）。				
18	比起同龄儿童，更喜欢和大人在一起。				

续表

	项目	完全不符合	有些符合	基本符合	完全符合
19	难以理解话背后真正的意思，按字面意思理解。				
20	生活习惯或计划发生改变时容易变得不高兴、担心或发脾气。				
21	运动笨拙或不协调。				
22	不懂得尊重别人的隐私或个人空间。				
23	难以描述自己的感受或想法。				
24	行为幼稚，表现得比同龄儿要小。				
25	书写或其他精细复杂的动作上有困难或显得笨拙。				
26	对陌生人过分热情或毫不理睬。				
27	谈话缺乏主题或常跑题。				
28	有刻板行为(如啃、咬指甲、玩头发等)。				
29	要求他人接受自己的兴趣、规则或经验。				
30	对响亮、突发的声音敏感，有不寻常的反应，如哭闹、紧捂耳朵、尖叫或突然发怒。				
31	对气味过分敏感(如会闻到一般人不易留意的气味)。				
32	不懂得害羞，如洗完澡裸体走出来。				
33	容易发脾气或暴怒发作。				
34	不会或不喜欢与其他同龄儿进行互动、交换玩具或分享。				
35	在人多的场合或被要求的时候会感到不自在。				
36	交谈中不能继续他人的话题，而是转移到自己感兴趣的话题上。				
37	常思考一些古怪或令人费解的问题。				
38	步态或姿势别扭，容易摔倒。				
39	关注事物、规律等多过于关注人。				
40	不喜欢被别人拥抱。				
41	难以理解暗示(如在交谈中体会不到对方感到厌烦的暗示)。				
42	对批评过分敏感。				
43	难以通过他人的表情来了解他人的感受或意图。				
44	是否因孩子发育的问题看过医生。□是 □否(若选"是"，请继续填写下一项) 做过何诊断： □自闭症 □多动症 □学习困难 □其他				

请您继续回答下列问题：

1. 您最担心孩子的问题是什么？或者您认为孩子最主要的问题是什么？

_____

2. 您第一次发现孩子不寻常的行为是在他几岁？

_____

3. 这些不寻常的行为是不是在所有的情景下都会发生，或者最主要在哪些情景下发生？

_____

4. 请问您的家庭中有类似情况或非常内向的人吗？如果有请具体说明。

_____

5. 是否有带孩子到某些医院就诊,结果如何?

_____

6. 是否带孩子做过任何形式的训练?

_____

7. 您还有什么信息需要补充?

_____

_____

下列由医务人员填写:

记录人:_____ 填表地点:_____

量表编号:_____

分量表	粗分	标准分	百分比 /%
社会性			
语言			
认知			
适应不良			
感觉运动			
总粗分			
AS 商数			

第七章

社交反应量表(第2版)

一、概述

社交反应量表第2版(Social Responsiveness Scale Second Edition, SRS-2)是John N.Constantino, Christian P.Gruber在2012年用于评定2岁6个月到成年期ASD患者的社交能力。该量表一共有65个条目,分为5点评分量表。完成整个量表需要15~20分钟,计分及计算结果需要5~10分钟。计算得分转化为T分,分为正常、轻度、中度、重度四个等级,显示受试者互动社交行为方面的异常及日常社交行为中的困难程度,为临床诊断或心理教育计划的制订提供依据。该量表一共有四种版本,第一种是学龄前期版,适用于评定2岁6个月~4岁6个月年龄范围的受试者;第二种是学龄期版,适用于评定4~18岁年龄范围的受试者。这两种版本由受试者的父母亲或老师根据其情况完成。第三种是成年期他评版本,适用于19岁及以上年龄的受试者,由其父母亲、配偶、其他亲戚或朋友根据受试者情况完成。第四种是成人自评版本,适用于19岁及以上年龄的成人,由受试者自己评定。所有的版本都适合男女不同性别的人群。

量表标准化的常模来自于美国四个人口普查区1 963名受试者的4 709份数据。其中247名学龄前儿童(474个数据),1 014名学龄儿童(2 025个数据),702个成人(2 210个数据),这702个成人数据中包括657个自评数据。样本年龄涵盖了量表适用的年龄范围(2岁6个月以上),在性别、种族、受教育水平上与整个国家的比例有很好的一致性。

二、SRS-2的信度与效度

(一)信度

该量表内部一致性较高,Cronbach α系数约等于0.95(各种量表所有的性别、年龄范围内),评分者信度在0.72~0.82(四种量表)。

(二)效度

在量表效度方面,与社交交流问卷(Scoial Communication Questionnaire, SCQ)比较,其相关系数为0.68。与ASD诊断访谈问卷修订版(Autism Diagnostic Interview-Revised, ADI-R)中社交维度得分比较,与母亲报告版一致性在0.65~0.77,与父亲报告版一致性在0.64~0.70,教师报告版一致性在0.52~0.72。将该量表的学龄前版本与儿童孤独症评定量表(Childhood Autism Rating Scale, CARS)比较,一致性为0.41($n=21$, $P<0.01$),表明该量表在评定患儿与ASD有关的问题时较为有效。对于成人版和成人自评版,Mandell等人对诊断为ASD的成人组和非ASD控制组比较发现,该量表敏感性为0.72,特异性为0.60。

三、应用与评价

该量表能较客观地评价受试者的社会交往能力,且适用的年龄范围广,方便使用。目前其在德国、荷兰、日本、韩国等不同文化背景的国家中应用,均显示了良好的信、效度,能较好地评估ASD患儿的社交能力情况,对辅助诊断和制订干预计划都具有一定的参考、指导意义。

(张雅如　邵　智)

参考文献

［1］ Charman T, Baird G, Simonoff E, et al.Efficacy of three screening instrument in the identification of autistic-spectrum disorders.The British Journal of Psychiatry, 2007, 191 : 554-559.

［2］ 杨玉凤.儿童发育行为心理评定量表.北京:人民卫生出版社,2016 : 219-221.

［3］ 邹小兵.ASD 谱系障碍干预原则与 BSR 模式.中国儿童保健杂志,2019,27(1):1-3.

［4］ Mandell DS, Lawer LJ, Branch K, et al.Prevalence and correlates of autism:Review of available research and recommendation for educational intervention and future research.Journal of Autism and Developmental Disorders, 2011, 32(5):351-372.

［5］ 罗美芳,曹牧青,郭翠华,等.ASD 与语言发育迟缓儿童在年龄与发育进程问卷中的表现特征及差异.中国儿童保健杂志,2018,26(12):1200-1202.

第八章

孤独症诊断访谈问卷修订版

一、概述

孤独症诊断访谈问卷（Autism Diagnostic Interview-Revised，ADI-R）是 Michael Rutter 等人于 1994 年编制的。其 ADI-R 是一种针对主要照养人的访谈问卷。是用于 ASD 评估的深度的结构化父母访谈，适用于智商年龄 2 岁以上的可疑孤独症的患儿，ADI-R 是 ADI 的修订版本。与原版本相比较更加适用于年幼儿童，可以更好地区分孤独症患儿和其他神经发育障碍患儿。

二、ADI-R 的结构

ADI-R 需由经过培训的专业人员进行访谈，通常耗时 1.5~2.5 小时。ADI-R 共包括 93 个条目，主要提供四个能区的信息：社交互动质量，沟通和言语，重复刻板行为和狭隘兴趣，以及症状出现的年龄。父母或者照养者需报告孩子八个方面的信息，包括一般背景信息（如家庭、教育和既往诊断），总体行为特征，早期发展的里程碑，语言获得或倒退，现在语言和沟通功能，社交发育和游戏能力，兴趣和行为，其他临床相关的行为（如攻击行为或者癫痫）。ADI-R 诊断评分需要符合每一个评估标准的截点分以确保孤独症诊断的准确性：社交受损 =10，沟通和言语 =8（语言）和 7（非语言），重复刻板兴趣和行为 =3，发病年龄 =1。

ADI-R 可归纳为"社交发展和游戏"的 17 个评估分类。评估者对每一个回答做出相应的评分，然后选取分类中的特殊条目用于 ADI-R 的诊断评分，按照 ADI-R 的社交能区的标准截点分进行诊断。DSM-5-TR 的标准（a）"使用多种非语言行为

的功能的严重损伤"，评估的问题包括孩子的目光对视，社会性微笑，面部表情。标准（b）"建立同伴关系困难"，评估的问题包括询问孩子对于其他孩子的兴趣和反应，是否能和其他孩子合作、友谊。标准（c）"缺乏自发地分享快乐的动机"，评估孩子是否主动展示自己有兴趣的东西，是否愿意与其他人进行分享，是否主动与他人分享快乐。标准（d）"缺乏社会性的社交互动"，评估孩子社交发起的质量，是否有不合时宜的面部表情，是否有不合适的社交反应，当他人受伤或者生病时是否能够提供关心和照顾。

三、ADI-R 的信、效度

ADI-R 作为多中心临床试验中常用的孤独症诊断的金标准，具有较高的信度。重测信度达到 0.62~0.89。每个能区的内部一致性分别为：0.95、0.69、0.84；灵敏度分别为 0.64~0.89，0.69~0.89，0.63~0.86。

使用 1994 年版的 ADI-R 和婴儿发育格里菲斯量表（Griffiths Scale of Infant Development，简称"Griffiths"，1986）评估，也使用雷妮氏语言发展量表（Reynell Development Language Scales，简称"Reynell"，1985）评估了语言能力。该量表每个项目的效度在 0.63~0.89，每个分领域和整个领域的组间相关高于 0.92。

四、应用与评价

ADI-R 目前广泛地应用于国外及国内部分医院孤独症的临床诊断，为诊断提供了一套系统的、标准化的方法，被认为是诊断孤独症的另一个金标

准。但该量表使用过程中,对评估者的临床技术要求较高,所以评估者必须接受严格的培训。而且它用照养人对儿童日常生活中行为的描述来判断其发育过程和行为特征是否符合孤独症的诊断标准,较为主观,不能客观反映儿童的状况。虽然 ADI-R 被证明有较高的信度和效度,但对儿童系统的、标准化的观察不仅可以让我们发现那些不是很明显或者潜在的问题,而且可以发现儿童身上确实存在的社交互动和交流方面的障碍。因此,ADI-R 应当配合孤独症诊断观察量表 -2(ADOS-2)等临床观察工具联合使用,提供行为表现和发育进程信息,才能提高诊断的精确性。

(徐明玉)

参考文献

[1] Cox A, Rutter M & Holbrook D.Psychiatric interviewing techniques V.Experimental study: Eliciting factual information.British Journal of Psychiatry, 1981, 139: 29-37.

[2] Mawhood L, Howlin P & Rutter M.Autism and develpomental receptive language disorder: A comparative follow-up in early adult life: 1.Cognitive and language outcomes.Journal of Child Psychology & Psychiatry, 2000, 41, 547-559.

[3] 杨玉凤 . 儿童发育行为心理评定量表 . 北京 : 人民卫生出版社, 2016 : 218-219.

[4] 林力孜,静进 .ASD 谱系障碍的利他决策特点及其相关神经心理机制 . 中国儿童保健杂志, 2016, 12 : 1283-1286.

第九章

孤独症诊断观察量表 -2

一、概述

孤独症诊断观察量表(Autism Diagnostic Observation Schedule, ADOS) 是 Catherine Lord 等人于 1989 年编制的。一种半结构化的评估工具,适用于 2 岁以上的孤独症患儿。孤独症评估诊断工具第 2 版(Autism Diagnostic Observation Schedule Second Edition, ADOS-2)是一个用于评定可疑孤独症谱系障碍(ASD)个体交流、社会互动、玩/想象性使用玩具和刻板重复行为情况的标准评估工具。

该量表必须由经过专门训练的评估人员在标准化的活动情境下观察受试者的行为,整个操作时间为 35~40 分钟。量表根据受试者的能力水平和年龄的不同,设置了不同的活动,要求评估员与之发生互动,通过这些活动,评估人员可以观察儿童所表现的与诊断广泛性发育障碍有关的社会化行为和交流行为,然后对儿童的行为进行记录和编码,计算分数得出结果。该量表提供两个界限分:一个是诊断广泛性发育障碍的界限分;另一个是诊断孤独症的界限分。

量表共包含 8 个任务,包括结构化的任务(如猜谜、钉板等)和非结构化的任务(如玩具、绘画任务等)。评估员必须观察患儿在任务完成过程中是否出现了求助、象征性游戏、语言运用等靶行为,并对其进行编码,通过计分和评定,得出结果。评定包括四个方面的能力:社交互动、语言交流、刻板行为,情绪和异常行为,采用三级计分法(0 为正常,1 为可能异常,2 为明确的异常)。

量表标准化过程中,选取的受试者一共 40 名(其中孤独症患儿和青少年 20 名,非孤独症的儿童和青少年 20 名),匹配了他们的性别(男 12 名,女 8 名)、生理年龄(6~18 岁)、言语智商(采用韦特斯勒智力量表,总智商 50~80)。孤独症组中 10 名受试者来自于美国北卡罗来纳州结构化教学部,5 名来自于英国伦敦儿童青少年精神卫生中心,5 名来自于加拿大埃德蒙顿市的一家康复医院,这些患儿都满足 DSM Ⅲ-R(diagnostic and statistic manual of mental disorder.3rd ed.)中儿童孤独症的诊断标准。非孤独症组中,10 名受试者为智力障碍患者,来自英国伦敦一家特殊教育学校,7 名来自于埃德蒙顿市的一所职业中学,3 名来自于埃德蒙顿市的一个社会组织。

二、ADOS 的信度与效度

该量表选了 10 对评分者对受试者分别进行评定,8 个任务的评分者信度 kappa 值在 0.61~0.92,总的 kappa 值 0.58~0.87,10 对评分者平均 kappa 值为 0.72。

8 个任务的重测信度 kappa 值 0.57~0.84,整个量表重测 kappa 值 0.58~0.92,对于单独个体来说,重测 kappa 值 0.58~0,92,而两组间的重测结果前后没有差异。

量表效度验证选择了四组儿童:轻度发育迟缓孤独症组、智力障碍组、无智力迟缓孤独症组、正常儿童,每组 20 名,与 ICD-10 中孤独症诊断的临床指导手册草案(WHO,1987)比较,ADOS 呈现了良好的效度。在受试者社交领域的评估中,$\chi^2=57.40$,在交流方面,$\chi^2=53.12$,总的来说,$\chi^2=57.30$($P<0.000\ 1$)。

三、应用与评价

该检查广泛地应用于孤独症的临床诊断,与孤独症诊断访谈问卷修订版(ADI-R)一样,被认为是诊断孤独症的另一个金标准。但该量表使用过程中,对评估者的临床技术要求较高,所以评估者必须接受严格的培训。而且该量表最初是为智力发育水平预估为3岁或超过3岁的儿童设计的,信、效度的样本只包含了有口语的儿童和青少年,对于区分严重发育迟缓的儿童是否患有孤独症存在局限性。

四、ADOS-2 的应用

(一) ADOS-2 适用范围

ADOS-2 可被用于不同发展和语言水平的个体,针对个体不同的表达语言能力和生理年龄,有5个不同的模块,标记为 T(儿)、1、2、3 和 4,每个模块有对应的、适宜的评估材料。每个模块评估大概持续 40~60 分钟,适合从 12 个月到没有流利表达性语言的成人。

(二) ADOS-2 新增内容

ADOS-2 新增了 T 模块,是专门为了特别小年龄的儿童设定,他们的语言能力与模块1要求一致,可评估 12~30 个月婴幼儿。

根据观察和实施 ADOS-2 过程中记录的笔记进行打分,然后根据打分进行转化来完成评估计分,通过结合其他信息可用于形成临床诊断。

ADOS-2 为不同的模块提供了独立的诊断计分。模块 1~4 提供了不同的节点分来区分非孤独症谱系障碍 / 孤独症谱系障碍 / 孤独症,而模块 T 计分提供了一个范围,来帮助评估人员形成临床印象。

(三) ADOS-2 的信、效度

模块 1~4 的效度样本来源于芝加哥大学发育障碍门诊,一致性临床诊断来源于儿童心理学家和儿童精神科医生根据父母和儿童评估的临床印象。信度可达 0.83~0.97,灵敏度和特异度分别为 0.87~0.91 和 0.91~0.97。

(四) ADOS-2 的评估

ADOS-2 每个模块的特定项目都在手册里有详细的编码打分部分,大部分打分范围为 0(无特定的异常)到 2 或 3(明确有特定的异常),临床中 0、1、2、3 是最常出现的评分,8、9 只能在项目不适用或者其他分数不能符合时出现,每个模块中相应的计分项目都是根据能为诊断孤独症谱系障碍(ASD)提供最大化特异性和灵敏度选择的,相加后与手册最后的节点分对比来区分孤独症、孤独症谱系障碍或非孤独症谱系障碍。

由于 ADOS-2 强调儿童主动社交行为和对评估者行为的反应,而不是任务本身,因此重复施测 ADOS-2 对分数一般不会有影响,整体的诊断一般也不会变化。而 ADOS-2 分数的解释依赖于一个有效行为样本的收集,即相似的行为样本可以由不同的评估者或在不同的时间用 ADOS-2 的活动引出,以及不同的评估者能使用同样的打分方法对行为进行打分。

E 模块(如"其他异常行为")的评分对于考虑 ADOS-2 的效度也是重要的一部分。这部分的一般目的是针对那些会干扰到 ADOS-2 实施的、非 ASD 特有的,但是会影响分数解释的行为进行评分,包括活动过多、激惹、焦虑、发脾气、攻击性或其他消极 / 干扰行为。E 中得分过高可能会导致 ADOS-2 中其他项目评分过高,解释时需要谨慎,如一个儿童反复地发脾气、尖叫(E2)可能会影响"整体社交质量"和"社交反应质量"评分。但是也要记住很多 ASD 患儿确实会有行为问题,因此升高的 ADOS-2 不能仅仅简单地基于升高的 E 得分。E 得分并不是为判断是否有某些疾病(如 ADHD、焦虑症、对立违抗)提供诊断信息的。

ADOS-2 针对的是英文母语的个体,效度样本也来源于英语母语的个体,虽然现在已有官方认可的 20 种语言的翻译版本,但是在其他语言环境下应用 ADOS-2 仍需要大量证据证实其在其他语言和文化背景下的有效性。分数解释时也需要考虑的文化背景,如有些手势、眼神接触或想象性游戏可能在不同的文化有不同的含义。

(徐明玉)

参考文献

［1］Catherine Lord, Michael Rutter, Susan Goode et al.Autism Diagnostic Observation Schedule：A Standardized Observation of Communicativeand Social Behavior.Journal of Autism and Developmental Disorders,1989,19(2)：185-212.

［2］American Psychiatric Association.Diagnostic and statistic manual of mental disorder.3rd ed.Washington, DC：APA.1980.

［3］Catherine Lord, Michael Rutter, DiLavore PC, et al.Autism Diagnostic Observation Schedule Modules 1-4,2nd ed.Torrance, CA：Western Psypological Services,2012.

［4］杨玉凤.儿童发育行为心理评定量表.北京:人民卫生出版社,2016 :220-221.

［5］Persico Antonio M, Ricciardello Arianna, Cucinotta Francesca. The psychopharmacology of autism spectrum disorder and Rett syndrome.Handbook of clinical neurology,2019,165 : 391- 414.

［6］Gray a PH, Edwards DM, O'Callaghan MJ, et al.Screening for autism spectrum disorder in very preterm infants during early childhood.Early human development,2015,91(12)： 271-276.

第十章

孤独症谱系及相关发育障碍儿童评估用量表——心理教育量表

儿童孤独症谱系障碍（ASD）是一种严重的、全面发育障碍，能严重影响儿童的感知、语言、情感，尤其是社会交往等多种功能的发展。早期诊断和早期干预对于减轻患儿症状，最大限度发挥其潜能，争取较好的预后是至关重要的。由于 ASD 患儿的症状和严重程度有很大的个体差异性，因此教育方案的制订不能一概而论。目前一般的智力测验只能做出总的智商水平，并不能反映出每个 ASD 患儿在不同功能领域中的差异，因此也就不能作为教育方案制订的依据。孤独症谱系及相关发育障碍儿童评估用量表——心理教育量表（Psycho-Educational Profile, PEP）是专为孤独症谱系及相关发育障碍患儿个别化评估所设计的，通过评估患儿发展水平和偏离正常发展的特征和程度，为临床医师、特殊教育工作者和家长制订个别化教育方案提供科学依据。

（一）心理教育量表的编制

在 20 世纪 70 年代初，美国北卡罗来纳州议会通过立法建立了孤独症谱系及沟通障碍患儿治疗和教育部门，将其研究和训练基地设在了北卡罗来纳州立大学的医学院，并在该院精神病学系 Eric.Schopler 教授领导下，研发小组开发设计了针对孤独症谱系及相关沟通障碍患儿的儿童研究计划（treatment and education of autistic and related communication handicapped children, TEACCH）。TEACCH 项目包含的内容：从早期诊断、评估，到结构化教学、社会技巧训练、职业训练，以及家庭和社区计划，父母训练和咨询等都有一系列的教育治疗计划，可以说是一项为 ASD 患儿实施终生养育、教育和福祉等综合性支援对策的总称。这项教育计划得到全世界范围内的广泛认可，它已成为 ASD 和沟通障碍患儿教育的代名词。PEP 量表则是 TEACCH 项目中所应用的重要评估工具。

PEP 由美国 E.Schoplerh 和 R.J.Reichler 编制。Schopler & Reichler（1979）基于发展的观点，认为 ASD 是一种发展障碍，可以通过心理教育的方法（psycho-educational approach）得到最佳的治疗干预，并针对 ASD 患儿在当时的标准化测验中的"无法施测"的状况，专门设计了特别适合 ASD 患儿用于其发展及病理行为评估的调查表，克服了患儿测试中遇到的困难。

PEP 量表作为发展评估工具，可以描述 ASD 患儿在模仿、知觉、精细动作、粗大动作、手眼协调、认知表现及口语认知等七大功能领域（95 项）的发展水平，识别出 ASD 患儿不均衡的、特异的学习模式（强项和弱项）；PEP 量表作为病理行为诊断工具，它能识别患儿在情感、人际关系及合作行为、游戏及材料的喜好、感觉模式和语言等五个领域（44 项）的病理行为或精神变态的严重程度。

1. 心理教育量表的特点　以往的评估工具，多涉及语言内容，且依赖语言回答；测验有时间限制，程序严格统一，没有任何辅助；记分方式较为单一，且以往的标准化测验不能充分反映 ASD 患儿

参差而独特的学习模式和特性,无法使患儿弹性地获取到反映发展水平的真实分数。相较于此,PEP量表具有以下特点:

(1)玩具材料及游戏活动对于多数的障碍患儿具有明显的兴趣和吸引力。

(2)实施过程灵活弹性,不必依从固定的顺序,没有时间压力。

(3)呈现和完成任务所需的言语限度较低。

(4)记分方式灵活,可以使ASD患儿有弹性地完成测试,充分反映各领域的真实发展水平,从而达到传统智力测验所无法实现的测试效果。

(5)PEP量表最大的用途还在于它所提供的发展水平,尤其是其独特的"中间反应"(emerging)项目可以作为重要参照,帮助教育康复人员针对ASD患儿发展个别化的教育方案(individualized education program,IEP)。

2. 心理教育量表三种版本量表的修订变化 PEP量表在美国于1990年和2005年对其进行了第一次(PEP-R)(PEP-R署名作者增加了Bashford,A.,Lansing,M. & Marcus,L.)和第二次修订(PEP-3),加上1979年版本的PEP量表,目前三种版本的量表译本都在中国内地使用,其具体修订变化详见表4-10-1。

表 4-10-1 PEP 三种版本量表的修订变化

年份	修订变化
PEP (1979 年)	• 发展功能(模仿、知觉、精细动作、粗大动作、手眼协调、认知表现、口语认知七大功能领域95项)。 • 病理行为(情感、人际关系及合作行为、游戏及材料的喜好、感觉模式和语言五个领域44项)。 • 适用年龄范围:2~7岁
PEP-R (1990 年)	• 新增了测量2岁半以下的项目。 • 新增项目32项,删除1项难度大的项目。 • 发展总项目数:132。 • 病理行为合并情感和人际关系领域,转移了4项病理行为到发展功能领域,另增加3项反映患儿对强化物的反应,总43项。 • 适用年龄范围:6个月~7岁
PEP-3 (2005 年)	• 突出孤独症患儿的障碍特征,在社交及沟通领域,增加了新题项,删除了过时题项。兼顾了客观测验与照顾者报告两方面信息来源,综合地反映受测者在不同环境背景下的表现。 • 内容结构变化:客观测验包含3个合成因子和10个分测验,沟通因子(认知口语/语前、语言表达、语言理解)、运动因子(精细运动、粗大运动、视觉动作模仿)、不适应行为因子(情感表达、社会互动、动作行为特征、口语行为特征),测验总项目达到172项。 • 照顾者报告包含2个临床部分和3个分测验,临床部分是照顾者估计患儿当前的发展水平和在不同诊断类别内的问题严重程度;分测验分别为异常行为、个人自我照顾和适应性行为。 • 记分:保留PEP-R原有的P、E、F和A、M、S(恰当、轻度、重度)弹性评分以外,亦采用了统一的量化评分(2、1、0)。 • 常模数据:正常样本的常模发展年龄,也包含孤独症群组内比较和参考的百分等级及发展/适应程度的常模。PEP-3的信、效度资料较以往版本更为充实。 • 适用年龄范围:2~7.5岁,或发展年龄小于7岁半的12岁以下儿童

(二)心理教育量表在中国的修订进程

PEP量表于1995年立项引入中国,于1998年完成跨文化修订并命名为C-PEP,于2000年修订报告在《中国心理卫生杂志》公开发表,填补了我国ASD及相关发育障碍既往无相应评估方法的空白。

2001年由卫生部、公安部、中国残疾人联合会、国家统计局等多家单位组织,联合国儿童基金会资助的首次全国残疾儿童抽样调查中,C-PEP量表被作为儿童精神残疾诊断和评估的主要方法和工具之一,对筛查出的可疑对象140人采用C-PEP量表进行评估,结果61名被诊断为精神残疾。其中ASD 48名,占所有精神残疾儿童的

78.7%。这一数据为 2006 年 ASD 患儿在我国正式列入精神残疾提供了无可争辩的依据。

2007 年 C-PEP 作为唯一一个针对孤独症谱系障碍（ASD）患儿可信有效的评量工具广泛应用于临床诊断或训练机构中。2009 年 7 月，进一步完善和修订了 C-PEP-2（儿童孤独症谱系及相关发育障碍心理教育评定量表中文修订版）。近 10 年来，C-PEP 量表在全国多个省市的精神科医院和一些省市的特殊教育训练机构中使用，临床应用效果受到一致好评，也为进一步修订完善提供了重要的临床依据。但遗憾的是，限于当时的研究力量，C-PEP 量表并未进行常模数据的本土化修订，依旧使用美国常模作为参考。

为了进一步延伸和深化 PEP 跨文化中文版修订，适应中国社会近年来所发生的急速变化，建立中国本土化的常模数据，为中国 ASD 患儿的评估诊断和教育干预提供更适切、更科学的参考依据，C-PEP 开始进行中国常模的编制。我们对原版的 PEP 加以消化并不断积累自己的经验，立足于中国的文化背景、中国的国情，在跨文化修订的基础上，加以创新，使之适应中国儿童评估的需要。

1. 心理教育量表在中国的修订过程　在 C-PEP 的落地过程中，PEP 量表在中国经历了三次修订，也体现了其发展的三个阶段：①引进、修订（1994~2000 年）；②消化、应用（2000~2009 年）；③发展、创新（2009~2014 年）。

2. 引进、消化、创新的要求　在 C-EPE 的修订过程中，始终是以 PEP 第一版为蓝本，具体表现在：坚持以 PEP 第一版为蓝本，是希望走"引进 - 消化 - 创新"的道路，即在引进的基础上，加以消化并不断积累自己的经验，立足于中国的文化背景、中国的国情，在跨文化修订的基础上，加以创新，使之适应中国儿童评估的需要。

3. 保持心理教育量表特色的要求　C-PEP-3 保留了 PEP 第一版项目数量少，操作简便，操作时间短，适应人群明确，被试不易因测试时间过长而出现焦虑反应等特点和优点，充分总结和吸收了我国专业人员在近 20 年中运用 C-PEP 的宝贵经验，更加适用于普遍使用普通话的内地地区。由此可见，只有立足于本土化的试用、消化与研究，才能走出科学、稳健的发展之路。

（三）关于 C-PEP-3 量表

由于当年的条件，PEP 量表的常模资料并未经过本土化，依旧沿用美国常模。在总结近 20 年临床开发与使用 C-PEP 量表经验的基础上，我们搜集整理了 PEP 问世以来各国引进、修订的文献资料，加以对比分析，充分吸取其经验教训，经过共同努力，将样本的数量由原先的 201 个扩大到 960 个，使之成为迄今为止各国引进项目中样本数量最大的一个，并据此建立起了本土化的中国城市常模。目前，定名为 C-PEP-3 的 2014 修订版 C-PEP 正式问世。C-PEP-3 量表全称"孤独症谱系及相关发育障碍儿童评估用心理教育量表中文修订第 3 版"（The Third Edition of the Revised Chinese Version of Psycho-Educational Profile For Children with ASD & Developmental Disabilities，C-PEP-3）。C-PEP-3 补充了常模资料，制作了新的记分和剖面图绘制的软件，使用带有汉语拼音的语言读本等都是其中的亮点和创新点，必将为中国 ASD 患儿的评估诊断，为 ASD 患儿的教育干预提供更为科学的指导。

1. C-PEP-3 的功能　C-PEP-3 量表是专为孤独症谱系及相关发育障碍患儿个别化评估所设计的；适用于生理年龄在 12 岁以下，而心理功能仅相当于 7 岁以下学前水平的儿童。C-PEP-3 的功能如下：

（1）C-PEP-3 之功能发展量表，可以提供有关患儿当前发育水平的信息，了解其不均衡的学习模式。

（2）C-PEP-3 所得到的"中间反应"项目，可以直接转化为有效的个别化教育方案的目标和内容。

（3）C-PEP-3 的病理量表作为诊断辅助工具，能识别患儿在情感、人际关系及合作模式、游戏及材料嗜好、感觉模式和语言等领域的病理行为及其程度。

（4）C-PEP-3 的测验结果可以作为评估治疗干预效果的重要指标。

2. C-PEP-3 的内容结构　从 C-PEP-3 的内容结构上来看，C-PEP-3 包括功能发展量表和病理行为量表两个方面，各部分包括的内容见表 4-10-2。

表 4-10-2　C-PEP-3 的内容结构

功能发展量表(95)	病理行为量表(44)
模仿(10)	情感(6)
知觉(11)	人际关系(7)
精细动作(10)	游戏和物品喜好(6)
粗大动作(11)	感觉反应(14)
手眼协调(14)	语言(11)
认知表现(20)	
口语认知(19)	

3. C-PEP-3 所涉及的患儿功能发展的领域　针对于 C-PEP-3 中的功能发展量表,它所涉及了患儿功能发展领域的七个方面,合计 95 个项目组成:

(1)模仿:包含 10 个项目,用于评估患儿在口语及动作方面的模仿能力。模仿在人类社会学习及交往中起着不可估量的作用,但却是 ASD 患儿的薄弱环节。模仿的项目涉及了对动作、声音及语言的模仿。

(2)知觉:由 11 个项目组成,用于评估视觉和听觉两种感知觉发展水平。正常学习需要各种感觉信息的协调,而 ASD 患儿的特点却是注意力极为短暂,对外界各种刺激筛选能力差,存在感觉超敏现象,亦易引起情绪反应,从而干扰学习。

(3)动作技能:包含精细动作 10 项,例如穿珠子,用剪刀剪东西等;粗大动作 11 项,如接球、踢球、行走、上阶梯、单脚站立、双脚跳等。所有项目均为儿童在最初几年应掌握的一些基本技能,这些技能的发育也是更高级功能的基础。另外,此领域的项目由于不需要语言,也比较能吸引患儿的兴趣。

(4)手眼协调:包含 14 个项目,如在线内着色、临摹图形、堆积木、抄写汉字等,此方面的能力是掌握书写、绘画的基础能力。

(5)认知表现:包含 20 个项目,如认知身体部位,辨认形状、颜色、大小,拼图等,侧重对语言的理解而表现出的认知能力,它不需要任何直接的口语回答。

(6)口语认知:包含 19 个项目,与认知表现项目有一定的交叉,两者都需要语言理解,但它更侧重口语表达,如数数、心算、命名图片等。ASD 患儿在认知表现及口语认知方面都存在障碍。

(7)C-PEP-3 的病理学量表由 44 项组成,设计用来识别和评估患儿的病理学行为及严重程度。包含五个领域:情感、人际关系、游戏及物品喜好、感觉模式和语言,项目涉及保持目光接触、适当考察测试材料、显示正常的嗅觉兴趣、使用与其年龄相适应的语言、非结构化时间的使用等。

病理量表的项目并不显示发展性的变化,正常儿童 1 岁半可以在这些病理项目上有轻微的反应,但却不是像孤独症或其他发展障碍患儿那样有严重的反应形式。病理量表是为诊断目的而设计的,它可以提供患儿障碍行为的严重程度的信息,并识别异常行为所属的具体领域。

4. C-PEP-3 量表的特点

(1)测验材料丰富(如泡泡瓶、拼图、万花筒、手偶、胶泥等),患儿容易对材料发生兴趣,并在短时间内主动参与测验。

(2)C-PEP-3 的项目由一套玩具材料及游戏活动所组成,在指导语及被试反应所需要的语言方面,该量表都降低到最低限度。

(3)测试过程的灵活性和评估的精确性,解决了 ASD 患儿"不可测"的问题。

(4)无速度要求,无时间限制;实施不必以固定成组的顺序呈现。

(5)项目的指导语可根据患儿的特殊需要采用不同层次的说明。口头说明;用手势传达任务;示范;手把手操作。

(6)附加补充项目(测试手册第二部分),可根据需要进一步衡量较低的技能(L),或较高的技能(H)。

(7)发展量表的测验结果客观、准确。

(8)测验(testing)是由受试者本人对测验材料(项目)做出反应,依据评分标准记分。

(9)评定量表(rating scale)是由评定者对受测者的行为进行自然观察,并进行主观评价,在这种意义上又称为主观他评量表。

(10)项目客观、评分客观、结果解释(常模)客观。

(11)C-PEP-3 兼具有测验和评定量表的双重特点。

(12)C-PEP-3 不同于一般的智力量表,它能全面展示受测者当前在七个功能领域的发展水平,提供一个描述发展的侧面图,显示 ASD 患儿不均衡的发展和学习模式。

(13)C-PEP-3 病理测验还能指明受测者失调

和干扰行为的严重程度及其具体领域,用以制订行为矫正方案。

(14)记分有独特的"中间反应"(emerging)级别。

(15)"中间反应"项目可以直接转化为有效的个别化教育计划的目标。

(16)"中间反应"级别对于把握年龄较低、发展较差儿童的能力颇有助益,体现了维果茨基的"最近发展区"的理念。

(17)以它来组织教学,患儿容易体验到成功的喜悦,从而减少因不断受挫而带来的沮丧及完全拒绝的反应。

5. C-PEP-3 与教育应用

(1)制订个别化教育方案(IEP)和个别化行为干预方案,有利于促进患儿发展的教育;采用最接近于患儿特定发展水平的教育,能够对患儿在这一特定发展阶段正在出现的各种能力提出挑战,并提供练习的机会;能够利用患儿发展中独特的强项、兴趣来弥补其弱项的发展。

(2)C-PEP-3 量表提供了反映 ASD 患儿整体发展的年龄水平,各领域发展模式的侧面图、各项目的参考年龄水平及独特的"中间反应"项目,这些信息都可作为 ASD 患儿教育康复人员制定 IEP 的重要参照。

(3)选择 C-PEP-3 量表中的"中间反应"技能项对 ASD 患儿进行训练,容易使患儿获取成功,从而减少挫折感和拒绝反应,形成教育良性循环,并提高训练效率。

6. C-PEP-3 与康复疗效评估　C-PEP-3 不仅作为评估孤独症及相关发育障碍患儿当前发展水平和潜在能力的评估工具,其测验结果也常常作为评估治疗干预效果的重要指标。

(四) C-PEP-3 的信度与效度分析

2014 修订版 C-PEP(3 版)跨文化修订,通过信、效度及项目分析结果表明,各项心理测量学指标都达到统计显著性水平,因此可以认定 2014 版修订的 C-PEP-3 仍然具有可靠的信度和良好的效度。

C-PEP-3 量表中国城市常模的建构过程及常模结果的有效性分析,显示了中国城市常模发展的科学性和有效性;与美国常模相比较,C-PEP-3 中国城市常模也显现出跨文化的一致性和文化差异性。未来,中国常模还将需要经历时间及实践的检验和完善。

(五) C-PEP-3 的注意事项

使用 C-PEP-3 时,整体把握、正确理解是保持操作一致性的基础。要做到以下几点:

1. 对测试者的要求　在使用 PEP 量表对 ASD 患儿进行测评时,一位新测试者至少要在有经验测试者的直接指导下,实施 C-PEP 五次以上方能独立实施才能达到操作一致性要求:听讲课→看示范→自己动手→辅导教师点评→集体讨论。

2. 理解和把握 C-PEP 量表的精髓　理解是保持一致性的基础,从整体把握 C-PEP 量表的精髓。为了使患儿体验到成功的喜悦,减少因挫折而引起的情绪问题,我们要选择最接近完成的那个项目着手。再就是,对 ASD 患儿来说,不能够"缺什么补什么",而是要"扬长避短。"

3. 对正常儿童发育状况的了解是关键　若容易项目为 E,则更难项目均为 F。尽可能减少拒绝反应。反之,难的项目通过,容易的项目自然通过。可以节省测试的时间。

为了适应更为广泛的 ASD 患儿评估,使之名副其实,C-PEP 2014 修订版将量表名称更改为《孤独症谱系及相关发育障碍儿童评估用心理教育量表中文修订第 3 版(C-PEP-3)》。该量表适合于身心发展处于 7 岁以下的 ASD 及相关发育障碍患儿的发展与病理行为评估。

(六) 量表修订者的联系方式

贾美香,北京大学第六医院。

(贾美香)

参考文献

[1] Luisell J K, Campell S, Cannon B, et al. Assessment instruments used in the education and treatment of persons with autism: Brief report of a survey of national service centers. Res Dev Disability, 2001, 22(5): 389-398.

[2] 孙敦科,魏华忠,杨晓玲,等. 心理教育评定量表中文

修订版 C-PEP 修订报告 . 中国心理卫生杂志,2000,14(4):222-224.

［3］于松梅,孙敦科,杨晓玲,等 .ASD 谱系及相关发育障碍儿童评估用心理教育量表中文修订 3 版 . 辽宁师范大学、北京大学精神卫生研究所 PEP 量表跨文化修订课题组,2014.

［4］杨玉凤 . 儿童发育行为心理评定量表 . 北京:人民卫生出版社,2016 :203-206.

［5］静进 . 孤独症谱系障碍儿童康复教育现状及趋势 . 中国儿童保健杂志,2016,24(12):1233-1236.

附　录

附录1

儿童孤独症诊疗康复指南

卫生部办公厅关于印发《儿童孤独症诊疗康复指南》的通知

卫办医政发〔2010〕123号

各省、自治区、直辖市卫生厅局,新疆生产建设兵团卫生局:

为进一步规范儿童孤独症诊疗康复行为,提高医疗质量,使儿童孤独症患者得到及时诊断和有效的康复治疗,我部制订了《儿童孤独症诊疗康复指南》。现印发给你们,请参照执行。

二〇一〇年七月二十三日

儿童孤独症(childhood autism)作为一种儿童精神疾病严重影响患儿的社会功能,给患儿家庭和社会带来沉重负担。2006年,第二次全国残疾人抽样调查残疾标准中将儿童孤独症纳入精神残疾范畴。为及时发现、规范诊断儿童孤独症,为其治疗和康复赢得时间,卫生部委托中华医学会制定了《儿童孤独症诊疗康复指南》,并在全国征求了部分医学专家的意见,以使医务人员掌握科学、规范的诊断方法和康复治疗原则,并能指导相关康复机构、学校和家庭对患儿进行正确干预,改善患儿预后,促进患儿康复。

一、概述

(一) 概念

儿童孤独症也称儿童自闭症,是一类起病于3岁前,以社会交往障碍、沟通障碍和局限性、刻板性、重复性行为为主要特征的心理发育障碍,是广泛性发育障碍中最有代表性的疾病。

广泛性发育障碍包括儿童孤独症、Asperge氏综合征、Rett氏综合征、童年瓦解性障碍、非典型孤独症以及其他未特定性的广泛性发育障碍。目前,国际上有将儿童孤独症、Asperge氏综合征和非典型孤独症统称为孤独谱系障碍的趋向,其诊疗和康复原则基本相同。

(二) 流行病学

儿童孤独症是一种日益常见的心理发育障碍性疾病。第二次全国残疾人抽样调查结果显示,我国0~6岁精神残疾(含多重)儿童占0~6岁儿童总数的1.10‰,约为11.1万人,其中孤独症导致的精神残疾儿童占到36.9%,约为4.1万人。儿童孤独症以男孩多见,其患病率与种族、地域、文化和社会经济发展水平无关。

(三) 病因

儿童孤独症是由多种因素导致的、具有生物学基础的心理发育性障碍,是带有遗传易感性的个体在特定环境因素作用下发生的疾病。遗传因素是儿童孤独症的主要病因。环境因素,特别是在胎儿大脑发育关键期接触的环境因素也会导致发病可能性增加。

二、临床表现

(一) 起病年龄

儿童孤独症起病于3岁前,其中约2/3的患儿出生后逐渐起病,约1/3的患儿经历了1~2年正常发育后退行性起病。

（二）临床表现

儿童孤独症症状复杂，但主要表现为以下 3 个核心症状。

1. **社会交往障碍**　儿童孤独症患儿在社会交往方面存在质的缺陷，他们不同程度地缺乏与人交往的兴趣，也缺乏正常的交往方式和技巧。具体表现随年龄和疾病严重程度的不同而有所不同，以与同龄儿童的交往障碍最为突出。

（1）婴儿期：患儿回避目光接触，对他人的呼唤及逗弄缺少兴趣和反应，没有期待被抱起的姿势或抱起时身体僵硬、不愿与人贴近，缺少社交性微笑，不观察和模仿他人的简单动作。

（2）幼儿期：患儿仍然回避目光接触，呼之常常不理，对主要抚养者常不产生依恋，对陌生人缺少应有的恐惧，缺乏与同龄儿童交往和玩耍的兴趣，交往方式和技巧也存在问题。患儿不会通过目光和声音引起他人对其所指事物的注意，不会与他人分享快乐，不会寻求安慰，不会对他人的身体不适或不愉快表示安慰和关心，常常不会玩想象性和角色扮演性游戏。

（3）学龄期：随着年龄增长和病情的改善，患儿对父母、同胞可能变得友好而有感情，但仍然不同程度地缺乏与他人主动交往的兴趣和行为。虽然部分患儿愿意与人交往，但交往方式和技巧依然存在问题。他们常常自娱自乐，独来独往，我行我素，不理解也很难学会和遵循一般的社会规则。

（4）成年期：患者仍然缺乏社会交往的兴趣和技能，虽然部分患者渴望结交朋友，对异性也可能产生兴趣，但是因为对社交情景缺乏应有的理解，对他人的兴趣、情感等缺乏适当的反应，难以理解幽默和隐喻等，较难建立友谊、恋爱和婚姻关系。

2. **交流障碍**　儿童孤独症患儿在言语交流和非言语交流方面均存在障碍。其中以言语交流障碍最为突出，通常是患儿就诊的最主要原因。

（1）言语交流障碍

1）言语发育迟缓或缺如。患儿说话常常较晚，会说话后言语进步也很慢。起病较晚的患儿可有相对正常的言语发育阶段，但起病后言语逐渐减少甚至完全消失。部分患儿终生无言语。

2）言语理解能力受损。患儿言语理解能力不同程度受损，病情轻者也多无法理解幽默、成语、隐喻等。

3）言语形式及内容异常。对于有言语的患儿，其言语形式和内容常存在明显异常。患儿常存在即刻模仿言语，即重复说他人方才说过的话；延迟模仿言语，即重复说既往听到的言语或广告语；刻板重复言语，即反复重复一些词句、述说一件事情或询问一个问题。患儿可能用特殊、固定的言语形式与他人交流，并存在答非所问、语句缺乏联系、语法结构错误、人称代词分辨不清等表现。

4）语调、语速、节律、重音等异常。患儿语调常比较平淡，缺少抑扬顿挫，不能运用语调、语气的变化来辅助交流，常存在语速和节律的问题。

5）言语运用能力受损。患儿言语组织和运用能力明显受损。患儿主动言语少，多不会用已经学到的言语表达愿望或描述事件，不会主动提出话题、维持话题，或仅靠其感兴趣的刻板言语进行交流，反复诉说同一件事或纠缠于同一话题。部分患儿会用特定的自创短语来表达固定的含义。

（2）非言语交流障碍：儿童孤独症患儿常拉着别人的手伸向他想要的物品，但是其他用于沟通和交流的表情、动作及姿势却很少。他们多不会用点头、摇头以及手势、动作表达想法，与人交往时表情常缺少变化。

3. **兴趣狭窄和刻板重复的行为方式**　儿童孤独症患儿倾向于使用僵化刻板、墨守成规的方式应付日常生活。具体表现如下：

（1）兴趣范围狭窄：患儿兴趣较少，感兴趣的事物常与众不同。患儿通常对玩具、动画片等正常儿童感兴趣的事物不感兴趣，却迷恋于看电视广告、天气预报、旋转物品、排列物品或听某段音乐、某种单调重复的声音等。部分患儿可专注于文字、数字、日期、时间表的推算、地图、绘画、乐器演奏等，并可表现出独特的能力。

（2）行为方式刻板重复：患儿常坚持用同一种方式做事，拒绝日常生活规律或环境的变化。如果日常生活规律或环境发生改变，患儿会烦躁不安。患儿会反复用同一种方式玩玩具，反复画一幅画或写几个字，坚持走一条固定路线，坚持把物品放在固定位置，拒绝换其他衣服或只吃少数几种食物等。

（3）对非生命物体的特殊依恋：患儿对人或动物通常缺乏兴趣，但对一些非生命物品可能产生强烈依恋，如瓶、盒、绳等都有可能让患儿爱不释手，随时携带。如果被拿走，则会烦躁哭闹、焦虑不安。

（4）刻板重复的怪异行为：患儿常会出现刻板重复、怪异的动作，如重复蹦跳、拍手、将手放在眼前扑动和凝视、用脚尖走路等。还可能对物体的一些非主要、无功能特性(气味、质感)产生特殊兴趣和行为,如反复闻物品或摸光滑的表面等。

4. 其他表现　除以上核心症状外,儿童孤独症患儿还常存在自笑、情绪不稳定、冲动攻击、自伤等行为。认知发展多不平衡,音乐、机械记忆(尤其文字记忆)、计算能力相对较好甚至超常。多数患儿在 8 岁前存在睡眠障碍,约 75% 的患儿伴有精神发育迟滞,64% 的患儿存在注意障碍,36%~48% 的患儿存在过度活动,6.5%~8.1% 的患儿伴有抽动秽语综合征,4%~42% 的患儿伴有癫痫,2.9% 的患儿伴有脑瘫,4.6% 的患儿存在感觉系统的损害,17.3% 的患儿存在巨头症。以上症状和伴随疾病使患儿病情复杂,增加了确诊的难度,并需要更多的治疗和干预。

三、诊断及鉴别诊断

(一) 诊断

儿童孤独症主要通过询问病史、精神检查、体格检查、心理评估和其他辅助检查,并依据诊断标准作出诊断。

1. 询问病史　首先要详细了解患儿的生长发育过程,包括运动、言语、认知能力等的发育。然后针对发育落后的领域和让家长感到异常的行为进行询问,注意异常行为出现的年龄、持续时间、频率及对日常生活的影响程度。同时,也要收集孕产史、家族史、既往疾病史和就诊史等资料。问诊要点如下:

(1)目前孩子最主要的问题是什么?何时开始的?

(2)言语发育史:何时对叫他/她名字有反应?何时开始牙牙学语,如发单音 "dada,mama"?何时能听懂简单的指令?何时能讲词组?何时能讲句子?有无言语功能的倒退?有无语音语调上的异常?

(3)言语交流能力:是否会回答他人提出的问题?是否会与他人主动交流?交流是否存在困难?有无自言自语、重复模仿性言语?有无叽叽咕咕等无意义的发音?

(4)非言语交流能力:是否会用手势、姿势表达自己的需要?何时会用手指指物品、图片?是否有用非言语交流替代言语交流的倾向?面部表情是否与同龄儿童一样丰富?

(5)社会交往能力:何时能区分亲人和陌生人?何时开始怕生?对主要抚养人是否产生依恋?何时会用手指点东西以引起他人关注?是否对呼唤有反应?是否回避与人目光对视?会不会玩过家家等想象性游戏?能不能与别的小朋友一起玩及如何与小朋友玩?会不会安慰别人或主动寻求别人的帮助?

(6)认知能力:有无认知能力的倒退?有无超常的能力?生活自理能力如何?有无生活自理能力的倒退?

(7)兴趣行为:游戏能力如何?是否与年龄相当?是否有特殊的兴趣或怪癖?是否有活动过多或过少?有无重复怪异的手动作或身体动作?有无反复旋转物体?有无对某种物品的特殊依恋?

(8)运动能力:何时能抬头、独坐、爬、走路?运动协调性如何?有无运动技能的退化或共济失调?

(9)家族史:父母或其他亲属中有无性格怪僻、冷淡、刻板、敏感、焦虑、固执、缺乏言语交流、社会交往障碍或言语发育障碍者?有无精神疾病史?

(10)其他:家庭养育环境如何?是否有过重大心理创伤或惊吓?是否上学或幼儿园?在校适应情况?是否有过严重躯体疾病?是否有因躯体疾病导致营养不良、住院或与亲人分离的经历?有无癫痫发作?有无使用特殊药物?是否偏食?睡眠如何?

2. 精神检查　主要采用观察法,有言语能力的患儿应结合交谈。检查要点如下:

(1)患儿对陌生环境、陌生人和父母离开时是什么反应?

(2)患儿的言语理解及表达的发育水平是否与年龄相当?有无刻板重复言语、即时或延迟模仿性言语以及自我刺激式言语?是否能围绕一个话题进行交谈以及遵从指令情况?

(3)患儿是否回避与人目光对视?是否会利用手势动作、点摇头或其他动作、姿势及面部表情进行交流?

(4)患儿是否有同理心?如父母或检查者假装受伤痛苦时患儿是否有反应?是什么反应?

(5)患儿是否对玩具及周围物品感兴趣?玩具使用的方式以及游戏能力如何?

(6)患儿是否有刻板动作、强迫性仪式性行为以及自伤行为?

(7)患儿智能发育的水平是否与年龄相当?是

否有相对较好或特殊的能力？

3. 体格检查　主要是躯体发育情况,如头围、面部特征、身高、体重、有无先天畸形、视听觉有无障碍、神经系统是否有阳性体征等。

4. 心理评估

(1)常用筛查量表

1)孤独症行为量表(ABC):共 57 个项目,每个项目 4 级评分,总分 ≥ 31 分提示存在可疑孤独症样症状,总分 ≥ 67 分提示存在孤独症样症状,适用于 8 个月 ~28 岁的人群。

2)克氏孤独症行为量表(CABS):共 14 个项目,每个项目采用 2 级或 3 级评分。2 级评分总分 ≥ 7 分或 3 级评分总分 ≥ 14 分,提示存在可疑孤独症问题。该量表针对 2~15 岁的人群,适用于儿保门诊、幼儿园、学校等对儿童进行快速筛查。

当上述筛查量表结果异常时,应及时将儿童转介到专业机构进一步确诊。

(2)常用诊断量表:儿童孤独症评定量表(CARS)是常用的诊断工具。该量表共 15 个项目,每个项目 4 级评分。总分 <30 分为非孤独症,总分 30~36 分为轻至中度孤独症,总分 ≥ 36 分为重度孤独症。该量表适用于 2 岁以上的人群。

此外,孤独症诊断观察量表(ADOS-G)和孤独症诊断访谈量表修订版(ADI-R)是目前国外广泛使用的诊断量表,我国尚未正式引进和修订。

在使用筛查量表时,要充分考虑到可能出现的假阳性或假阴性结果。诊断量表的评定结果也仅作为儿童孤独症诊断的参考依据,不能替代临床医师综合病史、精神检查并依据诊断标准作出的诊断。

(3)发育评估及智力测验量表:可用于发育评估的量表有丹佛发育筛查测验(DDST)、盖泽尔发展诊断量表(GDDS)、波特奇早期发育核查表和心理教育量表(PEP)。常用的智力测验量表有韦氏儿童智力量表(WISC)、韦氏学前儿童智力量表(WPPSI)、斯坦福 - 比内智力量表、Peabody、图片词汇测验、瑞文渐进模型测验(RPM)等。

5. 辅助检查　可根据临床表现有针对性地选择实验室检查,包括电生理检查(如脑电图、诱发电位)、影像学检查(如头颅 CT 或磁共振)、遗传学检查(如染色体核型分析、脆性 X 染色体检查)、代谢病筛查等。

(二)诊断标准

参照 ICD-10 中儿童孤独症的诊断标准。

1. 3 岁以前就出现发育异常或损害,至少表现在下列领域之一。

(1)人际沟通时所需的感受性或表达性语言;

(2)选择性社会依恋或社会交往能力的发展;

(3)功能性或象征性游戏。

2. 具有以下(1)、(2)、(3)项下至少六种症状,且其中(1)项下至少两种,(2)、(3)两项下各至少一种。

(1)在下列至少两个方面表现出社会交往能力实质性异常。

1)不能恰当地应用眼对眼注视、面部表情、姿势和手势来调节社会交往;

2)(尽管有充分的机会)不能发展与其智龄相适应的同伴关系,用来共同分享兴趣、活动与情感;

3)缺乏社会性情感的相互交流,表现为对他人情绪的反应偏颇或有缺损;或不能依据社交场合调整自身行为;或社交、情感与交往行为的整合能力弱;

4)不能自发地寻求与他人分享欢乐、兴趣或成就(如不向旁人显示、表达或指出自己感兴趣的事物)。

(2)交流能力有实质性异常,表现在下列至少一个方面。

1)口语发育延迟或缺如,不伴有以手势或模仿等替代形式补偿沟通的企图(此前常没有牙牙学语的沟通);

2)在对方对交谈具有应答性反应的情况下,相对地不能主动与人交谈或使交谈持续下去(在任何语言技能水平上都可以发生);

3)刻板和重复地使用语言,或别出心裁地使用某些词句;

4)缺乏各种自发的假扮性游戏,或(幼年时)不能进行社会模仿性游戏。

(3)局限、重复、刻板的兴趣、活动和行为模式,表现在下列至少一个方面。

1)专注于一种或多种刻板、局限的兴趣之中,感兴趣的内容异常或患儿对它异常地关注;或者尽管内容或患儿关注的形式无异常,但其关注的强度和局限性仍然异常;

2)强迫性地明显固着于特殊而无用的常规或仪式;

3)刻板与重复的怪异动作,如拍打、揉搓手或手指,或涉及全身的复杂运动;

4)迷恋物体的一部分或玩具的没有功能性的

质(如气味、质感或所发出的噪声或振动)。

3. 临床表现不能归因于以下情况　其他类型的广泛性发育障碍；特定性感受性语言发育障碍及继发的社会情感问题；反应性依恋障碍或脱抑制性依恋障碍；伴发情绪/行为障碍的精神发育迟滞；儿童少年精神分裂症和 Rett 综合征。

（三）鉴别诊断

儿童孤独症需要与广泛性发育障碍的其他亚型以及其他儿童常见精神、神经疾病进行鉴别。

1. Asperger 氏综合征　Asperger 氏综合征以社会交往障碍和兴趣、活动局限、刻板和重复为主要临床表现，言语和智能发育正常或基本正常。和儿童孤独症患儿相比，Asperger 氏综合征患儿突出表现为社交技能的缺乏，言语交流常常围绕其感兴趣的话题并过度书面化，对某些学科或知识可能有强烈兴趣，动作笨拙，运动技能发育落后。

2. 非典型孤独症　发病年龄超过 3 岁或不同时具备临床表现中的 3 个核心症状，只具备其中 2 个核心症状时诊断为非典型孤独症。非典型孤独症可见于极重度智能低下的患儿、智商正常或接近正常的患儿，也可见于儿童孤独症患儿到学龄期时部分症状改善或消失，不再完全符合儿童孤独症诊断者。

3. Rett 氏综合征　Rett 氏综合征几乎仅见于女孩，患儿早期发育正常，6~24 个月时起病，表现出言语、智能、交往能力等的全面显著倒退和手运动功能丧失等神经系统症状。以下几点对鉴别诊断具有重要作用。

（1）患儿无主动性交往，对他人呼唤等无反应，但可保持"社交性微笑"，即微笑地注视或凝视他人；

（2）手部刻板动作，这是该障碍的特征性表现，可表现为"洗手""搓手"等刻板动作；

（3）随着病情发展，患儿手部抓握功能逐渐丧失；

（4）过度换气；

（5）躯干共济运动失调。

4. 童年瓦解性障碍　又称 Heller 综合征、婴儿痴呆。患儿 2 岁以前发育完全正常，起病后已有技能迅速丧失，并出现和儿童孤独症相似的交往、交流障碍及刻板、重复的动作行为。该障碍与正常发育一段时期后才起病的儿童孤独症

较难鉴别。主要鉴别点在于 Heller 综合征患儿起病后所有已有的技能全面倒退和丧失，难以恢复。

5. 言语和语言发育障碍　该障碍主要表现为言语理解或表达能力显著低于应有水平。患儿非言语交流无明显障碍，社会交往良好，无兴趣狭窄和刻板重复的行为方式。

6. 精神发育迟滞　精神发育迟滞患儿的主要表现是智力低下和社会适应能力差，但仍然保留与其智能相当的交流能力，没有孤独症特征性的社会交往和言语交流损害，同时兴趣狭窄和刻板、重复行为也不如孤独症患儿突出。

7. 儿童少年精神分裂症　儿童少年精神分裂症多起病于少年期，极少数起病于学龄前期，无 3 岁前起病的报道，这与儿童孤独症通常起病于婴幼儿期不同。该症部分临床表现与儿童孤独症类似，如孤僻离群、自语自笑、情感淡漠等，还存在幻觉、病理性幻想或妄想等精神病性症状。该症患儿可能言语减少，甚至缄默，但言语功能未受到实质性损害，随着疾病缓解，言语功能可逐渐恢复。儿童少年精神分裂症药物治疗疗效明显优于儿童孤独症，部分患儿经过药物治疗后可以达到完全康复的水平。

8. 注意缺陷多动障碍　注意缺陷多动障碍的主要临床特征是活动过度、注意缺陷和冲动行为，但智能正常。孤独症患儿，特别是智力正常的孤独症患儿也常有注意力不集中、活动多等行为表现，容易与注意缺陷多动障碍的患儿混淆。鉴别要点在于注意缺陷多动障碍患儿没有社会交往能力质的损害、刻板行为以及兴趣狭窄。

9. 其他　需要与儿童孤独症鉴别的疾病还有严重的学习障碍、选择性缄默症和强迫症等。

四、干预治疗

儿童孤独症的治疗以教育干预为主，药物治疗为辅。因儿童孤独症患儿存在多方面的发育障碍及情绪行为异常，应当根据患儿的具体情况，采用教育干预、行为矫正、药物治疗等相结合的综合干预措施。

（一）教育干预

教育干预的目的在于改善核心症状，同时促进智力发展，培养生活自理和独立生活能力，减轻残疾程度，改善生活质量，力争使部分患儿在成年

后具有独立学习、工作和生活的能力。

1. 干预原则

(1) 早期长程：应当早期诊断、早期干预、长期治疗，强调每日干预。对于可疑的患儿也应当及时进行教育干预。

(2) 科学系统：应当使用明确有效的方法对患儿进行系统的教育干预，既包括针对孤独症核心症状的干预训练，也包括促进患儿身体发育、防治疾病、减少滋扰行为、提高智能、促进生活自理能力和社会适应能力等方面的训练。

(3) 个体训练：针对儿童孤独症患儿在症状、智力、行为等方面的问题，在评估的基础上开展有计划的个体训练。对于重度儿童孤独症患儿，早期训练时的师生比例应当为 1：1。小组训练时也应当根据患儿发育水平和行为特征进行分组。

(4) 家庭参与：应当给予患儿家庭全方位的支持和教育，提高家庭参与程度，帮助家庭评估教育干预的适当性和可行性，并指导家庭选择科学的训练方法。家庭经济状况、父母心态、环境和社会支持均会影响患儿的预后。父母要接受事实，妥善处理患儿教育干预与生活、工作的关系。

2. 干预方法

(1) 行为分析疗法（ABA）

原理与目的：ABA 采用行为主义原理，以正性强化、负性强化、区分强化、消退、分化训练、泛化训练、惩罚等技术为主，矫正孤独症患儿的各类异常行为，同时促进患儿各项能力的发展。

经典 ABA 的核心是行为回合训练法（DTT），其特点是具体和实用，主要步骤包括训练者发出指令、患儿反应、训练者对反应作出应答和停顿，目前仍在使用。现代 ABA 在经典 ABA 的基础上融合其他技术，更强调情感与人际发展，根据不同的目标采取不同的步骤和方法。

用于促进儿童孤独症患儿能力发展、帮助患儿学习新技能时主要采取以下步骤：

1) 对患儿行为和能力进行评估，对目标行为进行分析。

2) 分解任务并逐步强化训练，在一定的时间内只进行某项分解任务的训练。

3) 患儿每完成一个分解任务都必须给予奖励（正性强化），奖励物主要是食品、玩具和口头、身体姿势的表扬，奖励随着患儿的进步逐渐隐退。

4) 运用提示和渐隐技术，根据患儿的能力给予不同程度的提示或帮助，随着患儿对所学内容的

熟练再逐渐减少提示和帮助。

5) 两个任务训练间需要短暂的休息。

(2) 孤独症以及相关障碍患儿治疗教育课程（TEACCH）

原理与目的：儿童孤独症患儿虽然存在广泛的发育障碍，但在视觉方面存在一定优势。应当充分利用患儿的视觉优势安排教育环境和训练程序，增进患儿对环境、教育和训练内容的理解、服从，以全面改善患儿在语言、交流、感知觉及运动等方面存在的缺陷。

步骤：

1) 根据不同训练内容安排训练场地，要强调视觉提示，即训练场所的特别布置，玩具及其他物品的特别摆放。

2) 建立训练程序表，注重训练的程序化。

3) 确定训练内容，包括儿童模仿、粗细运动、知觉、认知、手眼协调、语言理解和表达、生活自理、社交以及情绪情感等。

4) 在教学方法上要求充分运用语言、身体姿势、提示、标签、图表、文字等各种方法增进患儿对训练内容的理解和掌握。同时运用行为强化原理和其他行为矫正技术帮助患儿克服异常行为，增加良好行为。该课程适合在医院、康复训练机构开展，也适合在家庭中进行。

(3) 人际关系发展干预（RDI）：RDI 是人际关系训练的代表。其他方法还有地板时光、图片交换交流系统、共同注意训练等。

原理：目前认为共同注意缺陷和心理理论缺陷是儿童孤独症的核心缺陷。共同注意缺陷是指患儿自婴儿时期开始不能如正常婴儿一样形成与养育者同时注意某事物的能力。心理理论缺陷主要指患儿缺乏对他人心理的推测能力，表现为缺乏目光接触、不能形成共同注意、不能分辨别人的面部表情等，因此患儿无社会参照能力，不能和他人分享感觉和经验，无法与亲人建立感情和友谊。RDI 通过人际关系训练，改善患儿的共同注意能力，加深患儿对他人心理的理解，提高患儿的人际交往能力。

步骤：

1) 评估确定患儿人际关系发展水平。

2) 根据评估结果，依照正常儿童人际关系发展的规律和次序，依次逐渐开展目光注视 - 社会参照 - 互动 - 协调 - 情感经验分享 - 享受友情等能力训练。

3）开展循序渐进的、多样化的训练游戏活动项目。活动多由父母或训练老师主导，内容包括各种互动游戏，例如目光对视、表情辨别、捉迷藏、"两人三腿"、抛接球等。要求训练者在训练中表情丰富夸张但不失真实，语调抑扬顿挫。

（4）其他干预方法：地板时光训练也将人际关系和社会交往作为训练的主要内容，与RDI不同的是，地板时光训练是以患儿的活动和兴趣决定训练的内容。训练中，训练者在配合患儿活动的同时，不断制造变化、惊喜和困难，引导患儿在自由愉快的时光中提高解决问题的能力和社会交往能力。训练活动分布在日常生活的各个时段。

应当充分考虑时间、经济等因素，慎重选择感觉统合治疗、听觉统合治疗等辅助治疗方法。

（二）药物治疗

目前尚缺乏针对儿童孤独症核心症状的药物，药物治疗为辅助性的对症治疗措施。

1. 基本原则

（1）权衡发育原则：0~6岁患儿以康复训练为主，不推荐使用药物。若行为问题突出且其他干预措施无效时，可以在严格把握适应证或目标症状的前提下谨慎使用药物。6岁以上患儿可根据目标症状，或者合并症影响患儿生活或康复训练的程度适当选择药物。

（2）平衡药物不良反应与疗效的原则：药物治疗对于儿童孤独症只是对症、暂时、辅助的措施，因此是否选择药物治疗应当在充分考量副作用的基础上慎重决定。

（3）知情同意原则：儿童孤独症患儿使用药物前必须向其监护人说明可能的效果和风险，在充分知情并签署知情同意书的前提下使用药物。

（4）单一、对症用药原则：作为辅助措施，仅当某些症状突出（如严重的刻板重复、攻击、自伤、破坏等行为，严重的情绪问题，严重的睡眠问题以及极端多动等）时，才考虑使用药物治疗。应当根据药物的类别、适应证、安全性与疗效等因素选择药物，尽可能单一用药。

（5）逐渐增加剂量原则：根据儿童孤独症患儿的年龄、体重、身体健康状况等个体差异决定起始剂量，视临床效果和副反应情况逐日或逐周递增剂量，直到控制目标症状。药物剂量不得超过药物说明书推荐的剂量。

2. 各类药物的主要副反应

（1）抗精神病药：主要包括震颤、手抖、肌肉强直等锥体外系副反应，以及体重增加、催乳素升高等神经内分泌不良反应，对部分患儿有镇静作用。偶见口干、恶心、呕吐等胃肠道反应。

（2）抗抑郁药：包括肠胃道不适、厌食、恶心、腹泻、头痛、焦虑、神经质、失眠、倦怠、流汗、颤抖、目眩或头重脚轻。肝肾功能不良者慎用或禁用。

（3）多动、注意缺陷治疗药物：包括上腹部不适、恶心、乏力、心慌及血压升高等。

3. 中医药治疗　近年来有运用针灸、汤剂等中医方法治疗儿童孤独症的个案报告，但治疗效果有待验证。

五、预后及其影响因素

儿童孤独症一般预后较差。近年来，随着诊断能力、早期干预、康复训练质量的提高，儿童孤独症的预后正在逐步改善。部分儿童孤独症患儿的认知水平、社会适应能力和社交技巧可以达到正常水平。

儿童孤独症的预后受到多种因素的影响，包括：

（一）诊断和干预的时间

早期诊断并在发育可塑性最强的时期（一般为6岁以前）对患儿进行长期系统的干预，可最大程度改善患儿预后。对于轻度、智力正常或接近正常的儿童孤独症患儿，早期诊断和早期干预尤为重要。

（二）早期言语交流能力

早期言语交流能力与儿童孤独症预后密切相关，早期（5岁前）或在确诊为儿童孤独症之前已有较好言语功能者，预后一般较好。

（三）病情严重程度及智力水平

儿童孤独症患儿的预后受病情严重程度和智力水平影响很大。病情越重，智力越低，预后越差；反之，患儿病情越轻，智力越高，预后越好。

（四）有无伴发疾病

儿童孤独症患儿的预后还与伴发疾病相关。若患儿伴发脆性X染色体综合征、结节性硬化、精神发育迟滞、癫痫等疾病,预后较差。

　　充分了解影响患儿预后的因素,积极采取治疗措施,对改善患儿病情,促进患儿发展具有重要的意义。

附件 1　儿童孤独症患儿诊疗康复流程

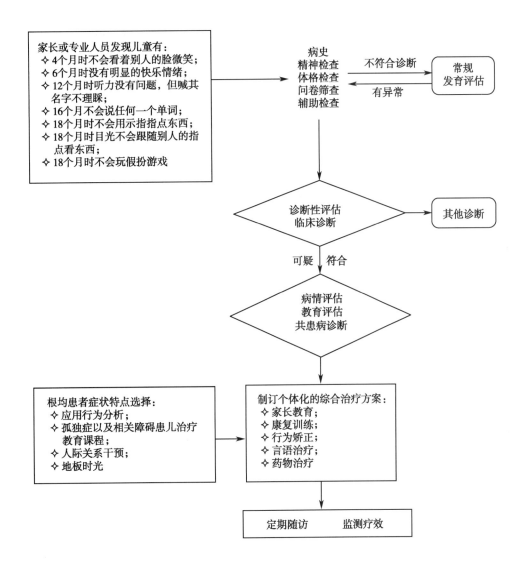

附录 2

孤独症谱系障碍儿童早期识别筛查和早期干预专家共识

作者:中华医学会儿科学分会发育行为学组　中国医师协会儿科学分会儿童保健专业委员会　儿童孤独症诊断与防治技术和标准研究项目专家组

执笔:徐秀　邹小兵　李廷玉

孤独症谱系障碍(autism spectrum disorder,ASD)简称孤独症,与自闭症同义,是一组以社交沟通障碍、兴趣或活动范围狭窄以及重复刻板行为为主要特征的神经发育性障碍。自1943年Leo Kanner医师首次报道儿童孤独症以来,有关孤独症及其相关障碍的名称和诊断标准不断变迁。2013年5月18日,美国精神病学会发布《精神疾病诊断统计手册》第5版(Diagnosis and Statistical Mannual of Mental Disorders-fifth edition,DSM-5)正式提出ASD的概念。早期报道孤独症为罕见病,近20多年来的流行病学调查数据显示,全球范围内ASD患病率均出现上升趋势,估计全球患病率在1%左右。ASD核心症状尚无药物可以治疗。长期以来学者普遍认为多数ASD患儿预后不良,成年后多不具备独立生活、学习和工作能力,成为家庭和社会的沉重负担。但近年来越来越多研究发现,早期发现、早期行为干预和教育可显著改善ASD患儿的不良预后。

ASD生物学基础尚未完全明确,缺乏生物学标志物。因此ASD是一个症状学疾患,临床上主要依赖医师对患儿ASD特征行为观察和家长对行为的描述进行诊断,这使诊断存在一定的主观性和困难。Howlin和Asgharian对英国770个家庭研究发现超过1/4的ASD患儿父母以及1/3的阿斯伯格综合征(AS,孤独症的一种亚型)患儿的父母被告知孩子发育正常。许多医师不能发现幼儿期ASD的症状,导致诊断延误,并失去在关键的早期儿年得到干预的机会。虽然50%的ASD患儿父母在孩子1岁左右发现问题,12%~76%的父母报告孩子在1岁存在ASD症状,但通常3~4岁才获得诊断。Daniels和Mandell调查美国目前ASD患儿诊断平均年龄为4.2岁。相比发达国家,包括我国在内的发展中国家对于ASD的认识和诊断干预水平明显滞后,相关资源严重匮乏,儿科医师在ASD的诊治方面还存在很多不足,造成我国ASD患儿诊断平均年龄普遍偏大,早期干预率低。

儿科医师熟悉ASD早期行为是实现早期识别、转诊、确诊和干预的关键第一步。神经生物学研究证实,年幼的大脑具有经验期待和经验依赖的突触形成,即可塑性,后天恰当和丰富的环境因素可使有先天发育障碍的ASD患儿大脑重回正常发育轨道。近年来,随机对照干预研究表明低龄患儿尤其是24月龄以内的儿童,行为问题尚不突出,强化行为治疗和教育能够不同程度改善ASD患儿的社交、认知、语言以及适应能力。研究显示ASD早期筛查的成本效益远优于无筛查的全面诊断评估。

为提高我国儿科医师识别ASD早期行为标志的能力,规范早期筛查,由中华医学会儿科学分会发育行为学组主持,并邀请中国医师协会儿科分会儿童保健学专业委员会、国家卫生和计划生育委员会行业专项"儿童孤独症诊断与防治技术和标准研究"项目专家组以及相关专业的专家参加讨论,并参考美国、英国等有关ASD管理指南,同时结合国内外ASD研究进展,达成以下专家共识。

第一部分　ASD 的早期筛查与早期识别

一、应掌握 ASD 交流缺陷的早期行为标志,对父母做好科普宣传

(一) ASD 早期行为标志

ASD 社交不足行为和部分刻板行为在早期即可出现,早期筛查可以发现这些异常,2 岁或 2 岁前早期诊断可靠。具有强有力的证据可作为 ASD 早期识别的 5 种行为标记,简称"五不"行为。

1. 不(少)看　指目光接触异常,ASD 患儿早期即开始表现出对有意义的社交刺激的视觉注视缺乏或减少,对人尤其是人眼部的注视减少,有研究表明最终诊断为 ASD 的患儿在 24 月龄时对于人眼部的注视时间仅为正常儿童的 1/2。有些 ASD 患儿即使可以对话,但是面对面注视仍然不正常。

2. 不(少)应　包括叫名反应和共同注意(JA)。幼儿对父母的呼唤声充耳不闻,叫名反应不敏感通常是家长较早发现的 ASD 表现之一,也有证据表明叫名反应不敏感不仅可以从正常儿童中识别出 ASD,也可较好地分辨 ASD 与其他发育问题的儿童;JA 是幼儿早期社会认知发展中的一种协调性注意能力,是指个体借助手指指向、眼神等与他人共同关注二者之外的某一物体或者事件。在对 ASD 患儿的前瞻性研究中发现,在 14~15 月龄即表现出较低与 JA 相关的沟通水平下降,因此 JA 缺陷也是"不应"的表现。

3. 不(少)指　即缺乏恰当的肢体动作,无法对感兴趣的东西提出请求。ASD 患儿可能早在 12 月龄时就表现出肢体动作的使用频率下降,如不会点头表示需要、摇头表示不要、有目的的指向、手势比画等。

4. 不(少)语　多数 ASD 患儿存在语言出现延迟,家长最多关注的也往往是儿童语言问题,尽管语言发育延迟并非 ASD 诊断的必要条件,其他发育行为障碍也多表现有语言发育延迟,但对于语言发育延迟儿童务必考虑 ASD 可能。

5. 不当　指不恰当的物品使用及相关的感知觉异常:ASD 患儿从 12 月龄起可能会出现对于物品的不恰当使用,包括旋转、排列以及对物品的持续视觉探索。比如将小汽车排成一排,旋转物品并持续注视等。言语的不当也应该注意,表现为正常语言出现后言语的倒退,难以听懂、重复、无意义的语言。

(二) ASD 患儿社交和沟通行为发育轨迹的异常

行为发育轨迹是指儿童行为发育的水平、速度以及方向。除了关注儿童早期某一单一时点的发育情况外,还应关注其整个发育过程的轨迹。早期发育轨迹的异常可能是 ASD 的危险指标。有研究表明,部分 ASD 患儿在 12 月龄前语言及非语言发育技能正常,但此后发育轨迹出现异常,学习新技能能力下降。也有报道在 6 月龄前,ASD 儿童与正常儿童发育轨迹基本一致,但此后发现其社交技能发育的轨迹出现下降趋势,包括目光注视、社交反应性微笑、发声频率等。此外,发育倒退的现象也需引起重视。部分 ASD 患儿在生后 1~2 年发育轨迹正常,但随后出现已获得技能的丧失,可涉及语言、社交手势、运动等多个领域,发育倒退可能是忽然出现的,也可能是逐渐发生的。在 ASD 患儿中发育倒退整体的发生率约为 30%,发生的平均年龄为 19~21 月龄。

(三) ASD 发生的高危因素

ASD 病因不明,大多数学者认为其发生是基因与环境的共同作用,被纳入研究的环境因素众多,但多数没有定论,但有 2 条是已被明确的 ASD 高危因素:

(1)有患 ASD 的兄弟姐妹;

(2)有精神分裂、情绪障碍或其他精神及行为问题家族史者。儿科医师应对有这 2 条高危因素的儿童给予特别重视,建立档案,追踪随访。

上述明确的 ASD 早期行为识别标志尚不能构成 ASD 诊断,无论家长还是儿科医师根据以上所列早期标志疑诊 ASD,务必在给予初步干预指导的同时,进行全面的观察和评估或转诊有条件医院进行进一步的 ASD 诊断、评估。

二、儿科医师对于ASD的筛查应该成为儿童保健门诊的常规

鉴于ASD不断增高的患病率，各级医院儿科医师应依托我国儿童保健三级预防监测网络，对9、18、24月龄婴幼儿，在其他发育问题常规筛查同时，常规开展ASD早期筛查。以下介绍ASD早期筛查基本流程（附图1）及相关筛查工具。

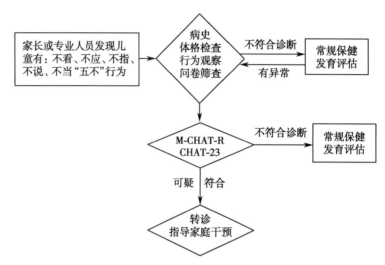

附图1　0~3岁儿童孤独症谱系障碍筛查诊断干预流程

注：M-CHAT-R为改良版幼儿孤独症筛查量表；CHAT-23为幼儿孤独症量表

（一）ASD初级筛查工具及转诊指征

1. 儿童心理行为发育问题预警征象　承担基本公共卫生服务的医疗卫生机构（社区卫生服务中心、乡镇卫生院等）及各级儿科医师应负责在对儿童进行常规健康体检的同时开展发育和ASD的初筛工作。"儿童心理行为发育问题预警征象筛查表"（附表5-2-1）是由国家卫生和计划生育委员会于2013年组织国内儿童心理、发育领域资深专家经验制订，拟作为我国基层儿科儿童心理行为发育问题的早期筛查工具。在0~3岁年龄范围内涉及8个时点，每个时点包含4个条目。在初筛过程中应对儿童进行观察并且检查有无相应月龄的预警症状，该年龄段任何一条预警征象阳性，提示有发育偏异的可能。预警征象可由专业人员、父母、其他代养人、老师等任何人提出。其中黑体字为与ASD有关的预警征象。

2. 修订的幼儿孤独症量表A部分（modified checklist for autism in toddlers-23，CHAT-23-A）　适用于18~24月龄ASD患儿的筛查，该量表由23道问题组成，每道题目包含"没有""偶尔""有时""经常"4个选项。核心项为第2、5、7、9、13、15、23题。由主要照看者根据儿童的一贯表现对每道题目进行勾选。筛查阳性评定标准：总23项中≥6项阳性或7项核心项目中≥2项阳性。

3. 改良版幼儿孤独症筛查量表（modified checklist for autism in toddlers，revised，M-CHAT-R）　M-CHAT-R适用于筛查16~30月龄的婴幼儿，该量表由20道问题组成，每道题目包含"是""否"两个选项。由主要照看者根据儿童的一贯表现对每道题目进行勾选。计分算法：量表总得分等于阳性答案题目数。总分0~2分记为低风险，3~7分记为中等风险，8~20分记为高风险。登录http://mchatscreen.com，该量表可免费下载使用，但请注意版权保护事项。

4. 转诊指征　符合下列任一情况的儿童应转诊至区（县）级妇幼保健机构进行ASD复筛：

（1）相应筛查年龄段出现任何一条预警征象的儿童。

（2）CHAT-23-A量表筛查为阳性。

（3）M-CHAT-R量表筛查结果为中等风险。

符合下列任一情况的儿童应立即转诊至有ASD评估资质的机构进行相关评估及诊断：

附表 5-2-1　儿童心理行为发育问题预警征象筛查表[23]

年龄	预警征象		年龄	预警征象	
3 月	1. 对很大声音没有反应	☐	18 月	1. **不会有意识叫"爸爸"或"妈妈"**	☐
	2. 逗引时不发音或不会微笑	☐		2. **不会按要求指人或物**	☐
	3. 不注视人脸,不追视移动人或物品	☐		3. **与人无目光交流**	☐
	4. 俯卧时不会抬头	☐		4. 不会独走	☐
6 月	1. 发音少,不会笑出声	☐	2 岁	1. **不会说 3 个物品的名称**	☐
	2. 不会伸手抓物	☐		2. 不会按吩咐做简单事情	☐
	3. 紧握拳松不开	☐		3. 不会用勺吃饭	☐
	4. 不能扶坐	☐		4. 不会扶栏上楼梯 / 台阶	☐
8 月	1. 听到声音无应答	☐	2 岁半	1. 不会说 2~3 个字的短语	☐
	2. 不会区分生人和熟人	☐		2. **兴趣单一、刻板**	☐
	3. 双手间不会传递玩具	☐		3. 不会示意大小便	☐
	4. 不会独坐	☐		4. 不会跑	☐
12 月	1. **呼唤名字无反应**	☐	3 岁	1. 不会说自己的名字	☐
	2. **不会模仿"再见"或"欢迎"动作**	☐		2. **不会玩"拿棍当马骑"等假想游戏**	☐
	3. 不会用拇、示指对捏小物品	☐		3. 不会模仿画圆	☐
	4. 不会扶物站立	☐		4. 不会双脚跳	☐

注:黑体字与孤独症谱系障碍相关

(1)任何年龄阶段出现语言功能倒退或社交技能倒退的儿童。

(2)M-CHAT-R 量表筛查结果为高风险的儿童。

(3)医师、家长或老师等怀疑 ASD 的儿童。

(二) ASD 复筛应用工具及转诊指征

各级儿童保健和儿科医师应负责开展针对 ASD 初筛阳性儿童的复筛工作,开展与初筛使用量表对应的复筛工作。应该注意,有相当一部分复筛结果为阳性的儿童不一定会被诊断为 ASD;但这些儿童仍有较高的患其他发育障碍或发育迟缓疾病的风险。因此,任何复筛结果为阳性的儿童都应该转诊至相关机构接受评估。

1. 修订的幼儿孤独症量表 B 部分(CHAT-23-B)　该部分为观察部分,由 4 道题组成,包括目光注视,按要求指物,假装游戏等,由医师现场观察完成,4 道题目中 2 道失败为阳性。

2. 改良版幼儿孤独症筛查量表的随访版(M-CHAT-R/F)　根据儿童在 M-CHAT-R 中没有通过的问题来选择后续问题并根据流程图询问。可现场询问也可通过电话询问,如儿童没有通过后续问题的任意两项,则访谈筛查结果为阳性。请登录 http://mchatscreen.com 获取完整量表。

3. 转诊指征　符合下列任一情况的儿童应转诊至有 ASD 评估资质的机构进行诊断评估和适合性评估,从而采取早期干预。

(1)CHAT-23-B 量表筛查阳性的儿童。

(2)M-CHAT-R/F 访谈筛查结果阳性的儿童。

(3)医师、家长或老师等怀疑 ASD 的儿童。

(三) ASD 高危儿随访

随着我国"全面两孩"政策的实施,会有越来越多有 ASD 患儿的家庭选择生育二孩,已有报道 ASD 二胎再患率约为 20%,明显高于 ASD 在普通儿童人群中的发生率,因此,对于 ASD 患儿的胞弟胞妹应给予特别重视,出生后就应建立高危儿档案,积极随访观察。

第二部分 早期干预

ASD 的早期干预以教育训练为主,教育训练的目的在于改善核心症状,即促进社会交往能力、言语和非言语交流能力的发展,减少刻板重复行为。同时,促进智力发展,培养生活自理和独立生活能力,减少不适应行为,减轻残疾程度,改善生活质量,缓解家庭和社会的精神、经济和照顾方面的压力。力争使部分患儿在成年后具有独立学习、工作和生活的能力。ASD 患儿存在着多方面的发展障碍,因此在治疗中应该根据患儿的个体情况,将行为矫正、教育训练、结构化教学等相应课程训练与药物治疗等手段结合起来形成综合干预治疗。

一、早期干预基本流程

作为一个连续的过程,早期干预一般由以下三个步骤组成:

第一步:对患儿进行全面的评估;

第二步:根据评估结果,制订个体化的干预计划;

第三步:干预过程中记录数据,监测患儿的进展情况以及时调整干预策略。

当一个阶段的干预目标完成后,应重新开始评估 - 干预 - 监测的过程。

1. 评估 评估的主要目的是综合评价患儿可能受到 ASD 及其共患病影响的各方面信息,作为制定干预计划的依据。主要评估包括:

(1)临床基本信息评估:病史询问、行为观察(包括语言能力、社交沟通行为、刻板行为、感知觉异常、自伤、共患病及其他问题行为等)和全面体格检查和相关基因以及听觉、视力、脑电图、脑影像、脑功能等检查;

(2)ASD 的诊断性评估:DSM-5 诊断标准;有条件者可使用孤独症诊断访谈量表(修订版)(ADI-R)和孤独症诊断观察量表(ADOS)评估;

(3)发育评估:可使用贝利量表、盖泽尔量表、韦氏幼儿智力量表、孤独症评定量表第 3 版(PEP-3)等;

(4)适应性行为能力评估:推荐使用文莱量表或婴儿初中生量表;

(5)其他:家庭功能评估、父母能力评估、相关干预资源评估。

2. 制订干预计划 根据上述评估的结果,指导 ASD 幼儿家庭,制定适合患儿发展水平的个体化干预计划,主要包括干预目标和干预方法的选择。对于早期干预的目标人群——3 岁以下的婴幼儿来说,干预重点在于促进患儿社交沟通技能发展,干预目标涵盖以下几个方面:

(1)改善 ASD 核心症状:如社交沟通能力、模仿能力、游戏能力等;

(2)减少或消除问题行为:如自伤、影响患儿健康安全的重复刻板行为等;

(3)促进患儿全面发展:包括运动能力、生活自理能力等;

(4)处理相关共患问题:如睡眠问题、胃肠道问题等。

干预方法选择方面,应以有循证医学证据支持为基础,根据患儿的年龄、发育水平以及在家庭推行的适用性来选择适合的早期干预方法。

3. 干预及进展监测 在早期干预进行过程中,需要及时、完整地记录相应数据,观察接受干预后,患儿的症状改善和能力提升状况,以判断干预是否有效。如有效,则继续实施干预,直至阶段性的干预目标达成,重新进行评估,开始下一阶段干预;如无效甚至恶化,则根据相应策略进行修正,如选择其他早期干预方法,适当增加干预强度以及寻找其他可能影响干预效果的因素,如共患病情况、家庭情况等。

二、早期干预的七条基本原则

1. 早开始 干预越早越好,确诊患儿立即干预,对可疑的患儿也应及时进行干预。

2. 科学性 使用有循证医学证据的方法进行干预。多项研究表明,将发育理念和行为干预策略整合在对 ASD 患儿的早期干预中,可以有效改善他们的发育水平、适应功能和语言能力。

3. 系统性 干预应该是全方位的。早期干预的目标为促进发育总体水平的进展,既包括对 ASD 核心的社会交往和情感交流缺陷的干预训练,也要同时促进患儿身心发育、智能、生活自理能力提高、滋扰行为减少和行为适应性方面的改善。

4. 个体化 针对 ASD 患儿在社交、情感、智力、行为、运动、躯体健康、共患病等诸多方面的不同,在充分评估疾病和各项功能的基础上开展有计划的个体化训练,小组训练应该由具有类似能力的患儿组成。

5. 家庭化　强调和鼓励家庭和抚养人积极参与干预。应该对家长进行全方位支持和教育,提高家庭在干预中的参与程度。应积极推广使用世界卫生组织近年推出家长技能培训(parent skill training,PST)。

6. 社区化　妇幼保健机构应该逐步建立社区训练中心,使 ASD 患儿可以就近干预,实现以社区为基地、家庭积极参与的干预模式。在我国,社会资源开办的日间训练和教育机构众多,妇幼保健机构负有管理和规范的责任。

7. 长程高强度　保证每天有干预,每周的干预时间在 20h 以上,干预的整个时间以年计算,早期干预疗程持续 2 年及以上。

三、早期干预具体实施策略

(一) 以社会交往作为训练的核心内容

ASD 患儿的核心障碍是社交障碍,因此社会交往的动机和技能是早期干预治疗的核心。

1. 熟悉患儿社会交往的主要形式　包括眼神注视、表情互动、动作指示、语言四种主要形式。家长务必在前述的各类活动中,保证总是和患儿处在快乐、面对面、密集、你来我往互动中。

2. 强调社交动机　ASD 幼儿社交动机缺乏或不足,因此在日常互动中需要特别注意提高患儿的社交主动性。在两人或两人以上在一起时,为了保证互动的进行所必需的行为,包括"看、指、应、说"这些基本行为,也包括诸如点头同意、摇头不同意、征求意见、提问、参照、告诉、显示、炫耀,发起对话、维持对话、询问、求助等社交主动性能力。

3. 根据障碍的轻重,组织不同级别的社交活动和社交游戏　在初级阶段采用需求的延迟满足、突然出现的声响、意外的停顿等生理性或功能性的社交游戏活动;在中级阶段则要求通过合作性游戏、轮流性游戏、分享性游戏、竞争和对抗性游戏等功利性社交游戏活动;在高级阶段则要在中级阶段的游戏和活动的基础上,要求体验社交互动中的快乐和痛苦,胜利和失败,得意和沮丧,羡慕和妒忌等非功利性社交游戏活动。

务必注意,尽管社交为训练核心,但是也同时

根据不同患儿的特点,在行为管理、认知、生活自理、运动和语言等方面同时展开训练。

(二) 以行为疗法为基本手段

行为疗法即以行为主义理论为指导,对患儿不同的行为分别采用正性强化、负性强化、消退、渐隐、惩罚等技术,从而达到促进良好行为、适应性行为,减少和消除不良行为和非适应行为。在 ASD 患儿的训练过程中,对于患儿的每一个行为(包括良好行为、不良行为、不足行为、过度行为等),都可以通过细致的行为分析(行为的原因、动机和诱因等),对不同行为分别给予对应的奖励(强化)、辅助、提示或温和处罚策略(行为的后果),从而促进正常能力发展,增加良好行为,减少不良行为。

需注意的是,在针对不良行为采取惩罚方法时,必须杜绝打骂体罚的方法。在此,还需要强调,家人要特别珍视患儿偶尔出现的恰当交流行为,例如当幼儿看到母亲从外面回到家里时的莞尔一笑,听到父亲呼唤时的一个回头,不经意间对着奶瓶的示指指向,走到小卖部时的"糖糖"这样一个声音,并对此做出积极、自然和略带夸张的回应和强化,这也属于行为疗法,其实也是儿童的本能性行为,应该高度重视。

(三) 结构化教育与随机化训练为基本框架,安排有序生活,建立每日生活常规,寓教于乐

对 ASD 患儿干预中,患儿所要参与的活动内容与正常儿童无异,依然是在家庭和自然生活环境中的自然养育、生活起居、户外运动、室内游戏等。根据患儿的年龄、发育水平设计开展有组织、有书面计划的活动,制定一定的活动程序和规范。家庭成员分工负责,在室内、户外、儿童游乐场和公园、动物园等环境中和患儿一起;设计各类亲子活动,包括物品游戏(搭积木、汽车等),社交游戏(躲猫猫、挠痒痒、举高高、讲故事等),外出游玩(逛公园等),体育运动(拍球、游泳等)等丰富多彩的亲子活动。

须注意的是,要根据每例 ASD 患儿的症状、缺陷以及兴趣、能力和个性特点设计玩具种类、物件摆放、游戏类型、学习训练内容和活动顺序;在日常生活活动中随时随地开展干预训练。把患儿从早上起床到晚上睡觉的每一个阶段都纳入干预过程中。最终达到"生活就是干预,干预就是生活"的境界,这就可以最大限度减少 ASD 患儿的"自闭"和"孤独"状态,在这个过程中,家人的心情平静和

患儿的快乐务必得到保证。

四、推荐使用的国外主流早期干预方法

自从 1987 年美国加州大学洛杉矶分校的洛瓦斯教授发表文章,介绍其采用应用行为分析疗法(ABA)成功治疗 ASD 以来,各国纷纷开展 ASD 的教育干预和治疗研究,发展和建立起了系列的 ASD 科学干预方法,除了 ABA 方法,还包括结构化教育方法,代表性的方法是美国北卡罗来纳大学的孤独症及相关障碍儿童治疗教育法(TEACCH),以及以人际关系发展干预和地板时光为代表的社交干预疗法。

近年来,鉴于 3 岁以下婴幼儿的学习特点,其学习过程大多在游戏和日常生活活动等自然环境中发生的,这一点与大龄儿童以教学环境和集体环境为主的学习方式有着显著的差别。因此,更适合 ASD 婴幼儿的学习特点,在自然环境和活动中开展对 ASD 患儿的早期综合性干预方法相继出现,主要有早期介入丹佛模式(early start Denver model,ESDM)和社交情绪调控交互支持法等。不难发现,国内外 ASD 干预方法众多,很多干预方法尽管理论基础有很大的差别,但在具体操作方面有互相重叠之处,一些干预方法有互相学习和融合的趋势。

我们总结了 2000 年以来有随机对照研究结果支持、循证医学证据等级较高、评分推荐等级为"强烈推荐"的、适用于 3 岁以下 ASD 患儿且有条件在国内开展的早期干预方法。需要强调的是,除了早期综合干预之外,ASD 患儿的治疗和管理往往还涉及相关医学问题的管理,如睡眠障碍、胃肠道问题、焦虑、多动、适应不良行为等。本共识暂未纳入上述情况下需要给予的针对性干预。

(一) ESDM

ESDM 是近年来在国际范围内被迅速推广应用的一种早期综合干预模式,由加州大学 Davis 分校 MIND 研究所的 Sally J.Rogers 教授和时任 Autism Speaks 首席科学家的 Geraldine Dawson 教授(现任杜克大学教授)共同创立,适用于发展年龄为 12~60 月龄的 ASD 患儿。ESDM 的重点是在自然场景下开展以人际关系为基础、以发育为框架的干预活动,并将行为干预技术整合其中。ESDM 干预过程中使用发育课程评估表,制定各发育年龄阶段需教授的技能作为日常教学活动的导航标,同时配有一套基本教学流程,还提供教学准确度评估和资料收集系统,旨在保证不同干预者之间实施干预的一致性和可靠性。

ESDM 整合了人际关系为主的发育模式及应用行为分析策略,其核心特点包括:

(1)自然地运用行为分析策略;

(2)熟知正常发育顺序;

(3)父母密集参与;

(4)重点强调人和人之间的互动及积极情感;

(5)在共同活动中平等参与;

(6)在积极的、情感为基础的关系中展开沟通交流和语言的学习。

ESDM 干预不需要固定的某一特定场所,可以在诊室中,也可以在幼儿家里;可以由治疗团队训练,也可以由家人进行(并有针对家长的指导书籍)。已有的随机对照研究结果显示,由专业人员实施为期 2 年的高强度 ESDM 干预可有效提高 ASD 患儿的智力水平、语言和适应性行为能力,长期随访结果显示上述效果在 6 岁时仍得到维持。

目前,ESDM 的两本本专业和实践指导手册——《孤独症婴幼儿早期介入丹佛模式——Early Start Denver Model for Young Children with Autism》《孤独症儿童早期干预丹佛模式——An Early Start Denver Model for Your Child with Autism》均已翻译成中文并出版。

(二)关键反应训练(pivotal response training,PRT)

PRT 由 Koegel 教授创立,强调在自然环境中执行行为分析的原则和技术,并指出 ASD 患儿的关键技能主要包括学习动力、注意力、自我控制能力和语言行为的主动性,在上述技能领域中获得的进步可能泛化或影响其他领域的技能和行为。PRT 的操作技巧主要包括七个方面,即:

(1)简短清晰的指令或问题;

(2)穿插训练新旧技能;

(3)培养对外界事物与人的多方面注意力;

(4)分享控制权;

(5)有条件的奖励;

(6)充分运用自然的奖励物;

(7)奖励儿童的合理努力。

此外,PRT 还强调家长培训和家长参与的必要性,在评估与测试方面,既有对 ASD 患儿的测试,也有对家长的评估。2014 年的一项随机对照研究

结果表明,经过 12 周的小组训练,家长可以较好地掌握 PRT 的教学技术,PRT 组幼儿在适应性社会沟通和视觉认知能力方面的改善较对照组更加显著,并且在干预结束 12 周后仍得以维持。

(三) 学龄前孤独症沟通干预(preschool autism communication trial,PACT)

PACT 是一项由父母进行的、以沟通为基础的干预,针对 ASD 的社交互动和沟通能力缺陷,其依据是,当父母与 ASD 患儿的沟通方式适应了他们的缺陷后,他们的沟通和社交发展会得到改善。PACT 的主要目标是帮助家长使他们的沟通方式适应于孩子的缺陷,并且提高回应孩子的敏感度和反应性。PACT 的重点是通过眼神注视、分享、展示和给予来改善共享式注意的能力,并鼓励家长使用适合孩子理解水平的语言,引导家长使用促进孩子沟通和参与的策略,如活动常规、反复的语言描述、变化、停顿和逗引等。2010 年发表的随机对照研究结果表明,为期 1 年的 PACT 对改善父母与 ASD 患儿间的双向社会互动有益,干预结束 6 年后的纵向随访结果表明,PACT 对改善 ASD 患儿的核心症状严重程度有远期效果,且由患儿发起的双向互动也优于对照组 ASD 患儿。

(四) 交互模仿训练(reciprocal imitation training,RIT)

RIT 是一项在自然环境中针对模仿能力进行的干预,随机对照研究结果表明,与对照组相比,接受治疗师实施的 RIT 干预组患儿在诱发后的模仿和自发模仿能力方面均得到了更显著改善,并且在物品操作和姿势动作模仿方面的改善均优于对照组。

(五) JA 训练

JA 训练整合了行为和发展干预的策略,针对共同注意的主动发起和回应进行干预,在共同参与的游戏常规中促进上述技能的发展、维持和泛化。随机对照研究结果表明,由抚养者对患儿进行为期 8 周的 JA 训练干预后,与对照组(进入等待名单,延后进行干预)相比,JA 训练干预组在共同参与程度、患儿对共同注意的反应和功能性游戏的多样性方面均得到更显著的改善,且随访 1 年后干预效果得以维持或持续改善。

在早期干预治疗过程中,务必告知家长,尽管从生物学角度来看,ASD 不可治愈,但通过早期干预,患儿预后可以显著改善。鉴于目前各类补充治疗方法盛行,包括神经营养药物、生物治疗、特殊仪器干预、中医针灸、干细胞疗法等,由于缺乏足够循证医学证据证明疗效,选择宜慎重。

五、家长教育

当妇幼保健机构的专业人员发现该儿童在一定程度上符合 ASD 的表现时,应坦诚告诉家长孩子出现的发育问题,并耐心解释后续评估和及早开始针对性行为干预的重要性。派发给家长一些科普阅读材料是非常有帮助的。让家长对于 ASD 的临床症状有所了解有助于其做出准确描述,从而使后续的综合评估更为有效地进行。随着大众媒体对于 ASD 的介绍增多,越来越多的家长都有一些 ASD 方面的基本知识,并且在有所怀疑时上网搜集信息,作为专业人员应向家长提供科学有效的信息资源,具体见本共识"信息、服务及相关资源支持"部分。

总之,ASD 干预是长期的过程,临床医师在制订干预计划以及对家庭、个人的支持方面务必发挥积极作用。

编委会成员:

参与本共识制订单位及人员(按单位、人员首字拼音排序):重庆医科大学附属儿童医院儿童青少年生长发育与心理健康中心(程茜、陈立、李廷玉),康复科(肖农);复旦大学附属儿科医院儿童保健科(徐秀),神经内科(王艺);哈尔滨医科大学儿童发育行为研究中心(武丽杰);海南医学院附属儿童医院发育行为中心(李玲);吉林大学第一医院发育行为儿科(贾飞勇);南京市妇幼保健院儿童保健科(郭锡熔);南京医科大学附属脑科医院儿童心理研究中心(柯晓燕);首都儿科研究所儿童保健科(金春华);上海交通大学医学院附属上海儿童医学中心发育行为儿科(金星明、章依文);上海交通大学医学院附属新华医院发育行为儿童临床心理科(张劲松),发育行为儿童青少年保健科(李斐);中山大学公共卫生学院妇幼卫生系(静进);中山大学附属第三医院儿童发育行为中心(邹小兵);广州市妇女儿童医疗中心消化内科(龚四堂)

参考文献(略)

(转载自《中华儿科杂志》,2017,55(12):890-897)

附录3

孤独症谱系障碍患儿常见共患问题的识别与处理原则

作者：中华医学会儿科学分会发育行为学组　中国医师协会儿科分会儿童保健专业委员会　儿童孤独症诊断与防治技术和标准研究项目专家组

执笔：柯晓燕　贾飞勇　李廷玉

在过去的20年中，世界范围内对于孤独症谱系障碍（autism spectrum disorder，ASD）这一类以社会交往障碍为核心缺陷的神经发育障碍的关注显著增加，越来越多的ASD患儿被诊断。人们已充分意识到早期诊断和早期干预的重要性，同时也认识到ASD临床诊断和干预治疗过程中的艰巨性和复杂性，大多数患儿在诊断ASD之前、同时或之后还发现共患各种其他发育障碍、营养问题、躯体疾病、心理行为问题甚至精神障碍等，且多数患儿共患两种问题以上。这些共患问题不仅增加了干预、治疗、教育，以及喂养的难度，同时也对患儿的预后产生重大影响。

为了进一步提高儿科医师对ASD常见共患问题的识别能力，同时掌握ASD常见共患问题的初步处理原则，由中华医学会儿科学分会发育行为学组联合中国医师协会儿科分会儿童保健专业委员会，会同卫生和计划生育委员会行业专项——儿童孤独症诊断与防治技术和标准研究项目专家组，并邀请康复专业、消化专业专家参与讨论，同时参考国外ASD相关临床指南和本领域最新研究进展，达成以下共识。

一、ASD共患发育相关问题的识别与处理原则

（一）智能障碍

智能障碍是由于各种原因导致的18岁以前出现的智力显著落后，同时伴有社会适应行为的显著缺陷。智能障碍和ASD是两个高度共患的发育障碍，在既往报道中典型ASD共患智能障碍的比率高达75%，而在目前ASD中共患智能障碍的比例也有约50%。在美国精神病学会精神疾病诊断统计手册第5版（DSM-5）中还有一个临时性的诊断称为全面发育迟缓（global developmental delay，GDD），当部分5岁以下患儿智力水平测试结果不可靠或不能完成相对可信的标准化测试，但又明确存在 ≥ 2个维度的发育里程碑落后，可暂时不用智能障碍而使用GDD的诊断，之后再重新评估确定是否符合智能障碍的诊断标准。值得注意的是，近年来不少国家的流行病学资料显示，ASD患病率的上升与智能障碍患病率的下降正相关，如Polyak等的研究显示智能障碍患病率的下降中有64.2%来自ASD患病率的上升。结合中国的现状我们认为，一方面，在既往ASD认识不足的地区，ASD可能被误诊为智能障碍；另一方面，在ASD早期诊断较为充分的地区，存在单一诊断ASD而忽视智能障碍共患诊断的可能。当然在一些已知病因的智能障碍患者中，如脆性X综合征、结节性硬化、21-三体综合征、Angelman综合征等，也容易出现仅做出病因学诊断，而不再根据行为特征考虑是否同时伴有ASD的诊断等情况。

处理原则：对已诊断为ASD的患儿，应常规评估智能发育水平、社会适应能力，以判断是否共患智能障碍或GDD等问题，以完成多维度的评估与

诊断。临床医师或心理学家完成多维度评估与诊断后，应及时提供给康复训练人员参考，以制订适宜的教育和行为干预方案。针对 ASD 共患智能障碍的治疗同样是以教育行为干预为首选，当共患智能障碍或 GDD 时，训练的总体目标除了改善 ASD 核心症状、减少不适当行为外，还应包括促进语言、认知等智能水平的全面发展。

（二）言语和语言发育障碍

依据 DSM-5 关于 ASD 的诊断要点，言语和语言发育障碍不再是 ASD 的核心症状，却是多数 ASD 患儿就诊的主要原因。ASD 患儿中语言发育的水平高度不一致，可以完全没有口语，也可以拥有完整的语言结构仅在实际交流上有缺陷。当然除了语用问题，临床上确实许多 ASD 患儿同时合并言语和语言发育障碍等各类语言发育的问题，比如语言理解能力落后、语言表达困难、构音困难以及语调异常等，但目前尚无 ASD 与言语和语言发育障碍共患率的确切报道。多数 ASD 患儿语言发育落后，常 2~3 岁时仍不说话，1/4~1/3 的 ASD 患儿还会出现语言发育停滞或倒退的现象；有表达性语言的 ASD 患儿语言也缺乏交流性，表现为无意义或重复刻板语言，内容单调难以理解，常有鹦鹉学舌的模仿性语言。少数 ASD 患儿语言过多，常常是滔滔不绝，但基本是单向性的，缺乏与人互动式的交流。ASD 患儿的语义和语用障碍表现尤其突出，例如言语不符合场景、声音过响、语言流畅度异常、语法错误、答非所问等。

处理原则：每例 ASD 患儿都应该常规评估语言发育水平，明确其是否合并有言语和语言发育障碍等各类语言发育的问题，诊断有困难时可转诊到上级医院。同时，针对 ASD 共患言语和语言发育障碍的患儿，需要将所需的言语治疗纳入整体的康复训练计划中。

（三）注意缺陷多动障碍

多动、冲动以及注意缺陷等注意缺陷多动障碍（attention deficit/hyperactivity disorder，ADHD）的核心症状在 ASD 患者中的发生率也很高，文献报道 ASD 共患 ADHD 的比例为 41%~78%。美国国家 ASD 数据库显示约有 20% 的患儿在确诊为 ASD 之前，曾被诊断过 ADHD。这说明，ASD 和 ADHD 两者的关系错综复杂。临床实践中普遍存在的现象是当 ASD 共患 ADHD 时，一方面容易造成漏诊、误诊，另一方面加大了养育、教学上的困难，损害了患儿的学习、社会适应功能。对于许多 ASD 患儿尤其是具有高功能 ASD 特点的患儿来说，注意缺陷、多动、冲动的症状对他们的影响有时甚至超过了 ASD 本身的症状，在学校及家庭生活中产生的负面影响更大。因此，识别和处理 ASD 患儿是否共患 ADHD 有着重要的现实意义。

处理原则：对于 ASD 共患 ADHD 的学龄前儿童或 ASD 共患轻度至中度 ADHD 的学龄儿童，首先推荐行为训练改善 ASD 和 ADHD 症状，如适合 ASD 患儿的应用行为分析训练，以及适合高功能 ASD 患儿的执行功能训练。当充分的行为治疗后注意缺陷、多动或冲动症状仍造成显著影响或共患严重的 ADHD，应考虑及时转诊到上级或专科医院，给予治疗 ADHD 的药物包括哌甲酯类和托莫西汀，或非典型抗精神病药物如利醅酮，有 50%~60% 的患儿会有临床获益。启动药物治疗前，要排除环境因素的影响以及确认教育行为干预已经有效执行。药物选择时，要充分考虑患儿共患 ADHD 的症状特点、其他共患疾病以及躯体问题，根据治疗目标权衡利弊选择合适的药物，并定期监测药物治疗的效果及可能的不良反应。

二、ASD 共患躯体问题的识别与处理原则

（一）营养问题

ASD 患儿的体格发育、营养状况等常规儿童保健内容也需要特别关注。头围监测发现，ASD 患儿出生时头围正常；出生后至 4 岁头围快速增长，其中有 15.7% 的患儿呈现巨颅（大于第 97 百分位数）；之后增长速度减慢，到青春期与发育正常儿童头围相当。营养不良、超重和肥胖等现象在 ASD 患儿中均可见到，文献报道 ASD 患儿超重的患病率为 14.8%，肥胖的患病率为 23.3%，且随着年龄的增长超重和肥胖的风险明显增加，16~20 岁的 ASD 青少年超重和肥胖的风险增加分别为同龄青少年的 11.1 和 2.1 倍。膳食调查发现 ASD 患儿摄入蔬菜、新鲜水果少，多数患儿饮食中钙、铁、锌、维生素 A、维生素 D、维生素 E、核黄素、维生素 B_6、维生素 B_{12}、维生素 C、叶酸、胆碱摄入不足。较多 ASD 患儿外周血中存在营养素水平异常，如泛酸、生物素、叶酸、维生素 B_{12}、维生素 D、维生素 A 低于正常水平；血浆二十碳五烯酸 / 花生四烯酸、亚油酸 / 花生四烯酸、α- 亚麻酸 / 二十二碳六烯酸增

高。当然也有部分 ASD 患儿即使有偏食、挑食、血液中的营养素水平并不异常。

处理原则:首要选择是行为干预,但 ASD 患儿普遍存在多种微量营养素的摄入不足,有必要根据流行病学对 ASD 患儿进行相应营养状况检查,按照循证医学证据补充维生素 A、叶酸、维生素 D 等微量营养素,改善患儿整体营养状况和促进大脑发育,但是营养素与孤独症核心症状的确切关系还需要进一步的研究。

(二) 饮食行为问题

约 70% 的 ASD 患儿有喂养和 / 或饮食行为问题,其中 36% 问题较为严重。饮食行为问题是 ASD 患儿兴趣狭隘、重复刻板行为的一种表现,有些研究者认为婴儿期的喂养困难可能是 ASD 的早期症状。常见的饮食行为问题有:挑食(挑餐具、颜色等),只吃某种食物;抗拒新种类食物;不喜欢咀嚼,含在口中,不会吐核;不会用餐具;吃饭时走来走去;吃得慢,要家长喂等。饮食行为问题也是引起 ASD 患儿出现营养障碍的原因之一。ASD 群体中饮食行为问题如此高发的原因既有患儿的个体因素,又有环境因素,如:患儿的感觉反应过敏或辨别力差、口腔功能、认知能力以及刻板、固执的行为等;家长的态度、食物安排、进食时间以及环境安排不恰当等。

处理原则:需要在准确分析原因之后,有针对性地开展饮食行为的干预。对于挑食的患儿,通过评价患儿的饮食和营养状况,制订个体化治疗方案,提高喂养技能并逐渐扩大食物选择和耐受性。治疗师也应教会患儿家长如何在家庭中进行行为干预,并监测干预进展情况及效果。对于过食和肥胖的干预方法包括膳食和行为方法,如健康食物的选择,减少食物的总量和减少高能量食物以及增加体育锻炼。有异食癖的患儿则应注意铁缺乏症、锌缺乏症或肠道寄生虫感染等,进行血铅检查,如有异常,进行相应治疗;不异食奖励、注意力引导转移和阻止等行为治疗策略对纠正异食癖有效。

(三) 胃肠道问题

ASD 患儿出现一种或多种胃肠道问题的比例为普通儿童的 8 倍,可表现为便秘、腹痛、嗳气、腹泻和大便恶臭等。食管反流是由于贲门肌迟缓所致,可引起食管溃疡,临床可表现为咽喉不适或疼痛、声音嘶哑、咳嗽、拒食或睡眠障碍等,在言语表达能力不足的 ASD 患儿中,可引起刻板或自残行为增加,如上述表现在仰卧位时加重,应注意食管反流的可能。慢性便秘与腹痛有关,甚至可引起肛裂、痔疮和直肠或小肠脱垂。腹痛时可出现用手按住腹部、自慰性刻板动作、烦躁不安、攻击性行为和自残行为等。引起 ASD 患儿慢性便秘的常见原因有饮食中纤维素不足(特别是无谷蛋白饮食)、药物不良反应以及肠道动力学异常等。也有部分 ASD 患儿的便秘是与其固定、刻板的生活方式有关,如只能在特定的地点或只能使用特定的坐便器。共患慢性腹泻会显著影响患儿的身体健康和生活质量,引起慢性腹泻的原因包括肠道感染、免疫异常、炎症性肠病、肠易激综合征、结肠疾病、食物过敏、乳糖不耐受或摄入过多的特定食物或饮料。

处理原则:针对便秘可进行如厕行为管理和增加运动、饮食纤维、益生菌,减少引起便秘的食物有助于改善便秘,药物治疗可考虑水溶性纤维素,必要时用泻剂。有报道显示,去除酪蛋白谷蛋白饮食可缓解便秘的问题。慢性腹泻的管理取决于病因,如肠道感染需要抗感染治疗,食物调整可缓解由摄入过多饮料、结肠疾病(谷蛋白不耐受)、食物过敏、乳糖不耐受等引起的腹泻。食管反流的行为学治疗包括睡眠时头部抬高、就寝前避免进食、少食多餐、避免激发症状的食物等,慢性和重症建议转诊专科医师。

(四) 睡眠障碍

50%~80% 的 ASD 患儿罹患一种或多种慢性睡眠问题,包括入睡困难、经常或长时间的夜醒、过度早起、日夜节律紊乱等。睡眠问题常伴随日间疲劳、刻板行为、交流困难、多动、易激惹、攻击和注意缺陷等问题行为,这些均影响学习和整体生活质量。引起 ASD 睡眠问题的原因有:调节日间节律的有关基因突变、癫痫或发作性疾病、焦虑障碍、脑内褪黑素水平低下等。

处理原则:睡眠问题的管理中,健康教育为第一步。家长可通过帮助患儿建立日间良好的生活运动习惯促进夜间睡眠,强调规律日间体育锻炼的重要性和尽可能地保障有一定的室外活动时间,之后进入安静的夜间常规,限制就寝前看电视的时间。另外,父母可以学习创建视觉时间表帮助患儿养成规律就寝习惯,也需要有一些其他策略帮助患儿夜间觉醒后继续入睡。这种方法除了可以改善患儿睡眠外,还可以减轻患儿白天疲劳、焦虑、注意力缺陷和问题行为,有助于提高全家的生活质量。在健康教育、睡眠行为管理无效的情况下,可考虑药物治疗。药物治疗的证据不多,相对应用较多的是褪黑素,无效的情况下可考虑利培酮等非典型抗精神病药物。

(五)癫痫

ASD 患儿中癫痫的发生率高达 11%~39%,远高于普通人群发病率(1%~2%),在 ASD 伴发严重智能障碍和运动障碍时发生癫痫的比例更高(42%),同时癫痫发作也是 7%~30% 的 ASD 患者的致死原因,因此专业人员和照管者对这一问题要高度重视。ASD 患儿可以出现各种类型癫痫发作,但是有时候临床表现不典型,容易和重复性行为、刻板动作等非癫痫性发作混淆,需要仔细鉴别。ASD 的癫痫发作可出现于任何年龄,但有两个高峰期,一个是学龄前期(5 岁之前),另一个是青春期。脑电图异常在 ASD 也很常见,脑电图异常在伴有精神行为倒退史的 ASD 中更常见,但亦有研究不支持这一观点。

处理原则:建议 ASD 患儿常规做脑电图检查。ASD 伴发癫痫的治疗与单纯癫痫的治疗一样,都应该由儿童神经内科或癫痫的专病医师根据发作类型和脑电图改变来选取相应的抗癫痫药物。约 60% 的癫痫发作可通过单药治疗得到控制;如单药治疗不能控制发作,就需要考虑联合用药。难治性癫痫还可使用生酮饮食、迷走神经刺激术或外科手术治疗。普儿科医师除了转诊专科诊治外,还应该在长期维持治疗过程中协助观察抗癫痫药的疗效和不良反应,以保证患儿得到规范诊治。对伴有脑电图异常而无临床癫痫发作的 ASD 患儿,建议密切随访。

三、ASD 共患情绪行为障碍的识别与处理原则

(一)易激惹和问题行为

易激惹是指当患儿愤怒、受挫或痛苦时言语和动作上的爆发,这种突发状态常常被照管者称为"发脾气""崩溃"或"暴怒"。这里所指的"问题行为"是指攻击性行为,造成对他人、对自己或对财产的伤害或损失。ASD 患儿的攻击行为包括打、踢、咬、扔东西等伤害性、破坏性行为,68% 的 ASD 患儿有攻击行为,远高于单纯智力障碍患儿。ASD

的自伤行为常常表现为:撞头、打自己、抓挠自己、拔头发等,严重者的自伤行为可导致不可逆的损伤或死亡。25% 以上的 ASD 患儿有自伤行为,在同等智力损害水平上,ASD 患儿的自伤和他伤行为高于其他人群。影响 ASD 患儿易激惹和问题行为的因素众多,单纯的量表评定往往不足以反映严重程度,也对制定干预方案无助。因此,在美国儿科学会相关指南中,建议从以下 5 个维度进行评估:共患的躯体状况、缺乏功能性沟通、心理社会压力、不良的强化模式以及伴发的情绪精神障碍。当然,这 5 个方面也是 ASD 易激惹和问题行为的主要影响因素。

处理原则:提升社交能力是减少易激惹和问题行为的治本之策。但在破坏行为发生之时,应该采取行为治疗或应用行为分析疗法,如对行为的出现原因要有预见性,分析该行为出现的前因,减少或去除引发自伤的诱因,提防自伤的发生,用更为接受的行为替代不当的自伤行为,通过积极关注强化更恰当的行为。如果行为干预效果不佳或无效,或攻击行为是患儿突发的病理性冲动,可酌情用药物治疗,美国食品药品监督管理局(FDA)批准利培酮和阿立哌唑治疗 ASD 患儿的易激惹、躯体攻击与严重发脾气为主的行为。在"儿童孤独症诊疗康复指南"中,药物治疗推荐首先考虑抗精神病药,疗效不佳考虑心境稳定剂,仍不佳时考虑 5- 羟色胺再摄取抑制剂(SSRIs)。对于 ASD 共患行为障碍的患儿,当行为干预、心理治疗无效或当地缺乏相应的医疗资源,且上述问题严重干扰了患儿的学习、生活等社会功能时,应及时转诊,由专科医师根据病情给予必要的药物治疗。而当行为障碍特别严重或门诊干预无效时,应及时调整治疗设置,给予更高强度的干预,如转至专科医院诊治,或者由门诊治疗转为住院治疗。

(二)焦虑障碍

焦虑障碍是青春期 ASD 患儿最易患且功能损害明显的共患疾病,多见于智能正常的高功能 ASD 患儿。ASD 共患焦虑障碍时往往有独特的行为层面上的表现,如刻板行为增加等。由于 ASD 患儿的认知和语言损害妨碍了他们自主报告焦虑情绪的主观体验,同时 ASD 的部分症状与焦虑症状有重叠的现象,诊断 ASD 患儿的焦虑障碍要比发育正常人群困难很多。ASD 的情绪问题不仅严重影响患儿的社会功能,而且给照管者带来极大的

困扰和困难,需要得到充分的关注。

处理原则:有一定言语和认知能力的 ASD 共患焦虑障碍患儿可以接受认知行为治疗(cognitive behavioral therapy,CBT)。针对 ASD 特征修订的 CBT 对 ASD 伴有的焦虑障碍有效,可显著改善焦虑症状,团体治疗比个别治疗更经济。ASD 共患焦虑的 CBT 内容常包括:情绪识别训练、识别焦虑的具体症状、应对焦虑的情绪管理(如放松技术)和逐级暴露。认知活动的内容应更简单、方法更具体和结构化,可采用大量的书面化、视觉化信息和结构化工作表,提供替代性反应。若症状严重,行为干预、心理治疗无效,可根据年龄酌情考虑药物治疗。药物治疗首先考虑 SSRIs 类药物,如舍曲林、氟西汀、氟伏沙明等。心理教育、与 ASD 患儿教育和生活环境中的重要人物沟通是处理 ASD 共患情绪障碍的第一步。当行为干预、心理治疗无效或当地缺乏相应的医疗资源,且上述问题严重干扰患儿的学习、生活等社会功能时,应及时转诊,由专科医师根据病情给予系统治疗。

总之,ASD 患儿常常共患各类发育障碍、营养问题、躯体疾病以及心理行为障碍,需要将识别共患问题纳入儿童保健的诊疗常规中,同时有必要建立多学科协作和转诊机制,以实现 ASD 患儿个体化综合治疗的需要。尤其当教育干预无效时,应及时转诊,针对目标症状给予相应的药物治疗,可有效控制症状、提高患儿的社会功能。

参与本共识制订单位及人员(按单位、人员首字拼音排序):

重庆医科大学附属儿童医院儿童青少年生长发育与心理健康中心(程茜、陈立、李廷玉),康复科(肖农);复旦大学附属儿科医院儿童保健科(徐秀),神经内科(王艺);哈尔滨医科大学儿童发育行为研究中心(武丽杰);海南医学院附属儿童医院发育行为中心(李玲);吉林大学第一医院发育行为儿科(贾飞勇);南京市妇幼保健院儿童保健科(郭锡熔);南京医科大学附属脑科医院儿童心理研究中心(柯晓燕);首都儿科研究所儿童保健科(金春华);上海交通大学医学院附属上海儿童医学中心发育行为儿科(金星明、章依文);上海交通大学医学院附属新华医院发育行为儿童临床心理科(张劲松),发育行为儿童青少年保健科(李斐);中山大学公共卫生学院妇幼卫生系(静进);中山大学附属第三医院儿童发育行为中心(邹小兵);广州市妇女儿童医疗中心消化内科(龚四堂)

参考文献(略)

(本文转载于《中华儿科杂志》,2018,56(3):174-178)

52检